Klinikleitfaden Chirurgische Pflege

Ulrich Kamphausen, Birte Mensdorf

Für die Pflege von morgen

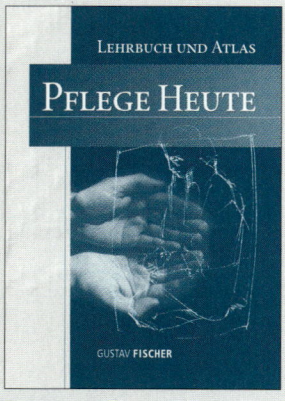

LEHRBUCH UND ATLAS

PFLEGE HEUTE

GUSTAV FISCHER

Hrsg. von A. Schäffler, N. Menche,
U. Bazlen, T. Kommerell
1424 S., über 2000 Farbabb. u. Fotos
Hardcover im Format 19,6 x 27 cm
DM 96,– / ÖS 701,– / SFr 87,–
ISBN 3-437-55030-6

Vielleicht das erste Lehrbuch, das auf die gesamten Anforderungen des Krankenpflegeberufs umfassend eingeht: Es führt in die „Welt der Pflege" ein und macht mit den wichtigsten Pflegetheorien vertraut. Es verhilft zu einem fundierten Wissen über die häufigsten Krankheiten in den gängigen Fachdisziplinen und leitet aus fast jedem besprochenen Krankheitsbild die entsprechende Pflege ab.

Darüber hinaus widmet Pflege heute der Pflege von alten Menschen und Sterbenden sowie von Schmerzpatienten und Patienten auf der Intensivstation eigene Kapitel, um auch in diesen besonders schwierigen Pflegesituationen Kompetenz zu vermitteln.

Hinzu kommt die didaktische Ausstattung von Pflege heute mit Fotoserien, Farbleitsystem und einprägsamen Definitionen.

Bücher für die Pflege

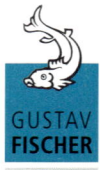

GUSTAV
FISCHER

Klinikleitfaden
Chirurgische Pflege

Herausgegeben von
Ulrich Kamphausen, Hohenstein
Birte Mensdorf, Stuttgart

Unter Mitarbeit von
Telse Dohrmann, Lübeck; Bettina Flach, Ahnatal;
Jürgen Grosser, Detmold; Bernd Gruber, Lengerich;
Helga Gundel, Ulm; Ulrike Hartmann, Lübeck;
Cornelia Heinze, Haan; Monika Hoffmann-Rösener,
Würzburg; Birgit Jäkel, Dossenheim; Jutta Körtke, Kiel;
Monika und Frank Koch, Sierksrade; Dr. Nicole Men-
che, Groß-Gerau; Dirk Meier, Lübeck; Frank Riehl,
Kronshagen; Dr. Arne Schäffler, Stuttgart;
Rosemarie Schück, Wetzlar; Silke Süllwold, Lemgo;
Hermine Schöneshöfer, Potsdam

Begründer der Reihe: Dr. Arne Schäffler, Ulrich Renz

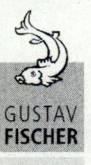

GUSTAV
FISCHER   Gustav Fischer Verlag
Lübeck · Stuttgart · Jena · Ulm

Zuschriften: Gustav Fischer Verlag · Lektorat Pflege · Königstr. 10 · 23552 Lübeck

Wichtiger Hinweis

Die Erkenntnisse in der Medizin und der Pflege unterliegen laufendem Wandel durch For-
schung und klinische Erfahrungen. Herausgeber und Autoren dieses Werkes haben große
Sorgfalt darauf verwendet, daß die in diesem Werk gemachten therapeutischen Angaben
(insbesondere hinsichtlich Indikation, Dosierung und unerwünschte Wirkungen) dem derzei-
tigen Wissensstand entsprechen. Das entbindet den Nutzer dieses Werkes nicht von der Verpflichtung, anhand der Beipackzettel zu verschreibender Präparate zu überprüfen, ob die
dort gemachten Angaben von denen im Buch abweichen und seine Verordnung in eigener
Verantwortung zu treffen.

Die Deutsche Bibliothek - CIP-Einheitsaufnahme

Klinikleitfaden Chirurgische Pflege / Hrsg.: Kamphausen, Ulrich ;
Mensdorf, Birte. Unter Mitarb. von Bettina Flach ... -
Lübeck ; Stuttgart ; Jena ; Ulm : G. Fischer, 1998
ISBN 3-347-45190-1

1. Auflage März 1998

Copyright für das Abbildungsmaterial siehe Abbildungsnachweis hinter dem Index.

© Gustav Fischer Verlag · Lübeck · Stuttgart · Jena · Ulm 1998
    Königstr. 10 · 23552 Lübeck

Lektorat: Heiko Krabbe, Lübeck
Herstellung: Andrea Haseloh, Lübeck
Satz: Medienkontor Lübeck GmbH
Druckerei: Clausen & Bosse, Leck
Umschlag: SRP, Ulm
Titelgraphik: Susanne Adler, Lübeck

Gedruckt auf elementar chlorfrei gebleichtem Papier.

Vorwort der Herausgeber

Liebe chirurgisch arbeitende Krankenschwester,
lieber chirurgisch arbeitender Krankenpfleger,

Sie kennen sicherlich den grundständigen Klinikleitfaden Pflege des Gustav
Fischer Verlages. Durch kompentente und praxisnahe Informationen zur allgemeinen Pflege hat er sich innerhalb kurzer Zeit einen Stammplatz in den Kitteltaschen
und den Stationszimmern erobert.

Unser Ziel war es, in dieser Leitfadentradition für Pflegende auf chirurgischen
Stationen ein eigenständiges Buch zu erarbeiten, das der Vielseitigkeit des Faches
und den besonderen Ansprüchen der chirurgischen Pflege gerecht wird. Nur durch
die Mitarbeit von erfahrenen Praktikern aus allen wichtigen chirurgischen Fachge-
bieten war dieser Anspruch umsetzbar. Die Autoren haben in ihren Beiträgen eine
moderne und praktizierbare chirurgische Pflege beschrieben.

Wir hoffen, zusammen mit den Autoren und dem Pflegelektorat, mit diesem Klinikleitfaden eine wesentliche Lücke geschlossen zu haben und Ihnen eine Hilfe für
den Stationsalltag zu geben. Der Leitfaden soll Sie in die Lage versetzen, jederzeit
schnell auf kompetente Anleitung, hilfreiche Tips und aktuelles Wissen zugreifen
zu können.

Ohne die Geduld und Unterstützung unserer Lebenspartner hätte dieser Klinikleitfaden nicht entstehen können. Ihnen gilt unser besonderer Dank.

Ulrich Kamphausen, Birte Mensdorf, Hohenstein und Stuttgart, im März 1998

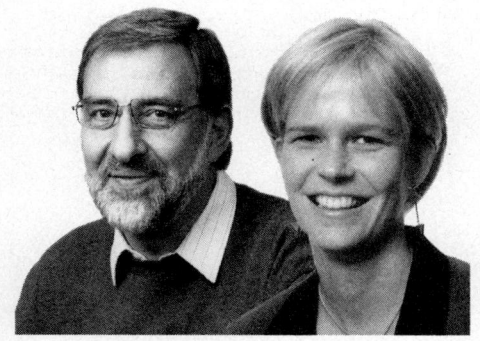

Danksagung

Viele Personen waren an der Entstehung dieses Buches beteiligt. Einige von ihnen möchten wir an dieser Stelle gesondert erwähnen.

Zu Beginn soll unser Dank Herrn Dr. Arne Schäffler und Herrn Hans Reuter gelten, die als Initiatoren diesen Leitfaden auf den Weg gebracht und die Zielrichtung vorgegeben haben.

Unserem Lektor, Herrn Heiko Krabbe, danken wir für seine stets motivierende und zielstrebige Unterstützung sowie für seine konstruktive Kritik. Unser Dank gilt ebenso Frau Andrea Haseloh, die durch die herstellerische Betreuung wesentlich zum Gelingen dieses Buch beitrug.

Weiterhin danken wir den Mitarbeitern des Medienkontor Lübeck, die dem Leitfaden seine äußere Gestalt gaben und durch das professionelle Layout die Informationsvermittlung unterstützt haben. Stellvertretend genannt seien Frau Sigrun Zühlke, und Herr Martin Polzer.

Für die Durchsicht der Manuskripte und organisatorische Hilfe danken wir:
Frau Petra Barteldt, Lübeck; Frau Franziska Eick, Lübeck; Frau Sabine Heinrichs, Oldenburg; Frau Regine Horbach, Lübeck; Herrn Matthias Lohmann, Lübeck; Frau Bärbel Schmidtke, Lübeck; Herrn Daniel Spenner, Lübeck.

Die Herausgeber

Bedienungsanleitung

Der Klinikleitfaden Chirurgische Pflege ist ein Kitteltaschenbuch für den praktischen Gebrauch vor Ort. Wir haben daher eine komprimierte und übersichtlich strukturierte Darstellung gewählt, die einen schnellen Zugriff auf die gesuchte Information ermöglicht.

Die medizinischen und pflegetechnischen Grundlagen, wie sie in der Krankenpflegeausbildung gelehrt werden, kann ein Kitteltaschenbuch für Pflegefachkräfte jedoch nicht erneut vermitteln. Lediglich kurze, einleitende Definitionen zu den einzelnen Krankheitsbildern, Verletzungen und deren Therapie werden aufgeführt.

Zugangswege zur Information

Auf der zweiten Seiten des Klinikleitfadens gibt es eine Übersicht über die Kapitel des Buches. Hier werden die Kapitelnummer, die Seitenzahl des Kapitelanfangs und ein kapiteleigenes Symbol angegeben, das sich im Griffregister an der Seite des Buches wiederfindet. Die Kapitelanfangsseite enthält eine genaue Inhaltsangabe.

Einen differenzierten Zugang zur gesuchten Information bietet Ihnen der ausführliche Index (Stichwortverzeichnis) am Ende des Buches.

Symbole

Der Einsatz von Symbolen spart Platz und erleichtert die Orientierung. Eine Erklärung der fortlaufend benutzten Symbole findet sich auf der vorderen Umschlaginnenseite des Buches.

Hinweis

Die von uns angegebenen Arbeitsanweisungen ersetzen weder Anleitung noch Supervision durch erfahrene Kollegen. Insbesondere Dosierungen und Angaben über Nahrungskarenz, Kostaufbau und postoperative Mobilisation unterliegen oft hausinternen Standards. Diese Informationen sollten überprüft und mit den Standards abgeglichen werden. Keine noch so sorgfältig verfaßte Publikation kann klinische Erfahrung ersetzen oder hausübliche Eigenheiten berücksichtigen.

Abkürzungsverzeichnis

Symbole

®	Handelsname	cm	Zentimeter
↔	normal (im Normbereich)	COLD	chronisch obstruktive Lungen-
↑	hoch, erhöht, steigt		erkrankung (lung disease)
↓	niedrig, verringert, sinkt	CRP	C-reaktives Protein
☞	Verweis (siehe)	CT	Computertomogramm
→	vgl. mit, daraus folgt		

A(a).	Arterie(n)	**D**CS	dynamische Kondylenschraube
ACB	Arterio-koronarer Bypass	DD	Differentialdiagnose
ACVB	Aorto-koronarer Venenbypass	DHS	dynamische Hüftschraube
ACE	Angiotensin converting enzyme	DK	Blasen-Dauerkatheter
ADH	Antidiuretisches Hormon	DSA	Digitale Subtraktions-
AF	Atemfrequenz		angiographie
AIDS	Acquired immuno deficiency		
	syndrome	**E**. coli	Escherichia coli
AK	Antikörper	EEG	Elektroenzephalogramm
AMG	Arzneimittelgesetz	EK	Erythrozytenkonzentrat
Amp.	Ampulle	EKG	Elektrokardiogramm
ant.	Anterior	EKZ	Extrakorporale Zirkulation
AP	Alkalische Phosphatase	E'lyte	Elektrolyte
a.p.	anterior-posterior	EMG	Elektromyogramm
Aqua dest.	Aqua destillata	ERCP	Endoskopische retrograde
art.	arteriell		Cholangio-Pankreatikographie
ASS	Azetylsalicylsäure	Ery	Erythrozyten
ATL	Aktivität(en) des Täglichen	EBl.	Eßlöffel
	Lebens	evtl.	eventuell
AV-Block	Atrio-ventrikulärer Block	EW	Eiweiß
AVK	Arterielle Verschlußkrankheit	EZ	Ernährungszustand
AZ	Allgemeinzustand		
		FFP	fresh frozen plasma,
BB	Blutbild		Gefrierplasma
BE	Base excess	FSH	Follikel-stimulierendes Hormon
BGA	Blutgasanalyse	FSP	Fibrinogenspaltprodukte
Bili	Bilirubin		
BSG	Blutkörperchensenkungs-	**G**IT	Gastrointestinaltrakt
	geschwindigkeit	γ-GT	γ-Glutamyl-Transferase
BSeuchG	Bundesseuchengesetz	GOT	Glutamat-Oxalacetat-Trans-
BTMG	Betäubungsmittelgesetz		aminase
BWS	Brustwirbelsäule	GPT	Glutamat-Pyruvat-Transaminase
BZ	Blutzucker	GSG	Gesundheitsstrukturgesetz
CA	Karzinom	**H**$_2$O$_2$	Wasserstoffperoxyd
ca.	circa	Hb	Hämoglobin
CCT	Craniales Computertomogramm	HBDH	Hydroxybuttersäure-
CDD	Chemisch definierte Diäten		dehydrogenase
CHE	Cholinesterase	Hbs-Ag	Hbs-Antigen
CK	Kreatinkinase	HF	Herzfrequenz
CK-MB	Herzspezifische Kreatinkinase	HIV	Human immundeficiency virus
CL⁻	Chlorid	Hkt.	Hämatokrit
		HLM	Herz-Lungen-Maschine
		HNO	Hals-Nasen-Ohren

HWI	Harnwegsinfekt		Med-GV.	Medizinische Geräteverordnung
HWK	Halswirbelkörper		MG	Molekulargewicht
HWS	Halswirbelsäule		min.	minimal
HZV	Herzzeitvolumen		Min.	Minute
			ml	Milliliter
i.c.	intracutan		MPG	Medizinproduktgesetz
ICR	Intercostalraum		Mon.	Monat(e)
IE	Internationale Einheit		MRT	Magnetresonanztomographie
IgA,IgG,			MSU	Mittelstrahlurin
IgM	Immunglobulin A,G,M			
ILCO	Selbsthilfegruppe der Ileo-,		**N**.	Nervus
	Kolo- und Urostomieträger		Na+	Natrium
i.m.	intramuskulär		NAP	Nervenaustrittspunkt
intraop.	intraoperativ		NDD	Nährstoffdefinierte Diäten
ISG	Iliosakralgelenk		NMR	Kernspintomographie
ITN	Intubationsnarkose		NNH	Nasennebenhöhlen
i.v.	intravenös		NNM	Nebennierenmark
			NNR	Nebennierenrinde
J.	Jahr(e)		NW	Nebenwirkung
K+	Kalium		**O**.B.	Ohne Besonderheiten,
kg	Kilogramm			ohne Befund
KG	Krankengymnastik/ Physio-		O2	Sauerstoff
	therapie		OK	Oberkörper
KH	Kohlenhydrate		OP	Operation
KHK	Koronare Herzkrankheit		OSG	oberes Sprunggelenk
KI	Kontraindikation			
KM	Kontrastmittel		**p**.a.	posterior-anterior
KNEP	Knieendoprothese		pAVK	periphere arterielle Verschluß-
KOF	Körperoberfläche			krankheit
KrPflG	Krankenpflegegesetz		PCA	patientengesteuerte Analgesie
Krea	Kreatinin		PDA	Periduralanästhesie
			PDK	Periduralkatheter
l	Liter		PE	Probeexision
L4	Lumbalsegment 4		PEG	Perkutane endoskopische
LDH	Laktatdehydrogenase			Gastrostomie
Leuko	Leukozyten		PEJ	Perkutane endoskopische
LH-RH	Gonadotropin releasing			Jejunostomie
	hormone		PEEP	Positiver end-exspiratorischer
li.	links			Druck
Lig.	Ligamentum		postop.	postoperativ
Lj.	Lebensjahr(e)		präop.	präoperativ
Lk	Lymphknoten		PTT	Partielle Thromboplastinzeit
Lösg.	Lösung			
LP	Lumbalpunktion		**r**e.	Rechts
Lufu	Lungenfunktion		Rh-Faktor	Rhesusfaktor
LWK	Lendenwirbelkörper		Rö.	Röntgen
LWS	Lendenwirbelsäule		RR	Blutdruck nach Riva-Rocci
M.	Musculus/Morbus		**s**.	siehe
max.	maximal		s.c.	subkutan
MCT-Fette	Mittelkettige Fette		s.o.	siehe oben
MDP	Magen-Darm-Passage		s.u.	siehe unten
MDT	Magen-Darm-Trakt		S1	Kreuzbeinsegment 1
ME	Material Entfernung		Sek.	Sekunde(n)

serol.	serologisch	TZ	Thrombinzeit
SHT	Schädelhirntrauma		
stdl.	stündlich	U.a.	und andere, unter anderem
StGB	Strafgesetzbuch		
StHCO₃	Standard-Bicarbonat	V.	Venae
sup.	superior	V.a.	Verdacht auf
		v.a.	vor allem
T₃, T₄	Thyroxin (dreifach, vierfach	vgl.	vergleiche
	jodiert)	Vit.	Vitamin
tägl.	täglich	Vol. %	Volumen-Prozent
TEP	Totalendoprothese	VW	Verbandswechsel
Th12	thorakales spinales Segment		
Thrombos	Thrombozyten	Wo.	Woche(n)
TIA	Transitorische ischämische		
	Attacke	Z.B.	zum Beispiel
Tr.	Tropfen	z.Zt.	zur Zeit
TRH	Thyreotropin-releasing-Hormon	ZNS	Zentrales Nervensystem
TSH	Thyreoidea-stimulating-Hormon	ZVD	Zentraler Venendruck
TURB	Transurethrale Resektion der Blase	ZVK	Zentraler Venenkatheter
TURP	Transurethrale Resektion		
	der Prostata		

1

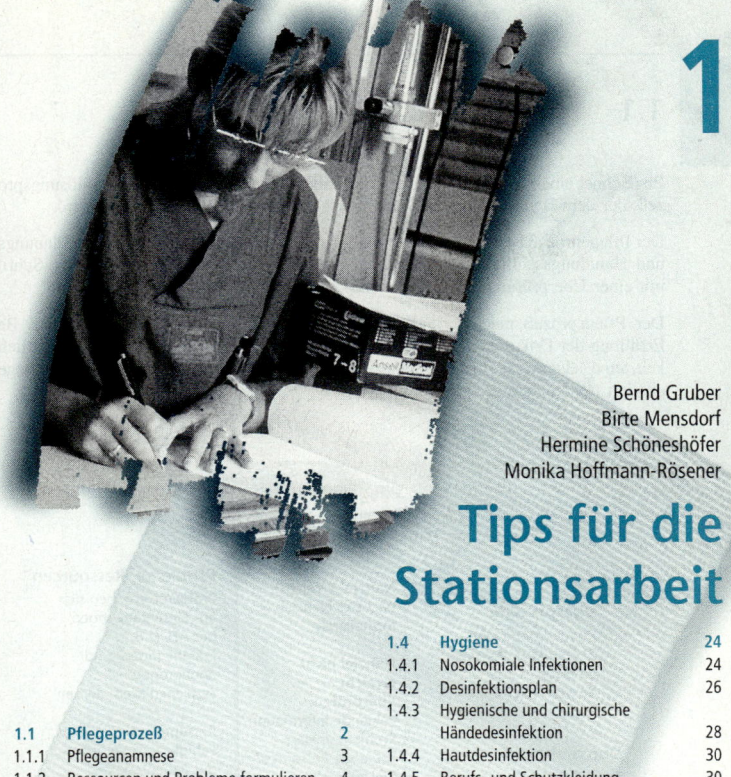

Bernd Gruber
Birte Mensdorf
Hermine Schöneshöfer
Monika Hoffmann-Rösener

Tips für die Stationsarbeit

1.1   Pflegeprozeß

1

Bezeichnet einen auf die Gesundheit des Patienten ausgerichteten Problemlösungsprozeß, der dem Bedürfnis des Patienten nach individueller Pflege gerecht wird.

Der Pflegeprozeß besteht aus sechs voneinander abhängigen, zielgerichteten Planungs- und Handlungsschritten. Entsprechend eines Regelkreises schließt der letzte Schritt mit einer Überprüfung der Qualität und des Nutzens der geleisteten Pflege ab.

Der Pflegeprozeß macht pflegerische Leistungen transparent und überprüfbar. Bei Erfüllung der Dokumentationspflicht ermöglicht er den Nachweis der Wirtschaftlichkeit, eine leistungsbezogene Personalberechnung sowie die Überprüfung der Pflegequalität (Qualitätssicherung).

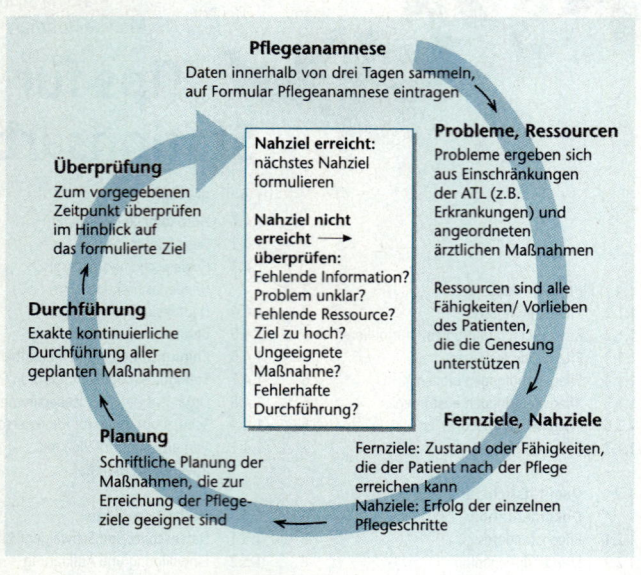

Abb. 1.1: Regelkreis des Pflegeprozesses [L157]

1.1.1   Pflegeanamnese

Erster Schritt des Pflegeprozesses.

Informationen sammeln

Alle gewonnenen Informationen im Stammblatt erfassen (☞ 1.2.3).
• Aktuelle, krankheitsbedingte Pflegebedürftigkeit des Patienten ermitteln
• Seine individuellen Fähigkeiten (Ressourcen) erfassen
• Sein Krankheitserleben einschätzen
• Informationen über seine soziale Situation sammeln, sofern diese pflegerische
  Relevanz haben.

Quellen

• Der Patient selbst, im Aufnahmegespräch und im weiteren Verlauf seines Kranken-
  hausaufenthalts
• Direkt, durch eigene pflegerische Beobachtungen beim Aufnahmegespräch und im
  weiteren Pflegeverlauf: Aussehen, Zustand, Verhalten, nonverbale Zeichen wie
  Gesichtsausdruck, Gesten, Schwitzen, Zittern usw.
• Indirekt, durch Gespräche mit Familienangehörigen und Freunden. Gespräche mit
  dem ärztlichen Personal, ärztliche Anamnese, Befunde, Einweisungsunterlagen,
  frühere Krankengeschichte, pflegerische Verlegungsberichte
• Objektive, d.h. beobachtbare und meßbare Daten, z.B. Gewicht, Größe, Temperatur,
  Beschaffenheit der Haut, Qualität der Flüssigkeits- und Nahrungsaufnahme, Menge
  und Aussehen der Ausscheidungen, das Ausmaß einer Funktionsstörung
• Subjektiv, durch eigene Aussagen des Patienten über Empfindungen und deren
  Bedeutung.

Inhalte

• Persönliche Daten wie Name, Vorname, Geburtsdatum, Geburtsort, Familienstand,
  Krankenkasse
• Soziale Daten wie Angehörige, Kinder, Bekannte, Vertrauenspersonen, Nachbarn,
  Beruf, Wohn- und Versorgungssituation
• Allgemeinzustand, d.h. Bewußtseinslage, äußere Erscheinung, physische und psy-
  chische Verfassung
• Gegenwärtige Beschwerden, z.B. Schmerzen, Gehschwierigkeiten
• Tägl. Gewohnheiten z.B. betreffend Hygiene, Schlafen und Essen
• Einschätzungen und Erwartungen des Patienten in bezug auf die Krankheit. Was
  weiß er über seine Krankheit, wie denkt er über seine Gesundung?
• Frühere Behandlungen, auch außerhalb des Krankenhauses, allergische Reaktionen,
  geplante medizinische Behandlung.

Checklisten einsetzen

• In der Informationssammlung Skalen zur Einschätzung des Risikos verwenden, z.B.
  bei Dekubitusrisiko mit der Braden- oder der erweiterten Norton-Skala arbeiten
• Im Aufnahmegespräch z.B. nach den Aktivitäten des täglichen Lebens" (ATL)
  vorgehen. Sie bieten einen strukturellen Leitfaden, um aktuelle krankheitsbedingte
  Bedürfnisse und Ressourcen des Patienten umfassend zu ermitteln
• Anstelle der ATL können auch die ,,Lebensaktivitäten nach Roper" (LA) oder die
  ,,Aktivitäten und existentiellen Erfahrungen des Lebens" (AEDL) nach Krohwinkel
  verwendet werden.

1

Aktivitäten des täglichen Lebens (ATL)
1. Atmen
2. Essen und Trinken
3. Ausscheiden
4. Kontrolle der Körpertemperatur
5. Schlafen
6. Bewegen
7. Sterben
8. Sich eine sichere Umgebung schaffen und erhalten
9. Kommunizieren
10. Individuelles Waschen und Anziehen
11. Arbeiten und Spielen
12. Sexualität ausdrücken und ausüben.

⏐ 1.1.2   Ressourcen und Probleme formulieren ⎯⎯⎯⎯⎯

Zweiter Schritt des Pflegeprozesses.

Ergebnisse der Informationssammlung bewerten
- Feststellen, inwieweit der Patient in seiner Selbständigkeit eingeschränkt ist und er Unterstützung bedarf. Welche pflegerischen Probleme bestehen zur Zeit? Welche pflegerischen Probleme können sich noch entwickeln?
- Ermitteln, über welche Ressourcen der Patient verfügt, um seine Probleme selbst zu lösen? Was kann der Patient normalerweise, wozu ist er zur Zeit fähig?

Systematik zur Erfassung der Pflegeprobleme
Die Pflegeprobleme möglichst klar und objektiv formulieren. Ursache kurz angeben. Das Ausmaß von Selbständigkeit oder Pflegeabhängigkeit in die Problemformulierung einbeziehen.

Tatsächliche, aktuelle Probleme
- Sind objektiv meß- und beobachtbar
- Werden vom Patienten bestätigt
- Bedürfen sofortiger pflegerischer Intervention, z.B. vorhandener Dekubitus → Lagerung.

Wahrscheinliche, potentielle Probleme
- Vorhandene Risikofaktoren, die mit hoher Wahrscheinlichkeit ohne pflegerische Intervention zur Entstehung eines Pflegeproblems führen
- Bedürfen prophylaktischer Pflegemaßnahmen, z.B. Patient ist immobil und adipös → Dekubitusprophylaxe.

Generelle Probleme
- Treten begleitend bei bestimmten Erkrankungs- und Therapieformen auf
- Können oft durch Pflegestandards erfaßt werden (☞ 1.2.1, 1.2.2), z.B. Patient hat erhöhte Temperatur → Flüssigkeitsverlust, Immobilität, Appetitlosigkeit → Pflegestandard „Erhöhte Temperatur".

Verdeckte Probleme
Resultieren häufig aus der sozialen Situation des Patienten und werden oftmals nicht direkt geäußert, z.B. hat der Patient Angst, durch einen längeren Krankenhausaufenthalt seinen Arbeitsplatz zu verlieren → um möglichst schnell wieder entlassen zu werden, äußert der Patient seine Probleme nicht.

| 1.1.3 Pflegeziele festlegen

Dritter Schritt des Pflegeprozesses.

Merkmale der Pflegeziele
Formale Anforderungen
Die festgelegten Pflegeziele müssen in konkrete pflegerische Handlungen umgesetzt werden können.
- Ziele realistisch formulieren, der Patient muß sie tatsächlich erreichen können. Pflegeziele kommen in diesem Sinn einer Prognose gleich
- Ziel konkret angeben, d.h. den zu erreichenden Zustand detailliert beschreiben. Aus jedem Pflegeproblem entsprechende Pflegeziele ableiten. Keine pauschalen Aussagen treffen. Das Datum der Überprüfung festlegen
- Überprüfbare Ziele festlegen. Kontinuierlich prüfen, ob die Ziele aufgrund der IST-Situation noch erreichbar sind. Sie bieten die Möglichkeit, festzustellen, ob die Pflege zum gewünschten Erfolg geführt hat. Die Ziele sind somit Grundlage der Evaluation (Bewertung) der Pflegetätigkeit.

Von festgelegten Pflegezielen abweichen
- Bei Verweigerung der Maßnahme durch den Patienten
- Bei plötzlichen Veränderungen im Befinden des Patienten
- Bei Überlastung des Pflegepersonals, z.B. durch krankheitsbedingten hohen Personalausfall.

Pflegeziele formulieren
Pflegeziele stets aus Sicht des Patienten formulieren. Den Zustand beschreiben, den der Patient mit Unterstützung des Pflegepersonals erreichen soll.

Beispiele für die Formulierung von Pflegezielen
- Verhalten, Einstellung: Herr X. bejaht die Anlage eines Sigmoidostomas nach einer Sigmaresektion
- Zustand: Die Haut um den Anus praeter herum bleibt intakt
- Meßbarer Befund: Herr X. hat ein- bis dreimal tägl. Stuhlgang
- Wissen des Patienten: Herr X. weiß, daß seine Ernährung die Ausscheidung beeinflußt, er kennt die Nahrungsmittel, die bei ihm zu Blähungen und Verstopfungen führen
- Fähigkeiten des Patienten: Herr X. kann den Anus praeter selbständig versorgen

Fern- und Nahziele
- Fernziele beinhalten übergeordnete Ziele der Pflege und beschreiben einen angestrebten Endzustand, z.B. zum Zeitpunkt der Entlassung: Herr X. kann den Anus praeter bis zu seiner Entlassung selbst versorgen
- Nahziele beinhalten die einzelnen Pflegeschritte, die zum Fernziel führen. Sie beschreiben Zwischenergebnisse, die in kürzeren Zeiträumen erreicht werden können: Herr X. kann am fünften postop. Tag seinen Anus-praeter-Beutel alleine entleeren

1

- Besteht für die ermittelten Pflegeprobleme ein Standardpflegeplan, z.B. Standard Frühmobilisation nach OP, können in diesem bereits Pflegeprobleme und Pflegeziele festgelegt sein. Somit sind für den Patienten nur noch solche Pflegeziele zu formulieren, die über einen allgemeingültigen Pflegestandard hinausgehen.(☞ 1.2.2).

▎ 1.1.4   Pflegehandlungen planen

Vierter Schritt im Pflegeprozeß. Hier trifft die Pflegekraft eine eigenverantwortliche Entscheidung für eine Pflegeverordnung.

- Art der Maßnahme, z.B. Wunddesinfektion
- Einzusetzende Pflegemittel, z.B. Wundantiseptikum Octenisept®
- Beschreibung der Maßnahme, z.B. Wunde mit Wundantiseptikum besprühen, Einwirkzeit beachten
- Zeitpunkt und Häufigkeit, z.B. bei jedem Verbandwechsel
- Individuelle Pflege für die patientenbezogene Planung
- Standardisierte Pflege für vergleichbare, häufig auftretende Pflegeprobleme. Sie dienen als Grundlage für pflegerische Handlungen, müssen jedoch stets mit der individuellen Pflege abgestimmt und erweitert werden (☞ 1.2.1, 1.2.2)
- Geplante Pflegemaßnahmen mit anderen Mitgliedern des therapeutischen Teams, z.B. Arzt, Krankengymnast, abstimmen.

▎ 1.1.5   Pflegehandlungen ausführen

Fünfter Schritt des Pflegeprozesses. Vorausgegangene Planungsschritte werden realisiert. Wenn das Pflegeprozeßmodell korrekt angewendet wird, ist eine patientenorientierte, auf die individuellen pflegerischen Bedürfnisse ausgerichtete Pflege gewährleistet. Es unterbleiben routinehafte Pflegehandlungen, Ressourcen des einzelnen Patienten werden mehr beachtet.

Dokumentieren
- Pflegemaßnahmen im Pflegeplan eintragen
- Eintragungen so vornehmen, daß ersichtlich ist, wer, wie oft, wann, welche Tätigkeit ausgeführt hat und wie der Patient darauf reagierte
- Erweiterungen und Abweichungen vom Pflegeplan in den Pflegebericht schreiben. Sie ermöglichen eine fortlaufende Informationssammlung über individuelle pflegerische Bedürfnisse des Patienten
- Nach der Einführung von Pflegestandards pflegerische Dokumentationsformulare überarbeiten. Ziel ist es, einen Durchführungsnachweis zu integrieren, in dem nur noch durch „Ankreuzen", Handzeichen und mit Angabe der Häufigkeit die entsprechende Pflege dokumentiert werden muß.

▎ 1.1.6   Pflegewirkung beurteilen

Letzter Schritt des Pflegeprozesses: ermitteln, inwieweit mit der verordneten Pflege die zuvor festgelegten Ziele erreicht werden konnten. Als Instrument der Qualitätskontrolle z.B. Pflegebericht (☞ 1.2.3) oder Pflegevisite (☞ 1.1.7) einsetzen.

Pflegeziel verfehlt

Nach den möglichen Gründen forschen, wenn ein Pflegeziel nicht realisiert werden konnte. Die Antworten ergeben Konsequenzen für den weiteren Pflegeverlauf bzw. für die Formulierung neuer Pflegeziele.

- Ist die geplante Pflege dazu geeignet, das festgelegte Ziel zu erreichen?
- Traten unerwartete körperliche oder seelische Veränderungen im Befinden des Patienten auf?
- War der Zeitraum, in dem das Ziel realisiert werden sollte, zu kurz gewählt?
- Sind die Ressourcen des Patienten eingeschätzt worden?
- Reichten die in der Pflegeanamnese (☞ 1.1.1) erfaßten Informationen nicht aus?
- Konnte die Pflege aus strukturellen Gründen, z.B. Arbeitsüberlastung, nicht umgesetzt werden?

I 1.1.7 Pflegevisite

Die Pflegevisite ist ein Instrument zur Beurteilung der Pflegeleistung. Sie erfüllt die Forderung nach Qualitätssicherung, da sie die Prozeßqualität der Pflege bewertet. Es findet ein Gespräch zwischen dem Patienten und seinen pflegerischen Bezugspersonen über seinen Pflegeprozeß statt. Sie ist nicht mit der Dienstübergabe am Krankenbett gleichzusetzen.

Ziele der Pflegevisite

- Den Patienten gezielt einbeziehen und ihn umfassend über seine Pflege informieren
- Pflegeprobleme gemeinsam diskutieren, korrekturbedürftige Pflegetechniken erkennen, Pflegeziele auf ihre Erfüllbarkeit hin überprüfen und neu festlegen
- Pflegeergebnisse bewerten.

Pflegevisite organisieren

- Pflegevisite mindestens wöchentlich an einem festgelegten Tag zur Übergabezeit abhalten. Einen Zeitbedarf von ungefähr einer Stunde einplanen
- Pflegevisite nur bei Patienten mit Pflegeproblemen bzw. pflegerisch sehr hohem Aufwand abhalten. Kriterien vorab mit dem Stationsteam festlegen. Die Auswahl der Patienten trifft die pflegerische Bezugsperson
- Bezugspersonen übernehmen die Information, Moderation und Dokumentation
- Teilnahme der Stationsleitung und der Pflegedienstleitung an der Pflegevisite veranlassen. Ihre Teilnahme gewährleistet einen ausführlichen Überblick über Pflegequalität und Pflegeaufwand.

Inhalte

Inhalte immer gemeinsam mit dem Patienten klären.

- Aktuelles Befinden des Patienten
- Im Vordergrund stehende pflegerische Probleme
- Umfang der erreichten Teilziele
- Beizubehaltende oder umzustellende Pflege
- Neue Teilziele bestimmen, die formuliert werden müssen
- Abwägen, ob Spezialisten in die pflegerische Behandlung einbezogen werden müssen, z.B. Stomatherapeut oder Krankengymnastin.

1

1.2 Qualitätssicherung und Dokumentation

1.2.1 Pflegestandards

Pflegestandards legen die Qualität der Pflege präzise fest.

Anforderungen an den Pflegestandard
- Standard muß in seiner Anwendung für alle an der Pflege beteiligten Personen verbindlich sein
- Abweichungen vom Standard sind möglich, müssen aber schriftlich begründet werden
- Ergebnisse müssen überprüfbar sein
- Aktualität muß mindestens einmal jährlich überprüft werden.

Pflegequalitätsstufen		
Stufe 0	Gefährliche Pflege	Patient erleidet physische und psychische Schäden
Stufe 1	Sichere Pflege	Patient erfährt routinehafte Pflege
Stufe 2	Angemessene Pflege	Patient erfährt eine Pflege, die seine körperlichen und seelischen Bedürfnisse berücksichtigt
Stufe 3	Optimale Pflege	Patient (und seine Angehörigen) sind in die Pflege einbezogen, erhalten Gesundheitserziehung über das Krankenhaus hinaus und tragen Mitverantwortung

Pflegestandard erstellen
- Erster Schritt: Ausgangsposition feststellen. Wie sieht die derzeitige Praxis aus? Welche Pflegequalitätsstufe soll erreicht werden?
- Zweiter Schritt: Sicherheit für den Patienten garantieren. Welche der aufgeführten Methoden bietet dem Patienten nach neuestem Kenntnisstand maximale Sicherheit?
- Dritter Schritt: Einfachheit der Handhabung. Welche der sicheren Methoden läßt sich einfacher handhaben?
- Vierter Schritt: Ökonomie im Zeit- und Materialbedarf. Welche dieser Methoden hat den geringsten Materialverbrauch und ist mit dem geringsten Aufwand verbunden?

1.2.2 Standardpflegeplan

Plan, der häufig wiederkehrende und damit generelle Pflegeprobleme, Pflegeziele und Pflegemaßnahmen der Patienten in standardisierter Form schriftlich vorgibt. Er wird um die individuellen Pflegeprobleme des Patienten und die daraus abzuleitenden Ziele und Maßnahmen handschriftlich ergänzt. Das Ergebnis ist ein umfassender Pflegeplan.

Vorteile
- Sinnvolles Instrument zur Qualitätskontrolle in der Krankenpflege. In vergleichbaren Situationen wird eine qualitativ vergleichbare, konstante Pflege geboten
- Hohe Wirtschaftlichkeit durch Zeitersparnis bei der Formulierung der geplanten Pflege

- Instrument der Professionalisierung. Der eigenständige Stellenwert der Pflege im therapeutischen Team wird verdeutlicht. Pflege wird nachweisbar und transparent
- Hilfreiches Strukturelement für die tägliche Arbeit, Übersichts- und Informationshilfe im Pflegealltag.

 Nachteile
- Alle Mitarbeiter müssen einheitliche Vorstellungen über Pflege besitzen, um die Qualität in der Umsetzung zu gewährleisten. Ein Konsens wird oft nur schwer gefunden
- Alle Pflegepersonen müssen eigenständig und sicher handeln und darüber hinaus ein fundiertes pflegerisches Wissen besitzen. Ein hoher Anspruch, der oft nur sehr schwer durchzusetzen und aufrechtzuerhalten ist
- Wenn der Standardpflegeplan als starres Instrument eingesetzt wird, besteht die Gefahr, daß individuelle Pflegeprobleme, d.h. Abweichungen vom typischen Verlauf, nicht wahrgenommen werden.

Anforderungen an den Pflegeplan
- Planung muß alle Phasen des Pflegeprozesses nachvollziehbar darstellen
- In den Pflegeplan muß ein Durchführungsnachweis integriert sein, um Pflegehandlungen mit Datum und Handzeichen dokumentieren zu können
- Genügend freier Platz, um den Plan um individuelle Pflegeprobleme, -ziele, -maßnahmen ergänzen zu können
- Das Format des Standardpflegeplans muß sich in das stationsübliche Dokumentationssystem einfügen lassen.

Standardpflegeplan erstellen
- Grundsatz: klare, eindeutige, verständliche Formulierungen verwenden. Richtlinien des Pflegeprozesses (☞ 1.1) beachten
- Häufig auf der Station vorkommende Krankheitsbilder und OP erfassen
- Bei einer bestimmten OP oder Krankheit fast immer auftretende Pflegeprobleme erfassen und formulieren
- Ergebnisse (Pflegeziele) benennen, die bei jedem einzelnen Problem angestrebt werden
- Detailliert die einzelnen Pflegemaßnahmen beschreiben. Zeitgrenzen und Kontrollintervalle festlegen.

Standardpflegeplan handhaben
- Pflege des Patienten nach den Hinweisen in der Standardpflegeplanung vornehmen
- Jede Abweichung vom dort beschriebenen Verlauf löst einen individuellen Problemlösungsprozess aus, d.h. Pflegeprobleme, -ziele und -maßnahmen des Standardpflegeplans um die jeweils besondere Pflege ergänzen
- Befindlichkeit, Fortschritte und Fähigkeiten des Patienten in entsprechenden Rubriken der Patientendokumentation festhalten. Ergebnisse der Pflege, die nicht dem geplanten Verlauf entsprechen, ebenfalls erwähnen, um der Kontrollfunktion der Pflegeplanung nachzukommen (☞ 1.1.4).

1

Auszug aus einem Standardpflegeplan präoperative Pflege			
Generelles Problem	Angestrebtes Ergebnis	Zeitgrenze	Pflege
Patient äußert Angst vor bevorstehender OP	Patient stellt Fragen, kann Ängste aussprechen. Er weiß, was mit ihm geschieht und wird dadurch entspannter und zuversichtlich	Abend vor der OP	Periop. Routine erklären Spezifische Schritte erläutern: • OP-Vorbereitung, z.B. rasieren, abführen • Prämedikation • Voraussichtliche OP-Dauer • Zeit in Aufwachzimmer oder auf Intensivstation • Voraussichtliche postop. Pflege
Durch Prämedikation eingeschränkte Kontrolle über den Körper, erhöhte Unfallgefahr	Verletzungen, Stürze oder Unfälle verhindern Körperliche Komplikationen erkennen	Morgens, vor der OP, und am OP-Tag	• Präop. notwendige Pflege vor Prämedikation erledigen • Patient soll Harnblase vorher entleeren • Einsichtigen Patienten Wirkung der Prämedikation erklären • Nach Medikation dafür sorgen, daß der Patient im Bett bleibt, evtl. Bettgitter anbringen • Patienten darauf hinweisen, daß er sich melden soll, wenn ihm unwohl wird
Patient hat eine suprapubische Blasenfistel, deren Einstichstelle entzündet ist	Reizlose Einstichstelle, aufsteigende Infektion verhindern	tägl. tägl. tägl. tägl., jedoch nicht am OP-Tag	• Aseptischer VW nach Standard • Einstichstelle nach Arztverordnung mit Betaisodona-Salbe® versorgen • Ein- und Ausfuhr kontrollieren • Der Patient soll mindestens 2 l tägl. trinken.

1.2.3   Dokumentationssystem

Im gesetzlich vorgeschriebenen Dokumentationssystem werden alle im Krankenhaus gewonnenen Informationen über einen Patienten erfaßt und gesammelt. Es entsteht eine Übersicht über den Krankheitsverlauf sowie über die in diesem Zusammenhang vorgenommene Behandlung und Pflege.

Die Systeme werden nach Urhebern oder Formen, z.B. Kardex, Optiplan, Stocker, Hinz, benannt und enthalten für die Pflegedokumentation meist zwei Teile:
• Planungsteil, mit dem die Ist-Situation des Pflegebedarfs aufgezeigt wird. Die Daten werden mit Hilfe des Pflegeprozesses (☞ 1.1) und der Standardpflegepläne (☞ 1.2.2) ermittelt und dokumentiert
• Berichterstattungsteil: beinhaltet laufende Dokumentation der Pflege und ihre Wirkung auf den Patienten (Pflegebericht s.u.).

Inhalte der Dokumentationsmappe
• Mappe für die Pflegedokumentation (s.o.) mit Stammblatt, Formularen der Pflegeplanung und des Pflegeberichts
• Personalbogen des Patienten
• Kranken- und Fieberkurve: u.a. Medikamente eintragen, erste postop. Stunden bis Tage protokollieren, evtl. mit gesonderter Überwachungskurve

- Formular für schriftliche Arztanordnungen
- Offen gestalteter Teil, in den alle den Patienten betreffenden Daten geordnet abgeheftet werden können, z.B. Anamnese, OP-Protokoll, Untersuchungsbefunde, Arztbriefe.

Mit dem Dokumentationssystem umgehen

- Eintragungen dokumentenecht vornehmen, d.h. nicht mit Bleistift schreiben, bei Korrekturen kein Tipp-Ex® benutzen und nichts Überkleben. Statt dessen durchstreichen und neu schreiben
- Ärztliche Anordnungen haben schriftlich mit Datum und Handzeichen des Arztes zu erfolgen
- Pflegebericht (☞ s.u.) grundsätzlich mit Datum, ggf. Uhrzeit und Handzeichen abzeichnen
- Keine Eintragungen im Voraus vornehmen, z.B. in der Kurve, im Durchführungsnachweis.

Pflegebericht

Bedeutung des Pflegeberichts

Durch den Pflegebericht soll für das Pflegeteam eindeutig die individuelle Situation des Patienten nachvollziehbar sein. Er gewährleistet einen gleichen Informationsstand und die Kontinuität der Pflege. Der Bericht soll klären:

- Welche Wirkung hat die Pflege auf den Patienten?
- Wie reagiert der Patient auf einzelne Maßnahmen?
- Wie ist das aktuelle Befinden des Patienten?
- Inwieweit sind Veränderungen des Zustands eingetreten?
- Inwieweit wurden die gesetzten Pflegeziele erreicht?

Grundsätze für das Führen des Pflegeberichts

- Nach jeder abgeschlossenen Pflegeleistung durch die ausführende Pflegekraft dokumentieren
- Kurze, präzise und objektive Aussagen verwenden
- Pflegebericht mit Datum, Uhrzeit und Handzeichen abzeichnen
- Auch dokumentieren, wenn es nichts Besonderes zu berichten gibt. Dann Formulierung wählen wie „keine Veränderung" oder „keine Abweichung vom üblichen Verlauf". Hintergrund: konkrete Bezugnahme wird möglich, d.h. die Pflegeperson muß sich für diese Aussage verantworten.

 Tips, Tricks & Fallen

- Informationen des Dokumentationssystems unterliegen dem Datenschutz. Sie sind Eigentum des Krankenhausträgers und dürfen von niemand anderem als dem Pflegeteam (Pflegepersonal, Ärzte, KG, Sozialarbeiter und andere Therapeuten) eingesehen werden (☞ 1.5.1)
- Patienten haben das Recht, ihre Krankenakte einzusehen. Begleitende Information ist Sache des Arztes.

1

1.2.4   Pflegepersonalregelung und -kategorien

Pflegepersonalregelung

Seit 1993 wird der Personalbedarf im allgemeinen pflegerischen Bereich der Krankenhäuser nach der Pflegepersonalregelung (PPR) ermittelt. Diese ist Bestandteil des Gesundheitsstrukturgesetzes (GSG), gilt befristet und soll durch sog. Fallpauschalen abgelöst werden. Seit 1997 ist es den Krankenhäusern freigestellt, die PPR anzuwenden.

Kennzeichen
* Jeder Pflegestufe sind festgelegte Minutenwerte zugeordnet, auf deren Grundlage die Planstellen im Pflegedienst ermittelt werden. Je konkreter die Pflege dokumentiert und der Pflegebericht geführt wird, desto genauer erfolgt die Einstufung
* PPR umfaßt den Zeitraum von 6 bis 20 Uhr. Das Personal für den Nachtdienst wird weiterhin nach Anhaltszahlen berechnet.

Pflegekategorien
Es werden zwei Kategorien unterschieden:
* Kategorie A grenzt die „Allgemeine Pflege" (Grundpflege) ein
* Kategorie S bezeichnet die „Spezielle Pflege". Sie umfaßt Behandlungspflege und Maßnahmen, die mit therapeutischen oder diagnostischen Leistungen im Zusammenhang stehen.

Zuordnungsregeln für die Pflegekategorien
Bereich „Allgemeine Pflege"
* Jeder Patient ist 1 x tägl. einer der drei Pflegestufen zuzuordnen
* Einordnungsmerkmale sind durch getrennte Felder kenntlich gemacht
* Für die Zuordnung zu der Pflegestufe „A 2" muß mindestens in zwei Leistungsbereichen je ein Einordnungsmerkmal zutreffen, kommt nur ein Einordnungsmerkmal aus „A 2" und ein zweites aus „A 3" in Betracht, ist der Patient der Pflegestufe „A 2" zuzuordnen
* Bei Vorliegen von mindestens zwei Einordnungsmerkmalen aus „A 3" ist der Patient dieser Pflegestufe zuzuordnen.

Bereich „Spezielle Pflege"
* Wie im Bereich „Allgemeine Pflege" ist jeder Patient 1 x tägl. einer der drei Pflegestufen zuzuordnen und Einordnungsmerkmale sind durch getrennte Felder kenntlich zu machen
* Für die Zuordnung zu der Pflegestufe „S 2" muß mindestens ein Einordnungsmerkmal zutreffen
* Eine Zuordnung nach „S 3" ist möglich, wenn mindestens ein Einordnungsmerkmal auf „S 3" zutrifft.

Einordnungsmerkmale für die Pflegestufen, Bereich „Allgemeine Pflege"

Leistungs-bereiche	A 1 Grund-leistungen	A 2 Erweiterte Leistungen	A 3 Besondere Leistungen
Körperpflege	Alle Patienten, die nicht A 2 oder A 3 zugeordnet werden	Hilfe bei überwiegend selbständiger Körperpflege	Überwiegende oder vollständige Übernahme der Körperpflege
Ernährung		Nahrungsaufbereitung oder Sondennahrung	Hilfe bei der Nahrungsaufnahme
Ausscheidung		Unterstützung zur kontrollierten Blasen- oder Darmentleerung	Versorgen bei unkontrollierter Blasen- oder Darmentleerung
		Versorgen bei häufigem Erbrechen	
		Entleeren oder Wechseln von Katheter- oder Stomabeuteln	
Bewegung und Lagerung		Hilfe beim Aufstehen und Gehen	Häufiges (2–4stdl.) Körperlagern oder Mobilisieren
		Einfaches Lagern und Mobilisieren	

Einordnungsmerkmale für die Pflegestufen, Bereich „Spezielle Pflege"

Leistungs-bereiche	S 1 Grund-leistungen	S 2 Erweiterte Leistungen	S 3 Besondere Leistungen
Leistungen im Zusammenhang mit – Operationen – invasiven Maßnahmen – akuten Krankheitsphasen	Alle Patienten, die nicht S 2 oder S 3 zugeordnet werden	Beobachten des Pat. und Kontrolle von mind. 2 Parametern[1], 4–6 mal innerhalb von 8 Std.[2]	Beobachten des Pat. und Kontrolle von mind. 3 Parametern[1], fortlaufend innerhalb von mind. 12 Std., zum Erkennen einer akuten Bedrohung
		Aufwendiges Versorgen von Ableitungs- oder Absaugsystemen	
Leistungen im Zusammenhang mit medikamentöser Versorgung		Bei kontinuierlicher oder mehrfach wdh. Infusionstherapie oder bei mehreren Transfusionen	Fortlaufendes Beobachten und Betreuen des Pat. bei schwer wiegenden Arzneimittelwirkungen
		Bei i.v. Verabreichen von Zytostatika	
Leistungen im Zusammenhang mit Wund- und Hautbehandlung		Aufwendiger Verbandwechsel	Mehrmals täglich: Behandlung großflächiger oder tiefer Wunden oder großer Hautareale
		Behandlung großflächiger oder tiefer Wunden oder großer Hautareale	

1) Diese Parameter sind insbesondere: Puls, RR, Atmung, Bewußtseinslage, Temperatur, Nierenfunktion, BZ.
2) Das bedeutet nicht, daß die Messungen sich auf die 8 Std. gleichmäßig verteilen; es soll nur die Leistungsdichte beschrieben werden.

1

Besonderheiten in der chirurgischen Pflege

Innerhalb der periop. Pflege wechseln die Einstufungen schnell. Viele Patienten sind präop. in A 1, S 1 und am ersten postop. Tag in A 2–A 3, S 2–S 3 einzustufen, da sie vor der OP fast selbständig waren, direkt nach der OP jedoch intensiver Überwachung und Pflege bedürfen.

Beispiel einer Einstufung: prä- und postop. Pflege eines Patienten mit Strumektomie		
Pflege	**Bereich: A 1–A 3**	**Bereich: S 1–S 3**
Tag vor der OP		
Antithrombosestrümpfe anpassen	A 2	
2 x tägl. Temperatur und Puls kontrollieren, 3 x tägl. Blutdruck kontrollieren		S 1
1 x tägl. Heparin s.c.		S 1
4 x tägl. orale Medikamente verabreichen		S 1
Aufgrund der Zuordnungsregeln den Patienten am Tag vor der OP in Pflegestufe A 1, S 1 einordnen.		
1. postop. Tag		
Bei der Körperpflege am Waschbecken helfen	A 2	
Erstmobilisation. Bei Bewegungen anleiten	A 2	
Halbsitzend lagern, Kopf mit kleinem Kissen unterstützen	A 2	
3 x tägl. Temperatur, Puls und Blutdruck kontrollieren, 2 x tägl. Blutzucker bestimmen		S 2
Infusionsprogramm überwachen 1500 ml/24 Std.		S 2
1 x tägl. Heparin s.c.		S 1
Redon-Drainagen und Verband überprüfen		S 1
4 x tägl. orale Medikamente verabreichen		S 1
Aufgrund der Zuordnungsregeln am 1. postop. Tag den Patienten in Pflegestufe A 2, S 2 einordnen		

1.3   Arbeitsorganisation

1.3.1   Pflegesysteme

Ganzheitspflege

Die gesamte Pflege wird in patientenbezogene Aufgabenbereiche eingeteilt. Eine Pflegekraft übernimmt dabei für ein oder mehrere Patienten strukturell verschiedene Tätigkeiten. Formen sind Zimmer-, Gruppen- oder Bereichspflege.

Prinzip

- Verantwortlich Pflegende versorgen im zugewiesenen Bereich alle Patienten mit all ihren Belangen, d.h. z.B. Körperpflege übernehmen, Verband wechseln und die Visite begleiten. Mehrere Pflegetätigkeiten werden bei den einzelnen Patienten zusammenhängend geleistet
- Anzahl der Mitarbeiter je Bereich ist abhängig von der Pflegeintensität, der Qualifikation der Pflegenden sowie dem Personalstand
- Bereichsübergreifende Tätigkeiten werden rotierend übernommen.

Vorteile

- Geringe, für den Patienten überschaubare Anzahl der Bezugspersonen
- Patient wird in seiner Individualität wahrgenommen
- Großer Handlungs- und Entscheidungsspielraum für die Pflegekraft
- Höhere Arbeitsmotivation und Arbeitszufriedenheit der Mitarbeiter
- Prophylaxen und Verordnungen sind in die Grundpflege integriert
- Intensive Einarbeitung neuer Mitarbeiter oder Schüler ist möglich
- Kürzere Wegzeiten für das Personal.

Nachteile

- Bei unzureichender Organisation schlechte Information über die anderen Patienten
- Höhere psychische Belastung des Pflegepersonals. Probleme und Konflikte des Patienten werden intensiver wahrgenommen.

Organisieren

- Mitarbeiter nach Möglichkeit zwei bis vier Wochen konstant in die Arbeitsbereiche einteilen
- Einteilung auf Wunsch wechseln, z.B. um die Belastung durch pflegeintensive Patienten auszugleichen
- Bei der Patientenaufnahme auf eine qualitativ ausgeglichene Belegung der Bereiche achten
- Übergabe im gesamten Team abhalten
- Visite und Organisation diagnostischer und therapeutischer Maßnahmen bereichsintern leisten.

1

❘ Funktionspflege

Die gesamte Pflege wird in einzelne Funktionen oder Tätigkeiten gegliedert.

Prinzip

Jedes Teammitglied übernimmt bei allen Patienten strukturell gleichartige Pflegehandlungen, z.B. die Hilfe bei den einzelnen ATL wie Körperpflege, Nahrungsaufnahme und Mobilisation. Dadurch hat die Pflegeperson mehrmals am Tag Kontakt zu allen Patienten.

Vorteile

- Jedes Teammitglied ist Spezialist in seinem Teilgebiet
- Zeitaufwand je Tätigkeit wird durch zunehmende Perfektion reduziert
- Einheitliche Koordination durch die Stationsleitung.

Nachteile

- Durch die Spezialisierung besteht die Gefahr, daß bestimmte Pflegetätigkeiten verlernt werden
- Patienten haben keine Bezugsperson
- Monotonie, Arbeitsmotivation des Pflegepersonals sinkt
- Schlechte Kommunikation, Fehlerquellen vermehren sich
- Lange Wegezeiten
- Stark ausgeprägte Hierarchie
- Kein zeitgemäßes Pflegesystem mehr, widerspricht dem Prinzip der ganzheitlichen Pflege.

❘ 1.3.2   Zusammenarbeit im therapeutischen Team

Teamzugehörigkeit

- Kerngruppe eines Pflegeteams sind Krankenschwestern und -pfleger, Ärzte und Auszubildende
- Periphere, kurzfristige Mitglieder des Teams sind Krankengymnasten, Sozialarbeiter, Psychologen, Logopäden, Diätassistenten, pflegerische Spezialisten wie Stomatherapeut und Kinästhetiktrainer, Konsiliarärzte, Praktikanten, Beschäftigungstherapeuten, Seelsorger, Aushilfskräfte und Reinigungspersonal.

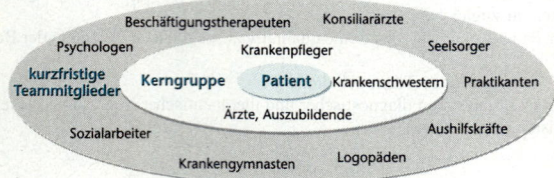

Abb. 1.2: Aufbau eines Pflegeteams [L157]

Teamstruktur
Demokratischer Arbeitsstil
- Aufgaben werden entsprechend der Qualifikation wechselweise von jedem Mitarbeiter der Kerngruppe übernommen, Mitarbeiter sind an Entscheidungsprozessen, z.B. Einführen neuer Pflegehilfsmittel, im Vorfeld beteiligt, Bereichs- oder Zimmerpflege (☞ 1.3.1)
- Positive Folgen: von pflegerischen Erfahrungen profitieren alle, keine Statusunterschiede, Arbeitszufriedenheit, Identifikation mit eigenem Arbeitsfeld.

Strenge hierarchische Struktur
- Feste Abgrenzung von Tätigkeiten, unterschiedliche Bewertung verschiedener Arbeitsbereiche, z.B. „niedere" Arbeit in Patientennähe, „höhere" Schreibtischarbeit in Patientenferne, Funktionspflege (☞ 1.3.1)
- Negative Folgen: Unzufriedenheit, hohe Personalfluktuation.

Voraussetzungen für gute Teamarbeit
Der Austausch aller Informationen zwischen den Teammitgliedern bildet die Grundlage guter pflegerischer Arbeit.

Fördernd
- Auf ausreichend lange Übergabezeiten achten. Zeiten z.B. auch der Rö-Abteilung, dem Labor, bekanntgeben, um Störungen zu vermeiden. Regelmäßige Dienstbesprechungen, Supervisionen und Balintgruppen sind hilfreich. Pflegestandards fördern ein einheitliches Arbeiten
- Dokumentationssysteme unterstützend einsetzen (☞ 1.2.3), neue Mitarbeiter systematisch einarbeiten, Praxisanleiter und Mentoren einsetzen.

Behindernd
- Mangelhafte Kommunikation innerhalb der Kerngruppe und mit den kurzzeitigen Mitgliedern des Teams
- Unterdrückung von Fragen, Überbewertung bzw. Leugnen von Fehlern
- Unzureichende Einarbeitung neuer Mitarbeiter (☞ 1.3.4).

1.3.3 Aufnehmen, Entlassen und Verlegen

Patienten aufnehmen

Die Einweisung ins Krankenhaus stellt für den Patienten eine erhebliche psychische Belastung dar, besonders wenn eine OP ansteht. Schwierige Aufgabe der Pflegenden ist es, bei der Aufnahme Gefühle des Patienten wie Ausgeliefertsein, Unsicherheit und Angst aufzufangen, andererseits Aufnahmeroutinen zu übernehmen.
- Patienten begrüßen, immer mit Namen und Funktion vorstellen, z.B. Krankenschwester, Schicht- oder Stationsleitung
- Bei einbestellten Patienten vorab überlegen, welche OP geplant ist und welches Zimmer, welcher Bettplatz sich für die postop. Pflege eignet, z.B. für Mobilisation nach Hüft-OP. Zimmereinteilung nach Patienten mit septischen und aseptischen Wunden bedenken
- Mitpatienten mit Namen vorstellen. Patienten wichtige Stationsräume wie WC, Bad, Stations- und Patientenzimmer zeigen, Rufanlage und Telefon erklären

1

Personalien

Wer nimmt den Pat. auf: .... Wer führt das Gespräch/wann: ....

Nationalität: .... Sprache: .... Religion: ....

(Adressetie) geplante Aufnahme: ❏ Notfallaufnahme: ❏ religiöse Praktiken: ....

Müssen Angehörige (o. Tiere) versorgt werden? ....

Angehörige o. andere zu benachrichtigende Personen: ....

Aufnahmegrund: .... andere im Haushalt lebende Personen: ....

Diagnose: .... Vorerkrankungen: .... Allergien: ....
(soweit pflegerelevant)

Hat der Patient Krankenhauserfahrung? Nein ❏ Ja ❏ Wenn ja, wo? .... Wann? ....

Welche? ....

Was weiß der Patient über seine Erkrankung?	selbst	mit Hilfe	Hilfsmittel
Ernährung: Vorlieben / Abneigungen / bisherige Kostform / Wie nehmen Sie die Medikamente?			
Ausscheidung: Haben Sie regelmäßig Stuhlgang? / Nehmen Sie Abführmittel? / Welche?			
Harninkontinenz? / Stuhlinkontinenz?			
Sonstiges: / Schweiß, Erbrechen, Menstruation, / Auswurf			
Schlafen: Tag/Nachtrhythmus: / Schlafen Sie durch? / Schlafgewohnheiten			
Bewegung: Bewußtseinslage: / Sehen: / Hören: / Sprechen: / nonverbale Verständigung:			Augenprothese re/li: / Brille ❏ / Kontaktlinsen ❏ / Hörgerät ❏
Kommunikation: zu Hause: / Einschränkungen:			
Körperpflege: zu Hause: Haarpflege/Rasur: / An/Ausziehen: / Hautzustand: / Wer besorgt die Wäsche?			Pflegemittel
soziales Umfeld: Wohnsituation: / Familiensituation: / Beruf/Arbeitsplatz: / Hobby: / Besuch:			Zahnprothese: oben ❏ / unten ❏

Ergeben sich aus der Krankheit Auswirkungen auf die Sexualität, die vom Pflegepersonal berücksichtigt werden müssen? ....

Gibt es religiöse Praktiken o. Wünsche des Pat., die in der Sterbebegleitung berücksichtigt werden sollen? ....

Sonstiges: ....

....

....

Abb. 1.3: Aufnahmebogen [V 229]

- Tagesablauf erklären, ggf. als schriftlichen Plan aushändigen. Falls vorhanden, Hausordnung übergeben und auf Besonderheiten hinweisen, z.B. Rauch- und Alkoholverbot. Abklären, ob der Patient aktuelle Fragen oder Bedürfnisse hat
- Wenn der Patient immobil ist, Hilfe beim Auspacken anbieten. Wenn möglich Wertgegenstände Angehörigen mitgeben, sonst gegen Quittung in Verwahrung nehmen
- Angehörige über Besuchszeiten, Namen und Sprechzeiten des zuständigen Arztes informieren, Telefonnummer der Station mitgeben
- Falls der Patient bereits am nächsten Tag operiert werden soll, Puls, Blutdruck, Temperatur, Gewicht und Größe ermitteln, dem Patienten anstehende OP-Vorbereitung erklären, z.B. Arzt- und Pflegeanamnese, geplante Untersuchungen
- Aufnahmebogen (☞ Abb. 1.3), Dokumentationssystem und Verlaufskurve anlegen, Patienten verwaltungstechnisch aufnehmen, evtl. Essen in der Küche bestellen. Bei wiederaufgenommenen Patienten alte Patientenakte und Rö-Bilder organisieren. Anschließende Arbeiten planen und organisieren, z.B. Routine-Blutabnahme. Arzt über Anwesenheit des Patienten informieren.

Patienten entlassen

Die Entlassung steht an, wenn die Krankenhausbehandlung abgeschlossen ist und der Patient von seinem Hausarzt oder ambulant im Krankenhaus weiterbehandelt werden kann. Der Krankenhausarzt teilt dem Patienten die Entlassung mit.

Vor der Entlassung nach Hause abklären
- Wie kommt der Patient nach Hause, z.B. mit Angehörigen, Taxi, Krankentransport?
- Wann benötigt der Patient einen Termin beim Hausarzt?
- Welche Medikamente soll der Patient auch zu Hause einnehmen. Evtl. bis zum voraussichtlichen Hausarztbesuch benötigte Menge und ein Einnahmeschema mitgeben ✍?
- Wann soll sich der Patient zur Kontrolluntersuchung wieder im Krankenhaus vorstellen?
- Sind besondere Verhaltensweisen nötig, z.B. bestimmte Belastungen nach Frakturen vermeiden, oder wurden sie richtig verstanden, z.B. angemessenes Essen und Trinken, um ein Dumping-Syndrom nach Billroth-II-OP zu verhindern? Rechtzeitig den Umgang mit medizinischen Hilfsmitteln erläutern und üben, z.B. Stomaversorgung
- Entlassungspapiere vorbereiten, vom Arzt unterschreiben lassen und dem Patienten aushändigen. Dokumentation und EDV mit den Entlassungsdaten aktualisieren
- Ggf. dem Patienten beim Einpacken helfen, evtl. verwahrte Wertgegenstände (☞ 1.5.5) gegen Unterschrift aushändigen. Patienten verabschieden
- Reinigung von Zimmer, Bett und Nachttisch veranlassen.

Entlassung in die ambulante Weiterversorgung
☞ Entlassung nach Hause, zusätzlich:
- Für Polikliniken Überweisungsschein durch Arzt ausstellen lassen
- Zwei Tage vorher abklären, ob der Hausarzt verständigt und ein Hausbesuch vereinbart wurde
- Ambulante Krankenpflege und benötigte Hilfsmittel für die häusliche Versorgung sicherstellen, z.B. Rollstuhl, Toilettenstuhl, Hebelifter. Kontaktaufnahme erfolgt meist über Krankenhaussozialdienst
- Ausgefüllten Pflegeentlassungsbericht mitgeben.

1

Entlassung in ein Pflegeheim
☞ Entlassung nach Hause, zusätzlich:
- Sobald eine Verlegung ins Pflegeheim bekannt wird, Kontakt zum Krankenhaussozialdienst aufnehmen, um einen geeigneten Heimplatz zu organisieren, z.B. Nähe zum Wohnort, zu Angehörigen, Einrichtung mit therapeutischen Angeboten wie KG
- Frühzeitig und ausführlich Patienten und evtl. Angehörige informieren
- Ausgefüllten Pflegeentlassungsbericht mitgeben.

| Pflegeentlassungsbericht

In einem Pflegeentlassungsbericht werden die aktuellen Pflegeinformationen eines Patienten eingetragen. Den Bericht anfertigen, wenn der Patient nach der Entlassung oder Verlegung stationär oder ambulant weiter gepflegt werden muß.

Ziele
- Für die Pflege des Patienten anschließend zuständige Personen informieren
- Pflege auf gleichem Niveau lückenlos fortsetzen
- Zum Entlassungszeitpunkt über den Gesamtzustand des Patienten einen Nachweis erbringen. Besonders wichtig als Qualitätsbescheinigung, z.B. kann bestätigt werden, daß bei der Entlassung kein Dekubitus vorlag.

Handhaben
- Pflegende, die den Patienten überwiegend gepflegt hat, füllt den Bericht aus. Möglichst eine Kopie zu den Akten legen
- Bericht dem Patienten oder Angehörigen in verschlossenem Kuvert mitgeben.

Eintragen
- Daten des Patienten, z.B. Adreßaufkleber
- Informationen über die derzeit benötigte Pflege:
  - Einschränkungen im Bereich der ATL und erforderliche Hilfestellungen, z.B. der Patient ist halbseitig gelähmt und benötigt daher Unterstützung beim Waschen der Beine
  - Ressourcen im Bereich der ATL, z.B. selbständiges Waschen und Ankleiden
  - Zuletzt erforderliche Pflege und Verordnungen, z.B. Diät, Heparingaben, Verbände, Inhalationen
- Ggf. Informationen aus dem Arztbrief erwähnen, die für die Pflege relevant sein können, z.B. Medikation, Infektiosität der Erkrankung
- Zu- und Ableitungen sowie erforderliche Pflege angeben, z.B. Magensonde, Stoma
- Hautdefekte, Narben, Verletzungen beschreiben
- Ziele der Pflege formulieren, um die weitere pflegerische Entwicklung abzuschätzen
- Datum, Unterschrift der beurteilenden Pflegeperson, Telefonnummer der Station.

 Auf chirurgischen Stationen ist der Pflegeentlassungsbericht häufig an Rehabilitationseinrichtungen gerichtet. Im Pflegeentlassungsbericht Informationen über Mobilität und körperliche Belastungsfähigkeit des Patienten besonders ausführlich erwähnen, z.B. Z.n. Hüft-OP, Amputationen.

❙ Patienten verlegen

☞ Maßnahmen wie bei Entlassung.
- Bei Verlegung innerhalb des Hauses das gesamte Dokumentationssystem mitgeben, außer Haus nur den Pflegeentlassungsbericht (☞ 1.3.3)
- Transport organisieren, ggf. Begleitperson
- Papiere vorbereiten: Transportschein, Arztbrief, Röntgen- und Laborbefunde
- Zukünftige Station rechtzeitig über Zeitpunkt der Verlegung, Name des Patienten und Besonderheiten informieren.

❙ 1.3.4   Praxisanleitung in der Chirurgie

Eine systematische und intensive Einarbeitung hat entscheidenden Einfluß auf einen effektiven Einsatz und ermöglicht, neue Mitarbeiter und Schüler sinnvoll auf der Station einzusetzen.

❙ Schüler anleiten

Mit dem Krankenpflegeexamen erwirbt jede Pflegeperson den Auftrag zur praktischen Ausbildung. Da zwei Drittel der Krankenpflegeausbildung in der Praxis erfolgen, kommt ihr ein hoher Stellenwert zu. Von der Krankenpflegeschule vorgesehene Lernzielkataloge sind zu beachten.

Vorgespräch
- Vorgespräch eine Woche vor Einsatzbeginn führen, spätestens am ersten Einsatztag
- Bezugsperson und Schüler gegenseitig vorstellen
- Einen Überblick über Arbeitsweise der Station vermitteln, z.B. Bereichs- oder Bezugspersonenpflege. Diensteinteilung, Arbeitszeiten, Wünsche aufnehmen
- Stations- und fachspezifischen Lernzielkatalog vorstellen und mit Lernzielen der Schule vergleichen.

Praktischen Einsatz gestalten
Im Vordergrund des praktischen Einsatzes steht eine dem Ausbildungsstand angepaßte Anleitung. In der Chirurgie sollte besonders die periop. Pflege eingeübt werden.

Schwerpunkte der Anleitung in den ersten Tagen
Annahmen: 2. Ausbildungsjahr, wenig chirurgische Erfahrung
- 1. Tag Spätdienst, 2. Tag: Frühdienst. Station, Abläufe, Tagesablauf, Mitarbeiter und Patienten kennenlernen. Genügend Zeit für Rückfragen geben
- 3. Tag Spätdienst. Patienten mit allen begleitenden Maßnahmen zu einer OP vorbereiten. Übergabe an Nachtdienst
- 4. Tag Frühdienst. Den am Vortag vorbereiteten Patienten wieder übernehmen. Der Schüler rasiert den Patienten, gibt die Prämedikation, stellt die Begleitpapiere zusammen, begleitet ihn zum OP und übergibt ihn an das OP-Personal
- 5. Tag Spätdienst. Der Schüler übernimmt einen Patienten aus dem OP, überwacht und pflegt diesen Patienten
- Weiterer Einsatz: Ähnliche Pflegesituationen wiederholen. Je nach Fähigkeiten den Schüler zunehmend Aufgaben selbständig übernehmen lassen
- Je nach Ausbildungsstand die Grundkenntnisse über Formulare, Materialanforderungen, Begleitung und Ausarbeitung der Visite vertiefen.

1

Übernahme der Pflegetätigkeiten durch Schüler

- Unbekannte Tätigkeiten übernimmt die Bezugsperson, der Schüler hilft nach Anleitung
- Unsicher eingeübte Tätigkeiten führt die Bezugsperson aus, der Schüler beobachtet und assistiert
  - Alle Handlungen gut sichtbar vornehmen
  - Jede einzelne Handlung begründen
  - Auf kritische Situationen hinweisen
  - Tatsache bewußt machen, daß Einstellungen zu bestimmten Tätigkeiten oder Patienten oftmals non-verbal vermittelt werden. Z.B. bei der Versorgung eines künstlichen Darmausganges sollte bei unangenehmem Geruch nicht die Nase gerümpft werden
- Sicher eingeübte Tätigkeiten vom Schüler ausführen lassen. Die Bezugsperson beobachtet und assistiert
  - Geplante Tätigkeit vorab durchsprechen. Wissensstand des Schülers ermitteln, um Unklarheiten zu beseitigen
  - Nur dann eingreifen, wenn eine Gefährdung für den Patienten besteht oder der Schüler Bedarf an Hilfe signalisiert
- Nachgespräch führen. Tätigkeit reflektieren, klären, was gut war, nochmals gezeigt werden sollte, beibehalten oder verändert werden muß.

Zwischengespräch

Zeitpunkt bereits im Vorgespräch festlegen. Dient dem gegenseitigem Feedback.
- Lernziele überprüfen: Was wurde erreicht, was muß noch verändert werden? Gezielt loben und konstruktiv Kritik üben
- Wünsche und Beschwerden der Schüler erläutern lassen
- Verdeutlichen, welche Anliegen und Wünsche beide Seiten für die verbleibende Einsatzzeit haben
- Ergebnisse, Absprachen protokollieren, Durchschrift an Krankenpflegeschule schicken.

Abschlußgespräch

- Dient v.a. der Beurteilung des Gesamteinsatzes auch anhand eines Zeugnisses oder Auswertungsbogens. Der Beurteilung während der Ausbildung kommt eine pädagogische Förderfunktion zu
- Bewertungskriterien für den Praxiseinsatz sind das gezeigte, erworbene pflegerische Wissen und Können sowie das persönliche und berufsspezifische Verhalten der Schüler
- Beurteilung soll die Stärken und Schwächen der Schüler aufzeigen und klären, welche Defizite zukünftig aufgearbeitet werden müssen
- Subjektivität der Bewertung möglichst ausschließen. Deshalb das Urteil anderer Kollegen und das Erreichen von Lernzielen als Beuteilungsgrundlage heranziehen
- Wünsche, Anregungen und Beschwerden der Schüler aufnehmen und bei zukünftigen Anleitungen berücksichtigen
- Beurteilungs- oder Auswertungsbogen an die Krankenpflegeschule schicken.

Zwischengesprächsprotokoll
(vom Schüler auszufüllen)

Name: ....
Station: ....

Welche Lernziele wurden bisher erreicht?

Wo gab es Probleme in der Verwirklichung der Lernziele?

Lernstandseinschätzung

Lerninhalte abgeleitet aus den Lernzielen	unbekannt	unsicher	sicher

Welche Lernziele setze ich mir für die zweite Hälfte des Einsatzes?
- ......
- ......
- ......

Datum	Unterschrift Schülerin	Unterschrift Bezugsperson

Abb. 1.4: Protokoll eines Zwischengespräches [V 229]

Neue Mitarbeiter anleiten

Neue Mitarbeiter möglichst nach einer Checkliste einarbeiten, v.a. wenn der Mitarbeiter aus einem anderen Fachgebiet oder Haus kommt.
Die Anleitung mit dem Ziel verfolgen, den neuen Mitarbeiter auf die eigenständige Leitung einer Schicht vorzubereiten, Prinzipien wie bei Schüler anleiten (☞ s.o.).

Schwerpunkte der Anleitung sind
- Patienten aufnehmen, entlassen und verlegen
- Arzt-, Pflege-, Verbandvisiten organisieren, begleiten und auswerten
- Gespräche mit Patienten und Angehörigen führen
- Mit Formularen und formellen Vorgängen jeder Art vertraut sein, z.B. BTM-Buch führen. Konsile, Untersuchungen, Transporte organisieren und vorbereiten
- Medizinisch-technische Geräte aller Art und die Notfallausrüstung bedienen können

- Verband- und Instrumentenwagen, Auffüllen von Verbrauchsgütern
- Bei therapeutischen und diagnostischen Maßnahmen assistieren
- Schüleranleitung, Nachtwachen
- Verhalten bei Notfällen, Todesfällen, Suizid (-versuch).

✐ Tips, Tricks & Fallen

- Um chirurgische Kenntnisse zu vertiefen, sind 2–3tägige Hospitationen in der chirurgischen Ambulanz und im OP hilfreich. Für die Mobilisation nach OP die KG in die Einarbeitung des neuen Mitarbeiters einbeziehen
- Je intensiver neue Mitarbeiter eingearbeitet werden, desto effektiver ist ihre Arbeit und Arbeitszufriedenheit.

1.4   Hygiene

∣ 1.4.1   Nosokomiale Infektionen

Wichtige Erreger nosokomialer Infektionen

Grampositive Bakterien

Staphylokokken: gehören zur normalen Hautflora.

- Staphylococcus aureus: pathogener Keim, gebildetes Enterotoxin kann Lebensmittelintoxikation verursachen. Äußerst resistent, z.B. Oxacillin-Resistenter-Staphylococcus-Aureus (ORSA)
- Staphylococcus epidermidis: kann bei immunsupprimierten Patienten, z.B. durch Antibiose, Kortison, Karzinom, AIDS zur lebensbedrohlichen Septikämie führen. Lagert sich in Fremdkörpern aus Plastik wie ZVK, PDK und Gefäßprothesen an.

Enterokokken, Streptokokken: besiedeln die Schleimhäute, können außerhalb ihres normalen Standortes pathogen werden.

- Enterococcus faecalis: gehört zur normalen Darmflora. Erkrankungen: Harnwegsinfekt, subakute Endokarditis. Problem: zunehmende Antibiotikaresistenz (☞ 19.4)
- Enterococcus faecium: gehört zur normalen Darmflora. Erkrankungen: Peritonitis, Appendizitis, Cholezystitis, Endokarditis lenta
- Streptococcus pneumoniae: besiedelt die oberen Luftwege. Erkrankungen: Lobärpneumonie, chronische Bronchitis, akute Otitis media, Sinusitis mit evtl. Meningitis
- Streptococcus pyogenes: Entzündung breitet sich entlang der Lymphwege rasch aus. Erkrankungen: Tonsillitis, Erysipel. Folgekrankheiten: Endokarditis, Glomerulonephritis, Rheumatisches Fieber.

Gramnegative Bakterien

- Escherichia coli: physiologisch in der Darmflora. Erkrankungen: Urethritis, Sepsis, Cholezystitis, Wundinfektionen. Kolonisation des Respirationstraktes durch aufsteigende Keime
- Proteus mirabilis: physiologisch in der Darmflora. Kann bei Abwehrschwäche zu Harnwegsinfektionen, Meningitis und Atemwegsinfektionen führen

- Klebsiella pneumoniae: physiologisch im Darm, gelegentlich auch in den Atem- und Harnwegen. Erkrankungen: Pneumonie, Meningitis, Wund- und Harnwegsinfektionen
- Pseudomonas aeruginosa: physiologisch im Darm und auf der Haut. Typischer Wasserkeim. Erkrankungen: langwierige Wundinfektion, Bronchopneumonie, Otitis media, Empyem, Meningitis, septische Thrombose, Sepsis, Harnwegsinfekt, posttraumatische Augeninfektionen
- Enterobacter cloacae/aerogenes: physiologisch auf Pflanzen, in der Erde, im Darm, besitzt hohe Resistenz. Erkrankungen: Harnwegsinfektionen.

Antibiotikaresistenz
Gefährlich sind resistente und multiresistente Keime. Letztere können auch mit normalen Antibiotika der ersten bis dritten Generation z.B. Cephalosporine wie Gramaxin® (1. Generation), Zinacef® (2. Generation), Claforan® (3. Generation) nur äußerst schwer therapiert werden (☞ 19.4).

Erkrankungen und Therapien mit erhöhter Disposition für Infektionen
- Diabetes mellitus (☞ 6.4)
- Onkologische Erkrankungen, Chemotherapie (☞ 11)
- Gefäßerkrankungen (☞ 13.4)
- Antibiotikatherapie (☞ 19.4)
- Organempfänger (☞ 16.1.2), Kortisontherapie (☞ 19.5).

Übertragungswege
- Endogen: vom Patienten selber ausgehend, z.B. Harnwegsinfektionen, Wundinfektionen bei Darm-OP (☞ 10.8)
- Exogen, direkt: Übertragung z.B. vom Personal auf den Patienten
- Exogen, indirekt: z.B. Tröpfcheninfektion über Husten, falsch aufbereitete Instrumente (☞ 1.4.6) oder Geräte, Beatmungstherapie. Parenterale Medikamente, kontaminierte Infusionen, i.v.-Medikamente.

Vorrangige Ursachen der Übertragung
- Vernachlässigung der Hygienevorschriften
- Unkritische Anwendung von Antibiotika (☞ 19.4)
- Ungünstige bauliche Gegebenheiten des Krankenhauses, die Isolierungsmaßnahmen behindern
- Mangel an qualifiziertem Personal.

Grundlegende Maßnahmen
- Hygienefachkraft bei allen unklaren oder gehäuft auftretenden Infektionen, z.B. der Atem- oder Harnwege, informieren
- Nach Ursachen forschen, z.B. Pflegestandards, Hygiene- und Desinfektionspläne (☞ 1.4.2) auf Schwachstellen in der Hygiene überprüfen, die Qualität ihrer Umsetzung untersuchen
- Notwendigkeit der Isolierungsmaßnahmen feststellen
- Alle Mitarbeiter der Station wie Ärzte, Pflegepersonal, Reinigungspersonal sowie Funktionsdienste über den Hygienestandard und erforderliche besondere Hygienemaßnahmen unterrichten.

1

1.4.2   Desinfektionsplan

Dient als gezielte Maßnahme zur Unterbrechung der Übertragungswege nosokomialer Erreger.

Desinfektionsplan			
Was	**Wann**	**Womit**	**Wie**
Hygienische Hände-desinfektion	• Vor Punktionen, Injektionen und Manipulationen • Nach jeder mögl. Kontamination am Pat., Ausscheidungen, Gegenständen	Sterilium®	• Mind. 3 (bis 5) ml in die trockenen Hände sorgfältig bis zum Eintrocknen verreiben • Einwirkzeit 30 Sek.
Chirurgische Hände-desinfektion	• Vor operat. Eingriff • Vor ausgedehnten Wundversorgungen	Sterilium®	• Bei Bed. waschen und gründlich trocknen • 2 x mind. 5 ml auf der trockenen Haut sorgfältig verreiben • Einwirkzeit: 2 Min. Hände, Unterarme, weitere 3 Min. Hände
Hände waschen	• Nur bei Verschmutzung • Ggf. nach hygieni-scher Hände-desinfektion	Lifosan®	• Waschlotion aus dem Wand spender benutzen • Einmalhandtücher verwen-den
Hautdesinfektion • Talgdrüsen am Arm	Vor Injektionen, Blutabnahme, etc.	Spitaderm®, Silnet® (gefärbt)	• Präparat in ausreichender Menge auftragen und mit sterilem Tupfer verreiben • Einwirkzeit: mind. 15 Sek.
	Präoperativ	Brauno-derm®	Einwirkzeit: 2 x mind. 1 Min.
	Vor Punktionen von Körperhöhlen, Hohl-organen	Silnet® (gefärbt)	Einwirkzeit: 2 x mind. 2,5 Min.
• Talgdrüsen-reiche Haut (z.B. Achsel, Rücken, Kopf)	Vor allen Eingriffen	Silnet® (gefärbt)	Einwirkzeit: 2 x mind. 10 Min.
Schleimhaut-antisepsis	Z.B. vor Blasen-katheterismus	Braunol 2000®	Mit sterilem Tupfer auftragen und verreiben. Einwirkzeit: mind. 1 Min.
Flächendesinfek-tion Oberflächen • (z.B. Inventar, Bettplatz, Sanitär, große Arbeits-flächen)· • Fußböden, Risi-kobereiche (z.B. OP, Intensiv-station, Funktions-bereiche)	• Entsprechend Hygieneplan und Maßnahmenkatalog für Infektions-krankheiten • In besonderen Bedarfsfällen	LABO Ald®0,5 %	• Wischdesinfektion: Einwirkzeit: 1 Std. • Lösung tägl. frisch aus Konzentrat ansetzen oder • Lösung tägl. aus der zentralen Leitung entnehmen

Desinfektionsplan			
Was	**Wann**	**Womit**	**Wie**
Flächenschnell-desinfektion	Z.B. kleine Arbeitsflächen für Infusionsvorbereitung, bei Bedarf	Antifekt liquid®	Wischdesinfektion: Einwirkzeit: 15 Min. Nicht sprühen (Explosionsgefahr, Allergien)
Flächen-desinfektion z.B. Badewanne, Sitzwanne	Nach Gebrauch	LABO Ald®0,5 %	Wischdesinfektion: Einwirkzeit: 1 Std.
		Alpha Guard® 1,5 %	Wischdesinfektion: Einwirkzeit: 15 Min.
Betten-desinfektion (Bettgestell, Bettzubehör)	• Nach Patientenwechsel • Bei Bedarf	Alpha Guard® 1,5 %	• Hotelbetten: Wischdesinfektion Einwirkzeit: 15 Min. • Kontaminierte Betten: abgedeckt zur Bettenzentrale (chemothermische Desinfektion)
Schluß-desinfektion	Nach Anordnung des Amtsarztes	LABO Ald®3 %	• Wisch-Scheuerdesinfektion durch Desinfektor • Raum anschließend für 4 Std. geschlossen halten
Instrumenten-desinfektion	Unmittelbar nach Gebrauch	Aseptisol® 1,0 %	Wöchentl. frisch ansetzen (Dosierdatum) 1 Std. einlegen, reinigen, abspülen, abtrocknen, bei Bedarf verpacken, sterilisieren
		Thermische Desinfektion	Aufbereitung in Thermodesinfektionswaschmaschine (93 °C/10 Min.)
Waschschüssel (Edelstahl, Kunststoff)	Nach Gebrauch	LABO Ald®0,5 %	• Wischdesinfektion Einwirkzeit 1 Std. • Nach Einwirkzeit (bei Bedarf reinigen) abspülen, nachtrocknen • Vor Gebrauch mit Wasser ausspülen
Steckbecken	• Nach Gebrauch • In allen Fällen außer Bundesseuchengesetz	LABO Ald®0,5 %	Nach Entsorgung in Steckbeckenspüle • Wischdesinfektion Einwirkzeit 1 Std. • B. Bed. reinigen, abspülen, mit Einmalhandtuch nachtrocknen
		Thermische Desinfektion	Thermischer Steckbeckendesinfektionsautomat
Urinflaschen	• Nach Gebrauch • In allen Fällen außer Bundesseuchengesetz	LABO Ald®0,5 %	Nach Entsorgung in Steckbeckenspüle: • Eintauchdesinfektion Einwirkzeit 1 Std. • Nach Einwirkzeit (bei Bedarf reinigen) abspülen, abtropfen lassen, trocken lagern
		Thermische Desinfektion	Thermischer Steckbeckendesinfektionsautomat

1

Desinfektionsplan			
Was	**Wann**	**Womit**	**Wie**
Stoff-, Klett-, Bauchmanschetten	Nach Patientenwechsel	Aseptisol® 1,0 %	• Wöchentl. frisch ansetzen (Dosierdatum) • 1 Std. einlegen, bei Bedarf reinigen
	Bei Bedarf	Thermische Desinfektion	• Desinfektion und Reinigung → Wäscherei
Schaumstoffkeile, -platten, etc. (außer Schutzbezügen)	Nach Kontamination	Thermische Desinfektion	• Desinfektion → Bettenzentrale • Desinfektion und Reinigung → Wäscherei
Ausscheidungen: Stuhl, Urin, Sputum	• Nach Anordnung des Amtsarztes • Nach Absprache mit dem Hygieniker	Bazillotox® 5 %	Einwirkzeiten: • Urin und Lsg. 1 : 1 mischen → 2 Std. • Sputum und Lsg. 1 : 2 mischen → 4 Std. • Stuhl und Lsg. 1 : 2 mischen → 6 Std.

| 1.4.3 Hygienische und chirurgische Händedesinfektion

Hygienische Händedesinfektion
Indikationen

Für Pflegekräfte, Ärzte und Funktionsdienste:
• Vor pflegerischen, diagnostischen und therapeutischen Maßnahmen, wenn der Patient abwehrgeschwächt ist, nach den Maßnahmen, wenn vom Patienten eine besondere Infektionsgefahr ausgeht
• Vor und nach jedem Patientenkontakt
• Nach Hautkontakt mit infektiösem Material
• Beim Verlassen von Isolierstationen
• Vor und nach dem Toilettenbesuch.

Zusätzlich für Pflegekräfte
• Vor der Ausgabe von Lebensmitteln
• Bevor Medikamente gerichtet und appliziert werden.

Material
• Händedesinfektionslösung, z.B. Sterilium® oder Desderman®, im Wandspender mit Arm- oder Fußbedienung
• Flüssigseife, z.B. Manopar® oder Freka®, im Wandspender mit Arm- oder Fußbedienung
• Einmalhandtücher
• Hautpflegecreme, z.B. Silkoderm®, Freka Cremelotion®. Wegen der Verkeimungsgefahr keine Cremedosen einsetzen.

Durchführen
- Grobe Verunreinigungen mit Einmalhandtuch oder Zellstoff entfernen
- Einen Hub (= 3 ml) Händedesinfektionsmittel vom Spender in die Hohlhand geben
- Desinfektionsmittel in der Hohlhand, an und zwischen den Fingern, am Handrücken und in den Nagelfalzen für mind. 30 Sek. verreiben. Erst danach sind die Keime abgetötet und beginnt die rückfettende Wirkung des Desinfektionsmittels
- Hände waschen, anschließend mit einem Einmalhandtuch abtrocknen
- Bei Bedarf Hautpflegecreme aufbringen. Voraussetzungen: Hände sind ganz trocken, Desinfektionsmittel hat sich vollständig verflüchtigt.

Fehlerquellen
- Zu kurze Einwirkzeit
- Konzentration verdünnt, Hände sind vom Waschen noch nicht trocken
- Verkehrte Einreibetechnik, es werden nicht alle Bereiche benetzt.

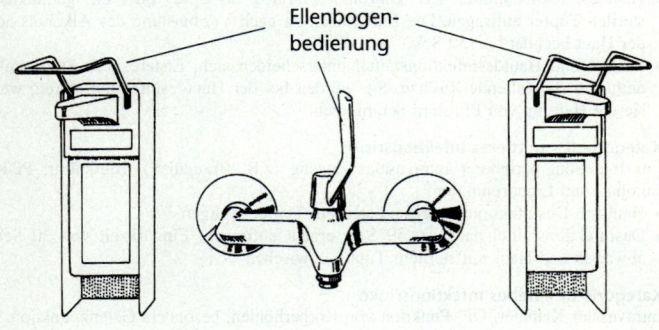

Ellenbogen-
bedienung

Abb. 1.5: Waschbeckenarmatur für die Ellenbogenbedienung [L 190]

Chirurgische Händedesinfektion
Indikationen
Für Pflegekräfte und Ärzte gilt:
- Vor allen operativen Eingriffen oder deren Assistenz
- Vor allen invasiven Eingriffen, z.B. ZVK, PDK legen
- Vor dem VW komplizierter oder großflächiger Wunden (☞ 3.2.2).

Material
- 5 ml Händedesinfektionslösung, z.B. Sterilium® (☞ s.o.)
- Flüssigseife (☞ s.o.)
- Einmalhandtücher
- Evtl. sterile Bürste (☞ 1.4.3).

1

Durchführen
- Mit Flüssigseife, evtl. steriler Bürste für Nagelfalz, Hände und Unterarme 2–5 Min. reinigen. Mit Einmalhandtuch abtrocknen
- 2,5 Min. Hände und Unterarme mit Desinfektionslösung einreiben und feucht halten
- 2,5 Min. nur Hände und Nagelfalz mit Desinfektionslösung einreiben und feucht halten.

Fehlerquellen: ☞ hygienische Händedesinfektion, im zweiten Desinfektionsgang werden häufig nochmals die Unterarme mit einbezogen.

1.4.4   Hautdesinfektion

Indikation: Hautareal, das bei medizinischen Eingriffen wie Injektionen, Punktionen oder OP verletzt werden muß, weitestgehend keimarm halten.

Stufenschema zur Hautdesinfektion
Kategorie I – geringes Infektionsrisiko
Intra-, s.c.-, i.v.-Injektion und Blutentnahme.
- Hautdesinfektionsmittel, z.B. Dibromol® farblos, als Spray oder mit getränktem sterilen Tupfer auftragen. Die Einwirkzeit ist nach Verdunstung des Alkohols auf der Haut beendet (ca. 30 Sek.)
- Hände- und Hautdesinfektionsmittel unterscheiden sich. Erstere, z.B. Sterilium®, enthalten rückfettende Zusätze. Sie würden bei der Hautdesinfektion stören, weil sie die Haftung von Pflastern herabsetzen.

Kategorie II – mittleres Infektionsrisiko
I.m.-Injektion, peripherer intravasaler Zugang (z.B. Braunüle®), Blutkultur, PDK, Lumbal- und Liquorpunktion.
- Haut mit Desinfektionsmittel und sterilem Tupfer reinigen
- Desinfektionsmittel nach ca. 30 Sek. erneut auftragen, Einwirkzeit von 30 Sek. abwarten und Haut mit sterilem Tupfer abwischen.

Kategorie III – hohes Infektionsrisiko
Intravasaler Katheter, OP, Punktion von Körperhöhlen, besonders Gelenkpunktion.
- Haut reinigen, enthaaren und entfetten. Desinfektionsmittel 2 x 2,5 Min. auftragen, Gesamteinwirkzeit 5 Min.
- Arzt muß sterile Handschuhe und Mundschutz tragen.

1.4.5   Berufs- und Schutzkleidung

Der Krankenhausträger hat, entsprechend den Vorgaben der Berufsgenossenschaft, für die Bereitstellung von Berufs- und Schutzkleidung in ausreichender Menge und für ihre Desinfektion und Reinigung zu sorgen.

Berufskleidung
- Dienstkleidung erst im Krankenhaus anziehen. Kleidung muß thermisch desinfizierbar (waschbar) sein. Tägl. wechseln und in der Krankenhauswäscherei waschen lassen, bei Kontamination sofort

- Keine Strickjacken und Wollwesten überziehen. Entsprechen nicht den hygienischen Vorschriften, lassen sich nicht desinfizieren. Schmuck, Uhr und Ringe abnehmen. Können Keimnischen bilden. Lange Ohrringe und Ketten bergen Verletzungsgefahr für Patienten und Personal (UVV).

Schutzkleidung und -kittel
- Verhindert, daß die Kleidung (auch Berufskleidung) der Beschäftigten kontaminiert wird und hierdurch Krankheitserreger weitergegeben werden
- Geschlossen tragen, Berufs- oder Tageskleidung vollständig bedecken, nichts anderes darüber tragen
- Tragen, wenn Gefahr der Keimverschleppung oder Kontakt mit Stuhl, Blut oder Sekret möglich ist, z.B. VW großflächiger Wunden. Ebenfalls bei Isolierung erforderlich (☞ 1.4.8)
- Tägl. wechseln
- Vor Betreten von Speise- und Aufenthaltsräumen ablegen
- Ist mit starker Verschmutzung zu rechnen: Einmal- oder Plastikschürze tragen, diese sofort nach Gebrauch entsorgen bzw. gründlich desinfizieren und ggf. anschließend reinigen.

Mund- und Nasenschutz
- Verwenden bei Isolierung (☞ 1.4.8), großflächigem VW, Assistenz bei invasiven Eingriffen z.B. wie ZVK oder PDK legen
- Nach jeder länger dauernden OP (2,5 Std.) und nach Durchfeuchtung sofort wechseln. Anschließend Hände desinfizieren
- Über Mund und Nase tragen, nicht vorübergehend hinunterziehen.

Haarschutz
- Längere Haare grundsätzlich zusammenbinden, damit anhaftende Keime nicht in die Nähe von gefährdeten Bereichen wie Wunden gelangen
- Obligatorisch z.B. in Transplantations-Einheiten, Einheiten für Schwerverbrannte
- Bart- und Kopfhaare vollständig bedecken.

Handschuhe
- Beim Umgang mit Körpersekreten wie Blut, Drainflüssigkeiten und Ausscheidungen
- Im Umgang mit Desinfektionsmitteln
- Im Umgang mit Zytostatika, auch Infusionsbestecke, -flaschen (☞ 11).

▌1.4.6   Chirurgische Instrumente aufbereiten ──────────

Die Aufbereitung chirurgischer Instrumente umfaßt Desinfektion, Reinigung, Trocknung und Sterilisation.

Benutzte Instrumente entsorgen
- Trocken entsorgen: Instrumente in Sammelbehälter ablegen und tägl. der Sterilisationsabteilung zuführen
- Naß entsorgen: Eintauch-Desinfektionsverfahren, Instrumente, Scheren und Klemmen geöffnet in eine z.B. mit Gigasept® oder AFID® gefüllte Wanne ablegen.

1

Probleme

- Einwirkdauer beachten. Sie ist von der Konzentration abhängig und beträgt z.B. bei 2,5 %iger Gigasept®- oder AFID®-Lösung 1 Std. Die Einwirkdauer beginnt mit dem Einlegen des letzten Instruments. Daher am Desinfektionsbad Hinweis über Beginn und Ende der Desinfektionszeit anbringen
- Unvollständig benetzte Oberfläche, z.B. bei geschlossenem Instrument, englumigem Hohlkörper. Knopfkanülen mit Desinfektionslösung durchspülen, dazu mit Lösung gefüllte Spritze benutzen. Luftblasenbildung in Schläuchen durch langsames Eintauchen oder Hochhalten des Schlauchendes verhindern
- Eiweißbelastung: Desinfektionslösungen verlieren durch Eiweiß z.B. aus Blut, Sekret, Eiter ihre Wirkung. Wenig verschmutzte Lösung spätestens nach 7 Tagen wechseln. Desinfektionsplan und Angaben der Hygienefachkraft beachten.

Instrumente für die Sterilisation vorbereiten

Bei dezentraler Organisation der Instrumentenaufbereitung sind die Vorbereitungen zur Sterilisation von der Station zu leisten.

- Benutzte Instrumente wie Scheren oder Klammerentferner geöffnet in das Desinfektionsbad ablegen (☞ s.o.)
- Nach der Desinfektion Instrumente in der Spülmaschine reinigen und trocknen. Bei manueller Reinigung gesäuberte Instrumente erneut ins Desinfektionsbad legen und nach der Einwirkzeit abspülen
- Instrumente auf Sauberkeit und Funktionsfähigkeit überprüfen, z.B. Durchgängigkeit der Knopfkanülen, Schärfe der Scheren
- Instrumente in Absprache mit der Sterilisations-Abteilung abpacken. Die Verpackungen müssen den geltenden DIN-Normen entsprechen
  - Container: immer Einmal-Sterilisationsfilter im Deckel auswechseln, stets nach Bedarf und Vorgaben zusammenstellen. Kontrollkarte anbringen und Informationen über den Inhalt der Verpackung, Art und Datum der Sterilisation sowie das Verfallsdatum vermerken
  - Klarsichtfolien (Blister): Instrumente einfach oder doppelt einschweißen (☞ s.u.). Zweifachverpackungen eignen sich besser zum Öffnen und zur sterilen Entnahme. Spitze Gegenstände mit Gummikappen schützen. Auf die Folie das Datum der Sterilisation und Verfallsdatum schreiben, dazu ausschließlich wasserfesten Folienstift verwenden. Harte Kugelschreiberspitzen beschädigen die Folie
- ⚠ Bei manueller Reinigung der Instrumente Handschuhe, Schürze, Augenschutz verwenden, da Verätzungen durch Spritzer des Desinfektionsmittels möglich sind.

Sterilisation

Verfahren zur völligen Entkeimung z.B. von Instrumenten, Geräten, Medikamenten und Materialien zur Wundversorgung. Die Sterilisation wird in den meisten Krankenhäusern von einer Sterilisationsabteilung übernommen.

Dampfsterilisation

Gespannter, gesättigter Wasserdampf (Autoklavieren).
- Für temperaturresistente Kunststoffe, Glas (bis 200 °C), Textilien und Flüssigkeiten geeignet
- Gebrauchsanweisung des Herstellers beachten.

Heißluftsterilisation
Sterilisation durch strömende, trockene, heiße Luft.
- Für nicht zerlegbare Instrumente wie Spreizer, Glas. Nicht verwenden für scharfe Instrumente, z.B. Scheren, Skalpelle. Sie werden stumpf
- Auch für Silikonmaterial geeignet
- Für Wäsche und Kunststoffe ungeeignet.

Gassterilisation
Feuchte Begasung unter Vakuum, z.B. mit dem giftigen und hochexplosiven Formaldehyd oder Äthylenoxid.
- Für Medikamente oder optische, elektrische, kunststoffhaltige Geräte wie Endoskope, Spritzenpumpen
- Auslüftungszeiten wegen Gefahr von Vergiftungen und Reizungen strikt einhalten.

Industrielle Sterilisationsverfahren
- Sterilisation mit Gammastrahlen (Kaltsterilisation), z.B. für Medikamente, Infusionen und Einwegmaterial
- Plasmasterilisation: Sterilisation mit Radikalen des Wasserstoffperoxids. Im Vergleich zur Gassterilisation werden toxische Nebenwirkungen vermieden. Für thermolabiles Material geeignet. Für Flüssigkeiten, Papier und Textilien ungeeignet.

Stationäre Sterilisation
Die Heißluftsterilisation wird noch oft von den Stationen übernommen. Hierbei beachten:
- Alle Zeiten der Sterilisationsphasen genau einhalten: Anheizzeit, Ausgleichszeit, effektive Sterilisationszeit, Kühlzeit (Ansaugen von Kaltluft über keimabscheidende Filter)
- Keine feuchten Instrumente in den Heißluftsterilisator geben, entstehendes Kondenswasser führt zum unkontrollierten Temperaturabfall
- Sterilisator nicht überladen
- Sterilisator in regelmäßigen Abständen mit Testkeimen kontrollieren.

   Bei stationärem Betrieb eines Sterilisators die Funktionen und erforderlichen Kontrollen des Gerätes unbedingt mit einer Hygienefachkraft oder dem Leiter der Sterilisationsabteilung besprechen. Gerät darf gemäß Med-GV nur von eingewiesenen Pflegekräften bedient werden.

❘ 1.4.7   Sterilgut auf der chirurgischen Station ————————

Sterilgut lagern
Lagerungsbedingungen haben erheblichen Einfluß auf den Erhalt der Sterilität. Daher auf die regelrechte Aufbewahrung des Sterilgutes achten.
- Sterilgut muß in Blistern oder Containern eingepackt sein
- Sterilgut trocken, staub- und lichtgeschützt lagern. Lagerflächen müssen glatt, desinfizierbar, unbeschädigt und frei von Ungeziefer sein
- Sterilgut übersichtlich einordnen. Ausschließen, daß durch unnötiges Suchen Verpackungsfolien beschädigt werden
- Sterilgut immer nach Verfalldatum einsortieren. Produkt mit nahendem Verfalldatum nach vorne, damit es zuerst benutzt werden kann
- Vorratshaltung dem Bedarf anpassen.

1

Lagerzeiten für aufbereitetes Sterilgut		
Verpackungsart	offen ungeschützt	geschützt (z.B. Schublade)
Einfachverpackung	24 Std.	6 Wo.
Zweifachverpackung	6 Wo.	6 Mon.
Sterilgut-Lagerverpackung des Herstellers	Max. 3–5 J. ab Sterilisationsdatum, oder entsprechend Herstellerdatum	

! Container zählen zu den Zweifachverpackungen und sind ungeöffnet bis zu 6 Mon. steril.

Sterilgutverpackung öffnen

- Art der Sterilgutverpackung und -lagerung beachten (☞ Tabelle s.o.)
- Vor dem Öffnen die Blisterverpackung kontrollieren. Instrument nicht benutzen, wenn sich das Indikatorpapier der Folie nicht verfärbt hat (Sterilisation nicht erfolgt), das Verfalldatum überschritten ist, Feuchtigkeit in die Verpackung eingedrungen ist (Ränderbildung), Risse entstanden sind oder die Verpackung durch das Instrument beschädigt wurde
- Verpackung erst unmittelbar vor Gebrauch öffnen. Nach der Non-touch-Technik die Folie an der Schweißkante vom Papier vorsichtig abziehen. Sterilgut nicht durch die Verpackung stoßen, sonst wird es unsteril

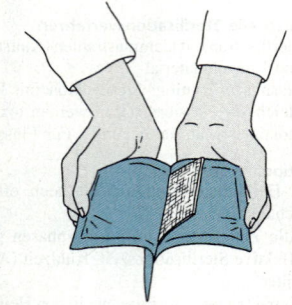

Abb. 1.6: Sterilgut in non-touch-Technik anreichen [L 157]

- Alle Verpackungen vor dem Anreichen öffnen, wenn das Sterilgut mehrfach verpackt ist
- Sterilgut nicht verwenden, wenn darauf Verunreinigungen inkrustiert sind. Evtl. ist es unsteril, zudem können durch alte Blutreste lokale allergische Reaktionen ausgelöst werden.

1.4.8   Organisation eines Isolierzimmers

Räumliche Voraussetzungen

- Einzelzimmer mit WC, Dusche, Waschbecken, Fäkalienspüle
- Mobilar wie Bett, Nachtschrank, Schrank, Tisch, Stühle, Telefon, ggf. TV muß abwasch- und desinfizierbar sein
- Schleuse mit Waschbecken, Schränken zum Aufbewahren von Materialien, Wäsche und Haken für Schutzkittel
- Zimmertür bleibt geschlossen, der Patient soll den Raum nicht verlassen.

Standardisolierung

Sie dient dazu, Gesunde vor Keimen zu schützen, die durch einen infektiösen Patienten ausgebreitet werden.

Indikationen: Infektionskrankheiten wie Hepatitis (☞ 8.6.1), Salmonellose, offene Lungentuberkulose, ORSA (☞ 1.4.1).

Schutzkleidung wechseln

- Wenn keine seperate Schleuse vorhanden ist, Schutzkittel, Mund- und Kopfschutz vor dem Betreten des Zimmers überziehen
- Handschuhe bei allen Pflegetätigkeiten und Eingriffen tragen. Nach dem Ausziehen Hände desinfizieren
- Nach Verlassen des Zimmers Mund-, Kopfschutz und Handschuhe in den Abfallbehälter abwerfen. Schutzkittel beim Verlassen ablegen.

Material entsorgen

- Sämtliche medizinisch-technischen Geräte, Zubehör und Pflegeutensilien vor Verlassen des Zimmers desinfizieren. Lösungsmittel, z.B. Ultrasol®-F 5 %, Deckel des Lösungsmittel-Eimers und das Wischtuch 1 x tägl. erneuern
- Menge des im Zimmer deponierten Einmalmaterials gering halten, Vorrat für ein bis zwei Arbeitstage ist ausreichend. Pflegemittel wie Salben in kleinen Gebinden oder Mengen besorgen. Reste verwerfen, wenn die Isolierung aufgehoben wird
- Wäsche in besonders gekennzeichnete Säcke geben und fest verschließen. Bei feuchter Wäsche einen Kunststoffsack über den Stoffsack ziehen
- Urinflaschen und Steckbecken im Spülautomaten reinigen und desinfizieren. Bei Automaten ohne Desinfektion Gegenstände nach der Reinigung in Desinfektionslösung legen (☞ 1.4.2)
- Geschirr bei möglicher Tröpfchen- oder Schmierinfektion desinfizierend spülen oder Einmalgeschirr verwenden
- Abfall und Essensreste beseitigen
- Untersuchungsmaterial und Begleitschein mit dem Hinweis „infektiös" kennzeichnen, gut verschlossen zum Labor transportieren.

Weitere Maßnahmen

- Nach jedem Kontakt mit dem Patienten und nach Verlassen des Isolierzimmers Hände hygienisch desinfizieren
- Dafür sorgen, daß sich Besucher vor Eintritt ins Isolierzimmer beim Pflegepersonal melden, Besucher zu richtigem Verhalten (☞ s.o.) anleiten
- Zus. Maßnahmen richten sich nach Art der Infektion, chirurgische Infektionen ☞ 8.

 Bei notwendiger Isolierung grundsätzlich die Hygieneabteilung einschalten. Vor Ort mit der Hygienefachkraft die Pflege, ärztliche Maßnahmen und das Verhalten der Funktionsdienste und Besucher klären.

1

I Umkehrisolierung

Es wird eine keimarme Umgebung geschaffen, um gefährdete Patienten vor einer Infektion durch Fremd- oder Eigenerreger zu schützen (protektive Isolierung).

Indikationen
Immunsuppressive Therapie nach Transplantation, eingeschränkte Immunabwehr z.B. bei AIDS oder Knochenmarkaplasie nach Chemotherapie, großflächige Wunden, z.B. Verbrennungen.

Patientenkeime reduzieren

• Tägl. Bett- und Leibwäsche wechseln
• Tägl. Ganzwäsche mit hautverträglicher Desinfektionsmittellösung, z.B. Betaisodona-Seife®. Intimpflege nach Defäkation mit Handschuhen, anschließend hygienische Händedesinfektion
• Mund mit entzündungshemmenden Substanzen spülen. Wenn die Mundschleimhaut intakt ist, reichen z.B. Spülungen mit Salbei Tee aus. Bei besonders schlechter Abwehrlage 4–6 x tägl. mit einem Fungistatikum wie Ampho-Moronal® Suspension spülen
• Alle Körperöffnungen und Falten 2 x tägl. inspizieren, Hautläsionen mit Betaisodona®-Lösung versorgen
• Evtl. Darmdekontamination mit oralem, darmspezifischem Chemotherapeutikum, z.B. Humatin® Kapseln.

Keimeinschleppung vermeiden

• Besucher zu richtigem Verhalten anleiten
  – Beschränkte Besucherzahl, Träger einer Infektion – auch eines „banalen" Schnupfens – haben keinen Zutritt
  – Desinfektion der Hände und Unterarme
  – Wenn keine separate Schleuse vorhanden ist, Schutzkittel, Mund- und Kopfschutz vor dem Betreten des Zimmers überziehen, Überschuhe verwenden, ansonsten Schuhe desinfizieren
• Der Patient erhält rohkostfreie Kost und darf nur geschältes, säurearmes Obst essen. Alles muß gut verpackt sein, damit das Tablett, bevor es ins Zimmer gelangt, desinfiziert werden kann. Von Angehörigen mitgebrachtes Essen in der Mikrowelle erhitzen. Speisereste sofort entfernen
• Unnötiges Ein- und Ausschleusen oder Betreten des Zimmers verhindern: Pflegerische Tätigkeiten koordinieren und in sinnvollen Arbeitseinheiten planen, nur unbedingt notwendige Arbeitsmaterialien mitnehmen
• Pflegeutensilien verbleiben im Zimmer. Alle Oberflächen, z.B. von Möbeln, 1 x tägl. z.B. mit mit Ultrasol®-F 5 %-Lösung abwischen.

Gefährdungen reduzieren

• Nur elektrisch rasieren. Zähne mit atraumatischer Zahnbürste putzen, ggf. den Mund nur spülen
• Nicht rektal Temperatur messen, keine Suppositorien, Klysmen, Einläufe oder i.m.-Injektionen verabreichen
• Zu- und Ableitungen wie Venenkatheter, Dauerkatheter sorgfältig pflegen, fixieren und auf Infektionszeichen überprüfen
• Der Patient verläßt das Zimmer nur nach ärztlicher Absprache, mit Schutzkittel und Mundschutz.

Infektionen frühzeitig erkennen

- 2 x tägl. Haut v.a. auf Pilzbefall, Blutungen und Druckstellen inspizieren. Besonders infektionsgefährdet sind Mundschleimhaut, Anal- und Genitalbereich, Zehenzwischenräume
- Ausscheidungen auf Blutungen, Durchfall kontrollieren
- 2 x tägl. RR, Puls und Temperatur kontrollieren
- Auf weitere Auffälligkeiten wie Husten, Auswurf, Bewußtseinsveränderungen achten
- Alle Beobachtungen dokumentieren, Veränderungen an den Arzt weiterleiten.

  Ein isolierter Patient befindet sich in einer psychischen Ausnahmesituation. Pflegepersonen müssen sich daher viel Zeit für den Patienten nehmen. Eine Bezugspersonenpflege hilft dem Patienten, Ängste abzubauen, Zuversicht und Hoffnung auf Gesundung zu entwickeln.

1.4.9 Schutzimpfungen für Klinikpersonal

Schutzimpfungen für Klinikpersonal			
Infektions-erreger	Impfschema	Booster-Impfung	Sonstiges
Hepatitis B Virus	0–1–6 Mon.	Titerabfall unter 100 U/l	Nach infektiösem Kontakt simultane Passivimpfung Totimpfstoff
Hepatitis A Virus	0–1–6 Mon. 0–14–28 Tage		Totimpfstoff
Tuberkulose	nur nach vorausgegangenem Tuberkulintest bis 1000 IE		Lebendimpfstoff
Tetanus, Diphtherie	Grundimmunisierung im Erwachsenenalter nur nach Titerbestimmung	• Nach 15 J. • Titerabfall unter 0,1 IE	Toxoidimpfstoff
Poliomyelitis	• Grundimmunisierung nach Sabin • 0–6–26 Wo.	Im Abstand von 5 J.	Sabin-Lebendimpfstoff inaktiver Salk-Impfstoff
Röteln	Grundimmunisierung im Erwachsenenalter nur nach Titerbestimmung		Attenuierte Vakzine Passivimpfung möglich
Masern	Grundimmunisierung im Erwachsenenalter nur nach Titerbestimmung		Attenuierte Vakzine Passivimpfung möglich
Mumps	Grundimmunisierung im Erwachsenenalter nur nach Titerbestimmung		Attenuierte Vakzine

1

1.4.10 Verhalten bei Unfällen mit infektiösem Material

Verhalten bei Arbeitsunfällen

Vorgehen bei Kontamination mit Patientenblut, sonstigem infektiösem Material, Verletzungen mit Skalpellen, Injektionsnadeln, Kontakt mit Schleimhäuten oder Hautläsionen:

- Wunde bluten lassen, ggf. Wunde chirurgisch erweitern
- Desinfizieren mit einem alkoholischen Desinfektionsmittel
- Bei Kontamination der Schleimhäute (Augen, Mundhöhle) sofort intensiv spülen mit NaCl 0,9 % oder Leitungswasser
- Stationsarzt, Abteilungsleiter, Laborverantwortlichen etc. informieren
- Informationen über den Patienten erfragen (Name, Vorname, Geburtsdatum, Infektionskrankheiten).

D-Arztverfahren
- Möglichst sofort, innerhalb von 24 Std. personalärztliche Abteilung und Durchgangs-Arzt (Chirugische Ambulanz) aufsuchen
- Wundversorgung
- Registrierung des Unfallherganges
- Prüfung des (Tetanus-)Impfschutzes.

Maßnahmen der personalärztlichen Abteilung
- Beim Verletzten Blutentnahme am Tag des Arbeitsunfalles: Blutbild, Leberenzyme, Hepatitis-Serologie, HIV-Test (Einverständnis erforderlich)
- Hepatitis-B-Aktiv-Impfung bzw. Auffrischung
- Beim Patienten (falls bekannt) Veranlassung von Blutentnahmen: HB_s-Antigen-Schnelltest, Hepatitis-Serologie, HIV-Test (Einverständnis), Leberenzyme, Blutbild.

Zusätzliche Maßnahmen bei Kontaminationen mit HIV-infektiösem Material
- Nach ausführlicher Besprechung mit dem betreuenden Arzt (Personal- oder D-Arzt) wird über weitere Behandlungsmaßnahmen entschieden
- Spätestens 4 Std. nach dem Unfall können 250 mg Retrovir® verabreicht werden
- Die Behandlung wird für die Dauer von 2 Wo. fortgesetzt
- Unfalldokumentation, Anzeige an den zuständigen Träger der Unfallversicherung
- Wiederholung der Blutuntersuchung nach 6 Wo. sowie 3 und 6 Monaten
- Die weiteren Untersuchungen sollten durch den Personal- oder D-Arzt veranlaßt werden.

1.5   Rechtsgrundlagen

Jede Handlung für und mit Patienten hat rechtliche Bezüge. Im folgenden werden Probleme nur aufgezeigt. Individuelle Lösungen für den Einzelfall mit den jeweiligen Vorgesetzten absprechen.

▎1.5.1   Datenschutz und Schweigepflicht ─────────

Mit der Aufnahme im Krankenhaus werden Daten des Patienten aus verschiedenen Lebensbereichen erhoben. Daten zum Gesundheitszustand sind als sensible Daten besonders schutzwürdig. Dieser Schutz wird gewährleistet durch Datenschutzgesetze und gegenüber den an Behandlung und Pflege beteiligten Personen durch die strafrechtliche Regelung der Schweigepflichtverletzung, § 203 StGB.

Gesetzliche Grundlagen des Datenschutzes
- Bundesdatenschutzgesetz gilt für alle öffentlichen und privatwirtschaftlichen Krankenhäuser, Landesdatenschutzgesetze für öffentlich-rechtliche Krankenhäuser, kirchliche Datenschutzbestimmungen für Krankenhäuser in kirchlicher Trägerschaft
- Alle Datenschutzgesetze machen die Datenverarbeitung von der Einwilligung der betroffenen Person abhängig
- Jede Datenverarbeitung im Krankenhausbereich bedarf der Einwilligung des Patienten, die entweder ausdrücklich oder durch schlüssiges Handeln zu erteilen ist.

Gesetzliche Grundlage der Schweigepflicht, § 203 StGB
Schweigepflicht ist die Wahrung von Patientengeheimnissen durch Ärzte, Krankenpflege- und ärztliches Hilfspersonal. Bei Verstoß droht Freiheits- oder Geldstrafe. Die Strafverfolgung tritt nur auf Antrag des betroffenen Patienten ein. Geschützt wird das Patientengeheimnis, d.h. jede Tatsache, die nur einem beschränkten Personenkreis bekannt ist und an deren Geheimhaltung der Patient ein schützenswertes Interesse hat.

Umfang der Schweigepflicht
- Im medizinischen Bereich sämtliche medizinische Daten sowie die Tatsache, daß sich der Patient überhaupt im stationärer Behandlung befindet
- Im nichtmedizinischen Bereich alle Informationen über den persönlichen Lebensbereich wie wirtschaftliche Lage oder eheliche Probleme
- Schweigepflicht besteht gegenüber allen nicht am Behandlungsgeschehen beteiligten Personen, also auch den Familienangehörigen, Kollegen und Vorgesetzten der Pflegekraft sowie den Angehörigen des Patienten.

Entbindung von der Schweigepflicht
Wird vom Patienten erteilt und berechtigt zur Weitergabe der über ihn gesammelten Informationen. Bedarf zu ihrer Wirksamkeit nicht der Schriftform, schriftliche Erteilung ist aber aus Beweisgründen sinnvoll. Gilt nur gegenüber der Person oder Institution, die ausdrücklich benannt ist, z.B. Ehepartner, Rechtsanwalt oder Versicherung. Ist auch bei bewußtlosen Patienten gegenüber den nächsten Verwandten anzunehmen, z.B. nach Verkehrsunfall.

1

Schweigepflicht beachten
- Krankenakten, auch Patientendokumentation, nicht „herumliegen" lassen
- Keine telefonischen Auskünfte über den Patienten erteilen, wenn Identität des Anrufers nicht feststeht
- Schweigepflicht gegenüber Mitpatienten beachten, Möglichkeit zum Gespräch unter vier Augen geben
- Patientenakten oder -befunde im verschlossenen Umschlag transportieren
- Fallbesprechungen auch unter nicht beteiligten Kollegen nur ohne Namensnennung
- Schweigepflicht berechtigt zur Zeugnisverweigerung vor Gerichten
- Im Zweifelsfall an den Arzt verweisen.

1.5.2   Einwilligung und Aufklärung

Einwilligung
Grundsätze
- Jede ärztliche und pflegerische Maßnahme bedarf wegen des Selbstbestimmungsrechts der Patienten der Einwilligung
- Behandlung oder Pflege ohne Einwilligung ist eine rechtswidrige Körperverletzung, z.B. Rasur vor der OP
- Die Einwilligung rechtfertigt nur eine nach den Regeln ärztlicher oder pflegerischer Kunst vorgenommene Behandlung. Fehler führen nach haftungsrechtlichen Grundsätzen zu einer Bestrafung oder Verpflichtung zum Schadensersatz.

Einwilligungserklärung
Die Einwilligung muß schriftlich erteilt werden, z.B. bei OP, Endoskopien. Die Einwilligung in Routinemaßnahmen wie z.B. die tägliche Medikamentgabe kann auch ohne ausdrückliche Erklärung vorausgesetzt werden, indem der Patient generell in seine stationäre Behandlung einwilligt (schlüssige Einwilligungserklärung).

Mutmaßliche Einwilligung
Mutmaßliche Einwilligung liegt vor, wenn bei objektiver Betrachtungsweise ein vernünftiger, einsichtsfähiger Patient eingewilligt hätte, eine Einwilligungserklärung aber wegen Erklärungsunfähigkeit nicht abgegeben werden kann, z.B. bei Bewußtlosigkeit nach Verkehrsunfall. Die mutmaßliche Einwilligung rechtfertigt die Behandlung oder Pflege. Ob von einer mutmaßlichen Einwilligung ausgegangen werden kann, unterliegt der ärztlichen Entscheidung.

 Tips, Tricks & Fallen
- OP-Einwilligung stets schriftlich
- Bei Zweifeln hinsichtlich der Einwilligung OP nicht vorbereiten, da Risiko der rechtswidrigen Körperverletzung und damit Haftung der Pflegekraft besteht
- Bei jeder Ungewißheit operierenden Arzt informieren, er trägt die Verantwortung für Erteilung der Einwilligung.

Aufklärung
Grundsätze
Voraussetzung für eine rechtswirksame Einwilligung, denn nur der aufgeklärte Patient kann Bedeutung und Tragweite seiner Einwilligung abschätzen. Muß durch den Arzt erfolgen und ist nicht an Pflegepersonal delegierbar. Dieses ist nur zur Erläuterung der ärztlichen Aufklärung berechtigt.

Inhalt
Die Aufklärung erfolgt in einem Gespräch mit dem Patienten, das nicht durch ein Formular ersetzt werden kann. Der Patient muß in einer für ihn verständlichen Sprache über die Diagnose, Grundzüge der Therapie sowie deren Risiken und Nebenwirkungen aufgeklärt werden.

Verzicht auf Aufklärung ist möglich, wenn der Patient bereits aufgeklärt ist, er ausdrücklich auf Aufklärung verzichtet (dokumentationspflichtig!) oder die Aufklärung dem Patienten im konkreten Fall einen schweren Schaden zufügen würde, z.B. Mitteilung der Krebsdiagnose an suizidgefährdeten Patienten.

 Tips, Tricks & Fallen
• Aufklärungsgespräch dokumentieren
• Bei fehlender Aufklärung den Arzt informieren
• Bei Wunsch nach (weiterer) Aufklärung den Patienten an den Arzt verweisen
• OP-Aufklärung auch über nur entfernte Risiken
• Aufklärung im Vorfeld der OP über gleichwertige konservative Methoden.

1.5.3 Betäubungs- und Arzneimittelrecht

Betäubungsmittel
Grundlage: Betäubungsmittelgesetz (BTMG). Zweck: Verhütung des Mißbrauchs von Betäubungsmitteln, z.B. Morphium, Opium, Kodein.

Umgang mit Betäubungsmitteln auf der Station
• Betäubungsmittel in verschließbarem Schrank aufbewahren
• Den Schlüssel trägt die diensthabende „Schichtleitung"
• Betäubungsmittelbuch über Bestand und Verbleib führen (Stationsleitung). Jede Entnahme aus dem Bestand dokumentieren mit Datum, Patient, verordnendem Arzt, Pflegekraft, Medikament, Dosis
• Bei Schichtwechsel den Bestand schriftlich bestätigen mit Datum, Uhrzeit, Name des Übergebenden und Übernehmenden ·
• Durch zuständigen Chef- oder Oberarzt regelmäßig Bestand kontrollieren und mit Unterschrift bestätigen lassen.

 Tips, Tricks & Fallen
• Jede Einzeldosis schriftlich verordnen lassen, ggf. nach Verordnungsplan
• Nur die zu verteilenden Medikamente aus dem Schrank nehmen
• Schrankschlüssel nicht zur Medikamentenentnahme an Dritte weitergeben.

Arzneimittel
Grundlage: Arzneimittelgesetz (AMG). Zweck: Qualitätssicherung und Überwachung der Arzneimittelherstellung und ihres Vertriebs.

Inhalt
• Begriffsbestimmung und Aufzählung von Seren und Impfstoffen, Arzneimitteln und Arzneimittelspezialitäten (industriell abgepackte Arzneimittel unter einem Handelsnamen)
• Festlegung der zu Heilzwecken bestimmten Körperpflegemittel, z.B. Anti-Akne-Mittel, Fettsalben.

1

 Tips, Tricks & Fallen

- Klinische Erprobung eines Arzneimittels nur mit schriftlicher Einwilligung des Patienten und Aufklärung über die Tatsache der Erprobung, Injektionen im Rahmen der klinischen Erprobung nur durch den Arzt
- Herstellung von Infusionen ist Arzneimittelherstellung, daher schriftliche Anordnung des Arztes über Dosierung und Zusammensetzung einholen.

1.5.4 Grundzüge des Haftungsrechts

Zivilrechtliche Haftung

Zivilrechtliche Haftung bedeutet die Verpflichtung einer Person oder Institution (Krankenhausträger), die Folgen schuld- und fehlerhaften Handelns durch Geldleistungen (Schadensersatz und Schmerzensgeld) an den geschädigten Patienten oder seine Angehörigen auszugleichen.

Im Zivilprozeß liegt die Beweislast grundsätzlich beim Kläger. Bei Pflege- und Behandlungsfehlern müssen sich jedoch Beklagte (Arzt, Pflegekraft) bei folgenden Ausnahmen vom Schuldvorwurf entlasten (Umkehr der Beweislast):
- Aufklärungsfehler, z.B. Risiko einer OP nicht erwähnt
- Fehlende oder falsche Dokumentation. Nicht dokumentierte Maßnahmen gelten als nicht vorgenommen!
- Grobe Behandlungsfehler, z.B. versehentliche i.v.-Injektion
- Organisationsfehler, z.B. Gesundheitsschaden eines Patienten infolge ungenügender postop. Überwachung wegen Personalmangels
- Ansprüche aus zivilrechtlicher Haftung werden nur auf Initiative des Geschädigten oder seiner Angehörigen verfolgt. Zuständig sind die Zivilgerichte
- Absicherung gegen die Folgen zivilrechtlicher Haftung durch den Abschluß einer Berufshaftpflichtversicherung möglich. Erfolgt in der Regel durch den Krankenhausträger. Überprüfung der versicherungsrechtlichen Situation ist empfehlenswert.

Strafrechtliche Haftung

Strafrechtliche Haftung bedeutet, daß eine Person bei Verstoß gegen eine Bestimmung des Strafgesetzbuchs für die Folgen seines Handelns mit Geld- oder Freiheitsstrafe zur Verantwortung gezogen wird, z.B. fahrlässige Körperverletzung, Tötung, Verletzung der Schweigepflicht.

- Die Strafverfolgung tritt grundsätzlich auch unabhängig von der Initiative des Geschädigten ein, da öffentliches Interesse an der Strafverfolgung besteht
- Dem Angeklagten muß seine Tat nachgewiesen werden. Gelingt dies nicht, ist er freizusprechen – „im Zweifelsfall für den Angeklagten"
- Versicherungsrechtlicher Schutz gegen die Folgen ist nicht möglich
- Keine Haftungsfreistellung durch Vorgesetzte oder Arbeitgeber
- Verurteilung in einem Strafverfahren kann zum Verlust der staatlichen Anerkennung als Krankenschwester oder Krankenpfleger führen.

Haftung bei Delegation

Die Delegation von Aufgaben erfolgt in Ausübung des arbeitsrechtlichen Weisungsrechts. Der Anordnende muß gegenüber dem Ausführenden weisungsberechtigt sein und die Weisung als solche rechtmäßig. In diesem Fall ist der Anweisungsempfänger grundsätzlich zur Ausführung der Anweisung verpflichtet.

Bei Delegation haftet der Delegierende (Anweisende) aus dem Gesichtspunkt der Anordnungsverantwortung (Führungsverantwortung), der Delegationsempfänger aus dem der Durchführungsverantwortung (Handlungsverantwortung).

 Wer eine Aufgabe übernimmt, kann grundsätzlich für die Folgen einer fehlerhaften Durchführung zur Verantwortung gezogen werden.

Voraussetzungen der Delegation
Ärztliche oder pflegerische Aufgaben dürfen unter folgenden Voraussetzungen delegiert werden:
• Übertragbarkeit der Aufgabe. Ärztliche Aufgaben, die notwendigerweise eine medizinische Ausbildung erfordern, sind nicht übertragbar, z.B. Diagnostik, Aufklärungsgespräch. Bei anderen ärztlichen Aufgaben entscheidet der Grad der Gefährdung des Patienten, z.B. Magensonde legen, Verband wechseln
• Der Delegierende muß sich von der fachlichen Befähigung der Person, an die delegiert wird, überzeugen
• Die Übernahme ärztlicher Tätigkeiten kann die Pflegekraft im Einzelfall aus persönlichen Gründen ablehnen, z.B. wegen fehlender Übung oder besonderer Situation beim Patienten.

Delegation von Injektionen, Infusionen und Blutentnahmen
Alle Injektionen, Infusionen und Blutentnahmen sind ärztliche Tätigkeiten. Delegation an Pflegekräfte nur auf schriftliche ärztliche Anordnung. Anordnungsverantwortung, z.B. richtiges Medikament, richtige Dosierung liegt stets beim Arzt. Die Durchführung kann unter folgenden Voraussetzungen an Pflegepersonal übertragen werden:
• Injektionen (s.c., i.m. und i.v.) können generell auf Krankenschwestern und Krankenpfleger übertragen werden, nachdem sich der delegierende Arzt von der Befähigung überzeugt hat
• i.v.-Injektionen nur im Ausnahmefall übertragbar. Im Intensivbereich ist die Übertragung zulässig und üblich. Die Ausbildung zur Intensiv- und Anästhesiepflege ersetzt den speziellen Befähigungsnachweis
• Prämedizierende Injektionen grundsätzlich nur durch den Arzt.

 Tips, Tricks & Fallen
• Das Anlegen von Infusionen und die Durchführung von Bluttransfusionen einschließlich des ABO-Identitätstests sind ausschließlich ärztliche Tätigkeiten
• Krankenpflegeschüler und -schülerinnen dürfen i.m. und s.c. nur zu Ausbildungszwecken und nur unter Aufsicht einer qualifizierten Pflegekraft injizieren.
• In besonders gefährlichen Fällen muß der Arzt selbst injizieren, z.B. Risikofaktoren beim Patienten, besonders gefährliches Medikament.

Haftung bei Lagerungsschäden
Kenntnis der haftungsrechtlichen Grundlagen ist für das an der OP beteiligte Personal von Bedeutung.
• Das Pflegepersonal führt bei der Lagerung die Weisung des verantwortlichen Anästhesisten aus. Die Verantwortung für die richtige Lagerung trägt der Arzt
• Der Chirurg kann eine abweichende Lagerung veranlassen, wenn dies die OP-Technik erfordert. Die Verantwortung für Schäden, die sich aus einer solchen von der Norm abweichenden Lagerung ergeben, trägt der Chirurg.

1

Verhalten bei Haftungszwischenfällen

Bei Behandlungs- oder Pflegezwischenfällen mit Schädigung des Patienten kann das Haftungsrisiko durch richtiges Verhalten gemindert werden.

- Ausführliche und lückenlose Dokumentation erleichtert den Nachweis richtigen Verhaltens
- Jeden Vorfall, der Haftungsfolgen auslösen kann, sofort dem unmittelbaren Vorgesetzten melden. Für die Pflegedienstleitung einen schriftlichen Bericht abfassen, hierbei auf Tatsachen beschränken und eigene Wertungen oder gar Schuldzuweisungen unterlassen. Zur Kontrolle evtl. eine Vertrauensperson auf Objektivität überprüfen lassen
- Kontakt mit ärztlichem Dienst aufnehmen, um möglichst einander widersprechende Schilderungen auszuschließen
- Als Gedächtnisstütze eigene Aufzeichnungen unmittelbar nach dem Vorfall anfertigen → Gedächtnisprotokoll. Beweise sichern, die entlasten können, z.B. Ampullen, Geräte oder bei Dekubitus Fotos anfertigen. Vergewissern, ob eventuell Kollegen als Zeugen zur Verfügung stehen
- Bei Gesprächen mit dem Patienten und seinen Angehörigen kein voreiliges Schuldeingeständnis abgeben. Derartige Gespräche möglichst nur unter Zeugen führen und auf das unbedingt Notwendige beschränken.

   Vorsicht mit mündlichen oder schriftlichen Äußerungen im strafrechtlichen Ermittlungsverfahren. Um Fehler zu vermeiden ist die Beratung durch einen Rechtsanwalt empfehlenswert.

1.5.5   Umgang mit Wertgegenständen

Der Umgang mit Wertgegenständen wird üblicherweise in den Allgemeinen Vertragsbedingungen des Krankenhauses geregelt, die Bestandteil des Krankenhausaufnahmevertrags sind. Sie werden dem Patienten bei Aufnahme ausgehändigt und von ihm zusammen mit dem Aufnahmevertrag unterschrieben.

Verwahren von Wertsachen

Grundsätzlich gilt, daß Patienten nur die notwendigen Gebrauchsgegenstände und Kleidung ins Krankenhaus mitbringen sollten. Wenn dennoch Wertgegenstände wie Schmuckstücke oder Geld mitgebracht werden, sind diese in besondere Verwahrung des Krankenhauses zu geben. Die Krankenhausverwaltung hat hierfür geeignete Möglichkeiten zur Verfügung zu stellen, wie z.B. einen Tresor oder einen abschließbaren Schrank im Büro. Über den Empfang der Wertsachen ist dem Patienten eine Quittung auszustellen.

Wird ein Patient bewußtlos eingeliefert oder ist er sonst nicht in der Lage, seine Wertsachen selbst auszuhändigen, sind die Wertsachen vom Pflegepersonal in Verwahrung zu geben. Dies hat in Gegenwart eines Zeugen zu geschehen. Es ist eine Liste der in Verwahrung gegebenen Gegenstände aufzustellen, die von der Pflegekraft und dem Zeugen (Kollegen, Arzt) zu unterschreiben ist → Gefahr ungerechtfertigter Diebstahlsbeschuldig durch Patienten oder Angehörige!

Haftung bei Abhandenkommen

Behält der Patient Wertsachen in seinem Zimmer (Nachttischschublade), so haftet der Krankenhausträger für ein eventuelles Abhandenkommen nur bei Vorsatz und grober Fahrlässigkeit, z.B. Diebstahl durch Krankenhausmitarbeiter.

Sind die Wertsachen von der Krankenhausverwaltung in Verwahrung genommen worden, gelten die allgemeinen Haftungsgrundsätze, d.h. Haftung auch bei leichter Fahrlässigkeit.

Aushändigung
Die in Verwahrung gegebenen Sachen werden dem Patienten selbst oder einer von ihm ermächtigten Person ausgehändigt. Zurückgelassene Sachen gehen in das Eigentum des Krankenhauses über, wenn der Patient sie trotz ausdrücklicher Aufforderung nicht innerhalb einer bestimmten Frist abholt. Die Länge der Frist wird in den Vertragsbedingungen festgelegt. Üblich sind zwölf Wochen. Der Patient muß in der Aufforderung auf diese Konsequenz hingewiesen werden.

Verstirbt der Patient im Krankenhaus, sind die Wertgegenstände grundsätzlich an den Erben herauszugeben. Die Herausgabe an Kinder oder Eltern des Patienten ist zulässig, da diese in der Regel auch Erben sind. Herausgabe an andere Personen nur gegen Vorlage eines Erbscheins.

 Tips, Tricks und Fallen
- Möglichst keine Wertsachen im Krankenzimmer! Patienten ausdrücklich auf Möglichkeit der Verwahrung hinweisen
- Äußerste Sorgfalt bei der Entgegennahme von Wertsachen! Genaue Protokollierung und Gegenwart von Zeugen sicherstellen
- Bei Verlust sofortige Meldung an die Verwaltung wegen eventueller Schadenregulierung.

| 1.5.6   Pflegedokumentation

Grundsätze
Die berufsrechtliche Verpflichtung für die Pflegekraft zur Dokumentation ergibt sich aus § 4 KrPflG. Die Durchführung soll durch Verordnungen der Länder geregelt werden. Ziel: Qualitätssicherung in Behandlung und Pflege, Transparenz des Behandlungsverlaufs und Information der Beteiligten.

Dokumentieren
Bei Haftungszwischenfällen kann eine ausführliche und gewissenhafte Dokumentation die beteiligte Pflegekraft vom Schuldvorwurf entlasten, umgekehrt führt eine fehlende oder unvollständig geführte Dokumentation zur ungünstigen Beweislage im Zivilprozeß (☞ 1.5.4).
- Eintragungen über Diagnostik, Therapie und Pflege in zeitlicher Abfolge, übersichtlich geordnet und gut lesbar vornehmen
- Umfang und Häufigkeit der Vermerke so gestalten, daß alle wesentlichen Angaben über Vorgeschichte, Befund, Behandlung, Pflege und Verlauf der Krankheit enthalten sind
- Mindestens 1 x tägl. Informationen über Pflege oder Zustand des Patienten angeben, auch wenn keine besonderen Vorkommnisse anlagen
- Eintragungen erfolgen durch die Person, die die Maßnahme durchgeführt hat
- Aufbewahrung der Patientendokumentation von im Krankenhaus verstorbenen Erwachsenen 10 J., von im Krankenhaus verstorbenen Minderjährigen 20 J., in allen übrigen Fällen 30 J.

1

🖐 Tips, Tricks & Fallen
- Sinnvoll ist die Erstellung und Archivierung eines Handzeichenregisters
- Bei Wunsch des Patienten, die Pflegedokumentation einzusehen, an den Arzt verweisen
- Nachträgliche Veränderungen nur durch leserliches Durchstreichen des ursprünglichen Textes und Vermerk über den Grund der Änderung (kein Tipp-Ex® verwenden)
- Pflegedokumentation vor unberechtigter Einsichtnahme schützen (☞ Schweigepflicht 1.5.1).

1.5.7 Meldepflicht

Meldepflicht besteht bei Geburten, Todesfällen und meldepflichtigen Krankheiten.

Meldepflicht bei Geburten und in Todesfällen
Die Anzeigepflicht von Geburten und von Todesfällen ist im Personenstandsgesetz geregelt. Dem Standesamt, in dessen Zuständigkeitsbereich Geburt oder Tod eingetreten ist, muß eine Geburt innerhalb einer Woche, ein Todesfall am kommenden Werktag angezeigt werden. Die Anzeigepflicht trifft im Krankenhaus den Arzt, der bei Geburt oder Tod zugegen war oder einen Krankenhausmitarbeiter, den das Standesamt für die Erfüllung der Anzeigepflicht bestimmt hat.

Meldepflichtige Krankheiten nach dem Bundesseuchengesetz (BSeuchG)
- § 3 BSeuchG enthält einen Katalog meldepflichtiger Krankheiten. Meldepflicht besteht auch bei epidemisch auftretenden Krankheiten wie z.B. Keuchhusten, Masern. AIDS und HIV-Infektion sind nicht meldepflichtig, es erfolgt lediglich eine anonyme Mitteilung zu statistischen Zwecken, Bayern verlangt Meldepflicht
- Meldeverpflichtet ist jeder behandelnde Arzt und jede Person, die den Kranken berufsmäßig behandelt oder pflegt
- Meldung innerhalb von 24 Std. beim zuständigen Gesundheitsamt erstatten
- Patienten mit z.B. Hepatitis, Salmonellen, Typhus oder Tuberkulose sind zu isolieren
- In bestimmten Fällen kann das Gesundheitsamt die Berufstätigkeit des Patienten, z.B. in der Krankenpflege, untersagen.

1.5.8 Testament

Ein Testament ist die Willensäußerung einer Person über die Verteilung seines Vermögens im Fall ihres Todes (letztwillige Verfügung).

Testierfähigkeit
- Besteht mit Vollendung des 16. Lj. Ein Minderjähriger über 16 J. bedarf zur Testamenterrichtung nicht der Einwilligung seiner gesetzlichen Vertreter
- Testierunfähig ist eine Person, wenn sie wegen krankhafter Störung der Geistestätigkeit, z.B. Oligophrenie, oder wegen Bewußtseinsstörung (Alkohol, Drogen) nicht in der Lage ist, die Bedeutung eines Testaments zu erfassen.

Testamentformen

- Eigenhändiges Testament: handschriftlich geschriebenes oder unterschriebenes Testament
- Öffentliches Testament: ein von einem Notar beurkundetes Testament
- Not- oder Dreizeugentestament: ein vor drei Zeugen errichtetes Testament.

Nottestament

Voraussetzung: Person befindet sich in naher Todesgefahr und ein Notar kann nicht hinzugezogen werden.

- Während der Testamenterrichtung müssen drei Zeugen anwesend sein
- Ausgeschlossen als Zeugen sind der Ehepartner oder Verwandte, Personen, die in dem Testament bedacht werden, oder Testamentsvollstrecker (Gefahr der Beeinflussung des Erblassers)
- Einer der drei Zeugen fertigt über den Vorgang eine Niederschrift. Alle Zeugen müssen unterschreiben
- Lebt der Patient drei Monate nach Testamentserrichtung noch, gilt das Nottestament als nicht errichtet.

1.5.9   Strahlenschutz

Gesetzliche Grundlagen

Atomgesetz, Strahlenschutz- und Röntgenverordnung, Unfallschutzvorschriften der Berufsgenossenschaft.
Zweck: Der Kreis der Anwender wird bestimmt und eingeschränkt. Durch die sachgerechte Anwendung soll der Schutz von Personen und der Umwelt sichergestellt werden.

Strahlenschutzverordnung

- Verbot des Umgangs mit radioaktiven Stoffen für bestimmte Personen wie Schwangere, Minderjährige, stillende Mütter
- Mitarbeiter dürfen erst nach gründlicher ärztlicher Untersuchung mit radioaktiven Stoffen arbeiten
- Festschreibung der höchstzulässigen Strahlenbelastung für die im Kontrollbereich tätigen Personen
- Kennzeichnung des Kontrollbereichs mit dem Hinweis „Radioaktiv" oder „Zutritt verboten", z.B. Röntgen, Strahlentherapie
- Die im Kontrollbereich tätigen Personen müssen ständig ein Individualdosimeter tragen und alle sechs Monate über Arbeitsmethoden, Gefahren und Schutzmaßnahmen belehrt werden.

Röntgenverordnung

- Festlegung des Personenkreises, der zum Umgang mit Röntgenstrahlen berechtigt ist, wie Röntgenärzte und medizinisch-technische Röntgenassistenten
- Einmal jährlich muß die höchstzulässige Strahlendosis für die Untersuchung mit Röntgenstrahlen festgeschrieben werden
- Mitarbeiter dürfen erst nach gründlicher ärztlicher Untersuchung mit Röntgenstrahlen arbeiten
- Einmal jährlich ist eine Kontrolluntersuchung durchzuführen.

1

I 1.5.10 Medizinproduktgesetz und Medizingeräteverordnung

Medizinproduktgesetz (MPG)

Zweck: Angleichung von Rechtsvorschriften im Bereich der EU über Herstellung, Gebrauch und Erprobung von Medizinprodukten.

Definition des Begriffs Medizinprodukt

Medizinprodukte sind alle einzeln oder miteinander verbunden verwendete Instrumente, Apparate, Vorrichtungen, Stoffe, Zubereitungen aus anderen Stoffen oder andere Gegenstände zur

- Erkennung, Verhütung, Überwachung, Behandlung oder Linderung von Krankheiten, Verletzungen oder Behinderungen
- Untersuchung, Ersetzung oder Veränderung des anatomischen Aufbaus oder eines physiologischen Vorgangs
- Empfängnisregelung.

Mit Medizinprodukten umgehen

- Medizinprodukte dürfen nicht angewendet werden, wenn der Verdacht einer Gesundheitsgefährdung für den Patienten durch das Produkt besteht oder das Verfallsdatum abgelaufen ist
- Medizinprodukte dürfen nicht mit irreführenden Bezeichnungen in den Verkehr gebracht werden, die einen sicheren Erfolg vorspiegeln
- Medizinprodukte dürfen am Patienten nur erprobt werden, wenn das medizinische Risiko ärztlich vertretbar ist und der Patient schriftlich eingewilligt hat
- Betriebe und Einrichtungen, die Medizinprodukte herstellen oder klinisch prüfen, haben dies der zuständigen Behörde anzuzeigen
- Verstöße gegen das Gesetz werden mit Geld- oder Freiheitsstrafe geahndet.

Medizingeräteverordnung (MedGV)

Die MedGV enthält Vorschriften für das Betreiben medizinisch-technischer Geräte.

- Geräte einschließlich Laborgeräte dürfen nur von Personen bedient werden, deren Ausbildung und Kenntnisse die Gewähr für richtige Handhabung bieten, z.B. MTA
- Röntgen- und Bestrahlungsgeräte dürfen von Pflegepersonal nicht bedient werden
- Krankenpflegepersonal darf medizinisch-technische Geräte nur nach gründlicher Einweisung, z.B. durch Personal des Herstellers bedienen
- Vor Inbetriebnahme eines Geräts Funktionsfähigkeit überprüfen
- Geräte mit Funktionsstörungen sofort außer Betrieb nehmen und durch einen Techniker überprüfen lassen
- Stets nur die vom Hersteller empfohlenen passenden Zusatzgeräte verwenden
- Über den Bestand und die Wartung ist ein Bestandsverzeichnis und ein Gerätebuch zu führen, in der Regel durch die hauseigene Abteilung der Medizintechnik.

Einteilung der medizinisch-technischen Geräte

Die medizinisch-technischen Geräte werden in vier Gruppen eingeteilt:

- **Gruppe 1:** Energetisch betriebene medizinisch-technische Geräte, z.B. Infusionspumpen, Beatmungsgeräte, Inkubatoren, Dialysegeräte, Monitore mit invasiver Druckmessung, Defibrillatoren, externe Herzschrittmacher. Bei diesen Geräten muß ein Gerätebuch mit folgenden Angaben geführt werden:
  - Zeitpunkt der Funktionsprüfung vor der ersten Inbetriebnahme
  - Zeitpunkt der Einweisung, Name des Einweisers und der eingewiesenen Personen

- Zeitpunkt der sicherheitstechnischen Kontrollen sowie Name der ausführenden Person
- Fehlercodes (Zeitpunkt, Art u. Folge)
- **Gruppe 2:** Energetisch betriebene medizinisch-technische Implantate, z.B. Insulinpumpen, Herzschrittmacher
- **Gruppe 3:** Energetisch betriebene medizinisch-technische Geräte, die weder in Gruppe 1 noch in die Gruppe 2 fallen, z.B. Absauggeräte, Blutgasanalysegeräte, Bettenwaagen, EEG- und EKG-Monitore und -Geräte, Röntgengeräte
- **Gruppe 4:** alle sonstigen medizinisch-technischen Geräte, die nicht energetisch betrieben werden, z.B. Fieberthermometer, Handbeatmungsgeräte, Kanülen, Stethoskope, Blutdruckmeßgeräte, Brustmilchpumpen
- Geräte, die nicht ausschließlich zu medizinisch-technischen Zwecken verwandt werden, unterliegen nicht der MedGV, z.B. Desinfektionsgeräte, Folienschweißgerät, Reinigungs- und Trockengeräte, Röntgenbildbetrachter.

Bedienung

- Für die Herstellung und Inbetriebnahme des Gerätes sind der Hersteller oder der Lieferant zuständig. Es darf nur befugtes Personal in die sachgerechte Handhabung eingewiesen werden, z.B. MTA, Anästhesiepersonal, Intensivpflegekräfte. Die Einweisung darf auch ein Medizintechniker übernehmen
- Bestrahlungs- und Röntgengeräte dürfen nicht vom Pflegepersonal bedient werden
- Geräte müssen vor Inbetriebnahme auf einwandfreie Funktion geprüft werden. Bei Fehlermeldungen werden sie sofort aus dem Verkehr gezogen und dem Techniker übergeben. Gerätebuch mit Fehlercode bei Geräten aus der Gruppe 1 mitgeben
- Nur die vom Hersteller empfohlenen Zusatzgeräte benutzen, z.B. Schlauchsysteme, Spritzen und Leitungen
- Unsachgemäße Handhabung der Geräte durch mangelhafte oder fehlende Einweisung ist strafbar, da vorsätzliche Zuwiderhandlung Leben oder Gesundheit eines Patienten oder fremde Sachen von bedeutsamem Wert gefährdet.

Vorschriften für das Betreiben von medizinisch-technischen Geräten			
Gruppe 1	**Gruppe 2**	**Gruppe 3**	**Gruppe 4**
Betrieb nach den Vorschriften der Verordnung, den allgemein anerkannten Regeln der Technik, des Arbeitsschutzes und der Unfallverhütungsvorschriften			
Betrieb nur mit Bauartzulassung (Ausnahme: Klinische Erprobung)			
Betrieb erst nach Funktionsprüfung und Einweisung des Geräteverantwortlichen durch den Hersteller/Lieferanten			
Anwendung der Geräte nur durch qualifiziertes Personal			
Funktionsprüfung vor jeder Anwendung			
Benutzung nur durch am Gerät eingewiesenes Personal			
Bestandsverzeichnis			
Schadens- und Unfallmeldung bei Personenschäden			
Sicherheitstechnische Kontrollen			
Gerätebuch			
Gerätebuch und Gebrauchsanweisung für Benutzer jederzeit zugänglich			

1

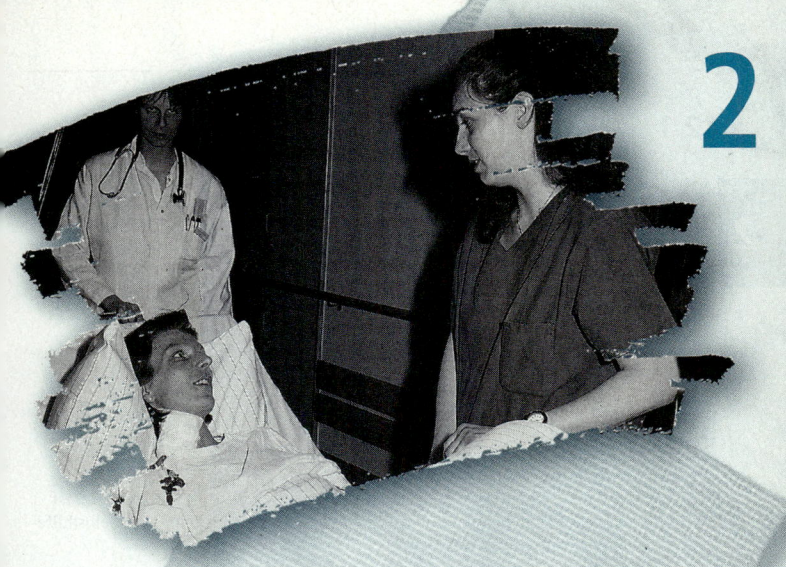

2

Helga Gundel

Allgemeine prä- und postoperative Pflege

2.1   Aufnahme des Patienten

2

| 2.1.1   Geplante Aufnahme

Die geplante Aufnahme ermöglicht eine optimale Vorbereitung des Patienten auf die OP.

Organisatorisches
Formulare
Formulare zu OP, Anästhesieverfahren, notwendigen Voruntersuchungen, Bluttransfusionen (Eigenblut, Fremdblut) anlegen. Patienten aufnehmen ☞ 1.3.3.

Informationssammlung und -gespräch
• Pflegeanamnese ☞ 1.1.1
• Aufklärungsgespräch durch den Arzt veranlassen
• Dem Patienten anbieten, jederzeit Fragen stellen zu können
• Kontakt zu den Mitpatienten herstellen, bei denen dieselbe OP gut verlaufen ist
• Information und Beratung durch Fachkräfte z.B. Stomatherapeuten und Selbsthilfe-gruppen anbieten und ggf. veranlassen. Adressen ☞ 22.

Grundwerte zum Allgemeinzustand des Patienten ermitteln
Besonders wichtig zur OP-Vorbereitung sind:
• Körpergröße, -gewicht, -temperatur
• RR, Pulsfrequenz und -qualität, Atemfrequenz und -qualität
• Hautfarbe, -turgor und -veränderungen
• Auch ein kleiner Eingriff stellt für den Patienten eine Ausnahmesituation dar. Nicht nur die Diagnose sehen. Den Patienten mit seinen Sorgen, Problemen, Anliegen und Bedürfnissen als ganzheitliches Individuum betrachten.

Patienten auf die OP vorbereiten
Diagnostik auf Arztanordnung organisieren
• Anforderungsscheine für Labor, EKG, Rö., Lungenfunktionsprüfung, Konsile aus-füllen
• Blut- und Urinmonovetten, Behältnisse zur Stuhl- und Sputumuntersuchung richten
• Blut und Blutersatzmittel bestellen
• Termine für weitere Untersuchungen wie Ultraschall, CT, MRT, Endoskopie absprechen; Formulare vorbereiten
• Dem Patienten Art, Zeitpunkt, Ablauf und Zweck der diagnostischen Maßnahmen erklären
• Ggf. den Patienten bei Materialgewinnung unterstützen, zur Diagnostik begleiten, bei der Diagnostik assistieren.

Allgemeinzustand verbessern
Ziele: Herz-Kreislauf-System stützen, Wasser-, E'lyt- und Säure-Basen-Haushalt ausgleichen, pulmonale Funktion unterstützen, BZ-Werte stabilisieren, präop. Anämie beseitigen, Blutgerinnung normalisieren.
• Angeordnete Medikamente geben, Infusionstherapie und Transfusionen durchführen und überwachen
• BZ-Einstellung und Diät überwachen
• Blutgerinnung normalisieren, z.B. bei Marcumarpatienten die Dauermedikation absetzen ✍.

Postoperativ erforderliche Fähigkeiten einüben
- Atemtraining und Atemgymnastik, z.B. mit Giebelrohr, Inhalog, Triflow (☞ 12)
- KG zur Thromboseprophylaxe
- Steckbecken und Urinflasche im Bett benutzen
- Lagerungen, Mobilisation und Mithilfe des Patienten (☞ 3.9, 3.10)
- Gebrauch von Hilfsmitteln, z.B. Gehhilfen, Rollstuhl (☞ 3.10)
- Den Patienten mit Infusomat®, Perfusor®, Monitor, Saugdrainage, Atemtrainer, Beatmungsgerät, Spezialbett vertraut machen.

Mit dem postoperativ betreuenden Personal bekanntmachen
- Anästhesie (Ein- und Ausleitung)
- Aufwachraumpersonal
- Zuständige KG
- Ggf. Pflegekräfte der Intensivstation.

I 2.1.2   Notfallaufnahme

Die notfallmäßige Aufnahme läßt, je nach Dringlichkeit des Eingriffs, eine Vorbereitung des Patienten auf die OP nur bedingt oder gar nicht zu.

Ziele der Notaufnahme: Das OP-Risiko soweit als möglich zu reduzieren, ohne durch Zeitverlust den Patienten zu gefährden.

Dringlichkeitsstufen der OP-Indikation		
Dringlichkeitsstufe	**Beispiele**	**Vorbereitungszeit**
Stufe 1 Soforteingriffe	Akute Blutungen; akuter, kompletter Verschluß, z.B. von Arterien; akute intrakranielle Raumforderungen, z.B. bei Hirnblutung	Minuten
Stufe 2 Dringliche, nicht geplante Eingriffe	Ileus, Frakturen, Verletzungen ohne Blutung, inkarzerierte Hernien	Minuten bis Stunden
Stufe 3 Bedingt dringliche, geplante Eingriffe	Karzinome, periphere Bypass-OP	Tage bis Wochen
Stufe 4 Nicht dringliche, geplante Eingriffe	Plastische und orthopädische OP, Cholelithiasis ohne Verschlußsymptomatik, Hernien ohne Inkarzeration	Wochen bis Monate

Pflege bei der Notfallaufnahme ✍
- Kontinuierlich Vitalzeichen kontrollieren, Notfall-Labor, Notfall-EKG, Rö-Thorax anfordern
- Beim Legen venöser und arterieller Zugänge assistieren
- Infusionstherapie, Volumensubstitution überwachen (☞ 20)
- Magen-Duodenal-Sonde, Blasenkatheter legen (☞ 3)
- Blutkonserven anfordern (☞ 2)
- Ggf. Einwilligungserklärung zur OP vom Patienten einholen lassen ✋.

 Trotz Eile nicht vergessen, von den Begleitpersonen des Patienten, z.B. Angehörige, Rettungsassistenten, Notarzt, persönliche Daten und weitere wichtige Informationen zum Notfallgeschehen zu erfragen. Telefonnummern der Angehörigen notieren.

2.2   Operationsvorbereitung

2

I 2.2.1   Nahrung

Nahrungskarenz und -abbau richten sich nach Art und Umfang der OP. Bei extraabdominellen Eingriffen ist meist eine Nahrungskarenz ausreichend. Intraabdominelle Eingriffe, z.B. Darm-OP, erfordern meist einen Nahrungsabbau. Der EZ des Patienten, z.B. Kachexie, Exsikkose muß berücksichtigt werden. Der Arzt entscheidet über die Vorgehensweise.

Nahrungskarenz
Ziel: Aspiration bei Narkoseeinleitung und postop. Erbrechen vermeiden.
- Den Patienten über Grund und Dauer der Nahrungskarenz informieren, ggf. auch Angehörige und Mitpatienten einbeziehen
- 6–8 Std. vor Anästhesiebeginn keine feste Nahrung und keine Flüssigkeit aufnehmen. Bei Säuglingen und Kleinkindern ist Tee bis 3–4 Std. vor Anästhesiebeginn erlaubt. Den Patienten bitten, nicht zu rauchen
- Beginn der Nahrungskarenz und Information des Patienten dokumentieren. Nüchternschild am Bett anbringen
- Nahrungsmittel und Getränke entfernen, falls der Patient unkooperativ ist
- Die letzte Mahlzeit vor Nahrungskarenz sollte leicht verdaulich sein, z.B. Schonkost, schlackenarme Kost. Keine Pilze, kein fettreiches Essen anbieten. Nahrungskarenz nicht routinemäßig um 24.00 Uhr beginnen, wenn der Patient erst am Nachmittag auf dem OP-Plan steht
- Bei Durstgefühl Mundpflege empfehlen oder selbst durchführen, falls der Patient dazu nicht in der Lage ist
- Orale Prämedikation und Dauermedikation stellen keinen Widerspruch zur Nahrungskarenz dar, sie können noch kurz vor der OP mit einem Schluck Flüssigkeit verabreicht werden ✍.

Nahrungsabbau
Ziel: leerer, gereinigter, evtl. keimreduzierter Magen-Darm-Trakt.

Auf Arztanordnung
- Zwei bis drei Tage vor der OP schlackenarme Nahrung, z.B. Suppen, Milch- und Eierspeisen, Weißbrot, Zwieback
- Einen Tag vor der OP flüssige Nahrung, z.B. Brühe, Tee, Mineralwasser
- Am OP-Tag ab Mitternacht nüchtern lassen.

Alternativen
- Drei Tage vor der OP nur Astronautenkost, Tee, Brühe
- Drei Tage vor der OP ausschließlich parenteral ernähren.

 Tips, Tricks & Fallen
- Schwangere oder Ileuspatienten sind aus Sicht der Anästhesie nie nüchtern. Ein Patient mit langer Nüchternzeit ist nicht nüchtern, da ab ca. 14 Std. vermehrt Magensekret gebildet wird. Nahrungskarenz mit dem OP-Plan abstimmen
- Der Patient muß auch bei Regionalanästhesie nüchtern sein, da im Notfall eine Intubation notwendig werden kann.

❙ 2.2.2   Darmreinigung

Ziel: narkosebedingte spontane intraop. Darmentleerung vermeiden und einer postop. Stuhleindickung vorbeugen. Arbeitstechniken Darmreinigung ☞ 3.6.

Allgemeine Richtlinien

- Abführmaßnahmen nach Arztanordnung vornehmen
- Den Patienten über Sinn und Ablauf des Abführens informieren
- Den Patienten nicht durch unnötige Abführmaßnahmen belasten. Im Vergleich zum Einlauf kann durch Gabe eines Klysmas schonender die gewünschte Wirkung erzielt werden ✍
- Bei extraabdominellen Eingriffen nur den Enddarm, bei abdominellen Eingriffen den ganzen Dickdarm entleeren
- Bei Darm-OP den gesamten Dickdarm reinigen und Maßnahmen zur Keimreduktion durchführen ✍.

Entleerung des Enddarms

- Einzelmaßnahmen: orale Laxantien wie Agarol®, Suppositorien wie Dulcolax®, Klysma® oder Einlauf (☞ 3.6)
- Kombinationen: orale Laxantien mit Suppositorium, Klysma oder Einlauf bei Patienten mit bekannter Obstipation.

Reinigung des Dickdarms

Orale, medikamentöse Abführmaßnahmen in Kombination mit Einläufen,z.B.:
- Zwei Tage vor der OP: oral, z.B. zweimal Cascara-Salax® oder X-Prep®
- Am Vortag der OP: Reinigungseinlauf mit 500 ml Wasser, evtl. Glycerin, Dulcolax® zusetzen

❗ Bei umfangreicher Darmreinigung E'lyte kontrollieren ✍.

Keimreduktion des Dickdarms

Medikamente nach Arztanordnung verabreichen, z.B. Neomycin® kombiniert mit Sulfonamid.

 Tips, Tricks & Fallen
- Abführmaßnahmen so planen, daß die Nachtruhe des Patienten gewährleistet ist
- Keine oralen Abführmittel am Vorabend des OP-Tages verabreichen.

❙ 2.2.3   Körperreinigung

- Normale Körperreinigung wie Duschen oder Ganzwaschung reicht aus.
- Besondere Desinfektionsmaßnahmen der Haut sind nicht notwendig. Ausnahmen: z.B. Knochen-OP, orthopädische OP
- Am OP-Tag den Patienten vor der Prämedikation, aber nach der Rasur zur gründlichen Körperreinigung auffordern
- Patienten darüber informieren, daß er den Körper nicht eincremen soll. Patientin soll Nagellack entfernen und darf kein Make-up auftragen
- Nabel mit Wasser und Seife reinigen, nur bei besonderer Verschmutzung oder mittlerem Laparotomieschnitt desinfizieren

2

• Der Patient zieht frische Wäsche an. Frische Bettwäsche nach Bedarf. Ein neues Bett oder ein komplett neuer Bezug ist aus hygienischen und ökonomischen Gründen nur dann sinnvoll, wenn der Patient schon einige Tage das Bett benutzt hat.

 Tips, Tricks & Fallen
• Den ersten Patienten auf dem OP-Programm evtl. schon vom Nachtdienst wecken lassen, damit genug Zeit für die Körperpflege und Vorbereitung zur Verfügung steht
• Wenn der Patient postop. einige Tage immobil ist, vor der OP Haarwäsche empfehlen bzw. durchführen.

2.2.4   Rasur

Zeitpunkt: am OP-Tag morgens vor der Körperpflege. Zu frühes Rasieren erhöht das Infektionsrisiko durch Mikroläsionen.

Lokalisation
• Abhängig von der Schnittführung der geplanten OP (☞ Abb. 2.1)
• Grundsätzlich großzügig rasieren, in 15–20 cm Umkreis des geplanten Schnitts. Ausnahmen: Augenbrauen nur auf ausdrückliche Arztanordnung, Bart und Kopfhaar möglichst eng auf den Schnittbereich begrenzen
• Im Gesicht und auf dem Kopf nur mit ausdrücklicher Erlaubnis des Patienten rasieren, sonst liegt evtl. eine Körperverletzung vor.

Rasurpläne	
OP-Gebiet	Rasurbereich (☞ Abb. 2.2)
Kopf	Je nach OP-Gebiet scharf umgrenzte Rasur, Teil- oder Ganzrasur
Hals	Unterkiefer von Ohr zu Ohr, Hals und Brust bis Brustwarzen, ggf. auch Achselhöhlen
Brustkorb	Hals bis Beckenkamm an der zu operierenden Körperseite, von Wirbelsäule bis Brustbein, Achselhöhle und Oberarm
Abdomen	Von Brustwarzen bis Symphyse, Flanken beidseits
Nieren	Vorne von Höhe Brustwarzen bis Schamgegend, hinten von Schulterblatt bis Gesäß an der zu operierenden Körperseite
Leisten	Vorne von Nabelhöhe bis Mitte Oberschenkel
Beckenboden	Vorne von Nabelhöhe bis Mitte Oberschenkel, hinten Gesäß bis Mitte Oberschenkel
Amputationen	30 cm ober- und unterhalb der Absetzstelle

Rasur durchführen
Rasur in geeignetem Raum, z.B. Bad, unter Schutz der Intimsphäre vornehmen.

Naßrasur
Materialien: Einmalrasierer, Rasierschaum oder flüssige Seife, Zellstoff.
• Die Haut mit Rasierschaum, flüssiger Seife einschäumen. Bei bekannter Allergie nur mit Wasser anfeuchten
• Nach einer Einwirkzeit von etwa 1 Min. entgegen der Haarwuchsrichtung rasieren
• Möglichst atraumatisch vorgehen
• Hautgebiet abwaschen oder den Patienten duschen lassen.

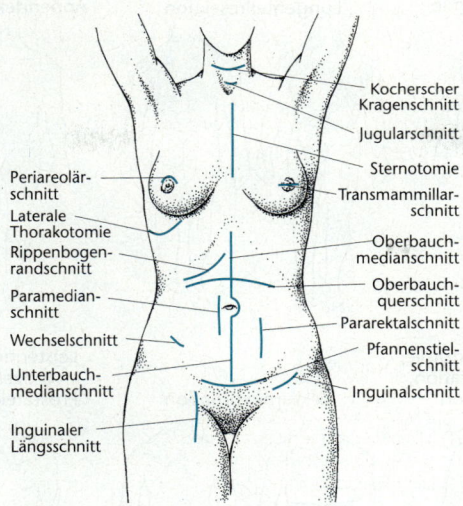

Abb. 2.1: Typische Schnittführungen [L 190]

Enthaarung mit chemischen Substanzen (Depilation)

Materialien: Enthaarungscreme, Spatel, Zellstoff.

- Bekannte Unverträglichkeitsreaktionen erfragen, ggf. Allergietest an Innenseite Unterarm, nicht an möglichen Venenpunktionsstellen, am Vortag der Verwendung
- Vorteilhaft bei Enthaarung im Genitalbereich, da der Patient Enthaarung ggf. selbst durchführen kann. Ergebnis kontrollieren
- Den Patienten anleiten, Gebrauchsanweisung beachten
- Creme nach Einwirkzeit mit einem Spatel oder Zellstoff abnehmen oder abduschen.

 Tips, Tricks & Fallen

- Trockenrasur vermeiden, da mehr Mikroläsionen und schlechter entfernbare Zell- und Haarreste als bei der Naßrasur verursacht werden. Einmalrasierer frühzeitig wechseln, da stumpfe Rasierer Verletzungen setzen
- Bei der Rasur festgestellte Hautveränderungen, z.B. Ekzem, Eiterpickel, Allergien, dokumentieren und dem Arzt melden.

2

Strumektomie

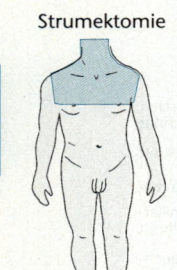

Lungenteilresektion

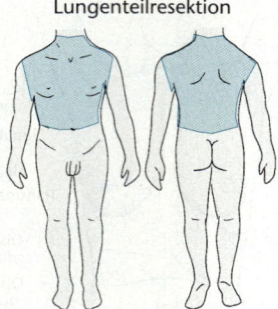

Appendektomie

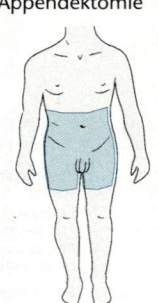

Cholezystektomie,
Magenoperation,
Milzoperation

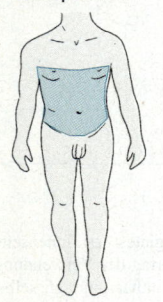

Rektumextirpation

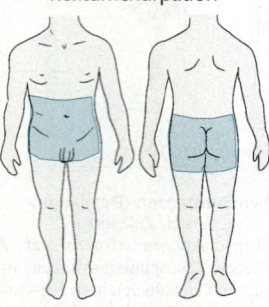

Leistenhernie,
Hydrozele,
Prostatektomie

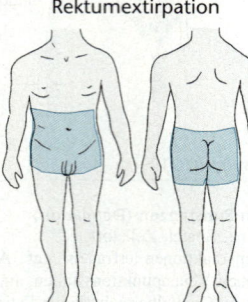

Nephrektomie,
Pyelolithotomie

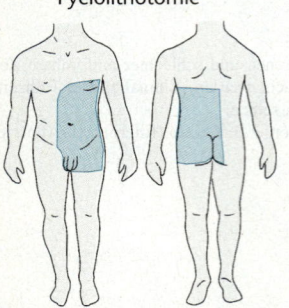

OP Knochenbrüche am Bein
(z.B. Schenkelhalsnagelung)

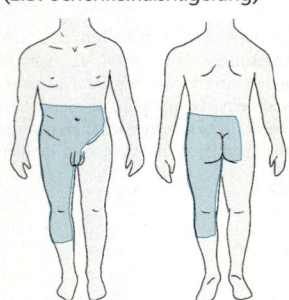

Abb. 2.2: Rasurpläne [L 190]

▌ 2.2.5 Psychische Betreuung

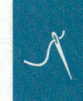

Ziel: perioperative Ängste und Befürchtungen des Patienten mindern. Ängste sind individuell und werden von jedem Patienten anders durchlebt und verarbeitet.

Präoperative Ängste des Patienten
- Trotz der Narkose die OP mitzubekommen
- Schmerzen, Komplikationen
- Eingeschränkte Bewegungsmöglichkeit
- Ungünstige Diagnose, veränderte Lebenssituation, z.B. bei Stomaanlage, Amputation
- Bettschüssel oder Nachtstuhl benutzen zu müssen
- Auf die Intensivstation verlegt werden zu müssen.

Postoperative Ängste des Patienten
- Erste Mobilisation, erster VW
- Neue Anforderungen, z.B. Stomaversorgung, Prothesen
- Abhängigkeit von fremden Menschen, Apparaten
- Schmerzen
- Probleme im Alltag, Beruf und in der Partnerschaft.

Begleitung in der prä- und postoperativen Phase
Auf Ängste und Befürchtungen eingehen
- Der Patient soll seine Ängste, z.B. vor der Narkose, mitteilen können. Er soll artikulieren können, welchen Anforderungen er sich nicht gewachsen fühlt, z.B. ein Stoma zu versorgen
- Den Patienten nicht beschwichtigen, sondern seine Äußerungen ernst nehmen
- Nonverbale Signale des Patienten wie Nervosität, Apathie, Anspannung wahrnehmen und hinterfragen
- Bei nicht beherrschbaren Ängsten und Problemen Fachpersonal empfehlen und auf Wunsch hinzuziehen, z.B. Psychologe, Seelsorger
- Angehörigenkontakte individuell und großzügig regeln: Besuche, Telefonate, Besuch von Kleinkindern ermöglichen.

Umfassend über den prä- und postoperativen Ablauf informieren
- Funktionseinheiten und Hilfsmittel, z.B. Gehstützen, kennenlernen lassen
- Fachkompetenz zeigen. Alle Maßnahmen, z.B. zur präop. Vorbereitung erklären
- Patientenbedürfnisse erkennen und berücksichtigen: z.B. Gesprächs-, Ruhe-, Informationsbedürfnis, physische Bedürfnisse.

Vertrauen schaffen
- Im Patientengespräch Vertrauenspersonen ermitteln. Auf Wunsch des Patienten z.B. Gespräche führen, in den OP begleiten
- Nach der Bezugspflege arbeiten, damit eine Vertrauensbasis entstehen kann (☞ 1.3.1)
- Versprochenes einhalten, z.B. erster Tee, Sonden und Drainagen entfernen. Bei Ungewißheit nichts versprechen
- Ggf. Laienhelfer einbeziehen, z.B ,,Grüne Damen".

Für geeignetes Umfeld sorgen, Perspektiven vermitteln
- Auf ausgewogene Zimmerbelegung achten: Alter, Diagnose, Pflegeabhängigkeit, Anliegen der Patienten berücksichtigen
- Aktivierungs- und Ruhezeiten im ausgewogenen Verhältnis ermöglichen
- Teilziele setzen, Fortschritte aufzeigen und den Patienten für die Leistung loben
- Bei Wiedereingliederungsproblemen den Sozialdienst verständigen.

2

I 2.2.6   Prämedikation

Ziele
- Anxiolyse und Sedierung: die Angst des Patienten vor der OP und Narkose reduzieren und den Patienten in ruhigen, ausgeglichenen Zustand versetzen. Erfolgt mit Psychopharmaka, z.B. Tranxilium®, Rohypnol®, Dormicum®
- Narkoserisiken mindern. Der Anästhesist wählt ein geeignetes Anästhesieverfahren und Narkotika aus, informiert sich über Risiken wie z.B. Hypertonie, Intubations-hindernis
- Vorbestehende oder bewegungsabhängige Schmerzen, z.B. beim Umlagern, lindern. Erfolgt z.B. mit Dolantin®, Dipidolor®, Temgesic®
- Ggf. Vagusdämpfung, z.B. mit Atropin®. Ziele: verminderte Sekretion von Speichel, Bronchialschleim, Erweiterung der Bronchien, Steigerung der Herzfrequenz.

Maßnahmen
Am Vortag
- Patienten über Prämedikationsvisite durch den Anästhesisten informieren, ggf. Zeitpunkt vereinbaren, damit der Patient im Zimmer ist
- Aktuelle Befunde und Daten wie Körpergröße und -gewicht, Vitalzeichen erheben
- Unterlagen zur Prämedikationsvisite bereitlegen: Einverständniserklärung, Informa-tionsmaterial zum Anästhesieverfahren, Krankenakte, Rö-Bilder, Untersuchungser-gebnisse
- Abends: verordnete Psychopharmaka verabreichen. Den Patienten informieren, daß das Medikament Bestandteil der Prämedikation ist. Es sollte auch dann eingenommen werden, wenn er sich nicht aufgeregt fühlt oder glaubt, ohne Medikament schlafen zu können
- Gesprächsbereitschaft signalisieren: den Patienten fragen, ob er noch etwas wissen möchte oder aufgeregt ist. Nochmals kurz den Ablauf des kommenden Tages ansprechen, Weckzeit vereinbaren
- Bei alten Menschen auf paradoxe Reaktion, z.B. Unruhe, Angstzustände, Verwirrtheit durch die Psychopharmaka gefaßt sein. Nachtdienst, ggf. Arzt informieren.

Am OP-Tag
- Wirkung der Prämedikation vom Vorabend erfragen, Besonderheiten dokumentieren
- Prämedikation nach Arztanordnung oder Abruf verabreichen und dokumentieren
- Orale Medikation oder Suppositorien werden meist unabhängig vom Zeitpunkt der OP morgens verabreicht. Patient darf anschließend noch aufstehen. Injektionen erst kurz vor der OP geben, Patienten vorher die Toilette aufsuchen lassen, anschließend Bettruhe
- Patienten auf Wirkung der Medikamente hinweisen: Müdigkeit, Gleichgültigkeit, evtl. Schwindel bei Psychopharmaka. Mundtrockenheit, Herzklopfen bei Atropin®.

2.2.7　Pflege am Operationstag

Sicherheit
- Informieren, ob der Patient nüchtern geblieben ist oder versehentlich gegessen, getrunken hat
- Raucher auf das Rauchverbot hinweisen
- An das Entfernen von z.B. Nagellack, Make-up erinnern
- Verordnete Heparinisierung verabreichen
- Antithrombosestrümpfe oder Kompressionsverband anlegen
- Bei Unregelmäßigkeiten den Stationsarzt sofort informieren.

Rasur, Körperpflege, Anziehen
- Rasur oder Epilation nach Plan durchführen (☞ 2.2.4)
- Patienten Gelegenheit und genügend Zeit zur Körperpflege geben (☞ 2.2.3)
- Patienten OP-Hemd, Haube und Netzhose anziehen lassen, Intimsphäre beachten
- Uhr, Schmuck, Wertsachen unter Verschluß nehmen. Eine Liste der abgegebenen Gegenstände erstellen und vom Patienten unterschreiben lassen
- Brille, Kontaktlinsen, Hörgeräte, Augen- oder Zahnprothesen erst unmittelbar vor dem Transport zum OP entfernen, sicher verwahren und versorgen.

Ausscheiden, Prämedikation, Papiere
- Patienten zum Toilettengang auffordern
- Prämedikation nach Arztanordnung verabreichen (☞ 2.2.6)
- Begleitpapiere frühzeitig herrichten: Krankenakte, Anästhesieprotokoll, Einverständniserklärungen für die OP und das Anästhesieverfahren, Laborbefunde, Untersuchungsergebnisse, Rö-Bilder, Konsiliarberichte, Pflegedokumentation der Station.

Übergabe des Patienten an das OP- und Anästhesiepersonal
- Vor Transport vergewissern, daß alle Maßnahmen durchgeführt wurden
- Patienten und Papiere persönlich an das Anästhesiepersonal übergeben und gegenseitig vorstellen. Patienten nicht alleine lassen
- Identität des Patienten (Name, Geburtsdatum, Station, Art und Ort der OP) mit dem Prämedikationsprotokoll vergleichen
- Angaben über letzte Vitalzeichen, Nüchternheit, Wirkung der Prämedikation machen. Über ggf. bereitgestellte Blutkonserven und Frischplasmen, aktuelle Laborbefunde und Rö-Kontrollen informieren
- Vom OP angeforderte Materialien übergeben, z.B. spezielle Katheter, Medikamente und Antibiotika
- Besonderheiten erwähnen, z.B. Allergien, Entzugssymptome, Menstruation
- Nach Wunsch den Patienten durch Angehörige bis zur Schleuse begleiten lassen, v.a. bei Kindern.

2.3   Operativer Bereich

2

▌ 2.3.1   Anästhesie- und Narkoseformen

▌ Lokal- und Regionalanästhesie

In die unmittelbare Nähe peripherer Nerven eingespritzte Lokalanästhetika gelangen
durch Diffusion in diese Nerven und blockieren sie. Durch die Regionalanästhesie soll
die Weiterleitung von Schmerzimpulsen aus einem bestimmten Körpergebiet zum
Gehirn verhindert werden. Eine regionale Schmerzausschaltung, zusätzlich eingeschränkte oder unterbundene Motorik sind die Folge.

Oberflächenanästhesie
Die Blockade sensibler Nervenendigungen und der Schleimhaut durch oberflächlich
aufgebrachtes Lokalanästhetikum als Gel, Spray, z.B. Lidocain

Indikationen: Anwendung in Mundhöhle, Nasen- und Rachenraum, z.B. vor Endoskopie, Biopsie, zum Legen einer Magensonde.

Pflegerische Besonderheiten: Patient muß bis zwei Stunden nach der Maßnahme
nüchtern bleiben. Durch die Schleimhautanästhesie besteht eine erhöhte Aspirationsgefahr.

Infiltrationsanästhesie
Blockade sensibler Nervenendigungen und endständiger Nervenbahnen durch s.c., i.c.
oder i.m. gespritztes Lokalanästhetikum, z.B. Lidocain 0,5 %.

Indikation: zur Anästhesie kleiner, umschriebener Bezirke, z.B. bei Inzision, Naht,
Wundrevision, Punktionen.

Leitungsanästhesie
Lokalanästhetikum, z.B. Lidocain 1 %, wird in die Nähe eines Nervenstranges, z.B.
Plexus brachialis, injiziert. Die von diesen Nervenleitungen versorgten Gebiete werden
damit anästhesiert. Da große Nervenstränge blockiert werden, muß der Patient wie bei
einer Vollnarkose mit einem Monitoring überwacht werden. Zudem ist die Leitungs-
anästhesie unter den gleichen aseptischen Bedingungen wie eine OP durchzuführen.

Spinalanästhesie
Injektion von Lokalanästhetikum in den lumbalen Subarachnoidalraum, meist auf Höhe
des 1. oder 2. Lendenwirbels, zur Nervenblockade in der unteren Körperhälfte. Die
Spinalpunktion kann beim sitzenden oder liegenden Patienten durchgeführt werden.
Nach etwa 10 Min. sind in der unteren Körperhälfte alle Empfindungen und die Motorik
ausgeschaltet.

Indikationen: bei Eingriffen unterhalb des Nabelniveaus, z.B. in der Geburtshilfe,
Urologie, untere Extremitäten.

Pflegerische Besonderheiten
Da in die Dura mater ein Loch gestochen wird, durch das Liquor in den Spinalkanal
abfließen kann, kommt es häufig zu starken Kopfschmerzen.
• Krankenbeobachtung: v.a. RR, Puls, Rücken- oder Kopfschmerzen, Harnverhalt,
  neurologische Symptome

- Patient hat 24 Std. Bettruhe, soll flach liegen und viel trinken (empfohlen, wissenschaftlich jedoch nicht gesichert). Unumstritten ist, daß der Patient bei bereits aufgetretenem postspinalen Kopfschmerz flach liegen soll
- Um schwere Komplikationen wie Querschnittslähmung durch ein Hämatom, welches das Rückenmark komprimiert, zu verhindern, muß zuvor die Blutgerinnung kontrolliert werden.

Periduralanästhesie (PDA)
Injektion von Lokalanästhetikum in den Periduralraum des Wirbelkanals, thorakal, lumbal oder kaudal, zur Blockade der jeweiligen Segmentnerven.

Indikationen: wie bei der Spinalanästhesie und zur Schmerztherapie, einmalig (Singleshot) oder mittels Epiduralkatheter über Tage.

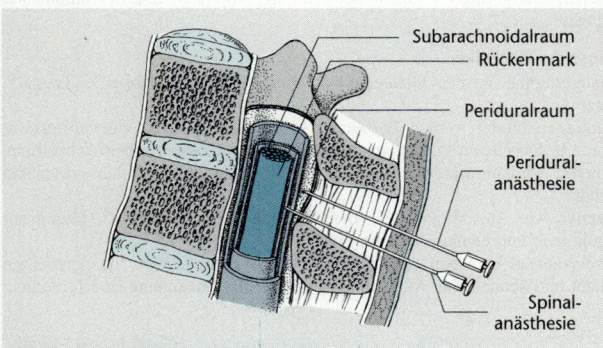

Abb. 2.3: Peridural- und Spinalanästhesie [B 213]

Pflegerische Besonderheiten
- Aspetischer VW mit Lagekontrolle am ersten und zweiten Tag, danach jeden zweiten Tag. Ebenso den Injektionsfilter wechseln
- Für das Lokalanästhetikum keine Spritze unter 10 ml verwenden. Das Filtergehäuse könnte sonst durch hohen Einspritzdruck beschädigt werden. Nachinjektionen sind vom Arzt vorzunehmen
- Patientenbeobachtung: nach Einspritzen des Medikamentes allergische Reaktionen wie Juckreiz, Quaddelbildung, Asthmaanfall bis hin zum anaphylaktischen Schock
- Regelmäßig RR, Puls, Atmung, Hautfarbe, Bewußtsein, Miktion überprüfen. Durch Blockade: Gefäßweitstellung und Gefahr des RR-Abfalls
- Auf Anzeichen eines generalisierten Krampfanfalles wie Muskelzittern, Schläfrigkeit bis Unruhe, Schwindel, Taubheitsgefühl von Zunge und Lippen, verwaschene Sprache, Ohrklingen, Sehstörungen und Nystagmus achten. Ursachen: Überdosierung, Injektion in Vene oder Arterie, zu schnelle Anästhetikum-Resorption
- Vorsicht beim Mobilisieren: Sensibilitäts- und motorische Störungen möglich.

2

| Allgemeinanästhesie

Durch die Allgemeinanästhesie wird der Patient vollständig narkotisiert, d.h. Schmerzen, Bewußtsein und Reflexe werden ausgeschaltet, die Muskulatur relaxiert.

Anästhetika zur Inhalation

Gase oder Dämpfe, die über einen Tubus oder eine Maske eingeatmet werden. Sie lassen sich gut steuern, da die Lungenventilation beeinflußbar ist. Die Wirkung tritt relativ langsam ein.

- Lachgas (Distickstoffoxid: N_2O): stellt zumeist das Basisnarkotikum dar. Wird dem Einatmungsgemisch 66–75 % konzentriert zugesetzt. Es hat eine gute analgetische, jedoch schwache narkotische Wirkung. Außerdem erzeugt es eine Amnesie. Es kann nur zusammen mit weiteren Anästhetika eingesetzt werden
- Halothan, Ethrane oder Isofluran: leicht verdampfbare Flüssigkeiten mit guter narkotischer, aber geringer analgetischer Wirkung. Normalerweise in Kombination mit Lachgas.

Intravenöse Anästhetika

- Zur Analgesierung werden Opiate, z.B. Fentanyl-Jansen®, Rapifen®, Tramal®, eingesetzt
- Zur Narkoseeinleitung werden Barbiturate, z.B. Trapanal®, Brevimytal®, sowie Sedativa, z.B. Dormicum®, Rohypnol®, verwendet. Der Patient schläft schnell ein. Im weiteren Verlauf werden dann die gut steuerbaren Inhalationsanästhetika angewendet
- Neuroleptika wie Atosil®, Psyquil® besitzen einen sedativen Effekt, führen zur Gleichgültigkeit und hemmen den Antrieb
- Muskelrelaxanzien erzeugen eine vorübergehende Lähmung der quergestreiften Muskulatur und können eine Atemlähmung hervorrufen. Beatmung ist erforderlich.

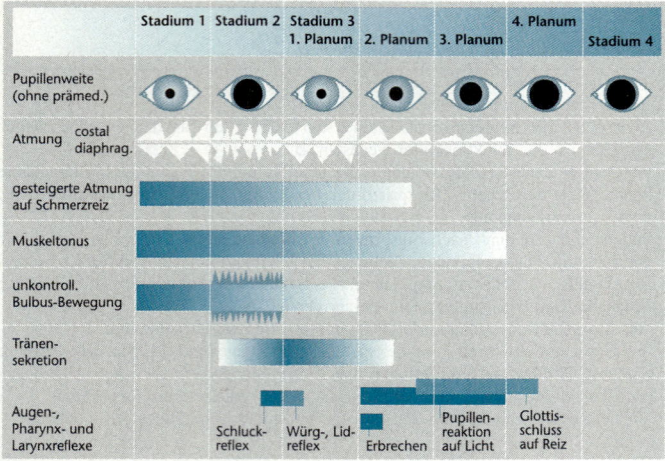

Abb. 2.4: Narkosestadien [V 229]

Wichtige Verfahren der Allgemeinanästhesie

Bei der Allgemeinanästhesie werden meist verschiedene Anästhesieverfahren kombiniert, z.B. i.v. Anästhesie zur Einleitung und Inhalationsnarkose zur Erhaltung.

Maskennarkose

Allgemeinanästhesie als Inhalationsanästhesie über eine dicht um Mund und Nase geschlossene Maske, mit der der Patient während der gesamten OP-Dauer von Hand beatmet wird (Maskenbeatmung ☞ 4.1.2). Nachdem das Inhalationsanästhetikum ausgeschaltet und reiner O_2 verabreicht wurde, erwacht der Patient innerhalb weniger Min.

Indikationen: bei voraussichtlich unkomplizierten Eingriffen, die außerhalb von Körperhöhlen erfolgen, weniger als 20 Min. dauern und z.B. bei Ausschabungen, Abszeßspaltungen.

Intubationsnarkose (ITN)

Der Patient wird intubiert und über einen Tubus, zumeist mit einem Beatmungsgerät, beatmet. **Indikationen:** alle Eingriffe, die eine Intubation erlauben.

Neuroleptanästhesie (NLA)

Kennzeichen ist die kombinierte Anwendung eines Sedativums, z.B. Valium®, Rohypnol®, mit einem kurz wirksamen Opiat, z.B. Fentanyl, und evtl. einem Hypnotikum, z.B. Hypnomidate®. Muskelrelaxanzien werden immer benötigt. Neuroleptanästhesie muß als Intubationsnarkose durchgeführt werden.

Indikationen: Immer dann, wenn Inhalationsanästhetika nicht angewendet werden dürfen z.B. bei V.a. erhöhten Hirndruck. Außerdem empfiehlt sich eine Anwendung bei Patienten mit Herzinsuffizienz und bei langer OP.

Vor- und Nachteile der Anästhesieverfahren	
Vorteile	**Nachteile**
Lokal- und Regionalanästhesie	
• Bewußtsein und Teilmobilität bleiben erhalten, Kooperation kann genutzt werden • Geringe Herz-Kreislauf-Belastung • In der Geburtshilfe: Fetus wird nicht durch Medikamente belastet • Zur Schmerztherapie einsetzbar	• Patient kann durch Atmosphäre, Geräusche, ggf. Zwischenfälle belastet werden • Für unruhige, unkooperative Patienten nicht geeignet • PDA oder Spinalanästhesie ist bei anatomischen Veränderungen der Wirbelsäule nicht möglich • Fehllagen und dadurch mangelhafte Wirkung sind möglich
Allgemeinanästhesie	
• Narkose gut steuerbar • Rascher Wirkungseintritt, im Notfall erwünscht • Unabhängig von bestimmten Lagerungsarten einsetzbar	• Aufwachphase, Bewußtsein beeinträchtigt • Höhere Belastung durch Narkotikaabbau • Der Patient fühlt sich eher ausgeliefert

I 2.3.2   Ein- und Ausschleusen

Die Keimverschleppung über Schuhe, Kleidung, Betten usw. von peripheren Bereichen in den OP-Trakt wird durch das korrekte Ein- und Ausschleusen des Patienten und Personals minimiert.

Patienten ein- und ausschleusen
- Patienten über Grund und Ablauf des Ein- und Ausschleusens informieren, keine Hektik verbreiten
- Nicht selbständig mit dem Umlagern beginnen. Warten, bis das OP-Personal an die Schleuse kommt. Anweisungen des OP-Personals nachkommen
- OP-Hemd beim Einschleusen ausziehen, Patienten vom OP-Personal sofort mit einem sterilen, angewärmten Tuch abdecken lassen, Intimsphäre achten
- Auf vorhandene Zu- und Ableitungen wie Drainagen und Sonden achten (☞ 3.4)
- Vom Patienten verabschieden.

Personal ein- und ausschleusen
- Einschleusen bedeutet: Umziehen von Stations- bzw. Straßenkleidung und -schuhen in den entsprechenden Umkleideräumen. Uhr, Schmuck, auch Ehering abnehmen und verschließen. Haube und Mundschutz anlegen. Haube muß Kopfhaar und Ohren bedecken. Der Mundschutz reicht von der Nasenwurzel bis unter das Kinn und muß fest sitzen. Darauf achten, daß das Barthaar ebenfalls bedeckt wird. Anlegen des Wickelkittels ☞ Abb. 2.8
- Hygienische Händedesinfektion vor Betreten der OP-Räume (☞ 1.4.3)
- Keine überweite Kleidung tragen, Gefahr der Kontamination von Flächen und Gegenständen
- Beim Ausschleusen OP-Kleidung in den Wäscheabwurf geben, Einmalmaterial verwerfen, Hände desinfizieren, gewünschte Kleidung anziehen
- Kleidung wechseln, auch wenn der OP-Trakt nur kurzfristig verlassen wird
- Möglichst wenig ein- und ausschleusen, saubere und unsaubere Seite beachten, hausspezifische Regeln berücksichtigen.

I 2.3.3   Patientenvorbereitung im OP

I Lagerung

Lagerungsarten	
Lagerungsart	Anwendungsbeispiel
Rückenlage	Bauch- und Thorax-OP, Eingriffe an Hals und Schädeldach
Seitenlage	OP im Bereich der hinteren Schädelgrube, Schläfenregion
Seitenlage mit Überstreckung	Nieren-OP
Bauchlage	Wirbelsäulen-OP, Eingriffe an hinterer Schädelgrube
Steinschnittlage	Gynäkologische vaginale Eingriffe
Knie-Ellenbogen-Lagerung	Rektum-OP (posterior)
Sitzende Lagerung	Neurologische Eingriffe am Kopf

Grundsätze der Lagerung

- Patienten auf einen verstellbaren, gepolsterten OP-Tisch lagern
- Ggf. Umlagerungshilfen wie Gleitmatte, Hebekissen benutzen
- Anästhesie- und OP-Personal sind gemeinsam für die Lagerung zuständig
- Patienten auf dem OP-Tisch durch Fixiergurte vor dem Herunterfallen schützen
- Intimsphäre beachten, vor dem Auskühlen schützen, Patienten sofort mit einem vorgewärmten Tuch abdecken
- Individuelle Körperschäden berücksichtigen, z.B. Gelenkfehlstellungen

Aufliegende Körperteile gut unterpolstern, besonders bei langer OP.

Lagerungsschäden durch eine OP

- Die Schäden können durch unsachgemäße Lagerung, z.B. keine oder ungenügende Polsterung, unter dem Patienten liegende Zu- und Ableitungen oder extreme Lagerpositionen verursacht werden
- Bei länger dauernder OP können Dekubiti entstehen, besonders wenn der Patient auf feuchten und faltigen Tüchern liegt oder schlechte Kreislaufverhältnisse aufweist
- Periphere Nerven sind besonders gefährdet, u.a. der N. ulnaris des zur Narkose ausgelegten Arms, der N. fibularis (= N. peronaeus) und der Armplexus
- Patienten mit Vorerkrankungen wie Diabetes mellitus, Arteriosklerose, hämorrhagische Diathese sind für Lagerungsschäden prädisponiert
- Lagerungsschäden werden meist erst postop. bemerkt, wenn der Patient über Beschwerden klagt, z.B. eingeschlafener Arm, Kribbeln, Gefühllosigkeit in der betroffenen Extremität.

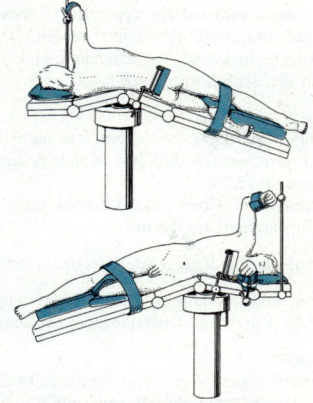

Seitenlagerung mit Überstreckung

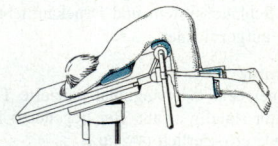

„Heidelberger Lagerung" bei posterioren Rektumeingriffen

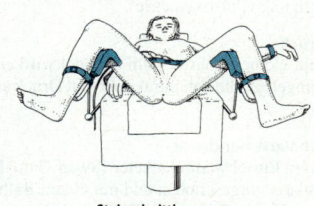

Steinschnittlagerung

Abb. 2.5: Operationslagerungen [L 190]

I Monitoring

Durch eine kontinuierliche apparative Überwachung der Vitalparameter kann rechtzeitig auf Zwischenfälle reagiert werden. Der Umfang des Monitoring ist abhängig
vom Allgemeinzustand des Patienten und der Art der OP, wird im Aufwachraum und
ggf. auf der Station fortgesetzt.

EKG
- Grundüberwachung bei jedem Patienten in der Anästhesie. Über selbstklebende
  Elektroden werden drei Brustwandableitungen angeschlossen. EKG anlegen und
  messen ☞ 12.2.1
- Alarmiert bei Über- oder Unterschreiten eingestellter Grenzwerte und schreibt
  Dokumentationsstreifen mit.

Atmung: Das Gerät zeigt Atemfrequenz und Thoraxexkursionen als Kurve an.

ZVD: mit zentralvenösem Katheter verbundener Druckaufnehmer mißt den ZVD
(☞ 3.5.6), Kurve und Digitalanzeige auf dem Monitor.

Blutdruck
- Altersabhängige Normwerte beachten (☞ 2.4.3)
- Indirekte elektronische Messung mit Blutdruckmanschette an Arm oder Bein
- Direkte, blutige Messung über eine dünne Verweilkanüle, meist in der A. radialis.
  Über Schlauchsystem und Druckaufnehmer wird kontinuierlich der aktuelle Blut-
  druck aufgezeichnet.

Temperatur
Über eine rektal oder inguinal plazierte Temperatursonde wird die aktuelle Körpertemperatur ständig erfaßt. Bei liegendem Pulmonalarterienkatheter ist keine Temperatursonde erforderlich (☞ s.u.).

Sauerstoffsättigung (SaO₂): Ein am Finger angebrachter Sensor mißt die arterielle

Sauerstoffsättigung (SaO$_2$): Ein am Finger angebrachter Sensor mißt die arterielle
O_2-Sättigung (Pulsoxymetrie).

Hirndruck
Über ein kleines Bohrloch am Schädel wird eine Hirndrucksonde direkt außerhalb der
Dura eingelegt, die den intrakraniellen Druck aufnimmt und an den Monitor weiterleitet
(☞ 14.2).

Pulmonalarteriendruck
4-lumiger Einschwemmkatheter (Swan-Ganz-Katheter), der über die V. subclavia oder
V. jugularis vorgeschoben und mit einem Ballon in die A. pulmonalis eingeschwemmt
wird (☞ 12.2).. Erfaßt u.a. ZVD, Pulmonalarteriendruck, Temperatur, Herzzeitvolumen.

Niemals ausschließlich auf die Geräte verlassen, klinische Kontrollen durchführen. Zur eigenen Sicherheit und zur Sicherheit der Patienten die MedGV
anwenden (☞ 1.5.10).

Einleitung bei ITN

- Übernahme des Patienten und Kontrollen (☞ 2.2.7), den Patienten über alle Tätigkeiten informieren. An den EKG-Monitor anschließen, RR messen
- Patient erhält einen venösen Zugang, über den die i.v.-Anästhetika appliziert werden. Patient wird mit 100 % O_2 aufgesättigt
- Gabe einer geringen Menge Muskelrelaxans, z.B Alloferin®. Nach Herzfrequenz unter 60 Schläge/Min.: evtl. Atropingabe. Einleitungshypnotikum, z.B. Trapanal®, Brevimytal®, Dormicum® verabreichen. RR kontrollieren

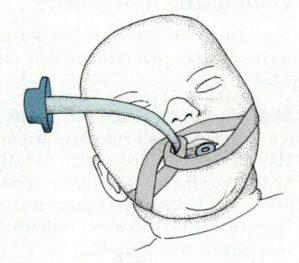

Abb. 2.6: Tubusfixierung [L 157]

- Nach Bewußtseinsverlust Maskenbeatmung, bei gesicherter Maskenbeatmung vollständige Relaxierung
- Intubation, Lagekontrolle und Befestigung von Tubus und Narkoseschläuchen, Narkosegase einstellen
- Im Narkoseprotokoll Puls, RR, Intubation, Tubusgröße, Medikamente, OP-Beginn, Konzentration der Narkosegase, Beatmungsparameter, O_2-Sättigung eintragen
- Transport in den OP-Saal. OP-Beginn, wenn Narkosetiefe ausreicht.

Vorbereitung des OP-Gebietes

Haut desinfizieren

Erfolgt durch das sterile OP-Personal nach der Narkoseeinleitung. Ausnahme: bei Sectio caesarea vor Narkoseeinleitung, um die Narkosezeit bis zur Entwicklung des Kindes kurz zur halten.

- Mit sterilem Handschuh, sterilen Kompressen und Hautdesinfektionslösung, z.B. PVP-Jod, Betaisodona®, OP-Gebiet und Umgebung desinfizieren. Es sollen sich keine Desinfektionsmittel-Pfützen auf dem OP-Tisch bilden
- Nach Einwirkzeit den Vorgang wiederholen, Gesamtdauer mindestens 5 Min.
- Falls eine Manschette für die Blutsperre und Erdung angelegt wird, darf keine Desinfektionslösung unter die Manschette oder Erdung gelangen. Kann zu Blasenbildung und Hautnekrosen führen.

Patienten abdecken

- Ganzen Patienten mit sterilen Tüchern abdecken, der OP-Bereich bleibt frei
- Ein Abdecktuch kommt zwischen Anästhesie und OP-Team, so daß für die Anästhesie Kopf und Arm des Patienten zugängig sind. Ausnahme: Eingriffe im Gesichtsbereich
- Nach Desinfektion Einwirkzeit abwarten, Haut mit sterilen Tupfern trocknen und mit Folienverband, z.B. Tegaderm®, Opsite® abkleben. Dient dem zusätzlichen Infektionsschutz, z.B. bei Knochen-OP.

2

I Chirurgische Instrumente

Art und Größe chirurgischer Instrumente orientieren sich am Verwendungszweck. Es gibt eine Vielzahl von Instrumenten, hier können nur einige exemplarisch beschrieben werden.

- **Skalpell:** z.B. für Hautschnitt, meist Einmalskalpell, spitzes Skalpell zum Präparieren, langes Skalpell zum Arbeiten in der Tiefe, z.B. Bauchhöhle
- **Haken:** z.B. Wundhaken zum Aufhalten der Wunde oder Wegdrücken eines Organs. Spitze Wundhaken zum Halten oberflächlicher Weichteilschichten, stumpfe Wundhaken zum Halten von Organen und tieferer Schichten. Bauchdeckenhaken für große Öffnungen im Abdomen, vielfach auch Bauchdeckenhalter. Sind selbsthaltend, verschieden groß einstellbar
- **Scheren:** werden nach Größe und Form ihrer Schneideflächen unterschieden, z.B. gerade Scheren mit zwei stumpfen Enden. Spitz stumpfe, gebogene Scheren. Kleine, spitze Scheren für Darm-, Gefäß-, Nerven-OP. Lange Scheren
- **Pinzetten:** z.B. anatomische Pinzette mit zarter Querriffelung an der Grifffläche. Chirurgische Pinzette mit feinen Zähnen, ermöglicht festes Zufassen. Darmpinzette mit sehr feinen Zähnchen
- **Klemmen:** Backhaus-, Moskito-, Pean- und Kocher-Klemmen (gebogen und gerade), Overholt-Klemmen (verschieden gebogen), Kornzange gerade und gebogen, Klemmen für große und kleine Präpariertupfer
- **Nadelhalter:** mit und ohne Feststellmöglichkeit, in langer und kurzer Ausführung
- **Nadeln:** in verschiedenen Stärken und Formen. Kantige, runde, gerade, gebogene. Atraumatisch, mit Faden ohne Öse verbunden.

I 2.3.4   Operationsbereich

I Räumlichkeiten

Waschraum
Der Waschraum ist als Vorraum zum OP-Saal angelegt, hat Sichtfenster zum OP und dient der chirurgischen Händedesinfektion (☞ 1.4.3).
- Armaturen des Waschbeckens ohne Handknauf, Bedienung über Sensor oder Fußtaste
- Spender zur Entnahme steriler Bürsten und Trockentücher
- Desinfektionsmittelspender, mit Ellbogen bedienbar
- Uhr, um Waschdauer zu messen.

Einleitungsraum
Der Einleitungsraum schließt sich an die Patientenschleuse an. Hier wird der Patient vom Anästhesiepersonal auf die Einleitung der Narkose vorbereitet, Blasenkatheter, Magen-Duodenal-Sonde, periphere venöse Zugänge werden gelegt.

Aseptischer Bereich
- Hier werden ausschließlich aseptische OP durchgeführt. Stellt sich intraoperativ unerwartet heraus, daß das OP-Gebiet infektiös ist, gilt der Saal als septisch. In diesem Fall ist die Tür von außen mit „Septisch" zu beschriften, der Springer sofort zu verständigen. Nach Abschluß der OP wird der Raum desinfiziert.

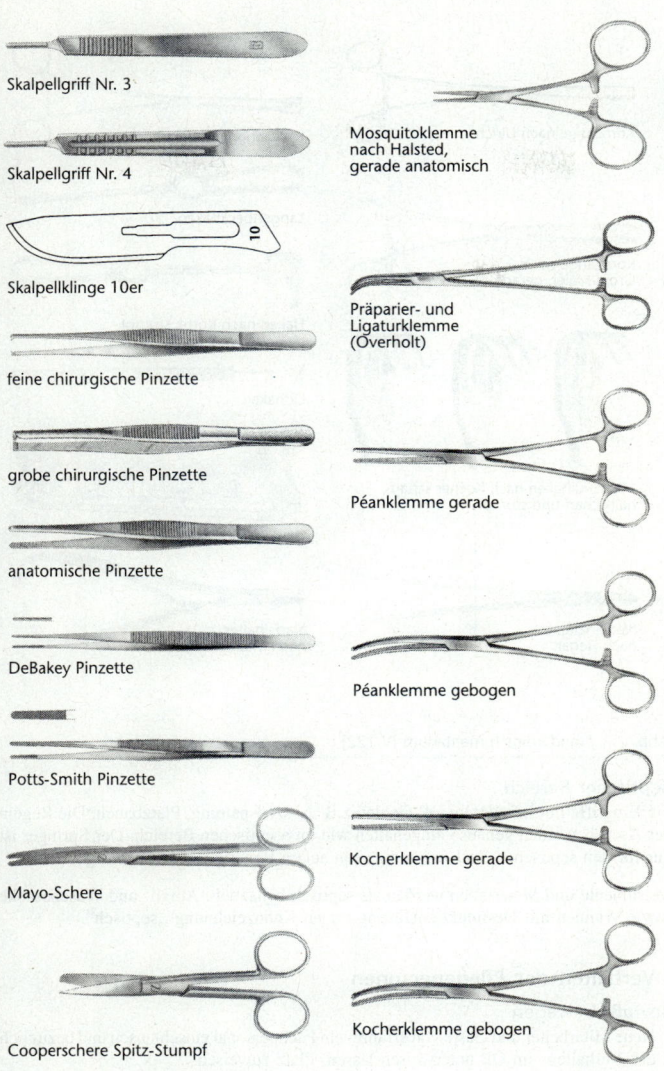

Skalpellgriff Nr. 3

Skalpellgriff Nr. 4

Skalpellklinge 10er

feine chirurgische Pinzette

grobe chirurgische Pinzette

anatomische Pinzette

DeBakey Pinzette

Potts-Smith Pinzette

Mayo-Schere

Cooperschere Spitz-Stumpf

Mosquitoklemme
nach Halsted,
gerade anatomisch

Präparier- und
Ligaturklemme
(Overholt)

Péanklemme gerade

Péanklemme gebogen

Kocherklemme gerade

Kocherklemme gebogen

Abb. 2.7: Standardinstrumentarium [V 122]

2

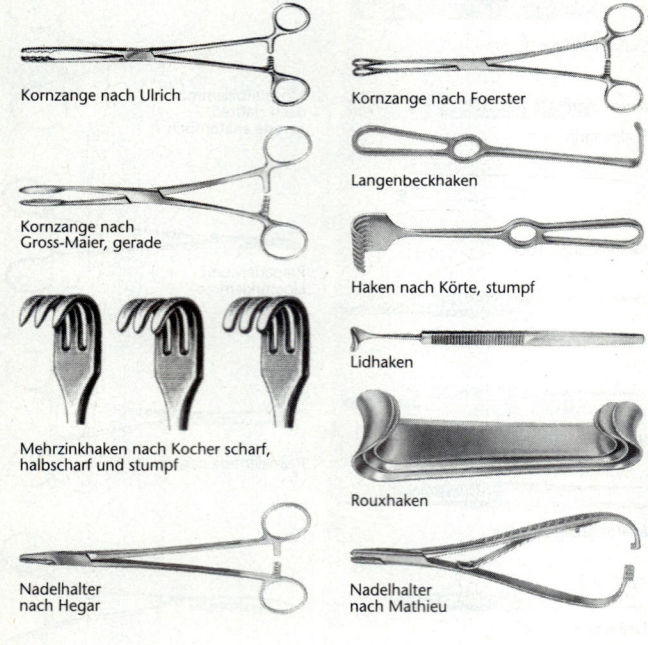

Kornzange nach Ulrich

Kornzange nach Foerster

Langenbeckhaken

Kornzange nach
Gross-Maier, gerade

Haken nach Körte, stumpf

Lidhaken

Mehrzinkhaken nach Kocher scharf,
halbscharf und stumpf

Rouxhaken

Nadelhalter
nach Hegar

Nadelhalter
nach Mathieu

Abb. 2.7: Standardinstrumentarium [V 122]

Septischer Bereich

Für Eingriffe mit infiziertem OP-Gebiet, z.B. Abszeßspaltung, Platzbauch. Die Regeln der Asepsis werden genauso eingehalten wie im aseptischen Bereich. Der Springer ist nur für den septischen Saal zuständig, von außen Benötigtes wird hereingereicht.

Instrumente und Materialien werden als septisch behandelt, Abfall- und Wäschesäcke sowie Wannen mit Desinfektionslösung tragen Kennzeichnung ,,septisch".

❙ Verhalten der Pflegepersonen

Bewußt bewegen

- Neue Mitarbeiter und Gäste von erfahrenem Fachpersonal einschleusen und bezüglich des Verhaltens im OP unterweisen lassen, Platz zuweisen
- Umherlaufen auf das Notwendige beschränken und durch Umsicht mehrere Aufgaben auf einem Weg erledigen
- Auf sterile Flächen, Personen und Gegenstände achten

- Hände unter Blickkontakt bewegen, auf Ellenbogen und Rücken achten
- Sofort mitteilen, sollte etwas unsteril gemacht worden sein.

Aufgaben des „Springers"
Als „Springer" wird eine unsterile Pflegekraft im OP bezeichnet.
- Ist für organisatorische Aufgaben wie Telefonate, Mitteilungen aus und an den OP, Änderungen vom vorgesehenen OP-Plan verantwortlich
- Reicht ggf. zusätzlich benötigte Materialien und Siebe steril an, kümmert sich um das Untersuchungsmaterial
- Hilft bei Umlagerungen mit, Springer aus septischem OP dürfen nicht in aseptischen

Sterile OP-Kleidung anlegen ☞ Abb. 2.8

I 2.3.5   Narkoseausleitung

Extubation
- Sobald Herz-Kreislauf-Funktion und Temperatur normal sind und die Spontanatmung des Patienten ausreichend ist, wird extubiert
- Ggf. vorher Antagonisierung von Muskelrelaxanzien, z.B. mit Prostigmin® oder Mestinon®
- Erst nach einigen Min. problemloser Spontanatmung unter Aufsicht, adäquater Reaktion auf Ansprache und intakten Schutzreflexen wird der Patient aus dem OP abgegeben.

Ausschleusen des Patienten
- Patient wird von den Kabeln der Überwachungsgeräte getrennt und ausgeschleust
- Beatmungsbeutel bereithalten
- Patientenunterlagen mitnehmen
- Fixierung des Patienten sicherstellen
- Patienten niemals alleine ausschleusen oder umbetten.

2

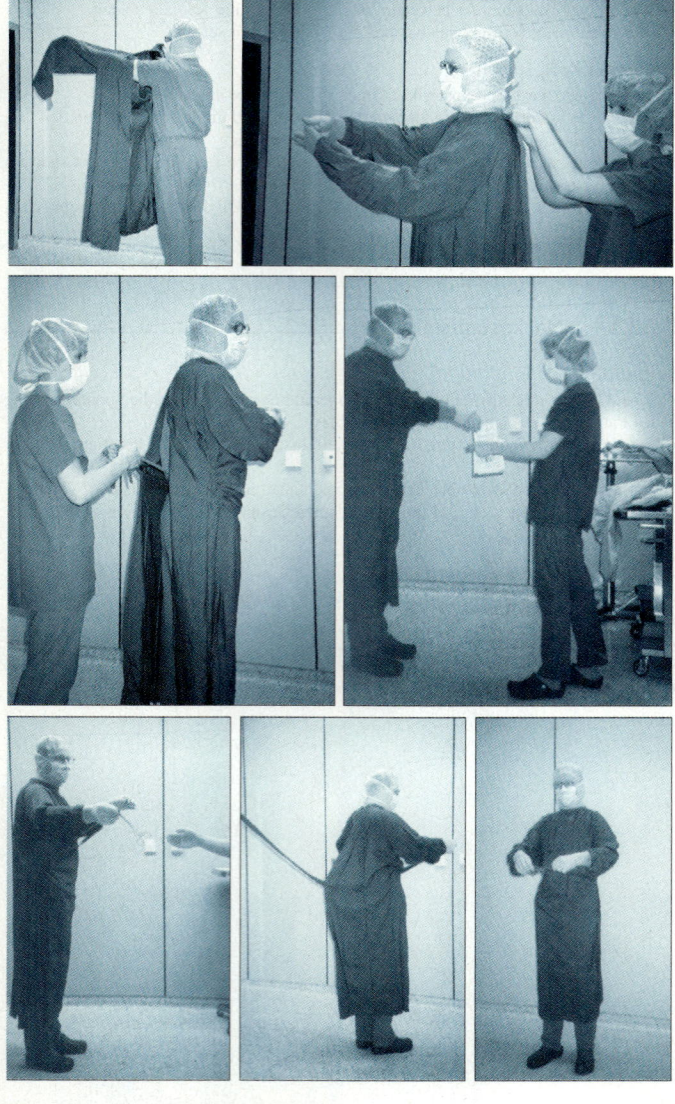

Abb. 2.8: Anziehen des Wickelkittels [D 200]

2.4   Operationsnachsorge

2.4.1   Krankenzimmer und -bett vorbereiten

Krankenzimmer
- Septische und aseptische Patienten in verschiedenen Krankenzimmern unterbringen. Gehfähige und nicht gehfähige Patienten zusammenlegen
- Der Raum soll gelüftet aber nicht zu kalt sein, wenn der Patient aus dem OP kommt
- Benötigte Geräte wie Monitor (EKG), RR-Meßgerät, O_2-Anschluß, -maske und -sonde bereitstellen und überprüfen. Evtl. Infusomat® und Perfusor® mit passenden Infusionsbestecken, Absauganschluß und -katheter, Klingel, Sichtschutz, ZVD-Meßvorrichtung, Inhalationsapparat, Atemtrainer vorbereiten
- Tisch mit Hilfsmitteln herrichten, z.B. Nierenschalen, Zellstoff, sterile und unsterile Handschuhe; Behälter zum Entleeren von Urin, Wundsekret, Magensaft; Vorlagen, flüssigkeitsdichte Unterlagen, Mundpflege-Set, Fieberthermometer, Dokumentationsformulare.

Krankenbett
- Bettschutz je nach Lokalisation der OP einlegen
- OP-Hemd, Nierenschale, Zellstoff, zweite Bettdecke bereithalten
- Lagerungshilfsmittel, z.B. Schiene, Kissen, je nach durchgeführter OP vorbereiten
- Infusionshalterung anbringen. Aufhängevorrichtung für Sekretbeutel, Drainagen und Urinbeutel befestigen
- Vorbereitetes Bett zugedeckt lassen
- Urinflasche mit Halterung und Steckbecken bereitlegen.

2.4.2   Übernahme aus dem OP oder Aufwachraum

Grundsätze
- Patienten durch zwei Pflegepersonen abholen
- Zum Transport immer Beatmungsbeutel und -maske mitnehmen
- Ggf. Aufzugschlüssel für Vorzugsfahrt mitnehmen.

Patienten übernehmen
- Patienten ansprechen, sich vorstellen, über den Transport zur Station informieren, und in das vorbereitete Bett umbetten
- Subjektives Befinden erfragen: Schmerzen, Frieren, Übelkeit. Bewußtseinszustand des Patienten einschätzen. Nur bewußtseinsklare und kreislaufstabile Patienten übernehmen
- Übernahmegespräch außer Hörweite des Patienten führen. Eine Pflegeperson bleibt beim Patienten
- Informationen einholen über Art und Verlauf der OP und Narkose, intraop. Zwischenfälle, Anordnungen, z.B. Lagerung, Medikation, Lage von Drainagen mit und ohne Sog. Anästhesieprotokoll auf Besonderheiten, z.B. Blutverlust oder Bluttransfusionen überprüfen. Aktuelle Vitalwerte erfragen
- Verlegung mit Uhrzeit und Unterschrift bestätigen lassen
- Begleitpapiere wie Rö-Bilder, Kurve, Laborbefunde, Anästhesieprotokoll auf Vollständigkeit überprüfen.

2

Kontrollen vor dem Transport

- Lagerung des Patienten überprüfen, z.B. korrekte atemerleichternde oder angeordnete Lagerung
- Kreislaufstabilität und Atmung kontrollieren: Puls, Atemfrequenz und -qualität
- Zu- und Ableitungen, z.B. Venen- und Blasenkatheter, Sonden, Drainagen auf richtige Lage, Durchgängigkeit und Funktion überprüfen. Bei mehreren Drainagen auf deren Kennzeichnung achten
- Fördermenge und Aussehen des Sekrets in den Ableitungssystemen inspizieren und Auffälligkeiten, wie extrem große Sekretmenge oder OP-bedingte unübliche Blutbeimengungen in Sonden und Kathetern dem Operateur mitteilen lassen
- Wundverband auf korrekten Sitz und Durchbluten überprüfen
- Auf vergessene Gegenstände im Bett achten.

Patienten transportieren

- Patienten informieren, daß er auf Station zurückgebracht wird
- Infusionsflaschen gegen Herunterfallen sichern. Zu- und Ableitungen so anbringen, daß nichts aus dem Bett ragt
- Patienten gut zudecken
- Mit ggf. aus dem Bettrand herausragenden Teilen, z.B. Schiene, nicht anstoßen. Beim Einfahren in den Aufzug oder Fahren über Bodenunebenheiten Patienten informieren
- Atmung, Puls und Hautfarbe während der gesamten Fahrt beobachten.

 Auch wenn die Anästhesie den Patienten eilig abgeben will („alles in Ordnung") nicht auf eine Kurzübergabe einlassen, sorgfältig oben genannten Punkten nachgehen.

| 2.4.3   Postoperative Patientenbeobachtung _____

Der Überwachungsrhythmus wird durch das Anästhesieprotokoll vorgegeben, z.B. anfangs 10–15minütige, bei Stabilität 30–60minütige Intervalle. Alle Parameter dokumentieren. Bei starken Abweichungen von den Normalwerten sofort den Arzt informieren.

Ist die kontinuierliche Überwachung eines Patienten erforderlich und kein Platz in einer Überwachungseinheit vorhanden, kann auf Arztverordnung eine Sitzwache bestellt werden. Die Verordnung ist erforderlich, um eine Kostenübernahme durch die Krankenkassen zu gewährleisten.

Blutdruck

- Anhalt für die Einschätzung der RR-Werte geben die präop. Werte des Patienten. Bei Narkoseausleitung ist ein kurzzeitiger RR-Anstieg normal (RR-Normwerte, Hypertonie ☞ 6.1.3)
- Ein RR-Anstieg kann ebenfalls schmerzbedingt sein. Schmerzmittel nach Vorgabe der Anästhesie oder des Stationsarztes verabreichen. Schmerzmittel, schmerzlindernde Pflege ☞ 18.3
- RR nicht am Infusions- oder Shuntarm messen. Bei kurzen Meßintervallen die Manschette am Arm belassen
- Hypotonie kann ein Hinweis auf Volumenmangel sein, auf Schocksymptomatik achten.

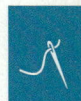

Puls
- Pulsfrequenz und Pulsqualität messen, 1 Min. auszählen
- Tachykardie kann Hinweis auf Volumenmangel und Schmerzen sein
- Bei Bradykardie in der Ausschlafphase Patienten ansprechen, Pulsmessung wiederholen
- Nach einer Kopf-OP kann eine Bradykardie auf erhöhten Hirndruck hindeuten
- Bei Arrhythmien sofort den Arzt verständigen (☞ 6.1.6).

Atmung
- Atemfrequenz, Atemtiefe, Atemrhythmus und Hautfarbe beobachten
- Evtl. hat der Patient noch einen Wendl- oder Guedel-Tubus zum Freihalten der Atemwege (☞ 4.1). Wenn diese ihn stören, ist er meist soweit wach, daß sie entfernt werden können
- Bei Zyanose sofort den Arzt verständigen, evtl. ist eine BGA (☞ 12.2.2) oder höhere O_2-Zufuhr nötig. Ggf. arterielle O_2-Sättigung mit Pulsoxymetrie messen (☞ 2.3.3)
- Oberflächliche Atmung kann auf Schmerzen hinweisen, besonders bei abdominellen und thorakalen Eingriffen (☞ 10, 12)
- Bei Analgetikagabe auf Atemdepression achten (☞ 19.3)
- Rasselnde Atemgeräusche weisen auf Schleim in den Atemwegen hin: abhusten lassen, ggf. endotracheal absaugen.

 Tips, Tricks & Fallen
- Nach Neuroleptanalgesie besteht auch beim wachen Patienten Stunden später die Gefahr einer Ateminsuffizienz (Rebound-Phänomen). Patienten daher über 4 Std., vorzugsweise im Aufwachraum, kontinuierlich überwachen
- Bei Zeichen eines Opiatüberhanges, z.B. Atemdepression, Bewußtseinseintrübung, Opiatantagonisten wie Narcanti® oder Lorfan® bereithalten
- Bei OP im Halsbereich, z.B. Strumektomie, Tonsillektomie, auf inspiratorischen Stridor achten. Eine Verlegung der Atemwege, z.B. durch Schwellung, Blutkoagel, Glottisödem ist möglich.

Bewußtseinslage
- Bewußtsein durch Ansprache und Berührung des Patienten kontinuierlich kontrollieren. Patienten nicht durch laute Stimme oder Kneifen erschrecken
- Erfolgt keine oder eine verzögerte Reaktion, sofort den Arzt verständigen
- Besonders nach neurologischen Eingriffen Pupillen auf Größe, Form und deren Reaktion auf Licht und Reflexe, z.B. Kornealreflex, überprüfen.

Ein- und Ausfuhr
- Bilanzierung sofort nach der Übernahme beginnen
- Zugeführte Flüssigkeit, Infusion überwachen und dokumentieren
- Die erste orale Flüssigkeitsaufnahme ist abhängig vom operativen Eingriff
- Bei Blasenkatheter ggf. stündl. Urinausscheidung kontrollieren: Menge, Konzentration und Beimengungen
- Patienten 6–8 Std. postop. zum Wasserlassen anhalten
- Bei Patienten mit Dauerspülung stündl. bilanzieren.

2

Temperatur

- Der Patient kommt besonders nach einer langen OP ausgekühlt zurück. Langsam mit einer zweiten Decke erwärmen, Raumtemperatur ggf. erhöhen. Keine direkte Wärme mit Wärmflasche oder Heizdecke zuführen: Durch eine reflektorische oberflächliche Vasodilatation wird den lebenswichtigen Organen Wärme entzogen. Ggf. Wattestiefel und Wattehandschuhe anziehen
- Bei Muskelzittern (shivering nach Inhalationsnarkose) Dolantingabe durch den Arzt
- Bei Eingriffen an Sigma und Rektum nicht rektal Temperatur messen. Eine Temperatursonde nur auf Arztanordnung verwenden
- Postop. ist leichte Temperaturerhöhung bis zu 38,4 °C normal (Resorptionsfieber). Temperaturen über 38,4 °C (☞ 2.6.11) sind als Fieber zu werten.

Infusionen

- Venöse Zugänge inspizieren
- Infusionstherapie überwachen ☞ 20.1.

Postoperative Stoffwechselentgleisungen erkennen

- E'lytentgleisungen: z.B. durch Arrhythmie, Parästhesien, Areflexie bei Hyper- und Hypokaliämie
- Veränderungen des Säure-Basen-Gleichgewichts: z.B. durch Kußmaul-Atmung, Desorientiertheit, erhöhte Herz- und Atemfrequenz bei metabolischer Azidose (☞ 20.1.7)
- Mißverhältnisse im Flüssigkeitshaushalt: z.B. trockene Zunge, Durstgefühl, Oligurie bei Flüssigkeitsmangel
- Stoffwechselentgleisung bei der Energieversorgung: z.B. Hypoglykämie (☞ 6.4).

Sonden und Drainagen

- Sonden und Drainagen ☞ 3.6.4
- Über Anzahl, Art und Lage der Sonden und Drainagen informieren, entsprechend beschriften (Datum, Uhrzeit, Numerierung), dokumentieren
- Kontrollieren, ob die Drainagen geöffnet sind. Sog bei Redondrainagen kontrollieren
- Regelmäßig Durchgängigkeit überprüfen: Lage unter Patientenniveau, knickfreie Ableitungen, Befestigung in Halterung, kein Zug an Austrittsstelle (Spielraum für Patienten lassen), ausreichender Sog, z.B. bei Redons
- Sekretmenge messen. Menge und Aussehen, z.B. blutig, serös, gallig, dokumentieren
- Bei VW korrekte Lage, Fixation, Entzündungszeichen, Sekretaustritt neben dem Drain kontrollieren
- Drainagen kürzen und ziehen lassen ⍌, sobald nur noch eine geringe Sekretmenge gefördert wird.

Wundverband

- Wundverband gleich nach der Ankunft im Zimmer überprüfen
- Bei stark durchgeblutetem Verband sofort Arzt benachrichtigen und Verband zeigen
- Verband auf richtigen Sitz, Einschnürung, Durchnässen, Faltenbildung und Pflasterallergie inspizieren
- Nur auf Anordnung Sandsack, Leibbinde, Eisbeutel o.ä. auf die Wunde legen
- Wurden Druckverbände vom OP angelegt, muß der Zeitpunkt des Entfernens dokumentiert sein, ggf. nachfragen
- Falls der Verband durchblutet, die Größe des Blutflecks mit einem Stift markieren, um eine Zunahme eindeutig feststellen zu können.

Hautfarbe
- Bei Zyanose auf Arztanordnung höhere O_2-Gabe, BGA, die Atmung kontrollieren, ggf. OK hoch lagern
- Auf Hautreaktionen wie Rötung, Quaddeln, Bläschen achten. Ursachen z.B. intraoperative Antibiotikagabe, Hautdesinfektionsmittel, Verbandstoffe, Pflaster, Antithrombosestrümpfe.

Störungen der Sensibilität und Motorik
Auf Störung der Sensibilität und Motorik achten.
- Störungen der Oberflächensensibilität: z.B. bei Multiple Sklerose, Rückenmarkserkrankungen, Polyneuropathie können Schmerz-, Temperatur-, Berührungsempfindungen eingeschränkt sein
- Störungen der Tiefensensibilität, d.h. verringerte oder fehlende Vibrationsempfindung, z.B. bei Schädigung peripherer Nerven oder Rückenmarkserkrankungen
- Störungen der Motorik: Muskelschwäche, eingeschränkte Beweglichkeit, Tremor, Koordinationsstörungen des Bewegungsablaufs, z.B. bei Hirninfarkt, -tumor, -blutung, Hyperthyreose, Morbus Parkinson
- Lagerungsschäden durch OP (☞ 2.3.3).

Durchblutung
- Lokale Durchblutung besonders bei Gefäß-OP, Hauttransplantationen, Rekonstruktions-OP beobachten
- Entsprechender Gefäßpuls, z.B. A. poplitea, A. tibialis, A. dorsalis pedis, muß tastbar, die Haut rosig und warm sein, Strömungsgeräusche der Arterien auskultieren
- Bei Marmorierung der Haut, fehlendem Puls, schwachen Strömungsgeräuschen sofort den Arzt benachrichtigen.

2.4.4 Lagerung

Arbeitstechnik Lagern ☞ 3.9
- Nach Narkoseausleitung Rückenlagerung mit 30° erhöhtem OK, falls keine Kontraindikation oder andere Anordnung vorliegt
- Bei Hypotonie zeitweilig Trendelenburg-Lage, Schocklage zur Autotransfusion
- Nach Schädel-OP OK 30° hochlagern, um den intrakraniellen Druck zu senken (☞ 14.1)
- Nach Spinalanästhesie zumeist 24 Std. flach lagern, sonst treten gehäuft Kopfschmerzen, Schwindel, Übelkeit auf
- Nach Mamma-Ablatio den Arm der betroffenen Seite hochlagern
- Bei Venen-OP, Eingriffen an unteren Extremitäten nach Anordnung Bein hoch lagern.

2.4.5 Ernährung

- Zeitpunkt und Art der Ernährung sind abhängig von der OP, dem Anästhesieverfahren und dem Allgemeinzustand des Patienten
- Falls keine OP-bedingte Nahrungskarenz erforderlich ist, kann der Patient nach einer Lokal- oder Regionalanästhesie sofort wieder Nahrung und Flüssigkeit zu sich nehmen

2

- Nach Vollnarkose bei Eingriffen außerhalb der Bauchhöhle ist die erste Flüssigkeits- und Nahrungsaufnahme meist 6 Std. nach Anästhesieende erlaubt. Vorher besteht evtl. Aspirationsgefahr
- Postop. Nahrungs- und Flüssigkeitsaufnahme sowie Kostaufbau bedürfen der Arztanordnung
- Bei Durstgefühl: Mundpflege oder Mund mit Lemon-sticks o.ä. anfeuchten
- Ggf. zusätzliche Infusion nach Arztanordnung geben, Ein- und Ausfuhr überwachen.

Nahrungsaufbau

Bei Eingriffen außerhalb der Bauchhöhle
Ein stufenweiser Kostaufbau ist nicht nötig, die Nahrungsgabe richtet sich nach der Darmfunktion, dem Allgemeinzustand des Patienten und der Arztanordnung. Voraussetzungen:
- Keine Übelkeit, kein Erbrechen
- Gute Darmgeräusche, kein geblähtes Abdomen, Patient hat abgeführt
- Richtwert für Nahrungskarenz: 1–3 Tage.

Nahrungsaufbau bei Komplikationen
Bei Komplikationen die Nahrung wie folgt aufbauen ✍:
- Stufe 1: Tee oder kohlensäurearmes Mineralwasser, falls der Patient keinen Tee mag
- Stufe 2: Tee, Wasser, leichte Suppe, Zwieback
- Stufe 3: leicht verdauliche Kost, schlackenarm, keine fettreichen Nahrungsmittel, keine Pilze, keine Rohkost, nicht zu scharf gewürzt
- Stufe 4: wird die leichte Kost problemlos vertragen, nach ein bis mehreren Tagen Vollkost anbieten.

Nahrungsaufbau nach Darmoperationen
Die Zeit der absoluten Nahrungskarenz ist länger, der Kostaufbau langsamer.
- 5–7 Tage postop. vollständige parenterale Ernährung
- 1–2 Tage Tee, Mineralwasser ohne Kohlensäure
- 1–2 Tage (Schleim-) Suppe, Zwieback, Brei, bei Verträglichkeit und guter Darmtätigkeit Schonkost
- Die weitere Ernährung des Patienten ist von der Verträglichkeit einzelner Nahrungsmittel abhängig, kann individuell sehr verschieden sein. Vorsichtig gemeinsam mit dem Patienten die Verträglichkeit austesten
- Für einen individuellen Kostaufbau die Zusammenarbeit Patient, Pflege, Diätassistent, Arzt koordinieren.

Nahrungsaufbau bei Anastomosen
- Bei Anastomosen ist der Beginn der Nahrungsaufnahme vom Zeitpunkt und Ergebnis der radiologischen Kontrolle abhängig, z.B. Gastrografin®-Schluck
- Richtwert für die Heilungsdauer von Anastomosen: Magen, Duodenum, Kolon 5 Tage; Ösophagus, Rektum 8 Tage
- Danach Nahrungsaufbau wie oben.

 Tips, Tricks & Fallen
- Besonders bei Magen-Darm-OP die schriftliche Anordnung des Operateurs zum Kostaufbau einholen, es gibt hierzu sehr unterschiedliche Ansichten und Vorgehensweisen

- Manche Operateure lassen Patienten bei liegender Duodenalsonde schon frühzeitig, meist am 2.–3. Tag, schluckweise Tee oder Wasser trinken, um das subjektive Befinden der Patienten zu verbessern, die Flüssigkeit läuft in den Sekretbeutel zurück
- Diäten auch beim Kostaufbau berücksichtigen, z.B. Diabetes-, Nierendiät.

❙ 2.4.6   Sondenernährung

Indikationen
Indikationsstellung für Sondennahrung immer durch den Arzt, z.B. bei
- Verwertungsstörungen der Nahrung im oberen Verdauungstrakt, z.B. nach totaler Magenresektion, Dünndarmresektionen, Sprue
- Bewußtseinsstörungen, z.B. bei SHT
- Gastroenterologische Erkrankungen, z.B. Morbus Crohn, Colitis ulcerosa
- Schluckstörungen, z.B. nach Apoplex.

Kontraindikationen
- Akute Magen-Darm-Blutung
- Anastomosen im Verdauungstrakt
- Paralytischer Ileus
- Stenosen im Gastrointestinaltrakt, die nicht mit einer Sonde überbrückt werden können.

Verabreichungsmöglichkeiten
- Magensonde (☞ 3.4.3), Duodenalsonde
- Perkutane endoskopische Gastroenterostomie (PEG) oder Jejunostomie (PEJ) ☞ 3.4.4.

❙ Sondenkostarten

Astronautenkost
Niedermolekulare Sondenkost = chemisch definierte Diäten (CDD). Nährstoffe liegen in kleinen Molekülen vor: z.B. Kohlenhydrate als Mono-, Di- und Oligosaccharide; teilgespaltene Proteine als definierte Oligopeptide; Fette als essentielle Fettsäuren und MCT (mittelkettige Fettmoleküle).
- Rückstandslose Resorption in den oberen Darmabschnitten, auch für frühe postop. Phase geeignet
- Ausschließlich als Sondennahrung, nicht als Trinknahrung geeignet, da schlechter Geschmack
- Produkte: z.B. Precitene®, MCT 50®.

Formeldiät
Hochmolekulare Sondenkost = nährstoffdefinierte Diäten (NDD). Nährstoffe in großen Molekülen, aus nicht aufgespalteten Proteinen, Oligosacchariden und Fett als langkettige Fettmoleküle (LCT).
- Vollbilanziert, d.h. können zusätzlich oder ausschließlich verabreicht werden
- Ballaststofffrei, -arm, oder -reich erhältlich
- Ungestörte oder kaum beeinträchtigte Darmleistung erforderlich
- Auch als Trinknahrung geeignet, in vielen Geschmacksrichtungen erhältlich
- Produkte: z.B. Fresubin®, Biosorb plus Sonde®.

2

Sonderformen

- Nährstoffkonzentrate bei Mangelerscheinungen, z.B. EW
- Diäten für besondere Stoffwechselsituationen, Diabetes, Nieren- oder Lebererkrankungen
- Fettreiche Sondenkost, z.B. bei respiratorischer Insuffizienz (CO_2-Produktion wird herabgesetzt, bis zu 40 % kürzere Beatmungszeit) oder Kachexie, z.B. durch Tumorerkrankung.

| Sondenkost verabreichen

Vorbereiten

- Art und Menge der Sondenernährung nach Arztanordnung
- Patienten informieren, wenn möglich aufsetzen. Bewußtseinsgetrübten Patienten auf die Seite lagern
- Mundpflege durchführen
- Hände desinfizieren
- Sondenkost auf Art (s.o.) und Aussehen überprüfen, z.B. Ausflockungen, Farbe und Temperatur. Sondenkost ggf. im Wasserbad auf ~ 30 °C erwärmen. Sondenkost z.B. in Reservoirbeutel mit Überleitsystem füllen
- Lage der Sonde (☞ 3.4.3) und Nahrungstransport vor jeder neuen Sondenkostgabe kontrollieren. Nahrungsreste mit einer Spritze ansaugen, bei mehr als 100 ml Mageninhalt 2 Std. mit der Verabreichung warten.

Applizieren

- Langsame Zufuhr wird besser vertragen: mit einer Spritze 100 ml in 5–10 Min., mit Schwerkraft 100 ml in ca. 10–15 Min., mit einer Pumpe 100 ml in ca. 60 Min. verabreichen
- Bei einer Duodenalsonde entsprechend der Physiologie die Sondenkost kontinuierlich verabreichen. Bei einer Magensonde sind Bolusgaben möglich (Speicherfunktion des Magens)
- Die Geschwindigkeit der Verträglichkeit anpassen, Zufuhrrate erst nach 24 Std. Verträglichkeit erhöhen
- Bei Unverträglichkeitsreaktionen wie Diarrhoe, Übelkeit, Reflux Zufuhr wieder einschränken, den Arzt informieren
- Aufgrund der Verstopfungsgefahr die Sonde immer mit zuckerfreier Flüssigkeit nachspülen. Bei Bolusgabe vor und nach der Nahrungsgabe mit ~ 60 ml, bei kontinuierlicher Gabe alle 4 Std., bei Ernährungspause einmal tägl. prophylaktisch
- Sonde verschließen oder hochhängen.

Nahrungsaufbau bei portionsweiser oder halbkontinuierlicher Zufuhr			
Stufe	Sondennahrung*	Flüssigkeitsergänzung	Gesamtenergie
1	5 x 100 ml	12 x 200 ml	500 kcal
2	10 x 100 ml	10 x 100 ml	1000 kcal
3	5 x 150 ml	10 x 170 ml	1500 kcal
4	8 x 200 ml	10 x 160 ml	1600 kcal

* 100 ml ≙ 100 kcal

Nachsorge
- Sondenkostgabe und Verträglichkeit dokumentieren
- Überleitungssystem der Ernährungspumpe alle 24 Std. erneuern
- Bei nasalen Sonden: Nase gründlich reinigen und pflegen, auf Druckulzerationen achten.

Komplikationen
- Aspiration, Erbrechen, Übelkeit. Ursachen: z.B. Sondenfehllage, falsche Lagerung des Patienten, zu schnelle Verabreichung, zu hohe Menge der Nahrung, pathologischer Reflux
- Durchfall, Übelkeit. Ursachen: z.B. Nahrung zu kalt, zu schnell verabreicht, Nahrung oder System kontaminiert, Übergang von parenteraler zu enteraler Ernährung zu abrupt, Unverträglichkeit von Nahrungsbestandteilen, Sonde liegt zu tief
- Magenentleerungsstörungen. Ursachen: z.B. falsche Sondenkost, zu schnelle Applikation, flache Lagerung, Medikamente (besonders Opiate)
- Sondenverstopfung. Ursachen: z.B. ungenügendes Spülen der Sonde, zu wenig zerkleinerte Medikamente, Ausflockungen durch zu geringes Spülen der Sonde oder Spülen mit Fruchtsaft oder Früchtetee
- Bei bewußtseinsklaren Patienten Abneigung gegen diese Ernährungsform.

 Tips, Tricks & Fallen
- Sondennahrung den geschmacklichen Vorlieben des Patienten anpassen, um beim Aufstoßen einen angenehmen Geschmack zu gewährleisten
- Medikamente nicht zusammen mit der Sondenkost verabreichen: verminderte Resorption bei dünndarmwirksamen Retard-Tabletten, z.B. orale Morphine. Antibiotika 1 Std. vor oder 2 Std. nach Sondenkost verabreichen, sonst verzögerte Resorption möglich.

Bei duodenalem und jejunalem Zugang
- Immer Pumpe verwenden, da die Reservoirfunktion des Magens entfällt
- Nur mittelkettige Fette einsetzen, da langkettige Fette nicht von Gallensalzen aufgespalten werden.

2.5   Prophylaxen

Streßulkusprophylaxe, Darmatonie- und Subileus-Prophylaxe ☞ 7.6.2.

2.5.1   Pneumonie- und Atelektasenprophylaxe

Die postop. Pneumonie ist eine häufige und gefürchtete Komplikation.

Ursachen
- Minderbelüftete Lungenbezirke, d.h. aneinanderliegende kollabierte Alveolenwände
- Immobilität, dadurch Störungen der Lungendurchblutung
- Schonatmung bei Schmerzen
- Sekretstau durch ungenügendes Abhusten
- Zwerchfellhochstand durch Meteorismus
- Gereizte Bronchialschleimhaut durch Narkosegas und Intubation.

Pneumoniesymptome
- Fieber
- Leukozytose
- Thoraxschmerzen
- Atemnot.

Lagern und mobilisieren
- Patienten über Sinn der Maßnahmen informieren. Pflege zwischen den Ruhephasen des Patienten einplanen
- OK leicht erhöht lagern, z.B. 30°. Grunderkrankung beachten
- Häufiger Lagewechsel gewährleistet eine gleichmäßige Belüftung und Durchblutung der Lunge. Atemunterstützende Lagerungen ☞ 3.9.2
- Patienten so früh wie möglich mobilisieren, d.h. sobald er wach, kreislaufstabil ist und keine Kontraindikation bezüglich der OP vorweist. Ventilation und Perfusion der Lunge werden dabei gleichzeitig gefördert.

Atemübungen
- Während der Pflege immer wieder zu tiefem Ein- und Ausatmen anhalten
- Stündl. dreimal hintereinander durch die Nase tief einatmen und durch den Mund ausatmen lassen
- Einreibung oder Wickel und Auflagen mit ätherischen Ölen vornehmen (☞ 3.8.2). Jedoch nicht bei Kindern und Allergikern
- Hilfsmittel nach Arztanordnung benutzen, z.B. Giebelrohr, Triflow®, Peak-Flow, Luftballon aufblasen lassen, Blasflasche (☞ 12.4.2)
- Atemunterstützende Lagerungen ☞ 3.9.2
- Atemübungen bei Thorax-OP ☞ 12.4.2.

Anleitung und Hilfestellung beim Abhusten
- Besonders bei abdominalen Wunden zur Schmerzlinderung beim Hustenstoß mit den Händen einen Gegendruck auf die Wunde erzeugen, kann der Patient ggf. selbst
- Schmerzbekämpfung, Analgetika nach Arztanordnung und Bedarf verabreichen (☞ 19.3)

	Punkte	
Bereitschaft zur Mitarbeit	**0** Kontinuierliche Mitarbeit **1** Mitarbeit nach Aufforderung	**2** Nur nach Aufforderung **3** Keine
Vorliegende Lungener-krankungen	**0** Keine **1** Leichter Infekt im Nasen-/Rachenraum	**2** Bronchialinfekt **3** Lungenerkrankung
Frühere Lungen-erkrankungen	**0** Keine **1** Leichte, z.B. bronchopulmonale grippale Infekte **2** Schwere Verläufe **3** Schwere Lungenerkr. mit bleibender Atemfunktionseinschränkung	
Immunschwäche	**0** Keine **1** Leicht (z.B. lokale Infektion)	**2** Erhöht **3** Völlig
Raucher/ Passivraucher	**0** Nichtraucher, geringfügiges Passivrauchen **1** Pro Tag 6 Zigaretten mit niedrigem Teer/Kondensatgehalt ≤ 10 mg oder regelmäßiges Passivrauchen **2** Pro Tag 6 Zigaretten mit 10 - 13 mg Teer-/Kondensat oder regel-mäßiges Passivrauchen (z.B. bei Rauchen des Partners) **3** Intensives Rauchen, mehr als 6 Zigaretten mit ≥ 15 mg Teer/ Kondensat, ständiger passiver Rauchkonsum	
Schmerzen	**0** Keine **1** Leichte, Dauerschmerzen **2** Mäßige atmungsbeeinflussende Schmerzen **3** Starke atmungsbeeinflussende Schmerzen	
Schluckstörungen	**0** Keine **1** Bei flüssiger Nahrung	**2** Bei breiiger Nahrung **3** Komplette Schluckstörungen, auch beim Schlucken von Speichel
Manipulative oro-tracheale Maßnahmen	**0** Keine **1** Pflegemaßnahmen, z.B. Nasen- und Mundpflege **2** Oro-nasale Absaugung **3** Orale/nasale/endotracheale Absaugung ohne oder mit liegendem Tubus	
Mobilitätsein-schränkung	**0** Keine **1** Eingeschränkte Mobilität, durch Gehhilfen kompensierbar	**2** Hauptsächlich Bettruhe **3** Völlige Einschränkung
Beruf	**0** Kein lungengefährdender **1** Arbeit in lungengefähr-dendem Beruf für 1 – 2 Jahre	**2** Für 2 – 10 Jahre **3** > 10 Jahre
Intubations-narkose, Beatmung	**0** In den letzten drei Wochen keine **1** Kurze Intubationsnarkose (bis 2 Stunden) **2** Langdauernde Intubationsnarkose (> 2 Stunden) **3** Mehrere Intubationsnarkosen oder > 12 Stunden Beatmung	
Bewußtseinslage	**0** Keine Einschränkung **1** Leichte Einschränkung (reagiert auf Ansprache folgerichtig) **2** Reagiert auf Ansprache nicht folgerichtig **3** Keine Reaktion	
Ateman-strengung	**0** Zwerchfell- und Thoraxatmung ohne Anstrengung **1** Zwerchfell- oder Thoraxatmung mit Anstrengung **2** Zwerchfell- oder Thoraxatmung mit großer Hilfestellung **3** Keine Zwerchfell- oder Thoraxatmung möglich	
Atemfrequenz	**0** 14 – 20 Atemzüge/ Min. **1** Unregelmäßige Atmung **2** Regelmäßige bradypnoische oder tachypnoische Atmung **3** Regelmäßige, sehr tiefe oder auch oberflächliche Atemzüge oder zwischen tachypnoisch und bradypnoisch wechselnde Atmung	
Atemdepressive Medikamente	**0** Keine **1** Unregelmäßige Einnahme, geringe Atemdepression **2** Regelmäßige Einnahme, mäßige Atemdepression **3** Regelmäßige Einnahme spezifisch atemdepressiver Medikamente (z.B. Opiate, Barbiturate)	
Summe	Bewertung: **0 – 6** Punkte = Nicht gefährdet **7 – 15** Punkte = Gefährdet **16 – 45** Punkte = Hochgradig gefährdet, manifeste Atemstörung	

Abb. 2.9: Atemskala nach C. Bienstein

2

- Inhalationen durchführen lassen, auch mit druckgesteuerten Geräten, z.B. Inhalog®, verordnete Mukolytika beigeben
- Falls der Patient nicht abhusten kann, Sekret absaugen ✍. Endotracheales Absaugen auf peripheren Stationen nur durch den Arzt (☞ 3.3.1)
- Hustentraining bei Thorax-OP ☞ 12.4.2.

 Tips, Tricks & Fallen

- Abklopfen und Abklatschen wird von vielen frischoperierten Patienten als unangenehm empfunden. Zudem kontraindiziert bei Herzerkrankungen, Lungenembolie
- Franzbranntwein nicht zur Pneumonieprophylaxe verwenden, trocknet die Haut aus. Besser sind ätherische Öle wie Menthol, Thymian oder Mischungen in fertigen Salbengrundlagen
- Ausreichende Flüssigkeitszufuhr geht vor Anfeuchten der Raumluft
- Gute Mundhygiene zum Vermeiden absteigender Infektion einhalten.

┃ 2.5.2   Thromboseprophylaxe

Mobilisation ☞ 3.10

Ursachen
- Verlangsamter Blutstrom bei Ausfall der Muskelpumpe und veränderte Gefäßinnenwände
- Beschleunigte Blutgerinnung durch Freisetzung gerinnungsfördernder Substanzen, z.B. Gewebsthrombokinase
- Hämokonzentration z.B. durch Volumenmangel
- Risikofaktoren des Patienten wie Immobilität, Alter, Übergewicht, Herzinsuffizienz, frühere Thrombosen, Schwangerschaft, Geburt (erhöhte Gerinnungsneigung).

Symptome einer Thrombose
- Schmerzen entlang der Vene
- Fußsohlenschmerz
- Überwärmung, später Rötung und Schwellung der betroffenen Extremität
- Puls- und Temperaturanstieg.

Antithrombosestrümpfe
- Notwendige Größe der Antithrombosestrümpfe mit speziellem Maßband ermitteln. Falls die Antithrombosestrümpfe nicht passen, einen Kompressionsverband mit elastischen Kurzzug-Binden (Pütter-Verband ☞ 3.2.6) anlegen
- Keine Strümpfe mit mangelhafter Kompressionswirkung verwenden. Günstig sind maßgefertigte Kompressionsstrümpfe aus dem Sanitätshandel
- Strümpfe bei entstauten Venen anlegen, dazu die Beine 1 Min. hochlegen oder ausstreichen
- Tägl. Hautzustand und Durchblutung kontrollieren, z.B. beim Waschen
- Strümpfe alle 2–3 Tage wechseln
- Antithrombosestrümpfe müssen bei überwiegender Bettruhe 24 Std. getragen werden, auch nachts und beim Aufstehen, Beine im Bett waschen
- Absetzen der Antithrombosestrümpfe nur auf Arztanordnung.

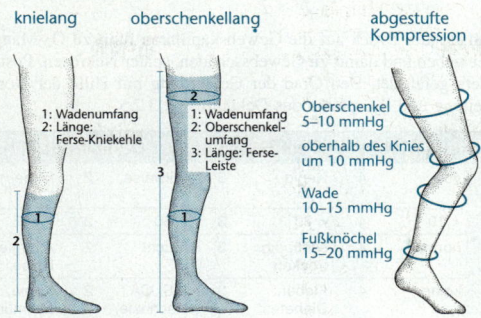

knielang   oberschenkellang   abgestufte
                                      Kompression

1: Wadenumfang
2: Länge:
   Ferse-Kniekehle

1: Wadenumfang
2: Oberschenkel-
   umfang
3: Länge: Ferse-
   Leiste

Oberschenkel
5–10 mmHg

oberhalb des Knies
um 10 mmHg

Wade
10–15 mmHg

Fußknöchel
15–20 mmHg

Abb. 2.10: Antithrombosestrümpfe [L 157]

Krankengymnastische Übungen

- Mit KG absprechen, ggf. weiterführen
- KG nach Arztanordnung. Patienten zwischendurch daran erinnern, die Übungen selbst durchzuführen, z.B. Radfahren im Bett, Zehen im Wechsel einkrallen und spreizen, Fußkreisen, Fußwippe. Dadurch wird die Muskelpumpe betätigt und der venöse Rückfluß gefördert
- Den am Bettrand sitzenden Patienten zum Bewegen der Beine anhalten
- Atemübungen: fördern Blutrückfluß.

Antikoagulanzien

- Z.B. Liquemin®, Thrombophob®, Mono-Embolex® nach Arztanordnung verabreichen
- Bei Therapie mit Antikoagulanzien keine i.m.-Injektionen vornehmen, Blutungen sofort dem Arzt mitteilen.

 ## Tips, Tricks & Fallen

- Bei arteriellen Durchblutungsstörungen der Beine kein Kompressionsverband
- Klagen des Patienten über Jucken unter den Strümpfen ernst nehmen. Beine inspizieren: allergische Hautreaktionen möglich
- Volumenmangel vermeiden, Flüssigkeit bilanzieren.

2.5.3   Dekubitusprophylaxe

Über 2 Std. anhaltender Druck auf die Gewebskapillaren führt zu O_2-Mangel in den umliegenden Geweben und damit zu Gewebsschäden, später Nekrosen. Postop. ist der Patient besonders gefährdet. Den Grad der Gefährdung mit Hilfe der Norton Skala ermitteln. Einteilung und Symptome des Dekubitus ☞ 3.2.5.

Erweiterte Norton Skala zur Erkennung der Dekubitusgefahr							
Kooperation/ Motivation	voll	4	wenig	3	teilweise	2	keine	1
Alter	< 10	4	< 30	3	< 60	2	> 60	1
Hautzustand	normal	4	schuppig-trocken	3	feucht	2	Allergie, Risse	1
Zusatzer-krankungen	keine	4	Fieber, Diabetes, Anämie	3	MS, CA, Kachexie, Adipositas	2	Koma, Lähmung	1
Körperlicher Zustand	gut	4	leidlich	3	schlecht	2	sehr schlecht	1
Geistiger Zustand	klar	4	apathisch-teilnahms-los	3	verwirrt	2	stuporös-stumpf-sinnig	1
Aktivität	geht ohne Hilfe	4	geht mit Hilfe	3	rollstuhl-bedürftig	2	bettlägerig	1
Beweglichkeit	voll	4	kaum ein-geschränkt	3	sehr ein-gechränkt	2	total einge-schränkt	1
Inkontinenz	keine	4	manchmal	2	meist Urin	2	Urin, Stuhl	1

Richtlinien zum Gebrauch der Tabelle: Patientenbeschreibung wählen. Ergebnis addieren. Erhöhte Dekubitusgefahr besteht bei 25 Punkten und weniger. Dokumentation, Kurve bei immobilen Pat. wöchentlich verwenden

Ursachen
- Immobilität
- Gestörte Stoffwechsellage
- Lagerungseinschränkungen
- Bewußtseinsstörungen
- Schmerztherapie, z.B. PDA-Katheter.

Druckgefährdete Körperstellen
- Allgemein: Hinterhaupt, Ohrmuschel, Wirbelsäule (Wirbelvorsprünge), Schulterblätter, Ellenbogen, Kreuzbein, Trochanter, Knie, Knöchel, Fersen
- Bei chirurgischen Patienten: Patienten mit Beinlagerung, Gipsverband, Extension, Schienung, Fixateur externe (☞ 3.2.10, 9).

Lagern
Lagerungsarten, mit und ohne Hilfsmittel lagern ☞ 3.9.
- Alle 2 Std. umlagern, Haut soll nicht gerötet sein
- 30°-Seitenlagerung günstiger als 90°-Seitenlagerung mit hohem Trochanterauflage-druck
- Haut-auf-Haut-Lage vermeiden, Wäsche soll falten- und krümelfrei sein
- Weichlagerung mit Lagerungshilfsmitteln, z.B. Rhombofill®-Kissen, Gelkissen ☞ 3.9. Gefährdete Stellen, z.B. Fersen, Ellenbogen, mit Lagerungshilfsmitteln freilagern

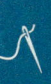

- Auf eine Antidekubitusmatratze oder in besonderen Fällen im Spezialbett, z.B. Clinitron®, lagern: z.B. lange Bettlägrigkeit, keine Möglichkeit der Lagerung wegen Grunderkrankung
- Sitzen: Sitzfläche und Armauflage polstern, Oberschenkel aufliegen lassen, Patienten stündlich aufstehen lassen oder anheben.

Haut pflegen
- Haut, soweit keine groben Verschmutzungen zu beseitigen sind, nur mit kälterem Wasser ohne Seife und Waschzusätze waschen. Wenn das Wasser 10–15 °C unter der Körpertemperatur liegt, wird der Schutzmantel der Haut weniger angegriffen
- Zur Hautpflege Wasser-Öl-Emulsionen verwenden oder Körperöl, Mandel-, Jojobaöl, aber keine Fettsalben, z.B. Melkfett. Sie verstopfen die Hautporen
- Haut trocken halten. Hautfalten besonders beachten: Intertrigo
- Bei Inkontinenz Haut bei jedem Vorlagenwechsel reinigen. Auch hier ist meist klares Wasser, 10–15 °C unter Körpertemperatur, ausreichend. Keine Windelhosen verwenden.

Ernähren: eiweiß- und vitaminreich, ausreichend Flüssigkeit.

 Tips, Tricks & Fallen
- Bei Apoplektikern individuell entscheiden, ob die Lagerung nach Bobath (☞ 14.1) oder eine Lagerung zur Dekubitusprophylaxe (Seitenlagerung 30°, ☞ 3.9.4) sinnvoll ist. Mit dem therapeutischem Team klären
- Bei Verwendung von Antidekubitusmatratzen, Würfelmatratzen u.ä. Bettlaken nicht festknoten, sondern faltenfrei auflegen und seitlich über die Bettkante hängen lassen
- Keine Unterlagen verwenden, die einen Wärmestau verursachen, z.B. Gummilaken, Bettlaken oder Krankenunterlagen mit wasserundurchlässiger Beschichtung. Sie heben zudem die Wirkung der Antidekubitusmatratzen auf.

2.5.4 Soor- und Parotitisprophylaxe

Parotitis: Entzündung der Ohrspeicheldrüse durch bakterielle Infektion infolge mangelnder Kautätigkeit und fehlenden Speichelflusses.

Soor: grau-weiß-fleckiger, fest haftender Belag auf Zunge und Schleimhaut durch Pilzinfektion mit Candida albicans.

Ursachen
Postop. begünstigt durch Nahrungskarenz, Abwehrschwäche, orale Intubation.

Mundpflege
Materialien bereitstellen
- Zahnpflege: Zahnbürste, Zahncreme, Becher mit Wasser, Handtuch als Bettschutz, Nierenschale, Handschuhe, evtl. Mundwasser, Zahnseide, Salbe (z.B. Bepanthen®) oder Fettstift für Lippen, Abwurf
- Mundpflege: Taschenlampe, Spatel, Péan-Klemme, Zahnbürste, Tupfer, Gefäß mit Lösung (Bepanthen® , Kamille, Salbei, Pfefferminz), Nierenschale, Abwurf, Handschuhe, Lippenpflege.

2

Patienten vorbereiten
• Patienten informieren und ggf. zur Mitarbeit motivieren
• Patienten wenn möglich aufsitzen lassen
• Mundhöhle mit Taschenlampe und Spatel z.B. auf Beläge, Aphthen, Mundgeruch, Speisereste in Backentaschen oder Rhagaden inspizieren.

Zahnpflege durchführen
• Handschuhe anziehen
• Bei bewußtseinsklaren Patienten Zähne putzen, selbständigen Patienten Materialien in Reichweite stellen, ggf. helfen, z.B. beim Mundspülen
• Handtuch zum Bettschutz auf Hals- und Brustbereich legen
• Patient Mund öffnen lassen, Zähne mit horizontalen kreisenden Bewegungen vom Zahnfleisch zu den Zähnen bürsten, Zahninnen- und Kauflächen bürsten und ggf. vorsichtig Lippen bürsten
• Mund spülen lassen, abtrocknen, Lippen pflegen.

Mundpflege durchführen
• Handschuhe anziehen
• Tupfer in Péan-Klemme befestigen
• Patienten Mund öffnen lassen
• Mundhöhle, Zähne, Wangentaschen, Zunge, unter der Zunge, harten und weichen Gaumen (Vorsicht: Brechreiz kann ausgelöst werden) sorgfältig von hinten nach vorne auswischen, zuletzt Lippen reinigen
• Bei jedem Wischvorgang neuen Tupfer nehmen, solange reinigen, bis alle Beläge entfernt sind
• Ggf. an Zunge oder Lippen haftende Beläge mit weicher Zahnbürste entfernen, mit Tupfer nachreinigen
• Lippen einfetten.

Zahnprothesenpflege
• Handschuhe anziehen
• Zahnprothese aus dem Mund nehmen (lassen)
• Patienten Mund spülen lassen bzw. Mundpflege durchführen
• Prothese unter fließendem Wasser mit Bürste reinigen, mit Wasser abspülen. (Wasserspiegel im Waschbecken verhindert evtl. Beschädigung der Zahnprothese bei Herunterfallen)
• Zahnprothese wieder einsetzen (lassen), sofern Patient es toleriert, soll die Prothese auch nachts getragen werden, sonst ist eine Verformung des Kiefers möglich
• Bei desorientierten Patienten Prothesenschale beschriften, Prothese nicht einwickeln.

Nachsorgen
• Patienten wieder in bequeme Lage bringen
• Materialien entsorgen, Mundpflegeset tägl. erneuern
• Zahn- und Mundpflege dokumentieren.

Zusätzliche Maßnahmen
• Kautätigkeit anregen, z.B. mit Kaugummi, Fruchtgummi, Brotrinde, Dörrobst
• Speichelfluß aktivieren: Zitrusfrüchteschnitze, Butter auf Zunge geben, Eiswürfel mit Zitrone auslutschen lassen
• Ausreichend Flüssigkeit zuführen.

Tips, Tricks & Fallen
- Lokales Antimykotikum, z.B. Moronal®, nur bei bestehendem Soor nach Arztanordnung verwenden. Ist keine Prophylaxe, sondern Therapie
- Bei bewußtlosen Patienten Aspirationsgefahr bedenken
- Unruhigen Patienten ggf. von zweiter Pflegeperson den Kopf halten lassen
- Péan-Klemme mit Tupfer umwickeln, Mundschleimhaut kann sonst verletzt werden.

| 2.5.5   Kontrakturenprophylaxe

Kontraktur: Gelenksteife, Funktions- und Bewegungseinschränkung der Gelenke durch eine Verkürzung von Muskeln und Sehnen.

Ursachen: postop. Immobilität, Schmerzen.

Bewegen
- Den Patienten so früh und oft wie möglich mobilisieren, d.h. sobald er wach, kreislaufstabil ist und keine Kontraindikation bezüglich der OP vorliegt (☞ 3.10.2)
- Bewegungsübungen durch die KG nach Absprache in die Pflege einbeziehen, z.B. beim Waschen, Betten, Lagern
- Schonhaltung vermeiden: Patienten über die Konsequenzen informieren. Analgetika nach Arztanordnung verabreichen
- Beim Sitzen auf physiologische Haltung achten.

Physiologisch lagern
Mittlere Funktionsstellung der Gelenke einhalten, die Lage häufig wechseln.
- Schultergelenk: Oberarm in Abduktionsstellung von 30°
- Ellenbogengelenk: Unterarm im Winkel von 100°, leicht erhöht, Hand in Pronationsstellung
- Hand: leicht zur Streckseite gebeugt, Finger in leichter Schalenhaltung, Daumen in Oppositionsstellung zum Zeigefinger
- Hüft- und Kniegelenk: Möglichst gestreckt
- Füße: liegen an einem weichen Widerlager (keine harten Fußstützen), kein Druck von oben durch die Bettdecke, evtl. Bettbogen verwenden.

 Tips, Tricks & Fallen
- Pflegeverrichtungen dazu nutzen, den Patienten zu Bewegung anzuhalten oder bei Bewegungsübungen zu unterstützen
- Notwendigkeit der Weichlagerung kritisch überprüfen. Sie fördert die Entstehung von Kontrakturen und verändert die Wahrnehmung des Körperschemas.

3

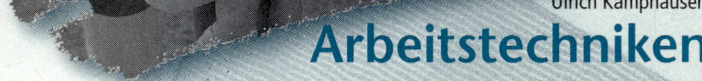

Ulrich Kamphausen

Arbeitstechniken

3.1   Wunden

3.1.1   Phasen der Wundheilung

Der Wundheilungsverlauf kann zeitlich stark variieren, die einzelnen Wundheilungsphasen gehen fließend ineinander über.

Primäre Wundheilung

Wundränder verwachsen störungsfrei. Voraussetzung: aseptische Wunde, adaptierte
Wundränder, z.B. spontan, durch Wundklammern, Nähte oder Pflaster.

Exsudationsphase
• Dauer: 4 Tage
• Wundspalt ist mit Blut und Lymphe aufgefüllt
• Wundsekret gerinnt. Schorfbildung
• Granulozyten und Histiozyten nehmen durch Phagozytose Gewebetrümmer und
  Keime auf.

Symptome: klassische Entzündungszeichen im Wundgebiet wie Überwärmung,
Rötung, Schmerz, Schwellung, eingeschränkte Funktion, Wundschorf.

Verbinden
• Steril abdecken, z.B. mit Wundschnellverband, Mulltupfern, Kompressen
• Primären Verband drei Tage belassen, danach tägl. VW, ggf. die Wunde offen
  behandeln ✍
• Auf Wundheilungsstörungen achten ☞ 3.1.2
• Große Wunden an den Extremitäten ggf. ruhigstellen.

Proliferationsphase
Dauer: 10 Tage. Blutkapillaren wachsen in den Wundspalt, Wunde schrumpft, erhöhte
Festigkeit durch Kollagenbildung. Epithelgewebe wächst von den Wundrändern nach.

Symptome
• Entzündungszeichen bilden sich zurück
• Wunddefekt verkleinert sich um bis zu 80 %
• Wundschorf fällt ab, rosa-weißes Narbengewebe entsteht.

Verbinden ☞ 3.2
• Ggf. einen Verband zum Schutz vor mechanischen Einflüssen anlegen, z.B. Reibung
  durch Kleidung
• Narbenbildung beobachten, ggf. wuchernde Narben ätzen ✍.

Differenzierungs- und Wiederherstellungsphase
• Dauer: 3 Mon. bis 1 J.
• Nach Defekten an Schleimhäuten, Muskeln, Knochen, Leber entwickelt sich neues
  Funktionsgewebe
• Nach Verletzungen von Haut, Gehirn, Lunge, Niere, Darm entsteht ein straffes
  Bindegewebe (Narbe).

Symptome: Schleimhautnarbe wandelt sich zu Schleimhautepithel um, eine reizlose, helle, derbe Hautnarbe entsteht.

Narbe pflegen
- Narbe mit neutraler Hautcreme einfetten, z.B. mit Linola®-Fett N
- Keloidbildung oder Narbenhypertrophie ggf. durch Vitamin-A-Säure vorbeugen
- Bei abdominellen Wunden auf Narbenhernien achten ☞ 3.1.2.

| Sekundäre Wundheilung

Merkmal: Exsudatreich, heilt langsam, das Granulationsgewebe schließt die Wunde vom Wundgrund her. Voraussetzung: eine mit Keimen besiedelte Wunde, klaffende Wundränder, die Wunde ist älter als 6 Std.

Reinigungsphase
Nicht durchblutete Gewebeteile (Nekrosen) sterben ab. Granulozyten und Histiozyten nehmen durch Phagozytose Gewebetrümmer und Keime auf.

Symptome
- Klaffende Wunde, Wundgrund angefüllt mit blutig-eitrigem Sekret
- Weiche, schmutzig-gelbe bis harte, schwarze Nekrosen
- Verstärkte Entzündungszeichen im Wundgebiet
- Fieber, ggf. Lymphangitiszeichen: rote Streifen im Verlauf der Lymphbahnen, druckschmerzhafte Lymphknoten.

Pflege
- Keimverschleppung unterbinden
- Tägl., bei Bedarf mehrmals, verbinden, saugfähige Wundabdeckung benutzen. Alternativ Hydrokolloidverbände einsetzen ☞ 3.2.4
- Wunde reinigen, z.B. enzymatisch ☞ 3.1.5 oder durch Spülen ☞ 3.1.5
- Ggf Wundsekret über eine Wunddrainage ableiten ☞ 3.4.1
- 2 x tägl. Fieber messen.

Granulationsphase
Kapillaren sprießen in den Wundspalt, Prokollagen lagert sich an, Granulationsgewebe entsteht.

Granulationsgewebe
- Merkmale: empfindlich, feucht, gefäßreich, tiefrot, körnig
- Funktionen: schnelles, vorläufiges Auffüllen des Gewebedefekts, Keime können nicht eindringen, Nekrosen, Thrombosen werden organisiert, Umwandlung in Narbengewebe.

Symptome
- Wundgrund sauber
- Wunde ist mit rötlichen Gewebeknospen ausgekleidet
- Entzündungszeichen gehen zurück.

Epithelisierungsphase

Kollagenfaserbündel entstehen, neues Epithelgewebe schließt die Wunde von den Wundrändern her.

Symptome: Wunde ist geschrumpft. Breite, rötlich bis bläulich-weiß verfärbte Narbe.

Pflege: feuchtes Wundmilieu erhalten, z.B. mit Ringer-Lösung angefeuchtete Hydrogelverbände oder -kompressen.

3.1.2   Wundheilungsstörungen

Bakterielle Wundinfektion

Eitererregende Bakterien wie Staphylokokken, Streptokokken, Kolibakterien vermehren sich in der Wunde. Kann der gebildete Eiter nicht abfließen, entsteht ein Abszeß. Setzt sich die eitrige Entzündung ins benachbarte Gewebe fort, entsteht eine Phlegmone.

Symptome: subfebrile bis febrile Körpertemperaturen, klassische Entzündungszeichen. Nach Tagen tritt eine umschriebene Geweheverhärtung mit Rötung auf, ggf. spontane Eiterentleerung.

Pflege
• Keimverschleppung unterbinden
• Wundabstrich durchführen ☞ 3.2.3, zum Erregernachweis ins Labor schicken
• Wunde offen halten, Mulltupfer in die Wundhöhle einlegen
• Wunde 2 x tägl. spülen (☞ 3.1.5), ggf. desinfizieren, z.B. mit Betaisodona®
• Das Wundsekret wird über eine Drainage abgeleitet. Ggf. beim Einlegen einer Spüldrainage assistieren, Dauerspülung überwachen
• 3 x tägl. Fieber messen, bei Schüttelfrost Blut für aerobe und anaerobe Blutkultur abnehmen.

Superinfektion

Zusätzliche Infektion einer septischen Wunde mit Hospitalkeimen.

Symptome: zunehmende Entzündungszeichen, eiternde Wunde, Fieber, Schmerzen.

Pflege
• Wie bakterielle Wundinfektionen (s.o.)
• Hygienefachkraft informieren, weiteres Vorgehen abstimmen. Maßnahmen unterstützen, z.B. Abklatschuntersuchungen
• Patienten ggf. isolieren, Isolierzimmer einrichten (☞ 1.4.8)
• Ggf. Desinfektionsmittel wechseln.

Hämatome

Nachblutung aus kleinen Gefäßen im Wundbereich. Das Blut verteilt sich im lockeren Subkutangewebe. Kleinere Blutungen sistieren meist spontan und werden resorbiert.

Symptome
Wundgebiet ist schmerzhaft geschwollen und verhärtet. Nach mehreren Tagen entsteht eine blaue Verfärbung, ggf. unterhalb der Wunde.

Pflege
Bei akuter Blutung
- Ausmaß der Blutung abschätzen, Arzt informieren
- Druckverband oder -polster anlegen
- Kühlen, z.B. mit Coldpack®
- Ggf. Patienten zur Narbenrevision vorbereiten .

Bei alter Blutung
- Ausmaß der Blutung abschätzen, den Arzt informieren
- Ggf. heparinhaltige Salben anwenden
- Ggf. warme Packungen (☞ 3.8.2) auflegen
- Ggf. Patienten zur operativen Hämatomausräumung vorbereiten .

Serom
Mit seröser Flüssigkeit gefüllter Hohlraum unterhalb der Hautnaht.

Symptome
Geschwollene, gerötete Wundränder, ggf. tritt zwischen den Nähten Sekret aus.

Pflege
- Arzt informieren
- Tägl. VW, bei vermehrtem Sekretfluß öfter, saugende Kompressen verwenden
- Seromhöhle offenhalten: z.B. Tupfer oder Mullstreifen einlegen
- Wundabstrich abnehmen (☞ 3.2.3), ggf. alle 2–3 Tage wiederholen.

Ödeme
Eine Gefäßentzündung oder -ischämie steigert die Gefäßpermeabilität. Plasma und Blutzellen treten dadurch erleichtert ins Interstitium über. Der extravasale osmotische Druck wird erhöht. Gewebewasser folgt und lagert sich ins Interstitium ein.

Symptome: Wundränder und das umgebende Gewebe sind geschwollen und pastös aufgetrieben. Haut ist gespannt und glänzend. Eindrücke in der Haut, z.B. durch Verband, bleiben lange sichtbar.

Pflege
- Verbände ohne Einschnürungen anlegen, z.B. Schlauchmull benutzen
- Venösen Rückfluß unterstützen: Extremitäten hochlagern. Muskelpumpe durch Bewegungsübungen aktivieren. Herz-/Thorax-Saugpumpe durch Atemübungen unterstützen
- Ggf. eine Lymphdrainage durchführen lassen .

Nekrose
Abgestorbenes Gewebe durch Ischämie, z.B. durch einschnürende Nähte oder drückende Drainageschläuche.

Symptome: abgestorbene Hautbereiche sind schwarz und verhärtet. Die umgebende Haut ist entzündet. Seröse auch eitrige Sekretion an den Nekroserändern. Wundschmerz.

Pflege
- Arzt informieren
- Ggf. die Wunddrainage oder Teilfäden entfernen
- Bei der chirurgischen Nekrosenentfernung assistieren
- Ggf. einen Wundabstrich durchführen ☞ 3.2.3
- Ggf. eine enzymatische Wundreinigung anschließen ☞ 3.1.5.

Wunddehiszenz

Wundflächen verwachsen nicht miteinander, keine Narbenbildung. Ursache: Infektion, Durchblutungsstörung, Ödem, Hämatom, stark reduzierter Allgemeinzustand.

Symptom: Primär adaptierte Wundflächen klaffen auf.

Pflege
- Arzt informieren
- Ursache suchen, z.B. Wunde inspizieren, Abstrich durchführen
- Eiweiß- und energiereiche Ernährung anbieten, ggf. die Diätassistenten einbeziehen
- Ggf. eine Sekundärheilung ermöglichen ☞ 3.1.1
- Ggf. op. Wundrevision vorbereiten.

Fadengranulom

Reaktion der Haut auf Nahtmaterial mit überschießend wachsendem Gewebe.

Symptome: knötchenartige Vorwölbung von Granulationsgewebe aus den Einstich-kanälen, seröse Sekretion, Schmerzen.

Pflege
- Arzt informieren
- Ggf. beim Fädenziehen und Anlegen von, z.B. Klammerpflaster assistieren
- Wucherndes Granulationsgewebe ggf. verätzen, z.B. mit Höllenstein ✍.

Keloid

Wuchernde Narbe durch ausgeprägte Kollagenbildung.

Symptome: verdickte, derbe, wulstartige rote Narbe. Juckreiz.

Pflege
- Arzt informieren
- Druckverband anlegen ✍
- Ggf. Coldpacks® auflegen ✍
- Hautärztliche Konsiliaruntersuchung anmelden ✍
- Patienten über spätere, korrigierende Behandlungsmöglichkeiten informieren, z.B. Jobst-Bandage, operative Korrektur.

Taschen- und Hohlraumbildung

Oberflächlicher Wundverschluß, z.B. durch Adaptieren der Wundränder oder Zusam-menwachsen, bevor der untere Wundpol Granulationsgewebe enthält.

Symptome: Infektionszeichen, z.B. Fieber, Schmerzen, Schwellung im Bereich der Narbe, serös eitrige Sekretion aus der Narbe.

Pflege
- Arzt informieren
- Eröffnung der Wunde, z.B. Wundränder spreizen, Fistelgang erweitern, vorbereiten. Ggf. Wundabstrich durchführen (☞ 3.2.3). Ggf. die Wunde spülen und desinfizieren ☞ 3.1.4 ✍
- Tägl. VW mit saugenden Kompressen, bei vermehrtem Sekretfluß öfter. Wundhöhle offenhalten, z.B. Tupfer oder Mullstreifen einlegen.

Mangelnde Ernährung

Während der Heilung umfangreicher oder infizierter Wunden ist der Nährstoffbedarf groß. Besonders Eiweißdefizite verzögern die Granulation, Epithelisierung und Narbenbildung.

Pflege

- Größe, Gewicht messen. EZ einschätzen
- Hypoproteinämie präop. ausgleichen, z.B. Humanalbumin-Infusionen, hochkalorische, eiweißreiche Kost (Mastdiät)
- In der Wundheilungsphase optimal ernähren, z.B. eiweiß-, vitamin-, spurenelementen- und kohlenhydratreich. Ggf. Nährstoffe, Vitamine, Spurenelemente und Flüssigkeit parenteral zuführen.

Zuwendung ☞ 2.2.5 ist wichtig.

▌3.1.3   Wundbeobachtung

Die erfolgreiche Wundpflege und -behandlung verlangt eine genaue Einschätzung der Wundverhältnisse. Die kontinuierliche Beschreibung der Wunde ermöglicht eine realistische und situationsgerechte Pflegeplanung.

Umfang der Verletzung einschätzen

- Art der Wunde, Wundränder, Wundgrund
- Ausmaße der Wunde, z.B. Fläche und Tiefe bei Brandwunden
- Sind größere Blutgefäße verletzt? Andere Organe und Gewebe verletzt, z.B. Herz, Lunge, Bauchorgane, Knochen, Nerven, Sehnen und Bänder?
- Sind Fremdkörper in der Wunde?

Wunde beobachten

- Verband, z.B. intakt, locker, eingeschnürt, durchgeblutet, mit Sekret durchtränkt
- Wundumgebung, z.B. Entzündungszeichen, Ödeme, Lymphangitis, Druckschmerz
- Allgemeinbefinden, z.B. Schmerzen, Fieber
- Entwicklung z.B. von Entzündungen, Hämatomen, Ödemen, Wundtaschen, Nekrosen, Nahtdehiszenz, überschießende Narben
- Austritt z.B. von Sekret, Eiter, Blut
- Wundheilung, z.B. Granulation, Epithelisierung.

 Durch Photos die Beschreibung von Wunden und deren Heilungsverlauf aussagekräftig ergänzen und dokumentieren.

3

| 3.1.4   Wunddesinfektion

Eine Desinfektion soll die Wunde vor Keimbesiedlung schützen oder bestehende Infektionen bekämpfen.

Probleme der Wunddesinfektion
- Desinfektionsmittel stören die Wundheilung, besonders toxische Quecksilberpräparate, Farbstoffe und Rivanol
- Keimresistenzen und Ausbreitung von Hospitalismuskeimen unterbinden: Desinfektionsmittel überlegt einsetzen. Fehler, z.B. Unterdosierung oder zu kurze Einwirkzeit vermeiden
- Indikation streng stellen. Eine Wundreinigung (☞ 3.1.5) erzielt oft bei geringerer Nebenwirkung den gleichen Effekt
- Farblose Desinfektionsmittel benutzen. Verfärbungen behindern die Beobachtung.

Aseptische Wunde desinfizieren
- Aseptische, durch eine Naht verschlossene Wunden, sind bereits nach 48 Std. so dicht, daß keine Keime mehr eindringen können. Bei einem komplikationslosen Verlauf den ersten Verband frühestens am 3. Tag postop. aseptisch wechseln. Eine Desinfektion ist nicht notwendig
- Muß der Verband vor dem 3. Tag postop. gewechselt werden, ist der Wundverschluß noch nicht ausreichend. Wundgebiet desinfizieren.

Septische Wunde desinfizieren
- Zu Beginn der Reinigungsphase, nur wenn
  - Der Wundgrund von Nekrosen frei ist. Grund: Nekrosen unterhalten eine Infektion trotz Desinfektion
  - Die Granulation noch nicht begonnen hat (Desinfektionsmittel stören Granulation)
- Bei infektiösen Wundheilungsstörungen Wundgebiet nicht desinfizieren. Besser Abstrich und Resistenzbestimmung vornehmen, chirurgische Wundrevision, evtl. Antibiotikatherapie (☞ 19.4) ✍
- Bei infektionsfreien Wundheilungsstörungen, z.B. Serom, Hämatom, vor korrigierender Wundbehandlung Wunde und Wundumgebung desinfizieren. Prophylaktisch bei weiteren VW erforderlich, bis der Wundverschluß keimdicht ist
- Durch infizierte Sekrete kontaminierte Wundumgebung desinfizieren, z.B. bei der Wundspülung
- Tiefe septische Wunden, besonders Wundtaschen ggf. mit Mulltupfern oder Weichschäumen tamponieren, die in Desinfektionsmittel getränkt sind, ggf. mit Desinfektionsmittel spülen (☞ 3.1.5) ✍
- Flache septische Wunden ggf. mit desinfizierender Gaze abdecken, z.B. Betaisodona® Wundgaze oder Wundvlies. Braunovidon® Salbengaze ✍.

Materialien zur Wunddesinfektion
Auf Sterilität der Materialien achten, die direkt oder indirekt mit der Wunde in Berührung kommen.
- Haut- und Schleimhautdesinfektionsmittel, z.B. Braunol® 2000, Betaisodona®, Dibromol®
- Watteträger nur für die Wundumgebung benutzen, da sich Fusseln ablösen
- Nierenschale oder ähnliches für Desinfektionsmittel
- Pinzette und Handschuhe
- Abwurfgefäß, Verbandtablett.

Durchführen

Desinfektion der Wunde und der Wundumgebung in den VW integrieren.
- Hygienische Händedesinfektion
- Bettwäsche und Kleidung durch flüssigkeitsdichte Unterlage schützen
- Wundabdeckung abnehmen
- Wunde reinigen
- Wunde z.B. auf Infektionszeichen, Nekrosen, Granulation, Epithelisation inspizieren
- Sterile Tupfer in der Nierenschale mit Desinfektionsmittel durchtränken
- Sterile Handschuhe anziehen, Pinzette zum Handhaben der Tupfer benutzen, besonders bei tiefen Wunden und Wundtaschen
- Tupfer ausdrücken und Desinfektionsmittel flächendeckend auftragen
  - Für jeden Wisch einen frischen Tupfer nehmen
  - Bei aseptischen Wunden von der Wunde weg arbeiten
  - Bei septischen Wunden zur Wunde hin arbeiten
  - Die vorgeschriebene Einwirkzeit beachten
- Anschließend mit dem VW fortfahren (☞ 3.2.3).

3.1.5   Wundreinigung

Verunreinigungen, Nekrosen und Beläge immer entfernen. Sie fördern und unterhalten Wundinfektionen und behindern die Granulation und Epithelisation.

Chirurgische Wundreinigung

Indikationen
- Nekrosen, z.B. bei Dekubitus, Ulcus cruris, arterieller Durchblutungsstörung
- Fremdkörper, z.B. Glas-, Metall-, Holzsplitter nach Unfall
- Gewebetrümmer, z.B. bei Quetsch-, Platz-, Bißwunde.

Material
Wie beim septischen Wundverband (☞ 3.2.3), zusätzlich: anatomische Pinzetten, Klemmen, Skalpell, ggf. Präparationsschere, Stieltupfer. Nahtmaterial, Nadel und Nadelhalter zur Gefäßunterbindung.

Durchführen: Nach den Grundsätzen des septischen VW (☞ 3.2.3), zusätzlich:

Pflegeperson
- Schmerzmittel verabreichen, z.B. ca. 10 Min. vorher Tramal®, Valoron Tropfen® ✍ Patienten betreuen, z.B. Handhalten bei Schmerzen, aufmunternd zureden. Unruhige, ängstliche Patienten und Kinder festhalten
- Dem Arzt assistieren, z.B. Materialien zureichen.

Arzt
- Wunde wird inspiziert
- Fremdkörper werden extrahiert, Blutungen gestillt. Harte Nekrosen werden mit dem Skalpell oder einer Schere abgetragen. Schmierige Beläge, weiche Nekrosen und Gewebetrümmer werden mit einem Stieltupfer und scharfem Löffel entfernt
- Wunde wird gespült (s.u.).

Nachbereiten: ☞ 3.2.3.

❙ Wundspülung

Indikationen
Fremdkörper, z.B. Schmutz, Splitter, Stoffasern. Eiter, Wundsekrete, Blutkoagel, Gewebetrümmer, gelöste Nekrosen, z.B. nach chirurgischer oder enzymatischer Wundreinigung.

Material
Wie bei VW (☞ 3.2.2), zusätzlich: 10- oder 20-ml-Spritzen, Knopfkanüle, Auffanggefäß, z.B. Nierenschale, aufsaugendes Material z.B. Zellstoff, Mulltupfer, Kompressen, Spüllösung: physiologische Kochsalzlösung in der Wundreinigungsphase, Ringer-Lösung in der Granulations- und Epithelisationsphase.

Durchführen
Durch den Arzt oder eine erfahrene chirurgische Pflegekraft.
Nach den Grundsätzen des VW (☞ 3.2.2), zusätzlich:
• Spüllösung vorbereiten: die Lösung in eine sterile Nierenschale geben und mit der Spritze aspirieren; kleinere Mengen bis 20 ml mit der Spritze über eine Belüftungskanüle (Minispike®) direkt aus der Stechampulle entnehmen
• Patienten so lagern, daß die Spülflüssigkeit gut aus der Wunde abfließen kann, z.B. Seitenlage bei Verletzungen im Brust- oder Bauchbereich. Rücken durch Kissen unterstützen
• Bett und Kleidung durch flüssigkeitsdichte Unterlage schützen
• Wunde mit dosiertem Strahl aus der Spritze spülen, ggf. Knopfkanüle benutzen, z.B. bei Wundtaschen. Verspritzen der Spülflüssigkeit in die Umgebung vermeiden. Ablaufende Spülflüssigkeit wundnah, z.B. durch Nierenschale auffangen
• Die Wunde feucht halten, z.B. mit in Ringerlösung getränkten Mulltupfern oder Hydrogelverbänden ☞ 3.2.4.

❙ Saug-Spüldrainage

Die Saug-Spüldrainage wird intraop. gelegt und angeschlossen.

Indikationen: Infektion, mit Knochenbeteiligung, z.B. Osteomyelitis, eitrige Coxitis.

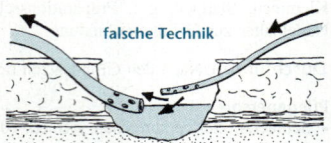

Material
Infusionssystem, Spüllösung, z.B. 500 ml bis mehrere Liter NaCl-Lösung 0,9 % oder Ringerlösung. Vakuumflasche mit Verbindung zur zentralen Vakuumanlage.

Pflege
• Die betroffene Extremität auf eine Volkmann- oder Braunsche Schiene lagern, ggf. fixieren
• Spülsystem auf Durchgängigkeit, Durchflußrate überwachen. Spülmenge bilanzieren. Rechtzeitig neue Spülflüssigkeit anhängen. Bei Unterbrechungen verstopft die Drainage
• Vakuumflasche rechtzeitig wechseln

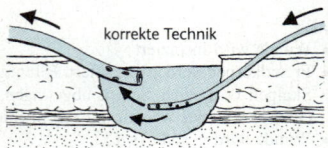

Abb. 3.1: Korrekte Spülkatheter- und Drainagelage in der Wunde [L 157]

- Wundverband überprüfen: durchnäßt? abgelöst?
- Dekubitusgefährdete Patienten auch während der Dauerspülung umlagern
- Patienten die Klingel ans Bett geben. Beschäftigung ermöglichen, z.B. Zeitungen, Literatur, Fernsehen, Radio, Besuch.

❚ Enzymatische Wundreinigung

Wundreinigung durch Hydrokolloid-, Hydrogelverbände ☞ 3.2.4

Eiweißspaltende Enzyme lösen Wundbeläge und weiche Nekrosen auf (enzymatische Nekrolyse). Das Eiweiß denaturiert, wird wasserlöslich und kann ausgepült werden.

Harte, derbe, ausgetrocknete Nekrosen können nicht durch die enzymatische Wundreinigung beseitigt werden, ein chirurgisches Vorgehen ist notwendig.

Indikationen: Weiche Nekrosen, z.B. Kolliquationsnekrosen, Koagulationsnekrosen, haftende seröse und eitrige Beläge.

Material
Alles für septischen VW (☞ 3.2.3) und Wundspülung (s.o.), zusätzlich:
- Zinkhaltige Salbe oder Paste, z.B. Desitin®, Mirfulan®, Mitosyl®, weiche Zinkpaste®
- Enzymatische Salbe, z.B. Iruxol®, Fibrolan®, Actihaemyl® Gelee, Actovegin® Gelee 20 %.

Durchführen
Nach den Grundsätzen des VW (☞ 3.2), zusätzlich:
- Wunde spülen (s.o.)
- Saubere Wundpartien, Wundränder und Wundumgebung im Umkreis von ca. 2 cm mit zinkhaltiger Salbe oder Paste 1–2 mm dick abdecken
- Enzymatische Salbe auf die Wundbeläge oder Nekrosen auftragen
- Verband anbringen
- Zinksalbenabdeckung bei jedem VW restlos mit Tupfern und Öl oder Granugenol® entfernen, bei Bedarf erneuern.

 Während der enzymatischen Wundreinigung keine Wunddesinfektionsmittel benutzen, auch nicht im Wechsel. Enzymatische Wirksubstanzen werden durch Desinfektionsmittel zerstört.

❚ 3.1.6   Entfernung des Wundverschlußmaterials

- Nach 8 bis 14 Tagen bei komplikationsloser Wundheilung
- Nach 5 bis 7 Tagen an Hals, Gesicht, Handrücken, Fingern und bei Kindern
- Nach bis zu 3 Wo. bei verlangsamter Wundheilung, z.B. durch schlechten EZ, Zytostatika, hohes Alter
- Nach 2–3 Wo. an Hohlhand, Fußsohlen und über Gelenken
- Bei starker Wundspannung und über Gelenken jeden zweiten Wundverschluß entfernen, restliche Verschlüsse später ziehen
- Bei Wundinfektion ggf. einzelne Wundverschlüsse entfernen (Sekretabfluß).

3

| Klammerpflaster entfernen

Bei komplikationslos verheilter Wunde besteht keine Infektionsgefahr. Händedesinfektion ist ausreichend. Die Wunde kann danach unverbunden bleiben.

Material: Händedesinfektionsmittel, Abwurfgefäß.

Durchführen

- Patienten informieren
- Wunde auf Infektionszeichen begutachten, Adaption der Wundränder, Sekretaustritt, Blutung, überschießende Narbenbildung
- Hygienische Händedesinfektion durchführen
- Klammerpflaster langsam abziehen, dabei keinen Zug auf die Wunde ausüben, Zug in Richtung Wunde
- Ggf. Pflasterreste mit Waschbenzin entfernen, Materialien entsorgen
- Maßnahmen und Beobachtungen dokumentieren.

| Wundklammern entfernen

Beim Entfernen der Klammern bleiben kleinste Wunden zurück. Es besteht Infektionsgefahr.

Material

- Hände- und Hautdesinfektionsmittel, unsterile Handschuhe
- Klammerzange, 2–3 sterile Kompressen, sterile anatomische Pinzette
- Verbandmaterial, z.B. Wundschnellverband, Sprühverband
- Abwurfgefäß.

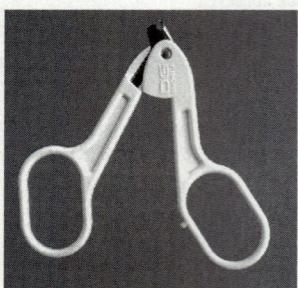 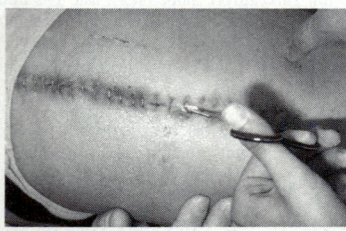

Mit freundlicher Genehmigung des Antilla-Verlages, Berlin, aus: Vieten/Heckrath: Famulatur und PJ – Das Praxislexikon, 1993

Abb. 3.2: Wundklammern und Klammerzange [L 157]

Durchführen

- Patienten informieren, auf mögliches Zwicken hinweisen
- Verband mit unsterilen Handschuhen, die Wundauflage mit steriler Pinzette entfernen
- Händedesinfektion vornehmen
- Wunde begutachten (☞ 3.1.3), Wunde desinfizieren
- Die breite Branche der Klammerzange unter die Wundklammer schieben, Zange zusammendrücken, Wundklammer wird auseinander gedrückt und gibt die Haut frei, Wundklammer mit der Zange auf sterilem Tupfer ablegen

* Wiederholen, bis alle Wundklammern entfernt sind. Ggf. nur jede 2. Klammer entfernen
* Wunde desinfizieren, einen Verband anlegen
* Gebrauchte Materialien entsorgen
* Maßnahmen und Zustand der Wunde dokumentieren.

| Fäden

Das Ziehen der Fäden orientiert sich an der jeweiligen Nahttechnik (☞ Abb. 3.3), Grundregeln: Es darf kein Faden-
rest in der Haut zurückbleiben. Keinen Fadenanteil, der außer-
halb der Haut lag, durch den Wundkanal ziehen.

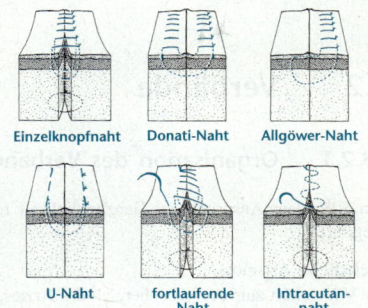

Einzelknopfnaht Donati-Naht Allgöwer-Naht

U-Naht fortlaufende Naht Intracutan-naht

Abb. 3.3: Nahttechniken [L 190]

Material

* Unsterile Handschuhe
* Händedesinfektionsmittel, farbloses Hautdesinfektions-mittel
* Tupfer oder Watteträger, steri-le Kompressen, Wundschnell-verband oder Sprühverband
* Anatomische Pinzette, spitze Schere oder Fadenmesser oder Skalpell
* Abwurfgefäß.

Durchführen

* Patienten informieren, auf mögliches Zwicken hinweisen, entspannt lagern
* Für gutes Licht sorgen
* Verband mit unsterilen Einmalhandschuhen entfernen. Wunde begutachten
* Hygienische Händedesinfektion
* Wunde desinfizieren
* Fadenende oberhalb des Knotens mit der Pinzette fassen, den Faden etwas aus dem Wundkanal herausziehen und im Hautniveau abschneiden. **Achtung:** Bei eng gestochener Naht, v.a. bei Rückstichnaht können ein- und austretender Fäden nahe beieinander liegen. Nur **einen** Faden durchschneiden
* Faden vorsichtig herausziehen und auf einer sterilen Kompresse abstreifen, auf Vollständigkeit überprüfen: Knoten und vier Enden
* Vorgang wiederholen, bis alle Fäden entfernt sind. Ggf. nur jeden zweiten Faden entfernen
* Wunde desinfizieren, einen Verband anlegen, gebrauchte Materialien entsorgen
* Maßnahmen und Zustand der Wunde dokumentieren.

Bei intrakutaner Naht

* Knoten bzw. die Verschlußplombe wird am Ende des Fadens abgeschnitten
* Anderes Fadenende wird mit Pinzette gefaßt und durch Drehen vorsichtig aufge-wickelt

- Bei langen Intrakutannähten ist evtl. in Wundmitte einmal ausgestochen worden (Faden sichtbar), der Faden wird in der Mitte durchtrennt, beide Teilstücke werden jeweils zum Wundende hin gezogen.

Bei fortlaufender Naht
- Knoten am Ende des Fadens abschneiden
- Systematisch dem Fadenverlauf folgen, dort wo die nächste extrakutane Fadenschlinge wieder zur intrakutanen wird, mit der Pinzette fassen, etwas aus dem Wundkanal herausziehen, im Hautniveau abschneiden und herausziehen
- Vorgang wiederholen, bis alle Fäden entfernt sind.

3

3.2   Verbände

3.2.1   Organisation des Verbandwechsels

Den VW, dem Anspruch auf Ganzheitlichkeit folgend, in die Pflege des Patienten integrieren.

Rechtliche Aspekte
Der VW gehört zum Aufgabenbereich des Arztes, ist aber an Krankenschwestern und -pfleger delegierbar. Delegierung muß zusammen mit der Behandlungsverordnung dokumentiert werden.
- Aufgrund der Handlungskompetenz übernimmt die qualifizierte Pflegekraft Verantwortung für die Wundversorgung, z.B. Wunde beobachten, beurteilen, Arztverordnungen durchführen
- Ändern sich die Wundverhältnisse, Arzt informieren und neue Verordnung einholen
- Maßnahmen dokumentieren, nicht dokumentiert heißt vor Gericht ,,Nicht durchgeführt".

Verbandvisite
Formen
- Arzt führt die Verbandvisite durch, die Pflegeperson assistiert
- Arzt delegiert einen Teil der Verbände an die Pflegekraft
- Verbandvisite ist Teil der allgemeinen Visite
- Verbandvisite ist eigenständige Maßnahme
- An die Pflege delegierte Verbände werden in die Pflege eingegliedert.

Maßnahmen
- Verbände tägl. ansehen und bei Bedarf erneuern
- Bei VW ggf. Wundnaht, Wundfläche, Wundsekret, Wundumgebung auf Wundheilungsstörungen kontrollieren. Bei Infektionszeichen einen Wundabstrich durchführen
- Ggf. wird die Wunde gereinigt, z.B. chirurgisch ✂ (☞ 3.1.5), enzymatisch (☞ 3.1.5) oder durch Spülung (☞ 3.1.5)
- Ein feuchtes Wundmilieu schaffen, z.B. Ringer Lösung in der Exsudations- und Proliferationsphase, Salben in der Epithelisationsphase oder phasenübergreifend Hydrokolloid-, Hydrogelverbände
- Beschaffenheit der Wunde und die durchgeführten Maßnahmen dokumentieren.

Die Verbandvisite alter Prägung, bei der zu einem festgesetzten Zeitpunkt alle Verbände geöffnet werden, damit der Arzt seinen prüfenden Blick darauf werfen kann, ist aus pflegerischer Sicht nicht haltbar.

Indikation für einen Verbandwechsel

Abhängig vom Heilungsverlauf und aktuellem Zustand von Wunde und Verband.
* Patient klagt über Schmerzen an der Wunde
* Verband ist mit Sekret oder Blut durchtränkt oder hat sich gelöst
* Bei Hydrokolloid-, Hydrogelverband: Gelblase hat die Größe der Wunde erreicht
* Lokale oder generalisierte Entzündungszeichen. Patient entwickelt Körpertemperaturen, die über das Resorptionsfieber hinausgehen (38,5 °C), oder länger als 5 Tage erhöht sind
* Wunde muß versorgt werden, z.B. 3. Tag postop., Fäden ziehen, spülen, Nekrosen entfernen, Therapeutikum wechseln.

Verbandwechsel sinnvoll in den geplanten Tagesablauf einfügen

* Bei der Körperpflege am Morgen
* Beim Umlagern des Patienten
* Nach der physikalischen Therapie, ein frischer Verband leidet bei der Therapie
* Bei den Vorbereitungen zur Nacht
* Nach den Bedürfnissen des Patienten.

| 3.2.2 Verbandwechsel bei aseptischen Wunden _____

Nach 48 Std. ist eine aseptische Wunde keimdicht verschlossen, eine Desinfektion überflüssig. Ausnahme: Wundheilungsstörungen. Erster VW bei aseptischen Wunden frühestens nach 48 Std. durch den Arzt.

Indikationen: primärheilende Wunden, z.B. OP-Wunden, Wunden nach primärer chirurgischer Versorgung und nicht infizierte Wunden.

Ziel: Kontamination von Wunden durch aseptisches Vorgehen verhindern.

Material

* Vorbereiten: Flächen-, Händedesinfektionsmittel, bei großen Verbänden: Gesichtsmaske, Kopfhaube, Schutzkittel oder -schürze
* Zur Verbandabnahme: unsterile und sterile Handschuhe, Pinzette, Abwurfgefäß für Verbandstoffe und sonstige Abfälle, Abwurfgefäß für Instrumente, z.B. mit Desinfektionslösung gefülltes Behältnis
* Zur Hautdesinfektion: Loch- oder Schlitztuch, sterile Handschuhe, Hautdesinfektionsmittel, Watteträger oder Mulltupfer
* Zum Erneuern des Verbands: sterile Handschuhe und Pinzetten. Tupfer, Kompressen. Sprühverband oder Wundschnellverband, Heftpflaster, Klebemull, Verbandkleber, Mullbinden oder Schlauchverband
* Alle Materialien, die direkt oder indirekt mit der Wunde in Berührung kommen, müssen steril sein.

Vorbereiten: Patienten informieren, vor Blicken anderer schützen, Materialien herrichten, ggf. Verbandwagen oder -zimmer vorbereiten. Platz schaffen, für ausreichend Licht und ggf. für Assistenz sorgen. Patienten in eine geeignete, entspannte Lage bringen, störende Kleidung entfernen.

Durchführen

- Ggf. Kopfhaube, Gesichtsmaske und Schutzkittel anlegen. Arbeitsfläche, Hände desinfizieren. Bei komplizierten oder großflächigen Wunden chirurgische Hände-desinfektion
- Unsterile Handschuhe anziehen, Verband bis auf die Wundauflage entfernen, Verband und Handschuhe abwerfen
- Sterile Handschuhe anziehen, Wundauflage mit steriler Pinzette entfernen. Wund-auflage und Pinzette abwerfen
- Wunde beurteilen ☞ 3.1.3
- Ggf. Wunde reinigen und desinfizieren. Von innen nach außen wischen, für jeden Wisch einen neuen Watteträger oder Tupfer verwenden (☞ Abb. 3.4)
- Neue Wundauflage auflegen. Ggf. Wundabdeckung ergänzen, z.B. Saugkompresse. Polstern. Handschuhe abwerfen, Wundabdeckung fixieren
- Ggf. Drainagen versorgen ☞ 3.4.

Nachbereiten: Patienten versorgen, Materialien entsorgen, verbrauchte Materialien auffüllen, Zustand der Wunde und durchgeführte Maßnahmen dokumentieren.

 Bei Anzeichen für Wundheilungsstörungen den Arzt hinzuziehen.

Aseptische Wunde:
von innen nach außen reinigen
oder desinfizieren

Septische Wunde:
von außen nach innen reinigen

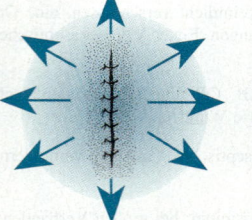 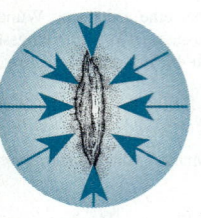

Abb. 3.4: Prinzipien der Wundreinigung [L 157]

| 3.2.3   Verbandwechsel bei septischen Wunden

Septische Wunden sind mit infektiösen Erregern, meist Bakterien, besiedelt.

Ziele

- Saubere Wundverhältnisse: Verunreinigungen, Wundsekrete, Zelltrümmer und Ne-krosen entfernen ☞ 3.2.2
- Infektionsfreie Wunde, Infektionserreger reduzieren
- Heilungsförderndes Wundmilieu schaffen
- Keimverschleppung vermeiden
- Ggf. Adaption der Wundränder und -flächen.

Erreger reduzieren

Alles vermeiden, was die Granulationsbildung stören könnte, z.B. hochprozentige NaCl-Lösung, osmotisch hochwirksame Substanzen, z.B. Zucker, die Wunde austrocknende oder gar gerbende Substanzen, z.B. Mercuchrom®, Desinfektionsmittel.

Material

Wie bei aseptischen Wundverbänden ☞ 3.1.5.

- Zum Wundabstrich: steriler Watteträger in sterilem verschließbaren Gefäß, Laboranforderungsschein
- Zur Wundspülung: Spüllösung, z.B. NaCl 0,9 % oder Ringer-Lösung. Evtl. Desinfektionslösung. Gefäß für Spüllösung, z.B. sterile Nierenschale. 20-ml-Spritze, Knopfsonde. Auffanggefäß für Spüllösung, z.B. Nierenschale. Zellstoff, flüssigkeitsdichte Unterlage
- Zur Wundreinigung: Medikamente, z.B. enzymatische Salbe. Schere, Skalpell und Pinzette zur Nekrosenabtragung ✍
- Zur Sekretableitung: Drainagen, z.B. Mullstreifen, Penrose-Drain, Gummilasche, Schlauchdrain ✍.

Vorbereiten

Patienten informieren, abschirmen, Materialien zurechtlegen, Verbandwagen oder Verbandzimmer vorbereiten, Platz schaffen, für Licht sorgen, ggf. für Assistenz sorgen. Den Patienten in eine geeignete, entspannte Lage bringen, störende Kleidung entfernen.

Durchführen

Wie aseptischer VW ☞ 3.2.2.

- Ggf. Wundabstrich durchführen (s.u.)
- Ggf. Wunde chirurgisch, enzymatisch oder durch Spülung reinigen ☞ 3.1.5
- Ggf. Wunde und Wundumgebung desinfizieren. Von außen nach innen wischen, für jeden Wisch ein neuer Tupfer (☞ Abb. 3.4)
- Ggf. eine Wunddrainage einlegen, z.B. Gummilasche, Penrose-Drain
- Wundauflage und Wundabdeckung auflegen, z.B. Saugkompresse, polstern, Handschuhe abwerfen, Wundabdeckung fixieren.

Wundabstrich

- Abstrichröhrchen und Watteträger steril anreichen lassen, Watteträger entnehmen
- Sekret vom Wundgrund aufnehmen
- Watteträger steril in das Abstrich-Röhrchen stecken, gut verschließen
- Beschriften, umgehend ins Labor schicken.

Nachbereiten

- Unsterile Handschuhe anziehen, gebrauchte Materialien entsorgen
- Patienten versorgen: informieren, ankleiden, betten
- Arbeitsfläche und benutzte Utensilien desinfizieren
- Zustand der Wunde und durchgeführte Maßnahmen dokumentieren
- Verbrauchte Materialien auffüllen.

 Tips, Tricks & Fallen

- Vor Verlassen des Kranken- oder Verbandzimmers Schutzschürze oder -kittel ablegen, Hände desinfizieren
- Zuerst aseptische, dann septische Wunden versorgen.

| 3.2.4   Spezielle Wundverbände

Der traditionelle Wundverband mit Mulltupfern, Zellstoff- und Mullkompressen verliert an Bedeutung. An seine Stelle treten Verbandstoffe mit verbesserter Wirkung:
- Wirkung ist auf die unterschiedlichen Wundheilungsphasen ausgerichtet
- Dosierte Aufnahme und Verdunstung von Exsudat, atmungsaktiv, keimundurchlässig
- Schaffung eines feuchten Wundmilieus
- Kein Verkleben mit der Wunde, selbsthaftend auf gesunder Haut
- Einfaches Handling.

| Hydrokolloid- und Hydrogelverbände

Komponenten der Hydrokolloid- und Hydrogelverbände
- Semipermeable, wasser- und keimdichte Trägerfolie, z.B. Polyurethan, Polyester, ist für Wasserdampf aus der Wunde durchlässig
- Saugfähige Schicht aus hydroaktiven Kolloiden, z.B. Polyurethan-Polymeren, Methylcellulose. Sie nimmt Wundsekrete auf und bildet ein Gel, das die Wunde ausfüllt und feucht hält. Hydrogelverbände enthalten ca. 60 % Wasser. Besonders geeignet für trockene Wunden.

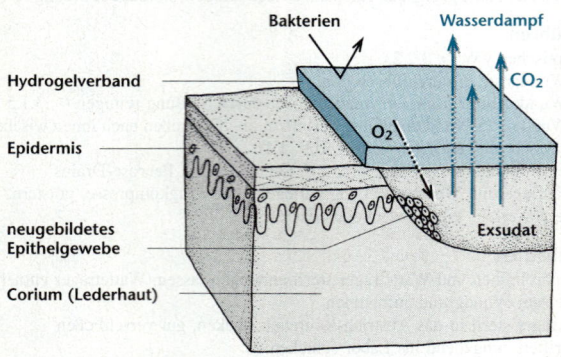

Abb. 3.5: Hydrokolloidverband - Wirkungsmechanismen [L 157]

Indikationen
- Sekundärheilende Gelegenheitswunden
- OP-Wunden mit Heilungsstörungen
- Ulcus cruris
- Dekubitalulzera
- Verbrennungen 1. und 2. Grades.

Kontraindikationen: massive Wundinfektionen und Infektionen mit anaeroben Keimen.

Material
- Alles zur Wundspülung (☞ 3.1.5)
- Hydrokolloidverband in geeigneter Größe: an allen Seiten 3–5 cm größer als die Wunde
- Bei starker Exsudatbildung: mit hydrophilen Eigenschaften, z.B. Hydrocoll®, Comfeel: Plus®, Cutinova® hydro, Biofilm®, Varihesive®
- Für trockene Wunden: mit Feuchtigkeit angereichert (Hydrogel), z.B. Hydrosorb®
- Für bewegungsintensive Körperpartien: mit Kleberand, z.B. Biofilm® Patch, Comfeel®: Plus Contourierter Wundverband, Hydrosorb® plus, Varihesive® Border
- Für tiefe Wunden: hydrokolloidales Füllmaterial, z.B. Varihesive® Salbe, Comfeel® Paste, Sorbalgon® Kompressen, Cutinova® cavity
- Für kritische Wunden: transparent zur Beobachtung, z.B. Hydrosorb®, Comfeel®: Plus Transparenter Wundverband
- Bei Druckgefährdung: mit Schaumstoffauflage, z.B. Comfeel®, plus druckentlastender Verband.

Vorbereiten
- Vor Anwendung von Hydrokolloidverbänden Fremdkörper, Verunreinigungen und harte Nekrosen aus der Wunde entfernen ☞ 3.1.5
- Infektion ausschließen, besonders anaerober Keime.

Durchführen
- Alten Verband entfernen
- Wunde spülen ☞ 3.1.5
- Wunde begutachten und entsprechendes Verbandmaterial auswählen (s.o.)
- Ggf. hydrokolloidales Füllmaterial in die Wunde einbringen. Wunde mit Hydrokolloidverband abdecken, 3–5 cm Überstand der Ränder beachten. Verbandmaterial in innigen Kontakt mit der Wunde bringen
- Handauflegen auf den Verband (2 Min.), Körperwärme bewirkt einen intensiveren Wundkontakt und eine bessere Haftung auf der gesunden Haut
- Verband an Extremitäten ggf. zusätzlich mit elastischer Binde fixieren. Nicht bei arterieller Durchblutungsstörung
- Bei Ulcus cruris venöser Genese einen Kompressionsverband mit Druckpolster über dem Verband anlegen (☞ 3.2.5).

Nachbereiten
- Verbandblase beobachten: entspricht ihre Größe dem Umfang der Wunde, Verband wechseln. Nicht größer werden lassen, das Sekret schädigt die Haut
- Bei Infektionszeichen einen Wundabstrich durchführen und Erregernachweis veranlassen.

Tips, Tricks & Fallen
- Zu Beginn einer Behandlung mit Hydrokolloidverbänden wird die Wunde durch Auflösung und Resorption von nekrotischem Gewebe größer
- Nach der Verbandentfernung kann ein gelbliches, unangenehm riechendes Gel in der Wunde zurückbleiben. Nicht mit Eiter verwechseln
- Bei stark sezernierenden Wunden sind tägl. mehrere VW notwendig. In der Epithelisierungsphase kann 1 x/Wo. ausreichen.

3

Atraumatische Wundauflagen

Alternative zur Wundabdeckung mit Mull.

Vorteil
- Verklebt nicht mit der Wunde
- Schädigt nicht die frische Granulation und Epithelisation beim VW
- Verunreinigt die Wunde nicht durch zurückbleibende Mullfasern.

Bewegungsaktive Wundauflagen
Aus verschieden stark gedrillten und unterschiedlich dicken Fäden gewirktes Zellwoll-Gewebe. Hebt sich bei Berührung mit Wundsekreten tunnelartig von der Wunde ab. Sehr saugfähig.
Anwenden: Wundschnellverband bei Bagatellwunden, z.B. Hansaplast®, Hansapor®, Hansamed®.

Metalline® Wundauflagen
Vliesstoff mit aufgedampfter Aluminiumschicht. Klebt nicht an der Wunde, ist porös und leitet Sekrete in die Saugschicht. Wirkt antibakteriell.
Anwenden: als Schlitzkompresse für Drainagen und Trachealkanülen, bei Verbrennungen, auch großflächig als bettlakengroßes Metallinetuch.

Salbenkompressen
Weitmaschige Gewebe aus Natur- oder Kunstfasern, beschichtet mit neutralen Fetten, Salben und Emulsionen, auch mit Antibiotika und Antiseptika. Halten Wunden feucht und leiten Sekrete in die saugenden Verbandschichten ab.
Anwenden: sekundärheilende Wunden, bei Hauttransplantationen am Transplantationsort und der Entnahmestelle.

3.2.5 Verbände bei Problemwunden

Verbrennung ☞ 9.15, Verstrahlungswunden ☞ 11.2.2

Ulcus cruris

Geschwüriger Gewebedefekt mit Ödembildung, meist am distalen Unterschenkel. Ursache ist ein mangelhafter venöser Abfluß, z.B. durch Thrombose oder Venenklappeninsuffizienz.
- Wenige mm bis 20 cm groß, rund, oval oder den ganzen Unterschenkel umfassend (Gamaschenulkus)
- Flach, nur obere Hautschichten, bis tiefgreifend, Sehnen und Muskulatur sind betroffen
- Weicher, ödematöser, entzündeter oder derber wallartiger Wundrand
- Wundgrund schmierig-gelb belegt oder nekrotisch.

Wunde versorgen
- Wundverband (☞ 3.2), Wundreinigung (☞ 3.1.5)
- Keine Bäder: Wundränder und -umgebung weichen auf. Keime können einwandern oder werden über das Badewasser verteilt. Hautläsionen infizieren sich, z.B. an den Zehen

- Desinfizierende Bäder stören die Granulation und Epithelisation
- Granulation und Epithelisation fördernde Mittel kritisch verwenden: können neoplastische Prozesse fördern.

Kompression: Kompressionsverband, Kompressionsstrumpf.

Ödemausschwemmung unterstützen
- Einnahme der Diuretika überwachen
- Betroffenes Bein hochlagern, Bewegungsübungen durchführen lassen (☞ 2.5.2), Bein von distal nach proximal ausstreichen
- Ödemausschwemmung kontrollieren: Gewicht, Extremitätenumfang an markierter Stelle messen
- Laborkontrollen veranlassen, z.B. Elektrolyte.

▌ Gangrän

Ursache: arterielle Verschlußkrankheit, diabetische Mikrozirkulationsstörung, lokale Durchblutungsstörung.

Trocken: abgestorbenes Gewebe, ausgetrocknet, schwarz, lederartig (mumifiziert). Scharfe Abgrenzung zum gesunden Gewebe. Entzündungszeichen an den Grenzflächen.
Feucht: abgestorbenes Gewebe, aufgeweicht, stinkend, faulig, grünlich-schwarz.

Wunden versorgen
- Bett in Fußtieflage bringen, Schmerzprophylaxe. Druck der Bettdecke durch einen Bettbogen auffangen
- Schützenden und wärmenden Watteverband locker anlegen
- Wunde trockenhalten, nicht baden. Trockene Gangrän leicht pudern, feuchte Gangrän ☞ (s.u.)
- Ggf. Amputation vorbereiten.

▌ Dekubitus

Gewebedefekt infolge Gewebeischämie und venösen Abflußstaus durch anhaltenden Auflagedruck an exponierten Körperstellen (☞ 2.5.3).

Dekubitus	
Eintei-lung	**Symptome**
Grad 1	Umschriebene Rötung, bleibt auch nach Druckentlastung bestehen. Intakte Haut
Grad 2	Blasenbildung, Hautabschürfung, offener, auf die Epidermis beschränkter Defekt
Grad 3	Tiefreichender geschwüriger Defekt von Haut, Subkutis, Bindegewebe und Muskulatur
Grad 4	Wie Grad 3, zusätzlich Osteomyelitis.

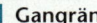

Wunde versorgen

- Wunde nekrosenfrei halten
- Feuchte Verbände anlegen, z.B. in Ringer-Lösung getränkte Kompressen, Hydrokolloid-, Hydrogelverband
- Geplante Maßnahmen beibehalten, häufiger Wechsel verzögert die Wundheilung
- Keine Bäder: Wundränder und -umgebung weichen auf. Keime können einwandern oder werden über das Badewasser verteilt. Hautläsionen infizieren sich
- Desinfizierende Bäder stören die Granulation und Epithelisation
- Dekubitusprophylaxen konsequent weiterführen.

3

| Verätzung

Lauge: tiefgreifende Gewebeauflösung mit weichen Nekrosen (Kolliquationsnekrose).
Säure: oberflächliche Gerinnung von Gewebeflüssigkeit und Zelleiweiß. Haut nekrotisiert und zerfällt (Koagulationsnekrose).

Erstmaßnahmen

- Handschuhe, Schutzschürze, ggf. Schutzbrille zum Eigenschutz anziehen
- Getränkte Kleidung entfernen, chemische Substanzen abspülen, z.B. duschen
- Vitalfunktionen kontinuierlich kontrollieren, auf Schocksymptomatik achten ☞ 4.2
- Infusionen vorbereiten und überwachen
- Suprapubischen Katheter vorbereiten, bzw. transurethralen Dauerkatheter legen Urinausscheidung kontinuierlich kontrollieren, z.B. Stundenurometer
- Ggf. Patienten auf eine OP vorbereiten, z.B. Nekrosenentfernung
- Verbände tägl. und bei Bedarf wechseln
- Laboruntersuchungen veranlassen, z.B. Nierenwerte, Elektrolyte, Standard-Bikarbonat (StHCO3), Blut-pH-Werte, Base Excess (BE) ✍.

Bei oraler Aufnahme

- Ggf. Wasser oder Neutralisationslösung trinken lassen ✍
- Verlegung auf Intensivstation veranlassen ✍
- Ggf. Endoskopie vorbereiten, z.B. Ösophago-, Gastro-, Duodenoskopie ✍.

| Elektroverbrennung

Umschriebene Verbrennungswunden 4. Grades an der Stromeintritts- und Austrittsstelle. Bewußtlosigkeit, Herzrhythmusstörungen, neurologische Ausfälle, extreme Muskelkrämpfe mit Frakturen und Luxationen möglich.

Erstmaßnahmen

- Leben erhalten, Reanimation (☞ 4.1)
- Arzt assistieren, z.B. Medikamente, Infusionen vorbereiten und überwachen
- Weitere Maßnahmen nach den Symptomen ausrichten, z.B. Bewußtlosigkeit ☞ 4.1, 7.11, Herzrhythmusstörungen ☞ 6.1.6, neurologische Ausfälle ☞ 14.1, Luxationen und Knochenbrüche ☞ 9.1
- Stromeintritts- und Austrittsstelle wie Verbrennungen versorgen
- Suprapubischen Katheter vorbereiten, bzw. transurethralen Dauerkatheter legen
- Urinausscheidung kontinuierlich kontrollieren, z.B. Stundenurometer.

Komplikationen beachten

- Darmatonie mit Übelkeit, Erbrechen bei Darmwandnekrosen
- Durchgangssyndrom oder Krampfanfälle bei Hirnödem
- Rhythmusstörungen, Myokardinfarkt bei Herzmuskelnekrosen
- Ödeme durch erhöhte Gefäßpermeabilität.

❘ Erfrierung

Lokaler Kälteschaden ohne Absinken der Körpertemperatur. Meist lokal begrenzt. Oft sind die Akren wie Ohren, Nase, Finger, Zehen betroffen.

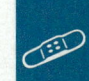

Erstmaßnahmen

- Wärme zuführen, z.B. warme Getränke, warme Decken
- Vitalfunktionen überwachen, dokumentieren
- Analgesierung 🖎
- Patienten entkleiden, reinigen
- Ausmaß der Schädigungen wird eingeschätzt 🖑, dokumentieren
- Ggf. Nekrosenentfernung oder Amputation vorbereiten
- Ggf. Verlegung zur Intensivstation veranlassen 🖎.

❘ 3.2.6 Kompressionsverbände ────────────

Kompressionsstrümpfe ☞ 2.5.2.

Indikationen: Thromboseprophylaxe bei Immobilität, Ödeme venöser Genese, Thrombophlebitis, Varikosis, Ulcus cruris, Varizen-OP, Amputation, nicht bei arteriellen Durchblutungsstörungen.

Ziel: venösen Rückfluß durch Unterstützung der Muskelpumpe fördern.

Material: Kurzzugbinden, Pflasterbinden, Zinkleimbinden. Bei Pflaster- oder Zinkleimbinden zusätzlich Polstermaterial.

Vorbereiten

- Patienten informieren: bis zum Anlegen der Binden das Bein hochlagern
- Passende Binden bereitlegen: Fuß und Fußgelenk 8 cm, Unterschenkel 8–10 cm, Knie und Oberschenkel 10–12 cm
- Für Pflaster- und Zinkleimbinden ggf. Polstermaterial zurechtschneiden.

Durchführen

- Venösen Blutstau beseitigen: Extremitäten für Minuten hochhalten oder 20 Min. hochlegen, ggf. herzwärts ausstreichen
- Ggf. polstern: Knochenvorsprünge, z.B. Schienbein, Knöchel, Fibulaköpfchen. Körpermulden, z.B. zwischen Knöchel und Achillessehne, Kniekehle
- Zehen frei lassen: ermöglichen Kontrolle der Durchblutung, Sensorik, Mobilität. Fußgelenk in 90°-Stellung bringen, Ferse mit einwickeln, sonst Fensterödem
- Kompression von distal nach proximal gleichmäßig vermindern, Binde beim Anwickeln zu 3/4 bis ganz dehnen (Kompression). Natürliche Laufrichtung der Binde nicht durch Zug nach links oder rechts verändern, sonst Schnürfurchen. Zweite Binde in entgegengesetzter Ablaufrichtung über die erste anlegen (☞ Abb. 3.6)

- Längs- und querelastische Pflaster- und Zinkleimbinden wie elastische Binden anlegen
- Starre Zinkleim- und längselastische Pflasterbinden an Fuß-, Sprung- und Kniegelenk wie elastische Binde anbringen. An Unter- und Oberschenkel jede Tour wie die untere Schlaufe einer Achtertour führen, jede einzelne Tour auf der Beinvorderseite abschneiden, neue Tour überlappend ansetzen (☞ Pflasterbinde Abb. 3.6).

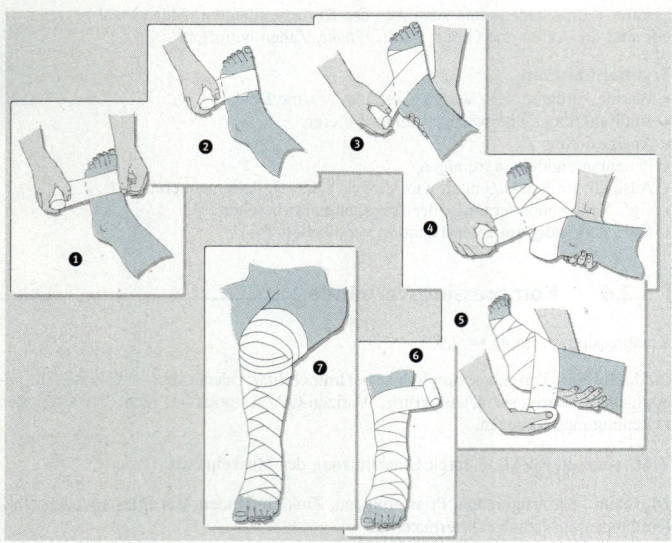

Abb. 3.6a: Kompressionsverband anlegen [L 157]

Nachbereiten: Zinkleimbinden zum Schutz der Kleidung mit einem Schlauchverband überziehen. Patienten zur Mobilisation auffordern. Zehen auf Farbe, Gefühl, Beweglichkeit kontrollieren. Beinumfang messen.

Komplikationen beheben
- Blässe oder Blauverfärbung der Zehen: Verband mit geringerer Kompression anlegen
- Gestörte Sensorik oder Motorik: Polsterung verbessern, ggf. Verband mit geringerer Kompression anlegen
- Anschwellen der Zehen: Mobilisation verbessern, ggf. Einschnürungen beseitigen, ggf. Kompression überprüfen (proximal abnehmend?)
- Gelockerter Verband, z.B. durch Rückbildung des Ödems: neuen Verband anlegen.

| Kompressionsverband bei Ulcus cruris

Ziel: venösen Rückstrom im Wundgebiet und in der gesamten Extremität verbessern.

Material

- Zur Wundbehandlung elastische Kurzzugbinden benutzen. Breiten: Fuß und Fußgelenk 8 cm, Unterschenkel 8–10 cm, Knie und Oberschenkel 10–12 cm. Kompressionspolster, z.B. Schaumstoff, Schaumgummi, ca. 2–3 cm dick, an allen Seiten 3–5 cm größer als die Wunde
- Nach Abheilen der Wunde: Pflasterbinden oder Zinkleimverband
- Zur Dauernachbehandlung und Prophylaxe: speziell angepaßter Kompressionsstrumpf (Bandagist, Sanitätshaus).

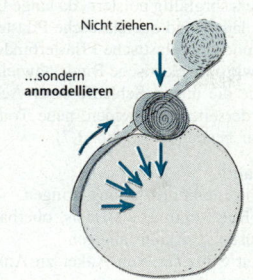

Nicht ziehen…

…sondern **anmodellieren**

Abb. 3.6b: Korrekte Verbandtechnik [L 215]

Durchführen

- Verband wechseln
- Kompressionspolster auf den Verband auflegen, ggf. mit wenigen Bindentouren (Mullbinde) fixieren
- Kompressionsverband anlegen (s.o.).

 Nach Möglichkeit Kompressionsverbände über Unter- und Oberschenkel anlegen, bei Kompressionsverband am Unterschenkel Gefahr der Abschnürung unterhalb des Knies.

| 3.2.7   Stützverbände

Indikationen: Kontusionen, Distorsionen, Muskel- und Sehnenschäden, Bänderläsionen, Luxationen, Frakturen-Nachbehandlung, Fußfehlstellungen, Gelenkdegenerationen.

Ziele: Statische Belastung durch weitgehende Ruhigstellung ermöglichen. Physiologische Bewegungsabläufe führen. Abweichende und extreme Bewegungen vermeiden. Gelenke komprimieren, stützen und entlasten.

Materialien

- Längs- und querelastische Kompressionsbinden, bevorzugt bei zusätzlicher Schwellung. Mehrere VW notwendig bis zum Abschwellen
- Längs- und querelastische Pflasterbinden zum längeren Verbleib, bevorzugt an Oberschenkel und über Gelenken
- Tapeverbände, bevorzugt in der Sportmedizin: durch Stützung und Entlastung wird die Gelenk- und Muskelfunktion erhalten. Nicht anwenden bei Bänder- und Kapselrissen, ausgedehnten Muskelrissen und Frakturen
- Wundverband bei zusätzlicher Wunde.

Durchführen

Verband mit elastischen Binden

- Ggf. rasieren
- Besonders sorgfältig polstern, da lange Liegedauer, z.B. Fußrücken, Schienbeinkante
- Leichte, längs- und querelastische Pflasterbinden wie elastische Binden anlegen (s.o.)
- Starke, nur längselastische Pflasterbinden mit hoher Festigkeit an Fuß und Sprunggelenk wie eine elastische Binde anwickeln (s.o.). An Unter- und Oberschenkel jede Tour wie die untere Schlaufe einer Achtertour führen, jede einzelne Tour auf der Beinvorderseite abschneiden, neue Tour überlappend ansetzen. Verband mit einer Kreistour beenden (☞ Abb. 3.7).

Tapeverband

- Gelenk in Funktionsstellung bringen
- Anker (Haltestreifen) als Basis, oberhalb und unterhalb des betroffenen Gelenkes oder Muskels, zirkulär anlegen
- Zügel zur Stützung, von Anker zu Anker, dachziegelartig aufkleben, Verlauf und Anzahl je nach Verletzung
- Mit einem Schließstreifen eine geschlossene Hülle als zusätzliche Befestigung der Zügel um den Verband legen.

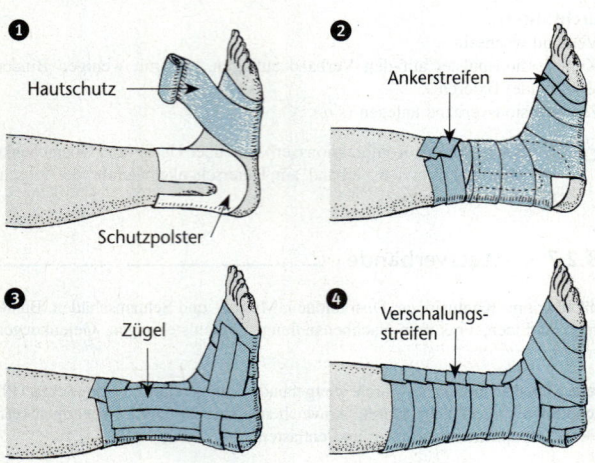

❶ Hautschutz — Schutzpolster
❷ Ankerstreifen
❸ Zügel
❹ Verschalungsstreifen

Abb. 3.7: Tapeverband, Verbandtechnik [L 190]

Aircast®-Schienen

Effektiv und einfach zu handhaben sind Aircast®-Schienen (☞ Abb. 3.8). Sie erfüllen am Sprunggelenk den gleichen Zweck wie elastische Stützverbände oder Tape-Verbände. Sie können von jedem Laien angelegt werden.

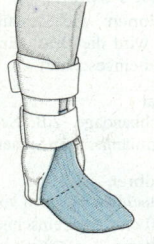

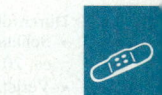

Abb. 3.8: Aircast-Schiene [L 157]

| 3.2.8　Verbände zur Ruhigstellung

Desault-Verband

Indikationen: Schlüsselbeinfrakturen, Schulterluxationen, hohe Oberarmbrüche. Bei Frauen ist der Gilchrist-Verband (s.u.) besser geeignet.

Material
- Gepudertes Achselpolster: Polsterwatte in Schlauchmullverband ca. 10 cm x 15 cm x 3 cm
- Schlauchbandage für Oberkörper, Länge ≅ 2 x Rumpflänge.

Durchführen
- Schlauchbandage in der Länge von doppelter Rumpflänge abmessen. An beiden Seiten, ca. 2 cm vom Ende entfernt je ca. 20 cm senkrecht einschneiden
- Schlauchbandage wie ein Unterhemd über den Oberkörper ziehen, Arme durch die beiden Einschnitte stecken. Achselpolster in die Achsel einlegen. Betroffenen Arm anwinkeln und den unteren Teil der Schlauchbandage über den Arm nach oben ziehen. Auf der betroffenen Seite den Verband bis über die Schulter ziehen. Auf der gesunden Seite ca. 20 cm einschneiden und beide Zipfel auf der Schulter verknoten
- Für Finger und Daumen den Verband einschneiden.

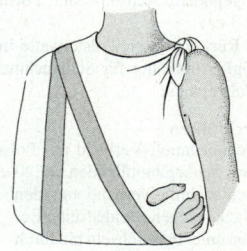

Abb. 3.9: Desault-Verband mit Schlauchmull [L 157]

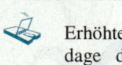 Erhöhte Festigkeit der Schlauchbandage durch Doppelung (vierfache Rumpflänge).

3

Gilchrist-Verband

Indikationen: wie Desault-Verband (s.o.), bei Frauen wird die Brust nicht wie beim Desault-Verband eingeschnürt.

Material
Schlauchbandage, z.B. Schlauchmull in vierfacher Armlänge, vier Sicherheitsnadeln.

Durchführen
* Schlauchbandage 1 m von einem Ende entfernt ca. 20 cm längs einschneiden
* Verletzten Arm durch den Einschnitt in den längeren Teil der Schlauchbandage stecken, der Einschnitt zeigt zur Achsel. Betroffenen Arm vor der Brust anwinkeln
* Kurzes Bandagenende über den Nacken und die gesunde Schulter nach vorn um das Handgelenk des angewinkelten Arms führen und mit Sicherheitsnadeln fixieren
* Langes Bandagenende um den Körper herum zum Oberarm der betroffenen Seite führen, von innen um den Arm schlingen und hinter dem Arm mit Sicherheitsnadeln fixieren
* Für Finger und Daumen Öffnungen freischneiden.

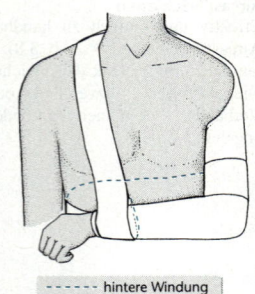

------ hintere Windung

Abb. 3.10:
Gilchrist-Verband [L157]

Rucksack-Verband
Indikation: Schlüsselbeinfraktur.

Material
* Schlauchmull der Größe 3 in der Länge der vierfachen Schulterbreite
* 2 gepuderte Achselpolster: Polsterwatte in Schlauchmullverband ca. 10 cm x 15 cm x 3 cm
* 1 Rückenpolster: Polsterwatte in Schlauchmullverband ca. 10 cm x 10 cm x 3 cm
* Ggf. Applikator für Schlauchmull Gr. 3
* Polsterwatte.

Durchführen
* Schlauchmull-Verband mit Polsterwatte fest füllen, z.B. mit einem Applikator, an den Schlauchmullenden ca. 20 cm zum Verknoten frei lassen
* Schlauchmullverband um den Nacken legen. Beide freien Enden unter den Achseln hindurch auf den Rücken führen. In beide Achseln ein Polster unter den Verbandschlauch schieben. Enden verschlingen und den Verbandschlauch straff ziehen
* Ein Verbandende unter den Watteschlauch im Nacken führen, beide Enden unter Zug verknoten und das Rückenpolster unter den Knoten schieben.

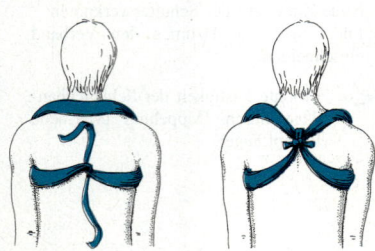

Abb. 3.11: Rucksackverband [L 157]

Tips, Tricks & Fallen
- In den ersten Tagen Rucksackverband regelmäßig nachspannen
- Sensibilität und Blutzirkulation an Armen und Händen kontrollieren.

3.2.9 Gips-, Kunststoff- und Schienenverbände

Gipsverbände

Indikationen: Frakturen, Fußdeformitäten, Entzündungen, Muskel-, Sehnen-, Kapsel-, Bänderläsionen (selten).

Ziel: verletzte Körperpartien ruhigstellen, v.a. bei Knochenbrüchen und Sehnenverletzungen.

Material
- Gipsbinden verschiedener Breite, Longetten
- 20–25 °C warmes Wasser, > 25 °C: Verbrennungsgefahr beim Trocknungsvorgang
- Polstermaterial, z.B. Kunststoff-Wattebinden, Schaumstoff, Papierbinden, Schlauchmull, Sprühkleber

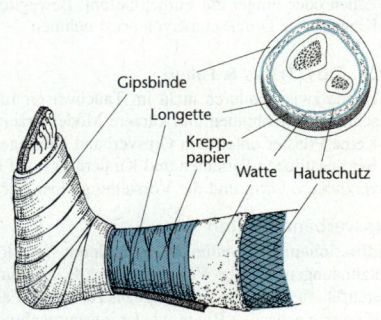

Abb. 3.12: Aufbau eines Gipsverbandes [L 157]

- Gipsmesser, Gipsschere, Rabenschnabel, Gipsspreizer, oszillierende Säge, Gipstisch. Ggf. Bildwandler
- Schutzschürze, Gummischuhe, ggf. Handschuhe.

Vorbereiten
- Patienten informieren, entspannt lagern, störende Kleidung entfernen, für die Assistenz sorgen
- Materialien zurechtstellen, Longetten und Schlauchmullunterzug abmessen, Polsterstücke zurechtschneiden.

Durchführen
Nur durch eine erfahrene Pflegekraft oder den Arzt. Möglichst mit Assistenz.
- Angepaßte Polsterstücke mit Sprühkleber an gefährdete Stellen ankleben
- Polsterwatte anwickeln: so dick wie nötig, so dünn wie möglich, ggf. mit Papierbinden fixieren. Auf regelrechte funktionelle Gelenkstellung achten
- Gipsbinden schräg eintauchen, dabei Tauchzeit von 2–6 Sek. je nach Fabrikat beachten, nur ganz leicht ausdrücken, zügig verarbeiten. Offene Zeit je nach Fabrikat 1,5–6 Min.
- Longetten 1–2 Sek. tauchen, dann zwischen Zeige- und Mittelfinger glattstreichen
- Gipsverband der Körperform anmodellieren, eingegipste Extremität auf der flachen Hand halten, Druckstellen vermeiden

3

- Funktionsstellung der Gelenke beibehalten, Gipsenden durch Umschlagen der Polsterung oder des Schlauchmulls abrunden, Oberfläche glätten, Gipsreste von der Haut entfernen, Frakturstellung kontrollieren, Gips abtrocknen lassen, dabei nicht zudecken
- Anfangsfestigkeit nach 30 Min. Transfer: Liege → Bett, Bett → Nachtstuhl, Endfestigkeit nach 1–3 Tagen.

Nachbereiten
- Bei Frakturen Rö-Kontrolle anmelden
- Gipsverband auf eine ebene Unterlage lagern, bis die Endfestigkeit erreicht ist. Abtrocknung durch Belüftung fördern
- Ggf. erhöht lagern, um Ödemen vorzubeugen
- Zehen oder Finger auf Farbe, Gefühl, Beweglichkeit, Temperatur beobachten
- Klagen über Druckschmerzen ernst nehmen.

 Tips, Tricks & Fallen
- Hände zwischendurch nicht im Tauchwasser für die Gipsbinden abwaschen, sonst schnelleres Abbinden und kürzere Modellierzeit
- Keine Pflaster unter dem Gipsverband anbringen, Allergiegefahr
- Bei ängstlichen Patienten und Kindern ggf. auf den Einsatz der oszillierenden Säge verzichten, Lärm und die Vorstellung einer Kreissäge erhöhen die Angst.

Gipsverband spalten
Indikationen: Schwellungen, z.B. durch Wundödeme, Hämatome, Gelenkergüsse, Entzündungen. Frische Verletzungen, z.B. Frakturen.
Durchführen: In der ganzen Länge bis zur letzten Faser aufsägen, ggf. etwas aufspreizen. Mit einer elastischen Binde wieder zusammenbinden.

Gipsverband fenstern
Indikationen: Wunden, Druckstellen.
Durchführen: ausreichend große Gipsplatte aussägen. Gipsränder glätten, ggf. unterpolstern. Die Gipsplatte einpassen und mit einer elastischen Binde fixieren.

 Um bei der Fensterung die richtige Stelle zu finden, kann als Markierung z.B. die Papprolle aus einer Gipsbinde eingegipst werden.

Achsenfehlstellungen korrigieren
Indikationen: Achsenfehlstellung mit Verkürzung, Verlängerung. Drehfehlstellung.

Achsenfehlstellung mit Verkürzung
- Gipsverband auf der Konkavseite in Höhe der Fehlstellung zur Hälfte zirkulär aufsägen
- Entstandenen Spalt mit dem Gipsspreizer soweit aufspreizen, bis die Frakturstellung korrekt ist. Spalt mit passenden Holzstückchen fixieren, Zwischenräume mit Polstermaterial ausfüllen. Gipsverband rund um den Spalt aufrauhen und anfeuchten. Defekt mit Gipsbinden schließen
- Rö-Kontrolle.

Achsenfehlstellung mit Verlängerung
- Auf der Konvexseite in Höhe der Fehlstellung einen Keil aus dem Gipsverband herausschneiden
- Achsenstellung korrigieren
- Ggf. den verbleibenden Spalt mit Holzstückchen fixieren. Gipsverband rund um den Spalt aufrauhen und anfeuchten. Defekt mit Gipsbinden schließen
- Rö-Kontrolle.

Drehfehlstellung
- Gipsverband in Höhe der Fraktur zirkulär durchtrennen
- Durch Drehen die Fehlstellung korrigieren
- Gipsverband rund um den Spalt aufrauhen und anfeuchten. Defekt mit Gipsbinden schließen
- Rö-Kontrolle.

Fehler und Gefahren bei Gipsverbänden
Lockerer Gipsverband
- Gefahren: mangelnde Ruhigstellung, dadurch Schmerzen (Krepitation), verzögerte Heilung, Pseudarthrose
- Mögliche Fehler: zu dicke, lockere Polsterung, angespannte Muskulatur während der Gipsanlage, Muskelatrophie nach längerer Immobilität.

Zu enger Gipsverband
- Gefahren: Schmerzen, venöse Rückflußstörungen: Schwellung distal vom Gipsverband. Arterielle Durchblutungsstörungen mit Blässe und Zyanose distal vom Gipsverband. Nervenschädigungen: sensorische Störungen, motorische Störungen bis zu irreversiblen Lähmungen. Drucknekrosen.
- Mögliche Fehler: zu dünn gepolstert, Gipsbinden zu straff angewickelt. Schwellung durch Wundödeme, Infektionen, Hämatome.

Falsche Gelenkstellung
- Gefahren: eingeschränkte Beweglichkeit bis zur irreversiblen Gelenkkontraktur.
- Mögliche Fehler: Gelenke während der Gipsanlage falsch gehalten. Gelenkstellung bei noch weichem Gipsverband verändert.

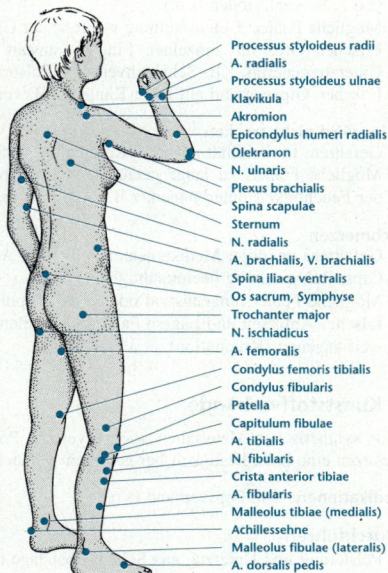

Processus styloideus radii
A. radialis
Processus styloideus ulnae
Klavikula
Akromion
Epicondylus humeri radialis
Olekranon
N. ulnaris
Plexus brachialis
Spina scapulae
Sternum
N. radialis
A. brachialis, V. brachialis
Spina iliaca ventralis
Os sacrum, Symphyse
Trochanter major
N. ischiadicus
A. femoralis
Condylus femoris tibialis
Condylus fibularis
Patella
Capitulum fibulae
A. tibialis
N. fibularis
Crista anterior tibiae
A. fibularis
Malleolus tibiae (medialis)
Achillessehne
Malleolus fibulae (lateralis)
A. dorsalis pedis

Abb. 3.13: Druckgefährdete Stellen und Funktionsstellung der Gelenke [L 157]

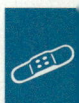

Zu dicker Gipsverband
• Gefahren: Mobilität vermindert, Überlastung der nicht eingegipsten Gelenke, Materialverschwendung
• Mögliche Fehler: zu viele Gipsbinden oder Longetten verwendet.

Zu dünner Gipsverband
• Gefahren: Gipsverband verliert seine Haltbarkeit durch mangelnde Ruhigstellung (s.o.)
• Mögliche Fehler: zu wenige Gipsbinden oder Longetten verwendet.

Trockene Stellen in den Gipsbinden während des Anlegens
• Gefahren: Gips kann keine homogene Verbindung eingehen: Festigkeit nicht ausreichend, mangelnde Ruhigstellung (s.o.)
• Mögliche Fehler: Gipsbinde unter Wasser zusammengedrückt, nicht schräg oder nicht vollständig eingetaucht, zu kurze Tauchzeit, zu langsam gearbeitet.

Übermäßige Hitzeentwicklung in der Trocknungsphase
• Gefahren: Verbrennungen I. und II. Grades
• Mögliche Fehler: zu warmes Tauchwasser, Gipsbinden nicht ausreichend durchtränkt, zu große Gipsmengen gleichzeitig verarbeitet.

Faltenbildung im Gipsverband
• Gefahren: Druckstellen. Folgen: Schmerzen, Ulzerationen, Durchblutungsstörungen (s.o.), Nervenläsionen (s.o.)
• Mögliche Fehler: Gelenkstellung während der Gipsanlage korrigiert oder verändert. Frischen Gips mit einzelnen Fingern, anstatt auf der flachen Hand, gehalten. Unterzugmaterial, z.B. Schlauchverband, Polsterung, Kreppbinden, faltig angelegt. Frischen Gipsverband auf harte Kanten, z.B. von Schienen, gelagert.

Gips wird nicht trocken
• Gefahren: Immobilität und ggf. Krankenhausaufenthalt verlängert
• Mögliche Fehler: zu lange getaucht, nicht ausreichend ausgedrückt. Verdunstung der Feuchtigkeit unterbunden, z.B. durch Decke, Gummi- oder Plastikunterlage.

Schmerzen
• Gefahren: unnötige Medikamenteneinnahme (Analgetika). Patient manipuliert am Gips, Ruhigstellung beeinträchtigt
• Mögliche Fehler: ungenügend oder falsch gepolstert. Gips zu eng angelegt. Durch falsches Anfassen und Lagern Falten und Dellen in den Verband gedrückt. Gips zu weit angelegt (Krepitation).

| Kunststoffverbände

Aus synthetischen Materialien wie Polyester-, Polypropylen- und Fiberglasgewebe, besitzen eine hohe Festigkeit bei geringem Gewicht und Materialaufwand.

Indikationen: wie Gipsverband (s.o.).

Durchführen
• Polsterung und Unterzug aus Schlauchbandage anlegen
• Handschuhe tragen
• Binde in 20–25° C warmes Wasser für 2–10 Sek. eintauchen. Herstellerangaben beachten. Binde unter Wasser ca. 3 x kräftig zusammendrücken: verkürzt die Abbindezeit

• Die Binde zur Hälfte überlappend anlegen. Modellierzeit 3–5 Min.
• Volle Belastbarkeit besteht nach ca. 30 Min.
• Spalten, Fensterung und Abnahme wie bei Gipsverband (s.o.).

Nachbereiten: wie bei Gipsverband (s.o.).

| Schienenverbände

Indikationen: Frakturen, ausgedehnte Weichteilwunden, Entzündungen, tiefe Venenthrombose, Gelenkerkrankungen.

Ziele: Ruhigstellung, Fixierung in einer bestimmten Position, gesteigerter venöser Rückfluß.

Material: angeordnete Schiene, Polstermaterial, wie Schaumstoff und Polsterwatte; elastische Binden, Schlauchbandage oder -mull; ggf. industriell gefertigter Schienenbezug; ggf. Lochstabsystem zur Fixierung der Schiene, Einbindung in eine Extension.

Vorbereiten

• Patienten informieren
• Ggf. Schiene herrichten, z.B. Metallrahmenschiene ohne Auflage: im Bereich von Kniekehle, Achillessehne und Fußsohle zur Unterstützung fest wickeln. Im Bereich von Ober- und Unterschenkel locker wickeln, Fersenbereich frei lassen
• Stellschrauben für nachträgliche Verstellung nicht einwickeln, herausragende Metallteile zum gesunden Bein hin abpolstern.

Durchführen

• Patienten entspannt lagern, die Extremität passiv anheben (Assistenz), Schiene unterschieben, Extremität darauf ablegen, Ferse muß freiliegen
• Ggf. Schienenlänge und Winkelstellung korrigieren, Polsterung ergänzen, z.B. an Wadenbeinköpfchen, Knöchel, Kniekehle, Achillessehne, Ellenbogen, Handgelenk
• Ggf. Extremität anwickeln
• Ggf. Schiene an der Halterung fixieren, eine Fußstütze für gesundes Bein herrichten (Spitzfußprophylaxe)
• Achsengerechte Lage des Patienten kontrollieren.

Nachbereiten

• Patienten zudecken, Nachtschrank in Reichweite stellen
• Durchblutung, Sensibilität und Beweglichkeit an Fingern und Zehen ständig prüfen, Schienensitz mehrmals tägl. kontrollieren
• Bei Beinschienen: Klingel griffbereit am Bett fixieren, ggf. Urinflasche bereitstellen, für Beschäftigungsmöglichkeiten sorgen
• Hygiene beachten: Schiene bei längerer Liegedauer 1 x/Wo. austauschen, bei Bedarf häufiger. Polstermaterialien und Umwickelungen entfernen und verwerfen. Schaumstoffschienen mit Dampf desinfizieren lassen
• Zur Kontraktur-, Muskelatrophieprophylaxe erlaubte Bewegungen und Spannungsübungen auf der Schiene durchführen lassen ✍. Gesunde Extremitäten regelmäßig mobilisieren, ggf. KG.

| Cramer-Schiene

Indikationen: Allroundschiene, die passend zurechtgebogen zur Ruhigstellung dienen kann. Bevorzugt bei Finger- und Armverletzungen.

Material
- Drahtkonstruktion in Leiterform als Meterware oder passend vorgefertigt. Modifizierte Cramer-Schienen, besonders für Fingerverbände, z.B. Aluminium-Formschienen, Kunststoffschienen. Vorgefertigte Fingerschienen erleichtern die Arbeit und geben besseren Halt
- Seitenschneider und Schränkeisen zum Bearbeiten der Schiene.

Durchführen
- Schiene am entsprechenden gesunden Körperglied anpassen. In erforderliche Form biegen, Hand und Arm in Funktionsstellung (☞ Abb. 3.14)
- Ungepolsterte Schienen z.B. mit Watte, Schaumstoffstreifen, Schaumstoffbinden unterlegen, besonders Schienenenden und -kanten. Mit Schlauchmull oder elastischen Mullbinden fixieren
- Folienbeschichtete gepolsterte Schienen mit mehreren Lagen Schlauchmull überziehen, saugt den Schweiß auf
- Schiene fixieren, z.B. mit elastischen Binden, Zinkleimbinden, an den Fingern auch mit Mullbinden
- Bei Arm-, Hand- oder Fingerverletzungen ein Armtragetuch oder -gurt verwenden.

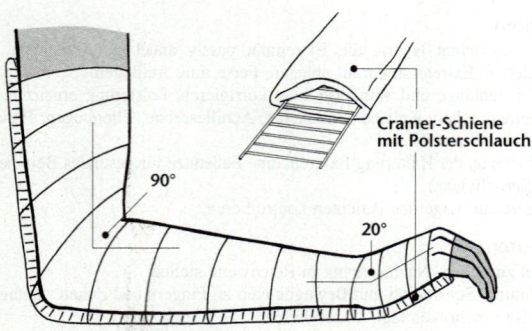

Abb. 3.14: Cramer-Schiene, Hand und Arm in Funktionsstellung [L 157]

Nachbereiten
- Gefühl, Temperatur, Farbe und Beweglichkeit der Finger und Zehen kontrollieren
- Korrekte Lage und Fixierung überprüfen.

| Abduktionsschiene

Indikationen: Verletzungen und Entzündungen an Oberarmschaft oder Schulter.

Material
- Schaumstoffschiene nach Auracher: Schaumstoffquader mit Schultergurt als Auflage für den verletzten Arm, Bänder mit Klettverschlüssen zur Fixierung des Arms
- Aus Cramer-Schienen gefertigte Abduktionsschiene.

Durchführen
Arm auf Abduktionsschiene lagern, ggf. mit Bindentouren fixieren.
- Schultergelenk
  - Oberarm um 60–70° anheben (nicht 90°), durch entsprechende Verkürzung oder Verlängerung des Schultergurtes regulieren
  - Oberarm um ca 30° aus der queren Körperachse nach ventral vorschieben, wird durch die Fixierung auf dem Schaumstoffquader oder der Abduktionsrolle und durch die Fixierung der Cramer-Schiene am Thorax erreicht
- Ellenbogengelenk in Mittelstellung, fast 90°
- Unterarm und Hand: Unterarm muß vom Ellenbogen bis zu den Fingergrundgliedern aufliegen.

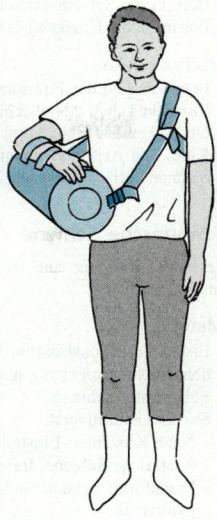

Abb. 3.15:
Abduktionsrolle [L 157]

 Patienten dazu anleiten, die korrekte Haltung seines Armes auf der Schiene zu kontrollieren.

| Volkmann-Schiene

Indikationen: bei Verletzungen und OP, wenn eine Beugung nicht möglich oder nicht erwünscht ist, v.a. am Knie.

Material
- Aus Metall gefertigte, in der Länge verstellbare, muldenförmige Schiene mit rechtwinklig angebrachter Fußplatte. Aussparung für die Ferse und höhenverstellbare Stütze am Fußteil. Besonders geeignet bei septischen Bedingungen, da problemlose Desinfektion möglich ist
- Aus Schaumstoff gefertigte gerade Schiene mit Fußstütze.

Durchführen
- Schiene am gesunden Bein anpassen
- Gesamte Auflagefläche und Fußstütze polstern, bei Metallschiene Polstermaterial mit Schlauchmull fixieren. Polsterkissen: Mäuschen für Kniekehle und Achillessehne fertigen
- Zum Hochlagern: T-Stütze herausziehen bei Metallschiene, Lagerungskissen unterlegen bei Schaumstoffschiene

- Schaumstoffschiene mit Baumwolltuch auslegen
- Bein in die Schienenmulde legen, korrekte Fußstellung: 90°, Ferse in Aussparung. Polster unter Kniekehle und Achillessehne plazieren. Ggf. das Bein anwickeln.

Nachbereiten
- Polsterung an der Fußstütze wegen Durchschwitzen häufig wechseln
- Besonders bei Metallschiene auf Druckstellen achten, z.B. Schienenende am Oberschenkel, Fibulaköpfchen, Knöchel, Fußsohle
- Knie- und Achillessehnenpolster bei Bedarf erneuern
- Schaumstoffschiene nach Durchnässen auswechseln.

3

I Braunsche Schiene

Besonders geeignet zum Hochlagern, z.B. bei Unterschenkelödem, und zur Extensionstherapie.

Material
- Eisenrahmenkonstruktion: Oberschenkel-, Unterschenkelauflage und Fußstütze werden durch Bespannung mit elastischen Binden oder speziellem Netztüll hergestellt
- Schaumstoffschiene
- Sonderausführungen:
  - Nach Kirschner: Einstellmöglichkeit von Höhe und Kniewinkel
  - Krappsche Schiene: frei schwebend durch Befestigung am Lochstabsystem
  - Frankfurter Schiene: unterstützt die Bewegungen des Beins, ermöglicht Krankengymnastik.

Vorbereiten
- Schiene am gesunden Bein anpassen
- Metallschiene sorgfältig umwickeln
- Schaumstoffschiene mit Baumwolltuch auslegen.

Wickeltechnik zur Vorbereitung der Braunschen Schiene
- Unter Kniegelenk und Achillessehne straff
- Im Bereich von Ober- und Unterschenkel locker
- Fußstütze fest wickeln. Nicht bei Extension
- Fersenbereich frei lassen
- Alternative zur Wickeltechnik: elastische Netzbespannung verwenden.

Durchführen
- Bein auf die Schiene legen: Fuß in 90°-Stellung. Kniekehle exakt auf dem Kniewinkel der Schiene
- Bei Extension den Fuß mit Schlauchmull aufhängen
- Ggf. das Bein anwickeln. Nicht bei Extension.

Nachbereiten
- Schienenwicklung tägl. kontrollieren, ggf. nachspannen
- Schaumstoffschiene nach Durchnässen auswechseln.

▎3.2.10 Extensionsverbände

Indikationen
- Bei Frakturen, z.B. Femur, Humerus, Tibia, Gelenken, zur Reposition und Erhaltung der korrekten Knochenstellung, solange die Osteosynthese nicht möglich ist, z.B. inoperable Patienten wegen schlechtem Allgemeinzustand, Kreislaufschwäche
- Bei entzündlichen Gelenkerkrankungen zur Entlastung der Gelenkflächen und Ruhigstellung
- Bei Nervenwurzelkompression (HWS, LWS) zur Entlastung
- Nach Oberschenkelamputation zur Formung des Muskelpolsters.

Ziel: ausüben von Zug in Längsrichtung eines Gliedmaßenabschnitts.

▎Extensionstechniken

Pflasterextension
Über breite Heftpflasterzüge, die durch zirkuläre Pflastertouren an der entsprechenden Extremität fixiert sind, wird durch Anhängen eines Gewichts Zug ausgeübt. Wird wegen häufiger Komplikationen wie Pflasterallergie, Hautläsionen, Spannungsblasen selten angewendet.

Schlauchmullextension
Über einen mit Verbandkleber an der entsprechenden Extremität fixierten Schlauch-mullverband wird durch Anhängen eines Gewichtes Zug ausgeübt.

Schnellextension (Ledermanschetten)
Zur Streckung der Wirbelsäule auf dem Streckbett (schiefe Ebene auf Rollen gelagert) werden die Füße mit Ledermanschetten am Fußende fixiert. Durch Kopftieflage bewirkt das Körpergewicht den notwendigen Zug.

▎Drahtextensionen

Der Zug setzt über einen durch den Knochen gebohrten Stahldraht direkt am Knochen an.

Material
Hautdesinfektionsmittel, sterile Handschuhe, alles zur Lokalanästhesie, Skalpell, Lagerungsschiene, Extensionsgerüst, z.B. Braunsches Lochstabsystem (☞ Abb. 3.16). Kirschner-Draht oder Steinmann-Nagel, elektrischer Extensionsbohrer oder manueller Einschläger, 2 Schraubplatten, Seitenschneider, Verbandmaterial mit Schlitzkompressen.

Vorbereiten
- Störende Kleidung entfernen
- Auf geeignete Schiene lagern, z.B. Braunsche Schiene
- Extensionsgerüst aufbauen, Patienten Funktion und Sinn der Apparatur erläutern
- Zur Spitzfußprophylaxe den Fuß mit Schlauchmull frei aufhängen, die Fußstütze für das gesunde Bein einrichten
- Fußende leicht erhöhen, Körpergewicht dient als Gegengewicht zur Extension
- Materialien bereitlegen.

Assistieren

- Patienten betreuen, beruhigen, Hand halten. Das Allgemeinbefinden beobachten: Angst, Schmerz, Kreislauf. Bein oder Arm während des Bohrens halten
- Gewicht nach Anordnung anhängen. Achsengerechten Zug beachten
- Fuß in 20°-Außenrotation lagern und mit Schlauchmull am Lochstabsystem aufhängen. Schlauchmull oberhalb der Zehen spreizen, sonst entsteht Druck auf den Vorfuß (☞ Abb. 3.16)
- Lagerung korrigieren: Dekubitusprophylaxe? Schiene? Polsterung unter Kniekehle und Achillessehne? Knie- und Sprunggelenk in Funktionsstellung?

Arzt

Patienten informieren, septisch vorgehen, Extensionspunkte bestimmen: Tibiakopf, Trochanter, Kalkaneus, Olekranon, suprakondylär am Femur. Hautdesinfektion. Lokalanästhesie an der Ein- und Ausstichstelle. Hautinzision. Extensionsdraht durch den Knochen bohren. Ein- und Ausstichwunde desinfizieren. Schlitzkompressen auflegen. Schraubplatten anlegen. Extensionsbügel am Extensionsdraht befestigen, überstehende Drahtenden abknipsen. Zugseil in Extensionsbügel einhängen und dabei auf achsengerechte Zugrichtung achten. Gewicht anhängen: ca. 5 % des Körpergewichts.

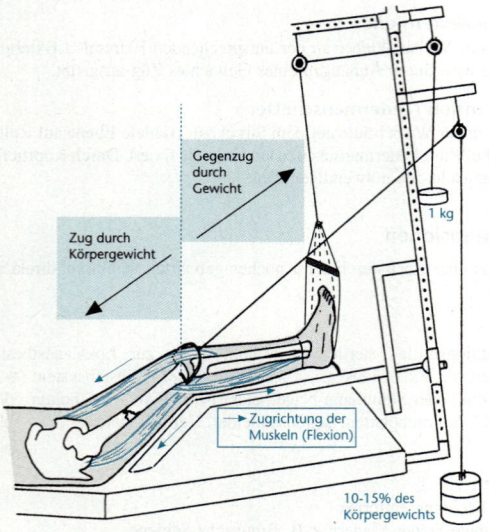

Abb. 3.16: Extension der unteren Extremität mit Spitzfußprophylaxe [L 157]

Nachbereiten
- Urinflasche, Klingel und persönliche Utensilien in die Griffnähe des Patienten bringen
- Patienten Umgang mit der Extension erläutern, z.B. Lagewechsel, Gebrauch der Urinflasche
- Hilfen bei Körperpflege und Ausscheidung anbieten
- Lagerung und Zugrichtung regelmäßig kontrollieren
- tägl. VW
- Prophylaxen einhalten, besonders Dekubitus-, Kontrakturen- und Thromboseprophylaxe
- Beschäftigung ermöglichen: Besuch, Lesen, Radio, TV.

Patienten beobachten
- Dekubituszeichen
- Beweglichkeit der Gelenke
- Infektionszeichen: Rötung, Schwellung, Schmerz, Sekretion an Ein- und Austrittsstelle des Nagels
- Schmerzäußerungen ernstnehmen, den Arzt informieren.

Komplikationen vermeiden
- Pseudarthrose: ständigen Zug gewährleisten, freie Zugseilführung, keine Manipulation am Gewicht. Lage nicht verändern, ggf. Extremität auf einer Schiene fixieren. Ggf. Rö.-Kontrolle nach Anordnung
- Nervenläsionen: regelmäßig Sensibilität und Beweglichkeit prüfen, z.B. Zehen, Finger. Zum Ausschluß einer Fußheberlähmung Dorsalflexion des Fußes prüfen. Polsterungen kontrollieren
- Druckschäden: Gelenke unterpolstern, Schiene polstern, Fersen freilagern, aufliegende Körperteile weich lagern, z.B. Kreuz-, Steißbein, Wirbelsäule, Schulterblätter
- Osteomyelitis: tägl. aseptischer VW, die Wunden inspizieren, Polstermaterialien und Schienenüberzug regelmäßig wechseln, Körperpflege.

3.3   Stomata

▍3.3.1   Tracheostoma

Operative Eröffnung der Luftröhre, z.B. bei Kehlkopfentfernung.

Indikationen
- Eine endotracheale Intubation ist nicht möglich, z.B. bei Verletzungen, Tumoren, oder hinderlich, z.B. bei Eingriffen am Kehlkopf, Mund oder Rachen
- Bei Langzeitbeatmung
- Als Notfallintubation bei mechanischen Atemwegsverlegungen durch Fremdkörper oder Wespenstich
- Tracheal- oder Bronchialtoilette ist über den Endotrachealtubus nicht oder nur unzureichend möglich.

Trachealkanüle zur Beatmung
Flexible Kunstoffkanüle mit Ansatzstück für Beatmungsschlauch oder -beutel, Ballon (Cuff), Stellschraube und Halteplatte zur Fixierung des Tubus in der korrekten Lage (☞ Abb. 3.17).

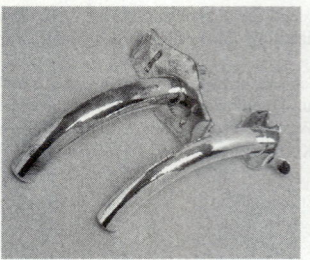

Ungeblockte Dauerkanüle mit „Seele"

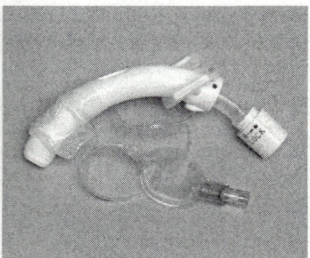

Blockbare Kanüle

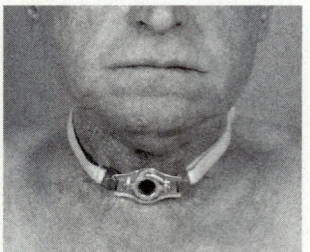

Tracheostomie-Kanüle in situ

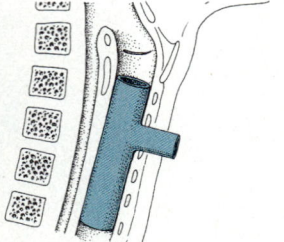

Silikon-T-Tube (Montgomery-

Abb. 3.17: Kanülenarten bei Tracheostoma [L 190]

Trachealkanüle für nicht beatmete Patienten

- Kunststoffkanüle (ggf. Silberkanüle) mit herausnehmbarer Innenkanüle (Seele) und Halteplatte zur Fixierung (☞ Abb. 3.17)
- Trachealkanüle zur Langzeitanwendung: aus Kunststoff, jedoch ohne Innenkanüle. Wird nach abgeschlossener Wundheilung eingesetzt
- Sprechkanüle: Kunststoffkanüle (ggf. Silberkanüle) mit Ventil, das bei Inspiration öffnet, bei Exspiration schließt und die Luft zum Kehlkopf leitet
- Künstliche Nase: Aufsatz für die Trachealkanüle. Mit der sich niederschlagenden Feuchtigkeit der Ausatmungsluft wird die Einatmungsluft befeuchtet und erwärmt
- Halteband: zur Befestigung der Halteplatte (☞ Abb. 3.17)
- Lätzchen: luftdurchlässige Abdeckung für das Tracheostoma. Zum Duschen spezielle wasserdichte Abdeckung verwenden.

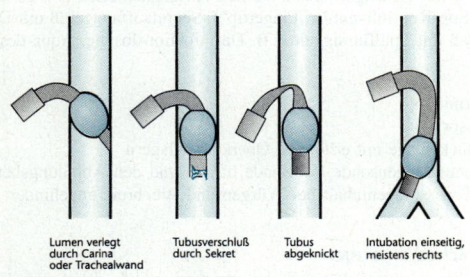

Lumen verlegt durch Carina oder Trachealwand Tubusverschluß durch Sekret Tubus abgeknickt Intubation einseitig, meistens rechts

Abb. 3.18: Fehllagen des Trachealtubus [L 157]

Patienten beobachten

Atmung

- Atemfrequenz: Tachypnoe bei Sauerstoffmangel, bei Atemnot zusätzlich Unruhe und Angst
- Inspiratorischer Stridor bei Verlegung der Atemwege. Ursachen: infolge unkorrekter Lage der Kanüle (☞ Abb 3.18), eingetrocknete Sekretreste im Tubuslumen
- Exspiratorischer Stridor bei spastischer Verengung der Atemwege
- Brodelndes Atmen durch Sekretansammlung in Bronchien und Tubus
- Ausatmung über Nase und Mund durch unvollständige Abdichtung der Trachea, z.B. bei geplatztem oder ungenügend geblocktem Cuff, bei zu tief liegender Trachealkanüle (nur ein Stammbronchus wird verschlossen)
- Husten und Räuspern bei Reizung der Schleimhäute oder bei Sekret in den Atemwegen.

Wunde

- Gestörte Wundheilung ☞ 3.1.2
- Hautnekrosen durch Kanüle oder Halteplatte
- Verengung des Stomas durch überschießende Granulation
- Blutungen.

 Blutungen im Bereich des Stomas können nach außen gering, nach innen jedoch massiv sein. Bei Blutungen des Stomas immer den Arzt informieren.

Kanülenpflege bei Tracheostoma mit Innenkanüle

Indikation: Die Innenkanüle mindestens 2 x tägl. und nach Bedarf, z.B. bei verschleimter oder verborkter Kanüle. Die Außenkanüle darf bis zu einer Woche liegen.

Material
- Zur Wundversorgung und Kanülenreinigung: Händedesinfektionsmittel, sterile und unsterile Handschuhe. Nierenschale mit Wasserstoffperoxid oder Desinfektionslösung zur Reinigung. Nierenschale mit NaCl 0,9 % zum Nachspülen. Rundbürste passend zur Kanülengröße, sterile Tupfer, NaCl 0,9 % zur Entfernung der Borken. Hautschutzsalbe, z.B. Zinksalbe, oder dünne Hautschutzplatte, z.B. Karaya®, Adhäsive®? Wattestäbchen und Spatel, Schlitzkompressen, Ersatzhalteband, Ersatzinnenkanüle, Abwurfgefäß, Kilianspekulum
- Zum Absaugen: Händedesinfektionsmittel, sterile Handschuhe, Mundschutz. Absaugvorrichtung mit Absaugschlauch, sterilen Absaugkathetern (14–20 Charrière), Y-Stück oder Sog-Kontrollventil („Fingertip"), Sekretauffanggefäß mit Desinfektionsmittel, Gefäß mit Spülflüssigkeit, z.B. Desinfektionslösung, Aqua dest.

Vorbereiten
- Patienten informieren
- Für Assistenz sorgen
- Patienten in Rückenlage mit erhöhtem Oberkörper lagern
- Bei Patienten mit Magensonde die Sonde öffnen und den Ableitungsbeutel tiefer hängen, so daß der Mageninhalt bei Würgen und Brechreiz ungehindert abfließen kann.

Kanüle und Trachea absaugen
- Hände desinfizieren, sterile Handschuhe anziehen: mind. einen zum Fassen des Absaugkatheters, Mundschutz anlegen
- Absaugkatheter anreichen lassen, mit Saugvorrichtung verbinden, Sog bei 20 kPa einstellen lassen
- Bei verschleimter Kanüle den Absaugkatheter unter Sog einführen, sonst ohne Sog bis zur Bifurkation vorschieben (Widerstand), unter Sog mit langsamen Drehbewegungen zurückziehen, ggf. Vorgang mit einem neuen sterilen Katheter wiederholen
- Handschuh beim Ausziehen über den Katheter stülpen, beides verwerfen
- Sog-Kontrollventil in Desinfektionslösung legen
- Saugschlauch mit Spülflüssigkeit durchspülen.

Wunde versorgen und Kanüle reinigen
- Hände desinfizieren, unsterile Handschuhe anziehen
- Schlitzkompresse und ggf. Halteband entfernen, Innenkanüle durch leichtes Drehen lockern und herausziehen, in Reinigungsbad (Wasserstoffperoxid) einlegen, durch die Assistenz reinigen und in NaCl 0,9 % spülen lassen
- Mit sterilen Handschuhen die Wunde und deren Umgebung trocken mit Tupfer und Wattestäbchen reinigen, Borken ggf. mit NaCl 0,9 % ablösen
- Wundrand z.B. mit Zinksalbe ✍ abdecken, entzündete Haut ggf. mit Karaya®- oder Adhäsive®-Platte versorgen ✍
- Gereinigte Innenkanüle einführen, Schlitzkompresse zwischen Wunde und Kanülenplatte einschieben, neues Halteband anbringen
- Die künstliche Nase auf die Tracheostomakanüle aufstecken
- Anschließend den Mund und die Nase versorgen.

Variation bei Tracheostoma mit einläufiger Kanüle

Nach dem Absaugen und Herausnehmen der Kanüle bleibt das Tracheostoma für eine kurze Zeit (Hautpflege) ohne Kanüle. Die frische Kanüle während der Inspiration direkt durch das Stoma einführen. Ggf. das Tracheostoma mit dem Kilianspekulum offenhalten.

Nachsorgen

- Atmung und Kreislauf überprüfen
- Patienten bequem lagern und die Klingel in Griffnähe befestigen
- Gebrauchte Materialien entsorgen, Absauggerät herrichten, ggf. Spülflüssigkeit erneuern, Sekretauffanggefäß leeren
- Maßnahmen und Beobachtungen dokumentieren.

Selbständigkeit fördern

- Kanüle möglichst vor dem Spiegel wechseln, jeden Schritt erklären
- Patienten bis zum selbständigen Kanülenwechsel schrittweise immer mehr Handgriffe überlassen
- selbständige Kanülenpflege überwachen
- Patienten Hilfsmittel vorstellen wie Stoma- und Kanülenlätzchen, Stomafilter, Duschlätzchen
- Nächsten Angehörigen zur Kanülenpflege anleiten, wenn der Patient die Eigenpflege nicht übernehmen kann.

 Bei komplikationsloser Wundheilung ist nach dem Fädenziehen (8–10 Tage) steriles Arbeiten nicht mehr notwendig. Es reicht, allgemeine hygienische Regeln zu beachten.

3.3.2　Enterostoma

Kolostomapflege

Das Kolostoma ist ein operativ angelegter Kolonausgang auf der Bauchdecke (Anus praeter naturalis). Anlage: vorübergehend zur Entlastung des Darms, z.B. nach Darmoperationen, zur Ruhigstellung des Darms bei entzündlichen Erkrankungen, z.B. Colitis ulcerosa, oder entgültig, z.B. nach Darmresektion. Die häufigste Lokalisation ist der linke Unterbauch, seltener der linke Oberbauch. Bei doppelläufigem Stoma der mittlere Oberbauch.

Präoperative Pflege

Allgemeine präop. Pflege ☞ 2.
- Patient wird informiert ⮐
- Stomalage zusammen mit dem Operateur festlegen und anzeichnen
- Eignung der ausgewählten Stelle im Stehen, Liegen und Sitzen am Patienten prüfen
  - Keine Faltenbildung an der Stomastelle, z.B. beim Sitzen
  - Keine Narben im Stomabereich
  - Sitz der Kleidung berücksichtigen, z.B. Gürtel, Rockbund
  - Zur Probe ggf. mit Wasser gefüllten Stomabeutel ankleben
- Bei Übergewicht Gewichtsreduktion veranlassen, Diätassistenten einbeziehen

- Psychische Belastung, z.B. Ängste, Aggressionen, Trauer, Verlust des Selbstwertgefühls durch Gespräche auffangen, ggf. Psychologen oder Geistlichen einschalten
- Sachliche Fragen anhand von Broschüren oder durch Mitpatienten mit Erfahrung klären lassen.

Postoperative Pflege
- VW tägl., bei Bedarf öfter durchführen
- Erst die aseptische Bauchwunde verbinden, dann den Anus präter versorgen
- Stomaumgebung und die Stomawunde von außen zum Stoma hin reinigen (s.u). Stomawunde ggf. desinfizieren.

Stoma beobachten
- Ist die Stomaschleimhaut gut durchblutet?
- Nimmt das Stomaödem kontinuierlich ab?
- Infektionszeichen an der Stomawunde?

Stomaausscheidung kontrollieren
- Beimengungen, z.B. Blut, Eiter, unverdaute Nahrungsbestandteile?
- Dickt der Stuhl kontinuierlich ein?

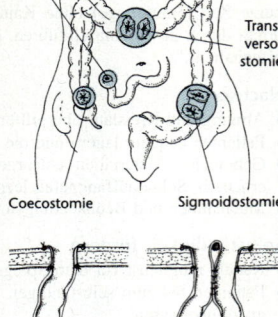

Abb. 3.19: Endständige Sigma-Kolostomie am linken Unterbauch [L 190]

Stuhlbeschaffenheit postoperativ
- In den ersten 3–5 Tagen flüssig, dann zunehmend breiig
- Erste Stühle bestehen aus Zellen, Schleim und Wasser
- Normalisierung mit Beginn des Kostaufbaus ab dem 3.–7. Tag.

| Ileostomapflege

Das Ileostoma ist ein operativ angelegter Ileumausgang auf der Bauchdecke (Anus praeter naturalis). Anlage: vorübergehend, auch als doppelläufiges Ileostoma, z.B. zur Entlastung nach Darm-OP oder z.B. bei Colitis ulcerosa, Morbus Crohn, endgültig z.B. nach Resektion des gesamten Dickdarms. Häufigste Lokalisation am rechten Unterbauch, andere Lokalisationen sind selten. Im Gegensatz zum Kolostoma wird das Ileostoma 3–5 cm prominent angelegt, zur leichteren Versorgung und Schutz der Haut vor aggressivem Darminhalt.

Operationsvorbereitung: ☞ 2.2, wie Kolostoma.

Postoperative Pflege

☞ 2.4, in einigen wenigen Punkten unterscheidet sich die postop. Pflege des Ileostomas von der des Kolostomas (s.o.).
- Darminhalt bleibt flüssig, er ist durch die Verdauungsenzyme aggressiv und entleert sich kontinuierlich
- Täglich werden etwa 1000 ml Darminhalt ausgeschieden. Eine dauernde Versorgung mit Ausstreifbeutel ist notwendig

• Mit dem Darminhalt gehen Flüssigkeit und Elektrolyte verloren, damit verbundene Gefahren beachten:
  – Exsikkose. Symptome z.B. trockene Schleimhäute, verminderter Hautturgor, Oligurie, Verwirrtheitszustände, Fieber
  – Elektrolytverlust, z.B. Arrhythmie, Hypotonie, Muskelschwäche, Schluckbeschwerden, Parästhesien, Apathie, Tetanie, Tremor, Muskelzucken
  – Metabolische Azidose, z.B. Bewußtseinseintrübung bis zum Koma, Kußmaul-Atmung.

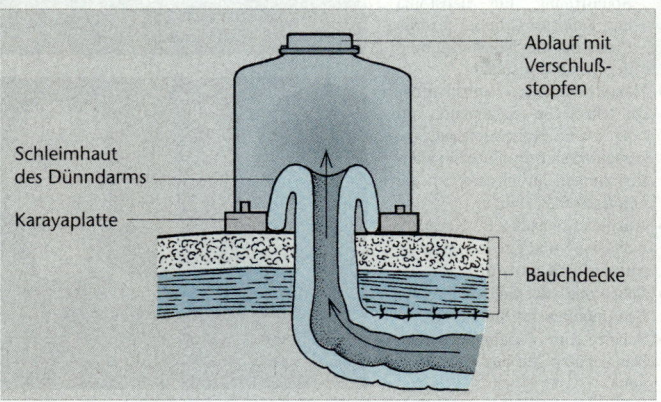

Ablauf mit Verschlußstopfen

Schleimhaut des Dünndarms

Karayaplatte

Bauchdecke

Abb. 3.20: Ileostoma [L 157]

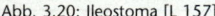

Kontinentes Ileostoma
Mehrere Dünndarmschlingen werden zu einem Reservoir („Kocksche Tasche") zusammengenäht. Bei Füllung der Tasche schließt sich das Stoma.
• Zur Entleerung des Darms ein dünnes Darmrohr in das Stoma einführen. Den Darminhalt im angeschlossenen Ableitungsbeutel auffangen oder in die Toilette ableiten
• Stoma reinigen und mit einer Stomakappe verschließen.

| Stomabeutel wechseln

Material
• Passende Stomabeutel ☞ Abb. 3.21
  – Kolostomiebeutel: geschlossen, mit Aktivkohlefilter. Als einteilige Versorgung mit Klebefläche oder integriertem Hautschutz. Für zweiteilige Versorgung mit Klebefläche oder Konektionsring
  – Minikolostomiebeutel: wie Kolostomiebeutel mit kleinem Fassungsvermögen. Zur Versorgung nach Irrigation (s.u.)
  – Stomakappe: Stomaabdeckung, mit integriertem Aktivkohlefilter und Hautschutz, ohne Beutel. Ggf. mit Stomaverschlußzapfen aus Schaumstoff, z.B. Conseal®. Bei temporärer Kontinenz nach Irrigation (s.u.)

3

– Ileostomiebeutel: mit Ablauf-
vorrichtung und Verschlußklemme, Aktivkohlefilter. Als
einteilige Versorgung mit
Klebefläche oder integriertem
Hautschutz. Für zweiteilige
Versorgung mit Klebefläche
oder Konektionsring. Ggf. mit
wiederverschließbarer
Spülöffnung. Für Ileostoma
und Kolostoma in der postop.
Phase bis zur Normalisierung
der Stuhlkonsistenz
• Hautschutzplatte: selbsthaften-
de, elastische Basisplatte mit
oder ohne Konektionsring in
verschiedenen Größen. Bei Hautirritationen, prophylaktisch bei
empfindlicher Haut
• Ausgleichspaste, z.B. Karaya®,
Adhäsive® und ggf. Ausgleichs-
ringe, z.B. Karaya®-Ringe
• Schablone oder Schieblehre zur
Bestimmung der Stomagröße
• Schere zum Zuschneiden von
Hautschutzplatte und Beutelöff-
nung
• Reinigungsutensilien: 2–3 Paar

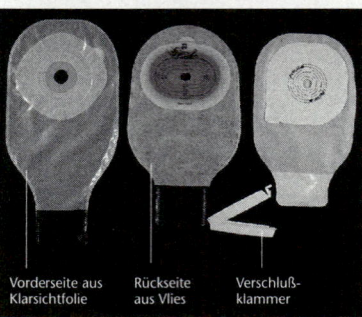

Abb. 3.21: Stomabeutel [M 148]

Einmalhandschuhe, flüssigkeits-
feste Unterlage, Zellstoff. Waschschüssel mit körperwarmem Wasser. Ph-neutrale
Seife, nicht parfümiert. Kochfeste Waschlappen und Handtücher, bis zum Wundverschluß als Einmalartikel. Sterile Mulltupfer und Wattestäbchen. Geruchsdichtes,
verschließbares Abwurfgefäß. Gefäß zur Aufnahme des Darminhalts bei Ausstreifbeutel, z.B. Steckbecken, Nierenschale. Ggf. Elektrorasierer
• Ggf. 100–250 ml Aqua dest. und Einmalspritze zum Spülen des Ausstreifbeutels
• Ggf. Bauchgurt mit Haltering für zusätzlichen Halt des Stomabeutels bei ängstlichen
Patienten
• Bei Kleberallergie ggf. Pelotte mit Gurt zur klebstoffreien Beutelbefestigung
einsetzen.

Vorbereiten
• Materialien auf einem Verbandtisch im Zimmer oder Bad bereitlegen und abdecken
• Ggf. die Mitpatienten und Besucher aus dem Zimmer bitten
• Patienten über Ablauf der Maßnahme und die Funktion der Materialien informieren
• Patienten mit leicht erhöhtem OK lagern, so daß er sein Stoma sehen kann. Später,
nach der Stuhlregulierung, den Patienten vor einen Spiegel stellen
• Störende Kleidung entfernen.

Durchführen

Bei Verwendung eines Ausstreifbeutels

Ausstreifbeutel entleeren

- Flüssigkeitsdichte Unterlage vorlegen. Hände desinfizieren, Einmalhandschuhe anziehen. Nierenschale oder Steckbecken an die Seite des Patienten stellen
- Beutelende in das Gefäß legen und die Verschlußklemme öffnen. Beutel durch Ausstreifen entleeren, ggf. eine Spritze mit Aqua dest. auf die Spülöffnung am oberen Rand des Beutels aufsetzen und den Beutel sauberspülen
- Beutelöffnung mit Zellstoff oder Tupfer abwischen, umfalzen und mit der Klemme verschließen.

Ausstreifbeutel wechseln

- Beutel entleeren (s.o.). Zellstoff an die Seite des Patienten bereitlegen um nachlaufenden Darminhalt aufzufangen. Handschuhe anziehen
- Beutel vorsichtig von oben nach unten abziehen, mit der freien Hand Gegendruck auf die Bauchdecke ausüben. Bei zweiteiligem System die Hautschutzplatte möglichst belassen
- Stuhlreste mit Wasser und Seife von außen nach Innen abwaschen. Den Stomarand mit sterilen Wattestäbchen, sterilen Tupfern und Aqua dest. reinigen. Gut abtrocknen (nicht fönen, Keimeintrag mit Luftstrom, Stomaschleimhaut trocknet aus). Ggf. rasieren
- Ggf. die Zwischenräume zwischen Stoma und Hautschutzplatte mit einer Ausgleichspaste, z.B. Karaya®, Adhäsive® abdecken. Eine Verkleinerung des Stomas durch Ödemrückbildung in der ersten Wo. ist normal
- Neuen transparenten Ausstreifbeutel anpassen, z.B. mit Schablone, Schieblehre. Die Schutzfolie abziehen, den Beutel am unteren Stomarand ansetzen und aufkleben. Bei Bettlägrigkeit mit der Ausstreiföffnung seitlich, bei Aufstehpatienten nach unten.

Bei Verwendung eines geschlossenen Beutels

- Geschlossenen Beutel erst nach Normalisierung der Stuhlausscheidung anwenden
- Wechsel des geschlossenen Beutels wie Wechsel des Ausstreifbeutels (s.o.) durchführen. Vorausgehende Entleerung und Spülung entfällt
- Beutel unmittelbar nach dem Abnehmen in einem Plastikbeutel entsorgen und diesen geruchsdicht verschließen.

Nachbereiten

- Ggf. den Patienten beim Ankleiden und Lagern unterstützen
- Gesprächsbereitschaft signalisieren. Fragen zur Stomaversorgung ausführlich beantworten
- Materialien entsorgen, Hände desinfizieren
- Beobachtungen, Probleme und Fortschritte dokumentieren.

❘ Versorgung eines doppelläufigen Kolostomas (Transversostoma)

Die Versorgung entspricht der eines endständigen Stomas. Durch die Verwendung eines Reiters (☞ Abb. 3.22) ergeben sich besondere Pflegeaspekte.

- Ggf. bis zur Rückverlegung des Stomas einen Ausstreifbeutel benutzen. Die Stuhlkonsistenz bleibt flüssig oder normalisiert sich nur langsam
- Durch den Reiter schwer zugängige Stellen besonders sorgfältig reinigen, ggf. Watteträger benutzen
- Auflagestellen des Reiters auf Drucknekrosen und Entzündungen kontrollieren

3

- Beutelöffnung und Hautschutz-platte sorgfältig an unregelmäßi-ge Stomaform anpassen. Aus-gleichspaste, z.B. Karaya®, Ad-häsive® benutzen.
- Karaya®-Ringe werden durch flüssigen Stuhl aufgeweicht, sie sind daher in der postop. Phase und beim Ileostoma nicht geeig-net
- Hautreinigungslotionen, Haut-schutzfilme und Hautpflegecre-mes sind grundsätzlich nicht not-wendig, sie bergen zudem die Gefahr von Hautirritationen und Allergien
- Ggf. den Lebenspartner frühzei-tig in die Stomaversorgung ein-beziehen. Beherrscht der Patient die Stomaversorgung bis zur Ent-lassung nicht, frühzeitig Kontakt mit einer ambulanten Pflegesta-tion oder einem niedergelassenen Stomatherapeuten aufnehmen. Kontakte zu Selbsthilfegruppen, z.B. ILCO, zu Sanitätshäusern knüpfen, bzw. Adressen nennen.

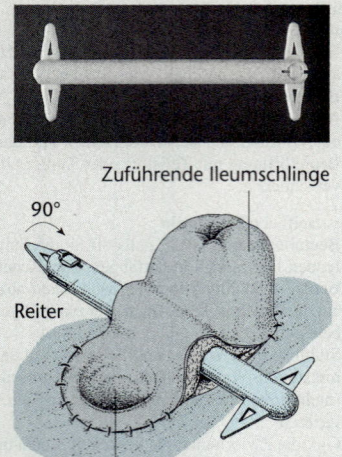

Zuführende Ileumschlinge

90°

Reiter

Abführende Ileumschlinge

Abb. 3.22: Doppelläufiges Stoma mit Reiter [L 190]

| Pflege bei Hautproblemen

Hautirritation
Möglich sind Rötung und nässende Hautablösungen, ggf. mit brennenden Schmerzen und Juckreiz, z.B. mechanische Reizung, aggressive Reinigungsmittel, Stuhlkontakt bei zu großer Beutelöffnung.
- Zweiteiliges Versorgungssystem mit Hautschutzplatte verwenden
- Nur mit Wasser und alkalifreier, ph-neutraler Seife reinigen
- Raum zwischen Beutelöffnung und Stoma mit Karaya®-Paste abdecken.

Pilzinfektion
Candida albicans mit punktförmigen roten Papeln, ggf. flächenhafte Ausbreitung mit Erosionen und schuppigen Rändern. Am Stoma weißliche Beläge, Juckreiz, brennende Schmerzen. Ursache z.B. zerstörte Hautflora durch Hautdesinfektionsmittel und scharfe Reiniger. Schwitzen unter dem Stomabeutel und verminderte Abwehrlage durch schlechten Allgemeinzustand, Antibiotikatherapie.
- Nur mit Wasser und alkalifreier, ph-neutraler Seife reinigen
- Auf gutes Abtrocknen der Haut achten, nicht fönen
- Vlies- oder Textilüberzug für Stomabeutel benutzen
- Einmalwaschlappen und -handtücher verwenden
- Ggf. lokale Therapie mit Antimykotika ✎.

Furunkel

Punktförmige Pusteln nach Reizung der Haarbälge durch Aufkleben der Beutel auf Haare.

- Regelmäßig Haare mit Elektrorasierer entfernen. Keine Enthaarungscreme, Allergiegefahr. Kein Naßrasierer, Mikroverletzungen möglich
- Hautschutzplatte verwenden, mehrere Tage belassen.

Allergisches Kontaktekzem

Diffuse Hautrötung mit Knötchen, Bläschen und Blasen, nässende Erosionen nach dem Platzen der Blasen, Juckreiz, brennende Schmerzen. Ursache: z.B. Überempfindlichkeit gegen Pflegesubstanzen, Kleber oder Kunststoff (Stomabeutel).

- Nur mit Wasser und alkalifreier, ph-neutraler Seife reinigen
- Keine einteilige Versorgung mit Klebebeutel verwenden
- Vlies- oder Textilüberzug für Stomabeutel benutzen.

Toxisches Kontaktekzem

Scharf begrenzte, nässende Hauterosionen durch aggressive Ausscheidungen, besonders in den ersten postop. Tagen und bei Ileostoma.

- Mit Ausscheidungen in Kontakt gekommene Haut umgehend mit Wasser und Seife reinigen
- Zwischenraum zwischen Beutelöffnung und Stoma mit Karaya®-paste abdecken.

Hautmazeration

Bleiche, schwammig aufgequollene Haut (Waschfrauenhände) durch Schwitzen unter dem Plastikbeutel und ständig feuchter Haut bei zu großer Beutelöffnung.

- Vlies- oder Textilüberzug für Stomabeutel benutzen
- Nach jeder Reinigung gut abtrocknen
- Raum zwischen Beutelöffnung und Stoma mit Karaya®-paste abdecken.

| Komplikationen bei Stomaanlagen

Stomablutungen

Z.B. postop. massive Blutungen, Sickerblutungen aus der Schleimhaut z.B. durch unzureichende Gefäßligaturen, Irrigation, digitale Untersuchung, Reinigung.

- Arzt informieren, ggf. den Patienten auf eine op. Korrektur vorbereiten
- Stomaschleimhaut schonend reinigen, Irrigation und digitale Untersuchungen bis zur Abheilung einstellen.

Stomanekrose

Dunkelrote bis grauschwarze Stomaschleimhaut z.B. durch op. verursachte Durchblutungsstörungen, Einschnürung durch zu engen Beutelausschnitt.

- Arzt informieren, ggf. den Patienten auf eine op. Korrektur vorbereiten
- Beutelausschnitt exakt abmessen, Schablone oder Schieblehre benutzen.

Stomaretraktion

Zurücktreten der Stomaöffnung unter das Hautniveau (Trichterbildung) durch ungenügende Mobilisation des Darms intraop. Lösen der Hautnähte infolge Mazerationen, Irrigation oder digitale Untersuchung.

- Arzt informieren, ggf. den Patienten auf eine op. Korrektur vorbereiten
- Stomaumgebung trocken halten. Raum zwischen Stoma und Beutelöffnung mit Karaya®-Paste abdecken
- Irrigation und digitale Untersuchungen bis zur Abheilung einstellen.

3

Parastomaler Abszeß

Rötung, Schwellung und Schmerzen neben dem Stoma. Fieber. Ursache: z.B. intraop. Kontamination oder postop. Wundinfektion.
- Arzt informieren
- Wundgebiet desinfizieren und mit einer transparenten Hautschutzplatte abdecken
- Ggf. Patienten auf eine Inzision vorbereiten.

Stomastenose

Verengtes Stoma, Bleistiftstühle bei Kolostomie, ggf. schwarze Nekrosen am Stoma sichtbar. Ursache: OP-bedingte Narbenschrumpfung, Gewichtszunahme.
Arzt informieren, Patienten auf eine op. Korrektur vorbereiten.

Stomaprolaps

Darm wölbt sich aus dem Stoma vor. Ursache: ungenügende intraop. Fixierung des Darms, Bauchdeckenschwäche.
- Arzt informieren, ggf. den Patienten auf eine op. Korrektur vorbereiten
- Stoma mit Prolapsplatte oder Mieder versorgen.

| Ernährungsgrundsätze

Postop. Nahrungsaufbau ☞ 2.4.5, 10.8.3.
- Ausreichend Flüssigkeit zuführen: normaler Tagesbedarf von 1,5 l plus Flüssigkeitsverlust über Stoma
- Speisen, die schon vor der OP Verdauungsprobleme bereiteten, meiden
- Speisenverträglichkeit neu testen: jeweils kleine Mengen kosten, Darmreaktion beobachten und dokumentieren
- Bei Ileostoma keine schwerverdaulichen Speisen, z.B. Pilze, Nüsse, Spargel, Gefahr der Stomablockade
- Patienten über typische Darm- und Stuhlreaktionen auf bestimmte Nahrungsmittel informieren (s. Kasten).

Nahrungsmittelwirkung auf Darm und Stuhl
- Blähungshemmend: z.B. Preiselbeeren, Joghurt
- Blähend: z.B. Eier, Bier, Zwiebeln, Hülsenfrüchte, Kohlarten, kohlensäurehaltige Getränke
- Geruchshemmend: z.B. Spinat, grüner Salat, Petersilie, Preiselbeeren, Joghurt
- Geruchserzeugend: z.B. Eier, Fleisch, Fisch, Zwiebeln, Knoblauch, Käse, Gewürze, Spargel, Schwarzwurzeln
- Abführend: z.B. Kaffee, Zucker, Bohnen, Alkohol, Pflaumen- und Sauerkrautsaft
- Stopfend: z.B. gekochte Milch, Schokolade, Mais, Rotwein, Weißbrot, Kartoffeln.

3.4   Drainagen und Sonden

3.4.1   Weichteildrainagen

Wunddrainagen mit oder ohne Sog. Leiten Blut, Wundsekret, Eiter oder Spülflüssigkeit ab.

Redondrainage

Drainagensystem mit Sog. Besteht aus perforiertem Wunddrain, transparentem Ableitungsschlauch und Vakuumflasche (☞ Abb. 3.23).

Indikation:
Ableitung von Blut und Wundsekreten aus Operationswunden.

Drainagen versorgen

Bei Übernahme aus dem OP kontrollieren
• Verbindungen zwischen Drainage-, Ableitungsschlauch und Vakuumflasche
• Ausreichendes Vakuum
• Sichere Befestigung am Bett, unterhalb des Wundenniveaus
• Numerierung der Vakuumflaschen und Drainagen

Laufend kontrollieren
• Knickfreier Verlauf der Ableitungen, kein Durchhängen
• Sekretfarbe, -konsistenz und Beimengungen, z.B. Eiter. Sekretmenge tägl. bilanzieren und dokumentieren
• Ausreichendes Vakuum
• Drainaustrittsstelle, auf Infektionszeichen, Blutungen, Sekretaustritt inspizieren.

Vakuumflasche aseptisch wechseln
Indikationen: volle Vakuumflaschen, unzureichendes Vakuum.
• Neue Vakuumflasche auf Beschädigungen kontrollieren, Vakuum prüfen
• Drainageschlauch flaschennah abklemmen. Konnektionsstelle an Vakuumflasche desinfizieren, z.B. Dibromol®-Spray
• Handschuhe zum Eigenschutz anziehen
• Alte Vakuumflasche abnehmen, neue Flasche sofort aufstecken
• Klemme erst an der Vakuumflasche, dann am Drainageschlauch langsam öffnen. Patienten vorher informieren: „frischer" Sog kann schmerzen
• Sekretabfluß beobachten und dokumentieren: Menge, Geruch, Farbe, Konsistenz
• Vakuumflasche (Einmalartikel) ungeöffnet mit Inhalt in Müllbeutel entsorgen.

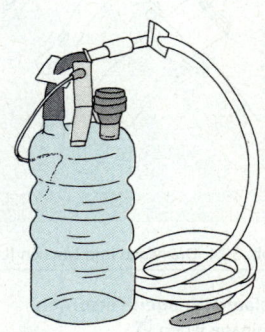

Abb. 3.23: Redon-Saugsystem [L 157]

Redondrainage entfernen

- Wegen Gefahr der aufsteigenden Infektion Redondrainage nach 48 bis 72 Std. entfernen . Ausnahme: erheblicher Sekret- oder Blutfluß.
- Aseptisch vorgehen. Verband abnehmen und Drainageaustrittsstelle desinfizieren. Ggf. Fixierfaden entfernen
- Patienten auf mögliche Schmerzen hinweisen
- Drainage vorsichtig herausziehen, zur Schmerzlinderung einen Gegendruck auf die Wunde ausüben. Den Drain auf Vollständigkeit überprüfen
- Verband anlegen.

3

✍ Tips, Tricks & Fallen

- Redondrainagesysteme mit Luer-Lock-Verbindung verwenden, z.B. Drainobag®
- Sekret aus Redonflaschen gilt als nicht kontaminiert, ist daher für einen Erregernachweis geeignet.

| Ablaufdrainage

Drainagen ohne Sog leiten Sekret über Kunststoff- oder Gummiröhrchen in Beutel oder Verband ab, z.B. Penrose (☞ Abb. 3.24).

Indikationen: tiefe infizierte Wunden und Weichteilinfekte, z.B. Abszeß, Panaritium, Phlegmone.

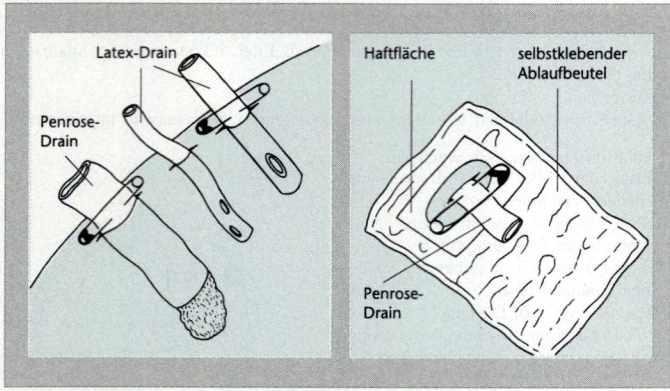

Abb. 3.24: Drainagen und Laschen [L 157]

Ablaufdrainagen versorgen

Drainage legen 👆

- Aseptisch vorgehen. Drain wird mit steriler Pinzette bis zum Wundgrund eingelegt, intraop. oder beim VW
- Drain wird 2–3 cm oberhalb des Hautniveaus abgeschnitten. Eine große Sicherheitsnadel, knapp über Hautniveau durch das Drainende gestochen, vermeidet Hineinrutschen in die Wunde

• Schlitzkompresse wird unterhalb der Sicherheitsnadel um den Drain gelegt, beugt Druckstellen vor
• Drainende wird mit saugenden Kompressen abgedeckt.

Verband wechseln (Pflege) ☞ 3.2
• Bei Bedarf mehrmals tägl. wechseln
• Sekretmenge abschätzen. Geruch, Farbe, Konsistenz prüfen. Wundheilung beurteilen und dokumentieren
• Wunde ggf. reinigen, z.B. spülen (☞ 3.1.5), Drain-Lage kontrollieren, ggf. korrigieren. Die Wundumgebung von außen nach innen desinfizieren. Ggf. die Haut vor Sekret schützen, z.B. Zinksalbe, Hautschutzplatte
• Neuen Verband mit Schlitz- und Saugkompressen ohne Druck auf den Drain anlegen.

Drain kürzen 🖑
Indikation: fortschreitende Wundheilung, erkennbar an vermindertem Sekretfluß, wachsendem Granulationsgewebe.
Aseptisch vorgehen. Der Drain wird durch vorsichtige Drehbewegungen aus dem Wundgrund gelöst und 1–2 cm herausgezogen. Anschließend wird er mit steriler Schere um 1–2 cm gekürzt. Eine sterile Sicherheitsnadel wird knapp über das Hautniveau durch den Drain gestochen. Der Verband wird erneuert (s.o.).

▌3.4.2   Postoperative intraabdominale Drainagen _____

Über eine Inzision in der Bauchdecke nach außen geleitete Drainagen, ohne Sog an Ableitungsbeutel angeschlossen.

Indikation: Ableitung von Wundflüssigkeit aus der Bauchhöhle.

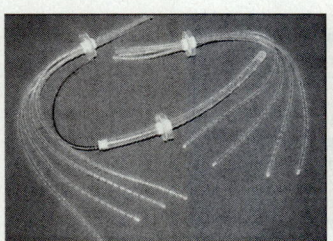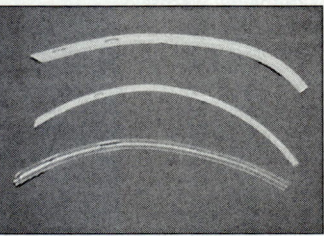

Abb. 3.25: Intraabdominale Drainagen [M 100]

Drainarten
Blutungsdrainage
Drain zur Ableitung von Sickerblutungen aus dem OP-Gebiet.
• Blutableitungen bis zu ca. 200 ml am 1. Tag postop. sind normal
• Ableitung großer Blutmengen in kurzer Zeit deuten auf Nachblutungen hin. Den Arzt informieren. Kreislauf alle 15 Min. kontrollieren. Auf Schocksymptomatik ☞ 4.2 achten
• Drainage nach 2 Tagen entfernen, wenn die Nachblutungen nachlassen ✍
❗ Drainagenblut kann nach aseptischer OP z.B. mit Orth evac®-System aufgearbeitet und dem Patienten als Autotransfusion wieder zugeführt werden (☞ 20.2.6).

Insuffizienzdrainage
Drain zur Ableitung von Darminhalt bei Anastomoseninsuffizienz. Mindestens 10 Tage belassen, größte Gefahr der Nahtinsuffizienz am Darm nach ca. 6–9 Tagen.

Abszeßdrainage
Drain zur Ableitung von Eiter aus der Bauchhöhle nach op. Abszeßeröffnung.
- Permanenten Abfluß gewährleisten, ggf. Ableitungsschlauch durchwalken, „melken"
- Bei Sekretabflußstau Drainage mit steriler NaCl 0,9 %-Lösung anspülen ✍.

Spüldrainage
Zu- und Ableitungsdrainage für Dauerspülung z.B. bei Osteomyelitis.
- Stdl. Ein- und Ablaufflüssigkeit bilanzieren
- Bett vor Spülflüssigkeit schützen: wasserdichte Unterlage unterlegen, evtl. einen Bettbogen benutzen
- Abfließende Spülflüssigkeit auf Beimengungen wie Blut, Eiter, Nekrosen beobachten.

Sekretablauf gewährleisten
- Sekretbeutel am Bett unterhalb des Patienten befestigen. Knicke im Ableitungsschlauch und Durchhängen vermeiden
- Auf Durchgängigkeit überprüfen, ggf. Sekretstau in der Ableitung beseitigen, z.B. „Melken".

Komplikationen erkennen
- Drainaustrittsstelle auf Infektionszeichen, Blutungen und Sekretaustritt kontrollieren
- Drain-Lage kontrollieren, Veränderungen dem Arzt melden
- Alle 24 Std. Sekretmenge bilanzieren und dokumentieren
- Elektrolyte bestimmen lassen ✍.

Sekretbeutel wechseln
Material: Klemme, Sprüh- und Händedesinfektionsmittel, unsterile Einmalhandschuhe, steriles Ableitungssystem mit graduiertem Auffangbeutel.

Vorbereiten
- Patienten informieren, störende Kleidung entfernen
- Hände desinfizieren. Materialien bereitlegen. Sterile Verpackung des Ableitungssystems öffnen, sterile Verschlußkappe vom Ableitungsschlauch abnehmen.

Durchführen
- Einmalhandschuhe anziehen, Selbstschutz
- Drain oberhalb der Konnektionsstelle abklemmen. Konnektionsstelle mit Spray desinfizieren
- Verbindung lösen und den Ableitungsschlauch mit der Verschlußkappe des neuen Systems verschließen, zur Entsorgung beiseite legen, Auslaufen vermeiden
- Neues Ableitungssystem anschließen, Handschuhe ausziehen, Beutel am Bett befestigen
- Klemme lösen und den Sekretabfluß beobachten. Sekretmenge, Konsistenz, Farbe und Beimengungen dokumentieren
- Materialien entsorgen, Hände desinfizieren.

Verband wechseln ☞ 3.2, zusätzlich:
- Zuerst aseptische OP-Wunde, dann Drainaustrittsstelle verbinden
- Drainumgebung von außen zur Wunde hin desinfizieren
- Inzisionswunde mit Schlitzkompressen versorgen.

▌ 3.4.3   Magensonde

Indikationen
- Magensaftdiagnostik
- Vorbereitung zur Magen-OP
- Postop. Prophylaxe von Streßulzera
- Magensaft ableiten, z.B. bei Magenatonie, Pylorusstenose, Ileus, Magenulkus
- Sondenernährung, z.B. bei Schluckstörungen, OP im Mund-, Rachenbereich, Tracheostomie, Laryngektomie, Bewußtlosigkeit.

Sondenarten
- Einläufige, kurzfristige Verweilsonde zur Diagnostik
- Einläufige, langfristige Verweilsonde zur Entlastung oder Ernährung
- Doppelläufige Verweilsonde: 1. Lumen zum Spülen, 2. Lumen zur Ableitung.

Material
- Entsprechende Sonde, ggf. Verschlußstöpsel, z.B. für Nährsonde
- Péan-Klemme mit weichen Branchen, z.B. Plastiküberzug
- Gleitmittel, z.B. Xylocain®-Gel, Schleimhautanästhetikum, z.B. Xylocain®-Spray
- Schutztuch, Nierenschale, Zellstoff, Einmalhandschuhe
- Glas mit Wasser
- 20-ml-Spritze, ggf. Indikatorpapier oder Stethoskop
- Material zum Fixieren, Ableitungsbeutel.

Zusätzlich zur Diagnostik
- Probetrunk oder zu injizierende Reizsubstanz
- Proberöhrchen, Laboranforderungsschein.

Vorbereiten
- Patienten über den Ablauf informieren
- Patienten vor Blicken schützen, z.B. Sichtschutz oder besser Untersuchungszimmer. Oberkörper hochlagern, Schutztuch vorlegen, Nase reinigen, ggf. Zahnprothese entfernen, Schleimhaut anästhesieren
- Materialien vorbereiten und bereitlegen.

Sonde legen
- Patienten entspannen lassen, z.B. eine Weile gleichmäßig durch den Mund atmen
- Handschuhe anziehen. Die Sonde durch die Nase bis kurz oberhalb der Epiglottis einführen, den Patienten den Kopf leicht nach vorn beugen lassen und zum Schlucken auffordern. Bei jedem Schlucken die Sonde vorschieben, bis Markierung „45". Ggf. Schlucken durch Trinken unterstützen.

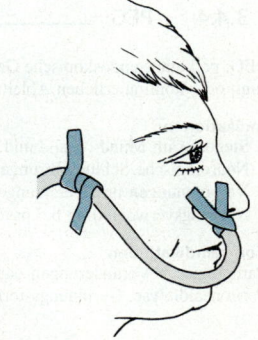

Abb. 3.26:   Fixierung der Magensonde [L 157]

Sondenlage überprüfen
- Mit einer Spritze ca. 10 ml Luft durch die Sonde insufflieren, entstehende Blubbergeräusche mit dem Stethoskop über dem Magen lokalisieren
- Flüssigkeit durch die Sonde aspirieren, mit Indikatorpapier testen: saure Reaktion bei Magensaft
- Sondenlage evtl. durch Rö. kontrollieren ✍.

Komplikationen
- Bei starkem Husten, Luftnot, Zyanose, Sonde sofort bis oberhalb der Epiglottis zurückziehen. Patienten zur Ruhe kommen lassen. Sondierung wiederholen
- Bei starkem Würgen, spürbarem Widerstand die Sonde zurückziehen. Ggf. Sondierung mit steiferer Sonde, z.B. im Kühlschrank gekühlt, wiederholen
- Bei Patienten mit Schluckstörungen, z.B. Bewußtlosigkeit, Hemiplegie, wird die Sonde bis zur Epiglottis eingeführt. Patient wird laryngoskopiert, die Sonde mit einer Magill-Zange gefaßt und in den Ösophagus geleitet 🔍.

Nachbereiten
- Verweilsonde an Nasenrücken, Stirn oder Wange mit Pflasterstreifen fixieren (☞ Abb. 3.26). Ableitungsbeutel anschließen, Sonde abklemmen oder Sekretabfluß ermöglichen ✍
- Patienten den Mund ausspülen lassen und ihm den Umgang mit der Sonde erläutern
- Magensaft auf Menge, Farbe, Konsistenz, Beimengungen, ggf. pH-Wert kontrollieren, dokumentieren
- Regelmäßig Sondenfixierung an der Nase lösen, Nasenpflege durchführen, korrekte Sondenlage überprüfen.

Magensonde entfernen
- Patienten informieren
- Einmalhandschuhe anziehen, Sonde abklemmen, Fixierung lösen
- Patienten tief einatmen lassen und die Sonde gleichmäßig in einem Zuge herausziehen, entsorgen
- Patienten den Mund ausspülen lassen, Nasenpflege durchführen, Pflasterreste entfernen.

┃ 3.4.4   PEG

PEG: perkutane endoskopische Gastrostomie. Transkutane Sonde zur enteralen Ernährung oder kontinuierlichen Ableitung von Mageninhalt (☞ Abb. 3.27).

Indikationen
- Stenosen im Mund-, Hals- und Mediastinalbereich, z.B. durch Tumoren
- Neurologische Schluckstörungen, z.B. bei SHT, apallischem Syndrom, Apoplex
- Verbrennungen und Verätzungen im Gesicht, Mund und Ösophagus
- Nahrungsverweigerung bei psychischen Erkrankungen, z.B. Stupor, Anorexie.

Kontraindikationen
Pathologische Veränderungen der Magenwand, Peritonitis, Ileus, akute Pankreatitis, Peritonealdialyse, Gerinnungsstörungen, u.U. M. Crohn, Aszites.

Material ☞ 10.7.2

- Hautdesinfektionsmittel, sterile Handschuhe
- Lokalanästhetikum, Spritze, lange Kanüle
- PEG-Set: Punktionskanüle; gastraler, duo- denaler oder intestinaler Polyuretankatheter; gastrale Andruckplatte, Fixationsplatte, Füh- rungsfaden, Luer-Lock-Konnektor
- Verbandmaterial.

Sonde legen

Eine Pflegeperson assistiert.
Vorbereiten
- Patienten informieren, Einverständniserklä- rung einholen
- Lokalanästhesie, z.B. mit Scandicain® und Sedierung, z.B. mit Dormicum®
- Gastroskop wird eingeführt und die Punkti- onsstelle durch Durchleuchten der Bauch- decke (Diaphanoskopie) bestimmt.

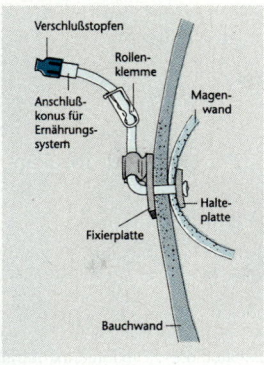

Abb. 3.27: PEG [L 215]

Transorale Durchzugssonde legen

Kurze Nährsonde, direkte Verbindung vom Magen durch die Bauchdecke nach außen. Eine integrierte Halteplatte verhindert das Herausrutschen. Mittels Führungsfaden wird sie per os in den Magen und durch die Punktionsstelle nach außen geführt.
- Punktionsstelle desinfizieren. Magen wird perkutan anpunktiert, ein Führungsfaden über die Kanüle in den Magen eingeführt, der Faden endoskopisch gefaßt und oral herausgezogen
- Sonde wird mit dem Führungsfaden verbunden und per os in den Magen und weiter durch die Bauchdecke gezogen, bis die gastrale Andruckplatte an der Magenschleim- haut anliegt. Die Fixationsplatte wird angebracht
- Sondenkonus abschneiden und den Universaladapter anbringen
- Sondenaustrittsstelle verbinden
- Sondenlage wird gastroskopisch oder röntgenologisch kontrolliert
- Nach 24 Std. erste Flüssigkeit oder Nahrung instillieren.

Sonde spülen

Verstopfen der Sonde durch Spülen mit 50 ml Tee oder Wasser vorbeugen: vor der Nahrungsaufnahme, bei unterbrochener Nahrungszufuhr, vor und nach Medikamen- tengabe, alle zwei Std. bei kontinuierlicher Nahrungszufuhr.

Verband wechseln

- ☞ 3.2, in der 1. Wo. tägl., im weiteren Verlauf 1–2 x/Wo. ✍.
- Material vorbereiten: Schlitzkompressen, Kompressen, Haut- und Schleimhautdes- infektionsmittel, z.B. Kodan®
- Patienten informieren
- Verband abnehmen, dann die Fixationsplatte entfernen oder einige Zentimeter zurückziehen. Die Sonde auf Zug halten, nicht in den Bauchraum zurückgleiten lassen, Infektionsgefahr
- Sondenaustrittsstelle, Fixationsplatte und Sonde trocken oder mit NaCl 0,9 % reinigen, desinfizieren
- Sterile Schlitzkompresse auflegen. Fixationsplatte in Position bringen. Mit einer Kompresse abdecken und fixieren, z.B. mit Fixomull®

- Sonde zur Sicherung vor Zug schleifenförmig auf der Bauchdecke fixieren
- Materialien entsorgen.

   Nicht mit Früchtetees oder Obstsäften spülen. Fruchtsäure läßt die Nahrungsbestandteile ausflocken und die Sonde kann verstopfen.

3.4.5   Intrathorakale Drainagen

3

Bülau-Drainage

Pleuradrainage mit kontrolliertem Feinsog. Ableitung in ein geschlossenes System mit
Wasserschloß und Sekretauffangkammer.

Indikationen
Ausgedehnter Pneumothorax, Spannungspneumothorax, Pleuraerguß, Pleuraempyem,
Hämatothorax, Chylothorax, intrathorakale OP.

Punktionsorte: 5., 6. oder 7. ICR bei Pleuraerguß. 2. oder 3. ICR in der Medioklavikularlinie bei Pneumothorax.

Material
- Sterile Handschuhe, Kittel, Gesichtsmaske, Abdecktücher
- Hautdesinfektionsmittel, Lokalanästhetikum zur Infiltrationsanästhesie
- Skalpell, Trokar mit Einführungskanüle, Nahtmaterial
- Drainage- und Verbindungsschlauch, 2 Schlauchklemmen, Bülau-Drainage
  (☞ Abb. 3.28), Saugpumpe, ggf. Wandanschluß an zentraler Vakuumanlage
- Heftpflaster, Schlitzkompressen für Wundverband.

Vorbereiten
- Patienten über die Atemtechnik informieren, nicht husten, nicht pressen
- Ggf. rasieren. OP-Hemd anziehen, Öffnung nach vorn
- Ggf. Prämedikation, z.B. Analgetikum, Atropin und Antitussivum verabreichen ✍
- Patienten auf die Untersuchungsliege lagern: Rückenlage mit leicht erhöhtem
  Oberkörper, etwas zur gesunden Seite geneigt
- Interkostalräume erweitern, z.B. Nackenrolle in den Rücken legen, Hände im Nacken
  falten
- Drainageeinheit gemäß Herstellerangaben vorbereiten
- Röntgenaufnahmen in Sichtgerät einspannen.

Drainage legen 🖐
Eine Pflegeperson assistiert.
- Haut wird desinfiziert, Lokalanästhesie, z.B. mit Scandicain® und ggf. Probepunktion
  durchgeführt
- Haut wird inzidiert, für den Notfall Anlage einer Tabaksbeutelnaht. Die Interkostal-
  muskulatur wird stumpf mit Kornzange und Finger tunneliert. Der Drainageschlauch
  wird in die Pleurahöhle vorgeschoben und mit dem Saugsystem verbunden
- Sog auf 20–25 cm Wassersäule einstellen
- Drain wird mit einer Naht an der Haut fixiert
- Verband anlegen, Drainageschlauch mit kräftigem Heftpflaster, z.B. Leukoplast
  fixieren.

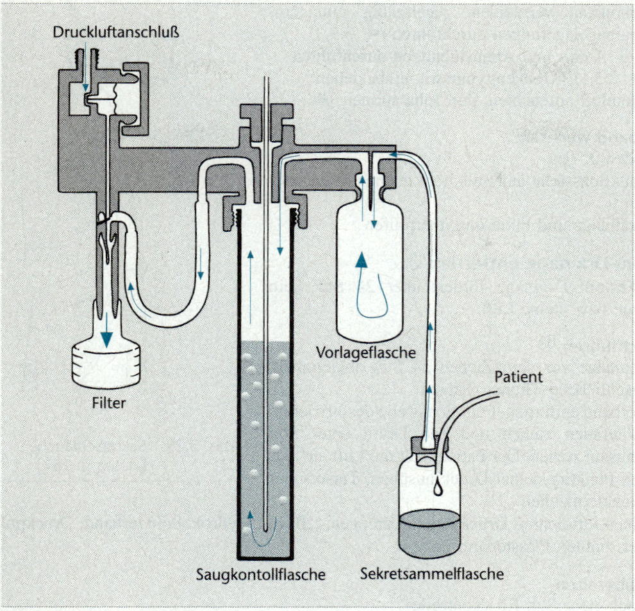

Druckluftanschluß

Filter

Vorlageflasche

Patient

Saugkontollflasche   Sekretsammelflasche

Abb. 3.28: Bülau-Drainage [L 157]

Nachbereiten

• Patienten in Rückenlage mit leicht erhöhtem Oberkörper lagern
• Zum Transport die Drainage körpernah zweifach abklemmen
• Rö.-Thorax zur Kontrolle der Drainagelage veranlassen.

Funktion der Vakuumeinheit sicherstellen

• Schlauchverbindungen auf Dichtigkeit überprüfen. Sekretschläuche 2 x/Std. durch-
  kneten (☞ Abb. 3.29). Schläuche frei ableiten, Abknicken vermeiden
• Volle Sekretbehälter austauschen, ggf. Einweg-Vakuumeinheit auswechseln
• Sogeinstellung, atemsynchrone Schwankungen im Wasserschloß, Blubbern in der
  Feinsogeinstellung überwachen
• Patienten über die Funktion der Drainage informieren.

3

Pneumonie vorbeugen
- Sekretstau vermeiden: regelmäßig umlagern, Drainagelagerungen durchführen (☞ 3.9.3)
- Stdl. Atem- und Abhustübungen durchführen (☞ 2.5.1), Krankengymnastik einbeziehen
- Atemluft anfeuchten, ggf. Inhalationen ✍.

Verband wechseln
- Jeden 2. Tag
- Punktionsstelle auf Infektionszeichen kontrollieren
- Drainlage und Fixierung überprüfen.

Bülau-Drainage entfernen
Indikation: Drainage fördert über 24 Std. kein Sekret, bzw. keine Luft.

Durchführen
- Drainage vor dem Ziehen 24 Std. abklemmen, anschließend Thorax röntgen
- Verband entfernen, Punktionsstelle desinfizieren, Haltefaden ziehen und den Drain unter Sog langsam ziehen. Der Patient hält die Luft an. Auf den Punktionskanal Druck ausüben, Tabaksbeutelnaht zuziehen

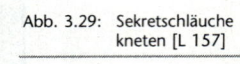
Abb. 3.29: Sekretschläuche kneten [L 157]

- Einen luftdichten Druckverband anlegen, z.B. mit Hydrokolloidverband, Druckpolster, breiten Pflasterstreifen.

Nachbereiten
- Nach einer Std. Rö.-Kontrolle
- Nach 24 Std. Druckverband entfernen, Sprühverband auftragen
- Nach 8 Tagen Fäden entfernen.

✎ Tips, Tricks & Fallen
- Drainagesystem abklemmen, z.B. bei Störungen, Wechsel der Sekretflaschen, Transport des Patienten. Immer 2 Klemmen benutzen
- Nie abklemmen bei beatmeten Patienten, Spannungspneumothorax möglich.

3.5 Katheter

Diagnostische Katheter in der Herz- und Gefäßchirurgie ☞ 12.2.1, urologische Katheter ☞ 15.3.

❙ 3.5.1 Suprapubischer Blasenkatheter

Die suprapubische Blasendrainage dem transurethralen Katheterisieren vorziehen. Vorteile: geringere Verletzungs- und Infektionsgefahr. Blasen und Kontinenztraining wird durch den Katheter nicht behindert. Restharn läßt sich leicht bestimmen.

Indikationen
- Therapie: Blasenentleerung vor OP im kleinen Becken, vor Geburten, langdauernden OP, OP mit gleichzeitiger Diurese, z.B. in Neurochirurgie, Harnverhalten, Blasenspülung bzw. Instillation. Inkontinenz ist keine Indikation für einen Katheter. Alternativen: Kondomurinale. Externe Urinableitungssysteme für Frauen. Inkontinenzeinlagen. Kontinenz-, Blasentraining
- Diagnostik: sterile Uringewinnung für bakteriologische Untersuchungen, wenn Mittelstrahlgewinnung nicht möglich ist. Restharnbestimmung, wenn Bestimmung mit Ultraschall nicht ausreicht
- Harnröhrenverletzungen, Strikturen.

Kontraindikationen: nicht palpierbare Blase, nicht füllbare Blase, Blasentumoren, Gerinnungsstörung, Schwangerschaft.

Material
Alle Materialien steril.
- Zur einmaligen Punktion: sterile Spritze, ggf. mit 2-Wegehahn, ca. 12 cm lange Kanüle. Hautdesinfektionsmittel, Tupfer. Beschriftetes, steriles Untersuchungsröhrchen, Rasierer, Verbandmaterial
- Spaltbarer Punktionstrokar, Katheter mit selbstaufrollender Spitze oder Ballonkatheter, Nahtmaterial, Fixierplatte, Skalpell, ggf. zur Probepunktion 8–10 mm lange Kanüle und 20-ml-Spritze, Lochtuch, Abwurfgefäß, geschlossenes Urinableitungssystem, Hautdesinfektionsmittel, alles zur Lokalanästhesie (☞ 2.3.1), sterile Handschuhe
- Fertiges Punktionsset.

Vorbereiten
- Patienten informieren, ggf. die Blase füllen z.B. durch 500–1000 ml Flüssigkeit, z.B. Tee oral, über Infusion oder Einmalkatheter
- Ggf. den Unterbauch rasieren, störende Kleidung entfernen, Slip kann anbehalten werden
- Sterile Arbeitsfläche herrichten, Materialien griffbereit anordnen
- Lagern: flache Rückenlage, Becken mit Kissen leicht unterstützen.

Durchführen 🖐

- Hygienische Händedesinfektion, Punktionsstelle desinfizieren: 2–3 cm kranial des Symphysenoberrandes auf der Mittellinie, mit Lochtuch abdecken
- Lokalanästhesie, ggf. wird eine Probepunktion vorgenommen. Der Katheter wird in den Trokar eingeführt, Spitze liegt noch innerhalb des Trokars. Anschluß des geschlossenen Urinableitungssystems
- Hautinzision. Trokar wird eingestochen, bis Urin fließt. Danach wird der Katheter vorgeschoben, der Trokar zurückgezogen, aufgesplittet und entfernt. Fixierung des Katheters mit einer Naht an der Bauchdecke, Blockung des Ballonkatheters. Die Punktionsstelle wird desinfiziert, ein Wundverband angelegt, der Katheter in die Fixierplatte eingelegt, die Platte mit Heftpflaster befestigt.

Nachbereiten: Patienten ankleiden, Materialien entsorgen. Katheterpflege. Auf Blut im ablaufenden Urin achten. Bettruhe, bis Komplikationen ausgeschlossen sind.

Komplikationen: anhaltende Blutung durch Gefäßverletzungen bei der Punktion. Aufsteigende Infektion mit Nierenschädigung.

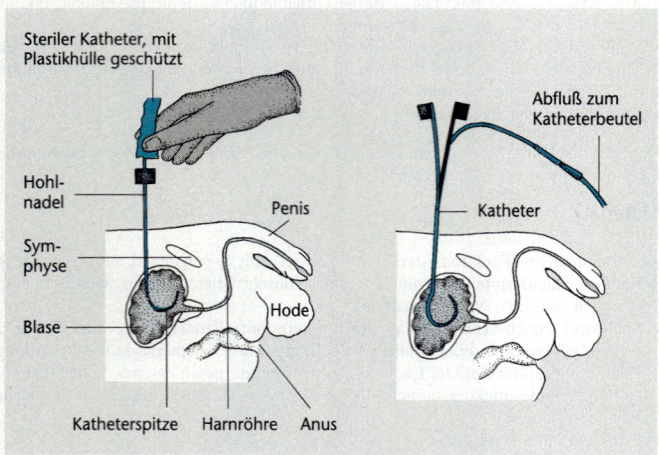

Abb. 3.30: Anlage einer suprapubischen Blasendrainage [L 190]

Suprapubischen Katheter wechseln

Indikationen: verstopfter Katheter. Großlumigerer Katheter notwendig, z.B. bei Konsistenzänderung des Urins durch Gries, Blut, Eiter.

Material: geeigneter Katheter, ggf. Führungssonde nach Seldinger, Dilatator. Skalpell zur Fadenentfernung, Nahtmaterial, Hautdesinfektionsmittel, geschlossenes Urinableitungssystem, sterile Handschuhe.

Durchführen

- Vorbereiten: Lagern (s.o.), störende Kleidung entfernen, ggf. Blase füllen, Katheter abklemmen, sterile Arbeitsfläche herrichten
- Verband und Fixationsplatte entfernen, Punktionsstelle desinfizieren, Faden entfernen, Katheter herausziehen, nochmals desinfizieren
- Neuen Katheter einführen, 3 Methoden möglich:
  - Katheter durch den alten Wundkanal in die Blase vorschieben
  - Katheter vom Urinableitungssystem abkoppeln, Seldinger Führungssonde durch den Katheter bis zur Blase vorschieben, Katheter entblocken oder die Naht entfernen, Katheter über die Sonde zurückziehen, neuen Katheter über die Sonde in die Blase vorschieben, Führungssonde entfernen
  - Dilatator zusammen mit spaltbarer Kunststoffhülle in den Wundkanal vorschieben, Dilatator zurückziehen, Katheter durch die Kunststoffhülle in die Blase vorschieben, Kunststoffhülle zurückziehen, splitten und entfernen
- Katheter fixieren und verbinden (s.o.).

▌3.5.2   Nephrostomiekatheter ─────────────────

Op. angelegte perkutane Nierenfistel, leitet den Harn durch das Nierenparenchym aus dem Nierenbecken ab.

Indikationen: Harnstauungsniere, Nierentumoren, eitrige Einschmelzung von Nierengewebe (Pyonephrose).

Pflege

- Urinausscheidung auf Menge, Farbe und Beimengungen kontrollieren
- Patienten 2 l tägl. trinken lassen
- Katheter nie abklemmen, erzeugt Überdruck im Nierenbecken
- Tägl. Körpertemperatur kontrollieren, Infektionsgefahr.

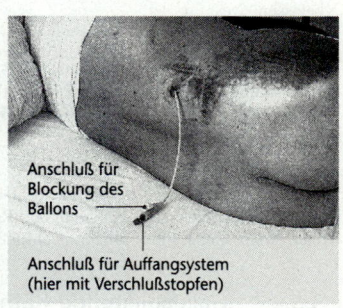

Anschluß für Blockung des Ballons —

Anschluß für Auffangsystem (hier mit Verschlußstopfen)

Abb. 3.31: Nephrostomiekatheter [L 190]

Wunde versorgen: wie suprapubische Blasendrainage ☞ 3.5.1.

Patienten beobachten: Urinausscheidung stdl. mit Stundenurimeter kontrollieren, bei reduzierter Harnausscheidung den Arzt informieren. Auf Beimengungen wie Blut, Eiter achten.

Komplikationen und Gegenmaßnahmen

- Katheter rutscht heraus: sofort Arzt informieren, da Fistel sich in kurzer Zeit verschließt und neuer Katheter nicht mehr eingeführt werden kann
- Katheter verstopft: mit 10- oder 20-ml-Spritze vorsichtig anspülen, dabei maximal 5 ml NaCl 0,9 % instillieren, da das Nierenbecken nur 3–5 ml faßt. Keine Blasenspritze verwenden.

3

▎ 3.5.3   Ureterostoma

Op. angelegter Ureterausgang auf der Bauchdecke.

Indikationen: gestörter Urinabfluß durch Tumoren, Traumen, Entfernung der Harnblase (☞ Abb. 15.2)

Ausleitungen
- Ureterocutaneostomie: ein oder beide Harnleiter werden nach außen durch die Bauchdecke geleitet
- Ileum- oder Kolonconduit: ein reseziertes Darmsegment wird an einem Ende wie ein Ileo- bzw. Kolostoma in die Bauchdecke eingenäht, am anderen Ende werden beide Harnleiter hineingeleitet (☞ Abb. 3.32).

Ureterostomabeutel wechseln
Indikationen
- Täglich bei infektiösem Urin
- Undichtigkeiten, Ablagerungen wie Gries, Schleim, Blut
- Bei komplikationslosem Verlauf den Beutel mehrere Tage bis zu einer Woche belassen.

Material
Vgl. Beutelwechsel bei Anus praeter (☞ 3.3.2). Statt Kolostomabeutel speziellen Ureterostomiebeutel mit Refluxsperre, Entleerungsvorrichtung und Anschluß für ein Urinableitungssystem, z.B. Nachtbeutel, Bein-Holster verwenden. Urinableitungssysteme.

Durchführen
Vgl. Beutelwechsel bei Anus praeter (☞ 3.3.2), zusätzlich nach Abnahme des Ureterostomiebeutels und während der Reinigung der Umgebung Tupfer auf das Ureterostoma legen, diese saugen nachfließenden Urin auf.

▎ 3.5.4   Galleableitende Katheter

▎ T-Drainage

Intraop. in den Ductus choledochus eingelegte und durch die Bauchdecke nach außen abgeleitete T-förmige Drainage (☞ Abb. 3.33). Verhindert einen Gallerückstau durch op. bedingte Schleimhautschwellung, schont die Naht.

Indikation: Choledochusrevision bei Choledocholithiasis (Gallengangssteine).

Pflege
- Bei Übernahme aus dem OP-Trakt knickfreien Verlauf der Drainage gewährleisten, mit Heftpflaster Sonde gegen Herausziehen sichern. Ableitungsbeutel unter Patientenniveau am Bett befestigen
- Gallefluß 3 x tägl. kontrollieren und dokumentieren
  - Verringert sich der Gallefluß auf ca. 300 ml tägl., T-Drainage ca. 30 cm über Patientenniveau hängen ✍
  - Verringert sich der Gallefluß auf 100 ml tägl., ist der Patient schmerzfrei und klagt nicht über Übelkeit, Drainage abklemmen, aufrollen und samt Klemme am Körper fixieren ✍

- Auf Stauungssymptomatik wie Übelkeit, Erbrechen, Koliken, Fieber, Stuhl-, Urinfarbe achten.

T-Drainage ziehen
- Ca. eine Wo. nach Abklemmen der T-Drainage, Cholangiographie anmelden. Bei steinfreiem Choledochus, ungehindertem Galledurchfluß T-Drainage ziehen
- Aseptischen Wundverband anlegen ☞ 3.2.2
- 24 Std. Bettruhe sicherstellen. Den Patienten beobachten, stdl. den Verband auf Galleaustritt neben der Drainage, Schmerzen, z.B. Stauungsanzeichen, Koliken, Übelkeit, Erbrechen kontrollieren.

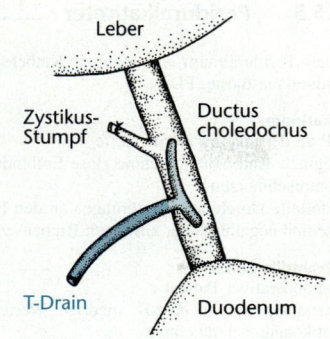

Abb. 3.32: T-Drain [L 157]

Normaler Galleabfluß über die T-Drainage
- 1. Tag ca. 1000 ml
- Bis zum 3. Tag Rückgang auf ca. 300 ml tägl.
- Ab 4. Tag Gallefluß 100 ml tägl..

Perkutane transhepatische Drainage

In gestautem Gallengang liegende Drainage. Verläuft durch das Lebergewebe (transhepatisch) und wird im re. Oberbauch perkutan ausgeleitet.

Indikationen: bei Ikterus durch inoperablen Verschluß, z.B. bei Tumor, oder wenn eine OP nicht möglich ist, z.B. bei schlechtem Allgemeinzustand.

Material: Hautdesinfektionsmittel, Leber-Punktionsset, dünner Kunststoffkatheter, steriles Ableitungssystem mit Auffangbeutel, Rö.-Vorrichtung zur perkutanen transhepatischen Cholangiographie, Verbandmaterial (Schlitztupfer), Heftpflaster.

Katheter legen 🔖**:** Haut wird desinfiziert, der gestaute Gallengang unter Sonographie oder Rö.-Kontrolle punktiert. Überprüfung der Lage durch KM-Injektion und Rö. Katheter wird eingeschoben, mit dem Ableitungssystem verbunden und mit Naht und Pflaster an der Bauchdecke fixiert. Wundverband anlegen.

Nachbereiten
- Gallefluß beobachten und dokumentieren
- Wundverband tägl. wechseln, Punktionsstelle desinfizieren.

 Tips, Tricks & Fallen
- Bei Gallefluß von 300–400 ml tägl. statt Auffangbeutel einen Anus-praeter-Beutel verwenden
- Die Haut durch eine Hautschutzplatte vor dem Kontakt mit Galle schützen.

I 3.5.5   Periduralkatheter

In den Periduralraum eingeführter Katheter zur Injektion von Lokalanästhetika (Periduralanästhesie, PDA).

Indikationen
- OP an der unteren Körperhälfte
- Vaginale Entbindung (schmerzlose Entbindung)
- Tumorschmerzen
- Arterielle Durchblutungsstörungen an den Beinen (Sympathikusblockade)
- Pneumoniegefährdung, z.B. nach Rippenserienfrakturen, nach Thoraxoperationen.

Kontraindikationen
- Unkooperativer Patient
- Gerinnungsstörungen, z.B. niedrige Werte bei Quick, PTT, Thrombozytenzahl. Antikoagulanzientherapie
- Volumenmangel, z.B. bei Schock, akutem Ileus
- Infektion oder Hauterkrankung im Punktionsbereich
- Allergie gegen das Lokalanästhetikum.

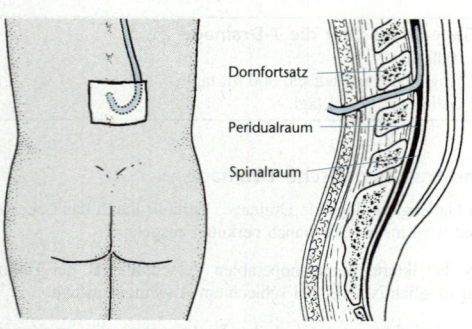

Dornfortsatz

Peridualraum

Spinalraum

Abb. 3.33: Lage eines PDK [L 157]

Material
Hände- und Hautdesinfektionsmittel. Lokalanästhetikum. Sterile Handschuhe, Mundschutz, Kopfhaube, steriles Abdeck- und Lochtuch. Punktionskanüle, 10-ml-Spritze mit NaCl 0,9 %, Periduralkatheter. Verbandmaterial, Heftpflaster. Zur Injektion verordnetes Medikament, z.B. Bupivacain® 0,25 %.

Punktionsorte
Zwischen L2, L3 oder L3, L4 zur Analgesie der unteren Körperhälfte. Brustwirbelsäulenbereich zur Analgesie des Rumpfes (hohe PDA).

Vorbereiten
- Patienten informieren, Einverständniserklärung unterschreiben lassen 🖊
- Quick, PTT, Thrombozytenzahl bestimmen lassen
- Ggf. rasieren.

Katheter legen

Eine Pflegeperson assistiert.
- Patienten lagern
  - Sitzend auf der Kante der Untersuchungsliege, Katzenbuckel, gehalten von einem Assistenten
  - Liegend in Embryonalhaltung mit dem Rücken an der Kante der Untersuchungsliege, gehalten von einem Assistenten
- Punktionsstelle wird bestimmt und markiert
- Punktionsstelle desinfizieren, Rücken mit sterilem Lochtuch abdecken
- PDA-Katheter wird gelegt
- Einen sterilen Verband anlegen, z.B. mit Schlitzkompressen oder Transparent-Pflaster. PDA-Katheter mit Heftpflaster entlang der Wirbelsäule zur Schulter verlegen und fixieren
- Je nach Indikation wird ein Lokalanästhetikum oder Analgetikum injiziert, ggf. wird eine Perfusorpumpe angeschlossen.

Pflege bei Komplikationen
- Blutdruckabfall: durch Sympathikusblockade mit Lokalanästhetikum. Pflege: Puls und Blutdruck stdl. kontrollieren, wenn stabil, Kontrollintervalle ausdehnen
- Atemdepression: innerhalb der 1. Std. nach Punktion Atemdepression durch fettlösliche Opiate, z.B. Fentanyl®. 6–16 Std. nach Punktion durch wasserlösliche Opiate wie Opium oder Morphium. Pflege: Atmung in der 1. Std. alle 10 Min., dann stdl. überwachen. Kontrollen bis ca. 16 Std. nach Punktion weiterführen
- Duraperforation: Lokalanästhetikum gelangt in den Spinalraum, es kommt zur Spinal-(Lumbal-) Anästhesie. Pflege: Sensibilitäten unterhalb der Punktionsstelle kontrollieren
- Epidurales Hämatom: durch Gerinnungsstörungen. Pflege: Bei Blutungsneigung, z.B. Nachblutungen aus Punktionsstelle, Zahnfleischbluten, Blut im Urin und Stuhl an Gefahr des epiduralen Hämatoms denken. Auf Querschnittssymptomatik achten: Lähmungen, Sensibilitätsstörungen.

3.5.6 Zentraler Venenkatheter (Cavae-Katheter)

Indikationen
Langzeitinfusionen hyper- und hypotoner Lösungen, z.B. hochprozentige Glukoselösungen, Plasmaexpander, hochprozentige Mannit- und Sorbit-Lösungen. Masseninfusionen, Druckinfusionen, gefäßwandreizende Medikamente, z.B. Zytostatika. Hochkalorische Lösungen z.B. bei parenteraler Ernährung. ZVD-Messung.

Punktionsorte
- Zentral: V. subclavia, geeignet z.B. bei Schockzuständen, nicht bei Gerinnungsstörungen. V. jugularis interna und externa. Nicht legen, wenn die Kopftieflage unmöglich ist, z.B. bei Schädelhirntrauma (SHT)
- Peripher: V. basilica, V. cephalica. Für längere Verweildauer ungeeignet.

Material
Ggf. alles zur Rasur. Hände-, Hautdesinfektionsmittel. Alles zur Lokalanästhesie. Flüssigkeitsdichte Unterlage. Sterile Abdecktücher, z.B. Lochtuch. Sterile Handschuhe, steriler Schutzkittel, Mundschutz, sterile Tupfer, spitzes Skalpell. Einmalpunktionsset mit Kunststoffkatheter aus Polyurethan oder Teflon und Punktionssystem, z.B.

Stericath®, Cavafix®. Ggf. spezielle Venenkatheter, z.B. Multilumenkatheter zur gleichzeitigen Applikation verschiedener Infusionen und Medikamente, sowie zur ZVD-Messung. 10-ml-Spritze mit NaCl 0,9 %. Ggf. Nahtmaterial und Nadelhalter zur Fixierung, alternativ Fixationsverband.

Vorbereiten
Patient wird informiert ✋. Ggf. Venenpunktionsort rasieren. Patientenzimmer, besser Behandlungszimmer vorbereiten: Arbeitsfläche, Licht, Platz, Kreislauf- und EKG-Monitor, Infusion richten, ggf. Infusionspumpe. Patienten Toilettengang ermöglichen, OP-Hemd anziehen, Unterhose kann anbehalten werden. Sehr ängstlichen Patienten Beruhigungsmittel verabreichen ✍

- Patienten im Bett oder auf dem Behandlungstisch lagern
- Zentraler Zugang: flache Rückenlage, mäßige Kopftieflage (Trendelenburg-Lage) ggf. Knierolle, kein Kopfkissen. Flüssigkeitsdichte Unterlage unter Schulter und Kopf legen. Jugulariszugang: Kopf zur Gegenseite drehen. Subklaviazugang: Arm abduzieren und außenrotieren
- Peripherer Zugang: flache Rückenlage, Kopfkissen möglich. Flüssigkeitsdichte Unterlage unter den entsprechenden Arm legen.

Durchführen ✋
Hände desinfizieren, sterilen Schutzkittel und Mundschutz anziehen. Punktionsstelle desinfizieren. Lokalanästhesie durchführen. Punktionsstelle und Hände erneut desinfizieren. Sterile Handschuhe anziehen. Punktionsstelle mit einem sterilen Lochtuch abdecken, ggf. zusätzlich sterile Tücher über Kopf und Brustkorb.

Katheter legen ✋
- Vene wird anpunktiert, Venenkatheter vorgeschoben, Punktionskanüle zurückgezogen, Infusion angeschlossen
- Seldinger-Technik: Vene wird mit Einführkanüle und Spritze anpunktiert. Seldinger-Spirale wird durch die Kanüle in die Vene vorgeschoben. Punktionskanüle wird entfernt. Einstichstelle wird ggf. mit Skalpell erweitert, und Venenkatheter über die Spirale vorgeschoben. Führungsspirale wird herausgezogen
- Katheter wird mit Naht oder Verband fixiert, Katheter und Infusionsleitung spannungsfrei befestigt. Katheterlage wird röntgenologisch überprüft. Gewünschte Tropfenzahl einstellen.

Nachbereiten
- Patienten reinigen, ankleiden und lagern
- Puls, RR und Atmung kontrollieren, erst 4 x/Std., 2 x/Std., dann stdl. Infusionsablauf überwachen
- Venenkatheter auf korrekte Lage und Durchgängigkeit überprüfen. Wunde beobachten, den Verband bei Bedarf wechseln
- Rö.-Thorax anmelden: Kontrolle der Katheterlage.

Komplikationen
- Pneumothorax, Hämatothorax (☞ 9.5.2) durch Fehlpunktion
- Luftembolie
- Herzrhythmusstörungen durch Katheterfehllage (☞ 6.1.6)
- Hämatom im Punktionsbereich. Symptom: subkutane Blaufärbung im Punktionsbereich. Maßnahmen: Kompressionsverband. Kühlen, z.B. Coldpack®
- Infektion der Punktionsstelle (Sepsis ☞ 8.3)
- Thrombophlebitis (☞ 13.5.1).

3.6   Spülungen und Einläufe

3.6.1   Rektale Darmreinigung

Einläufe

Es werden Reinigungseinlauf, hoher Einlauf und Hebe-Senk-Einlauf (Schwenkeinlauf) unterschieden. Die Durchführung der Einläufe weicht nur in wenigen Details ab (s.u.).

Indikationen
- Darmreinigung vor OP und Untersuchungen wie Röntgen, Sonographie, Endoskopie
- Anregung der Darmperistaltik nach OP und bei Darmatonie
- Entleeren des Darms bei Obstipation
- Einbringen von Röntgenkontrastmittel, z.B. Kolon-Kontrast-Aufnahme
- Medikamente verabreichen.

Kontraindikationen
- Peritonitis, Darmperforation, mechanischer und paralytischer Ileus
- Drohende Früh- oder Fehlgeburt, Scheiden- und Darmfistel
- Dickdarm-OP mit Anastomosen und Nähten
- Blutungen in unteren Darmabschnitten
- Unklare intestinale Beschwerden.

Wirkprinzipien von Einläufen
- Mechanischer Reiz: Druck des Darmrohrs, Darmfüllung durch Spülflüssigkeit. Menge: Säuglinge 30–50 ml, Kleinkinder 100–300 ml, Schulkinder 300–500 ml, Erwachsene 1000–2000 ml bei hohem Einlauf
- Thermischer Reiz: Spülflüssigkeit von 32–37 °C wirkt stark abführend durch Forcieren der Darmperistaltik. Unangenehm. Krämpfe sind möglich. Spülflüssigkeit von 37–40° C wirkt mild abführend
- Chemischer Reiz: Kamillentee, Kamillenextrakt, z.B. Kamillosan® (20 ml/l Wasser), Glycerin (20 ml/l Wasser), NaCl 0,9 % (ca. 10 g/l Wasser), Rizinus-, Olivenöl (20 ml/l Wasser). Medikamentöse Zusätze wie Dulcolax®, Practo-Clyss®, Mikroklist®.

Reinigungseinlauf
Indikation: Entleerung des gesamten Kolons, z.B. vor Dickdarm-OP, Koloskopie oder Kolonkontrasteinlauf.

Material
Irrigator mit Schlauch, Darmrohr, Schlauchklemme, Einmaldarmrohr: Durchmesser 10–12 mm, Länge ca. 40 cm, bei Patienten mit Kontinenzschwierigkeiten Ballondarmrohr. Gleitmittel (z.B. Vaseline), verordnete Spüllösung, Einmalhandschuhe, Zellstoff, flüssigkeitsdichte Unterlage, ggf. Toilettenstuhl oder Bettpfanne, Abwurf.

Vorbereiten
- Patienten informieren und die Intimsphäre des Patienten schützen
- Toilette frei halten, ggf. Toilettenstuhl oder Bettpfanne bereitstellen
- Irrigatorsystem füllen, Schlauch entlüften, Darmrohr einfetten
- Bett flach stellen und den Patienten auf die li. Körperseite mit leicht angewinkelten Knien lagern.

3

Durchführen
- Handschuhe anziehen. Darmrohr unter leichten Drehbewegungen ca. 10 cm einführen
- Darmrohr mit Irrigatorsystem verbinden
- Flüssigkeit langsam, ggf. mit Pausen, einlaufenlassen. Wenn ca. die Hälfte der Flüssigkeit eingelaufen ist, Patienten evtl. auf die re. Seite drehen, um alle Darmabschnitte zu erreichen
- Befinden des Patienten überprüfen, zum ruhigen, tiefen Atmen anhalten
- Darmrohr abklemmen, wenn Flüssigkeit eingelaufen ist, Patienten auffordern, Schließmuskel anzuspannen, dann Darmrohr entfernen, dabei Zellstoff vorlegen
- Patienten auffordern, Einlauf noch ca. 5 Min. zu halten
- ! Geschlossenen Irrigationsbeutel verwenden (hygienischer als offener Irrigator)
- ! Behelfsmäßig Sekretablaufbeutel (ohne Refluxsystem) verwenden. Nach Heberprinzip füllen.

Nachbereiten
- Allgemeinbefinden des Patienten beobachten, ggf. Kreislauf kontrollieren
- Erfolg überprüfen, Ausscheidung ggf. auf Beimengungen, z.B. Blut untersuchen, dokumentieren
- Patienten Möglichkeit zur Reinigung geben, ggf. Zimmer lüften.

Probleme beim Reinigungseinlauf		
Problem	**Ursache**	**Maßnahme**
Spülflüssigkeit läuft schlecht ein	• Darmrohr drückt gegen Darmwand • Darmrohr ist mit Stuhl verstopft • Fließkraft zu gering	• Darmrohr zurückziehen, unter Drehbewegungen erneut vorschieben • Darmrohr herausziehen, säubern • Irrigator anheben, nicht höher als 60 cm über Schulter
Starker Schmerz, Schweiß, Blässe, unregelmäßige Herztätigkeit	• Darmperforation	• Einlauf sofort abbrechen • Vitalzeichen kontrollieren • Arzt informieren
Unbehagen und Darmkrämpfe beim Einlaufen der Flüssigkeit	• Flüssigkeit zu kalt • Zu schnelles Spülen • Anspannung, Angst	• Körperwarme Einlaufflüssigkeit verwenden • Irrigator senken, Flüssigkeit zurücklaufen lassen • Patienten Zeit zum Erholen geben
Blut in der zurücklaufenden Spülflüssigkeit	• Hämorrhoiden bluten durch Einführen des Darmrohres • Verletzung der Darmschleimhaut	• Einlauf abbrechen • Arzt informieren • Bettruhe verordnen • Kreislauf kontrollieren

Besonderheiten verschiedener Einläufe
Hoher Einlauf
- Indikation: Entleerung des Kolons, z.B. vor Dickdarm-OP, Koloskopie oder Kolonkontrasteinlauf
- Unterschiede zum Reinigungseinlauf: Patienten auf li. Körperseite in Kopftieflage legen, nach Einlauf der Hälfte der Spülflüssigkeit auf die re. Körperseite drehen. Darmrohr ca. 80 cm lang, Durchmesser ca. 8 mm. Darmrohr 10–15 cm einführen, Flüssigkeit langsam einfließen lassen und Darmrohr gleichzeitig weiter vorschieben, 30–40 cm. Bis 2000 ml Spülflüssigkeit verwenden.

Hebe-Senk-Einlauf (Schwenkeinlauf)

- Indikation: Darmentleerung bei hartnäckiger Obstipation, Reinigung von Colon descendens, Sigma und Rektum, z.B. vor röntgenologischen oder endoskopischen Untersuchungen des Enddarms, zur Anregung der Darmperistaltik, z.B. bei postop. Darmatonie, paralytischem Ileus, zur Beseitigung von Darmgasen bei Meteorismus
- Kontraindikation: labile Kreislaufsituation
- Unterschiede zum Reinigungseinlauf: ca. 500 ml Spülflüssigkeit abwechselnd in den Darm einlaufen und wieder in den Irrigatorbeutel zurücklaufen lassen. Wiederholen, bis die Spülflüssigkeit deutlich mit Darminhalt durchsetzt ist oder, bei Meteorismus, bis genügend Darmgase abgegangen sind. Nach dem letzten Einlaufen der Spülflüssigkeit, das Darmrohr entfernen.

Klistier

- Indikationen: Enddarm reinigen vor kleinerer OP, digitaler oder endoskopischer Untersuchung von Rektum und Sigma. Defäkation auslösen bei hartnäckiger Obstipation, Darmperistaltik nach OP anregen
- Unterschiede zum Reinigungseinlauf: gebrauchsfertiges Klysma mit 150–200 ml Einlauflösung, z.B. Prakto-Clyss®. Klysma im Wasserbad auf Körpertemperatur anwärmen. Effekt: schonende, gleichzeitig forcierende Wirkung der Einlaufflüssigkeit.

| Rektale Darmspülung

Indikationen: Vorbereitung auf Rektoskopie, Koloskopie, Kolon-OP.

Material

Wie bei Reinigungseinlauf (s.o.), zusätzlich: Einmalspülsystem, z.B. Rectobag® mit Y-Verbindungsstück und Ableitungssystem, Darmrohr, ggf. mit Ballondarmrohr, zwei Schlauchklemmen, zwei Aufhängevorrichtungen. 5 l milde Spüllösung, z.B. Kamillentee, Kamillosan®. Trichter.

Vorbereiten

Wie bei Reinigungseinlauf (s.o.), zusätzlich:
- Vorbereitete Spüllösung in den Spülbeutel füllen, 50–60 cm über Patientenniveau aufhängen
- Ableitungssystem unter Patientenniveau aufhängen und durch Y-Stück mit Spülschlauch verbinden.

Durchführen

Wie bei Reinigungseinlauf (s.o.), zusätzlich:
- Darmrohr mit dem freien Ende des Y-Stücks verbinden
- Ca. 300 ml, maximal 500 ml, Spülflüssigkeit in den Darm einlaufen lassen, ggf. 2–3 Min. einwirken lassen, Klemme am Ableitungsschlauch öffnen, Spülflüssigkeit aus dem Darm abfließen lassen
- Vorgang wiederholen, bis die Flüssigkeit klar aus dem Darm zurückläuft.

Nachbereiten: Wie bei Reinigungseinlauf (s.o.).

3

| 3.6.2   Orthograde Darmspülung

Zur orthograden Darmspülung werden dem Patienten per os oder per Dünndarmsonde mehrere Liter einer abführend wirkenden Elektrolytlösung verabreicht.

Indikationen: Vorbereitung auf Ileo-, Jejunoskopie, Dünndarm-, Dickdarmoperationen.

Kontraindikationen: Herzinsuffizienz, Ileus, Darmstenosen.

Material
• 10–15 l Elektrolytlösung im Infusionsbeutel
• Überleitungssystem, Infusionsständer
• Einläufige Dünndarmsonde, Materialien zum Legen der Sonde
• Antiemetikum, z.B. Vomex A®, Psyquil®
• Nachtstuhl, Bademantel, Decke
• Personenwaage, Blutdruckgerät, Stethoskop.

Vorbereiten
• Patienten informieren, aktuelles Körpergewicht feststellen
• Intimsphäre des Patienten schützen, z.B. Spülung im Bad vornehmen
• Materialien zum Legen der Sonde und für die Spülung vorbereiten (☞ 3.4.3)
• Elektrolytlösung im Wasserbad auf 37° C anwärmen
• Überleitungssystem anschließen und entlüften
• Antiemetikum injizieren ✍.

Durchführen
• Sonde einführen ☞ 3.4.3
• Patienten auf den Nachtstuhl setzen, mit Bademantel, Decke warmhalten
• Überleitungssystem mit der Sonde verbinden
• 1 l langsam einfließen lassen, abklemmen
• Nach dem 1. Stuhlgang übrige Flüssigkeit innerhalb 2–4 Std. verabreichen
• Spülung beenden, wenn die abgeführte Darmflüssigkeit klar ist
• Patienten beobachten: Kreislauf kontrollieren, da Kollapsgefahr besteht. Ein- und Ausfuhr bilanzieren. Färbung der entleerten Darmflüssigkeit überprüfen.

Nachbereiten
• Sonde ziehen
• Patienten die Möglichkeit zum Säubern geben
• Patienten wiegen, Gewichte vor und nach der Spülung vergleichen, bei signifikanter Gewichtszunahme den Arzt informieren, Wassereinlagerung möglich
• Für Bettruhe sorgen, Kreislauf kontrollieren
• Labor: Elektrolytkontrolle veranlassen.

 Bei Übelkeit während der Spülung kurze Pause einlegen, z.B. 15 Min., zusätzliches Antiemetikum verabreichen ✍, ggf. Spülung abbrechen.

| 3.6.3   Irrigation bei Anus praeter naturalis

Anus praeter ☞ 3.3.2.

- Irrigation des Anus praeter naturalis wird vom Patienten selbständig durchgeführt, um eine temporäre Kontinenz zu erreichen. Diese Maßnahme erlernt der Patient meist in der Rehabilitationsphase außerhalb der Akutstation
- Anus-praeter-Patienten, der z.B. wegen einer Zweiterkrankung stationär behandelt wird, muß die Irrigation ermöglicht werden. Ist der Patient vorübergehend nicht dazu in der Lage, muß das Pflegepersonal irrigieren.

Material
Händedesinfektionsmittel, Einmalhandschuhe, Waschlappen, Handtuch. Irrigationsset: Irrigatorbeutel mit Überleitungsschlauch, Durchflußregler und Konus. Stuhlentleerungsbeutel mit Klebefläche oder Gürtel, Verschlußklammer (☞ Abb. 3.35). Gleitmittel, z.B. Glycerin, 1–1,5 l ca. 37°C warmes Wasser, Stomakappe.

Vorbereiten
- Über die gewohnte Vorgehensweise beim Patienten informieren
- Gewohnheiten des Patienten möglichst beibehalten, z.B. Irrigationsintervalle, Tageszeit, Flüssigkeitsmenge
- Irrigatorbeutel mit Wasser füllen, in Schulterhöhe des Patienten aufhängen, Überleitungsschlauch entlüften, Konus einfetten.

Durchführen
- Hände desinfizieren, Einmalhandschuhe anziehen
- Stomaversorgung entfernen, ggf. Stoma reinigen, Stuhlentleerungsbeutel anlegen
- Überleitungsschlauch in das Stoma einführen, Wasser langsam, ggf. mit Pausen einfließen lassen, Entleerungsbeutel verschließen
- Stuhlentleerung abwarten
- Beutel in die Toilette oder den Toilettenstuhl entleeren
- Stoma reinigen, Stomakappe anlegen
- Einmalhandschuhe ausziehen, Hände desinfizieren.

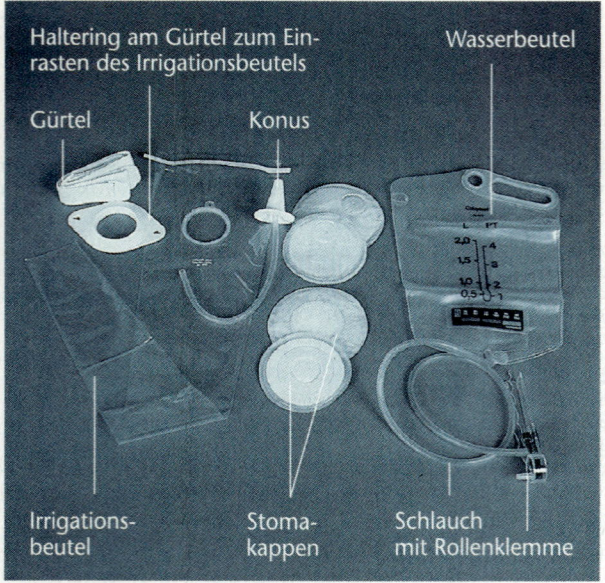

Abb. 3.34: Materialien zur Irrigation [K 183]

Nachbereiten
- Konus säubern und Irrigatorbeutel zum Trocknen aufhängen
- Datum und Zeitpunkt der Irrigation in der Pflegeplanung dokumentieren
- Anus praeter mit Stomakappe oder Minibeutel versorgen ☞ 3.3.2.

3.6.4   Darmrohr

Indikationen: postop. Darmatonie, Meteorismus. Bei Stuhlverhalt und Obstipation in Verbindung mit Einläufen.

Kontraindikationen: tiefe Darm-OP, Rektum-, Sigmakarzinome, Rektumverletzung.

Material: Darmrohr, 40 cm lang, Durchmesser 10–12 mm, aus flexiblem PVC. Gleitmittel, z.B. Vaseline. Zellstoff, Einmalhandschuhe, flüssigkeitsdichte Unterlage, Waschutensilien.

Vorbereiten
- Patienten informieren
- Materialien vorbereiten
- Intimsphäre des Patienten wahren, z.B. Sichtschutz, keine Besucher
- Ggf. wird das Rektum digital untersucht.

Darmrohr legen
- Patienten auf die li. Seite lagern, Knie anziehen lassen
- Handschuhe anziehen. Darmrohr vorsichtig 15–20 cm rektal einführen. Widerstände nicht gewaltsam überwinden, bei Schmerzen abbrechen, den Arzt informieren
- Darmrohr auf einer flüssigkeitsdichten Unterlage in Zellstoff einbetten.

Patienten beobachten: Abgang von Winden, Stuhlgang.

Darmrohr entfernen
- Darmrohr maximal 30 Min. belassen, ggf. den Vorgang später wiederholen ✍
- Darmrohr vorsichtig ziehen, zusammen mit Zellstoff, Unterlage und Handschuhen entsorgen
- Patienten die Möglichkeit zur Reinigung geben.

3.7   Punktionen

▎3.7.1   Periphere Venenpunktion

Haftung bei Delegation ☞ 1.5.4.

Indikationen: Blutentnahme, Anlage einer Verweilkanüle, i.v.-Injektion.

Komplikationen: Nachblutung, Hämatom, Paravasat, Infektion.

Punktionsorte: Punktion an jeder Vene möglich. Venen an der Hautoberfläche mit Abstand zu Arterien und Nerven bevorzugen. Geeignet sind Handrücken, Unterarm, Ellenbeuge (Kubitalvene).

Material zur Blutentnahme
Desinfektionsmittel, sterile Tupfer, Einmalhandschuhe (Eigenschutz), Stauschlauch, Pflaster. Großlumige Einwegkanülen, z.B. Nr. 1 (gelb) oder Nr. 2 (grün), sterile Spritze (Größe nach Materialmenge) und Untersuchungsröhrchen, besser geschlossenes Entnahmesystem, z.B. Sicherheits-Monovette®.

Durchführen
Arzt kann die Blutentnahme an eine Pflegekraft delegieren ☞ 1.5.4.
- Hände desinfizieren, Einmalhandschuhe anziehen
- Geeignete Punktionsstelle auswählen, Arm in geeignete Position bringen, Stauschlauch proximal der Punktionsstelle anlegen. Radialispuls muß noch tastbar sein
- Vene palpieren und Haut desinfizieren, Vene im 30°-Winkel punktieren
- Blut aspirieren, Durchführungshinweise der verschiedenen Blutentnahmesysteme beachten
- Nach erfolgter Blutentnahme Stauschlauch lösen, sterilen Tupfer ohne Druck auf die Punktionsstelle legen, Kanüle entfernen, erst jetzt Punktionsstelle mit dem Tupfer komprimieren, Wundschnellverband anlegen.

Nachbereiten

Blutproben umgehend zum Labor schicken, alternativ im Kühlschrank zwischenlagern. Die Punktionsstelle auf Nachblutungen, Hämatome kontrollieren.

▌ 3.7.2   Gelenkpunktion

Indikation: Entnahme von Probematerial zur bakteriologischen, serologischen und histologischen Untersuchung. Kontrastmittelinjektion zur Arthrographie. Punktion eines Ergusses zur Entlastung.

Komplikationen: Infektion mit reversibler oder irreversibler Gelenkschädigung, Nachblutungen.

Punktionsorte: Kniegelenk, Ellenbogengelenk, Schultergelenk, Sprunggelenk, Handgelenk.

Material

Hautdesinfektionsmittel, steriles Punktionsset mit Spritze, Kanüle, Skalpell, Tupfern, Kompressen, Abdecktuch, Lochtuch, Handschuhen. Alles zur Lokalanästhesie, Mundschutz, Untersuchungsröhrchen, Verbandmaterial, ggf. Schienen, Polsterungen.

Vorbereiten

- Patienten informieren, Einwilligung einholen ⏳
- Hohes Infektionsrisiko, daher immer unter OP-Bedingungen arbeiten
- Lagern
  - Kniegelenk: Rückenlage, Knie auf festem Polster angewinkelt
  - Ellenbogengelenk: Rückenlage, Arm seitlich auf eine Unterlage ausgelagert
- Punktionsstelle rasieren.

Punktieren ⏳

- Punktionsstelle wird desinfiziert, steril abgedeckt und lokal anästhesiert
- Wiederholte Desinfektion, anschließend Punktion des Gelenks
- Wundverband und elastischer Kompressionsverband werden angelegt ☞ 3.2.6.

Nachbereiten

- Punktiertes Gelenk auf Schiene hochlagern ✍
- Untersuchungsmaterial ins Labor schicken
- Verband auf Nachblutungen beobachten, Ruhigstellung und Lagerung der Extremität überwachen.

▌ 3.7.3   Pleurapunktion

Punktion von Flüssigkeit oder Luft im Pleuraspalt.

Indikationen

- Pleuraerguß: Punktion zur Diagnostik, Entlastung, Einlegen einer Drainage
- Spannungspneumothorax (☞ 9.5.2): Punktion zum Druckausgleich, Einlegen einer Drainage
- Pleuritis, Pyothorax: Injektion z.B. von Antibiotika. Pleura-, Lungenkarzinom: Injektion von Zytostatika.

Komplikationen: Pneumothorax, Nachblutung, Infektion.

Punktionsorte

Optimale Punktionsstelle wird anhand der Röntgenbilder, durch Sonographie und Perkussion festgelegt und markiert.

- Bei Pleuraerguß: am Rücken zwischen hinterer Axillar- und Skapularlinie im 5.–7. ICR (☞ Abb. 3.36). Bei Pneumothorax zur Anlage einer Bülaudrainage: 2. oder 3. ICR zwischen vorderer und hinterer Axillarlinie
- Notfallpunktion bei Spannungspneumothorax: 2. oder 3. ICR auf der Medioklavikularlinie der betroffenen Thoraxseite.

Material

Hautdesinfektionsmittel, z.B. Dibromol® gefärbt. Sterile Tupfer, sterile Handschuhe, Verband- und ggf. Nahtmaterial, steriles Abdeck- und Lochtuch. Punktionsset mit Spritze, Schläuchen, integriertem 3-Wegehahn, passender Kanüle. Lokalanästhetikum, z.B. Carbostesin® 0,5 %. Proberöhrchen für klinische Chemie, Pathologie, Mikrobiologie, ggf. aerobe, anaerobe Blutkulturflaschen.

Vorbereiten

- Patienten informieren, Einverständniserklärung unterschreiben lassen 🖐
- Labor: BB, Gerinnungsstatus abnehmen ✍
- Evtl. Prämedikation ✍: Antitussivum, z.B. Codein 40 mg, Beruhigungsmittel, z.B. Dormicum® und Schmerzmittel, z.B. Paracetamol® 1 g
- Ggf. betreffende Thoraxseite rasieren
- Patienten lagern: Seitenlage auf die gesunde Seite, Knie anwinkeln, Arm der betroffenen Seite über den Kopf hochnehmen. Mobile Patienten auf Hocker vor der Untersuchungsliege hinsetzen, Arme auf der Liege aufstützen lassen, Liege hochfahren.

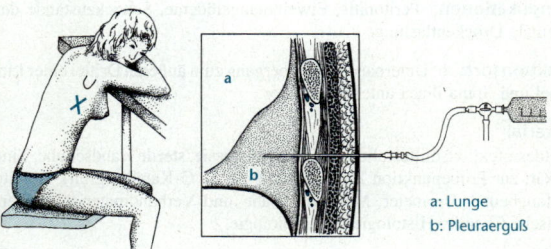

a: Lunge
b: Pleuraerguß

Abb. 3.35: Pleurapunktion [L 157 und L 190]

Durchführen 🖐

- Punktionsbereich wird desinfiziert, Lokalanästhesie durchgeführt und Punktionsort erneut desinfiziert, OK wird mit einem Lochtuch abgedeckt
- Punktion des Intrapleuralspalts. Weiteres Verfahren je nach Indikation, z.B. Abnahme einer Probe zur Diagnostik, Ableitung eines Ergusses
- Pflasterkompressionsverband wird angelegt.

3

Nachbereiten

- Proben ins Labor schicken, ggf. Punktatmenge dokumentieren
- Für Einhalten der Bettruhe sorgen, bis akute Komplikationen ausgeschlossen sind, ca. 2–3 Std. OK hochlagern
- Patienten überwachen: bei Pneumothorax und Hämatothorax Kurzatmigkeit und Atemnot möglich, bei Lungenödem brodelnde Atemgeräusche. Verband auf Blutung überprüfen
- Anfangs 4 x/Std., dann stdl. Puls, RR und Atmung kontrollieren
- 3 x tägl. Temperatur überprüfen, um rechtzeitig eine Infektion zu erkennen
- Bei Schmerzen Analgetikum, z.B. Valoron®, nach Arztanordnung verabreichen
- Rö.-Thorax zur Kontrolle anmelden.

 Tips, Tricks & Fallen

- Erhöhte Komplikationsgefahr, wenn mehr als 1000 ml abpunktiert wurden: Schock, Lungenödem durch forciertes Einströmen von Blut in die wieder ausgedehnte Lunge
- Unmittelbar vor der Pleurapunktion muß der Patient ausatmen und die Luft anhalten, bis die Punktion erfolgt ist. Dies kann bereits auf der Station mit dem Patienten geübt werden.

| 3.7.4   Aszitespunktion

Indikationen: als Entlastungspunktion bei ausgedehnter Aszites, Probepunktion bei Aszites unbekannter Genese, Punktion zur Einlage einer Aszitesdrainage bei Peritonitis oder Abszeß.

Kontraindikationen: Schwangerschaft, große Ovarialzysten, Hydronephrose, hepatisches Präkoma, u.U. hämorrhagische Diathese.

Komplikationen: Peritonitis, Eiweißmangelödeme, Schockzustände durch intraabdominale Druckentlastung.

Punktionsort: li. Unterbauch, am Übergang zum äußeren Drittel einer Linie zwischen Nabel und Spina iliaca anterior superior.

Material

Hautdesinfektionsmittel, alles zur Lokalanästhesie, sterile Handschuhe, Einmalskalpell, Trokar, zur Probepunktion 20-ml-Spritze mit 21 G-Kanüle (grün), Ableitungssystem, Auffangbeutel, Urometer, Maßband, Naht- und Verbandmaterial, Proberöhrchen für klinische Chemie, Histologie, Mikrobiologie.

Vorbereiten

- Patienten informieren, Einverständniserklärung unterschreiben lassen 🕮
- Patienten in eine flache Rückenlage bringen
- Punktionsstelle wird markiert 🕮
- Ggf. Punktionsstelle rasieren, Bauchumfang an markierter Stelle messen, Werte dokumentieren.

Durchführen 🖐

- Li. Unterbauch wird desinfiziert, lokal anästhesiert, anschließend erneut desinfiziert
- Punktion des Bauchraums. Anbringen des Ablaufschlauchs, spontane Aszitesentleerung. Aszites wird in Proberöhrchen gefüllt. Es dürfen maximal 2000 ml abgelassen werden
- Punktionskanüle wird entfernt, Wunde durch Naht oder Klammern verschlossen und ein Wundverband angelegt.

Nachbereiten

- Proberöhrchen ins Labor schicken
- 2 x stdl. Kreislauf, 3 x tägl. Temperatur kontrollieren, Urinausscheidung überwachen, evtl. bilanzieren
- Labor: Eiweiß, Elektrolyte, Hämoglobin, Gerinnungsfaktoren, Kreatinin, Harnstoff, Rest-Stickstoff. ✍
- Bauchumfang an der markierten Stelle messen, Werte dokumentieren
- Verband auf nachlaufenden Aszites überprüfen, geringe Durchfeuchtung ist normal. Bei undichter Punktionsstelle zur Schonung der Haut und zur Bilanzierung Stomabeutel aufkleben. Tägl. VW, Punktionsstelle auf Infektionszeichen überprüfen.

| 3.7.5   Lumbalpunktion

Indikationen
Erkrankungen des ZNS, z.B. Meningitis, Enzephalitis, Multiple Sklerose, Subarachnoidalblutungen. Diagnostik, z.B. qualitative Liquoruntersuchung (Labor). Druckentlastung, z.B. bei Meningitis. Therapie, z.B. Gabe von Antibiotika bei entzündlichen Prozessen. Anästhesie: Injektion von Lokalanästhetika (Spinalanästhesie).

Kontraindikation: erhöhter Hirndruck.

Komplikationen: Kopfschmerzen, Übelkeit, Erbrechen, Schwindel.

Punktionsorte: zwischen dem 3. und 4. oder 4. und 5. Lendenwirbel (☞ Abb. 3.37), alternativ oberhalb des 1. Halswirbels (subokzipital).

Material: Desinfektionsmittel, sterile Handschuhe, steriles Abdecktuch, Mundschutz, Spinalnadeln, sterile Proberöhrchen, Eiweißschnelltest, BZ-Stix, Wundverband.

Vorbereiten

- Patienten informieren, Einverständniserklärung unterschreiben lassen 🖐
- BZ für Vergleichswert im Liquor bestimmen (lassen)
- Beruhigungsmittel verabreichen ✍
- Lagern
  - Sitzposition: der Patient setzt sich auf den Rand der Untersuchungsliege, stellt seine Füße auf einen Hocker, beugt sich vornüber (Katzenbuckel) und umfaßt seine Knie, oder wird von der Assistenz gehalten
  - Liegeposition: der Patient liegt in Embryonalhaltung auf der Untersuchungsliege und umfaßt seine Knie.

3

Durchführen 👓

- Punktionsbereich wird großzügig desinfiziert, lokal anästhesiert, anschließend erneut desinfiziert
- Lumbalraum wird angpunktiert, Liquor zur Untersuchung entnommen
- Steriler Tupfer wird nach der Entnahme ohne Druck auf die Punktionsstelle gelegt, die Kanüle wird entfernt, erst jetzt die Punktionsstelle mit dem Tupfer komprimiert
- Anlegen eines Pflasterverbandes
- Betreuung durch eine Pflegeperson: den Patienten in der gewählten Position halten.

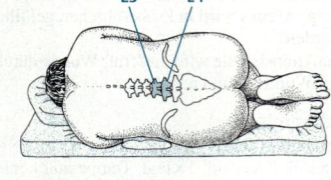

Abb. 3.36: Seitenlage des Patienten zur Lumbalpunktion [V 229, L 190]

Nachbereiten

- Probenröhrchen zum Labor schicken
- Überwachen: Kreislauf stdl., Atemfrequenz und -qualität kontrollieren. Sensorik und Motorik der Beine und Zehen überprüfen, da Lähmungen durch fehlerhafte Punktion möglich (selten)
- Nach Injektion von Medikamenten, Kontrastmittel, Anästhetika auf allergische Reaktionen wie Tachykardie, Hitzewallungen, Gelenk- und Gliederschmerzen achten
- Patienten ca. 1 l während 1–2 Std. nach der Punktion trinken lassen
- Punktionsstelle auf Nachblutungen, Liquoraustritt, Infektionszeichen kontrollieren
- Klagen über Kopfschmerzen und Übelkeit ernst nehmen (bei ca. 30 % der Pat. üblich)
- Ggf. nach der Punktion 1 Std. Bauchlage, dann 24 Std. flache Bettruhe ✍.

3.8   Physikalische Therapie

Physikalische Anwendungen beeinflussen Stoffwechselvorgänge, stärken Widerstands-
kräfte, unterstützen die Therapie und Rehabilitation, fördern das körperliche sowie
psychische Wohlbefinden.

3.8.1   Trockene Wärme- und Kältebehandlung

Wärmflasche und Hot-Pack

Indikationen
Verspannungsschmerzen, Muskelkrämpfe, Verkrampfungen von Hohlorganen, z.B.
Blase, Darm, Uterus, Gallenblase. Oberflächliche Entzündungen, z.B. Abszeß, Furunkel. Postop. Darmatonie, jedoch nicht nach abdominalen Eingriffen. Hämatome, jedoch
nicht bei Blutungsneigung.

Kontraindikationen
Akute Entzündungen in Körperhöhlen, frische Gelenkergüsse nach Traumen. Desori-
entierte Patienten, z.B. Bewußtlose und Verwirrte. Sensibilitätsstörungen, Kreislauflabilität, Blutungen.

Material: Wärmflasche oder Hot-Pack, Schutzbezug, Badethermometer, Handtuch.
Für Hot-Pack kochendes Wasser.

Pflege
• Vorbereiten: Indikation mit Arzt absprechen, Patienten informieren. Wärmflasche
  zur Hälfte mit 60–70 °C heißem Wasser füllen, Luft aus der Flasche entleeren,
  Flasche dicht verschließen, in Schutzbezug stecken. Für Hot-Pack: Wasser zum
  Kochen bringen, von der Wärmequelle nehmen, Hotpack 5 bis max. 7 Min. hinein
  legen, in Schutzbezug stecken
• Durchführen: Patienten entspannt lagern, je nach Hitzeempfindlichkeit Handtuch
  unterlegen, Patienten zudecken, Klingel in Reichweite legen, während der ersten
  30 Min., alle 10 Min. Kreislauf und Haut kontrollieren
• Nachbereiten: ggf. Haut z.B. mit Fettcreme pflegen, 10–15 Min. Bettruhe anordnen.

Kühlelemente

Indikationen: akute Entzündungen, Schmerzen, besonders auch nach Knochen-OP.
Fieber. Drohender Gelenkerguß oder Hämatome nach Traumen und Operationen.

Kontraindikationen: periphere Durchblutungsstörungen, AVK.

Material: Eisschnee, Eisblase, Eiskrawatte. Cold-Pack. Schutzbezug.

Pflege
• Vorbereiten: Patienten informieren, Eisblase oder Krawatte ca. zur Hälfte mit Eis
  füllen (bei druckempfindlichen Patienten weniger), Luft herausdrücken, verschließen,
  Schutzbezug überziehen

• Durchführen: Patienten entspannt lagern. Oberflächlich verlaufende Nerven durch
  Wattepolster schützen, z.B. Trigeminus- vor dem Ohr, Ischias- Mitte des Glutäus.
  Kühlmittel nicht direkt auf die Haut legen, Kühlelement nach 20–30 Min. entfernen.

3.8.2   Wickel und Auflagen

Mit Hilfe von Wickeltüchern werden feuchte Wärme und Kälte sowie natürliche
Wirkstoffe auf die Haut aufgebracht. Ziele: lokale Wirkung auf Haut, Gewebe, Muskeln
und Organe. Generalisierte Wirkung auf den gesamten Organismus und positive
Auswirkung auf die emotionale Gestimmtheit.
Wickel und Auflagen können als begleitende pflegerische Maßnahme und als
eigenständige therapeutische Pflege eingesetzt werden. Sie unterstützen Heilungspro-
zesse, lindern Schmerzen und fördern das Wohlbefinden.

Allgemeine Richtlinien
• Wickel nur nach Rücksprache mit Arzt und mit Einverständnis des Patienten
  anwenden
• Material für zügiges Anlegen gut vorbereiten
• Zu erwartende Wirkung mit dem Patienten besprechen
• Keine synthetischen Tücher, Plastikfolien oder Gummitücher verwenden, Gefahr
  von Stauungswärme und Kreislaufkollaps
• Patienten während der Maßnahme engmaschig auf Komplikationen wie Zunahme
  der Schmerzen, starkes Schwitzen, instabile Kreislaufsituation, Hautreaktionen und
  Mißempfindungen beobachten
• Patienten anschließend betreuen: Haut gut abtrocknen und ggf. eincremen, auf lokale
  Rötungen und Allergie achten. Patienten warmhalten und ruhen lassen. Kreislauf
  und Temperatur kontrollieren.

Warme Wickel

Verstärken die Durchblutung des Gewebes (Hyperämie) und über die Head-Zonen die
der Organe: Wirken beruhigend, entspannend und fördern das Wohlbefinden.

Indikationen für intensive Wärme, individuell ca. 40–50 °C
• Chronische Schmerzen, z.B. schmerzhafte, nicht überwärmte oder gerötete Gelenke
• Muskelverspannung
• Furunkel, Panaritium
• Stirn- und Kieferhöhlenentzündungen.

Indikationen für milde Wärme, ca. 37 °C
• Schmerzhafte, überwärmte, geschwollene Gelenke, z.B. chronische Polyarthritis
• Darmkrämpfe bei Durchfall, Magenschmerzen. Darmatonie, z.B. postop.
• Kalte Füße.

Kontraindikationen warmer Wickel
• Periphere arterielle Verschlußkrankheit, Durchblutungsstörungen
• Sensibilitätsstörungen
• Niedriger Blutdruck mit Kollapsgefahr
• Hoher Blutdruck (körperwarme Wickel möglich)
• Kalte Extremitäten, da Wärme nicht abfließen kann.

Material

- Innentuch aus saugfähigem Material, z.B. Baumwolle oder Leinen
- 1–2 Außentücher aus Wolle oder dickem Frottee. Sie sollten etwas größer als das Innentuch sein, um Kältezonen zu verhindern
- Auswringtuch aus Leinen
- Waschschüssel zum Aufgießen der Wickellösung
- Badethermometer.

Vorbereiten

- Patienten informieren
- Innentuch zusammengerollt auf das Auswringtuch in eine Schüssel legen und mit heißem Aufguß oder Wasser übergießen
- Stark auswringen und das Tuch sofort zum Patienten bringen. Temperatur vom Patienten überprüfen lassen und das Innentuch faltenfrei um das entsprechende Körperteil wickeln, Außentücher überlappend über das Innentuch anlegen
- Wickel z.B. mit Pflasterstreifen oder Schlauchverbänden befestigen
- Ggf. Wärmflasche zum Warmhalten anlegen
- Anwendungsdauer 15–30 Min., vor dem Erkalten entfernen
- Patienten noch ca. 30 Min. Ruhe ermöglichen.

Wickel mit Kamille

Wirkung: desinfizierend, entzündungshemmend, wundheilungsfördernd, krampflösend, adstringierend.
Indikationen: Bauchschmerzen, Blähungen, postoperative Darmatonie, nässende Kontaktekzeme, infizierte Schürfwunden.
Zubereiten: 1–2 Eßlöffel Kamillenblüten in 1 l kochendem Wasser 5–10 Min. ziehen lassen. Wickel mit Aufguß übergießen, auswringen, anwenden.

Wickel mit Thymian

Wirkung: entzündungshemmend, krampfstillend, antiseptisch.
Indikationen: Bronchitis, starker Husten, Pneumonie.
Zubereiten: 2 Teelöffel Thymian mit 0,5 l kochendem Wasser übergießen, 5–10 Min. ziehen lassen. Wickel mit Aufguß übergießen, auswringen, anwenden.

Kartoffelwickel

Wirkung: guter Wärmeträger.
Indikationen: Bronchitis, wiederkehrende Blasen- oder Nierenbeckenentzündungen, Blähungen, Muskelverspannungen, postop. Darmatonie.
Zubereiten: 4–6 gekochte, heiße Kartoffeln im Innentuch einschlagen, zerdrücken und auflegen, mit Außentuch abdecken.

Zitronenwickel

Wirkung: adstringierend, abschwellend, fiebersenkend. Vorsicht, Zitrusallergie möglich, Patienten auf Allergie befragen, auf allergische Reaktion achten.
Indikationen: Husten, Bronchitis. Halsschmerzen, z.B. nach Extubation, bei liegender Magensonde.
Zubereiten: 0,75 l kochendes Wasser in eine Schüssel gießen. Eine halbe unbehandelte Zitrone unter Wasser mehrmals einschneiden und ausdrücken, zum Festhalten eine Gabel, zum Ausdrücken z.B. ein Glas benutzen – Vorsicht: Verbrühungsgefahr.

Quarkwickel

Wirkung: schleim-, krampflösend, entzündungshemmend, hustenlindernd, durchblutungsfördernd.

Indikationen: Husten, Bronchitis, Gelenkentzündungen.

Zubereiten: Innentuch mit Quark 0,5 cm dick einstreichen und einschlagen. Zum Aufwärmen zwischen 4 bis 5 Wärmflaschen legen. Anwenden, wenn das Tuch körperwarm ist. 4–10 Std. belassen.

▌ Kalte Wickel

3

Sie bewirken Wärmeentzug durch Verdunstungskälte. Der Kältereiz erzeugt reflektorisch lokale und generalisierte Hyperämisierung. Direkte Kälteeinwirkung auf Nervenbahnen wirkt analgesierend.

Indikationen für intensive Kälte, z.B. mit Eis
• Akute Schmerzen, Nervenschmerzen, z.B. Ischialgie, rheumatische Schmerzen
• Blutungen, frische Hämatome
• Akute Prellungen mit Schwellung.

Indikationen für milde Kälte, ca. 25 °C
• Akute Entzündungen, z.B. Phlebitis. Fieber
• Prellungen, Kompartmentsyndrom
• Stärkung der Abwehrkraft, z.B. Erkältungsprophylaxe, Schlafstörungen
• Knochen- und Gelenk-OP, Gelenkmobilisationen
• Vorbereitung der Krankengymnastik bei Kontrakturen und Muskeltonuserhöhung.

Kontraindikationen kalter Wickel
• Stirn-, Kieferhöhlen- und Ohrenentzündungen
• Bronchitis, Blasen- und Nierenbeckenentzündung
• Akute Gelenkschmerzen
• Lähmungen, Sensibilitätsstörungen
• Durchblutungsstörungen
• Kalte Extremitäten bei Fieber.

Material
• Tuch aus saugfähigem Material, z.B. Baumwolle oder Leinen
• Waschschüssel zum Aufgießen der Wickellösung
• Eiswasser, Eiswürfel, Eisschnee.

Vorbereiten
• Patienten informieren
• Tuch zusammengerollt in eine Schüssel legen und mit kaltem Aufguß übergießen oder Eis in das Tuch einschlagen
• Temperatur vom Patienten prüfen lassen
• Tuch einlagig um das entsprechende Körperteil wickeln – in mehreren Lagen umwickelt würde keine Verdunstungskälte entstehen
• Außentücher überlappend über das Innentuch anlegen
• Wickel z.B. mit Pflasterstreifen oder Schlauchverbänden befestigen

- Anwendungsdauer beachten: bei Fieber, Schmerzen, akuten Schwellungen ca. 15–30 Min., vor dem Erwärmen entfernen, ggf. wiederholen. Zur Erkältungsprophylaxe ca. 1 Std. Zur psychischen Entspannung, bei Schlafstörungen mehrere Std., ggf. über Nacht.

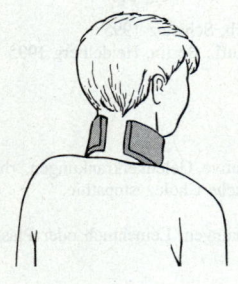
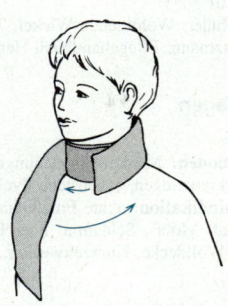

Abb. 3.37: Halswickel [L 157]

Fiebersenkende Wadenwickel mit Zitronen-, Essig- oder Alkoholzusatz
Wirkung: Kühlen durch Verdunstungskälte.
Indikation: Fieber.

Vorbereiten
- Unter die Beine einen Bettschutz legen
- Ausgewählten Zusatz in das kalte Wasser geben (kein Eiswasser)
- Wickeltuch eintauchen und auswringen
- Um die Waden legen, dabei Knöchel und Knie aussparen
- Ggf. warme Socken anziehen, Füße müssen warm sein
- Beine nicht zudecken, ggf. Bettbogen verwenden
- Während 30 bis 60 Min. alle 8 bis 10 Min. wechseln, ggf. mehrmals tägl. wiederholen
- Körpertemperatur und Kreislaufparameter bei jedem Wechsel messen
- Beine gut abtrocknen, ggf. eincremen, Patienten zudecken.

Alkohol- und essigsaure Tonerdewickel
Wirkung: kühlend, abschwellend.
Indikationen: Thrombophlebitiden, oberflächliche Venenthrombosen, Verstauchungen, Prellungen.
Vorbereiten: Wickellösung aus einem Drittel 70 %igen Alkohol und zwei Drittel Wasser (ergibt ca. 30 %ige Lösung) herstellen. Wickeltuch eintauchen, leicht auswringen und locker um die betroffene Extremität wickeln.

Quarkwickel

Wirkung: kühlend, entzündungshemmend, leitet Entzündungen ab.
Indikationen: oberflächliche Hautentzündungen, z.B. Sonnenbrand. Entzündete Gelenke, z.B. bei Rheuma, Gicht.
Vorbereiten: Magerquark in ein Leinentuch einschlagen. Mit Wickeltuch über betroffener Partie befestigen. Erneuern, sobald der Quark nicht mehr kühlt (ca. nach 20 Min.).
Literatur
- M. Thüler: Wohltuende Wickel, 7. Aufl.,Worb, Schweiz 1995
- F. Sitzmann: Pflegehandbuch Herdecke, 2. Aufl., Berlin, Heidelberg 1995.

| Auflagen

Peloide

Indikationen: Muskelverspannungen, degenerative Gelenkerkrankungen, rheumatische Erkrankungen, chronische Pyelitis, chronische Cholezystopathie.
Kontraindikation: akute Entzündungen.
Material: Moor-, Schlamm- oder Heilerdepackungen. Leinentuch oder Plastikfolie, Laken, Wolldecke, Kurzzeitwecker.

Pflege
- Vorbereiten: Patienten informieren. Peloid auf ca. 45 °C erhitzen, 2–3 cm dick auf Leinentuch oder Plastikfolie auftragen. Ggf. vorgefertigtes Peloid verwenden, im Wasserbad oder Spezialofen erhitzen. Wolldecke auf Bett oder Liege ausbreiten, Laken darüber legen
- Durchführen: Patienten entkleiden. Vorbereitetes Peloid ins Bett legen, ggf. dünnes Leinentuch darüberdecken (bei wärmeempfindlichen Patienten), Patienten auf das Peloid lagern, ggf. Peloid als Auflage benutzen. Patienten in Laken und Wolldecke einschlagen. Zeitschaltuhr stellen (15–30 Min.). Wohlbefinden und Kreislauf kontrollieren
- Nachbereiten: Peloid entsorgen, mehrmaliger Gebrauch ist möglich. Ggf. Patienten waschen, entspannt lagern, warmhalten, ruhen lassen.

Kataplasma

Indikationen: Neuralgie, Parotitis, Lymphdrüsenschwellung, Furunkel.
Material: Kataplasma als gebrauchsfertige Paste (z.B. Enelbin®), Leinentuch, Mulltuch, Spatel, Wasserbad, ggf. Fixationsbinde.

Pflege
- Vorbereiten: den Patienten informieren, Kataplasma im Wasserbad auf ca. 45 °C erhitzen
- Durchführen: Kataplasma fingerdick auf das Leinentuch auftragen, mit einem Mulltuch abdecken, auf die betroffene Körperregion auflegen, ggf. mit Binde fixieren. Hautkontrolle (Verbrennungsgefahr). Kataplasma mehrere Stunden, z.B. über Nacht belassen
- Nachbereiten: Kataplasma entsorgen, Haut reinigen, ggf. eincremen.

3.8.3   Bäder

Badezusätze								
1 = schmerzstillend; 2 = beruhigend; 3 = entzündungshemmend; 4 = krampflösend; 5 = durchblutungsfördernd; 6 = desinfizierend; 7 = belebend; 8 = fiebersenkend								
Zusätze	**1**	**2**	**3**	**4**	**5**	**6**	**7**	**8**
Arnika		x	x					
Basilikum							x	
Eukalyptus								x
Fichtennadel		x	x					
Heublumen	x			x				
Jasmin		x						
Kamille			x			x		
Kaliumpermanganat						x		
Kampfer								x
Kleie		x			x			
Kohlensäure						x	x	
Lavendel		x						
Melisse								x
Orangenblüten		x						
Rosmarin						x	x	
Salbei						x		
Schwefel						x	x	
Thymian			x					
Wacholder			x					

Vorbereiten
Mit dem Arzt absprechen, den Patienten informieren, Kreislaufsituation überprüfen, ggf. Verbände wasserdicht abdecken. Bad vorbereiten: Raumtemperatur 22 °C, Badewasser nach Vorgabe richten (s.u.), Waschutensilien und Bekleidung zurechtlegen.

Durchführen
Patienten beim Einsteigen in die Wanne helfen. Den Patienten nicht alleine lassen. Zum Abschluß Patienten abduschen, beim Aussteigen aus der Wanne und Ankleiden helfen. Bei Kollapszeichen Bad sofort abbrechen. Blutdruck messen und Arzt informieren.

Absteigendes Vollbad
Bei Fieber. Wassertemperatur 5 °C unter rektal gemessener Körpertemperatur, innerhalb von 10 bis 15 Min. auf 25 °C abkühlen.

Ansteigendes Halbbad
Bei Koliken und Krämpfen. Wasser bis in Bauchnabelhöhe. Wassertemperatur 36 °C. Innerhalb von 25 bis 45 Min. auf 43 °C erwärmen: heißes Wasser zulaufen lassen. Vor Ende des Bades Wassertemperatur auf 37 °C absenken, den Patienten kalt abwaschen und ruhen lassen. Bei Schweißausbruch abbrechen.

Sitzbad
Zur Wundpflege nach OP, z.B. bei Hämorrhoiden und Analfissuren. Wasser nicht höher als nötig einfüllen, Gefahr der Keimverschleppung. Wassertemperatur: 38–40 °C. Dauer: 10–20 Min. Ggf. Badezusätze, z.B. Kamille, Salbei, Kaliumpermanganat. Bademantel umhängen. Abschließend gründlich abbrausen.

Nachbereiten: Patienten ruhen lassen, ggf. Verbände erneuern, Kreislauf kontrollieren.

3.8.4   Einreibungen

Indikationen
- Psychische Störungen, z.B. depressive Verstimmtheit
- Schlafstörungen, z.B. vor Operationen
- Insuffiziente Atmung, spastische Bronchitis, Asthma bronchiale, Atemwegsobstruktionen
- Schmerzende, z.B. rheumatische Gelenkerkrankungen, Muskelverspannungen.

Externa

Wachholdergeist, Franzbranntwein, Kampfer
Wirkung: hyperämisierend.

Anwendungshinweise
- Kühl anwenden (max. 10 °C unter Körpertemperatur)
- Patienten auf die Kältewirkung aufmerksam machen
- Nicht bei strapazierter, trockener Haut oder Dekubitusgefahr verwenden
- Patienten warm zudecken, Ruhe ermöglichen.

Ätherische Öle
Beispiele: Eukalyptus, Thymian, Salbei, Basilikum, Pfefferminz, Anis.

Wirkung: bronchospasmolytisch, sekretolytisch, hyperämisierend.

Anwendungshinweise
- Nicht bei vorgeschädigter Haut anwenden
- Allergische Reaktionen beachten
- Auf reflektorischen Bronchospasmus achten
- Bei eigener Empfindlichkeit Handschuhe tragen
- Patienten warm zudecken, Ruhe ermöglichen.

Rubriment® Öl oder Salbe
Beispiele: Finalgon® Salbe, Amuno® Gel
Wirkung: hyperämisierend, schmerzlindernd.

Anwendungshinweise
- Mit Handschuhen applizieren
- Allergische Reaktionen beachten.

Pflege

Einfache Einreibung
- Hände waschen, ggf. anwärmen
- Nur im Ausnahmefall Handschuhe tragen, ggf. bei hyperämisierenden Mitteln
- Patienten bequem lagern, störende Kleidung entfernen, nicht unnötig aufdecken
- Externa sparsam gebrauchen
- In kreisenden Bewegungen ohne Druck einreiben bis Externa eingezogen sind.

3.9   Lagerungen

Lagerung nach dem Bobath-Konzept ☞ 14.1.

Lagerungsgrundsätze
- Geplante Lagerung mit Arzt, Krankengymnasten absprechen
- Lagerungsprotokoll führen, damit korrekte Lagerung und regelmäßigen Lagewechsel sicherstellen
- Optimal mit möglichst wenig Hilfsmitteln lagern
- Bewegungsfreiheit des Patienten so wenig wie möglich einschränken.

3.9.1   Schmerzlindernde Lagerung

Bauchdecke entspannen
Indikationen: nach abdominalen Eingriffen, bei akuten abdominalen Schmerzen, z.B. Koliken.

Pflege
- Knierolle: den Patienten in Rückenlage mit erhöhtem OK bringen. Knie anziehen lassen, durch dicke Knierolle oder Kissen unterstützen, für die Füße ein Widerlager schaffen
- Seitenlage: Bett flach stellen, den Patienten in Seitenlage bringen, Knie anziehen, ggf. mit Händen umfassen, sogenannte Embryohaltung.

Extremitäten ruhigstellen
Verbände zur Ruhigstellung ☞ 3.2.8.

Indikationen: nach Knochenbruch oder OP an Gelenken, Sehnen, Muskeln oder Bändern.

Pflege
- Extremität in physiologischer Stellung lagern, Hohlräume, z.B. Kniekehle, Achillessehne, polstern mit Polsterwatte, Schaumstoff
- Extremität auf eine Schiene, z.B. Braunsche-, Krapp-Schiene, oder zwischen Sandsäcken lagern
- Ggf. Extremität zum Abschwellen hochlagern.

Rückenmuskulatur entspannen

Indikationen: bei Überbeanspruchung der Rückenmuskulatur, bei Haltungsfehlern.

Pflege
- Patienten in eine flache Rückenlage bringen
- Beide Unterschenkel auf einen Schaumstoffquader legen, Knie und Hüfte ca. 90° gebeugt
- Kopf und Hals durch festes kleines Kissen unterstützen, z.B. Rhombofill®, Spreukissen.

3.9.2   Atemunterstützende Lagerung

Oberkörper hochlagern

Indikationen: bei insuffizienter Atmung, Pneumonie, Atemwegsobstruktion, zur Pneumonieprophylaxe.

Pflege
- Patienten im Bett aufsetzen, Kopfteil in höchste Position bringen
- Ein Widerlager für die Füße schaffen
- Ggf. beide Arme durch große Kissen unterstützen, Hochlagern der Arme weitet den Thorax.

Dehnlagerung

Indikation: Belüftung der Lungen verbessern.

Halbmondlage
- Patienten in eine flache Rückenlage bringen
- Arm der zu dehnenden Thoraxseite unter den Kopf legen
- OK und gestreckte Beine zur anderen Seite beugen
- Nicht länger als 10 Min. beibehalten, ggf. Seitenwechsel.

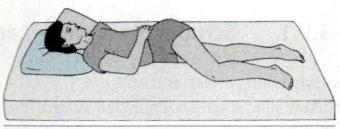

A. Halbmondlage

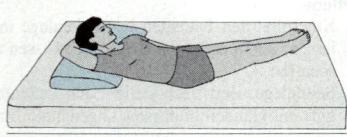

B. Drehdehnlage

Drehdehnlage
- Patienten in Seitenlage bringen
- OK möglichst weit in Rückenlage bringen, Becken und Beine dabei in Seitenlage belassen
- Arm der zu dehnenden Thoraxseite unter den Kopf legen
- Nicht länger als 10 Min. beibehalten, ggf. Seite wechseln.

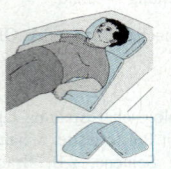 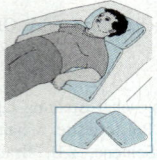

C. V-Lagerung   D. T-Lagerung

Abb. 3.38: A–D Dehnlagerungen [L 215]

V-Lagerung

Dient der besseren Belüftung der oberen Lungenabschnitte.

- Patienten in eine flache Rückenlage bringen
- Kopf durch ein kleines Kissen unterstützen
- Zwei flache, längliche feste Kissen (ca. 80 cm x 30 cm x 5 cm) V-förmig unter den Patienten legen. Die V-Spitze liegt in Höhe der oberen Halswirbelsäule
- Patienten auffordern, tief einzuatmen
- Lage für ca 30 Min. beibehalten, ggf. mehrmals tägl. wiederholen.

Umgekehrte V-Lagerung

Dient der besseren Belüftung der unteren Lungenabschnitte.

- Patienten in flache Rückenlage bringen
- Kopf durch ein kleines Kissen unterstützen
- Zwei flache, längliche feste Kissen (ca. 80 cm x 30 cm x 5 cm) V-förmig unter den Patienten legen. V-Spitze liegt in Höhe des Kreuzbeines
- Patienten auffordern, tief einzuatmen
- Lage für ca 30 Min. beibehalten, ggf. mehrmals tägl. wiederholen.

T-Lagerung

Dient der Dehnung des gesamten Thorax.

- Patienten in flache Rückenlage bringen oder im Bett aufsetzen
- Kopf durch ein kleines Kissen unterstützen
- Zwei flache, längliche feste Kissen (ca. 80 cm x 20 cm x 5 cm) T-förmig unter den Patienten legen. Ein Kissen unterstützt die Schulterblätter, das zweite die Wirbelsäule.

I 3.9.3 Drainagefördernde Lagerung

Indikation: bei Sekretanschoppung in den Atemwegen, besonders bei ungenügendem Abhusten.

Pflege

- Vorgehen mit dem Arzt absprechen, z.B. Sekretlokalisation, Belastbarkeit des Patienten
- Ggf. Sekret durch Inhalieren verflüssigen
- Patienten so lagern, daß die verschleimten Lungenbezirke erhöht liegen, z.B. Kissen unterlegen, Bett entsprechend verstellen
- Sekret ggf. durch Abklopfen oder Vibration lösen
- Ggf. Patienten beim Abhusten unterstützen ☞ 2.5.1
- Lage für ca. 30 Min. beibehalten, ggf. mehrmals tägl. wiederholen.

3

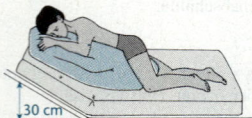

Oberlappen-Drainage links
- hinteres oberes Segment
- hinterer Bronchialbereich

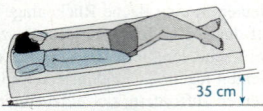

Mittellappen-Drainage rechts
(Oberkörper ca. 45° nach links

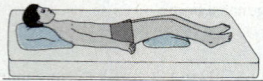

Oberlappen-Drainage beidseits
- vordere Segmente
- vorderer Bronchialbereich

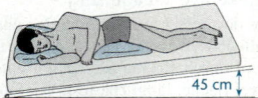

Unterlappen-Drainage links
- äußeres Segment
- seitlich unterer Bronchialbereich

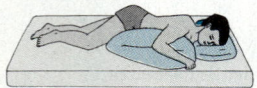

Oberlappen-Drainage rechts
- äußeres und hinteres Segment
- hinterer Bronchialbereich

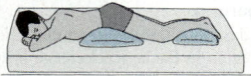

Unterlappen-Drainage beidseits
- Spitzensegmente

Abb. 3.39: Drainagelagerungen [L 215]

3.9.4 Druckentlastende Lagerung

Norton-Skala ☞ 2.5.3.

Weichlagerung

Normale Weichlagerung
Indikation: gering druckgefährdete, bettlägerige Patienten.
Prinzip: der Auflagedruck verteilt sich auf eine größere Fläche. Er vermindert sich pro cm^2.
Pflege: den Patienten auf eine weiche Unterlage wie luftgefüllte Matratze, Gelmatte, Schaumstoff-Würfel-Matratze, z.B. Kliniplot®-Matratze, lagern.

Superweichlagerung
Indikation: stark druckgefährdete, bettlägerige Patienten.
Prinzip: der Auflagedruck wird im unteren Bereich des Perfusionsdrucks der Hautkapillaren gehalten.
Pflege: den Patient auf eine superweiche Matratze, Wasserbett, Luftkissensystem, z.B. Klinimat®, Firststep-plus-Matratze® lagern.

Extreme Weichlagerung
Indikation: hochgradig druckgefährdete, bettlägerige Patienten.
Prinzip: Auflagedruck wird unter Perfusionsdruck der Hautkapillaren gehalten.

Pflege: Patient wird auf einen durch Luftstrom hochgewirbelten Porzellansand gelagert, z.B. Clinitron®-Bett.

Hohllagerung

Indikation: besonders druckgefährdete Körperregionen, z.B. Ellenbogen, Steiß, Fersen.

Pflege
- Gefährdete Stellen frei lagern, z.B. mit superweichen Schaumstoffquadern, superweichen Lagerungskissen wie Rhombo-Fill®-, Dekubitex®-Kissen
- Übrige Regionen durch Kissen oder Schaumstoffquader unterstützen, Materialien handbreit entfernt von der besonders gefährdeten Region großflächig unterlegen.

Seitenlagerung

30° Seitenlagerung
Indikation: immobile Bettlägerigkeit.

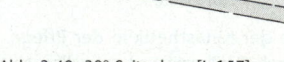

Pflege
- Grundsatz: Lagerungsintervalle mit Patienten absprechen, max. auf zwei Std. ausdehnen. Lagerungsart und

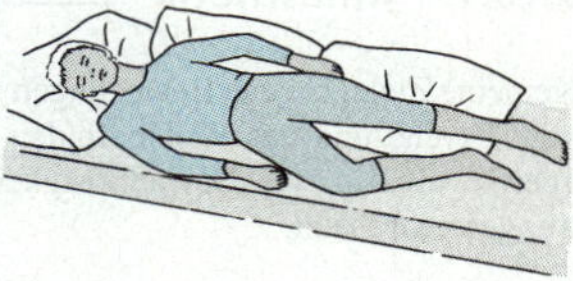

Abb. 3.40: 30° Seitenlage [L 157]

Wechselzeitpunkt auf dem Lagerungsprotokoll vorplanen, Lagewechsel dokumentieren
- Patienten in 90° Seitenlage bringen. Lagerungskissen von Schulter bis einschließlich Kreuzbein in den Rücken legen. Patienten auf das Kissen zurücklegen (30° Seitenlage)
- Kopf durch ein kleines Kissen unterstützen
- Belastete Schulter unter dem Körper nach vorn herausziehen
- Zwischen die in physiologischer Stellung angewinkelten Beine ein flaches Kissen legen
- Widerlager für die Füße durch feste Kissen, z.B. Hirse-, Spreu-, Sandkissen schaffen
- Patienten vor dem Herausfallen schützen, z.B. durch Bettgitter. Einverständnis des Patienten nötig.

135° Bauchlage
Indikation: immobile Bettlägerigkeit.

Pflege
- Grundsatz: ☞ 30° Seitenlagerung
- Patienten in 90° Seitenlage bringen. Langes Lagerungskissen von der Schulter vorn bis zu den Füßen vor Patienten legen. Patienten nach vorn auf das Kissen legen (135° Bauchlage)

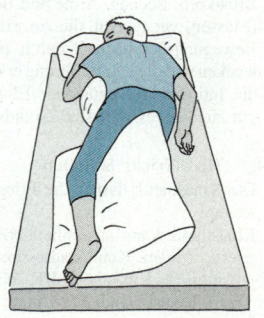

Abb. 3.41: 135° Bauchlage [L 157]

- Kissen kann mit dem Arm umfaßt werden, obenliegendes Bein angewinkelt auf das Kissen legen
- Belastete Schulter unter dem Körper nach hinten herausziehen
- Kopf durch ein kleines Kissen unterstützen, Widerlager für die Füße durch feste Kissen, z.B. Hirse-, Spreu-, Sandkissen, schaffen
- Patienten vor dem Herausfallen schützen, z.B. durch Bettgitter. Einverständnis des Patienten nötig.

3

3.10   Mobilisation

| 3.10.1   Kinästhetik

Allgemeine Ziele: Eigene Bewegungen wahrnehmen und die Bedeutung der Bewegung für die Psyche und das Wohlbefinden erfahren. Kinästhetik wird v.a. bei gestörtem Körperbewußtsein wie Bewußtlosigkeit, Bewußtseinseintrübung und neurologische Störungen eingesetzt.

Ziele der Kinästhetik in der Pflege
- Durch Berührung und spezieller, an die Möglichkeiten des Patienten angepaßter, Bewegung die Selbstwahrnehmung verbessern und das Körperbewußtsein reaktivieren
- Über die Berührung mit dem Patienten nonverbal kommunizieren, um Sicherheit, Entspanntheit und Geborgenheit zu vermitteln
- Patienten mit geringem Kraftaufwand bewegen und befördern.

Grundsätze einer an Kinästhetik orientierten Pflege
- Durch Berühren und Bewegen zu einem gemeinsamen Agieren gelangen. Geschwindigkeit, Dauer, Intensität und Wirkrichtung von Bewegung und Berührung werden ständig, unter Berücksichtigung der Bedürfnisse von Patient und Pflegeperson, verändert
- Gemeinsam mit dem Patienten Bewegung erfahren und Beweglichkeit fördern. Kopf, Brustkorb, Becken, Arme und Beine werden als funktionale anatomische Einheiten (Massen) verstanden, die einzeln und spiralförmig nacheinander bewegt werden
- Bewegungsbereitschaft durch positive, praxisgerechte Gestaltung des Umfeldes wecken und die Durchführung erleichtern. Eine aktivierende (lebendige) Atmosphäre, die Intimsphäre schützende Einrichtungen und wahrende Arbeitsweise, sowie ein gut zugängiges Bett sind Grundvoraussetzungen.

 Tips, Tricks & Fallen
- Die Kinästhetik darf in der Pflege nicht auf eine Hebe- und Tragetechnik reduziert werden
- Kinästhetik kann ausschließlich durch eigenes Erfahren in Fortbildungsseminaren erlernt werden. Kontaktadressen:
  - Institut für Kinästhetik IfK AG: Rain 34, CH-5000 Aarau, Tel. 062823/1112
  - Büro Deutschland: Marktplatz 9, 79539 Lörrach, Tel. 07621/2349.

3.10.2 Perioperative Mobilisation

Mobilisation ist besonders für den chirurgischen Patienten wichtig. Bedeutung: Kreislaufverhältnisse stabilisieren, Organfunktionen, z.B. von Darm, Lunge und Blutgefäßen, reaktivieren. Bewegungsabläufe nach Verletzungen oder OP am Bewegungsapparat trainieren und so Komplikationen wie Dekubitus, Pneumonie, Thrombose, Obstipation verhüten.

Mobilisation im therapeutischen Team absprechen

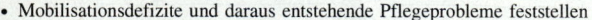

Die effektive Mobilisation ist von der Kooperation der beteiligten Personen und der Koordinierung ihrer Arbeit abhängig. Beteiligt sind der Patient, der Arzt, das Pflegepersonal und die krankengymnastische Abteilung. Zusätzlich können z.B. noch der Masseur, Ergo- und Sporttherapeut einbezogen werden.

- Mobilisationsdefizite und daraus entstehende Pflegeprobleme feststellen
- Im Team langfristige Mobilisationsziele definieren und in aufeinander aufbauende Nahziele einteilen. Geeignetes Mobilisationsprogramm zum Erreichen der Ziele festlegen
- Einsatz zusätzlicher (Co-)Therapeuten verordnen lassen
- Wirkung aller Mobilisationsmaßnahmen beobachten, dokumentieren und der aktuellen Situation des Patienten anpassen.

Präoperative Mobilisation

Ziele: Noch vorhandene Mobilität des Patienten erhalten, Einschränkungen nach Möglichkeit verringern und postop. notwendig werdende Mobilisation mit dem Patienten einüben.

Pflege
- Bettruhe während des Tages nicht zulassen. Ausnahme: das Krankheitsbild oder der Allgemeinzustand des Patienten machen es erforderlich
- Krankengymnastische Übungen verordnen lassen
- Bewegungsabläufe für die postop. Phase einüben.

Mobilisation für die postoperative Phase einüben
- Prophylaktische Mobilisationen
- En-bloc-Aufstehen ☞ Abb. 3.42
- Im Bett drehen, z.B. für die Körperwäsche, zur Benutzung des Steckbeckens
- Im Bett hochrutschen
- Zum Sitzen aufrichten.

Postoperative Mobilisation

Die Art, Intensität und Häufigkeit postop. Bewegungsübungen werden vom Arzt verordnet und auf das Krankheitsbild, die OP und den Allgemeinzustand des Patienten abgestimmt.

Stufenplan der postoperativen Mobilisation
1. Absolute Bettruhe einhalten
2. Passive Bewegungsübungen im Bett
3. Aktive Bewegungsübungen im Bett
4. Resistive Bewegungsübungen im Bett, d.h. Bewegungen gegen einen Widerstand, z.B. gegenhaltende Hand, vornehmen

3

5. Auf die Bettkante aufsetzen lassen
6. Vor dem Bett Stehen lassen, Wadenmuskelpumpe aktivieren lassen, z.B. auf den Zehenspitzen wippen
7. Im Zimmer umhergehen lassen, ggf. mit Gehhilfen
8. Größere Strecken gehen lassen, z.B. auf dem Stationsflur, Treppen steigen lassen.

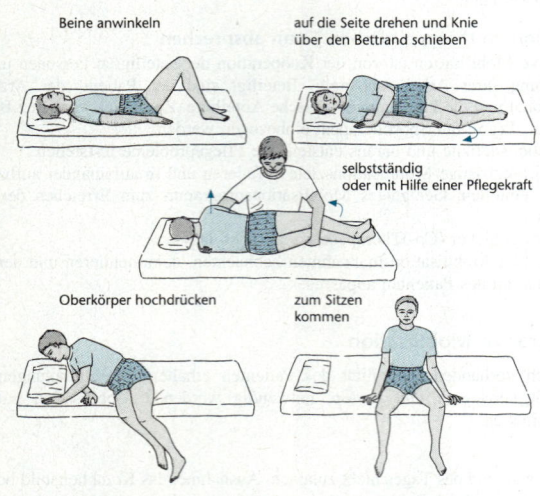

Abb. 3.42: En-bloc-Aufstehen [L 157]

Mobilisation nach Beinamputation

Eine frühzeitig einsetzende Mobilisation kann für die positive Auseinandersetzung des Patienten mit seiner Situation hilfreich sein. Im Vordergrund der Mobilisation steht die Kontrakturenprophylaxe, die Kräftigung der Stumpfmuskulatur und der Gebrauch der Prothese.

Ziele
- Die Muskulatur durch isometrische Spannungs- und resistive Bewegungsübungen stärken
- Kontrakturen durch entsprechende Bewegungsübungen und Lagerung vermeiden
- Bei Unterschenkelamputation
  - Einer Beugekontraktion im Kniegelenk durch Streckübungen entgegenwirken
  - Durch Strecklagerung, ggf. Sandsack auf das Knie, die Mobilisation unterstützen.
- Bei Oberschenkelamputation
  - Abduktion, Flexion und Außenrotation im Hüftgelenk durch entsprechende, gegenläufige Bewegungsübungen verhindern
  - Durch Strecklagerung die Mobilisation unterstützen, ggf. Sandsack auf den Stumpf.

Früh-/Interimsprothese
- Bei erwarteter problemloser Wundheilung ab dem 1. postop. Tag vom Orthopädietechniker anpassen lassen
- Gleich mit Belastungsübungen beginnen, z.B. Stehen
- Ab dem 3.–4. postop. Tag mit Gehübungen beginnen.

Endgültige Prothese
- Nach Resorption des Wundödems und fortgeschrittener Wundheilung: einen Termin mit dem Orthopädietechniker zum Abnehmen einer Gußform und Anpassen der Prothese vereinbaren
- Patienten Prothesen- und Gangschulung vermitteln.

Mobilisation nach Gefäßoperationen an den unteren Extremitäten

Nach Varizenoperation
- Am Abend des OP-Tages den Patienten aufstehen und je nach Kreislaufzustand eine kurze Strecke gehen lassen
- Ab dem 1. postop. Tag Bettruhe kontinuierlich verkürzen und Spaziergänge ausdehnen
- Während der Ruhephasen Bewegungsübungen zur Thromboseprophylaxe durchführren
- Patienten nie ohne Kompressionsverband oder -strümpfe aufstehen lassen
- Für festes Schuhwerk mit elastischer Sohle sorgen, die Fußsohlenmuskelpumpe wird unterstützt.

Nach Thrombektomie
- Ergebnis der Kontrollphlebographie am 2. postop. Tag abwarten
- Bei positivem Ergebnis mit der Mobilisation wie bei Varizen-OP beginnen.

Bei arterieller Verschlußkrankheit
Zur Unterstützung der konservativen Therapie:
- Mehrmals täglich Gehtraining durchführen
- Patienten in gleichmäßigem Tempo bis zum Einsetzen der Claudicatio-Schmerzen gehen lassen. Nach dem Abklingen der Schmerzen Übung wiederholen
- Gehübungen müssen über Monate konsequent durchgeführt werden
- Kontraindikation: Stadium III und IV

3.10.3 Gangschule

Der Patient lernt unter Anleitung des Pflegepersonals und der Krankengymnasten, sich wieder weitgehend physiologisch fortzubewegen. Zur schnellen Mobilisierung und als Zwischenschritt zum selbständigen Gehen muß oft der Umgang mit Gehhilfen erlernt werden.

Indikationen: Entlastung, bzw. dosierte Belastung der unteren Extremitäten nach Frakturbehandlungen, OP an Gelenken, OP an Muskulatur und Sehnen, Traumen, z.B. Prellungen, Distorsionen, Luxationen, tiefgehenden Weichteilverletzungen.

3

❘ Umgang mit Unterarmgehstützen

Unterarmgehstützen anpassen
- Gehstützen vor der Benutzung auf Funktionsfähigkeit überprüfen
- Patienten aufrecht hinstellen lassen
- Arme locker am Körper herunterhängen lassen
- Handgriff der Unterarmgehstütze so einstellen, daß er sich in gleicher Höhe mit dem Handgelenk befindet
- Unterarmstütze befindet sich ca. 10 cm unterhalb des Ellenbogens
- Ggf. speziell geformten Handgriff vom Orthopädietechniker anbringen lassen, z.B. bei Lähmungen.

Grundregeln für Übungen mit Unterarmgehstützen
- Während und nach der Übung die Kreislaufbelastung beobachten, z.B. Gesichtsfarbe, Atmung, Schweißbildung, ggf. Puls und RR messen
- Während der ersten Gehübungen mit zwei Pflegepersonen für Sicherheit sorgen. Beim Treppen hinaufsteigen schräg hinter dem Patienten stehen. Beim Treppen hinabsteigen schräg vor dem Patienten stehen.
- Patienten immer mit beiden Gehstützen üben lassen, einseitiges Unterstützen fördert einen unphysiologischen Gang
- Patienten erst alleine üben lassen, wenn er sicher im Gebrauch der Gehstützen ist
- Ggf. für die Gehstützen eine Haltevorrichtung in Griffnähe des Patientenbettes anbringen.

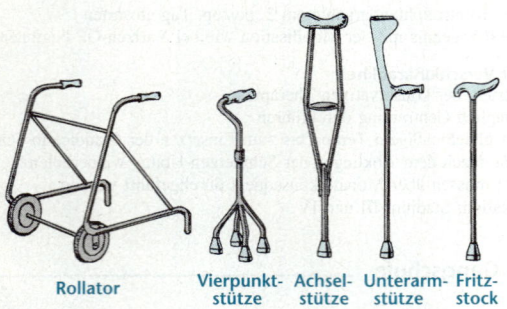

| Rollator | Vierpunkt-stütze | Achsel-stütze | Unterarm-stütze | Fritz-stock |

Abb. 3.43: Gehhilfen [L 190]

❘ Gangarten

Zweipunktgang
Ziel: absolute Entlastung.
Durchführen
- Beide Stützen nach vorn
- Krankes Bein nach vorn, nicht belasten, ggf. im Knie anwinkeln
- Gesundes Bein nach vorn schwingen.

Dreipunktgang
Ziel: teilweise (dosierte) Belastung.
Durchführen
- Beide Stützen nach vorn
- Krankes Bein nach vorn, Fußsohlen dosiert (wie verordnet) aufsetzen und ggf. abrollen
- Gesundes Bein nach vorn schwingen.

Vierpunktgang
Ziel: zunehmende bis volle Belastung.
Durchführen: Beine und Gehstützen gegensinnig synchron bewegen: rechtes Bein und linke Gehstütze.

Treppensteigen
Ziel: dosierte Entlastung bzw. Belastung.
Durchführen
- Hinauf: beide Gehstützen und das gesunde Bein auf die obere Stufe stellen. Krankes Bein nachführen, dabei ggf. belasten wie angeordnet
- Hinunter: beide Gehstützen und das kranke Bein auf die untere Stufe stellen, dabei wie angeordnet belasten. Gesundes Bein nachführen.

| Umgang mit anderen Hilfsmitteln

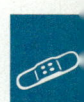

Achselstützen
Kommen bei zusätzlicher Behinderung der Armfunktion zum Einsatz, z.B. bei Lähmung, Fraktur, Verletzung. Achselstützen so einstellen, daß sich das Achselpolster ca. zwei fingerbreit unterhalb der Achsel befindet.

Gehwagen
Für unsichere Patienten, die voll belasten dürfen, aber für ihr Sicherheitsgefühl eine Stütze benötigen.
- Höhe des Gehwagens an die Körpergröße des Patienten anpassen, auf aufrechte Ganghaltung achten
- Gehwagen mit Auflage- und Stützflächen für die Unterarme bevorzugen
- Bei Patienten mit eingeschränkter Funktion der Arme zusätzlich Achselstützen anbauen
- Bei schwachen Patienten eine Sitzfläche für Ruhepausen anbringen.

Gehbarren
Bei unsicheren Patienten, die voll belasten dürfen, aber für ihr Sicherheitsgefühl vorübergehend eine Stütze benötigen.

Vierpunktstützen
Für Patienten, die voll belasten dürfen, aber für ihr Sicherheitsgefühl oder wegen Gleichgewichtsschwierigkeiten noch einer Stütze bedürfen.
- Höhe der Vierpunktstützen an die Körpergröße des Patienten anpassen, auf aufrechte Ganghaltung achten
- Ggf. speziell geformten Handgriff vom Orthopädietechniker anbringen lassen, z.B. bei Lähmungen.

4

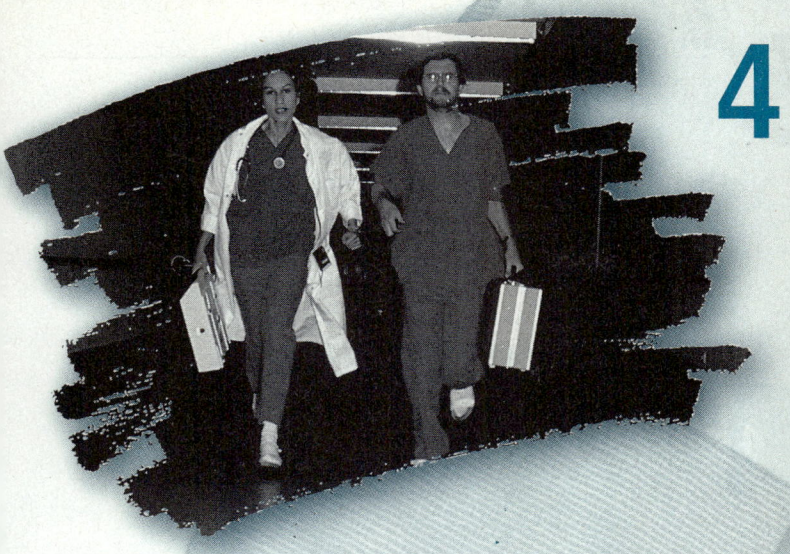

Frank Riehl
Ulrich Kamphausen

Notfälle

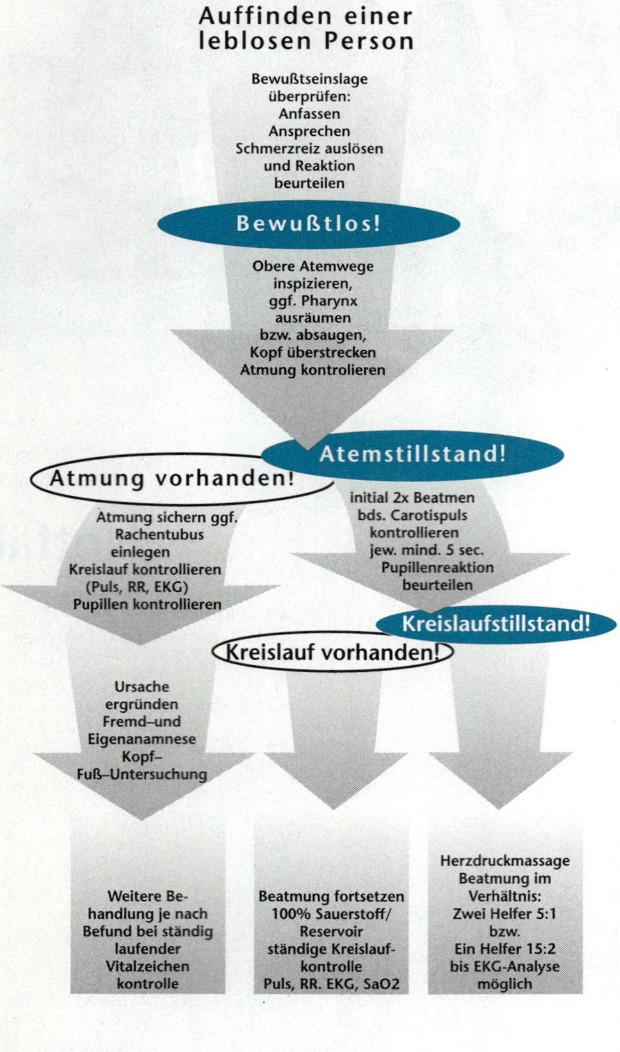

4

Auffinden einer leblosen Person

Bewußtseinslage
überprüfen:
Anfassen
Ansprechen
Schmerzreiz auslösen
und Reaktion
beurteilen

Bewußtlos!

Obere Atemwege
inspizieren,
ggf. Pharynx
ausräumen
bzw. absaugen,
Kopf überstrecken
Atmung kontrollieren

Atmung vorhanden!

Atemstillstand!

Atmung sichern ggf.
Rachentubus
einlegen
Kreislauf kontrollieren
(Puls, RR, EKG)
Pupillen kontrollieren

initial 2x Beatmen
bds. Carotispuls
kontrollieren
jew. mind. 5 sec.
Pupillenreaktion
beurteilen

Kreislaufstillstand!

Kreislauf vorhanden!

Ursache
ergründen
Fremd–und
Eigenanamnese
Kopf–
Fuß–Untersuchung

Weitere Be-
handlung je nach
Befund bei ständig
laufender
Vitalzeichen
kontrolle

Beatmung fortsetzen
100% Sauerstoff/
Reservoir
ständige Kreislauf-
kontrolle
Puls, RR. EKG, SaO2

Herzdruckmassage
Beatmung im
Verhältnis:
Zwei Helfer 5:1
bzw.
Ein Helfer 15:2
bis EKG-Analyse
möglich

Abb. 4.1: Handlungsschema beim Auffinden einer leblosen Person [V 229]

4.1   Reanimation

Bei einer akuten Hypoxie, z.B. durch Stillstand des Herz-Kreislaufs, muß die kardiopulmonale Reanimation unverzüglich, spätestens innerhalb von 3–5 Min. eingeleitet werden. Eine Wiederbelebung des Gesamtorganismus ist danach durch irreversible Schäden an einzelnen Organsystemen kaum mehr möglich.

▎4.1.1   Herz-Kreislauf-Stillstand erkennen

3 sichere Zeichen
- Sofort eintretende zentrale Pulslosigkeit: Carotispuls ist beidseits nicht tastbar
- Patient ist bewußtlos, fehlende Reaktion auf äußere Reize, tritt 15–20 Sek. nach Unterbrechung der O_2-Zufuhr zum Gehirn ein
- Atmung setzt aus, Atembewegung nicht sichtbar, evtl. Schnappatmung, tritt bei primär kardialer Ursache nach 15–40 Sek. ein

Unspezifische, ergänzende Zeichen
- Weite, lichtstarre Pupillen, 60–90 Sek. nach unterbrochener O_2-Zufuhr
- Haut ist nach 60–90 Sek. blaß und zyanotisch.

Übersicht: Leitsymptome und ihre wichtigsten Differentialdiagnosen		
Leitsymptom	**Definition**	**Differentialdiagnosen**
Bewußtlosigkeit	Pat. reagiert nicht auf Ansprache, Schmerzreaktionen können erhalten sein	Trauma, Intoxikationen, Stoffwechselstörungen, z.B. Koma diabetikum, hirnorganische Erkrankungen, alle Schockformen
Atmung		
Atemstillstand	Atmung nicht mehr vorhanden	Fremdkörperaspiration, Herz-Kreislauf-Stillstand, Tod
Zyanose	Blaufärbung der Akren, Lippen, evtl. Zunge	Ateminsuffizienz, Herzinsuffizienz, Intoxikation
Azetongeruch	Atemluft des Pat. riecht nach Azeton	Gastroenteritis, hyperglykämischer Schock
Kußmaulsche Atmung	Regelmäßige, vertiefte Atemzüge mit meist normaler Frequenz	Kompensation einer metabolischen Azidose z.B. bei diabetischem oder urämischem Koma
Kreislauf		
Pulslosigkeit	Keine tastbaren Pulse (Karotis, Femoralis)	Herz-Kreislaufstillstand
Tachykardie	Pulsfrequenz > 100/Min.	Herzrhythmusstörungen, alle Schockformen, Fieber, Schmerzen, psychische Belastung

4

Übersicht: Leitsymptome und ihre wichtigsten Differentialdiagnosen

Leitsymptom	Definition	Differentialdiagnosen
Bradykardie	Pulsfrequenz < 60/Min.	• Erregungsbildungs- oder -leitungsstörungen des Herzens • Medikamentenüberdosierung, z.B. Digitalis, β-Blocker • Hirndrucksteigerung • Stoffwechselverlangsamung z.B. durch Hypothyreose, Hypothermie
Hypotonie	Systolischer Blutdruck < 90 mm/Hg	Schock z.B. durch Volumenmangel, Gravidität, Antihypertonika
Sonstige		
Krampfanfall	Tonisch-klonische Krämpfe	Epilepsie, SHT, Hirntumor, Urämie, Alkoholintoxikation, Eklampsie
Anisokorie	Ungleich weite Pupillen	SHT, intrazerebrale Raumforderung
Hypothermie	Temp. < 34 °C	Schock, Unterkühlung durch Wetter oder Ertrinkungsunfall
Hyperpyrexie	Temp. > 41 °C	• Narkosekomplikation (= sog. maligne Hyperthermie) • Infektionen, vor allem bei Kleinkindern
Kalter Schweiß	Schweiß ist klebrig und kalt	Herzinfarkt, Schock, Hypoglykämie

| 4.1.2   Reanimation organisieren

Reanimationsbedingungen optimieren

- Für eine klinikeinheitliche Ausstattung der Notfalleinrichtung wie Notfallkoffer oder -wagen einsetzen
- Notrufsystem und klinikinterne Organisation der Reanimation kennen
- Stationsbeauftragte für die Notfalleinrichtung benennen, die z.B. für einwandfreien Zustand der Geräte, Vollständigkeit der Notfalleinrichtung verantwortlich ist. Beauftragte sollte innerhalb des Pflegeteams z.B. vierteljährlich wechseln, um Kenntnisse über die Notfallmittel bei allen Pflegenden zu sichern
- Regelmäßig, z.B. 1 x/Wo., Notfalleinrichtung überprüfen
- Mindestens 1 x/J. an internen Fortbildungen mit praktischen Übungen zur Reanimation teilnehmen
- Notfalleinrichtung sofort nach Benutzung wieder auffüllen.

Ausstattung einer kardiopulmonalen Notfalleinrichtung

Ausstattung einer kardiopulmonalen Notfalleinrichtung	
Geräte und Zubehör	**Medikamente Amp.**
1 EKG-Monitor mit 3 Ableitungen	10 Amp. Arterenol® 1 ml 0,1 % = 1 mg
15 Klebeelektroden	10 Amp. Suprarenin® 1 ml 0,1 % = 1 mg
Defibrillator für Netz-/Akkubetrieb	
RR-Gerät	10 Amp. Atropin 1 ml = 0,5 mg
Stethoskop	2 Amp. Lidocain 2 % 50 ml, z.B. Xylocain®
Sauerstoffgerät mit Flasche und Anschluß	5 Amp. Dopamin 5 ml = 200 mg
Beatmungsbeutel	2 Amp. Dobutrex® = 250 mg
3 Beatmungsmasken	Nitro-Spray
je 2 Sauerstoffschläuche u. Nasensonden	10 x NaCl 0,9 % 10 ml
je 1 Güdeltubus Größe 3 + 4 + 5	3 x Kalziumchlorid 10 ml = 20 mval
Laryngoskop-Griff mit Batterie (und Ersatz)	3 x Kaliumchlorid 10 ml = 20 mval
4 Laryngoskopspatel, versch. Größen, und Ersatzbirnen	je 10 x Aqua injectabile 10 ml und 50 ml
je 1 Endotracheal-Tubus 6 bis 8,5 Charrière	3 x Antihypertonika z.B. Nepresol®
Absaugung	
je 5 Absaugkatheter versch. Größen	
3 Venenkatheter	
5 Infusionsbestecke	**Infusionen**
Infusions-Transfusions-Druckmanschette	2 x Natriumbikarbonat 8,4 % 250 ml
je 10 10-ml–Spritzen, 1er Kanülen	Glukose 5 %ig 500 ml
3 Magensonden und Spritzen	Freies Wasser z.B. Jonosteril® 500 ml
Atraumatische Klemme	Plasmaexpander, z.B. Plasmasteril® 500 ml
Hautdesinfektion	
Kleinteile: z.B. Fingertips, Pflaster, Adapter, 3-Wegehahn, Venenverschlußstopfen	

Koordination der Basismaßnahmen
- Beurteilen der Notfallsituation durch Ersthelfer, Notfalluntersuchung vornehmen, Symptome beurteilen ☞ 4.1.2
- Notruf auslösen
- Mit der Reanimation unverzüglich beginnen, ABC-Schema
- Kollegen, zuständigen Arzt und, falls vorhanden, Notfallteam des Hauses zu Hilfe rufen lassen. Eindeutige Angaben über Ort des Notfalls und den Patienten wie Grunderkrankung, Alter, Art des Notfalls machen
- Notfallkoffer/-wagen, Defibrillator holen lassen

4

! Erfahrenster Helfer übernimmt die Leitung, z.B.
  - Arzt: Herzmassage
  - 1. Helfer: Manuelle Beatmung
  - 2. Helfer: arbeitet als „Springer", richtet Medikamente, Infusionen und Material, dokumentiert
! An der Reanimation „Unbeteiligte" wegschicken, um einwandfreien Ablauf der Maßnahmen zu gewährleisten.

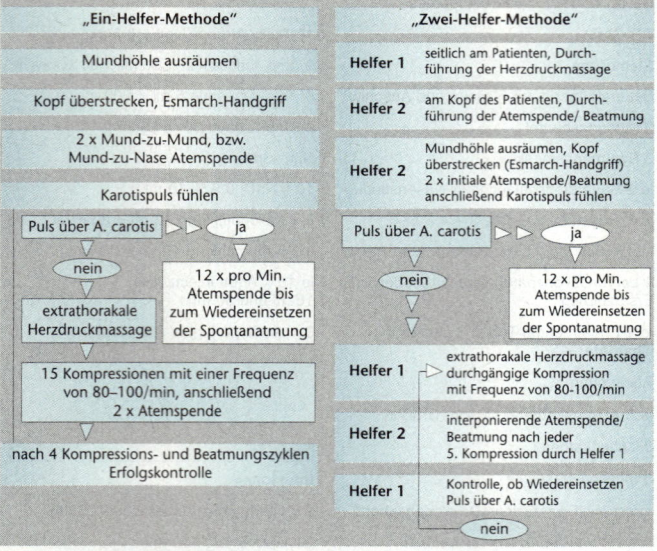

„Ein-Helfer-Methode"	„Zwei-Helfer-Methode"	
Mundhöhle ausräumen	**Helfer 1**	seitlich am Patienten, Durchführung der Herzdruckmassage
Kopf überstrecken, Esmarch-Handgriff	**Helfer 2**	am Kopf des Patienten, Durchführung der Atemspende/ Beatmung
2 x Mund-zu-Mund, bzw. Mund-zu-Nase Atemspende	**Helfer 2**	Mundhöhle ausräumen, Kopf überstrecken (Esmarch-Handgriff) 2 x initiale Atemspende/Beatmung anschließend Karotispuls fühlen
Karotispuls fühlen		
Puls über A. carotis ▷▷ ja	Puls über A. carotis ▷▷ ja	
nein 12 x pro Min. Atemspende bis zum Wiedereinsetzen der Spontanatmung	nein 12 x pro Min. Atemspende bis zum Wiedereinsetzen der Spontanatmung	
extrathorakale Herzdruckmassage	**Helfer 1**	extrathorakale Herzdruckmassage durchgängige Kompression mit Frequenz von 80-100/min
15 Kompressionen mit einer Frequenz von 80–100/min, anschließend 2 x Atemspende	**Helfer 2**	interponierende Atemspende/ Beatmung nach jeder 5. Kompression durch Helfer 1
nach 4 Kompressions- und Beatmungszyklen Erfolgskontrolle	**Helfer 1**	Kontrolle, ob Wiedereinsetzen Puls über A. carotis
	nein	

Abb. 4.2: Koordination der Basismaßnahmen [V 229]

| A = Atemwege freihalten

Nicht intubierter Patient

- Mund mit Esmarch-Handgriff leicht öffnen, sichtbare Fremdkörper sofort entfernen, evtl. mit Magill-Zange und Laryngoskop
- Kopf überstrecken: Eine Hand an die Stirn des Patienten legen, gleichzeitig mit der anderen Hand den Unterkiefer des Patienten am Kinn greifen. Unterkiefer vorziehen
- Mund öffnen, der Zungengrund fällt nicht zurück, die Atemwege werden nicht verlegt
- Mund und Rachen reinigen, z.B. Sekret, Erbrochenes, Zahnprothesen entfernen
- Atmung kontrollieren
- Guedel- oder Wendl-Tubus einführen (s.u.)

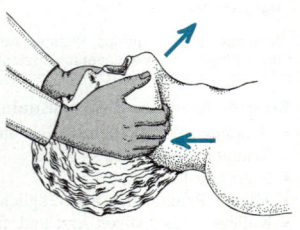

Abb. 4.3: Esmarch-Handgriff [L 157]

- Evtl. Intubationszubehör vorbereiten, inkl. Absauganlage, absaugen bei Flüssigkeiten im Mund-Rachenraum (Erbrochenes, Blut, Schleim).

Guedel-Tubus

- Wird nur von bewußtlosen oder stark bewußtseinsgetrübten Patienten toleriert
- Schützt nicht vor Aspiration
- Kann reflektorisches Würgen, Erbrechen und Laryngospasmus auslösen.

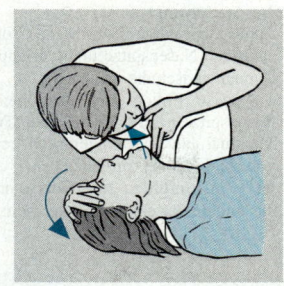

Tubus einführen

- Tubus auswählen: Erwachsene Größe 3–5, richtige Länge entspricht dem Abstand zwischen Mundwinkel und Ohrläppchen des Patienten

Abb. 4.4: Kopf überstrecken [L 157]

- Einmalhandschuhe anziehen
- Durch Daumendruck auf Kinn oder untere Schneidezähne den Mund öffnen
- Tubus mit der Öffnung nach oben (entgegen der Zungenwölbung) in den Mund einführen, an der Zunge entlang vorschieben und dabei um 180° drehen. Die Abschlußplatte liegt den Lippen außen an
- Patienten für die Verlegung auf die Intensivstation zur Intubation vorbereiten.

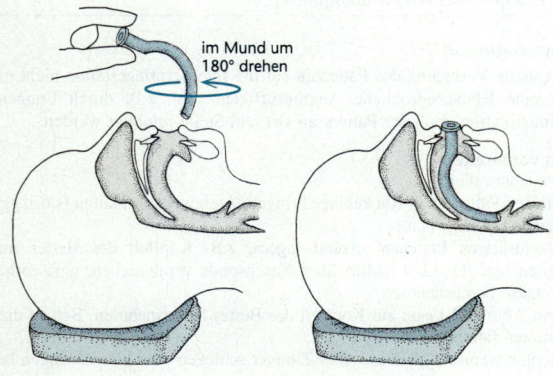

im Mund um 180° drehen

Abb. 4.5: Korrekte Lage des Guedel-Tubus [L 157]

Wendl-Tubus

- Wird auch von wacheren Patienten toleriert
- Schützt nicht vor Aspiration
- Zu langer Tubus kann Würgen, Erbrechen und Laryngospasmus auslösen sowie die Atemwege verlegen.

Tubus einführen
- Tubus auswählen: Erwachsene Größe 24–28, richtige Länge entspricht dem Abstand zwischen Nasenspitze und Ohrläppchen des Patienten
- Einmalhandschuhe anziehen
- Tubus mit Silikonspray einsprühen oder mit Gleitmittel dünn einschmieren
- Nasenspitze nach oben drücken, Tubus in den unteren Nasengang einführen
- Maximal lautes Atemgeräusch zeigt die korrekte Lage an. Tubus entsprechend vorschieben oder zurückziehen
- Ist beim Einführen ein Widerstand spürbar, dünneren Tubus verwenden oder auf das andere Nasenloch ausweichen.

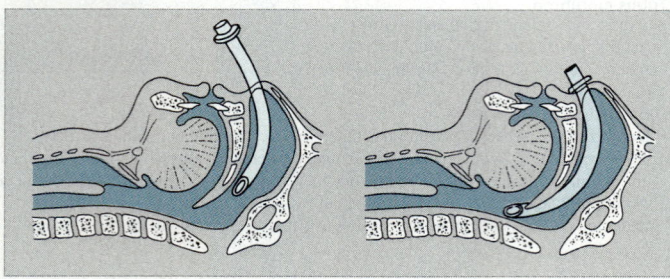

Abb. 4.6: Einlegen eines Wendl-Tubus [L 157]

Notfallintubation

Ist eine schnelle Verlegung des Patienten auf die Intensivpflegestation nicht möglich oder tritt eine lebensbedrohliche Ateminsuffizienz ein, z.B. durch Lungenödem, Schock, Intoxikation, muß der Patient an Ort und Stelle intubiert werden.

Patienten vorbereiten
- Beim Patienten bleiben
- Bewußtlosen Patienten in Rückenlage bringen, Atemwege freihalten (s.o.), ggf. über Atemmaske beatmen (s.u.)
- Bewußtseinsklaren Patienen sitzend lagern, z.B. Kopfteil des Bettes maximal hochstellen, ggf. O_2 (2–4 l/Min) über Nasensonde verabreichen, ggf. vorhandene Zahnprothese herausnehmen
- Brett und Abschlußstange am Kopfteil des Bettes herausnehmen, Bett in die Mitte des Zimmers fahren
- **!** Mitpatienten wenn möglich aus dem Zimmer schicken oder hinausbringen lassen.

Materialien richten
- Notfallkoffer holen
- Materialien zur Intubation (☞ Kasten) bereitlegen, Lichtquelle am Laryngoskop kontrollieren, Cuffdichtigkeit überprüfen (mit ca. 10 ml Luft füllen, wieder vollständig entlüften)
- Sauerstoffanschluß vorbereiten
- Absaugvorrichtung richten, Funktion überprüfen.

Materialien zur Intubation
- Laryngoskop, z.B. nach McIntosh oder Miller, Spatel verschiedener Größe, Batterien
- Tubus, z.B. Oxford-, Magill-, Woodbridge, Kuhntubus, Ersatztuben in verschiedener Größe, ggf. Führungsstäbe für Tubus, Magill-Zange
- 10 ml Blockerspritze, Cuffdruckmeßgerät, Klemme
- Beißschutz, z.B. Guedeltubus, Gummikeil
- Lokalanästhetikum, z.B. Xylocain® Spray
- Beatmungsbeutel mit Reservoir, Beatmungsmasken verschiedener Größe
- Intubationskissen, Einmalhandschuhe, Fixierpflaster.

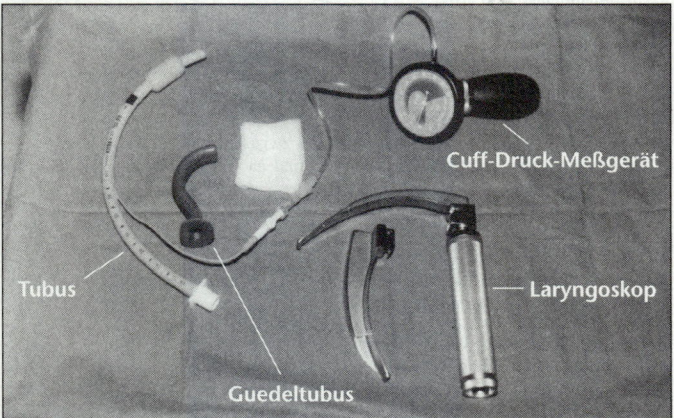
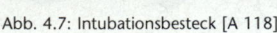

Abb. 4.7: Intubationsbesteck [A 118]

Durchführen
Die Notintubation erfolgt immer orotracheal, sie wird durch den Arzt vorgenommen, Pflegende assistieren.
- Bewußtseinsklare Patienten in sitzender Position belassen. Bewußtlose Patienten in flache Rückenlage bringen, Intubationskissen (fester Schaumstoff, ca. 30 cm x 30 cm x 10 cm) unter den Kopf legen
- Ggf. werden Analgetika, z.B. Ketanest®, Sedativa, z.B. Dormicum®, i.v. appliziert
- Für ca. 3 Min. über Beatmungsbeutel und Gesichtsmaske O_2 (6–8 l/Min.) verabreichen (s.u., Beatmung)
- Mit Fingerspitzen Druck auf den Ringknorpel (am Kehlkopf unterhalb des Schildknorpels) ausüben, Regurgitationsgefahr wird verringert ✍
- Kopf wird leicht rekliniert, der Mund geöffnet, der Tubus mit Hilfe des Spatels eingeführt
- Cuff mit 5–10 ml Luft blocken, abklemmen ✍
- Korrekte Tubuslage wird kontrolliert
- Beißschutz einführen, z.B. Guedel-Tubus (s.o)

- Beatmungstubus und Guedel-Tubus mit zwei schmalen Pflasterstreifen (ca. 25–30 cm lang) fixieren (☞ Abb. 4.9). Lippenrot nicht bekleben, Tubus nicht in den Mundwinkel pressen
- Korrekte Tubuslage wird erneut kontrolliert, ggf. wird endobronchial abgesaugt
- Beatmungsbeutel auf den Tubus aufsetzten und beatmen (s.u., Beatmung)
- Patienten auf die Intensivstation verlegen.

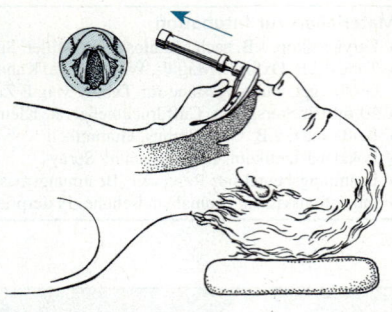

Abb. 4.8: Intubation [A 118]

Tips, Tricks & Fallen
- Bei langwieriger Intubation über Atemmaske zwischenbeatmen ✍
- Bei Analgesierung und Sedierung während und nach der Intubation RR und Puls kontrollieren.

B = Beatmung

Falls nach Freimachen der Atemwege keine ausreichende Spontanatmung eintritt, sofort mit künstlicher Beatmung beginnen.

Beatmung mit der Atemmaske

- Maske richtiger Größe auswählen: sie muß Nasenwurzel, beide Mundwinkel und den Unterkiefer zwischen Kinnspitze und Unterlippe umschließen. Luftgepolsterte Masken verwenden, ergibt beste Abdichtung
- Beatmungsbeutel mit Reservoir benutzen, ggf. an O_2-Quelle anschließen (10 l/ Min.)
- Ca. 10 cm dicke feste Unterlage unter den Kopf legen, z.B. zusammengefaltete Bettlaken
- Hinter den Kopf des Patienten treten, Kopf mit Esmarch-Handgriff (☞ Abb. 4.3) überstrecken

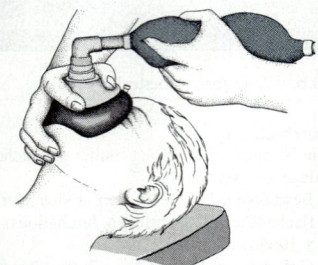

Abb. 4.9:
Beatmung mit Beatmungsbeutel [L 157]

- Mit einer Hand den Kopf in Position halten, mit der anderen Hand die Maske an der Nasenwurzel aufsetzen und dann über Nase und Mund stülpen. Korrekten Sitz der Maske kontrollieren, Vorsicht vor Augenverletzung
- Maske mit Daumen und Zeigefinger umfassen (C-Griff), mit Mittel-, Ring- und Kleinfinger der gleichen Hand das Kinn gegen die Maske hochziehen
- Mit der freien Hand Beatmungsbeutel rhythmisch komprimieren, z.B. 800–1200 ml. Inspirationszeit ca. 2 Sek., Exspirationszeit ca. 2–4 Sek., 10–12 x/Min.

Effektivität kontrollieren

- Hautfarbe des Patienten beurteilen, z.B. rosige Lippen, Akren?
- Beatmungssynchrones Heben und Senken des Thorax beobachten
- Auf exspiratorisches Atemgeräusch achten
- Lungenbelüftung mittels Stethoskop überprüfen
- Periphere Sauerstoffsättigung messen, z.B. mit Finger- oder Ohrklipp
- Blutgasanalyse durchführen .

! Grundsatz: immer mit 100 % Sauerstoff beatmen.

Tips, Tricks & Fallen

- Wenn Luft unter der Maske nach außen entweicht, Finger auf der Maske umsetzen, korrekten Sitz an Nasenwurzel und Kinn überprüfen, ggf. andere Maskengröße auswählen
- Bei Bartträgern, adipösen, kachektischen und zahnlosen Patienten Maske beidhändig halten und abdichten. Beatmung durch zweiten Helfer
- Beatmungsbeutel gegen ein Widerlager, z.B. Oberschenkel (im Knien), Oberkörper (im Stehen), drücken, erleichtert die Beatmung.

C = Cirkulation

Herzmassage

Frühzeitig mit Herzmassage beginnen, verbessert entscheidend die Prognose. Indikation: nicht tastbarer Carotis-Puls. Weitere Diagnose ist überflüssig und verzögert den Beginn der Herzmassage unnötig.

- Patienten auf harte Unterlage legen, z.B. ein Brett unter den Thorax schieben
- Druckpunkt zur Herzmassage festlegen: Schwertfortsatz am Sternum tasten, Druckpunkt 2–3 Querfinger oberhalb des Schwertfortsatzes (☞ Abb. 4.11)
- Eine Hand mit dem Handballen auf den Druckpunkt aufsetzten, die andere Hand auf den Handrücken der ersten Hand auflegen, die Finger ineinander verschränken
- Über Patienten beugen, bis eigene Schultern senkrecht über dem Sternum des Patienten sind
- Thorax mit gestreckten Armen 4–5 cm tief komprimieren, Zeiteinteilung pro Kompression: 50 % Druck und 50 % Entlastung. Frequenz: Erwachsene 80 x/Min., Kinder 90 x/Min.
- Herzdruckmassage nicht länger als 7 Sek. unterbrechen.

Effektivität kontrollieren

Nach ca. einer Minute den Carotispuls nacheinander links und rechts tasten, bei vorhandenem Carotispuls Herzdruckmassage beenden.

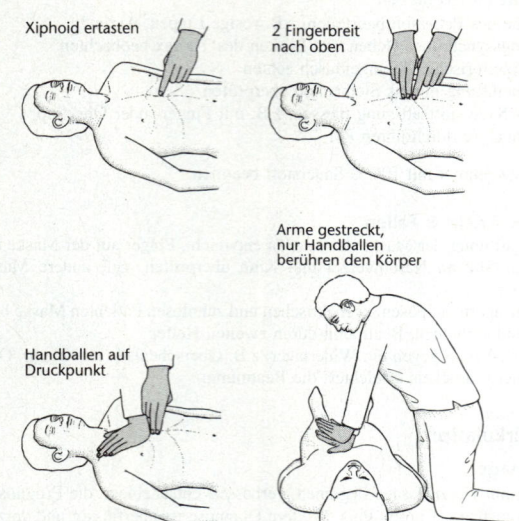

Xiphoid ertasten

2 Fingerbreit
nach oben

Arme gestreckt,
nur Handballen
berühren den Körper

Handballen auf
Druckpunkt

4

Abb. 4.10: Druckpunkt zur Herzmassage [L 157]

Thoraxkompression und Beatmung

- Ein-Helfermethode: 2 Atemstöße - 15 Druckmassagen - 2 Atemstöße - usw.
- Zwei-Helfermethode: 1 Atemstoß - 5 Druckmassagen - 1 Atemstoß - usw.

| D = Drugs (Notfallmedikamente)

Gefäßzugang

- Zunächst Versuch, periphere Vene zu punktieren ☞, für eine Venenpunktion an den Armen Stauungsmanschette frühzeitig anlegen, die Venenfüllung ist deutlich verlangsamt. Punktion für venösen Zugang vorbereiten, ggf. assistieren
- Falls auf Anhieb nicht erfolgreich wird ein ZVK gelegt ☞. Material, Vorbereitung, Assistenz ☞ 3.5.6.

Medikamente in der Notfallmedizin

Substanzen	Wichtigste Nebenwirkungen	Pflege
Katecholamine (Dopamin, Dobutamin (z.B. Dobutrex®), Adrenalin (z.B. Suprarenin®) Noradrenalin (z.B. Arterenol®)	Hyperglykämie, Einschränkung der Mikrozirkulation (Dekubitusgefahr), Rhythmusstörungen	Gute Dekubitusprophylaxe bei Dauerbehandlung, auf Rhythmusstörungen besonders achten, BZ-Kontrollen
Atropin (Amp. à 0,5 mg)	Tachykardie, Wärmestau, Mundtrockenheit, Miktionsstörungen, Glaukom	Achtung: es gibt Amp. in höherer Dosierung (z.B. 100 mg) als Antidot in identischer Verpackung
Nitroglyzerin (z.B. Nitro-Lingual® Spray)	RR-Abfall	Blutdruckkontrollen ca. 5 Min. nach Nitrogabe
Lidocain 2 % (z.B. Xylocain®)	Erbrechen, Bradykardie, Schock	Regelmäßige Pulskontrolle
Andere Antiarrhythmika (z.B. Isoptin®, Cordarex®)	Veränderungen der Herzkraft, paradoxe Auslösung von Arrhythmien (in 2–20%), zentralnervöse Störungen	Genaue Monitorüberwachung; auf Tremor achten
Natriumbikarbonat 8,4 %	Hypernatriämie	Überwachung des Azidoseausgleichs durch BGA (Arztanordnung)
Antihypertonika (z.B. Nepresol®)	Hypotonie	Regelmäßige Blutdruckkontrollen
Bronchospasmolytika (z.B. Euphyllin® 0,72)	Unruhe, Schlafstörungen, Übelkeit, Kopfschmerzen, Tachykardie	Regelmäßige Pulskontrolle
Antihistaminika (z.B. Tavegil®)	Sedierung, Glaukomanfall, Sehstörungen, Miktionsstörungen	Krankenbeobachtung auf Nebenwirkungen
Glukokortikoide (z.B. Prednisolon®)	In der Notfalltherapie keine	keine
Schmerzmittel (z.B. Morphium)	Sedierung, Obstipation, RR-Abfall, Bradykardie, Atemdepression	Atmung, Blutdruck und Puls engmaschig kontrollieren. Später an Abführmaßnahmen denken
Sedativa (z.B. Diazepam)	Muskelrelaxation, Atemdepression	Atemhilfsmuskulatur ist von der Relaxation besonders betroffen, daher genau auf die Atmung achten

| E = EKG Diagnostik

- Primäre EKG-Schnelldiagnose im Rahmen der Notfalldiagnostik über die Paddels des Defibrillators
- Ruhe-EKG ☞ 12.2.1
- EKG-Ableitung bei Kreislaufstillstand ☞ Abb. 4.12
- EKG-Befunde bei Herzrhythmusstörungen ☞ Abb. 6.4, bei AV-Blockierung ☞ Abb. 6.5.

4

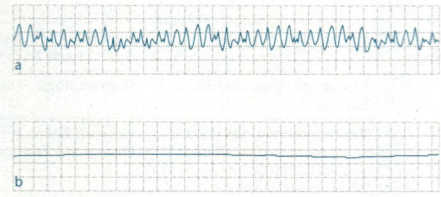

Abb. 4.11: EKG bei Kreislaufstillstand, a) Kammerflimmern, b) Asystolie [M 100]

| F = Flimmerbehandlung (Externe Defibrillation)

Indikation
- Defibrillation: Kammerflimmern
- Kardioversion: tachykarde Rhythmusstörungen mit RR_{syst} < 80 mmHG, z.B. bei Herzinfarkt, Lungenödem.

Patienten vorbereiten
- Oberkörper freimachen, evtl. feuchte Haut des Patienten abtrocknen
- Auf Zeichen einer Schrittmacherimplantation achten, z.B. Narbe, tastbares Gerät
- Kontaktgel gleichmäßig dünn am Auflagepunkt der Elektroden (Herzbasis und Herzspitze) auf die Haut auftragen, ggf. Kontaktgelmatten oder -kissen benutzen
- Hände und Elektrodengriffe absolut frei von Gel halten, leitende „Gelstraßen" vermeiden.

Defibrillieren 🖑
- Schalter „synchron" bei Defibrillation aus-, bei Kardioversion einschalten
- Energieleistung einstellen ✍:
  - Bei den ersten beiden Defibrillationen 200 Joule, alle weiteren mit 360 Joule
  - Bei Kardioversion 50 Joule
- Energiequelle laden: Ladetaste drücken und gedrückt halten, bis Signalton ertönt
- Elektroden über Herzbasis und Herzspitze fest aufdrücken (☞ Abb. 4.13), bei Patienten mit implantiertem Schrittmacher mindestens 10 cm versetzt zum Schrittmacher aufsetzen

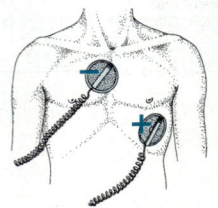

Abb. 4.12: Auflegen der Defibrillations-Elektroden [L 157]

- Arzt gibt Hinweis auf Energiefreisetzung
! Während der Energiefreigabe jeglichen Kontakt mit Patienten, Bett, Infusions-
  schläuchen, Beatmungsbeutel usw. vermeiden
! Explosivität von O_2 bedenken: O_2 nicht unkontrolliert ausströmen lassen
! Erfolg kontrollieren: EKG-Rhythmus und Carotispuls überprüfen.

Nachsorgen
- Oberkörper reinigen, ggf. kühlendes Gel auf Hautverbrennungen auftragen, z.B. Ari-
  stamid® Gel ✍
- Reanimierte Patienten auf die Intensivstation verlegen ✍
- Geräte und Materialien nachbereiten: Energieleistung des Defibrillators auf Null
  stellen, vergewissern, daß keine Restladung vorhanden ist, Gerät zum Aufladen an
  Stromnetz anschließen, Elektroden von Kontaktgel säubern.

G = Graduelle Beurteilung

- Objektive Erfolgszeichen beobachten, z.B. tastbarer Puls, Spontanatmung setzt ein,
  Haut wird rosig und warm, Pupillen stellen sich eng, Bewußtsein kehrt zurück
- Labor-Diagnostik vorbereiten, z.B. Säure-Basen-Haushalt, Wasser-E'lyt-Haushalt,
  BB ✍
- 12 Kanal-EKG, Rö.-Thorax anmelden ✍
- Ärztliche Untersuchung, z.B. Körperinspektion zur Ursachenforschung.

Therapie und Pflege nach Reanimation

Jeder reanimierte Patient wird auf die Intensivstation verlegt. Therapie- und Pflegeziele:
Prävention hypoxisch-ischämischer Organschäden und Sicherung eines ausreichenden
Sauerstofftransports in die Gewebe.

Diagnostik
- Sorgfältige klinische Untersuchung
- Rö.-Thorax
- Labor: arterielle Blutgase, Serumelektrolyte, harnpflichtige Substanzen, Serumeiweiß
  und -osmolarität, BB, Thrombozyten, Gerinnung einschließlich AT III, BZ
- EKG.

Pflegerische und therapeutische Maßnahmen
- 2 x/Std. Vitalparameter kontrollieren: Herzfrequenz, Atmung, evtl. Beatmungspara-
  meter, Temperatur, RR, ZVD, Bewußtseinslage, Pupillenstatus, SaO_2
- ZVK für ZVD-Messung und Katecholamininfusion (☞ 3.5.6)
- Anlage einer Arterienkanüle zur kontinuierlichen RR-Überwachung und schnellen
  Abnahme arteriellen Blutes zur Blutgasanalyse (☞ 12.2.2, 20.1.7)
- Blasenkatheter zur Überwachung der Diurese, Ziel > 1 ml/kg/Std. Flüssigkeitsbilanz:
  angemessene Flüssigkeitsmengen zuführen, Grunderkrankung, ZVD, Diurese, BZ,
  Serumelektrolyte beachten
- Überwachung der Körpertemperatur: Ziel Normothermie. Bei Hypothermie Wärme
  zuführen, bei Hyperthermie physikalisch kühlen (☞ 3.8.1)
- Magensonde legen
- Beatmung anpassen: Richtwerte für paO_2 100–120 mmHg und für $paCO_2$ 30–
  35 mmHg. Hypoxie, Hyperkapnie und stärkere Hypokapnie strikt vermeiden
- Ggf. Transfusion, Grunderkrankung behandeln.

4.2   Schock

Lebensbedrohliches Kreislaufversagen mit Abfall des Herzzeitvolumens, hämodynamischer Störung, Sauerstoffmangel im Gewebe und Gefahr des Funktionsverlustes lebenswichtiger Organe wie Niere und Leber.

Pflegeleitsymptome

- Bewußtsein verändert sich, z.B. Angst, Unruhe, Bewußtseinseintrübung bis Koma
- Pulsfrequenz $\geq$ 100/Min., Systole $\leq$ 90 mmHg, Schockindex (Puls/$RR_{systol.}$) $\geq$ 1
- Puls ist in der Peripherie nicht tastbar. Haut ist kalt, feucht und zyanotisch, nicht bei septischem Schock in der Anfangsphase
- Dyspnoe, Hyperventilation
- Oligurie ($\leq$ 20 ml/Std.).

Sofortmaßnahmen

- Arzt alarmieren, ggf. Stationsalarm auslösen, beim Patienten bleiben
- Vitalfunktionen sichern, ABCD-Schema ☞ 4.1.2
- Schocklagerung: Patienten hinlegen, Beine hochlagern, nicht bei Herzinsuffizienz und Blutungen am Kopf, aus Lunge oder Ösophagus
- Kreislaufparameter kontinuierlich messen, EKG-Monitor anschließen. Bewußtseinszustand feststellen, Körpertemperatur 4 x/Std. messen
- 4 l/Min. O_2 über Sauerstoffbrille oder Maske zuführen
- Bei Körpertemperatur $\leq$ 35 °C warm zudecken
- Blasenverweilkatheter legen, Stundenurimeter anschließen, Flüssigkeitsbilanz erstellen
- Legen von Braunüle und ZVK vorbereiten, ZVD-Meßsystem vorbereiten
- Medikamente aufziehen: zur Sedierung z.B. Valium®, zur Schmerzbekämpfung z.B. Dipidolor® ✍
- Infusionen nach Arztanordnung vorbereiten: z.B. Elektrolytlösungen, Plasmaexpander (☞ 20).

Diagnostik vorbereiten ✍

- Rö.-Thorax bei V.a. Schocklunge oder kardiogenen Schock
- EKG bei Herzrhythmusstörungen
- Echokardiographie bei kardiogenem Schock, V.a. Perikardtamponade
- Arterielle Blutgasanalyse
- Kreuzblut für mögliche Transfusion
- Harnstoff, Kreatinin, Serume'lyte, Laktat, Gerinnung, Transaminasen, Bilirubin, Amylase, großes BB, Thrombozyten, CRP
- Mikrobiologie bei V.a. septischen Schock.

❙ Spezielle Schockformen

Volumenmangelschock

Ursachen: Blutverluste z.B. bei Traumen, OP, Ösophagusvarizenblutungen. Plasma und Flüssigkeitsverluste z.B. bei Verbrennungen, Durchfall, Erbrechen, Peritonitis.

Leitsymptome: s.o. Pflegeleitsymptome, zusätzlich Durst, kollabierte Halsvenen, verringerter Hautturgor, Temperaturanstieg.

Therapieprinzipien
Siehe oben Sofortmaßnahmen, zusätzlich:
- Volumentherapie, z.B. initial mit 0,9 % NaCl oder Ringer-Laktat-Lösung über 5–30 Min.
- Schwere Schocksymptomatik oder Hypoproteinämie: Gabe von Plasmaproteinlösungen oder Humanalbumin (☞ 20.1.8)
- Hämorrhagischer Schock: Transfusion von Plasmaproteinlösung, Humanalbumin oder EK. Schwere Blutung: FFP, da Mangel an Gerinnungsfaktoren droht.

Pflegeprinzipien
- 2 x/Std. Temperatur kontrollieren
- Bewußtseinsklaren Patienten zu Trinken anbieten ✍
- Pflege bei Fieber ☞ 7.2.

Septischer Schock
Ursachen
- Bakteriämie, Septikämie bzw. Sepsis, z.B durch aufsteigende Harnwegsinfektionen bei Blasenkatheter
- Infektionen der Lungen, z.B. nach Narkose
- Thrombophlebitis, z.B. durch Venenkatheter.

Leitsymptome
Pflegeleitsymptome bei Schock s.o.
- Zu Beginn normaler oder leicht erhöhter systolischer RR, RR-Amplitude ist vergrößert
- Intermittierendes Fieber, steigt schnell an auf ≥ 38,5 °C, fällt innerhalb von 24 Std. auf normale Werte und steigt erneut an, ggf. Schüttelfrost
- Haut ist besonders an Gesicht, Händen und Füßen erst trocken, heiß und rosig, dann kalt und blaß (Gänsehaut)
- Patient ist unruhig, ängstlich und phantasiert, Bewußtsein trübt ein.

Diagnostik ✍
Allgemeine Diagnostik s.o, zusätzlich:
- Bei Fieberanstieg Blutentnahme zur Labordiagnostik vorbereiten, z.B. großes BB. Mehrmals Blut für aerobe und anaerobe Blutkultur (☞ 8.2.3) abnehmen
- Ggf. Urikult anlegen☞ 15.1
- Sputumprobe ins Labor schicken
- Braunülen- oder Venenkatheterspitze steril abschneiden und zum Erregernachweis ins Labor schicken
- Wundabstrich vornehmen
- Blut für Blutgruppenbestimmung und Kreuzprobe abnehmen
- Rö.-Thorax und Sonographie anmelden und Patienten vorbereiten.

Therapieprinzipien
- Hohe Volumenzufuhr, Gabe nach Klinik, RR, ZVD, Diurese
- Frühzeitige Intubation und Beatmung
- Antibiotika entsprechend dem erwarteten Erregerspektrum, weiter nach Ergebnissen der Resistenzbestimmung
- Katecholamine bei weiterbestehendem Schock trotz ausreichender Volumenzufuhr
- Prophylaxe und Behandlung der Verbrauchskoagulopathie.

Pflege
- Absolute Bettruhe einhalten lassen
- Bei bestehender Agranulozytose Umkehrisolation einrichten
- Antibiotikatherapie, z.B. Kurzinfusionen vorbereiten und überwachen ✍
- Ggf. Transfusion von Humangammaglobulinen, Plasma-, Erythrozyten- oder Leukozytenkonzentraten vorbereiten ✍
- Pflege bei Fieber ☞ 7.2
- Flüssigkeitsbilanz erstellen
- Bei Verschlechterung der Vitalwerte, ggf. Verlegung zur Intensivstation vorbereiten.

Anaphylaktischer Schock
Akute allergische Reaktion mit Gefäßweitstellung, Bronchospasmus, Steigerung der Darmperistaltik und massivem Austritt von Flüssigkeit aus den Gefäßen.

Ursachen
- Körperfremdes Eiweiß, z.B. Plasma, Blut, Impfserum
- Medikamente wie Antibiotika (besonders Penicillin ☞ 19.4), Lokalanästhetika, Kontrastmittel
- Insekten-, Schlangengift.

Leitsymptome
Pflegeleitsymptome s.o., zusätzlich:
- Haut: Juckreiz, Erythem mit Quaddelbildung
- Lunge, Atemwege: inspiratorischer Stridor bei Larynxödem, exspiratorischer Stridor und verlängerte Ausatmung bei Bronchospasmus, schwerste Dyspnoe und Zyanose, Rasselgeräusche bei Lungenödem
- Gastrointestinaltrakt: Übelkeit, Erbrechen, Diarrhoe.

Pflege- und Therapieprinzipien
Sofortmaßnahmen s.o., zusätzlich:
- Allergenzufuhr sofort stoppen, z.B. Infusion, Transfusion abstellen; venösen Zugang jedoch unbedingt belassen, um umgehend erforderliche Sofortmaßnahmen zu gewährleisten
- Bei Herz-Kreislauf-Stillstand Reanimation
- Bei Larynxödem und respiratorischer Insuffizienz frühzeitig Intubation vorbereiten (☞ 4.1)
- Medikamente: Adrenalin (0,25–1 mg verdünnt in 10 ml NaCl 0,9 %), Glukokortikoide, z.B. Solu Decortin®, Antihistaminika, z.B. Tavegil®, Theophyllin, z.B. Euphyllin®, zur Injektion vorbereiten ✍
- Bei nicht greifender Therapie Verlegung zur Intensivstation vorbereiten
- Bei Erbrechen Nierenschale und Zellstoff bereitlegen, Mundpflege ermöglichen
- Juckende Hautpartien mit Ingelan® Puder dünn einreiben.

4.3 Akutes Abdomen

Plötzlich auftretender Abdominalschmerz, oft Kardinalsymptom eines akuten, meist lebensbedrohlichen Krankheitsgeschehens. In $^2/_3$ der Fälle Notoperation erforderlich.

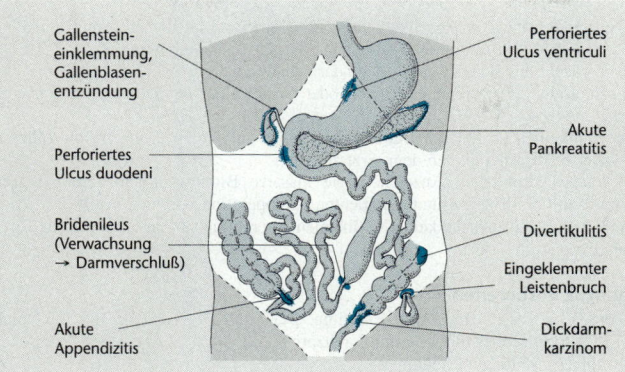

Gallenstein-einklemmung, Gallenblasen-entzündung

Perforiertes Ulcus ventriculi

Akute Pankreatitis

Perforiertes Ulcus duodeni

Brideileus (Verwachsung → Darmverschluß)

Divertikulitis

Eingeklemmter Leistenbruch

Akute Appendizitis

Dickdarm-karzinom

Abb. 4.13: Häufigste Ursachen des akuten Abdomens [L 190]

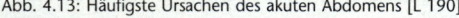

Pflegeleitsymptome

- Abdominaler Spontanschmerz (☞ Kasten)
- Schonatmung, Schmerzen bei tiefer Einatmung, gelegentlich Hyperventilation
- Schonhaltung mit angezogenen Beinen („Embryohaltung") oder unruhiges hin- und herwälzen
- Brettharter Bauch, Schmerzen bei geringfügiger Berührung
- Übelkeit, Erbrechen
- Facies abdominalis: Blässe, eingefallene Wangen, spitze Nase, große ängstliche Augen
- Schockzeichen ☞ 4.2.

Abdominalschmerzen

- Kontinuierlich zunehmender Schmerz (Entzündungsschmerz): z.B. bei Appendizitis, Cholezystitis, Pankreatitis, Divertikulitis, Peritonitis
- Kolikartige Schmerzen: z.B. bei Gallen- und Uretersteinen, mechanischem Ileus
- Perforationsschmerz: beginnt akut, später Peritonitiszeichen, z.B. bei Magen-, Darm-, Gallenblasenperforation
- Darmischämieschmerz: beginnt akut, anschließend relativ geringe Schmerzen, z.B. bei mechanischem Ileus und Mesenterialinfarkt
- Schmerzausstrahlung: bei Cholezystitis, Extrauteringravidität in die re. Schulter; bei Uretersteinen in Penis, Skrotum oder Labien; bei Pankreatitis und perforiertem Bauchaortenaneurysma in den Rücken; bei Herzinfarkt in Oberbauch, li. Schulter und li. Arm, Hals und Unterkiefer.

Sofortmaßnahmen

- Bettruhe veranlassen, Oberkörper leicht erhöht (ca. 30°) und Knie angewinkelt lagern, bei Schocksymptomatik Patienten in Kopftief- und Beinhochlage bringen
- Arzt informieren
- Patienten über notwendige Nahrungskarenz informieren
- Kreislauf, Atmung, Bewußtseinslage, Temperatur 3 x/Std. überwachen
- Patienten durch Anwesenheit beruhigen
- Ggf. 3–4 l O_2 über Nasensonde verabreichen
- Legen eines zentralen Venenkatheters, Infusionen, z.B. Ringer-Lösung und Plasmaexpander (☞ 20), und ZVD-Messung (☞ 12.2.1) vorbereiten ✍
- Bei Verdacht auf Ileus Magen-, Dünndarmsonde legen ✍
- Transuretralen Verweilkatheter legen oder Legen eines suprapubischen Katheters vorbereiten ✍
- Ausscheidungen, z.B. Urin, Stuhl, Erbrochenes auf Veränderungen kontrollieren, veränderte Ausscheidungen dem Arzt zeigen
- Bei lebensbedrohlichen Anzeichen wie massive Blutungen, andauernde heftige Schmerzen bei bisher gesunden Patienten, Notoperation vorbereiten ✍
- ! Vor Klärung der Ursache keine Medikamente verabreichen, z.B. Analgetika, Spasmolytika oder Sedativa.

Diagnostik vorbereiten ✍

- Labor: BB, BSG, CRP, E'lyte, Kreatinin, γ-GT und AP, GOT, GPT, BZ, Quick, PTT, Blutgruppenbestimmung und Kreuzprobe
- Urin für Urinstatus und Sediment
- Rö.-Thorax und Abdomen-Übersicht im Stehen, Sonographie, EKG
- Evtl. Endoskopie, i.v.-Pyelogramm, CT, Peritonealpunktion, Douglas-Punktion
- Ggf. gynäkologisches Konsil.

Pflege

- Patienten bei Bedarf bei den ATL unterstützen
- Prophylaxen durchführen, besonders bei Bettlägerigkeit
- Schmerzen durch physikalische Anwendungen und alternative schmerzlindernde Maßnahmen (☞ 19.3.2) lindern. Maßnahmen unbedingt mit dem Arzt absprechen
- Therapie unterstützen ✍: z.B. entblähende Mittel verabreichen, z.B. Sab-simplex®, Darmrohr legen, Darm spülen, Patienten zur OP vorbereiten.

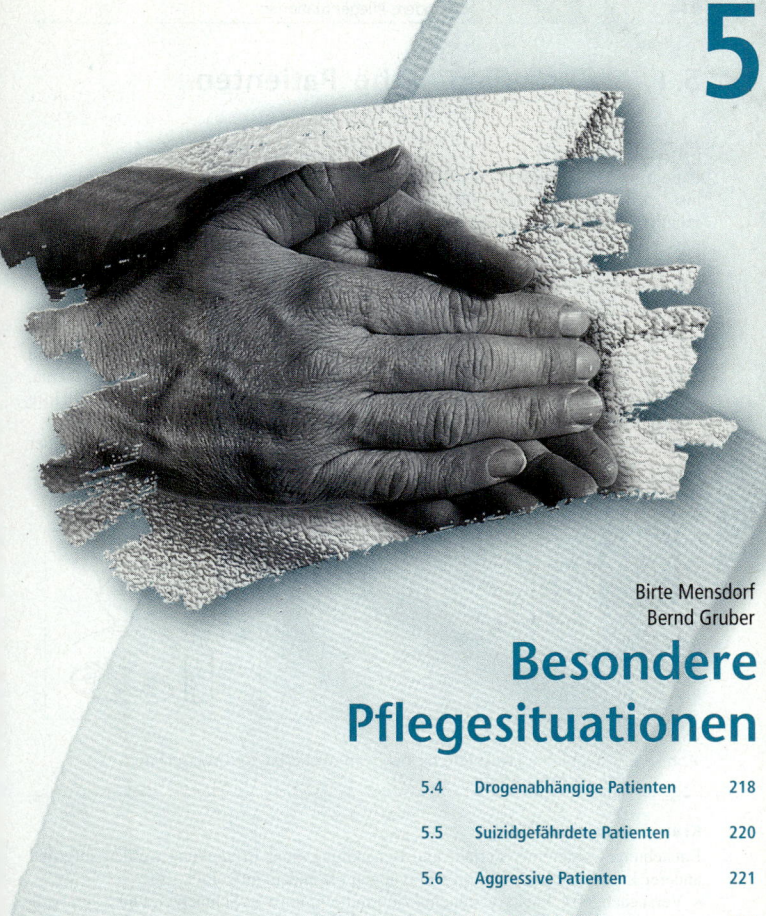

5

Birte Mensdorf
Bernd Gruber

Besondere Pflegesituationen

5.1   Fremdländische Patienten

Sprachbarrieren
Patient und Pflegeperson können sich nicht ausreichend verständigen. Mißverständnisse, z.B. durch unterschiedliche sprachliche Ausdrücke für Krankheit und Gefühle möglich. Unsicherheit und Angst des Patienten entstehen, wenn er nicht weiß, was um ihn herum vorgeht.
• Dolmetscher hinzuziehen, z.B Angehörige, fremdsprachiges Personal. Gewährleisten, daß der Patient die Erklärungen versteht. Mehrsprachige Informationsbroschüren, z.B. über OP-Vorbereitung, einsetzen. Bei Mädchen in der Pubertät sind einige Themen schambesetzt. Ungünstig, wenn Männer übersetzen
• In grammatikalisch einfachen, kurzen Sätzen sprechen. Aussagen mit Mimik und Gestik verdeutlichen. Zeichnungen oder Piktogramme benutzen, z.B. Körperschema, um Schmerzen oder ,,nüchtern bleiben vor der OP" anzeigen zu können. Mit Hilfe von Dolmetschern Zeichen der Verständigung für Pflegeprobleme ausmachen
• Patienten von einer Bezugsperson, die dolmetschen kann, z.B. zur Diagnostik oder bis zum Einschleusen in den OP, begleiten lassen.

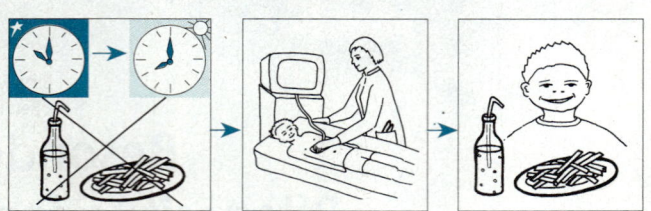

Abb. 5.1: Piktogramm: „Nüchtern bleiben vom Abend bis zur Untersuchung am nächsten Morgen" [L 157]

Krankheitsverständnis
Entstehung, Symptome, Verlauf und Behandlung einer Erkrankung werden aufgrund anderer kultureller und religiöser Prägungen oft anders aufgefaßt.
• Versuchen, Krankheitsverständnis zu ermitteln, um v.a. Schmerzen und Symptome besser beurteilen zu können
• Patienten erklären, daß trotz nachlassender oder fehlender Symptome Medikamente weiterhin eingenommen werden müssen, z.B. Antibiotika postop.
• Medikamente unter Beisein der Pflegeperson einnehmen lassen, z.B. Prämedikation, Antibiotika.

Religion
Andere Sitten, Gebräuche (z.B. Kleidung, Ernährung), Rituale z.B. Reinigungsvorschriften, Gebete, Schamgefühle, Schmerzsensibilität und -äußerungen.
• Beim Patienten, Krankenhausseelsorger oder bei Angehörigen Informationen über fremde Regeln, Rituale und Besonderheiten einholen. Diese bei der Pflege berücksichtigen

• Periop. Pflege wie Einlauf, Rasur, Unterstützung bei der Körperpflege von gleich-
  geschlechtlicher Pflegeperson durchführen lassen
• Respektieren, wenn der Patient von Angehörigen gewaschen werden will. Patientenbeobachtung dennoch nicht zu kurz kommen lassen.

Essen
Häufig bringen Angehörige dem Patienten Essen mit. Problematisch, wenn eine Diät
oder postop. die Kost schrittweise aufgebaut werden muß.
• Diätpläne mit der Kost abstimmen, die in der Familie üblich ist, evtl. Diätberaterin
  hinzuziehen
• Angehörige über notwendige Diät informieren, ggf. von Angehörigen mitgebrachtes
  Essen überprüfen.

Besuch
Krankenbesuch ist in vielen Kulturen soziale Pflicht. Dagegen ist in der frühen postop.
Phase zu viel Besuch für den Patienten anstrengend.
• Mit der Familie sprechen und versuchen, die Besucherzahl zu begrenzen
• Wenn zu viele Besucher da sind und der Patient erschöpft wirkt, die Besucher aus
  dem Zimmer bitten.

5.2   Geistig behinderte Patients

Als behindert gelten Menschen, die bleibende oder langfristige Einschränkungen
körperlicher, geistiger oder seelischer Funktionen aufweisen. Eine schwere geistige
Behinderung führt meist zur Mehrfachbehinderung und zur ständigen Pflegeabhängigkeit. Dabei sind Fortbewegungs-, Reaktions- und Kontaktfähigkeit sowie Handfertigkeit
oft erheblich eingeschränkt.

Eingeschränkte Kommunikation
• Es ist hilfreich, eigene Vorstellungen im Umgang mit dem Behinderten herauszu-
  finden und zu hinterfragen. Durch diese Selbstkontrolle können Vorurteile beseitigt
  werden
• Bei der Pflege berücksichtigen, daß die Kontaktbedürfnisse des Behinderten denen
  des Nichtbehinderten gleichen
• Fehler im Umgang mit dem Behinderten ansprechen. Wenn es der Zustand zuläßt,
  behinderten Patienten fragen, was stört bzw. besser gemacht werden könnte.
  Außerdem mitteilen, welche Erwartungen das Personal an den Behinderten hat
• Angehörige oder Betreuer über schwer deutbare Äußerungen des Behinderten
  befragen. Angepaßte Kommunikationsform finden, z.B. gezielt nonverbale Äußerun-
  gen wie Lächeln, Berührungen einsetzen. Einfache Worte, kurze Sätze verwenden
• Patienten gezielt beobachten, z.B. deutet postop. zunehmende Unruhe meist auf
  Schmerzen hin.

Prämedikation

- Eigenständige Einnahme ist nicht gewährleistet. Überprüfen, ob das Medikament eingenommen wurde. Evtl. Prämedikation erst im OP-Saal geben
- Es besteht die Gefahr, daß der Patient nach der Prämedikation nicht im Bett bleibt, daher in kurzen Zeitabständen nach dem Patienten schauen, ggf. dableiben. Angehörige oder Betreuer um Anwesenheit bitten. Mitpatienten einbeziehen, z.B. diese bitten, das Pflegepersonal zu informieren, wenn der Patient aufsteht. Evtl. Bettgitter anbringen, nachdem Einwilligung des Betreuers oder eine Arztanordnung vorliegt.

Angst

Eine unbekannte Umgebung und Situation löst Angst aus, z.B. Patientenzimmer, OP-Vorbereitung, Erwachen aus der Narkose. Die Angst kann nicht artikuliert werden und äußert sich z.B. in Aggression und Unruhe. Bewältigungsstrategien für den Umgang mit der Angst fehlen.

- Behinderten kontinuierlich durch möglichst wenig Bezugspersonen betreuen. Mit Ruhe und Zeit beim Patienten vorstellen. Eigene Dinge wie Stofftiere, Bilder von Daheim mitbringen lassen
- Strukturierten Tagesablauf gewährleisten. Gewohnheiten bei Angehörigen und Betreuern erfragen, z.B. eine festgelegte Reihenfolge beim Waschen einhalten, Lieblingsessen anbieten
- Anwesenheit der Angehörigen oder Betreuer ist bei der präop. Vorbereitung wichtig. Den Patienten in den OP begleiten lassen. Ggf. begleitende Person in den OP mit einschleusen, bis der Patient narkotisiert ist. Dafür sorgen, daß eine Bezugsperson anwesend ist, wenn der Patient aus dem OP abgeholt wird und erwacht
- Bei Aggressionen ruhig reagieren, ablenken. Gefährliche Gegenstände wie Messer, Flaschen entfernen. Bei Eigen- oder Fremdgefährdung nach Anordnung des Arztes fixieren (☞ 5.6)
- Gefahr berücksichtigen, daß sich der Behinderte aus Unkenntnis z.B. zentrale Zugänge, Drainagen oder Katheter zieht. Patienten mit Zugängen engmaschig überwachen. Braunülen® u.ä. durch Bindenverband schützen, evtl. Arme fixieren ✍. Zugänge möglichst früh entfernen ✍.

Eingeschränkte Selbstpflegefähigkeit

Die Fähigkeit zur Selbstpflege unterliegt Schwankungen, da Konzentration, Ausdauer und Merkfähigkeit herabgesetzt sind. Durch die OP ist der Patient geschwächt, vorhandene Fähigkeiten können verlernt werden.

- Von Betreuern Defizite erläutern lassen. Selbstpflegedefizite ausgleichen. Fähigkeiten tägl. neu ermitteln, um Über- oder Unterforderung zu vermeiden
- Kontinuität in der Pflege gewährleisten: festlegen, welche Tätigkeiten das Pflegepersonal nicht übernimmt, welche Fähigkeiten es schrittweise fördert
- Postop. Krankengymnastik anfordern, um motorische Fähigkeiten gezielt aufzubauen
- Fortschritte durch sofortiges Lob positiv verstärken.

Ablehnung durch Mitpatienten

Das Verhalten geistig Behinderter ist für Fremde oft unverständlich.

- Zimmerauswahl bedenken, Ressentiments der Mitpatienten berücksichtigen. Auf Atmosphäre im Patientenzimmer, Verhalten und Umgang der Patienten miteinander achten. Evtl. Mitpatienten in ein anderes Zimmer verlegen
- Mitpatienten um Verständnis für den Behinderten sowie um Mithilfe bitten. Ihnen soweit erforderlich das Verhalten des Behinderten erklären

- Mitpatienten signalisieren, wenn deren Vorurteile Ursache für Probleme im Umgang mit dem Behinderten sind. Anregungen geben, wie diese abgebaut werden können (☞ s.o: eingeschränkte Kommunikation).

5.3   Chronisch Kranke

Chronisch krank sind Patienten, die an langsam sich entwickelnden, schleichenden, einen langen Zeitraum umfassenden Krankheiten leiden. Jede chronische Krankheit führt zu verschiedenen Einschränkungen. In unserer an Leistung orientierten Gesellschaft fällt es vielen Menschen schwer, dies zu akzeptieren. Folge: psychosoziale Reaktionen wie Angst, Depression und Reizbarkeit.

Angst vor weiteren Einschränkungen
Notwendige OP löst evtl. Unsicherheit und Angst aus. Mutlosigkeit, wenn OP zu stärkeren Einschränkungen führt: der Patient weiß nicht, wie es weitergehen soll.
- Für Gespräche mit dem Patienten Zeit lassen, Ängste ernst nehmen. Sind diese durch unzureichende Aufklärung über die OP begründet, ein Gespräch mit dem Arzt anregen. Hilfsangebote vermitteln, z.B. Gespräch mit Psychologen, Seelsorger

- Patienten zu einer realistischen Betrachtung der Situation ermutigen. Positive Gesichtspunkte hervorheben
- Druck auf den Patienten vermeiden, Abwehrmechanismen gegen die Einschränkungen durch die Erkrankung nicht durchbrechen, Zeit lassen. Nur so kann er die Realität annehmen
- Konkrete Hilfen bei der Integration anbieten, z.B. über Sozialarbeiter eine Anschlußheilbehandlung oder Beratung über materielle Hilfen vermitteln lassen
- Auf Wunsch Kontakt zu Selbsthilfegruppen herstellen. Adressen ☞ 22.

Angst vor noch stärkerer Pflegebedürftigkeit
- Mögliche Einschränkungen der ersten postop. Tage benennen. Erklären, wie der Patient und die Pflegekräfte ihnen unterstützend begegnen können
- Wenn nötig postop. Fähigkeiten bereits im Vorfeld der OP einüben, z.B. Atemtraining, Umgang mit Gehhilfen
- Konkreten Hilfebedarf ermitteln, wenn der Patient seine vorübergehende postop. Pflegeabhängigkeit nicht oder nur schwer akzeptieren kann. Patienten einbeziehen, er soll spüren, welche Fähigkeiten er hat. Aufgaben geben, die ihm schneller zu Aktivität verhelfen, z.B. schrittweise Mithilfe bei der Körperpflege, beim Ankleiden, Anleitung zur selbständigen Lageveränderung im Bett, zum Aufstehen.

Kompetenzstreitigkeiten
Das oftmals vorhandene detaillierte Wissen der Patienten über ihre Erkrankung kann zu Kompetenzstreitigkeiten mit dem Pflegepersonal führen.
- Patienten als Behandlungspartner akzeptieren, seine Erfahrungen in den Pflegealltag integrieren
- Zugeben, wenn Fragen nicht beantwortet werden können. An kompetente Gesprächspartner verweisen.

5.4   Drogenabhängige Patienten

Eine Abhängigkeit von Drogen liegt vor, wenn sowohl körperlich als auch seelisch
ein Suchtmittel nicht mehr entbehrt werden kann. Drogen verändern Funktionen des
zentralen Nervensystems und das psychische Befinden.

Suchtmittel
- Alkohol, z.B. Wein, Schnaps, Bier. Symptome, z.B. psychische Enthemmung,
  Koordinationsstörungen, Erhöhung der Suggestibilität.
- Rauschmittel wie Cannabis (z.B. Marihuana, Haschisch), Halluzinogene (LSD),
  Kokain, Opiate wie Heroin, Morphium, Kodein. Unterschiedliche Symptome wie
  motorischer Bewegungsdrang, sprunghaftes Denken, verlangsamtes Sprechen, schi-
  zophrenieartige, delirante oder traumhafte Zustände, Halluzinationen. Entzugser-
  scheinungen äußern sich z.B. in Reizbarkeit, Apathie, Unruhe, Angst, Schwitzen,
  Tremor, Erbrechen
- Medikamente wie Beruhigungsmittel (Sedativa, Tranquilizer), Anregungs- oder
  Aufputschmittel (Weckamine), Appetithemmer. Symptome entsprechend der Medikamentenwirkung, z.B. bei Sedativa Schlafförderung bis hin zur Narkose.

Mit der Sucht des Patienten umgehen
- Akzeptieren, wenn der Patient die Sucht verleugnet. Jedoch sensibel reagieren und
  Hilfen anbieten, wenn er Einsicht zeigt
- Äußerungen des Patienten hinsichtlich einer Drogenentziehung ernst nehmen.
  Organisationshilfen anbieten, Kontakt zum Sozialdienst aufnehmen, Adressen von
  Selbsthilfegruppen nennen (☞ 22). Weitere Schritte zu einer Entzugstherapie soll
  der Patient nach dem Prinzip des freiwilligen und einsichtigen Therapieantritts selbst
  unternehmen
- Darauf achten, daß der Patient von seinem Besuch keine Drogen erhält. Bei Verdacht
  den Arzt benachrichtigen.

Entzugserscheinungen
- Der Patient gibt die Drogenabhängigkeit in der Anamnese nicht an. Die meisten
  Drogen führen bei fehlender Einnahme zu schweren Entzugserscheinungen
- Zeichen der Drogenabhängigkeit eines Patienten dem Arzt melden, z.B. psychische
  Enthemmung, Euphorie, Apathie, Halluzinationen
- Ersatzstoffe wie Methadon oder Distraneurin auf ärztliche Anordnung substituieren.
  Die Dämpfung der Entzugserscheinungen ist z.B. auch durch Catapresan® möglich.
  Den Patienten bei Catapresan®-Therapie engmaschig beobachten, Vitalwerte, Reak-
  tionsfähigkeit überprüfen; Bradykardie und Arrhythmien sind möglich.

Durchgangssyndrom
Postop. kann es zum Durchgangssyndrom kommen (☞ 5.7). Patienten engmaschig
beobachten. Puls, RR, Atmung, Bewußtseinszustand kontrollieren. Medikamentöse
Therapie, z.B. mit Distraneurin, Catapresan®, überwachen.

Infektionsgefahr
Bei i.v.-Drogenabhängigen, z.B. Morphin, Heroin, erhöhte Gefahr einer Hepatitis- oder
HIV-Infektion bedenken. Zum Selbstschutz hygienische Prinzipien im Umgang mit
Körperflüssigkeiten, Ausscheidungen einhalten.

Exkurs: Delirium tremens

Akute, lebensbedrohliche, jedoch rückbildungsfähige Alkoholpsychose durch Entzug der gewohnten Alkoholmenge. Tritt nach 3 bis 5 Tagen auf. Weitere Auslöser: Infektionskrankheiten, extreme psychische Belastungen, Medikamente wie Antidepressiva, akute traumatische Hirnschädigungen.

Symptome
* Körperlich: mäßiges Fieber, Schweißausbrüche, grobschlägiger Tremor, starke Kurzatmigkeit, Tachykardie und Gleichgewichtsstörungen. Zunehmende, ziellose motorische Unruhe. Evtl. treten Grand-mal-Anfälle auf
* Psychisch: hochgradige zeitliche und örtliche Desorientiertheit, Aggressivität, optische, akustische und haptische Halluzinationen. Verlangsamtes und verzögertes Handeln, Sprechen, Reagieren, Denken. Gesteigerte Erregbarkeit gegenüber Außenreizen, v.a. Licht und Lärm.

Assistenz bei der medikamentösen Therapie
* Clomethiazol (Distraneurin®) oral. Bei i.v.-Gabe u.a. Gefahr der Atemdepression, daher ist eine Therapie nur auf der Intensivstation möglich ✍
* Haloperidol (z.B. Haldol®) zur Dämpfung der Unruhe und Ängste ✍
* Vitamin B_1 i.v. bis zum Abklingen des Delirs ✍
* Diazepam i.v. (z.B.Valium®) bei zerebralen Krämpfen ✍
* Bei Erhöhung des Blutammoniaks: Laktulose oral (z.B. Bifiteral®) verabreichen ✍
* Infusionsprogramm richten und kontrollieren. Flüssigkeitsein- und Ausfuhr bilanzieren, da ggf. massiv infundiert werden muß (bis zu 5 l/tägl.)
* Auf Anzeichen einer Hypokaliämie wie Müdigkeit, Abgeschlagenheit, Muskelschwäche, Tachykardie, Herzrhythmusstörungen achten
* Zunehmend werden die akuten Symptome des Alkoholentzugs auch mit Carbamazepin (Tegretal®) behandelt.

Spezielle Pflege
* Bettruhe einhalten lassen. Patienten ggf. in ein lärm- und lichtgeschütztes Zimmer verlegen
* Vitalwerte stdl. überwachen
* Eigengefährdung des Patienten, z.B. durch Herausziehen von Infusionsschläuchen, Drainagen oder Kathetern, verhindern. Patienten auf Arztanordnung fixieren (☞ 5.6)
* Bei Therapie mit Distraneurin® Prophylaxen berücksichtigen. Pneumoniegefahr durch verstärkte bronchiale Sekretion, eingeschränkte Atmung. Dekubitusgefahr durch verstärktes Schwitzen
* Bei Therapie mit Tegretal® auf Nebenwirkungen wie allergische Reaktionen (z.B. Hautreaktionen), Herzrhythmus und gastrointestinale Störungen achten. Das Reaktionsvermögen des Patienten kann beeinträchtigt werden. Vitalzeichen 3 x/tägl. kontrollieren
* Unruhe und Angst beim Patienten mindern, z.B. alle Pflegemaßnahmen erklären, nachts grelles Licht vermeiden
* Trotz der medikamentösen Therapie (☞ s.o.) sollte der Patient jederzeit ansprechbar sein.

5.5   Suizidgefährdete Patienten

Suizid ist die willentliche Selbsttötung und meist Ausdruck von Verzweiflung, Ausweglosigkeit, Einsamkeit und zugleich Hilferuf. Die Suizidgefahr wächst durch: Sucht, Alter, Vereinsamung, sozialen und finanziellen Notstand, unheilbar chronische Krankheit, Entwicklungskrisen, depressive Syndrome, Schizophrenie.

Suizidgefahr erkennen

Grundsatz: Vom Patienten direkt oder indirekt angekündigte Suizidhandlungen immer ernst nehmen, ggf. den Patienten direkt darauf ansprechen.

- Gefährdeten Patienten aufmerksam beobachten. Sensibel sein bezüglich Stimmungsänderungen, die ohne ersichtlichen Grund auftreten, direkter verbaler Suizidäußerungen („Ich bringe mich morgen um") oder indirekter („Ich möchte nur noch schlafen"), Einengung der Gedanken auf Tod, Selbstmord und Erledigen von Angelegenheiten für die „Zeit danach", emotionalem Rückzug von nahestehenden Personen
- Patienten nie unbeobachtet lassen. Auffällige Verhaltensweisen dokumentieren und unverzüglich an Arzt und Kollegen weiterleiten.

Suizid vorbeugen

- Anwesenheit des Patienten regelmäßig kontrollieren
- Persönlich dem Patienten zuwenden und ihn unterstützen, vertrauensvolle, entspannte Beziehung vermitteln. Patienten auf vermutete Suizidneigung ansprechen. Eigene Gefühle und Gedanken aussprechen, sie unterstreichen die Ernsthaftigkeit und können den Patienten öffnen
- Kompetenzgrenzen nicht überschreiten: wenn dem Patienten effektiv geholfen werden soll, Gespräch an einen Arzt, Seelsorger, Therapeuten oder Sozialarbeiter delegieren
- Postop. zentrale Zugänge, Drainagen und Katheter ausreichend sichern. Ggf. Patienten fixieren (☞ 5.6) 🖉. Zugänge möglichst bald entfernen
- Potentielle Suizidwerkzeuge wie scharfe Gegenstände (Messer, Scheren, Glasflaschen), Kabel, Plastiktüten, Putz- und Desinfektionsmittel nicht in erreichbarer Nähe des Patienten aufbewahren
- Medikamente nur unter Aufsicht einnehmen lassen, Tropfen geben, da diese nicht in der Wangentasche versteckt werden können.

Suizidversuch

Nach einem Suizidversuch sind mehr als nur die Verletzungen des Patienten zu versorgen. Alle an der Betreunng des Patienten beteiligten Personen sollten prüfen, inwieweit dem Patienten kurz- bzw. langfristige Hilfen anzubieten sind.

- Durch rasches, entschlossenes Handeln die akute Gefährdung abwenden. Bei Bedarf Notfallmaßnahmen (☞ 4.1) einleiten
- Hilfe anfordern. Arzt verständigen und ihn über den Patienten, Beobachtungen, Äußerungen informieren. Weiteres Vorgehen abklären, z.B. vorübergehende Sedierung
- Wenn möglich beim Patienten und am Ort der Handlung bleiben, da dies den Patienten für seine Probleme öffnen kann. Sobald der Patient ansprechbar ist, das Gespräch in einer verständnisvollen, annehmenden Haltung führen
- Anregen, über andere Wege der Krisenbewältigung nachzudenken. Hilfreich kann es sein, einen Psychologen oder Psychiater einzuschalten. Mit Hilfe des Sozialdienstes

können zudem äußere Verhältnisse, z.B. Überschuldung, Rehabilitationsmaßnahmen, geregelt werden. Hierzu möglichst die Angehörigen einbeziehen
- Weiteres Vorgehen mit allen an der Betreuung des Patienten beteiligten Personen absprechen, anschließend dokumentieren.

5.6   Aggressive Patienten

Eine zu heftige oder nicht situationsgemäße Aggressivität (= Angriffslust) kann zum Problem für den Betroffenen und seine Umgebung werden. Ursachen von Aggressionen im Krankenhaus sind Angst, Hilflosigkeit und Gefühle des Ausgeliefertseins.

Verbale Angriffe
- Verhalten nicht persönlich nehmen. Das Pflegepersonal ist meist nur der Adressat und nicht die Ursache
- Ruhig reagieren. Versuchen, mit dem Patienten zu reden, nach dem Anlaß fragen
- Wenn nötig, Mitpatienten schützen
- Drohungen, Druck, Sanktionen und Machtkämpfe vermeiden
- Wenn sich der Patient beruhigt hat, seine unangemesse Reaktion verdeutlichen
- Vorfall dokumentieren, Arzt informieren.

Personengefährdung
Wenn sich der Patient nicht beruhigen läßt, körperlich aggressiv wird und mit einer Waffe, z.B. Sprudelflasche, droht, ist rasches Handeln erforderlich.
- Handgemenge vermeiden. Gefährdete Personen in Sicherheit bringen. Hilfe holen (Pflegepersonal, Arzt)
- Versuchen, auf den aggressiven Patienten beruhigend einzuwirken. Entwaffnen, wenn dies ohne Eigengefährdung möglich ist
- Gegenstände, die als Waffe benutzt werden können, z.B. Sprudelflasche, Verbandschere, aus der Reichweite des Patienten stellen
- Durch Manipulation an Zugängen wie ZVK, Drainagen, Blasenkatheter kann sich der aggressive Patient selbst gefährden. Zugänge daher gut sichern, evtl. Bettgitter anbringen oder Patienten fixieren ✍.

Fixieren
Fixieren schränkt die körperliche Bewegungsfreiheit des Menschen ein. Es sollte das letzte Mittel sein, um einen Menschen ruhigzustellen. Da jede Fixierung fundamentale Rechte wie Freizügigkeit und Menschenwürde verletzt, sind strenge Maßstäbe zur Indikation und Anordnung angelegt.

Gesetzliche Voraussetzungen
- Einwilligung durch den Patienten selbst oder durch den gesetzlichen Vertreter
- Notwehr bei Angriff eines Patienten gegen Mitpatienten, Pflegepersonal, Besucher (§32 StGB)
- Notstand bei ausreichend wahrscheinlicher Fremd- oder Eigengefährdung (§34 StGB)
- Zwangsmaßnahme (Psych KG, §26).

Anordnung

Die Fixierung ist rechtlich nur bei schriftlicher ärztlicher Anordnung zulässig, dabei darf keine Ferndiagnose gestellt werden → Urteilsbildung auf der Station beim Patienten erforderlich.

Inhalt der schriftlichen Anordnung
- Name des Patienten
- Grund der Fixierung
- Name des anordnenden Arztes
- Ggf. erforderliche Überwachung und Kontrollen
- Ggf. Medikamentengabe.

 Bei unmittelbarer erheblicher Gefahr kann auch zunächst ohne ärztliche Anordnung fixiert werden (Gefahr im Verzug). Danach jedoch unverzüglich, d.h. ohne schuldhafte Verzögerung, die schriftliche Fixierungsanordnung einholen.

Vorgehen bei Fixierung
- Patienten zusammen mit mehreren Pflegekräften ins Bett bringen. An Extremitäten und Bauch mittels Gurten ans Bett fixieren, einschnürende Fixiergurte zusätzlich abpolstern
- Feuerzeuge, scharfe und spitze Gegenstände aus den Taschen entfernen, sie stellen eine Gefahr für den Patienten dar
- Durch sicheres, bestimmtes Auftreten Unruhe und Angst mindern
- Permanente Sichtkontrolle, sich so oft wie möglich in der Nähe des Patienten aufhalten. In der Nacht das Zimmer indirekt beleuchten
- Prophylaxen konsequent beachten, für ausreichende Flüssigkeitszufuhr sorgen
- Ggf. vor der Fixierung, aber immer bei Einsichtsfähigkeit den Grund der Fixierung erläutern und besprechen, Vertrauen herstellen
- Fixierungen so bald wie möglich lösen, ggf. schrittweise: z.B. zunächst untere Extremitäten, dann ein Arm etc. Dabei mit dem Patienten das erwartete Verhalten absprechen.

Fixierung mit folgendem Inhalt dokumentieren
- Name des Patienten, des anordnenden Arztes, der fixierenden Pflegeperson
- Art der Fixierung
- Dauer der Fixierung
- Therapeutische und pflegerische Tätigkeiten während der Fixierung
- Beobachtungen während der Fixierung.

5.7 Verwirrte Patienten

Prämedikation, Angst verwirrter Patienten, Ablehnung durch die Mitpatienten ☞ 5.2.
Unter Verwirrtheit versteht man die eingeschränkte Orientierungsfähigkeit im Raum,
zur Zeit und Person. Ursachen: Demenz, psychische Erkrankungen (z.B. Depression),
Arzneimittelunverträglichkeit oder -überdosis (z.B. Herzglykoside, Diuretika), Flüssigkeitsmangel, Alkoholunverträglichkeit und Alkoholabusus.

Krankenhaus als fremdes Umfeld
Werden eingeschränkt orientierte Patienten ins Krankenhaus eingewiesen, muß deren
gestörte Anpassungsfähigkeit an Veränderungen aufgefangen werden.
- Patienten konsequent durch Bezugspersonen pflegen. Am Aufnahmetag alle wich-
  tigen Räume gemeinsam besichtigen. Zeit lassen, Ruhe ausstrahlen
- Gut lesbare Namensschilder an der Mitarbeiterkleidung anbringen, Zimmertüren und
  Schränke z.B. mit Symbolen beschriften, Uhr und Kalender ins Zimmer stellen
- Patienten zur Orientierung eine Liste mit dem Tagesablauf geben
- Nach der OP den Patienten ins gleiche Zimmer, auf den gleichen Bettplatz
  zurückverlegen. Mitpatienten auswählen, die der Patient bereits vor der OP
  kennengelernt hat
- Eine Bezugsperson sollte den Patienten in den OP begleiten und anwesend sein,
  wenn der Patient aus der Narkose erwacht
- Dafür sorgen, daß der Patient benötigte Seh- und Hörhilfen trägt.

Nächtliche Desorientierung
- Die Nachtwache sollte sich beim Patienten vorstellen, solange der Patient wach ist
- Rundgänge in zeitlich gleichmäßigen Abständen vornehmen
- Nachtlicht brennen lassen.

Postoperativ verlernte Fähigkeiten
- Postop. notwendige Fähigkeiten wie Atemübungen zur Pneumonieprophylaxe bereits
  präop. einüben
- Wenn z.B. die Körperpflege von Pflegepersonen übernommen wird, präop. ermittelte
  Gewohnheiten des Patienten einbauen, um schrittweise die Selbständigkeit zu fördern
- Patienten alle Tätigkeiten erklären, überprüfen ob er die Informationen versteht.
  Ggf. wiederholen.

Vernachlässigte Körperpflege: Der Patient neigt dazu, die Körperpflege zu vernachlässigen. Den Patienten zur Körperpflege anleiten, dabei Reihenfolge der Pflege
genau einhalten. OP-Wunde und Haut auf Auffälligkeiten beobachten.

Exkurs: Postoperatives Durchgangssyndrom
Aggressives Verhalten ☞ 5.6.

Psychische Veränderungen, die Std., Tage bis Wo. anhalten können. Treten postop.
als Narkosenachwirkung auf, besonders bei alten und exsikkierten Patienten. Ursachen
sind z.B. Hypoxie, Hypotonie, E'lytstörungen, Hypo- und Hyperglykämie, Schmerzen,
Fieber, Angst (Streß).

Symptome: Bewußtseinseintrübung, Apathie, Depressivität, Verwirrtheit, psychomotorische Unruhe und Aggressivität.

Bewußtseinseintrübung und Apathie

- Regelmäßig Bewußtseinszustand und Vitalzeichen beobachten und dokumentieren, ggf. den Patienten nachts wecken und Fragen über Orientierungsfähigkeit zur Zeit, Person und zum Ort stellen. Ein- und Ausfuhr bilanzieren
- Arzt über Veränderungen informieren
- Auf erschwerte Artikulation, gestörte motorische Koordination, Stimmungsschwankungen achten. Sie können ebenfalls Hinweise auf Verschlechterung des Zustandes geben
- Medikamentöse Therapie und Infusionstherapie überwachen
- Verständnisvoll und ernsthaft auf den Patienten eingehen.

Psychomotorische Unruhe

Der Patient überschätzt seine eigenen Fähigkeiten, hat Koordinationsstörungen, ist uneinsichtig, die Verletzungsgefahr ist erhöht.

- Patienten vor Verletzungen schützen. Zu- und Ableitungen wie zentraler Zugang, Magensonde, Drainagen sichern. Spitze, scharfe Gegenstände außerhalb der Reichweite des Patienten deponieren
- Evtl. Bettgitter anbringen oder den Patienten fixieren, ✍, ☞ 5.6
- Patienten anfangs zu zweit mobilisieren. Rollstuhl, Nachtstuhl aus dem Zimmer entfernen, damit der Patient nicht selbständig aufsteht.

5.8   Nervtötende Patienten

Patienten, die z.B. durch Wehleidigkeit, Nörgeln und dauerndes Klingeln negativ auffallen. Durch ihr Verhalten beanspruchen sie mehr Aufmerksamkeit als ihnen objektiv durch ihre Erkrankung zuzustehen scheint. Der Umgang mit „nervtötenden" Patienten stellt die eigene Geduld auf die Probe. Es ist daher hilfreich, nach den zugrunde liegenden Ursachen zu forschen.

Absprachen werden nicht eingehalten

Wenn der Patient sich nicht an die Abmachungen hält, z.B. vor der OP ißt und trinkt, den Arzt und die OP-Abteilung informieren. Vorfälle dokumentieren. Auf keine Diskussionen einlassen. Konsequenzen des Fehlverhaltens aufzeigen, z.B. Verschiebung des OP-Termins.

Dauerndes Klingeln

Der Patient klingelt sehr häufig, auch wenn es objektiv betrachtet keinen Grund gibt. Dabei besteht jedoch die Gefahr, daß sein Verhalten nicht ernst genommen wird.

- Gründe für das Klingeln herausfinden. Vielleicht fühlt sich der Patient alleine und benötigt vermehrte Aufmerksamkeit und Zuwendung
- Patienten erklären, wie sein Verhalten empfunden wird. Aufzeigen, daß dadurch seine Beschwerden nicht ernst genommen werden könnten
- Patienten beschäftigen, solange er postop. noch nicht aufstehen kann oder darf, z.B. über die Krankenhausbibliothek Literatur besorgen, Tageszeitung mitbringen, Radio bereitstellen
- Bei Immobilität nach Wünschen des Patienten fragen.

Die Klingel niemals abstellen und immer für den Patienten erreichbar anbringen. Auch hingehen, wenn der Patient sehr oft klingelt.

Wehleidigkeit
Der Patient schildert Schmerzen stärker, als objektiv nachvollziehbar ist.
- Versuchen, die Grenze der Schmerztoleranz mit Hilfe eines Schmerzprotokolls zu ermitteln. Soll z.B. Entwicklung der Schmerzen innerhalb des Tages stdl. auf einer Skala von 1–10 eintragen (☞ 19.3.2)
- Wahrnehmungen des Patienten ernst nehmen, dokumentieren und weitergeben. Versuchen, seine Schmerzen zu verringern, z.B. Kühlelement auf eine schmerzende Wunde legen ✍ und Entspannungstechniken vermitteln (☞ 19.3.2).

5.9   Sterben im Krankenhaus

▎5.9.1   Aufklärung des Patienten

Die Aufklärung ist juristisch geregelt (☞ 1.5.2). Wenn ein Patient über seinen Gesundheitszustand aufgeklärt werden will, darf er wissentlich nicht falsch informiert werden. Das Führen der Aufklärungsgespräche ist dem Arzt vorbehalten.

Vorgehensweise
- Vorher feststellen, was der Patient über seinen jetzigen Zustand weiß
- Geeigneten, ruhigen Moment finden. Sorge tragen, daß nahestehende Personen, wenn vom Patienten gewünscht, anwesend sind
- Am besten klären Arzt und Pflegekraft den Patienten gemeinsam auf. Dabei die pflegerische Unterstützung erläutern. Keine komplizierten Sätze oder Fachwörter benutzen
- Ehrlich auf Fragen antworten, sonst droht Vertrauensverlust. Keine ,,Floskeln" verwenden wie: ,,Das reden Sie sich nur ein!", ,,Morgen sieht alles schon besser aus!". Auf die Ängste und Bedürfnisse des Patienten eingehen. Eine Möglichkeit ist z.B. die Fragen zu spiegeln: ,,Schwester, muß ich sterben?" Gegenfrage: ,,Glauben Sie, daß Sie sterben werden?"
- Nach der Aufklärung in erreichbarer Nähe des Patienten bleiben. Ermitteln, ob der Patient Nähe wünscht oder lieber alleine sein möchte. Signalisieren, daß alles Mögliche für sein humanes Sterben getan wird (☞ 5.9.2)
- Inhalt von Aufklärungsgesprächen protokollieren. Jeder Mitarbeiter muß wissen, inwieweit der Patient aufgeklärt wurde und wie er auf diese Nachricht reagiert hat.

▎5.9.2   Sterbebegleitung

Durch Sterbebegleitung dem betroffenen Menschen ein humanes Sterben ermöglichen, d.h. seine Ängste annehmen und seine Wünsche akzeptieren. Sterbebegleitung beginnt nicht erst im akuten Sterbeprozeß, sondern mit der Aufklärung des Patienten und seiner Angehörigen (☞ 5.9.1).

Sterbephasen

Die Sterbephasen, die E. Kübler-Ross beschreibt, werden vom Sterbenden individuell durchlaufen. Die Kennzeichnung der Phasen dient dazu, das Verhalten eines Sterbenden zu verstehen und auf seine Bedürfnisse besser eingehen zu können.

Phase 1: Nicht-Wahrhabenwollen

Patient leugnet ab, fordert neue Untersuchungen und hofft, daß ein Irrtum unterlaufen sei.

Motive des Patienten
- Muß leugnen, um weiter leben zu können
- Das Nicht-Wahrhabenwollen dient dem Aufbau einer inneren Verteidigung.

Reaktion der Pflegekraft
- Das Leugnen des Patienten uneingeschränkt akzeptieren
- So oft und so lange wie der Patient es wünscht, Gespräche über den Tod anbieten
- Keine Vorwürfe, auch wenn der Patient sich nicht an Verordnungen hält.

Phase 2: Zorn
- Patient gesteht Krankheit und Tod ein
- Alle machen etwas falsch (Angehörige, Pflegepersonal)
- Es enstehen Forderungen, Streit, anspruchsvolle Haltung.

Motive des Patienten
- Neid auf die Lebenden
- Angst zu sterben und vergessen zu werden
- Laut sein, drückt aus ,,Ich lebe noch".

Reaktion der Pflegekraft
- Verständnis zeigen, Verärgerung erzeugt neuen Groll
- Hinwendung und Aufmerksamkeit schenken, jedoch keine Versprechen abgeben, die nicht eingehalten werden können
- Zorn nicht persönlich nehmen.

Phase 3: Verhandeln
- Tod wird als unvermeidbar anerkannt
- Evtl. Handel mit Gott, um einen bestimmten Tag, z.B. Weihnachten, um Teilnahme an besonderen Ereignissen, z.B. Hochzeit des Enkels. Der Patient bietet dafür an, Verordnungen einzuhalten, sich zu fügen.

Motive des Patienten: Verlängerung der Lebensspanne.

Reaktion der Pflegekraft: Handel ermöglichen.

Phase 4: Depression
- Patient kann nicht mehr leugnen (Krankheitsverlauf)
- Gefühl des Verlustes.

Motive des Patienten
- Patient trauert um die bereits verlorene Lebensqualität und um den bevorstehenden Verlust, z.B. der Familie, des Partners
- Patient zieht seine Lebensbilanz.

Reaktion der Pflegekraft
- Still dabeisein, Trauer zulassen und Trauerarbeit anerkennen
- Hilfe bei der Bewältigung noch zu erledigender Dinge anbieten, z.B. Testament.

Phase 5: Zustimmung
- Patient ist in ruhiger Erwartung.

Motive des Patienten
- Emotionen sind ausgesprochen, Trauer, Wut und Neid liegen hinter ihm
- Patient nimmt sein Schicksal an.

Reaktion der Pflegekraft
- Patienten in Ruhe, aber nicht allein lassen. Außer er wünscht es
- Gefühl vermitteln, nicht vergessen zu sein.

Beistand und Zuwendung vermitteln

- Es sollte jemand in der Nähe sein, der z.B. zuhört, vorliest, etwas zum Trinken reicht oder durch Körperkontakt menschliche Nähe vermittelt
- Schmerzarmes, aktives Sterben ermöglichen, schmerzlindernde Pflege und Schmerztherapie ☞ 19.3
- Z.B. durch Blumen, Bilder, Musik die Umgebung persönlich gestalten. Wünsche des Patienten ermitteln
- Ruhebedürfnisse des Patienten beachten. Auf Pflege, die nicht unbedingt erforderlich ist, verzichten. Bedürfnisse des Patienten soweit wie möglich respektieren
- Wunsch des Patienten zuhause zu sterben respektieren. Kontakte zu ambulanten Pflegediensten, Sozialarbeiter oder Hospizgruppen vermitteln. Wenn der Patient sich nicht selber artikulieren kann, sollte mit den Angehörigen oder im Team (wenn der Patient alleinstehend ist) der mutmaßliche Wille des Patienten in bezug auf seine verbleibende Lebenszeit ermittelt werden.

 Sterbenden Patienten nicht alleine lassen. Wenn keine Angehörigen da sind, Sitzwache organisieren.

| 5.9.4 Umgang mit Verstorbenen

Grundregeln beim Umgang mit Verstorbenen

- Jeder Verstorbene hat das Recht auf einen ehrfurchtsvollen Umgang
- Angehörigen genügend Zeit zum Abschied geben. Wenn möglich, den Leichnam im Zimmer belassen, ansonsten Möglichkeit zum Aufbahren schaffen
- Angehörigen Gesprächsbereitschaft signalisieren, z.B. weitere Informationen bezüglich Bestattungsinstitut, Totenschein
- Ohne Scheu eigenem Bedürfnis nachgehen, vom Verstorbenen Abschied zu nehmen. Auch in der Betriebsamkeit des Stationsalltages muß Raum für die eigene Trauerarbeit sein
- Keinen Mitarbeiter zur Versorgung des Leichnam zwingen. Absprache im Team ist zwingend erforderlich.

Nach Feststellung des Todes durch den Arzt

- Bei der Versorgung des Patienten zum Schutz vor Körpersekreten Schutzkittel und Handschuhe tragen
- Wenn keine unklare Todesursache vorliegt und der Patient nicht obduziert werden muß, alle Zu- und Ableitungen wie Infusions-, Drainage- und Urinableitungssysteme entfernen
- Vorhandene Hautöffnungen wie Drainage, Tracheostoma oder Ileostoma mit Pflaster und Verbandmull abdecken
- Leichnam nach Bedarf waschen, falls vorhanden Zahnprothese einsetzen, Unterkiefer hochbinden
- Schmuck und Wertgegenstände wie Uhr und Ringe abnehmen. Umgang mit Wertgegenständen ☞ 1.5.5
- Krankenhaushemd oder von Angehörigen gewünschte Kleidung anziehen
- Leichnam mit Laken abdecken
- Nahestehenden Personen nochmals die Möglichkeit zum Abschied geben. Auf Wunsch Angehörige ins Zimmer begleiten.

Hausinterne Dokumentation und Identifikation der Leiche beachten

- Zettel mit Angaben über Name, Vorname, Geburtsdatum, Sterbedatum, Uhrzeit des Todes am Fuß befestigen
- Für Verwaltung und Bestatter Leichenaufbewahrungsschein ausfüllen
- Leiche frühestens zwei Std. nach Todeseintritt zur Aufbewahrung in den Leichenraum bringen.

Weitere Maßnahmen

- Nach Abtransport der Leiche Bett inklusive Matratze und Kissen desinfizieren. Bett gesondert kennzeichnen, wenn es in der Bettenzentrale gereinigt wird. Umgebung des Bettes, z.B. Nachtschrank, desinfizieren
- Nachdem der Leichnam versorgt wurde Schutzkleidung ablegen und Hände desinfizieren
- Patienteneigentum zusammenlegen und Angehörigen gegen Unterschrift mitgeben. Eigentum gehört zur Erbmasse. Umgang mit Wertsachen ☞ 1.5.5.

Infektiöse Leiche versorgen

- Schutzkleidung entsprechend der erforderlichen Isolierung anlegen (☞ 1.4.8)
- Leiche evtl. in desinfektionsmittelgetränkten Laken oder in sog. „Leichenkunststoff-hüllen" einwickeln
- Zimmerdesinfektion klären, z.B. Schlußdesinfektion nach Bundes-Seuchen-Gesetz
- Patientenkleidung desinfizieren, bevor Angehörige sie erhalten
- Nach Abschluß aller Maßnahmen Schutzkleidung ablegen, Hände hygienisch desinfizieren
- Identifizierungs-Zettel deutlich mit „infektiös" beschriften. Alle Mitarbeiter, die mit der Versorgung der Leiche beauftragt werden, sind über die Infektiosität zu unterrichten
- Bei entsprechendem Vermerk auf dem Totenschein wird sich der Amtsarzt mit dem Krankenhaus in Verbindung setzen.

Selbstpflege betreiben

- Regelmäßig an Supervisionen teilnehmen, dies kann z.B. ein Austausch mit dem Krankenhausseelsorger, Sozialarbeiter oder einem hausexternen Supervisor sein. Der eigenen Trauer Raum gewähren
- Sterbekultur im Krankenhaus entwickeln, z.B. für Angehörige einen Abschiedsraum einrichten, eine Handreichung für den Umgang mit Sterbenden zusammenstellen
- Mit eigenen Familienangehörigen und (berufsfremden) Freunden Gedanken über Sterben und Tod austauschen
- Sich selber immer wieder fragen, ob man physisch und psychisch in der Lage ist, jetzt die Belastung einer intensiven Sterbebegleitung auf sich zu nehmen. Ehrlich zu sich selber bleiben, offen aussprechen, wenn man nicht in der Lage ist, eine Sterbebegleitung duchzuführen
- In der Pflegegruppe die Sterbebegleitung in ihren verschiedenen Stadien reflektieren. Dadurch werden eigene Schuldgefühle abgebaut, zum anderen wird der Teamgeist gefördert. Durch den Dialog zwischen den Mitarbeitern versuchen, Wege zu einer guten und menschlichen Sterbebegleitung zu finden.

6

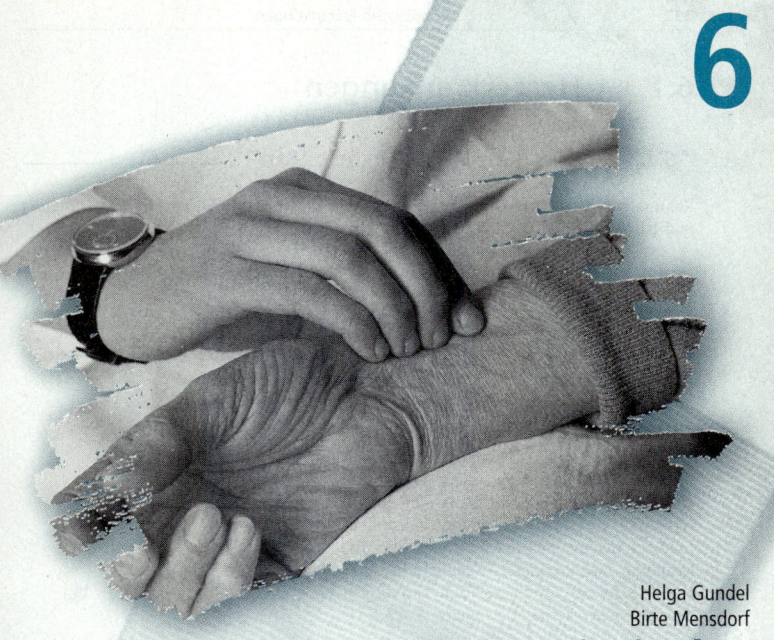

Helga Gundel
Birte Mensdorf

Internistische
Krankheitsbilder

6.1   Herzerkrankungen

▌ 6.1.1   Koronare Herzkrankheit (KHK) ──────────

Sammelbegriff für Krankheiten, bei denen ein Mißverhältnis zwischen Durchblutung und Blutbedarf (O_2-Bedarf) des Herzmuskels besteht.

Ursachen
Meist arteriosklerotische Veränderung der Herzkranzgefäße. Risikofaktoren: Hypercholesterinämie, Adipositas, Hypertonie, Bewegungsmangel, Nikotinabusus, Diabetes mellitus, Streß.

Pflegeleitsymptome
Da ein Patient mit KHK vom Herzinfarkt bedroht ist, müssen die Symptome rasch erkannt werden. Äußerung als Angina-pectoris-Anfall: Sek. bis Min. dauernde Vernichtungsschmerzen und Enge im Brustkorb, Ausstrahlung in Unterkiefer, Schulter, li. Arm. Kalter Schweiß, Dyspnoe, Tachykardie, Todesangst (retrosternaler Schmerz ☞ 12.1.1).

Auslöser: Momente mit erhöhtem O_2-Bedarf, z.B. Anstrengung, Tachykardie, Kälte.

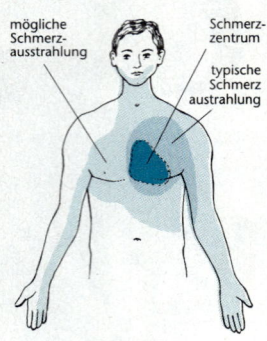

mögliche Schmerzausstrahlung

Schmerzzentrum

typische Schmerzaustrahlung

Abb. 6.1: Schmerzausstrahlung bei Angina pectoris [L 190]

Therapie
Der Zustand bessert sich meist unter Gabe von Nitro-Spray. Wenn die Symptome nicht nachlassen, Verlegung in die internistische Abteilung vorbereiten ✍. Dort wird versucht, den Patienten mit Nitraten (Ismo®, Isoket®) oder alternativ Molsidormin (Corvaton®), β-Blocker (Tenormin®) einzustellen. Bei anhaltenden Beschwerden: Ca^{2+}-Antagonisten (Adalat®), ASS 100 mg tägl.

Pflege

Erstmaßnahmen beim Angina-pectoris-Anfall
Ziel: Herzinfarkt verhindern.
• Rufalarm auslösen. Den Patienten nicht alleine lassen, beruhigen. Arzt verständigen
• Den Patienten mit erhöhtem OK im Bett lagern, beengende Kleidung entfernen
• 2–4 l/Min. O_2 geben
• RR und Puls kontrollieren, wenn der RR systolisch > 110 mmHg 1–2 Hübe Nitro-Spray geben ✍
• Materialien zum Legen eines venösen Zuganges vorbereiten (☞ 3.7.1).

Überwachen
- Vitalzeichen kontrollieren, durch Nitrogabe kann der RR abfallen
- Schmerzen erhöhen den O_2-Bedarf und verstärken die Angst. Schmerzmittel, z.B. Dipidolor® geben ✍.

Diagnostik vorbereiten
- Labor: BB, E'lyte, Enzyme: Gesamt-CK, CK-MB, LDH, HBDH und GOT
- Den Patienten im Bett zum EKG bringen, nicht alleine lassen.

Prophylaxe eines Angina pectoris-Anfalls

Präoperativ
Auf die regelmäßige Einnahme der Medikamente achten. RR, Puls und Atmung 3 x tägl. überprüfen. Den Arzt fragen, wann die letzten Medikamente vor OP eingenommen werden sollen.

Postoperativ
Bei bekannter KHK behutsam und schrittweise mobilisieren. Vorher nach dem Befinden erkundigen. Obergrenze der Vitalwerte durch den Arzt festlegen lassen. RR und Puls messen und z.B. den Patienten beim ersten Mobilisieren nur an den Bettrand setzen, evtl. vor dem Bett stehen lassen. Auf Erschöpfungszeichen wie Schweißausbruch achten, ggf. Mobilisation vorzeitig abbrechen. Anschließend erneut RR und Puls kontrollieren. Kälte und schwer verdauliche Mahlzeiten vermeiden.

6.1.2 Myokardinfarkt

Herzmuskelnekrose infolge unzureichender O_2-Versorgung durch die Herzkranzarterien. Meist als Folge einer KHK (☞ 6.1.1).

Ursachen
Schubweise Ablagerung von Thromben an die arteriosklerotisch veränderten Herzkranzgefäße, verkleinertes Lumen bis hin zum Verschluß. Die O_2-Versorgung nachgeschalteter Gebiete wird schlechter, Zellen sterben ab.

Pflegeleitsymptome
Die Abgrenzung zur KHK ist schwierig. Charakteristika: schwerer, sich rasch verschlimmernder, medikamentös (mit Nitroglycerin) nicht beeinflußbarer Angina-pectoris-Anfall, Symptome ☞ 6.1.1. Evtl. treten zusätzlich zu den Schmerzen auf: Druck, Stich, Krampf oder Brennen hinter dem Brustbein. Auch Übelkeit, Erbrechen, Kaltschweißigkeit, Dyspnoe oder Schocksymptome (☞ 4.2).
Stummer Infarkt möglich. Typische Symptome fehlen, z.B. Infarktnarbe im EKG als Zufallsbefund.

Pflege

Erstmaßnahmen
- Rufalarm auslösen. Den Patienten nicht alleine lassen, beruhigen, Arzt verständigen
- Den Patienten mit erhöhtem OK im Bett lagern, wenn möglich „Herzbett", beengende Kleidung entfernen
- RR und Puls kontrollieren. Wenn RR systolisch > 110 mmHg 1–2 Hübe Nitro-Spray geben ✍. Keine Besserung bei Myokardinfarkt.
- O_2-Gabe 2–4 l/Min.

- Bis die Verlegung auf die Intensivstation organisiert ist, sollte eine examinierte Pflegeperson ständig beim Patienten bleiben, ihn beruhigen, Maßnahmen erklären
- Medikamente zur Schmerzbekämpfung (z.B. Morphin i.v.), Sedierung (z.B. Diazepam) nach Arztanordnung aufziehen
- Blutentnahme vorbereiten: Enzyme (Gesamt CK, CK-MB, LDH, HBDH, GOT), BB, E'lyte, BGA
- Verlegung auf die Intensivstation in ärztlicher Begleitung organisieren, Notfallkoffer und die Patientenunterlagen mitnehmen.

Weitere Maßnahmen
- Abklären, ob Angehörige benachrichtigt wurden. Waschutensilien etc. auf Intensivstation bringen. Auf Station verbleibende patienteneigene Sachen sicher verwahren (☞ 1.5.5). Meist wird der Patient nach ein paar Tagen auf die Allgemeinstation zurückverlegt. Ggf. Telefon, Untersuchungen u.a. abmelden
- Wenn der Patient auf die Normalstation zurückverlegt wird, regelmäßig RR, Puls, Atmung, Ein- und Ausfuhr überwachen. Intervalle mit dem Arzt abklären
- Belastungen und erhöhten O_2-Verbrauch vermeiden. Den Patienten insbesondere bei den ATL, Ernährung, Ausscheidung und Körperpflege unterstützen. Nach Stufenprogramm in Absprache mit dem Arzt und der KG mobilisieren (☞ 3.10)
- Thrombose-, Dekubitus- und Pneumonieprophylaxe (☞ 2.5). Cave: Thorax niemals abklatschen. Thromben könnten sich lösen und zu einer Embolie führen.

Operation eines Patienten mit Zustand nach Myokardinfarkt
- Voraussetzungen: der Infarkt liegt länger als 6 Mon. zurück. Echokardiographie, EKG und Lufu sind o.B.
- Herzmedikamente: Einnahme mit dem Anästhesisten abklären, meist jedoch direkt vor der OP. Evtl. Umstellung auf i.v.-Gabe erforderlich
- Bei Auffälligkeiten muß der Arzt die Priorität abwägen. Wahleingriffe sollten nicht vorgenommen werden.

6.1.3   Hypertonie

Krankhafte, dauerhafte Steigerung des arteriellen Gefäßinnendruckes über 160/95 mmHg.

Ursachen
Primäre Hypertonien (90 %) mit vermuteten Ursachen wie Erbanlagen, psychischer Streß, Umweltfaktoren. Sekundäre Hypertonien (10 %), z.B. als Folge von renalen, endokrinen, kardiovaskulären und neurogenen Erkrankungen.

Folgen: Myokardinfarkt durch Arteriosklerose der Herzkranzgefäße (☞ 6.1.2). Apoplex durch arteriosklerotische Veränderungen der Hirngefäße. Linksherzinsuffizienz, Asthma cardiale, Netzhautschäden bis zur Erblindung.

Pflegeleitsymptome
Symptome nur bei ausgeprägtem Hochdruck mit Druckgefühl im Kopf, Kopfschmerzen, Klopfen in Hals und Kopf, Ohrensausen, Augenflimmern, Schwindel.

Therapie

Senkung des RR erfolgt medikamentös mit Antihypertensiva (Antihypertonika). Hierzu gehören Diuretika zur Harnflußsteigerung. β-Blocker (Beloc®) zur Verminderung des Herzminutenvolumens, Kalziumantagonisten (Adalat®) zur Gefäßerweiterung, Sympatholytika (Catapresan®) zur Hemmung der Sympathikuswirkung, Vasodilatatoren (Nepresol®) zur Gefäßerweiterung durch direkte Wirkung auf die glatte Muskulatur, ACE-Hemmer (Lopirin®) zur Hemmung der Angiotensin-Wirkung. Durch regelmäßige RR-Messungen wird die Dosis ermittelt und der Therapieerfolg kontrolliert.

Pflege

Präoperativ: RR muß im Normbereich sein. Abweichungen dem Arzt melden. Evtl. muß der Patient vor OP medikamentös neu eingestellt werden.

Postoperativ
- Zur postop. Überwachung ist eine Verlegung auf die Intensivstation möglich
- RR zunächst 4 x/Std., dann 2 x/Std. über mehrere Std. kontrollieren. Alarmgrenzen nach Arztanordnung einstellen
- Für regelmäßige Einnahme der Medikamente sorgen
- Mobilisation nach Arztanordnung. RR-Obergrenzen sind festzulegen. RR und Puls vor und nach der Mobilisation kontrollieren. Auf Hypertoniesymptome achten
- ATL nach Bedarf unterstützen, Prophylaxen bedenken
- Diätassistentin und Diätberatung einbeziehen. Kochsalz- und fettarmes Essen bestellen.

▌Hypertone Krise

Notfall. Plötzliche RR-Erhöhung auf Werte über 230/120 mmHg.

Ursachen

Hypertonie. Postop., wenn der Patient keine Medikamente zur RR-Senkung erhält. Gefahr von Hirnblutung, zerebralem Krampfanfall, akuter Linksherzinsuffizienz.

Pflegeleitsymptome

Kopfschmerzen, verschwommenes Sehen, Unruhe, Schwindel, Übelkeit. Evtl. neurologische Störungen (Bewußtseins-, Sprachstörungen), Angina pectoris.

Erstmaßnahmen bei Hypertoner Krise

- Patienten ins Bett helfen und beruhigen, Klingel in erreichbare Nähe legen, den Arzt verständigen
- Engmaschig RR, Puls, Bewußtseinslage überprüfen. Werte auf dem Protokoll vermerken
- Auf Arztanordnung 10–20 mg Nifedipin, z.B. Adalat® Kapsel zum Zerbeißen, geben. Flüssigkeit im Mund lassen. Weitere Medikamente nach Arztanordnung vorbereiten
- Evtl. Materialien zum Legen eines zentralen Zuganges vorbereiten (☞ 3.5.6).

Ziele und Gefahren der Therapie

Zunächst RR-Senkung auf Werte um 170/100 mmHg. RR-Senkung darf nicht zu rasch erfolgen, sonst Gefahr der Minderdurchblutung des Gehirns.

Vorbereitung auf eine OP
Wenn möglich Antihypertensiva bis zum OP-Tag einnehmen lassen. Manche Medikamente kumulieren mit Anästhetika, es kann zum raschen RR-Abfall kommen. Daher Einnahme mit dem Anästhesisten abklären.

▍6.1.4   Hypotonie

Chronisch, anormal erniedrigter arterieller Blutdruck auf Werte unter 105/60 mmHg. Subjektive Beschwerden wie Schwindel (s.u.) sind vorhanden.

Ursachen
Essentielle Hypotonien, d.h. Störung auf konstitutioneller Basis, z.B. bei Leptosomen. Symptomatische oder sekundäre Hypotonien bei Herzinsuffizienz, Varikosis, endokrinen Störungen, als Nebenwirkung gefäßerweiternder Medikamente, Folge von Bettlägerigkeit. Bei der essentiellen Hypotonie sind kaum Komplikationen zu erwarten. Bei der sekundären nicht, wenn die Grundkrankheit behandelt wird.

Therapie: Behandlung der essentiellen Hypotonie erfolgt in schweren Fällen medikamentös, z.B. mit Dihydroergotamin (Dihydergot®) oder Sympathomimetika (Effortil®).

▍Schwindel

Gleichgewichtsstörung aufgrund fehlender Übereinstimmung zwischen vestibulären, somatosensiblen und optischen Eindrücken.

Ursachen: Durch RR-Abfall beim Lagewechsel vom Liegen zum Stehen. Störungen des Labyrinths oder der Gleichgewichtsnerven, z.B. durch Alkohol, Verletzungen, Tumoren.

Pflegeleitsymptome
• Abgeschlagenheit, Müdigkeit, Leistungs- und Konzentrationsschwäche, Herzklopfen und Tachykardie
• Gleichgewichtsstörungen mit unangemessenen Abwehrbewegungen bis zum Sturz, Schwarzwerden vor den Augen, Angst, Schweißausbruch oder Frösteln, Übelkeit und Erbrechen.

Postoperative Pflege bei Hypotonie mit Schwindel
• Patienten über Symptome des niedrigen RR aufklären
• Solange der Patient noch nicht selbständig aufsteht vor jeder Mobilisation RR und Puls kontrollieren
• Zur Mobilisation immer Kompressionsverband anlegen (nicht bei Herzinsuffizienz), damit das Blut nicht in die Beine versackt. Vor dem Aufstehen Bettgymnastik: erst an den Bettrand setzen, Füße und Beine bewegen, dann Stehversuch. Der Patient soll geradeaus schauen, sich äußern, wenn ihm schwindelig wird. Zunächst nur kurze Wegstrecken im Zimmer laufen, stets mit Haltemöglichkeiten. Wegstrecke langsam auf den Krankenhausflur ausdehnen. Sitzmöglichkeiten bereithalten
• Patienten hinlegen, wenn ihm schwindelig wird. RR kontrollieren. Klingel in Reichweite anbringen. Bei Übelkeit Nierenschale und Zellstoff bereithalten. Den Arzt informieren, wenn der Schwindel anhält
• Gesundheitsberatung: Gymnastik, Kreislauftraining (Bäder, Massagen) empfehlen.

❘ 6.1.5 Herzinsuffizienz

Unvermögen des Herzmuskels, ausreichend Blutvolumen in die Kreislaufperipherie zu fördern.

Stadieneinteilung der New York Heart Association (NYHA)	
Stadium	
I	Keine Beschwerden bei normaler Belastung, aber Nachweis einer beginnenden Herzkrankheit, z.B. im EKG
II	Leichte Beschwerden bei normaler Belastung, Leistungsminderung
III	Erhebliche Leistungsminderung bei normaler Belastung
IV	Ruhedyspnoe

Ursachen

Schädigung des Myokards durch O_2-Mangel (z.B. Herzinfarkt, KHK), Entzündungen (z.B. Myokarditis), Druckbelastung (z.B. Hypertonie, Herzklappenfehler, Herzrhythmusstörungen), mechanische Ursachen wie Perikarderguß, Verwachsungen und Tumor.

Pflegeleitsymptome

Linksherzinsuffizienz

Durch Blutrückstau in den Lungenkreislauf entsteht Ruhe- und Belastungsdyspnoe, nächtliche Orthopnoe, Zyanose. Bei Lungenödem Ruhedyspnoe, Hustenreiz, rasselnde Atemgeräusche sowie rostbraunes Sputum.

Rechtsherzinsuffizienz

Durch Blutrückstau in den Körperkreislauf entsteht Halsvenenstauung, Ödeme unten liegender Körperpartien wie Knöchel, Unterschenkel und Anasarka; Zyanose, Stauungsleber, Nykturie und Pleuraerguß.

Therapie

3-D-Regel: Digitalis zur Steigerung der Herzkontraktion. Diuretika zur Senkung der Vor- und Nachlast. Diät kochsalzarm, beschränkte Trinkmenge. ACE-Hemmer, um Gefäßwiderstand zu senken. O_2 nach Bedarf geben.

Präoperativ

• Dekompensierte Herzinsuffizienz gilt als Kontraindikation für einen Wahleingriff
• Bei Hypertonie möglichst stabile RR-Werte erreichen, sonst besteht die Gefahr einer hypertonen Krise, Arrhythmie
• Digitalisspiegel kontrollieren, evtl. aufdigitalisieren. Antibiotikaprophylaxe bei Patienten mit Herzklappenfehlern. Herzrhythmusstörungen je nach Schweregrad durch Digitalis, Antiarrhythmika und evtl. Herzschrittmacher behandeln
• Erhöhten O_2-Verbrauch durch Streß vermeiden. Auf den Patienten abgestimmte Prämedikation.

Postoperativ: in den ersten Tagen Überwachung auf der Intensivstation.

Linksherzinsuffizienz

Häufige Ursachen: Bluthochdruck, Klappenfehler (linkes Herz), Koronare Herzkrankheit, Herzinfarkt, Rhythmusstörungen

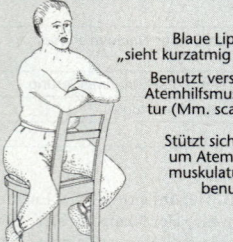

Blaue Lippen, „sieht kurzatmig aus"

Benutzt verstärkt Atemhilfsmuskulatur (Mm. scaleni)

Stützt sich auf, um Atemhilfsmuskulatur zu benutzen

Rechtsherzinsuffizienz

Häufige Ursachen: Linksherzinsuffizienz, Herzklappenfehler, Lungenerkrankungen

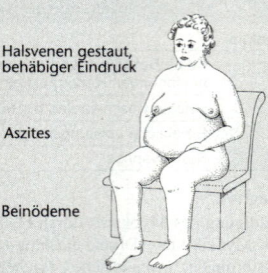

Halsvenen gestaut, behäbiger Eindruck

Aszites

Beinödeme

Erscheinungsbild eines Patienten mit Linksherzinsuffizienz

- Schwäche und Ermüdbarkeit
- Atemnot bei Belastung, evtl. auch in Ruhe
- Rasselgeräusche über der Lunge, Husten
- Lungenödem
- Zyanose

Erscheinungsbild eines Patienten mit Rechtsherzinsuffizienz

- Gestaute, erweiterte Halsvenen
- Ödeme (Bauch, Fußgelenke, Füße)
- Gewichtszunahme
- Leberschwellung

Gemeinsame Symptome

- Eingeschränkte Leistungsfähigkeit (beim Treppensteigen Atemnot)
- Häufiges Wasserlassen, auch bei Nacht
- Schneller Herzschlag (Tachykardie) v.a. bei Belastung, Herzrhythmusstörungen
- Herzvergrößerung, Pleura- und Perikarderguß
- Im Spätstadium niedriger Blutdruck

Abb. 6.2: Ursachen und Leitsymptome der Herzinsuffizienz [L 190]

Pflege

Allgemeine Pflege

- OK zur Atemerleichterung hochlagern, falls keine Kontraindikationen, z.B. Rücken-OP, Wirbel- oder Beckenfrakturen, vorliegen. Beine zur Verminderung der Vorlast tief lagern (Herzbett)
- Körperliche Anstrengung des Patienten vermeiden, ggf. Bettruhe einhalten lassen
- Pneumonie-, Thrombose- und Dekubitusprophylaxe berücksichtigen
- Ggf. bei Ausscheidung Hilfe leisten. Darmtätigkeit anregen, z.B. Leinsamen, Weizenkleie oder Laxantien verabreichen ✍
- Ggf. bei der Körperpflege unterstützen. Der Patient soll sich nicht anstrengen, vorhandene Ressourcen jedoch nutzen
- Tägl. Gewicht kontrollieren und Flüssigkeit bilanzieren
- Medikamente nach Arztanordnung verabreichen
- Antithrombosestrümpfe nur nach Arztanordnung, Beine nicht wickeln (Ödeme).

Präoperative Pflege
- Sorgfältig über Lebensweise und Ressourcen des Patienten informieren
- Mit Hilfe des NYHA-Stadium Belastbarkeit des Patienten feststellen (☞ 6.1.3)
- Ruhebedürfnis und Ruhephasen im Tagesablauf, nach Gewohnheiten des Patienten, berücksichtigen
- Hilfen zur Einhaltung von Diät und Flüssigkeitsbeschränkung auch in der Klinik beibehalten lassen, z.B. spezielle Kräuterwürze zur salzarmen Kost, saure Drops oder Kaugummi
- Atemgymnastik gleich nach Aufnahme beginnen (☞ 2.5.1).

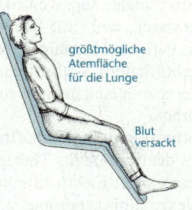

Abb. 6.3: Herzbett [L 157]

Postoperative Pflege
- Vitalparameter überwachen, in den ersten postop. Tagen 1–2 x/Std.
- Auf Ödeme, Stauungszeichen und Dyspnoe achten. Ausscheidung überwachen. Ggf. Flüssigkeit bilanzieren, Veränderungen sofort dem Arzt mitteilen
- Atemgymnastik 1 x/Std. durchführen (☞ 2.5.1)
- Je nach Belastbarkeit den Patienten vorsichtig mobilisieren. Mit dem Arzt und der KG absprechen (☞ 3.10.2). Obergrenze von Puls- und Atemfrequenz festlegen. RR vor und nach Mobilisation messen. Auf Erschöpfungszeichen wie Schweißausbruch, Muskelzittern achten, ggf. Mobilisation vorzeitig abbrechen.

Bei schwerer Linksherzinsuffizienz kann durch Belastung rasch ein Lungenödem entstehen. Symptome: brodelnde Atemgeräusche, Zyanose, Atemnot, Tachykardie, Blutdruckabfall, Schweißausbruch, Todesangst.

❙ 6.1.6   Rhythmusstörungen

Herzrhythmusstörungen liegen Störungen der Reizbildung oder der Reizleitung zugrunde.

❙ Tachykarde Herzrhythmusstörungen

Herzfrequenz > 100/Min.

Ursachen
Postop.: Hypovolämie, E'lytstörungen, Schmerzen, psychogene Ursachen wie Streß und Angst. Herzinfarkt, KHK, Myokarditis, Lungenembolie, Klappenfehler. Medikamente, z.B. Antiarrhythmika, Herzglykoside.

Formen der tachykarden Rhythmusstörungen
Supraventrikuläre Tachykardien
- Sinusknotentachykardie. Frequenz: 100–160/Min. Therapie: Behebung der Ursache, z.B. Infusion bei Hypovolämie, Digitalisierung bei Herzinsuffizienz
- Supraventrikuläre Extrasystolen. Deformierte P-Welle, normaler, vorzeitig einfallender QRS-Komplex. Therapie: selten nötig, ggf. medikamentös z.B. mit Digitalis, Chinidin

- Paroxysmale, supraventrikuläre Tachykardie. Anfallsweise, plötzlich einsetzendes Herzrasen, evtl. mit Schwindel und Synkope. Frequenz: 160–200/Min. Therapie: den Patienten beruhigen. Vagusreiz: kaltes Wasser trinken lassen, Karotisdruck ☞
- Vorhofflattern. Vorhoffrequenz: 220–350/Min., Gefahr der Überleitung zur Kammer. Therapie: medikamentös mit Digitalis, Verapamil (Isoptin®). Elektrostimulation des Vorhofs
- Vorhofflimmern. Vorhoffrequenz: 350–600/Min., im EKG meist absolute Arrhythmie der Kammern. Therapie: medikamentös mit Verapamil (Isoptin®). Karotissinusmassage, Elektrostimulation
- Präexzitationssyndrome, z.B. Wolff-Parkinson-White-Syndrom (= WPW). Anfallsweise Tachykardien, evtl. Angina pectoris, Synkopen. Therapie: Karotisdruck, Antiarrhythmika nur bei Begleitsymptomen, z.B. Schwindel, Bewußtlosigkeit.

Ventrikuläre Tachykardien
- Ventrikuläre Extrasystolen (VES). Deformierte, verbreiterte QRS-Komplexe ohne P-Welle, anschließend kompensatorische Pause. Therapie: nicht immer notwendig, u.a. abhängig von der Anzahl der VES, evtl. Antiarrhythmika
- Ventrikuläre Tachykardien. Frequenz: bis 220/Min., deformierte QRS-Komplexe, lebensgefährlich, häufig Übergang in Kammerflattern/-flimmern. Therapie: medikamentös mit Lidocain (Xylocain®). Evtl. Kardioversion
- Kammerflattern. Frequenz: 250–400/Min., häufig Übergang zum Kammerflimmern, haarnadelförmig deformierte, leicht verbreiterte QRS-Komplexe, hämodynamischer Kreislaufstillstand. Therapie: Defibrillation, Reanimation (☞ 4.1)
- Kammerflimmern. Frequenz: > 400/Min., funktioneller Herzstillstand, unregelmäßige Ausschläge im EKG, „Wellenlinie". Therapie: Defibrillation, Reanimation (☞ 4.1).

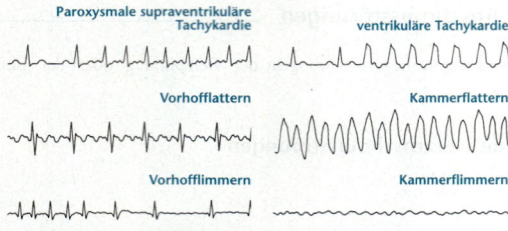

Paroxysmale supraventrikuläre Tachykardie	ventrikuläre Tachykardie
Vorhofflattern	Kammerflattern
Vorhofflimmern	Kammerflimmern

Abb. 6.4 : EKG-Befunde bei Herzrhythmusstörungen [L 190]

Sofortmaßnahmen
- Arzt, ggf. Notfallteam informieren
- Bettruhe, den Patienten möglichst nicht alleine lassen
- Notfallwagen/-koffer, EKG und Defibrillator vorbereiten (☞ 4.1)
- Monitoring: Schreiber mitlaufen lassen
- I.v.-Medikamente nach Arztanordnung vorbereiten, z.B. Digitalis, Isoptin®, Xylocain®, Rytmonorm®, Gilurytmal®.

6

Pflege

- Vitalzeichen nach Arztanordnung kontrollieren, Befinden des Patienten beobachten, dokumentieren
- Auf Zeichen von Flüssigkeitsmangel achten, z.B. trockene Schleimhäute, starkes Durstgefühl, Oligurie, abhebbare Hautfalten
- Puls immer eine Min. auszählen, auf Extrasystolen und Pulsqualität achten. Puls zentral (A. carotis) und peripher tasten. Pulsdefizit ermitteln
- Bei oralen Medikamenten Einnahmeintervalle beachten, besonders bei Antiarrhythmika, z.B. 3 x tägl. im 8 Std.-Abstand
- Hilfestellung bei ATL leisten, die der Patient nur teilweise oder nicht mehr alleine durchführen kann, z.B. Körperpflege, Ausscheidung und Mobilität
- Nach Arztanordnung: Bettruhe, auf Intensivstation verlegen.

 Durch Herzrhythmusstörungen verlangsamte Blutströmung → Thrombose-/Emboliegefahr. Sorgfältige Thromboseprophylaxe postop. notwendig.

| Bradykarde Herzrhythmusstörungen

Pulsfrequenz < 50/Min.

Ursachen

Chirurgischer AV-Block nach kardiologischem Eingriff, Bradykardie nach neurologischen Eingriffen. Idiopathische Degeneration des Reizbildungs-/Reizleitungssystems, KHK, Myokardinfarkt, Myokarditis, Hyperkaliämie, Digitalisintoxikation. Physiologisch, z.B. bei Sportlern und Vagotonikern.

Formen der bradykarden Rhythmusstörungen

- SA-Block: Verzögerte Überleitung vom Sinusknoten zum Vorhof
- AV-Block 1. Grades: Überleitung der Erregung vom Vorhof zur Kammer ist verlängert
- AV-Block 2. Grades, Typ 1: Überleitungszeit ist periodisch zunehmend verlängert bis zum Ausfall (Mobitz 1 ≙ Wenckebach-Periodik)
- AV-Block 2. Grades, Typ 2: Nur jede 2., 3. oder x. Vorhofaktion wird übergeleitet (Mobitz 2). Normfrequenz oder Bradykardie, Puls arrhythmisch. Möglicher Übergang in totalen AV-Block
- AV-Block 3. Grades: Unkoordinierte Aktionen von Vorhöfen und Kammern (totaler AV-Block). Meist mit Herzinsuffizienz verbunden.

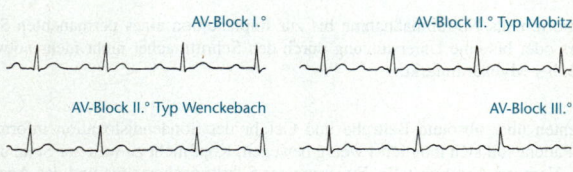

AV-Block I.° AV-Block II.° Typ Mobitz

AV-Block II.° Typ Wenckebach AV-Block III.°

Abb. 6.5: AV-Blockierung [L 190]

Therapie bei bradykarden Rhythmusstörungen

- Auslösende Medikamente wie Digitalis, Verapamil® absetzen
- Bei schmerzbedingter Vagotonie Schmerzen medikamentös bekämpfen (☞ 19.3)
- Hirndruck senken
- Defekte an liegendem Schrittmacher (Sondendislokation/-bruch, Dysfunktion) beseitigen, Batterien wechseln
- Medikamentöse Gabe von Atropinsulfat, Alupent®
- Herzschrittmacher. Zunächst passager, dann permanent.

Sofortmaßnahmen

- Atropin und Alupent® bereitstellen
- Ggf. Implantation eines Schrittmachers vorbereiten ✍
- Ggf. Verlegung auf Intensivstation organisieren
- Vitalwerte kontrollieren. Evtl. Monitoring, Schreiber laufen lassen
- Den Patienten über Bettruhe aufklären ✍ und auf Einhaltung achten
- Ggf. bei ATL unterstützen, die der Patient nicht mehr selbst wahrnehmen kann.

Perioperative Pflege

- Pulsfrequenz und -qualität, RR kontrollieren. Meßintervalle nach Arztanordnung
- Patienten auf Zyanose, Ödeme, Anasarka, Halsvenenstauung, Gewicht, Atmung beobachten
- Angaben des Patienten über Beschwerden wie Schmerzen, Atemnot und Schwindel dokumentieren. Arzt informieren
- Nach Arztanordnung und Belastbarkeit des Patienten mobilisieren. Vor der Mobilisation den Kreislauf kontrollieren. Bei Arrhythmie, Hypertonie, Schweißausbruch, Übelkeit, Atemnot oder Schwindel Mobilisation sofort abbrechen. Ereignis dokumentieren, Arzt informieren
- ATL nach Bedarf übernehmen, erforderliche Prophylaxen berücksichtigen (☞ 2.5).

| Herzschrittmacher

Gerät führt durch Stimulation des Herzmuskels mit elektrischen Impulsen zur Kontraktion.

Passagerer und temporärer Schrittmacher

Die Schrittmachersonde wird von außen über eine Armvene in den Ventrikel eingeführt. Anschließend wird das Schrittmacheraggregat äußerlich fixiert.

Indikationen: als Notfallmaßnahme bis zur Implantation eines permanenten Schrittmachers oder bis eine Unterstützung durch den Schrittmacher nicht mehr notwendig ist, z.B. bei Myokardinfarkt.

Pflege

- Patienten über absolute Bettruhe und Gefahr der Sondendislokation informieren. Der Patient soll sich möglichst wenig bewegen, Kopf nicht zu weit zur Seite drehen. Tägl. Verband, Einstichstelle, Fixierung der Schrittmachersonde und des Aggregats kontrollieren
- Vitalzeichen-, EKG- und Schrittmacher-Kontrollen nach Arztanordnung vornehmen oder veranlassen

- Hilfestellung anbieten insbesondere bei der Körperpflege und Dekubitusprophylaxe (☞ 2.5.3), Obstipation vermeiden. Im Rahmen der Pneumonieprophylaxe nicht abklopfen, die Sonde kann dislozieren
- Leicht verdauliche Kost anbieten, Pilze, fette blähende Speisen wie fettgebackenene Lebensmittel, Kohl, Hülsenfrüchte meiden
- Patienten die Angst nehmen: Über die Funktion des Schrittmachers, technische Hilfsmittel wie Monitoring, Perfusoren etc. und die erforderliche Pflege informieren.

Permanenter Schrittmacher

Ein Schrittmacheraggregat wird meist subkutan im Bereich des re. M. pectoralis major implantiert, eine Schrittmachersonde über die Vena subclavia in den rechten Ventrikel geführt (☞ Abb. 6.6).

Indikation: EKG-Veränderungen und klinische Symptome bei medikamentös nicht beherrschbaren bradykarden Herzrhythmusstörungen (☞ 6.1.6).

Pflege
- Bettruhe nach Arztanordnung, meist 24 Std. postop.
- Vitalzeichen überwachen, meist Monitoring
- Sandsack auf die Wunde legen ✍
- EKG- und Rö.-Kontrolle anfordern
- Schrittmacher nach Arztanordnung kontrollieren. OP-Wunde verbinden, Häufigkeit nach Verbandart (☞ 3.2.2)
- Bei den ATL, Ernährung, Ausscheidung, Körperpflege, Mobilisation unterstützen
- Bei der Entlassung vergewissern, daß der Patient den Schrittmacher-Ausweis erhalten hat und über Verhaltensregeln, z.B. Kontrolluntersuchungen, vermeiden von Magnetfeldern, aufgeklärt wurde 🗣.

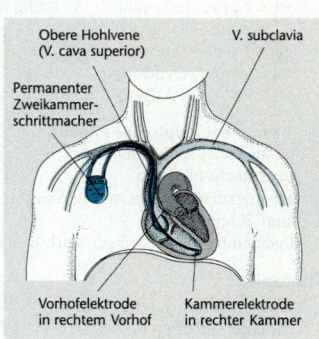

Obere Hohlvene (V. cava superior)

V. subclavia

Permanenter Zweikammer-schrittmacher

Vorhofelektrode in rechtem Vorhof

Kammerelektrode in rechter Kammer

Abb. 6.6: Lage eines permanenten Herz-schrittmachers im Körper [B 101]

 Tips, Tricks & Fallen

- Bei der Monitorüberwachung von Patienten mit Herzschrittmacher sind die Schrittmacherspikes erkennbar
- Eine Herzaktion ist trotz festgestellten Todes möglich, da weiterhin Schrittmacherimpulse abgegeben werden
- Für Patienten mit Schrittmacher ist eine MRT-Diagnostik nicht zugänglich.

6.2   Lungenerkrankungen

| 6.2.1   Pneumonie

Entzündung des Lungenparenchyms.

Ursachen
Primäre Infektion durch Bakterien, Viren, Pilze und Protozoen. Sekundäre Infektion bei Lungenödem/-embolie, chronischer Bronchitis, Atelektasen, Herzinsuffizienz, Aspiration und Immunsuppression.

Pflegeleitsymptome
Symptome bei typischer Pneumonie
- Husten: anfangs trocken, später produktiv
- Plötzlich auftretendes hohes Fieber, häufig mit Schüttelfrost
- Sputum zu Beginn eitrig (gelb/grünlich), später evtl. rötlich bis braun
- Foetor ex ore: fade-süßlich bis faulig-stinkend
- Tachykardie, Tachypnoe
- Pleuritischer Schmerz, Schonatmung
- Evtl. Zyanose, Hypoxämie
- Beeinträchtigtes Allgemeinbefinden.

Symptome bei atypischer Pneumonie
- Verlauf meist schleichend
- Fieber leicht bis hoch
- Eher trockener Husten, wenig Sputum
- Kaum Schmerzen
- Allgemeinbefinden weniger stark beeinträchtigt, grippeähnlich.

Therapie
- Infektion nach Erregernachweis durch Antibiotika oder Antimykotika bekämpfen
- Ventilation erhalten und verbessern. Pflege und Therapie: Atemgymnastik, Mobilisation und O_2-Gabe, Bronchialsekret absaugen, evtl. Bronchialtoilette mittels Intubation
- Sekretolyse durch Sekretolytika, Antitussiva, hohe Flüssigkeitszufuhr und Inhalationen fördern
- Fieber durch Antipyretika und physikalische Therapie senken
- Bettruhe bei hohem Fieber, schlechtem Allgemeinzustand einhalten lassen.

Pflege
- Pneumonie- und Atelektasenprophylaxe fortsetzen (☞ 2.5.1). Inhalationen durchführen, Zusätze (z.B. Mukolytika) und Häufigkeit nach Arztanordnung. Den Patienten zum produktiven Abhusten anhalten, ggf. Analgetika nach Arztanordnung verabreichen. Atemerleichternde Lagerung (z.B. OK hochlagern), bettlägerigen Patienten zur gleichmäßigen Belüftung der Lungen regelmäßig umlagern (☞ 3.9.2)
- Fiebersenkende Maßnahmen ergreifen (☞ 7.2). Vitalzeichen nach Arztanordnung kontrollieren
- Ausreichend Flüssigkeit verabreichen, Mehrbedarf bei Fieber berücksichtigen
- Häufig und gründlich den Mund pflegen bzw. den Patienten dazu anleiten

6

- Bettruhe ist nur bei hohem Fieber mit Kreislaufinstabilität notwendig
- O_2 und Medikamente nach Arztanordnung verabreichen
- Evtl. Bronchialsekret absaugen, bei Bedarf Bronchialtoilette vorbereiten ✍.

6.2.2   Asthma bronchiale

Anfallsartige, mit Atemnot einhergehende Erkrankung der Atemorgane, ausgelöst durch Atemwegsobstruktion infolge Spasmen, Ödemen und zähem Schleim.

Ursachen

- Exogen-allergisches Asthma durch Hausstaubmilben, Blütenpollen, Tierhaare, Mehlstaub, begleitend bei Heuschnupfen und atopischem Ekzem
- Nicht-allergisches Asthma durch Atemwegsinfekte, inhalierte Chemikalien, Analgetika, körperliche Belastung, psychische Faktoren (Streß, Konflikte).

Pflegeleitsymptome

- Anfallsartige, schwere Atemnot durch Atemwegsobstruktion und Produktion von zähem Schleim
- Pfeifendes Atemgeräusch durch Behinderung der Exspiration
- Husten, besonders am Anfang des Anfalls
- Zäher, glasiger Schleim, meist am Ende des Anfalls
- Erstickungsangst
- Gebrauch der Atemhilfsmuskulatur
- Zyanose, kalter Schweiß, Tachykardie, RR-Abfall.

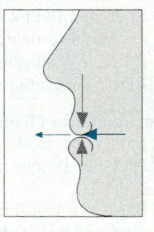

Therapie

- Auslösende Allergene bzw. Noxen meiden
- Gegen Allergene wie Pollen, Hausstaubmilben oder Schimmelpilze hyposensibilisieren
- Anfallsprophylaxe mit Antihistaminika
- Reichlich Flüssigkeit zur Sekretverdünnung zuführen
- Begleitende psychologische Beratung, Selbsthilfegruppen.

Abb. 6.7: Dosierte Lippenbremse [L 157]

Antiobstruktive Therapie bei Asthma bronchiale	
Stufe 1	Inhalative Glukokortikoide
Stufe 2	Zusätzlich Sympathomimetika, z.B. Sultanol®, Bricanyl®, Parasympatholytika, z.B. Atrovent®, als Aerosol
Stufe 3	Zusätzlich Theophyllin, z.B. Bronchoretard®
Stufe 4	Zusätzlich systemische Glukokortikoide.

Sofortmaßnahmen beim Asthmaanfall

- Arzt verständigen
- Patienten nicht alleine lassen
- Atmung durch OK-Hochlagerung erleichtern, den Patienten aufsitzen lassen. Arme zur Unterstützung der Atemhilfsmuskulatur abstützen lassen. Fenster öffnen
- Zu effizienter Atmung auffordern: Lippenbremse, d.h. geräuschlose Ausatmung durch die locker aufeinanderliegenden Lippen, Wangen dürfen sich dabei nicht blähen. Langsames, gähnendes Einatmen, kurz Luft anhalten lassen
- Vitalzeichen kontrollieren
- Nach Arztnordnung O_2 und Medikamente (s.o.) verabreichen.

Falls keine Besserung eintritt

- Beim Legen eines venösen Zugangs und der Blutentnahme für BGA assistieren
- Evtl. Intubation und endotracheales Absaugen vorbereiten, ggf. assistieren (☞ 4.1)
- Evtl. Verlegung auf Intensivstation.

Perioperative Pflege

Präoperative Pflege

- Gewohnte Asthmamedikamente weiter verabreichen, auch morgens am OP-Tag ✍
- Streß und Hektik können einen Asthmaanfall auslösen, deshalb genügend Zeit für die Pflegeverrichtungen und OP-Vorbereitung einplanen. Den Patienten frühzeitig über alle Maßnahmen informieren. Möglichst ruhige Umgebung schaffen
- Bei Asthmaanfall wird keine Narkose eingeleitet.

Postoperative Pflege

- Extubation erfolgt wegen der Gefahr eines Bronchospasmus in ausreichend tiefer Narkose. Besonders auf Atemfrequenz, Atemtiefe, Zyanose achten. Pulsoxymeter benutzen
- Bei Anzeichen eines Asthmaanfalls sofort den Arzt verständigen und Sofortmaßnahmen einleiten (s. Kasten oben)
- Inhalationstherapie zur Sekretolyse nach Anordnung, meist auch schon präop.
- Sorgfältig den Mund reinigen, da eine Aerosoltherapie mit Glukokortikoiden (Pilz-) Infektionen der Mundhöhle begünstigt, besonders bei postop. Nahrungskarenz
- Vorsichtig mobilisieren, körperliche Anstrengung kann einen Anfall auslösen.

6.3 Niereninsuffizienz

Die Funktion der Nieren ist eingeschränkt. Harnpflichtige Substanzen, die auf den Organismus toxisch wirken, werden nur teilweise oder gar nicht ausgeschieden. Im fortgeschrittenen Stadium verlieren die Nieren ihre regulierende Funktion auf den Säure-, Basen-, Wasser- und E'lythaushalt.

6.3.1 Akutes Nierenversagen

Ausfall der Nierenfunktion innerhalb weniger Std.

Ursachen
- Postop.: meist durch instabile Kreislaufsituation, Volumenmangel
- Zirkulatorisches Nierenversagen bei Kreislaufschock, Dehydratation oder schweren Erkrankungen wie Verbrennung, Sepsis, Polytrauma und Peritonitis
- Toxische Schädigung durch Medikamente, z.B. Sulfonamide, Penicilline. Virusinfekte, Vergiftungen, z.B. Schwermetalle, Knollenblätterpilz, Chemikalien. Gewebszerfall bei Hämolyse, Myolyse.

Pflegeleitsymptome
- Oligurie bis Anurie, Anstieg harnpflichtiger Substanzen. Kreatin > 120 mmol/l, Harnstoff > 8 mmol/l
- Zeichen der Überwässerung: Ödeme, toxisches Lungenödem (fluid lung)
- Tachypnoe
- Hyperkaliämie: K^+ > 5,0 mmol/l. Herzrhythmusstörungen, metabolische Azidose
- Muskelschwäche, Parästhesien
- Urämiezeichen nach mehreren Tagen, z.B. Übelkeit, Erbrechen, Durchfall, Benommenheit, Kopfschmerzen, Koma, Hyperreflexie, Muskelkrämpfe und Foetor uraemicus (☞ 6.3.2).

Komplikationen: Kammerflimmern, Herzversagen, Sepsis durch bakterielle Infekte, Hirn- und Lungenödem.

Phasen des akuten Nierenversagens	
1. Schädigungsphase	Std. bis Tage, normale Ausscheidung bis Oligurie
2. Oligurie/Anurie	1–10 Wo., evtl. Urämiesymptome
3. Polyurie	1–2 Wo., Rückgang der Urämiesymptome, evtl. Dehydratation, K^+-/Na^+-Verlust, tägl. Diuresemenge 2–8 l
4. Restitution	1–3 Mon., bis zu einem Jahr, Nierenleistung noch leicht eingeschränkt

Therapie
- Grunderkrankung behandeln, auslösende Ursachen ausschalten, z.B. Flüssigkeitsdefizit ausgleichen
- Nierenfunktion medikamentös, z.B. mit Lasix®, Dopamin®, anregen
- Dosis verordneter Medikamente an Nierenleistung anpassen, damit toxische Substanzen nicht in der Niere kumulieren

- E'lytkorrektur
- Frühzeitige Antibiose bei Infekt
- Ggf. parenteral ernähren mit höher konzentrierten Lösungen, wenig Flüssigkeit zuführen
- Dialyse bei klinischen Urämiesymptomen (Serumharnstoff > 180 mg/dl), nicht beherrschbarer Überwässerung oder Störung des E'lyt- bzw. Säure-Basen-Haushalts.

Pflege
- Blasendauerkatheter nach Arztanordnung legen (strenge Indikationsstellung), Stundenurimeter benutzen, Urinausscheidung 1 x/Std. kontrollieren, Flüssigkeit mindestens 1 x tägl. bilanzieren (☞ Kasten)
- Mehrmals tägl. Puls, Atmung und Körpertemperatur ermitteln, ggf. tägl. Gewicht überprüfen (Überwässerung). Bei liegendem ZVK mindestens 1 x tägl. ZVD messen. Den Patienten auf Urämiesymptome beobachten (☞ 6.3.2)
- Ernährung beachten: kalium-, natrium- und eiweißarm, ausreichende Kalorienzufuhr, ggf. parenterale Ernährung verabreichen und überwachen ✍
- Wegen der Infektanfälligkeit Hygienerichtlinien genau beachten, z.B. tägl. venöse Zugänge inspizieren und die Einstichstellen neu verbinden, Infusionssysteme wechseln
- Patienten bei der Körperpflege je nach Ressourcen unterstützen. Gründliche Mundpflege, besonders bei Foetor uraemicus oder Erbrechen
- Bei Zunahme der Oligurie bzw. plötzlicher Anurie sofort den Arzt verständigen
- Bei Dehydratation in der polyurischen Phase Hautpflege unterstützen. Trockene, juckende, schuppige Haut nach Wunsch des Patienten mit Mandel-, Jojobaöl oder Hautlotion pflegen.

Bilanzierungskriterien
Bei Einfuhr berücksichtigen
- Getränke, Sondenernährung
- Flüssigkeitsaufnahme durch feste Nahrung, ca. 1000 ml tägl.
- Infusionsmenge und Lösungsmittel für Medikamente, z.B. bei Antibiotika, Perfusoren. Frischplasmen. Vollblut und EK werden nicht berechnet
- Oxidationswasser: Wassergewinn durch Verbrennungsvorgänge, ca. 300 ml tägl.
- Richtwert Einfuhr: Ausfuhrmenge des Vortags, zusätzlich 500 ml.

Bei Ausfuhr berücksichtigen
- Urin, Stuhl (besonders bei Diarrhoe)
- Sonden, Drainagensekrete
- Perspiratio insensibilis. Flüssigkeitsabgabe durch Haut und Lungen, ca. 800–1000 ml tägl.
- Flüssigkeitsverlust durch Fieber (pro 1 °C 1000 ml) und Erbrechen.

6.3.2   Chronisches Nierenversagen

Irreversibler Ausfall der Nierenfunktion durch fortschreitenden Parenchymverlust.

Ursachen: Glomerulonephritis, chronische Pyelonephritis, interstitielle Nephritis, Zystennieren, Kollagenosen. Systemerkrankungen wie Diabetes mellitus, schwere Hypertonie und Gicht.

Stadien der chronischen Niereninsuffizienz	
1. Volle Kompensation	Eingeschränkte Krea-Clearance, normales Serum-Kreatinin
2. Kompensierte Retention	Krea- und Harnstoffanstieg, ohne klinische Urämiesymptome
3. Dekompensierte Retention	Urämiesymptome, kann durch Therapie in 2. Stadium zurückgeführt werden
4. Terminale Nieren-insuffizienz (Urämie)	Irreversibles Nierenversagen

 Foetor uraemicus
Parotitis

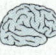 Kopfschmerz, Konzen-trationsschwäche, Depression, zerebrale Krämpfe, Hyperreflexie, Koma

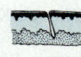 Hautkolorit, Blässe, generalisierter Pruritus, Gynäkomastie

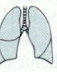 Pleuritis, "fluid lung" Azidoseatmung

 Kardiomyopathie, Myokardverkalkung, Rhythmusstörungen, hämorrhagische Perikarditis

 Gastroenteropathie, (Übelkeit, Erbrechen, Durchfall) Malnutrition Pankreatitis

 Muskelschwund, Faszikulieren, Wadenkrämpfe, "restless legs"

 Polyneuropathie, Verlust der Tiefensensibilität, Parästhesien, Paresen

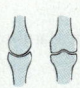 Knochenschmerzen, Hypokalzämie, Hyperphosphatämie (sek. Hyperpara-thyreoidismus) metastatische Kalzifizierung (Pseudo-Gicht)

 Libidoverlust, Impotenz, Amenorrhoe

 renale Anämie, Blutungsneigung (urämische Koagulo-pathie)

 Ödeme, Hyperkaliämie

Abb. 6.8: Urämiesymptome [L 190]

Therapie

- Bei Flüssigkeitseinlagerung Furosemid (Lasix®) bis 2 g tägl.
- Diät: eiweiß- und kaliumarm, kalziumreich. Natriumarm nur bei Ödemen und Hypertonus
- Medikamente: Dosis nierengängiger Medikamente (z.B. Digoxin®) reduzieren
- E'lyte und Kreatinin regelmäßig kontrollieren, bei Hyperkaliämie kaliumarme Diät, z.B. kein Obst. Ggf. Ionenaustauscher (z.B. Resonium® A oral), keine K+-sparenden Diuretika. BGA: bei schwerer metabolischer Azidose Bikarbonat
- Symptomatische Behandlung von Hypertonie, Herzinsuffizienz, Ödemen, Anämie, renaler Osteopathie, Pruritus. Frühzeitige Infektbehandlung, v.a. Harnwegsinfekte
- Dialysevorbereitungen. Indikationen: z.B. nicht beherrschbare urämische Symptome, medikamentös nicht einstellbare Hypertonie. Shunt rechtzeitig einige Wo. vor Dialysebeginn anlegen
- Evtl. Transplantation.

Pflege

- Patienten auf Urämiesymptome (s.o.) beobachten. Puls, RR, Temperatur und Atmung kontrollieren. Häufigkeit nach Allgemeinzustand und Arztanordnung
- Flüssigkeitsbilanz mindestens 1 x tägl. erstellen (s. Bilanzierung)
- Restdiurese bestimmen, um Flüssigkeitsbedarf zu errechnen. 2–3 l tägl. trinken lassen. Menge ist individuell unterschiedlich, Ausfuhrziel 2,5 l tägl. Nach Wünschen fragen, jedoch keine Obstsäfte und Milch geben. Urinausscheidung messen, tägl. Gewicht kontrollieren
- Ernährung, Diät (☞ Therapie), Angehörige darüber informieren, Diätassistentin einbeziehen
- Körperliche Schonung des Patienten unterstützen, ggf. bei den ATL unterstützen
- Psychische Hilfe anbieten, besonders wenn die Erkrankung fortschreitend ist oder eine Dialyse, Transplantation oder Tod bevorstehen. Auf Wunsch Kontakte zum Sozialdienst, Klinikpsychologen, Seelsorger herstellen
- ! Bei Dialysepatienten an der Shuntextremität keine RR-Messung, Blutentnahmen, Injektionen, kein Blut aus dem Shunt entnehmen.

Präoperative Pflege

- 12–24 Std. vor der geplanten OP Dialyse veranlassen ✍
- Labor vorbereiten: K+, Calcium, Krea, Quick, PTT ✍
- Blasenkatheter legen, um intraoperativ exakt bilanzieren zu können.

Postoperative Pflege

- Blasenkatheter wegen Infektionsgefahr sobald wie möglich ziehen
- Auf Arztanordnung Dialyse veranlassen. Der Zeitpunkt der Dialyse ist vom Serum-K+ und extrazellulärem Volumen abhängig
- Keine K+-haltigen Infusionslösungen verwenden
- Laborkontrollen mindestens 1 x tägl. vorbereiten: E'lyte, K+, Harnstoff, Krea, BZ, BB, ggf. BGA zur Bestimmung des Säure-Basen-Haushalts ✍
- Ernährung s.o.

❙ 6.3.3 Dialyse

Technik der Hämodialyse

Extrakorporal werden dem Blut durch eine semipermeable Membran („Filter") Wasser und Stoffwechselendprodukte (harnpflichtige Substanzen) entzogen, E'lyte ausgetauscht und das gereinigte Blut wieder zurückgeführt. Die Hämodialyse dauert einige Std. und ist meist 3 x/Wo. erforderlich. Die Zu- und Ableitung des Blutes erfolgt über einen großlumigen intravasalen, arterio-venösen Shunt, der operativ dauerhaft angelegt wird ☞ 13.6.2

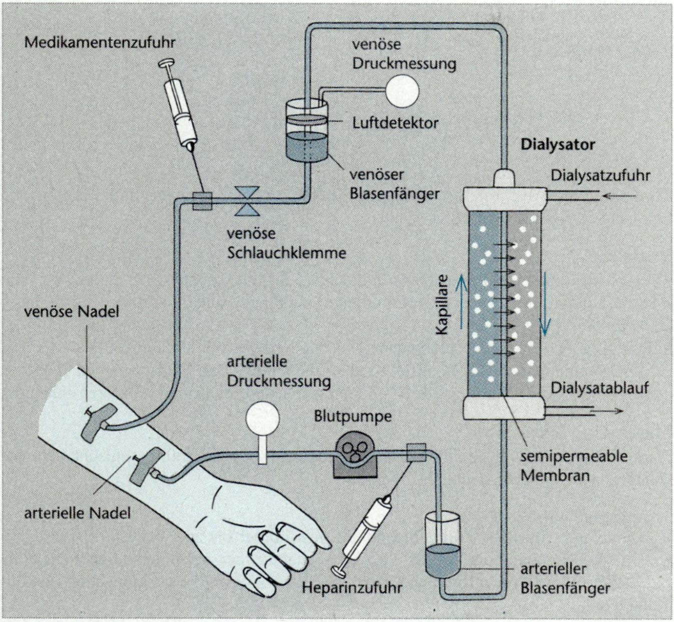

Medikamentenzufuhr

venöse Druckmessung

Luftdetektor

Dialysator

Dialysatzufuhr

venöser Blasenfänger

venöse Schlauchklemme

Kapillare

venöse Nadel

arterielle Druckmessung

Blutpumpe

Dialysatablauf

semipermeable Membran

arterielle Nadel

Heparinzufuhr

arterieller Blasenfänger

Abb. 6.9: Flußschema der Hämodialyse [L 157]

Indikationen: Harnstoff > 180 mg/dl, klinische Urämiesymptome, nicht beherrschbare Überwässerung, extreme Azidose, Hyperkaliämie, chronisches Nierenversagen.

Pflege

Während der Dialyse von speziell ausgebildetem Pflegepersonal.
Allgemeine Betreuung:
- Tägl. RR und Gewicht kontrollieren
- K+-arme Diät, z.B. keine Bananen, Aprikosen, Dörrobst, Kartoffeln und Nüsse. Je
  nach körperlicher Aktivität sollte der Patient tägl. 30–35 kcal/kg zu sich nehmen.
  Davon etwa 50 % Kohlenhydrate sowie Eiweiß 1,2 g/kg Körpergewicht
- Da der Patient bei der Dialyse gerinnungshemmende Substanzen erhält, muß auf
  Blutungskomplikationen wie Hämatome, gastrointestinale, urologische und zerebrale
  Blutungen geachtet werden.

Shuntpflege: ☞ 13.6.2.

6.4   Diabetes mellitus

Chronische Stoffwechselerkrankung mit Erhöhung des BZ-Spiegels und Störungen im
Fett- und EW-Stoffwechsel.

Ursachen

- Typ I-Insulinmangeldiabetes: Insulinmangel aufgrund zerstörter B-Zellen im Pan-
  kreas. Unklare Ursache, evtl. Autoimmunerkrankung, virale Infektion oder genetische
  Faktoren
- Typ II a und b („Altersdiabetes"): verminderte Insulinwirkung an den Leber-,
  Muskel- und Fettzellen. Manifestation im höheren Alter. Von exogenen Faktoren
  wie Adipositas, Ernährung, Streß, Medikamenten und genetischen Faktoren abhängig.

Allgemeine Symptome

Starker Durst (Polydipsie), Polyurie, allgemeiner Leistungsabfall, schlecht heilende
Wunden, Neigung zu Furunkeln, Juckreiz.

Symptomatik Typ I

- Erkrankung tritt meist in der Jugend auf, fast immer bis zum 40. Lj.
- Körperbau schlank bis mager, Gewichtsabnahme bei normalem Appetit. Labile
  BZ-Werte, Hypotonie. Rascher Krankheitsbeginn, oft mit ketoazidotischen Entglei-
  sungen.

Symptomatik Typ II

- Patient ist meist übergewichtig, gedrungener Körperbau
- Neigt zu Hypertonie
- BZ-Werte relativ stabil, selten Ketoazidose
- Glukosurie, häufig diabetische Fettleber.

Akute Komplikationen

Hyperglykämische Entgleisung (Coma diabeticum)

Symptome: starke Exsikkose, Kussmaulsche Atmung, Azetongeruch. Hyperglykämie
(BZ > 300–1000 mg/dl), Tachykardie, Reflexabschwächung bzw. Areflexie, Bewußtseinsstörungen, Übelkeit, Erbrechen, starker Durst, trockene, heiße Haut.

Therapie: Volumensubstitution. Normal (Alt-)-Insulin-Perfusor, langsame BZ-Senkung, max. 100 mg/dl pro Stunde, wegen Gefahr eines Hirnödems. K⁺-Substitution, Azidoseausgleich mit Bikarbonat nach BGA.

Hypoglykämischer Schock
Symptome: Heißhunger, Unruhe, Blässe, Schweißausbruch, feucht-kalte Haut. Hypoglykämie (BZ < 50 mg/dl), Tachykardie, Tremor, Konzentrations-, Seh- und Sprachstörungen. Gefühlsstörungen, Bewußtseinsstörungen, Koma, zerebrale Krämpfe.

Therapie: schnell resorbierbare KH wie Traubenzucker, Fruchsaft. Zusätzlich langsam resorbierbare KH (Brot) bei zu erwartender erneuter Hypoglykämie. Glukosegabe i.v., falls orale Therapie nicht mehr möglich.

Spätfolgen
- Mikroangiopathie (Schädigung kleinster Gefäße). Diabetische
  Nephropathie: Nierenschäden bis zu Niereninsuffizienz. Diabetische Retinopathie: Netzhautschäden und -ablösung, Glaukom, Sehschwäche bis Blindheit
- Makroangiopathie (Schädigung großer Gefäße): Herzinfarkt, KHK, Apoplex. Periphere Durchblutungsstörungen besonders der unteren Extremitäten
- Periphere Polyneuropathie: Störungen der Oberflächen- und Tiefensensibilität (Parästhesien)
- Autonome Neuropathie (Schädigung des autonomen Nervensystems): stummer Herzinfarkt (ohne Schmerzen), Magenentleerungsstörungen, Durchfall, Obstipation, Blasenentleerungsstörungen
- Diabetischer Fuß: Gestörte Statik, Hautveränderungen, verminderte Schmerzempfindlichkeit, Durchblutungsstörungen führen zu überschießender Hornhautbildung und Ulzera mit Infektionsgefahr.

Therapie
- Typ I: Diabetesdiät, Insulinbehandlung. Lebensweise anpassen: viel Bewegung, Streß vermeiden, Gewichtsreduktion bei Übergewicht, Diabetesschulung, Selbsthilfegruppen
- Typ II: Gewichtsreduktion und Diabetesdiät, Sulfonylharnstoffe, z.B. Euglucon®N. Insulinbehandlung, wenn Diät und Medikamente keine normale Stoffwechsellage bewirken.

Pflege
Allgemeine Pflege
- Verordnete Medikamente gewissenhaft verabreichen, z.B. ist der Zeitpunkt der Insulingabe vor den Mahlzeiten wichtig
- Auf Einhalten der Diät achten, beim Patienten Akzeptanz dafür fördern. Bevorzugte Speisen oder Abneigungen bei der Essenbestellung berücksichtigen. Abwechslungsreiche Zwischenmahlzeiten anbieten, z.B. Milchprodukte. Mit Diätassistentin zusammenarbeiten
- BZ-Kontrollen einhalten, Zeitpunkt und Häufigkeit nach Arztanordnung. Bei Zeichen der Hypo- bzw. Hyperglykämie (s.o.) sofort den BZ kontrollieren und den Arzt verständigen
- Patienten und evtl. Angehörige bei Insulininjektion und BZ-Kontrolle anleiten.

Präoperative Pflege

- Zusammenhang zwischen gut eingestelltem Stoffwechsel und OP erklären. Das OP-Risiko bei Diabetikern ist aufgrund des gestörten Stoffwechsels generell erhöht. Damit verbunden sind Begleiterscheinungen wie Hypertonie, Adipositas, Fettleber, Angiopathien (s. oben)
- BZ-Tagesprofil veranlassen ✍. Diabetiker-Tagebuch des Patienten ansehen. BZ-Werte/-Schwankungen in „Alltagssituation" erlauben bessere Einschätzung des Patienten
- Regionalanästhesie wird der Allgemeinanästhesie vorgezogen, aufklären lassen
- Am OP-Tag den Nüchtern-BZ kontrollieren
- Bei insulinabhängigen Diabetikern am OP-Tag morgens nur 1/3 der Normaldosis Depotinsulin verabreichen oder auf Normal (Alt-)-Insulin umstellen ✍
- Dafür Sorge tragen, daß der Patient als erster auf OP-Plan steht.

Postoperative Pflege

- Direkt nach der OP BZ und K^+ bis zu 1 x/Std. überprüfen ✍. Bedingt durch Streß, Nahrungskarenz, Narkose und der OP können auch bei gut eingestellten Diabetikern die BZ-Werte stark schwanken. Die OP und Narkose bewirken einen BZ-Anstieg
- Bei zu hohem BZ Alt-Insulin, bei zu niedrigem BZ Glucose 5 % oder 10 % nach Bedarf verabreichen ✍. Bei inkonstanten BZ-Werten wird zur besseren Steuerung perioperativ ein Alt-Insulin-Perfusor eingesetzt
- So schnell wie möglich auf orale Kost und Depot-Insulin umstellen ✍
- Vor der Entlassung das BZ-Profil einstellen lassen. Der Patient, Pflegende, Arzt und Diätassistentin arbeiten zusammen. Ggf. postop. Zeit zur Diabetesberatung und -schulung nutzen
- Mit verzögerter Wundheilung aufgrund der Stoffwechselstörung rechnen, Patienten informieren
- Erhöhte Dekubitusgefahr wegen Durchblutungsstörungen und Stoffwechselstörung berücksichtigen
- Urinausscheidung überwachen um diabetische Nierenschädigung zu erkennen.

6

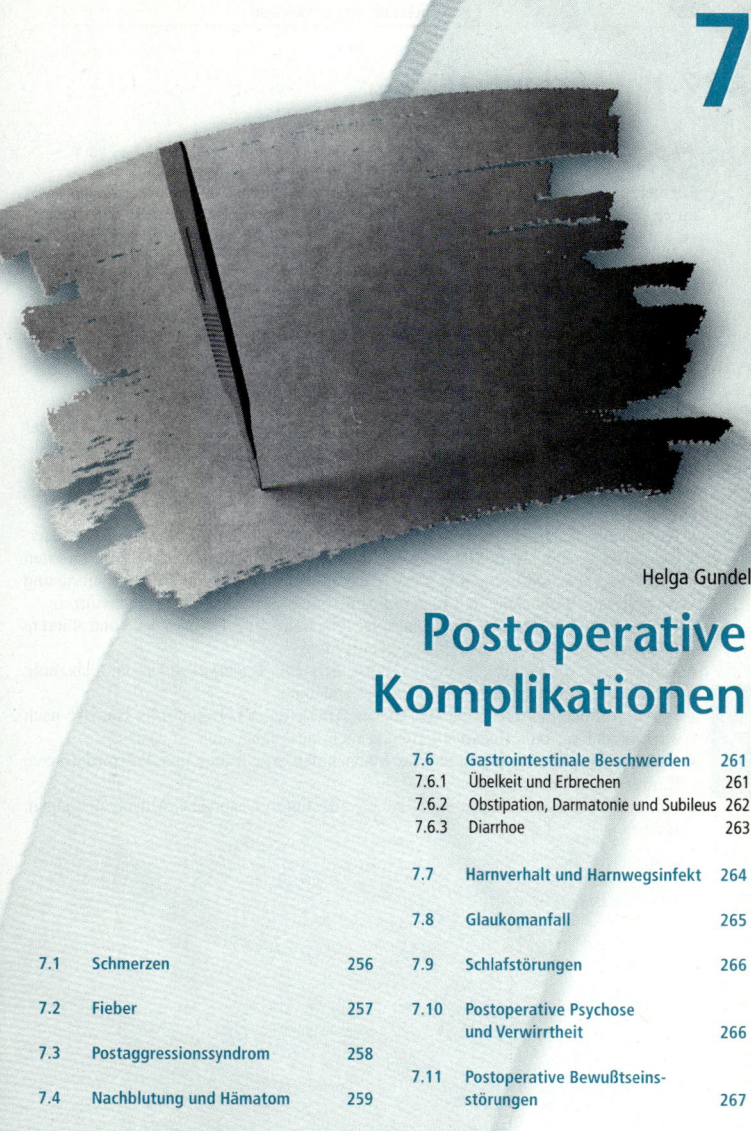

7

Helga Gundel

Postoperative Komplikationen

7.1   Schmerzen

Tumorschmerz ☞ 11.3.1, Schmerzmittel und schmerzlindernde Pflege ☞ 19.3.

Schmerz ist ein unangenehmes Sinnes- und Gefühlserlebnis, das in der Chirurgie meist durch eine direkte Gewebeschädigung hervorgerufen wird. Die Schmerzwahrnehmung ist immer subjektiv. Sie wird durch soziale, ökonomische und kulturelle Hintergründe beeinflußt.

Ursachen
OP-Wunde, Schwellung, Hämatombildung, Infektionen, Symptom eines akuten Geschehens (z.B. Perforation), intraop. Dehnung von Sehnen und Bändern (z.B. durch Lagerung, Mobilisation).

Pflegeleitsymptome
- Evtl. schmerzverzerrtes Gesicht, gekrümmte Haltung, Schonhaltung bestimmter Gliedmaßen
- Vegetative Reaktionen wie Schweißausbruch, Blässe, Tachykardie und Tachypnoe.

Pflege
- Krankenbeobachtung. Schmerz: Form, Qualität, Verlauf, Intensität, Charakter, Lokalisation, Zeit. Auffälligkeiten dokumentieren, an zuständigen Arzt weiterleiten
- Patienten entspannt und gut gepolstert lagern, sofern dies nicht der Arztanordnung widerspricht. Bedenken, daß Lagerungshilfsmittel Schonhaltungen unterstützen
- Wundverband auf Zug, Einschnürung, Nachblutung, Hämatome kontrollieren. Drainagen auf Zug und Durchgängigkeit prüfen
- Schmerzmedikation rechtzeitig verabreichen, gleichmäßigen Blutspiegel erhalten
- Arzt informieren, Analgetika (☞ 19.3) z.B. Dipidolor®, Dolantin®, Tramal® nach Arztanordnung, falls Bedarfsanordnung nicht ausreicht
- Ggf. auf Anordnung physikalische Maßnahmen wie Kälte- und Wärmeauflagen, Einreibungen, Massage
- Hilfen für Ruhe und Entspannung geben, z.B. durch Gespräche, Musik, Zeitungen, Bücher.

7

7.2   Fieber

Fieber ist Teil der körpereigenen Abwehr und kann als Krankheitszeichen (Symptom) gewertet werden, die Körperkerntemperatur ist auf über 38 °C erhöht.

Ursachen
Resorptionsfieber, Wundinfektion, Pneumonie, Harnwegsinfekt, Peritonitis, Transfusions- oder Arzneimittelreaktion, Flüssigkeitsmangel oder Störung des Wärmeregulationszentrums.

Pflegeleitsymptome
- Subjektive Krankheitszeichen: allgemeines Krankheitsgefühl, Müdigkeit, Leistungsknick. Muskelschmerzen, Lichtempfindlichkeit der Augen
- Pulsanstieg. Faustregel: 5–10 Pulsschläge pro Min. pro 1 °C Temperaturerhöhung. Flache Atmung, Atemfrequenz erhöht
- Verringerter Appetit und Gewichtsabnahme. Ausgeprägtes Durstgefühl, verringerte Urinausscheidung, Obstipation
- Frösteln, Schüttelfrost, Schwitzen, je nach Fieberstadium (s.u.)
- Unruhe, evtl. Schlaflosigkeit
- Bei hohem Fieber, Bewußtseinsstörungen bis hin zum Fieberdelirium, evtl. Fieberkrämpfe.

Pflege
- Bei Fieber: Arzt informieren, mögliche Ursache abklären
- Regelmäßig Körpertemperatur messen. Häufigkeit richtet sich nach Höhe der Temperatur, bei hohem Fieber stdl. Puls, RR, Atmung, Bewußtseinslage und Ausscheidung kontrollieren
- Flüssigkeitsbilanz erstellen. Austrocknungszeichen beachten, z.B. trockene Zunge, Durst, stehende Hautfalten
- Für ruhiges, gut gelüftetes Zimmer sorgen, evtl. abdunkeln. Leichte Bettdecke geben, sofern der Patient nicht friert
- Wadenwickel (☞ 3.8.2) und kühle Waschungen nach Arztanordnung. Jedoch nicht bei zentralisiertem Kreislauf und wenn der Patient unter Gefäßerkrankungen und Durchblutungsstörungen leidet
- Ernährung: leicht verdaulich, fettarm, kohlenhydrat- und kochsalzreich. Auf spezielle Wünsche des Patienten eingehen. Wenn orale Zufuhr erlaubt: mindestens 2–2,5 l zu trinken geben
- Antipyretika nach Arztanordnung verabreichen, z.B. Aspirin®, Ben-u-ron®, oder Metamizol (Novalgin®). Metamizol hat aufgrund seiner Nebenwirkungen, z.B. Blutdruckabfall, Indikationsgrenzen.

Pflege bei Schüttelfrost
Schüttelfrost ist eine häufige Begleiterscheinung bei schnellem Temperaturanstieg z.B. bei Sepsis, Pneunomie.

Phase 1 (Anstieg)
Wärmezufuhr z.B. mit Decken, Wärmflasche. Arzt informieren. Temperatur kontrollieren, wenn der Patient nicht mehr fröstelt, Temperatur ist dann am höchsten. Blutkulturen abnehmen ✍.

Phase 2 (Plateau)
Temperatur senken, Wärmequellen entfernen, kühle Getränke und Waschungen. Vitalzeichen, Temperatur und Aussehen häufig kontrollieren. Wadenwickel und Antipyretika nach Arztanordnung.

Phase 3 (Abfall)
Vitalzeichen und Körpertemperatur engmaschig kontrollieren (Kollapsgefahr), Kleidung und Bettwäsche wechseln.

Phase 4 (Erschöpfung)
Ruhe ermöglichen. Verlauf dokumentieren.

7.3 Postaggressionssyndrom

Durch eine Gewebsschädigung ausgelöste abnorme Reaktion des Körpers mit Störungen des neurohormonalen Gleichgewichtes, Abbau der Körpersubstanz.

Dauer des Postaggressionssyndroms
- Kleine Eingriffe 1–2 Tage, große OP bis ca. 10 Tage
- Anschließend 3–10 Wo. Regenerationsphase.

Ursachen
Traumatische, aggressive Einwirkungen auf den Organismus wie OP, schwere Verletzung, Verbrennung. Verursachen Katabolismus, Energieverwertungsstörungen, Wasser- und E'lytverschiebungen.

Pflegeleitsymptome
Je nach Phase und Schweregrad kommt es z.B. durch Blut- und Flüssigkeitsverlust, E'lytverschiebungen und Schmerzen zu unterschiedlichen Reaktionen wie: ausgeprägtes Resorptionsfieber, Kussmaul-Atmung, Wundheilungsverzögerung und Wundheilungsstörung, okkultes Blut im Stuhl (Streßulkus, Gerinnungsstörungen), Oligurie bis Anurie (akutes Nierenversagen).

Pflege
Präoperativ
- Guten Allgemeinzustand erreichen, z.B. E'lytausgleich, BZ-Einstellung bei Diabetes mellitus, präop. parenterale Ernährung bei langer Nahrungskarenz, Volumenzufuhr bei Bedarf
- Positive Einstellung zur OP fördern, Angst abbauen (☞ 2.2.5), da Streß die Störung des neurohormonalen Gleichgewichts stimuliert.

Postoperativ
- Auf Zeichen ungenügender Volumenzufuhr achten: Durstgefühl, trockene Zunge, Hautfalten abhebbar. Negative Flüssigkeitsbilanz, geringe Ausscheidung, niedriger ZVD
- Infusionen nach Arztanordnung verabreichen und überwachen. NaCl-haltige Infusionen vermeiden, da der Organismus postop. aufgrund der Hormonveränderungen zu Wasser- und Na-Einlagerung neigt. Besser niedrig konzentrierte Lävulose (☞ 20.1.3)
- Urinausscheidung anfangs stdl. messen, Diuretika nur, wenn der Patient keinen Volumenmangel hat. E'lyte kontrollieren, evtl. ausgleichen ✍
- BZ kontrollieren. In den ersten 2 bis 3 Tagen keine hochkalorischen Infusionslösungen verabreichen, da eine Verwertungsstörung vorliegt
- Streß reduzieren: Pflege koordinieren, Ruhephasen gewähren, ruhiges Zimmer, bequem lagern, Analgetika nach Arztanordnung verabreichen, evtl. schmerzlindernde Pflege einsetzen (☞ 19.3.2). Ängste des Patienten ernst nehmen.

7.4 Nachblutung und Hämatom

Bei einer Blutung kommt es zum Blutaustritt aus Gefäßen. Nach der Herkunft der Blutung werden venöse, arterielle und kapilläre Blutungen unterschieden. Nach dem klinischen Verlauf erfolgt eine Unterteilung in akute und chronische Blutungen. Ein Hämatom ist eine dreidimensionale, geschlossene Blutmasse außerhalb der Gefäße, die sich im Gewebe oder einem vorgebildeten Hohlraum ansammelt.

Ursachen: OP-Technik: schwache Gefäßnähte, intraop. übersehene Sickerblutungen. Gerinnungsstörungen.

Pflegeleitsymptome
Sind abhängig vom Ausmaß, zeitlichen Ablauf und Lokalisation der Blutungsquelle.
- Folge chronischer, okkulter Blutungen: Zeichen der Anämie, wie Blässe an Haut, Konjunktiven, Schleimhaut, Nagelbett; Leistungsschwäche, Schlafstörungen, Kreislaufprobleme, Herzklopfen, Atemnot und Zyanose
- Akute und massive Blutungen: Schock mit Tachykardie, RR-Abfall und niedriger ZVD.

Pflege
- Vitalzeichen und Ausscheidung 4 x/Std. kontrollieren, evtl. auch ZVD. Kontrolle von Hb, Hk, Gerinnung, BGA (☞ 12.2.2) nach Arztanordnung vorbereiten
- Blutverlust über Drainagen, Sonden, Wundverband, Ausscheidung regelmäßig kontrollieren und dokumentieren. Bei OP im Bauchraum evtl. stdl. Bauchumfang an zuvor markierter Stelle messen, um Blutungen zu erkennen
- Bei hohen Blutverlusten oder starken Einblutungen in den Verband den Arzt informieren, ggf. alten Verband, Sekretbeutel, Ausscheidung vorzeigen
- Blutung stillen, z.B. durch Kompressionsverband, Sandsack auflegen, Eisauflagen, ggf. Sog von Redondrainagen nehmen ✍. Bettruhe einhalten lassen
- Ggf. Volumenersatz, Transfusionen überwachen. Nach Arztanordnung den Patienten zur operative Revision vorbereiten.

7.5　　Schluckauf und Husten

| Schluckauf

Zum Schluckauf (Singultus) kommt es durch unwillkürliche, schwache Zwerchfell-kontraktionen bei gleichzeitigem Verschluß der Stimmritze.

Ursachen: Vagusirritation bei Oberbaucherkrankungen, Phrenikusreizung bei Störungen im Mediastinum, zentrale Störungen bei Hirnerkrankungen, Streß.

Pflege
- Patienten zeitweise Luft anhalten lassen
- Patienten z.B. durch Gespräch, lesen, Rätsel lösen ablenken
- Schluckweise kaltes Wasser, Tee, oder Sedativum z.B. Dormicum® verabreichen ✍.

| Husten

Husten als Leitsymptom ☞ 12.1. Husten ist ein Schutzreflex, kann aber auch durch Reizung der Atemwege hervorgerufen werden. Es kommt zu einer heftigen Entleerung der Atemluft nach Pressen gegen die geschlossene Stimmritze.

Ursachen: nach Extubation endotrachealer Reiz und Sekretansammlung in den Atemwegen, später Anzeichen beginnender Pneumonie.

Pflege
- Periop. Hustentraining ☞ 12.4.2
- Pneumonie- und Atelektasenprophylaxe konsequent einhalten ☞ 2.5.1
- Bei Reizhusten nach Arztanordnung hustenstillendes Medikament verabreichen
- Schmerzmittel verabreichen, um effektiven Hustenstoß zu erreichen und Schonatmung zu vermeiden
- Patienten inhalieren lassen, z.B. mit Emsersalz® ✍
- Warmen Tee anbieten, Bonbons zum Lutschen geben, wenn der Patient bereits wieder essen und trinken darf
- Bei Sekretansammlung Hilfestellung beim Abhusten des gesammelten Sekrets geben (☞ 12.4.2). Bei Bauchwunden Gegendruck auf Wunde ausüben
- Endotracheal absaugen 👋, wenn der Patient den Schleim nicht abhusten kann.

7

7.6   Gastrointestinale Beschwerden

Streßulkus ☞ 10.7.8.

7.6.1   Übelkeit und Erbrechen

Übelkeit

Ursachen: Narkosenachwirkung, Magen-Darm-Atonie, starke Schmerzen, Nebenwirkung von Analgetika (☞ 19.3).

Pflege
* Patienten zu gutem Durchatmen anhalten, für Frischluft sorgen
* Ggf. OK erhöht lagern
* Für angenehmen Geschmack im Mund sorgen, ggf. Mundpflege vorsichtig durchführen
* Nierenschale und Zellstoff für den Patienten bereitlegen, evtl. Bettschutz auflegen
* Durchgängigkeit einer liegenden Magensonde überprüfen
* Antiemetikum verabreichen, z.B. Paspertin® ✍.

Erbrechen

Erbrechen ist ein reflektorischer Vorgang. Bauchmuskulatur und Zwerchfell ziehen sich unwillkürlich zusammen, die oberen Magenanteile und der Ösophagussphinkter erschlaffen. Dadurch wird der Mageninhalt retrograd durch den Mund entleert.

Ursachen: Narkosenachwirkung, Magen-Darm-Atonie, starke Schmerzen, Nebenwirkung von Analgetika.

Pflege
* Aspiration vermeiden, besonders bei einem Patienten, der noch von der Narkose benommen ist: flach lagern, Kopf zur Seite drehen
* Hilfestellung geben: Nierenschale halten, Gegendruck auf Wunde ausüben
* Mund spülen lassen, bzw. Mundpflege durchführen
* Erbrochenes auf Menge und Aussehen prüfen (z.B. gallig, blutig), dokumentieren
* Antiemetikum verabreichen, z.B. Paspertin® ✍
* Überprüfen, ob der Patient zuvor Medikamente eingenommen hat, z.B. Herzmedikamente, die nun i.v. gegeben werden müssen
* Bei wiederholtem Erbrechen: E'lyt- und Gewichtskontrolle. Flüssigkeit und E'lyte ersetzen, Magensonde zur Entlastung legen ✍.

7.6.2   Obstipation, Darmatonie und Subileus

Obstipation

Als Obstipation wird eine verzögerte Darmentleerung bezeichnet. Es handelt sich um eine geringe Stuhlfrequenz, alle 3 bis 4 Tage, mit einer harten Stuhlkonsistenz.

Ursachen
Verminderte Darmperistaltik bedingt durch Narkose und OP, ungewohnte Ernährung und veränderter Ausscheidungsrhythmus und -gewohnheiten, Bewegungsmangel, Fieber, Opiate.

Pflegeleitsymptome
• Krampfartige Schmerzen bei der Stuhlentleerung (Tenesmen)
• Bauchschmerzen
• Völlegefühl, Appetitlosigkeit
• Aufgeblähter Bauch.

Pflege
• Krankenbeobachtung. Stuhl: Frequenz, Konsistenz, Schmerzen. Auffälligkeiten dokumentieren
• Gewohnheiten des Patienten zur Stuhlentleerung berücksichtigen, z.B. vorher eine Tasse Kaffee trinken, Glas lauwarmes Wasser auf nüchternen Magen trinken lassen, falls orale Kost erlaubt
• Patienten möglichst früh und viel mobilisieren (☞ 3.10)
• Für Wohlbefinden und Intimsphäre bei der Ausscheidung sorgen: ruhiger, warmer, sichtgeschützter Ort
• Wenn es von der OP her erlaubt ist und der Patient es toleriert: ballaststoffreiche Kost verabreichen, dabei für genügende Flüsigkeitszufuhr sorgen, mindestens 2 l/tägl.
• Orale oder rektale Laxanztien, Klysma® oder Einlauf (☞ 3.6) nach Arztanordnung verabreichen. Vorsicht bei OP im Bereich des Enddarms
• Feucht-warme Auflagen auf das Abdomen nach Arztanordnung auflegen. Nicht nach abdominalen Eingriffen.

Darmatonie und Subileus

Bei der Darmatonie ist der Spannungszustand und die Kontraktionsfähigkeit der Darmmuskulatur durch eine mangelnde Innervation stark herabgesetzt oder fehlt ganz. Dies führt zur Weitstellung betroffener Abschnitte, zur Verzögerung oder zum Stillstand der Passage und somit zum Subileus (Ileus ☞ 10.8.5).

Ursachen: verminderte bzw. fehlende Darmperistaltik bedingt durch Narkose und OP. Meist nach großen abdominalen Eingriffen.

Pflegeleitsymptome
• Darmgeräusche fehlen
• Meteorismuszeichen wie aufgetriebener Leib, hohles Geräusch bei Perkussion
• Übelkeit, Erbrechen
• Windverhalten
• Kolikartige Schmerzen.

Pflege

- Falls erlaubt Kräutertee wie Fenchel-, Anis-, Kümmel-, Pfefferminztee trinken lassen, nicht bei Subileus. Evtl. trockene Wärme (Wärmflasche) anwenden
- Darmrohr (☞ 3.6.4) zur Entlastung legen, jedoch nicht bei Rektum-OP ✍
- Medikamente zur Entblähung, z.B. Lefax® verabreichen ✍
- Nach Arztanordnung zum Abführen des ersten Stuhlgangs orale oder rektale Laxantien, Klysma® oder Einlauf (☞ 3.6) verabreichen. Den Darm medikamentös stimulieren, z.B. mit Paspertin®, Prostigmin®, Panthenol® per Infusion ✍, Einlaufgeschwindigkeit einhalten. Bei Übelkeit, Erbrechen, Darmkrämpfen: Arzt informieren (Komplikationen ☞ 10.8.5)
- Ausreichend Flüssigkeit parenteral zuführen
- Ggf. zur Entlastung Dünndarmsonde legen ☞.

| 7.6.3 　 Diarrhoe

Unter Diarrhoe wird das tägl. mehr als dreimalige Absetzen ungeformten, dünnflüssigen Stuhls bezeichnet.

Ursachen

Magen-Darm-Infektionen, Schädigung der Darmflora durch Antibiotika, Zustand nach Gastrektomie, Reizkolon, Malabsorptionsstörung.

Pflegeleitsymptome

- Wässriger, übelriechender, häufiger Stuhl
- Krampfartige Schmerzen
- Exsikkose, Durstgefühl, Oligurie, evtl. Fieber, belegte Zunge, E'lytverlust
- Appetitlosigkeit, Schwäche, allgemeines Unwohlsein.

Pflege

- Mögliche Ursachen ausschalten (Arztabsprache), z.B. Sondenkost wechseln, anderes Anitbiotikum geben, Ernährung umstellen
- Ggf. Nahrungskarenz oder schlackenarme Kost (Tee, Zwieback, leichte Suppe)
- Viel Flüssigkeit anbieten: ungesüßten Tee, kohlensäurefreies Mineralwasser. Falls enterale Flüssigkeitsaufnahme nicht möglich (z.B. Erbrechen), parenterale Flüssigkeit zuführen ✍
- Flüssigkeitsbilanz erstellen, soweit Ausscheidung meßbar. Auf Exsikkosezeichen achten, z.B. trockene Schleimhäute, Durst, Hypotonie, Oligurie. Regelmäßig Gewicht, Puls und RR kontrollieren, um Kreislaufinstabilität zu erkennen
- Hilfestellung bei der Ausscheidung geben: Steckbecken griffbereit, Nachtstuhl neben das Bett stellen, zur Toilette begleiten, Toilette reservieren
- Auf Wunsch des Patienten oder bei Bedarf Bettschutz einlegen. Sorgfältig Intimtoilette und Hautpflege des Analbereichs durchführen, Analbereich mit Babyöl reinigen, Hautschutz z.B. mit Bepanthen®
- Evtl. feucht-warme Bauchwickel anlegen (☞ 3.8.2).

7.7   Harnverhalt und Harnwegsinfekt

I Harnverhalt

Harnverhalt bezeichnet das Unvermögen, trotz praller Füllung der Harnblase Wasser zu lassen.

Ursachen: reflektorische Miktionssperre, Schmerzen, ungewohnte Lage bei der Ausscheidung.

Pflege
- Ungewohnte Bedingungen zur Miktion für den Patienten so akzeptabel wie möglich gestalten
- Miktion im Bett: Kopfteil, wenn erlaubt, hochstellen, Steckbecken evtl. anwärmen, Sichtschutz vor Mitpatienten. Durch einen Bettschutz Angst vor Danebenlaufen des Urins nehmen
- Bei Miktion auf dem Nachtstuhl: den Patienten durch Zudecken vor Kälte schützen, Schuhe und Strümpfe anziehen. Möglichst bequemes Sitzen ermöglichen, evtl. den Patienten mit Kissen unterstützen. Patienten in den Toilettenraum fahren
- Wasserhahn plätschern lassen, die Hände in eine Schüssel mit warmem Wasser halten lassen
- Nach Arztanordnung Spasmolytika, z.B. Doryl®, verabreichen
- Blasengegend oberhalb der Symphyse rhythmisch beklopfen, ggf. durch den Patienten selbst
- Feucht-warmen Umschlag auflegen
- Einmalkatheterisieren, wenn alle anderen Maßnahmen nicht helfen ✍.

I Harnwegsinfekt

7

Erkrankung der Harnwege durch Krankheitserreger, v.a. durch Bakterien.

Ursachen: mangelnde Hygiene beim Legen von bzw. beim Umgang mit Blasenkathetern, Abwehrschwäche des Patienten, obligatorisch bei Blasenverweilkatheter nach 3 bis 5 Tagen.

Pflegeleitsymptome
- Alle 10 bis 20 Min. Wasserlassen mit nur geringer Urinmenge (Pollakisurie)
- Beschwerden beim Wasserlassen, z.B. Schmerzen, Brennen
- Oberhalb des Schambeins krampfartige Schmerzen (Tenesmen).

Pflege
- Auf Miktionsfrequenz bei Spontanurin achten, Urin auf Farbe und Beimengungen beobachten (trübe, flockig, blutig). Körpertemperatur kontrollieren. Bei Fieber den Arzt verständigen. Urinprobe zum Errgernachweis und Resistenzprüfung ins Labor schicken
- Patient soll sich beim Aufstehen warm halten. Evtl. Bettruhe und lokale Wärmeanwendung ✍
- Viel Flüssigkeit zuführen, Medikamente wie Antibiotika, Spasmolytika nach Arztanordnung verabreichen. Bei sehr starken Schmerzen evtl. zusätzlich krampflösende Medikamente und Schmerzmittel

- Ist eine Katheterisierung indiziert, z.B. bei Harnverhalt, besser 3 x tägl. Einmalkatheterisieren, als einen Dauerkatheter legen. Dabei streng aseptisch vorgehen. Indikation eng stellen: Inkontinenz oder Miktionsstörungen allein rechtfertigen noch keinen Blasendauerkatheter
- Blasendauerkatheter soll so kurz wie möglich, maximal 5–7 Tage, liegen. Silikonkatheter 18–21 Tage, Herstellerangaben beachten. Generell suprapubischen Blasenkatheter vorziehen
- Bei liegendem Katheter den Urinauffangbeutel nicht über Blasenniveau anheben. Urinableitungsschläuch nicht abklemmen. Ableitungssystem nicht diskonnektieren. Auf Blasenkatheter keinen Zug ausüben.

7.8 Glaukomanfall

Plötzliche, anfallsartige Erhöhung des Augeninnendrucks durch Abflußsperre des Kammerwassers.

Ursachen: Prädisposition durch höheres Alter, Streß, Hypertonie. Sekundär durch Trauma, Blutung, Tumor, Atropingabe.

Pflegeleitsymptome
- Stark gerötetes Auge, Hornhauttrübung, einseitig weite oder lichtstarre Pupille, Tränenfluß, steinharter Augapfel
- Übelkeit, labile psychische Lage
- Starke Augenschmerzen, ausstrahlend in Schläfe, Hinterkopf und Kiefer. Trigeminusschmerzen
- Plötzliche Sehverschlechterung bis zur Erblindung.

Pflege
- Bei Anzeichen eines Glaukomanfalls sofort den Arzt rufen, Notfall
- Therapie nach Arztanordnung durchführen, bzw. unterstützen: Augentropfen zur Pupillenverengung, z.B. Pilocarpin 1 %, applizieren. Ggf. alle 10 Min. Analgetika, z.B. Dolantin®, verabreichen. Neuroleptika, z.B. Atosil®, oder Sedativa, z.B. Rohypnol®, geben ✍
- Pflege bei Erbrechen ☞ 7.6.1
- Glaukomanfall und Behandlung dokumentieren
- Formular für Konsiliaranforderung des Augenarztes vorbereiten.

7.9   Schlafstörungen

Ursachen
Schmerzen, Fieber, Atemnot, ungewohnte Umgebung, überheizter Raum, Störungen durch Mitpatienten und unbekannte Geräusche, unbequeme Lage, veränderter Schlaf-Wach-Rhythmus, Angst vor Untersuchung oder Diagnose.

Pflege
- Persönliches Einschlafritual des Patienten erfragen und ggf. ermöglichen
- Gemeinsam mit dem Patienten nach der Ursache, z.B. unbequeme Lage, Schmerzen, Ängste, für Schlaflosigkeit suchen und beseitigen, z.B. durch Raum lüften, für Ruhe sorgen, bequemer lagern
- Gespräch mit dem Patienten führen, Sorgen und Ängste aussprechen lassen und ernst nehmen. Soweit möglich, Informationen geben
- Maßnahmen zur Schmerzlinderung ergreifen ☞ 7.1, 19.3
- Auf Wunsch und wenn erlaubt, warmes Getränk verabreichen. Bei alten Menschen hilft oft eine Tasse Kaffee
- Schlafmittel nach Arztanordnung, wenn andere Maßnahmen wirkungslos sind. Jedoch höchstens bis 24 Uhr verabreichen, da der Patient sonst tagsüber müde ist.

7.10   Postoperative Psychose und Verwirrtheit

7

Psychische Veränderungen, die Stunden, Tage bis Wochen anhalten können.

Ursachen
Hypoxie, Hypo-/Hyperglykämie, Fieber, Exsikkose, E'lytstörungen, Streß (z.B. Angst, Umgebungswechsel), Nachwirkungen von Narkotika (z.B. nach Ketanest®), paradoxe Reaktionen älterer Menschen auf Benzodiazepine (z.B. Valium®, Rohypnol®).

Pflegeleitsymptome:
Bewußtseinstrübung, Apathie, Depressivität, Verwirrtheit, psychomotorische Unruhe und Aggressivität.

Pflege
- Regelmäßig Bewußtseinszustand und Vitalzeichen beobachten und dokumentieren. Ggf. Patienten nachts wecken und Fragen zur Orientierungsfähigkeit, zur Zeit, Person und zum Ort, stellen. Ein- und Ausfuhr bilanzieren. Arzt informieren, Ursache (s.o.) suchen und soweit möglich beheben. U.a. auch Alkoholentzugsdelir bedenken (☞ 5.4)
- Auf erschwerte Artikulation, gestörte motorische Koordination, Stimmungsschwankungen achten. Können Hinweis auf Verschlechterung des Zustandes geben
- Patienten nach Ketanestnarkose ausschlafen lassen, nicht ansprechen oder erschrecken, kann zu Halluzinationen führen. Bei paradoxen Reaktionen auf Arznei-

mittel möglichst keine Medikamente mehr verabreichen. Verwirrtheit und Unruhe des Patienten kann sich daraufhin noch steigern

- Für eine sichere Umgebung des Patienten sorgen. Zum Eigenschutz und Schutz von Mitpatienten: keine spitzen Gegenstände auf oder im Nachttisch des Patienten deponieren, keine Infusionsflaschen aus Glas in die Nähe des Patienten stellen. Vor Stürzen aus dem Bett schützen, den Patienten evtl. durch ein Bettgitter sichern ✍. Sonden und Drainagen besonders gut sichern, um die Gefahr des Herausziehens zu verringern
- Psychopharmaka, z.B. Psyquil®, Haldol®, Atosil®, Neurocil® nach Arztanordnung verabreichen
- Angehörige oder vertraute Personen bitten, beim Patienten zu bleiben. Für eine ruhige Umgebung sorgen, Nähe z.B. durch Halten der Hände vermitteln, ruhige Zuwendung. Patienten ernst nehmen. Aggression und Unruhe auslösendes Verhalten vermeiden, Patienten z.B. nicht wie kleines Kind behandeln oder über ihn lachen
- Pflege nicht erzwingen, wenn sich der Patient dagegen wehrt. Dokumentieren und später erneut versuchen oder die Wirkung der Psychopharmaka abwarten
- Soweit möglich und wenn vom Patienten akzeptiert viel mobilisieren, Bewegung hilft gegen die innere Unruhe, der Patient wird müde.

7.11   Postoperative Bewußtseinsstörungen

Ursachen: akute zerebrale Schädigungen (traumatisch, infektiös, toxisch).

Pflegeleitsymptome: ☞ 9.3.1.

Pflege

- Bewußtseinsstörungen (auch leichte) immer dem Arzt mitteilen
- Kontinuierlich Bewußtseinsstadium überprüfen: Ansprechen, Fragen zu zeitlicher und örtlicher Orientierung, Reaktion auf Reize, z.B. Kälte, Berührung, Reflexe, Glasgow-Coma-Scale (☞ 9.3.1)
- Pupillen kontrollieren: eng, weit, deformiert, seitenungleich, Reaktion spontan, verzögert oder keine. Vitalzeichen und Temperatur kontrollieren
- Ggf. auf parenterale Ernährung (☞ 20.1.6) oder Sondenernährung (☞ 2.4.5) umstellen ✍
- Alle erforderlichen Prophylaxen, je nach Grad der Bewußtseinsstörung, durchführen
- Angeordnete Medikamente und Infusionen verabreichen und überwachen
- Für sichere Umgebung des Patienten sorgen (☞ 7.10)
- Ggf. Verlegung auf Intensivstation vorbereiten ✍.

7.12   Krampfanfall

Ursachen
Nach neurochirurgischen Eingriffen am Gehirn, bei Hypoglykämie, Hypokalzämie, Hypoxämie, Alkoholabusus, Gefäßmißbildungen, Intoxikationen, Enzephalitis, raumfordernden Prozessen im Gehirn, z.B. Tumor, Hämatom, Abszeß, Infarkt, chronisch bei genuiner Epilepsie (Krampfherde im Gehirn, Ursache unbekannt).

Pflegeleitsymptome
- Vor dem Anfall oft „Aura", Zungenbiß, Urinabgang
- Plötzliches Hinfallen
- Zuckende Bewegungen oder Verkrampfungen
- Bewußtlosigkeit.

Pflege
Bei anamnestisch bekannter oder aufgrund des Krankheitsbildes oder des Eingriffes zu erwartender Krampfneigung:
- Im Aufwachraum oder auf Station Antiepileptika bereithalten
- Krampfauslösende Reize vermeiden, für eine ruhige Umgebung sorgen, den Patienten nicht durch hastige oder plötzliche starke Berührung erschrecken. Keine grelle Beleuchtung. Gute Schmerztherapie (☞ 19.3)
- Auf Vorzeichen eines Krampfanfalls achten, z.B. fehlende Lichtreaktion der Pupillen, motorische Automatismen (nesteln, schmatzen, ausziehen), kurze Bewußtseinspausen, rhythmische Zuckungen einer Extremität
- Bei auftretendem Anfall den Arzt verständigen und erste Maßnahmen einleiten
- Patienten nach dem Anfall ausschlafen lassen
- Bei Urinabgang: Körperpflege und Wäschewechsel vornehmen
- Ggf. angeordnete Antiepileptika, z.B. Zentropil®, Luminal® verabreichen
- Individuell anfallauslösende Faktoren vermeiden, z.B. grelles Licht, Streß, Schlafmangel, Schmerzen
- Anfallshäufigkeit, -dauer und -ablauf dokumentieren
- Sicherheitsmaßnahmen einplanen, z.B. den Patienten nicht alleine baden oder duschen lassen, gut zugängliches Krankenbett im Mehrbettzimmer wählen.

Maßnahmen beim Krampfanfall
- Patienten ggf. aus gefährdender Umgebung bringen, Verletzungsgefahren während des Anfalls mindern, d.h. scharfe oder spitze Gegenstände aus der Umgebung räumen, Gefahren durch Schleudern der Arme und Beine verhindern, z.B. Patienten von Heizkörper oder Wand wegziehen, aber nicht mit Gewalt festhalten.
- Patienten während eines Anfalls nicht alleine lassen, Zeitpunkt des Anfallbeginns und -endes merken und dokumentieren
- Atemwege freihalten (☞ 4.1): Kopf nach hinten überstrecken. Wenn möglich Guedel-Tubus oder Gummikeil zwischen die seitlichen Zahnreihen schieben. Gummikeil nur einführen, wenn ohne Gewalt möglich (Schäden an Zähnen und Mundhöhle). 4–6 l O_2 verabreichen ✍
- Intubationsbesteck bereithalten (☞ 4.1)
- Ggf. beim Legen eines venösen Zugangs assistieren (☞ 3.7.1)
- Diazepam i.v. oder Barbiturate nach Arztanordnung vorbereiten.

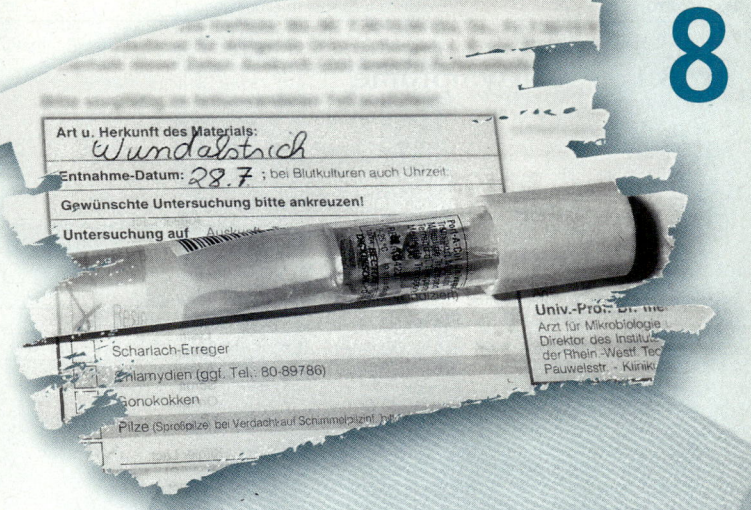

Bernd Gruber

Chirurgisch relevante Infektionen

8.1   Leitsymptome

Fieber
Pflege bei Fieber ☞ 7.2.

Pflegeleitsymptome
- Subjektives Kältegefühl im Fieberanstieg und bei Schüttelfrost, Unruhe
- Hitzegefühl im Fieberabfall, gerötete Haut
- Tachykardie, Tachypnoe
- Bewußtseinseintrübung bis zum Delir
- Schweißausbruch und Erschöpfungszustand nach Entfieberung
- Starke Kreislaufbelastung durch raschen Fieberanstieg oder Fieberabfall.

Einteilung der Körpertemperaturen	
Hypothermie	< 36 °C
Normale Temperatur	36,1–37,5 °C
Subfebrile Temperatur	37,6–38 °C
Fieber (febris)	38,5–40,5 °C
Hyperpyrexie	> 40,5 °C

Infektionsbedingtes Erbrechen
Ursachen:
- Magen-Darminfektionen
- Appendizitis, Hepatitis, Pankreatitis
- Schwer verlaufende Infektionen, z.B. der Harn- und Atemwege, Otitis media
- Meningitis, Enzephalitis
! Pflege bei Erbrechen ☞ 7.6.1.

Infektionsbedingte Lymphknotenschwellung
- Lokalisiert, z.B. bei bakteriellen Infektionen eines oder mehrerer benachbarter Lymphknoten (z.B. Lymphadenitis colli), Infektionen im Einzugsgebiet der Lymphknoten, z.B. bei Abzeß, Haut- und Weichteilinfektionen
- Generalisiert, z.B. bei Virusinfektionen wie HIV.

8

8.2   Spezielle Diagnostik

| 8.2.1   Körpertemperatur messen

Bei der Temperaturmessung beachten
- Tagesrhythmik: Temperatur schwankt physiologisch zwischen Morgen (36,5 °C rektal) und Abend (37 °C rektal) um bis zu 0,5 °C
- Vergleichbare Meßergebnisse erzielen: Immer an der gleichen Körperstelle messen; innerhalb des Pflegeteams absprechen, wann und wie gemessen wird. Abweichungen dokumentieren
- Auf korrekte Position des Thermometers achten
- Hygienische Maßnahmen z.B. Schutzhülle, Desinfektion beachten.

Meßorte

- Oral, sublingual: nur bei ruhigen und kooperativen Patienten verwenden, sonst Verletzungsgefahr
- Axillar: zur Messung der peripheren Temperatur. Achsel muß frei von Cremes, Feuchtigkeit und Kleidung sein
- Rektal: Gebräuchlichste Methode zur Messung der Kerntemperatur. Thermometer in eine Schutzhülle stecken, Spitze mit Wasser anfeuchten. Thermometer vorsichtig unter leichtem Drehen in den After einführen (lassen). Intimsphäre wahren, unkooperative Patienten während der Messung beaufsichtigen. Nicht anwenden bei hoher Blutungsneigung, nach Hämorrhoiden- und Rektum-OP und bei Analabszessen
- Tympanal: Thermometersonde bzw. ein Meßsensor wird in den äußeren Gehörgang eingelegt.

Temperaturunterschiede bei einzelnen Meßorten

- Rektale Messung etwa 37,0 °C
- Orale, sublinguale Messung ca. 0,2 °C niedriger
- Axillare Messung ca. 0,5 °C weniger
- Tympanale Messung: entspricht rektalen Werten.

8.2.2   Laboruntersuchungen

- CRP (Serum): erhöht z.B. bei bakteriellen Infektionen, rheumatischen Erkrankungen
- BSG (Zitratblut: 0,4 ml auf 2 ml Blut, oder Spezialröhrchen): BSG-Erhöhung z.B. bei bakteriellen Infektionen, rheumatischen und anderen chronisch-entzündlichen Erkrankungen oder Tumoren
- Leberwerte (Serum): erhöhte Transaminasen bei Hepatitis
- Urinstatus auf Leukozyten, Erythrozyten, Bakterien, pH, Eiweiß, Ketonkörper, Zucker, Bilirubin, spez. Gewicht. Wichtig zum Ausschluß einer Harnwegsinfektion. Bei jedem unklaren Fieber Urinuntersuchung erforderlich. Unspezifische Proteinurie bei Fieber möglich. Bierbrauner Urin bei Hepatitis. Konzentrierter Urin bei Exsikkose
- Antikörpernachweis (Serum): IgM = Antikörper der frühen Primärreaktion, IgG = Antikörper der späten Primär- und Sekundärreaktion. Art und Konzentration (= Titer) der Antikörper geben Aufschluß zu Diagnose und Verlauf der Infektion.

8.2.3   Mikrobiologische Untersuchungen

Allgemeine Maßnahmen

- Umgehend Material in das Labor transportieren. Alternativ bei primär sterilen Materialien mit 37 °C vorbrüten, primär unsterile Materialien bei Raumtemperatur lagern. Urin und Sputum nicht vorbrüten, notfalls bei 4 °C lagern
- Proben möglichst vor Beginn der Antibiotikatherapie gewinnen.

Blutkulturen

- Sterile Handschuhe und Mundschutz für Blutentnahme benutzen
- Punktionsstelle vor Blutentnahme gründlich desinfizieren
- Blutentnahme aus zentralem Venenkatheter nur bei Verdacht auf Kathetersepsis
- Blutkulturflaschen vorwärmen
- Blut aus Konus der Kanüle oder direkt in sterile Spritze abziehen

- Blut mit neuer Nadel in Blutkulturflasche spritzen, günstiges Verhältnis Blut/Nähr-
  lösung = 1/10
- Spezielle Blutkulturflaschen für Anaerobier verwenden
- Bei Antibiotikatherapie Blutkulturflaschen mit Absorberharz verwenden, z.B. Bak-
  tec® 16A, 17A.

Liquorkultur
- Aseptische Lumbalpunktion
- Liquor in steriles Röhrchen tropfen lassen
- Bei längerer Transportdauer Liquor in Blutkulturflaschen geben.

Pleura-, Perikardial-, Synovialflüssigkeit
- Aseptische Punktion
- Bei kurzer Transportdauer Probe in Spritze belassen
- Bei längerem Transport Blutkulturflaschen verwenden.

Abstriche
- In Transportmedium versenden, z.B. Transswab® (blaue Kappe)
- Für Anaerobier Spezialtransportmedium, z.B. Port-a-Cul® (gelbe Kappe)
- Konjunktivalabstriche am besten mit NaCl-getränktem Tupfer.

Urin
- Urin gewinnen ☞ 15.1
- Urin innerhalb von 2–3 Std. untersuchen, Kühlung bei 4 °C bis zu 24 Std. möglich
- Alternative: Eintauchnährboden verwenden, z.B. Uricult®.

Trachealsekret
- In steriles Röhrchen abfüllen
- Bei zähem Sekret mit NaCl 0,9 % spülen
- Untersuchung innerhalb von 2–3 Std., sonst Kühlung bei 4 °C bis zu 24 Std.

Stuhl
- Bohnengroße Stuhlprobe in steriles Gefäß einfüllen
- Am besten Untersuchung des noch körperwarmen Stuhls.

8 | 8.2.4   Viro- und parasitologische Diagnostik

Virologische Diagnostik
- Material: Liquor, Blut, Stuhl, Sputum, Urin, Abstriche, Rachenspülwasser
- Im Kühlschrank aufbewahren
- Für virologische Abstriche stehen (tiefgefrorene) Spezialröhrchen zur Verfügung.
  Vor Benutzung auftauen.

Parasitologische Diagnostik: Nachweis von Wurmeiern, z.B. von Spul- oder
Bandwürmern im Stuhl.

8.3 Sepsis

Von einem Infektionsherd wie Abszeß, Peritonitis, Harnwegsinfektion oder Venen-verweilkatheter ausgehende andauernde oder periodische hämatogene Streuung von Erregern.

Erreger

- Oft: Streptokokken, Staphylokokken, Pneumokokken, Meningokokken, E. coli
- Seltener: Pseudomonas, Klebsiellen (nosokomiale Sepsis), Candida.

Stadien der Sepsis	
1. Bakteriämie	Präsenz und Nachweis von lebensfähigen Bakterien im Blut, positive Butkultur
2. Septikämie	Systemische Erkrankung, hervorgerufen durch die Verbreitung von Erregern oder ihren toxischen Stoffwechselprodukten im Blut
3. Sepsis	Infektiöse Erkrankung mit generalisierter Reaktion des Organismus, verursacht durch die Ausbreitung der mikrobiellen Erreger oder deren Toxine im Blut oder im Gewebe
4. Septisches Syndrom	Sepsis mit zusätzlichen Symptomen einer Organdysfunktion z.B. Hyperthermie, Tachykardie, Hypotonie

Komplikationen

- Septischer Schock: Kreislauf-, Nierenversagen mit Oligurie und Anurie, Lungen-versagen, Verbrauchskoagulopathie, gastrointestinale Blutungen
- Septische Metastasen z.B. in Lunge, Leber, Nieren, Knochen, Endokard.

Pflegeleitsymptome

- Symptome variieren je nach Stadium, Grunderkrankung und Abwehrlage
- Schwere Allgemeinsymptome: intermittierendes, hohes Fieber, Schüttelfrost, Tachy-kardie, Hypotonie, Tachypnoe
- Oligurie, ggf. Proteinurie
- Grau-blasse, evtl. marmorierte Haut, petechiale Hautblutungen durch Toxinwirkung oder Bakterienembolien, Exantheme
- Übelkeit, Erbrechen
- Unruhe, Verwirrtheit, Bewußtseinsstörungen
- Milzschwellung, Lebervergrößerung.

Diagnostik vorbereiten ✍

- Zur Erregersuche mikrobiologische Untersuchungen z.B. von Katheterspitzen, Urin-proben, Drainage- und Trachealsekreten, Wund- und Rachenabstrichen
- Blutuntersuchungen: Differential-BB, BSG, CRP, E'lyte, Laktat, Krea, BZ, Gerin-nung (Quick, PTT, Fibrinogen, Thrombozyten), BGA, Blutkulturen
- Suche nach Sepsisherd, z.B. Rö.-Thorax, Sonographie, CT.

Therapie- und Pflegeprinzipien bei intensivmedizinischer Versorgung
Meist ist eine Verlegung auf die Intensivstation erforderlich.

Therapie
- Erstmaßnahmen bei Schock ☞ 4.2, Schocktherapie mit Volumensubstitution und Katecholamingabe
- Monitoring, ggf. Beatmung
- Zuerst Breitspektrum-Antibiotikatherapie. Gezielte Antibiotikatherapie, wenn Ergebnisse der Abstriche oder Blutkulturen einschließlich Resistenzbestimmung vorliegen
- Ggf. operative Entfernung des septischen Herdes, z.B. Abszeß eröffnen, um infiziertes und nekrotisches Gewebe abzutragen
- Körpereigene Abwehr wird durch Vitamin-, evtl. Immunglobulingabe gestärkt
- Infusionstherapie, Kontrolle des Wasser-, E'lyt- und Säure-Basen-Haushalts. Frühzeitige Umstellung auf Sondenernährung, um Translokation der Darmbakterien zu vermeiden.

Pflege
- Hohes Dekubitusrisiko durch gestörte Mikrozirkulation und erhöhte Kapillarpermeabilität mit generalisierter Ödemneigung. Sorgfältige Hautpflege und konsequente Dekubitusprophylaxe
- Erhöhte Blutungsneigung. Blutungsprophylaxe: Patienten atraumatisch versorgen, z.B. grobe Manipulationen vermeiden, keine Pflaster zum Fixieren von Wunden benutzen, bei der Mundpflege keine Klemmen verwenden, atraumatisch absaugen
- Gefahr sekundärer Infektionen: Infektionsprophylaxe, hygienische Grundregeln strikt einhalten.

8.4   Peritonitis

Oft lebensgefährliche, akute oder chronische, lokal begrenzte oder generalisierte Entzündung des Bauchfells, Letalität bis zu 50 %.

Ursachen
- Perforationsperitonitis
  - Bakteriell durch Perforation eines kontaminierten Hohlorgans, z.B. bei Appendizitis
  - Abakteriell (chemisch-toxisch) durch Verdauungssekrete, z.B. bei perforiertem Gallenblasenhydrops Erguß von Galle in die Bauchhöhle
- Durchwanderungsperitonitis: Keime durchwandern durch Entzündung oder Ischämie geschädigte Darmwand
- Postop. Peritonitis: z.B. bei Anastomoseninsuffizienz nach Darm-OP.

Pflegeleitsymptome
- Akutes Abdomen ☞ 4.3
- Fieber
- Paralyse des Darms mit Subileus-, Ileussymptomatik (☞ 10.8.5)
- Zunehmende abdominale Schmerzen, Übelkeit, Erbrechen

- Abwehrspannung, Schonhaltung: brettharte Bauchdecke, max. über dem Entzündungsherd
- Obstipation, Meteorismus
- Volumenmangel durch Flüssigkeitsverluste in den Darm und Gefäßweitstellung durch Entzündungsmediatoren und Toxine. Folgen: Hypotension, Tachykardie, Oligurie bis Anurie, Durst
- Bei ausgedehnter Peritonitis respiratorische Insuffizienz durch Zwerchfellhochstand.

Diagnostik vorbereiten ✍

- Labor zur DD: BB mit Hb, Hkt., Leuko- und Thrombozyten, Thrombos. Gerinnung mit PTT, TZ, PTZ evtl. AT III. E'lyte, Gesamt-EW, Harnstoff, Krea, BGA
- Labor zur OP-Vorbereitung Blutgruppe, Kreuzblut für EK und FFP nach Angabe
- Bildgebende Verfahren je nach Verdacht:
  - Rö.-Abdomen im Stehen und in Linksseitenlage; Patienten, die nicht stehen können 10 Min. in Linksseitenlage liegen lassen, Befund ist dann leichter zu erheben, da sich die Darmgase am höchsten Punkt sammeln
  - Sonographie, Endoskopie, CT
  - Notfalls Probelaparotomie mit Diagnose und nachfolgender kausaler Therapie
- Hygiene: Abstriche oder Exsudat aus Drainagen, wenn der Patient bereits eine OP hatte. Bei V.a. hämatogene Streuung aerobe und anaerobe Blutkulturen.

Erstmaßnahmen

- Nach Arztanordnung analgesieren, z.B. fraktioniert Dipidolor® 3,75–7,5 mg i.v.
- Magensonde legen, um Magen-Darm-Trakt zu entlasten
- Kreislauf: Puls, RR, ZVD, Stundendiurese
- Atmung erleichtern, OK hochlagern (☞ 3.9.2), nicht bei labilem Kreislauf. Bauchdecke durch Anziehen der Beine entlasten
- Infusionen nach Arztanordnung vorbereiten
- Verlegung auf die Intensivstation einleiten ✍.

Operative Therapie

- Laparotomie bzw. Relaparotomie, Beseitigung der Peritonitisursache
- Mechanische Reinigung und Spülung des Peritoneums, ausgiebige Drainage des Bauchraumes mit Spülbeutel oder Spül-Saug-Drainage
- Ggf. Reißverschluß-Verband, Einnähen eines resorbierbaren Netzes, anschließend Etappenlavage.

Spezielle postoperative Pflege

Meist ist postop. intensivmedizinische Versorgung erforderlich. Pflegeschwerpunkte je nach Peritonitisursache unterschiedlich, vgl. Pflege in der abdominellen Chirurgie ☞ 10.

8.5   Bakterielle Infektionen

| 8.5.1   Abszeß und Empyem

Abszeß: Eitrige Einschmelzung eines geschlossenen bakteriellen Herdes, der durch eine bindegewebige Membran umschlossen ist, lokalisierter Gewebeuntergang mit Bildung von Eiter. Kann sich in allen Geweben entwickeln, z.B. intraabdominal, Bauchdecke, Schweißdrüse.
Empyem: Abszesse in vorgeformten Körperhöhlen. Mögliche Folgen: Phlegmone, Lymphangiitis, Thrombophlebitis.

Ursachen: pyogene Bakterien wie Strepto- und Staphylokokken.

Pflegeleitsymptome
- Infektionen von Haut und subkutanen Geweben: klassische Entzündungszeichen, systemische Zeichen fehlen oder sind nur wenig ausgebildet
- Lokale Lymphangiitis: meist rötliche, leicht verdickte Lymphstränge
- Abszesse in Körperhöhlen oder tieferen Geweben: lokale Schmerzen, Schwellungen, die nicht immer palpabel sind
- Erregertypische Eiterbildung
  - Anaerobe Keime: Nekrosen und bräunlicher, übelriechender Eiter
  - Staphylokokken: Rasche Nekrosenbildung und gelblicher, rahmiger Eiter
  - ß-hämolysierende Streptokokken: Dünnflüssiges, serumähnliches Exsudat, verbunden mit Ödemen und einer raschen Ausbreitung im Gewebe
- Je nach Lokalisation kann die Begleitsymptomatik im Vordergrund stehen, z.B. Mediastinalabszeß mit respiratorischer Obstruktion, Kleinhirnabszeß mit neurologischen Symptomen wie Gangunsicherheit.

Therapie
- Wärmeapplikation, um Abszeßreifung zu beschleunigen, z.B. Rotlicht (Vorsicht, Verbrennungsgefahr) und Wärmekissen
- OP: oberflächliche Inzision oder Drainage
- Antibiotika, um septikämische Komplikationen zu verhindern, lokale Wirkung ist wegen schlechter Penetration eingeschränkt (☞ 19.4).

Pflege
- Analgetika nach Arztanordnung verabreichen. Gabe ist postop. meist nur noch eingeschränkt nötig
- Pflege bei Fieber ☞ 7.2, evtl. kühlende Verbände, z.B. mit Rivanol®
- Nach Arztanordnung 1–2 x tägl. und bei Bedarf septischen VW, Wunde mit Desinfektionslösung spülen, z.B. mit Octenisept®
- Betroffene Extremitäten bis zum Abklingen der akuten Entzündung ruhigstellen
- Weitere Pflege richtet sich nach Begleitsymptomen, z.B. Pneumonie-, Kontrakturen-, und Dekubitusprophylaxe.

 Kontaminationsgefahr beachten: Wund- und Drainagesekrete sind infektiös.

8

| 8.5.2   Furunkel und Karbunkel

Furunkel: Umschriebene, akut eitrige Entzündung eines Haarbalgs und seiner Talgdrüse. Kann an jeder Stelle der behaarten Körperhaut auftreten.

Karbunkel: Eitrige, subkutan großflächig zusammenfließende Entzündung mehrerer benachbarter Haarbalge und Talgdrüsen.

Komplikationen
- Großflächige Ausbreitungen mit Schweißdrüsenabszeß bis hin zur Sepsis
- Gesichtsfurunkel: venöse Fortleitung der Infektion in den zerebralen frontalen Sinus.

Ursache: meist Infektion durch Staphylococcus aureus.

Pflegeleitsymptome: schmerzhafte, bohnen- bis walnußgroße, entzündlich gerötete Knoten mit gelbem Zentrum, zentraler Eiterpropf mit umgebendem Ödem.

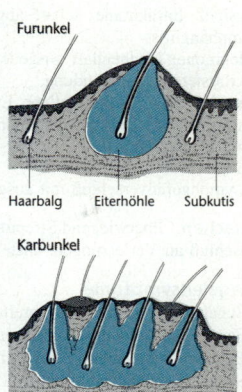

Abb. 8.1: Furunkel und Karbunkel
[L 190]

Therapie
- Antibiose im Frühstadium und bei Lippen-, Augenlid- und Nasenfurunkel
- Rotlicht (Vorsicht Verbrennungsgefahr), feuchte Verbände zur Reifung des Furunkels anwenden ✍
- Antiphlogistische Lokaltherapeutika, z.B. Watteverband mit Ichthyol
- Inzision und Nekrosenentfernung, falls sich Furunkel nicht spontan öffnet. Keine OP bei Gesichtsfurunkel
- Evtl. betroffene Extremität ruhigstellen.

Pflege
- Bei Lippen-, Augenlid- und Nasenfurunkel auf Einhalten des Kau- und Sprechverbots achten
- Keine mechanische Manipulation, z.B. bei der Mundpflege äußerst vorsichtig vorgehen
- Flüssig ernähren, z.B. mit Sondennahrung und Suppen
- Nahrungsaufnahme mit Strohhalm bzw. abgeschnittenem Absaugkatheter (18 Char.).

| 8.5.3   Erysipel, Phlegmone und Lymphadenitis

Erysipel: Intrakutane, scharf abgegrenzte, auf Haut- oder Schleimhäute begrenzte Lymphangiitis.
Phlegmone: Flächenhaft ausgedehnte, bis auf die Faszien oder tiefergehende, stark nekrotisierende Entzündung.
Lymphadenitis: Geschwollene Lymphknoten durch Lymphangiitis und ggf. eitrige Einschmelzung des Lymphknotens.

Komplikationen
- Septikämie
- Lymphgefäßverschluß mit ausgeprägten Ödemen (Elephantiasis).

Ursachen: überwiegend Streptokokken- oder Staphylokokken-Infektionen. Meist im Anschluß an Verletzungen, unsterile Injektionen, infizierte OP-Wunden.

Pflegeleitsymptome
- Scharf begrenzte, sich ausbreitende, überhitzte Rötung mit Ödembildung
- Fast immer schweres Krankheitsgefühl mit hohem Fieber und Schüttelfrost
- Bei der sogenannten ,,Blutvergiftung" stark ausgeprägte Lymphbahnenstränge, ,,rote Streifen" mit Schwellung der Lymphknoten.

Therapie
- Bei Abszedierung OP, Herdausräumung
- Antibiotika
- Symptomatisch evtl. Antipyretikum z.B. Novalgin®, Infusionstherapie ✍.

Pflege
- Nach Arztanordnung regelmäßig septischer VW
- Erysipel im Gesicht: Auf Einhalten des Sprechverbotes achten, flüssig ernähren
- Extremitätenbefall: Extremität ruhigstellen, hochlagern z.B. auf Schiene oder Sandsack
- Mehrmals tägl. kühlende, antiseptische Umschläge z.B. mit Rivanol® auftragen
- Pflege bei Fieber ☞ 7.2
- Soweit möglich (erlaubt) Soor- und Parotitisprohylaxe (☞ 2.5.4) bei Gesichtserysipel durchführen
- Patienten aufklären, daß winzige Hautverletzungen, z.B. durch Schneiden der Nägel, ein Rezidiv verursachen können.

8

8.5.4 Tetanus

Ursache
Infektion mit Clostridium tetani, meist durch Bagatellverletzungen (> 50 % der Fälle). Exotoxin, das schwere, oft generalisierte Muskelkrämpfe verursacht, entsteht nur unter strikt anaeroben Bedingungen, z.B. in tiefen, zerklüfteten Wunden, Gewebsnekrosen und durch Fremdkörper in Wunden. Die Ausbreitung des Toxins auf neuralem Wege ins ZNS verursacht die typischen Symptome (s.u.). Inkubationszeit: 2–14 Tage.

Tetanusprophylaxe
- Bei Säuglingen Diphtherie-Pertussis-Tetanus-Impfung (DPT)
- Grundimmunisierung: je 1 x 0,5 ml Tetanus-Toxoid, adsorbiert 75 I.E., z.B. Tetanol® i.m., im Abstand von 4–8 Wo. Dritte Injektion: 0,5 ml i.m. nach 6–12 Mon., Auffrischimpfungen im Abstand von 10 J.
- Bei frischen Verletzungen und nicht geklärtem Impfschutz immer Simultan-Impfung: 250 I.E., z.B. Tetagam N® i.m. und 0,5 ml Tetanus-Adsorbat-Impfstoff, z.B. Tetanol® i.m. an kontralateralen Körperstellen. Bei chirurgisch nicht einwandfreien Wunden (z.B. zerfaserte Wundränder) oder älteren Wunden 500 I.E. Tetagam® i.m.

Pflegeleitsymptome
- Beginn: Schmerzen und Steifheit im Kiefer, Abdominalbeschwerden, Rückenschmerzen und Schluckschwierigkeiten, zunehmende Muskelspannung, Kiefersperre (Trismus), verzerrtes Grinsen (Risus sardonicus)
- 24–72 Std. nach den ersten Symptomen: Reflexspasmen, krampfartige Starre nahezu aller Muskeln verbunden mit stärksten Muskelschmerzen. Schon kleinste äußere Reize lösen tonisch-klonische Spasmen aus. Bei vollständigem Bewußtsein Atemlähmung durch Dauerkontraktion der Atemmuskulatur und Stimmbänder möglich. Begleitende Symptome: leichtes Fieber, Tachykardie, instabile Hypertonie
- Fehlfunktion des autonomen Nervensystems mit Tachykardie, Bradykardie, extrem schwankenden Blutdruckwerten
- Hyperthermie durch verstärkte Muskelarbeit.

Diagnostik vorbereiten ✍: Toxinnachweis im Serum, seperate zusätzliche Serummonovette verwenden.

Therapie- und Pflegeprinzipien intensivmedizinischer Versorgung
Therapieprinzipien
- OP: Fremdkörper bzw. nekrotisches Wundgewebe sofort entfernen
- Medikamentös: Gabe von Tetanus-Antiserum 3 000–10 000 I.E., z.B. Tetagam®, bindet Toxin, das noch nicht im ZNS fixiert ist. Nach Fixierung an den Nerven ist keine Neutralisation des Toxins möglich; Letalität, auch unter Behandlung, beträgt 50 %
- Beatmung und Monitoring
- Unterbringung des Patienten im Einzelzimmer, um durch Minimierung äußerer Reize die muskuläre Krampfbereitschaft zu reduzieren; zusätzlich Sedierung, Relaxierung
- Aufgrund der Muskelkrämpfe hochkalorische parenterale Ernährung erforderlich (bis zu 8 000 kcal/tägl.).

Pflegeprinzipien
- Sicherung der Vitalfunktionen: Intubations- und Reanimationsbereitschaft
- Grundsätzlich bei jeder Pflegemaßnahme Nutzen und Schaden bezüglich einer möglichen Krampfauslösung abwägen, krampfauslösende Faktoren reduzieren
- Beweglichkeit der Extremitäten erhalten: Bewegungsübungen, um Kontrakturen und Muskelsteifheit vorzubeugen. Problem: Übungen können krampfauslösend sein
- Körpertemperatur mit physikalischen Maßnahmen regulieren
- Dekubitus-, Thrombose-, Streßulkusprophylaxe
- Aus hygienischer Sicht keine besonderen Isolierungsmaßnahmen notwendig.

   Meldepflicht bei Erkrankung und Tod nach § 3 BSeuchG.

I 8.5.5   Gasbrand

Ursache
Septisch-toxische Wundinfektion durch Clostridium perfringens, novyi oder septicum, die z.B. im Erdreich, Straßenstaub und im Darm von Mensch und Tier zu finden sind. Endotoxine verursachen nekrotische Einschmelzungen im infizierten Gewebe und füllen diese durch Vergärung von Kohlehydraten mit Gasen. Eine systemische Intoxikation führt innerhalb kurzer Zeit zum Tode. Gasbrand entwickelt sich nur unter anaeroben Verhältnissen, gefährdet sind z.B. Gewebe mit verminderter Durchblutung. Inkubationszeit: 1–4 Tage.

Pflegeleitsymptome
- Plötzlich starke Schmerzen im Bereich der Verletzung
- Starkes lokales Ödem, distale Abschnitte verletzter Glieder werden kalt und ödematös. Wäßriges, braunes, süßlich riechendes Wundsekret
- Krepitationsphänomen, sog. Schneeballknarren, Knisterrasseln, tritt erst im späteren Krankheitsverlauf und nur bei subkutaner Infektion auf
- Betroffene Muskeln sind zunächst blaß, dann dunkelrot bis schwarz, zusätzlich livide-marmorierte Verfärbung, evtl. Spannungsblasen mit hämorrhagischem Exsudat. Wundsekret mit süßlich-fauligem Geruch. Eine Systemmanifestation entwickelt sich meist schnell
- Patienten sind schwach, anämisch, tachykard. Temperatur um 38 °C
- Nierenversagen mit Oligurie, Anurie durch nekrotisierenden Muskelzerfall.

Diagnostik vorbereiten ✎: Wundabstrich mit Resistenzbestimmung, Nachweis aus nekrotischem Gewebe.

Therapie- und Pflegeprinzipien intensivmedizinischer Versorgung
Therapieprinzipien
- Versorgung bei Sepsis ☞ 8.3, septischer Schock ☞ 4.2
- OP mit großzügiger Abtragung der betroffenen Gewebe, offene Drainage ohne Wundverschluß, um aerobe Wundverhältnisse herzustellen. Falls nötig offene Amputation
- Zusätzlich Therapie mit O_2-Überdruck
- Antibiose z.B. mit Penicillin G®, alternativ Metronidazol®. Antitoxine sind nicht wirksam
- Symptomatische Therapie der Kreislaufdepression, Anämie und E'lytentgleisung.

8

Pflegeprinzipien
- Vitalfunktionen beobachten und sichern
- Wundgebiet auf Ausdehnung der Infektion beobachten
- Dekubitus-, Streßulkus-, Kontrakturenprophylaxe
- Wundsekret ist infektiös, septischen VW nach Anordnung durchführen.

❙ 8.5.6   Aktinomykose

Sogenannte Strahlenpilzkrankheit, eine endogene, nicht ansteckende Mischinfektion, die als chronische granulomatöse Entzündung verläuft und mit tumorähnlichem Wachstum und multipler Fistelbildung einhergeht.

Ursache, Symptome
Infektion mit Actinomyces israelii, v.a. bei entzündlichen Prozessen im Zahnkiefer-bereich, mangelnder Mundhygiene, nach Gewebsverletzungen (Traumen). Keimver-schleppung in den Gastrointestinaltrakt führt zur perforierenden Appendizitis, chroni-schen Infektion im Ileozäkalbereich, Fistelbildung mit Eiterentleerung nach außen. Schlechte Heilungstendenz.

Therapie
- Ca. 6 Wo. Antibiose mit Penicillin G® i.v., danach wenigstens 6 Mon. Penicillin® oral oder i.m.
- Chirurgische Intervention erst nach Penicillinvorbehandlung, z.B. Einlegen von Drainagen.

Pflege
- Mundpflege vorsichtig durchführen, keine Klemmen verwenden, nach Arztanord-nung mit Schleimhautdesinfektionsmittel, z.B. Octenisept®, Mundspülungen vor-nehmen
- Postop. Drainagen beobachten und versorgen, septischen VW durchführen (☞ 3.2.3).

❙ 8.5.7   Panaritium

Eitrige Entzündung an Finger oder Zehe mit Beteiligung der Subkutis, des Knochens und der Gelenke. Es bilden sich Abszesse oder fortschreitende Phlegmonen.

Ursache: Staphylococcus aureus dringt über kleine Verletzungen an der Nagelfalz ein, z.B. bei falscher Nagelpflege. Begünstigt bei Angiopathie mit schlechter Heilung-stendenz, z.B. bei Diabetes.

Pflegeleitsymptome: klopfende, schmerzhafte überwärmte Schwellung; bei Fort-schreiten Lymphangiitis und Lymphadenitis mit Funktionseinschränkung.

Therapie
- Antibiotika nach Keimtestung und Resistenzbestimmung, z.B. Penicillin G®
- Inzision und Einlage einer Drainagelasche bei tiefen Panaritien mit Gefahr der Ausbreitung einer eitrigen Infektion handwärts
- Ggf. Tetanusprophylaxe.

Pflege

- Betroffene Extremität durch Schienenverband in Funktionsstellung ruhigstellen, bis sich Entzündungszeichen zurückgebildet haben (ca nach 3–5 Tagen)
- Tägl. Hand bzw. Fuß in Desinfektionslösung, z.B. Octenisept®, baden
- Tägl. Verband wechseln, Inspektion durch den behandelnden Arzt veranlassen.

▎ 8.5.8   Osteitis und Osteomyelitis

Osteitis: Alleinige Entzündung der Knochenkompakta, geht sehr häufig in Osteomyelitis über.
Osteomyelitis: Infektiöse Destruktion des Knochens und seiner Anhangsorgane wie Periost, Sehnen, Gelenke.

Ursachen

Meist Staphylococcus-aureus-Infektionen. Erregerwege zu den Knochen:
- Hämatogen bei Harnwegsinfekten, bakteriellen Endokarditiden, Sinusitiden, Weichteilinfektionen oder anderen Sepsisherden
- Ausbreitung in nähere Wundumgebung, besonders bei arteriosklerotischen Durchblutungsstörungen, z.B. nach Traumen, Verbrennungen
- Offene Frakturen, penetrierende Verletzungen oder chirurgische Eingriffe an Knochen wie Frakturrevisionen, Prothesenimplantationen.

Pflegeleitsymptome

- Allgemeinsymptomatik: Fieber, BSG-Beschleunigung, Entzündungszeichen an der betroffenen Stelle
- Infektionen der langen Röhrenknochen: lokaler Schmerz, Zeichen einer Weichteilinfektion über dem betroffenen Knochenareal
- Wirbelkörperinfektion: Rückenschmerzen, die nicht auf Therapie mit Wärme, Bettruhe oder Analgetika ansprechen
- Osteomyelitiden durch benachbarte oder direkte Kontamination: lokaler Schmerz, Erythem, Schwellung, Hyperthermie über den infizierten Knochen
- Osteosynthesen: Pin-Track-Infektionen (☞ 9.1.5), Markphlegmone.

Therapie

- Akute hämatogene Osteomyelitis: Antibiotika als Initialtherapie z.B. mit penicillinasefesten Penicillinen
- Bei Osteomyelitiden anderer Ursache: Antibiose nach Resistogramm
- Operative Ausräumung bei chronisch posttraumatischen oder fortschreitenden Entzündungen, evtl. mit Osteosynthese, z.B. Fixateur externe.

Pflege

- Pflege bei Fieber ☞ 7.2
- Grundsätzlich jede Osteomyelitis wie eine Fraktur behandeln, Pflege ☞ 9.1
- Antibiotische Therapie nach Arztanordnung überwachen und durchführen
- Nicht mit frischoperierten Patienten in ein Zimmer legen. Ideal ist die Verlegung auf eine septische Station oder in ein Einzelzimmer, um Keimverschleppung zu verhindern
- ATL entsprechend der Einschränkungen übernehmen
- Tägl. septischen VW vornehmen ☞ 3.2.3

- Entzündung mit Desinfektionslösung nach Arztanordnung spülen. Vorsicht bei kontinuierlichen Spülungen, abgeleitete Spüllösung ist infektiös, Hygiene beachten
- Händedesinfektionsmittel am Bett bzw. im Zimmer bereithalten.

▎8.5.9   Septische Arthritis

Akute bakterielle Gelenkentzündung, die zu bleibenden Gelenkschädigungen führen kann, daher medizinischer Notfall.

Ursachen
Primäre Arthritis durch direkte Infektion, z.B. infolge unsteriler Gelenkpunktion. Sekundäre Arthritis besonders durch hämatogene Streuung. Erreger: bei Erwachsenen meist Staphylococcus aureus, Neisseria gonorrhoea, Diplococcus pneumoniae und Streptococcus pyogenes, bei Kindern oft Haemophilus influenzae. Gefährdung u.a. bei Diabetes mellitus, Lymphom, Kortisontherapie, immunsuppressiver Therapie.

Pflegeleitsymtome
- Starker Bewegungsschmerz, eingeschränkte Bewegung, Entlastungsstellung des betroffenen Gelenkes
- Akute, lokale Entzündungszeichen wie Rötung, Schwellung, Überwärmung, Gelenkerguß
- Fieber, Schüttelfrost, reduzierter Allgemeinzustand.

Therapie
- Gelenk entlasten und ruhigstellen
- Evtl. tägl. sterile Gelenkpunktion zur Druckentlastung (☞ 3.7.2)
- Evtl. sofort operative Revision des Gelenks, Arthrotomie, Einlage einer Saug-Spül-Drainage
- Antibiose z.B. bei grampositiven Erregern mit Penicillin G®

Pflege: wie Osteomyelitis ☞ 8.5.8.

8.6　　Viruserkrankungen

| 8.6.1　Virushepatitis

		Überblick Virushepatitis			
	Hepatitis A	Hepatitis B	Hepatitis C	Hepatitis D	Hepatitis E
Übertragung	Fäkal-oral, durch direkten Kontakt mit infiziertem Speichel, Blut, Stuhl, infizierten Lebensmitteln und Wasser	Parenterale Aufnahme von infiziertem Blut, z.B. über kontaminierte Instrumente, Geschlechtsverkehr, diaplazentar	Posttransfusionshepatitis, Gefährdung bei i.v.-Drogeneinnahme	Parenterale Aufnahme von infiziertem Blut, z.B. über kontaminierte Instrumente, Geschlechtsverkehr, diaplazentar	Fäkal-oral, durch direkten Kontakt mit infiziertem Speichel, Blut, Stuhl, infizierten Lebensmitteln und Wasser
Inkubationszeit	14–60 Tage	60–180 Tage	20–200 Tage	60–180 Tage	30–40 Tage
Infektiosität	2 Wo. vor bis 2 Wo. nach Erkrankungsbeginn	Solange folgende Parameter pos.: HBsAg, HBeAg, HBV-DNA, Anti-HBc-IgM	Dauer unklar	Tritt nur in Verbindung mit Hep. B auf	
Diagnostik	Serum: Titeranstieg von Anti-HAV oder Nachweis von Anti-HAV-IgM	Serum: Nachweis von HBsAg, HBeAg, Anti-HBc-IgM in der akuten Phase	Ausschluß anderer Ursachen. Anti-HCV, Hep.-C-Antigen; HCV-RNA-Nachweis	Anti-HDV-IgM, Anti-HDV, evtl. HDV-RNA Zum Verlauf Anti-HDV-IgG	Ag-Nachweis mittels ELISA
Komplikationen	Keine Komplikationen. Lebenslange Immunität	Meist chron. persistierende Hepatitis, dauerhafte Zerstörung der Leberläppchen und -zellen	10 % der Fälle Übergang in chron. Form	Kann in chron. Form übergehen	Erhöhte Letalität bei Schwangeren im letzten Drittel der Schwangerschaft

Pflegeleitsymptome
Bei allen Hepatitsformen bestehen nahezu identische Symptome.

Prodromalphase (präikterisches Stadium)
- Mattigkeit, Kopfschmerzen, subfebrile Temperaturen (grippeähnliche Allgemeinsymptome)
- Appetitlosigkeit, Brechreiz, Durchfall, Bauchschmerzen
- Gelenk- und Muskelschmerzen, Hautausschläge.

Krankheitsphase (ikterisches Stadium)
- Grau-gelber Stuhl, braungefärbter Urin
- Vergrößerung von Leber, Milz und evtl. Lymphknoten
- Evtl. Juckreiz, v.a. bei ausgeprägtem Ikterus.

Rekonvaleszenzphase (postikterisches Stadium)
- Ikterus klingt ab, Urin- und Stuhlfarbe normalisieren sich
- Müdigkeit und Mattigkeit halten evtl. länger an.

Therapie
- Kausale Therapie bei der akuten Hepatitis nicht möglich. Symptomatisch sind v.a. leberschädigende Noxen wie Alkohol und Medikamente auszuschalten
- Starke Belastungen vermeiden
- Interferon-α bei chronischem Verlauf der Hepatitis B.

Pflege
Beobachten
- Kreislauf-, Atmungs-, Bewußtseinskontrolle (im akutem Stadium)
- Ausscheidung: Urin (Dunkelverfärbung?), Stuhl (entfärbt?)
- Hautkolorit und Skleren bei steigendem Bilirubin-Spiegel
- Blutungszeichen an Haut und Schleimhaut.

Hygiene
- Bei Hepatitis A und E bis eine Wo. nach Auftreten des Ikterus Standardisolierung (☞ 1.4.8), bei Hepatitis B, C und D nicht erforderlich; Ausnahme bei unkontrollierten Blutungen. Hygiene- und Unfallverhütungsvorschriften unbedingt beachten
- Vorsicht beim Umgang mit Ausscheidungen und Blut, Handschuhe und Schutzkittel tragen
- Kontaminierte Spritzen und Kanülen in bes. gekennzeichnetem Gefäß entsorgen
- Wäsche in speziell gekennzeichneten Säcken sammeln
- Sorgfältige Händedesinfektion nach jeder Tätigkeit am Patienten
- Patienten Hygienemaßnahmen erklären, um Ängste und Unsicherheit abzubauen.

Wohlbefinden steigern
- Falls orale Ernährung möglich, Patienten Wunschkost anbieten. Empfehlenswerte Kost ist hochkalorisch, fettarm, eiweißreduziert und vitaminreich
- Bei Juckreiz mehrmals tägl. z.B. Ingelan® Puder anwenden, jeglichen Scheuerreiz, z.B. durch engsitzende Kleidungsstücke, vermeiden. Bei stark ausgeprägtem Ikterus nach Arztanordnung morgens einen Teelöffel Karlsbader Salz auf nüchternen Magen verabreichen, fördert Stuhlgang und Galleabfluß
- Bei Oberbauchschmerzen feucht-warme Wickel (☞ 3.8.2) auflegen, jedoch nicht bei Juckreiz
- Ggf. fiebersenkende Maßnahmen, z.B. Wadenwickel, Waschung mit Pfefferminztee. Pflege bei Fieber ☞ 7.2.

8.6.2 HIV-Infektion

Ursache

AIDS = **A**cquired-**I**mmuno**d**eficiency-**S**yndrom, erworbenes Immundefekt-Syndrom, durch HIV-Typ 1, 2, 0 (**H**uman **I**mmunodeficiency **V**irus = Humanes Immundefekt-Virus) übertragene Erkrankung mit Defekt der zellulären Immunabwehr.

Übertragungswege

- Körperausscheidungen sind potentiell infektiös, z.B. Blut, Sperma, Scheidensekret. Bisher nicht belegte Übertragungsmöglichkeiten: Tröpfcheninfektion, Schmierinfektion, Stechmücken, Tränen, Muttermilch, Stuhl, Urin, Schweiß
- Diaplazentare Übertragung auf den Fetus ist nicht gesichert, wahrscheinlich Infektion im Geburtskanal.

Stadieneinteilung der AIDS-Erkrankung nach CDC (Center of Disease Control, Atlanta, USA 1993)		
Laborkategorie	**Klinische Kategorie (vgl. Tabelle gegenüber)**	
CD-4-Zellzahlbereiche	A (asymptomatisch)	B (Symptome, kein AIDS)	C (Symptome, AIDS)
1: > 500 μ/l	A1	B1	C1
2: 200–499 μ/l	A2	B2	C2
3: < 200 μ/l	A3	B3	C3

Diagnostik vorbereiten ✍

- Blutentnahme für HIV-IgG-Antikörpersuchtest; wenn negativ und Verdacht weiter besteht Wiederholung nach 2 und 12 Mon.; Bestimmung von Lymphozytensubpopulationen (Helferzellen T4, Suppressorzellen T8). Positiv in der Regel 1–3 Mon. nach Infektion. Virenanzüchtung aus dem Blut, Nachweis von HIV-RNA durch die Polymerase Chain Reaction (PCR)
- BSG, Blutbild, Thrombos, AP, GOT, GPT, γ-GT, LDH, Elektrophorese, Immunglobuline, Hepatitis-, Lues-, CMV-, HSV-, EBV-, Toxoplasmoseserologie
- Bei V.a. Pneumocystis-carinii-Pneumonie Sputumuntersuchung, evtl. broncho-alveoläre Lavage oder transbronchiale Biopsie. Biopsie bei V.a. Kaposi-Sarkom, Lymphom. Pilzkultur bei V.a. Pilzinfektion
- Bei zerebraler Symptomatik CT, evtl. NMR.

Therapieprinzipien

- Behandlung der HIV-Infektion mit Azidothymidin (AZT, z.B. Retrovir®), verzögert die Erkrankung. Bei Unwirksamkeit oder starken Nebenwirkungen Didansoin (Videx®). Im fortgeschrittenen Stadium zusätzlich DDC (Flivia®)
- Primäre Behandlung, Prophylaxe und Therapie der opportunistischen Infektionen richten sich nach den Symptomstadien
- Evtl. OP bei Abszessen
- Patienten müssen durch eine sogenannte Protektiv-Isolierung vor weiteren Infektionen geschützt und baldmöglichst der Inneren Medizin zugeführt werden
- Behandlung der Komplikationen, z.B. Kaposi-Sarkom mit Bestrahlung, Zytostatikatherapie.

8

Klinische Kategorien A bis C der CDC-Klassifikation

Kategorie A
- Asymptomatische HIV-Infektion
- Persistierende generalisierte Lymphadenopathie (LAS)
- Akute HIV-Infektion (auch in der Anamnese)

Kategorie B
Krankheitssymptome oder Erkrankungen, die nicht in die AIDS-definierende Kategorie C fallen, dennoch aber der HIV-Infektion ursächlich zuzuordnen sind oder auf eine Störung der zellulären Imunabwehr hinweisen:
- Bazilläre Angiomatose
- Oropharyngeale Candida-Infektion
- Vulvovaginale Candida-Infektionen, die entweder chronisch (länger als einen Monat) oder nur schlecht therapierbar sind
- Zervikale Dysplasien oder Carcinoma in situ
- Konstitutionelle Symptome wie Fieber über 38,5 °C oder eine länger als vier Wochen bestehende Diarrhoe
- Orale Haarleukoplakie
- Herpes zoster bei Befall mehrerer Dermatome oder nach Rezidiven in einem Dermatom
- Idiopathische thrombozytopenische Purpura
- Listeriose
- Entzündungen des kleinen Beckens, besonders bei Komplikationen eines Tuben- oder Ovarialabszesses
- Periphere Neuropathie

Kategorie C
AIDS-definierte Erkrankungen
- Pneumocystis carinii-Pneumonie
- Ösophageale Candida-Infektion oder Befall von Bronchien, Trachea oder Lungen
- Chronische Herpes-simplex-Ulcera oder Herpes-Bronchitis, Pneumonie oder Ösophagitis
- CMV-Retinitis
- Generalisierte CMV-Infektion (nicht von Leber und Milz)
- Rezidivierende Salmonellen-Septikämien
- Rezidivierende Pneumonien innerhalb eines Jahres
- Extrapulmonale Kryptokokkeninfektionen
- Chronisch intestinale Kryptosporidieninfektionen
- Chronisch intestinale Infektion mit Isospora belli
- Disseminierte oder extrapulmonale Histoplasmose
- Tuberkulose
- Infektionen mit Mycobacterium avium complex oder Mycobacterium kanasasii, disseminiert oder extrapulmonal
- Kaposi-Sarkom
- Maligne Lymphome immunoblastisches oder primär zerebrales Burkitt-Lymphom
- Invasives Zervix-Karzinom
- HIV-Enzephalopathie
- Progressive, multifokale Leukenzephalopathie
- Wasting-Syndrom

┃ Pflegeprinzipien

Allgemeine Pflege entsprechend der auftretenden Infektionen und Symptome durchführen.

Patienten psychosozial begleiten
- Auf Fragen offen und ehrlich antworten
- Stimmungsschwankungen des Patienten akzeptieren. Betroffener ist mit einer Vielzahl von Ängsten und Problemen konfrontiert
- Gesprächsbereitschaft signalisieren. Vorurteile und Diskriminierung sind fehl am Platz
- Wenn der Patient eine Beratung möchte, Kontakt zur Selbsthilfegruppe herstellen.

Hygiene
- Es besteht keine Gefahr für Mitpatienten und Personal bei normalen sozialen Kontakten wie Hand geben, miteinander sprechen etc.
- Standardisolierung bei Sekundärinfektion wie offene Tuberkulose, schwere Diarrhoe, unkontrollierte Blutungen, Verwirrtheitszustand. Protektiv bei schlechtem Allgemeinzustand im Endstadium

- Geschlossene Blutentnahmesysteme, geschlossene Absaugsysteme bei intubierten Patienten verwenden, z.B. Trach-Care®
- Latexhandschuhe bei möglichem Blutkontakt (auch mit altem Blut) verwenden
- Schutzbrille und Mundschutz, wenn mit Verspritzen von Blut/Sekreten zu rechnen ist, z.B. beim Absaugen, Spülen der Drainage
- Bei Beachtung der Hygienerichtlinen (☞ 1.4) besteht geringes Infektionsrisiko.

8.6.3   Tollwut

Ursache
Tollwut (Rabies) ist eine Infektion mit dem Lyssa-Virus. Übertragung durch infizierte Sekrete oder Gewebe, häufig durch Biß erkrankter Tiere, seltener durch Hautdefekte, z.B. Abschürfungen. Eindringen des Virus ins ZNS führt zu den Krankheitssymptomen. 100 % Letalität bei ungeimpften Patienten. Inkubationszeit 20–100 Tage.

Pflegeleitsymptome
- Schmerzen und Hyperparästhesien im Wundbereich
- Exzitationsstadium: innerhalb weniger Tage Lähmung der betroffenen Extremität, Enzephalitis. Schlundkrämpfe führen zu massiven Schluckstörungen
- Paralytisches Stadium: ausgedehnte Lähmungen, Ateminsuffizienz, Bewußtsein kann erhalten sein.

Therapie
Therapie der manifesten Tollwut ist bislang nicht möglich. Bei Verdacht auf Biß durch ein tollwütiges Tier Spülung der Wunde mit Desinfektionsmittel oder Seife, danach am 1., 3., 7., 14. und 30. Tag Verabreichung eines aktiven Impfstoffes (apathogenes Virus), z.B. Robivac®. Nach schweren Bissen evtl. Gabe von Hyperimmunglobulin. Prophylaktische Impfung exponierter Personen, z.B. Personal von Tollwutlaboratorien, Tierärzte und Jäger.

Pflegeprinzipien
Pflege erfolgt grundsätzlich auf der Intensivstation.
- Betroffene Extremität ruhig stellen
- Bettruhe
- Pneumonie-, Dekubitus-, Kontrakturenprophylaxe
- Enterale Ernährung über Magensonde
- Häufige vorsichtige Mundpflege, Speichel absaugen.

Hygiene
- Speichel des Patienten ist infektiös, zum Selbstschutz Schutzbrille, Gesichtsmaske, Schutzkittel und Handschuhe tragen
- Isolierung erforderlich.

 Meldepflicht bei Krankheitsverdacht, Erkrankung und Tod nach § 3 BSeuchG.

8

8.7   Candidiasis

Candidiasis (Soor) ist eine überwiegend endogene Pilzinfektion. Häufigster Erreger: Hefepilz Candida albicans, der im Mund, Stuhl und im Vaginalsekret nachgewiesen wird.

Ursachen
Vermehrung des Candida albicans bei Vorliegen begünstigender Faktoren wie Störungen des Immunsystems, z.B. durch Infektionen, Transplantationen, Anbtibiotika- oder Zytostatikabehandlung; erhöhtes Risiko bei Diabetes mellitus, Blasen- und Venenverweilkatheter, Schwangerschaft.

Komplikationen
- Einbruch des Erregers in die Blutbahn mit generalisierter Candidiasis
- Candidapneumonie bei starkem Mundschleimhautbefall durch Mikroaspirationen
- Candidameningitiden mit Bildung von Mikroabszessen und Gewebsnekrosen
- Candida-Endokarditis, die arterielle Embolien auslösen kann.

Pflegeleitsymptome
- Haut: Erythem mit Bläschen und Pusteln, besonders an feuchten Hautstellen wie Leistengegend, Zwischenzehenräume, Achselhöhle, weibliche Brust
- Mundschleimhaut: stark gerötet, fleckförmig mit weißen Auflagerungen sog. Soorrasen (☞ 2.5.4)
- Soorösophagitis: substernale Schmerzen
- Candidaenteritis: wässrig-schleimiger bis blutiger Stuhl
- Genitaltrakt: Juckreiz, Brennen, bei Frauen weißlicher Ausfluß.

Therapie
- Lokale Infekte: Antimykotika z.B. Clotrimazol®, Nystatin®
- Systemische Therapie z.B. mit Amphotericin B®. Vorsicht, potentiell toxische Substanz (☞ 19).

Pflege
- Hygienerichtlinien einhalten ☞ 1.4
- Soorprophylaxe ☞ 2.5.4
- Patienten auf die Gefahr der Keimverschleppung hinweisen
- Bei Pflege befallener Körperregionen Handschuhe tragen
- Körperpflege: befallene Körperregionen immer zuletzt waschen, Waschutensilien hygienisch entsorgen
- Zuckerfreie Nahrungsmittel bevorzugen, da Zucker Candidawachstum begünstigt
- Behandlungsdauer genau einhalten, um Rezidive zu vermeiden. Auch nach Verschwinden der Symptome Behandlung bis zu mehreren Wo. weiterführen ✍.

8.8   Wurmerkrankungen

❙ 8.8.1   Rinder- und Schweinebandwurm

Ursache
Rinder- (Taenia saginata) und Schweinebandwurm (Taenia solium) sind weltweit verbreitet. Larven werden durch den Verzehr von ungekochtem Rind- bzw. Schweinefleisch übertragen. Die Wurmlarve entwickelt sich erst zur sog. Finne, anschließend im oberen Dünndarm des Menschen (Endwirt) innerhalb von 3–4 Mon. zum Schweine- bzw. Rinderbandwurm. Gelangt das Bandwurmei durch die Darmwand in die Blutbahn kommt es zur Zystizerkose. Befallen Bandwurmeier das ZNS, entwickelt sich eine chronische Meningitis, Krampfanfälle mit tödlichem Ausgang sind möglich.

Pflegeleitsymptome
- Appetitlosigkeit, Gewichtsverlust, Verdauungsbeschwerden
- Selten mechanischer Ileus
- Chronische Meningitis: Kopfschmerzen, evtl. Halbseitensymptomatik mit Krampfanfällen.

Therapie
- Anthelminthika, z.B. Cesol®
- Chirurgische Entfernung der Finnen
- Kontrolle des Behandlungserfolges: Stuhluntersuchungen nach 3 Mon.

Pflege
- Hygienerichtlinien beachten (Händedesinfektion ☞ 1.4.3). Gebräuchliche Hände- und chemische Desinfektionsmittel wirken meist nicht gegen die Eier. Hände daher immer zusätzlich gründlich waschen
- Wunschkost anbieten
- Auf regelmäßigen Stuhlgang achten
- Ausscheidungen beachten, Gewicht kontrollieren, evtl. Stuhlproben entnehmen.

❙ 8.8.2   Hundebandwurm

Beim Hund vorkommender Bandwurm, Zwischenwirte v.a. Schaf und Mensch. Arten: Echinococcus granulosus und Echinococcus multilocularis.

Übertragung und Folgen
Vom Hund oder Fuchs ausgeschiedene Eier können an Fell und Schnauze haften und vom Menschen oral aufgenommen werden.
- Echinococcus granulosus: Bildung einer flüssigkeitsgefüllten, Finnen enthaltenden, oft kindskopfgroßen Zyste (Hydatide) z.B. in Leber, Lunge, Milz und ZNS
- Echinococcus multilocularis: Entwicklung von Finnen, mit klein- und vielblasiger, wabenartiger Struktur.

Komplikationen
- Echinococcus granulosus: anaphylaktische Reaktion durch Toxine in freigesetzter Hydatidenflüssigkeit, z.B. bei spontanem Riß, iatrogen während der OP
- Echinococcus multilocularis: nekrotischer Zerfall der Leber durch krebsartige Wucherung der Larven.

Pflegeleitsymptome
- Bis zu Jahren beschwerdefreie Wachstumsphase, Beschwerden erst durch Druckatrophie
- Lungenbefall, Bild eines Lungenemphysems
- ZNS-Befall: neurologische Ausfälle durch Raumforderung (☞ 14.1).

Diagnostik vorbereiten ✍
- ELISA-Tests zur Differenzierung zwischen beiden Echinokokkusformen
- CT, Sono, Rö.

Therapie
- Echinococcus granulosus: intraop. Punktion, Instillation 20 %iger NaCl-Lösung, Argentum nitricum oder Formalin, anschließend Absaugung der abgetöteten Erreger, evtl. Zystektomie
- Echinococcus multilocularis: aufgrund infiltrierenden Wachstums meist radikales Vorgehen erforderlich, z.B. Hemihepatektomie
- Medikamentös z.B. oral Molevac® Dragees.

Pflege: Lebererkrankungen ☞ 10.3.

9

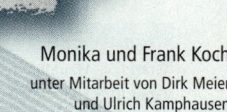

Monika und Frank Koch

unter Mitarbeit von Dirk Meier
und Ulrich Kamphausen

Traumatologie

9.1   Frakturen

9.1.1   Grundlagen der Frakturbehandlung

Frakturen werden in offene und geschlossene (ohne Verletzung der Haut oder Weichteile) Formen eingeteilt. Bei offenen Frakturen besteht erhöhte Infektionsgefahr. Eine OP ist dann immer indiziert.

Einteilung offener Frakturen	
Grad I	Hautdurchspießung von innen nach außen
Grad II	Hautverletzung von außen nach innen ohne wesentliche Weichteilschädigung
Grad III	Ausgedehnte Weichteilschäden, Gefäß- und Nervenbeteiligung
Grad IV	Unvollständige bis totale Amputation

Symptome bei frischen Frakturen
Sichere Anzeichen
- Abnorme Lage (Verdrehung) und Beweglichkeit
- Auffällige Achsenfehlstellung
- Sichtbare Hautdurchspießung durch Knochenteile
- Knochenreiben (Krepitation) bei Bewegungen der Bruchenden.

Unsichere Anzeichen
- Bewegungseinschränkung oder Funktionsausfall der Extremität
- Hämatom und/oder Ödem
- Schmerzhaftigkeit
- Abhängig von der direkt oder indirekt einwirkenden Kraft erfolgt hinter der Fraktur besonders durch Muskelzug eine Verschiebung der Fragmente.

Voraussetzung für eine Frakturheilung
- Ruhigstellung der Frakturenden
- Ausreichende Gefäßversorgung
- Ausbleiben einer Infektion im Frakturbereich.

Therapieformen
Konservative Therapie
- Bei unkomplizierten, stabilen Frakturen meist Schienen oder Gipsverbände, bei unstabilen Frakturen Extensionen. Besonders bei Kindern ist auch eine Pflaster- oder Schaumstoff-Extension möglich. Dabei wird das Zuggewicht durch Pflaster oder angewickelte Schaumstoffplatten übertragen
- Funktionelle Behandlung bei stabilen, eingestauchten Frakturen, z.B. Fersenbeinfrakturen. Bei dieser Behandlung wird auf die Ruhigstellung verzichtet und sofort mit der Funktionsbehandlung der benachbarten Gelenke begonnen.

9

Operative Therapie
- Verschiedene Osteosyntheseverfahren zur Frakturreposition, z.B. Verplattung, Marknagelung, Kirschnerdrahtfixation, Fixateur externe (☞ Abb. 9.1)
- Gelenkersatz, z.B. Totalendoprothese der Hüfte (TEP), Knieendoprothese (KNEP).

Komplikationen
- Schäden durch zu enge, zirkuläre Verbände (☞ 3.2), z.B. Nervenläsionen
- Kompartmentsyndrom ☞ 9.2.1
- Thrombose, Embolie ☞ 13.5.1
- Infektionen ☞ 8
- Pseudarthrose
- Kontrakturen Muskelatrophie
- Osteomyelitis ☞ 8.3.9
- Frakturkrankheit (Sudeck-Dystrophie)
- Implantatbrüche.

 Tips, Tricks & Fallen
- Jede offene Fraktur ist ein chirurgischer Notfall. Bis zur OP ruhigstellen und steril abdecken. Antibiotikagabe und ggf. Blutstillung ☝, Tetanusprophylaxe abklären und bei Unklarheit oder fehlendem Schutz vornehmen.
- Der Patient sollte innerhalb von 24 Std. nach der Frakturbehandlung beschwerdefrei sein. Treten danach Schmerzen auf, können diese auf eine Komplikation hinweisen.

Pflegeleitlinien

Beobachten
- Schmerzen: Art, Dauer, in Ruhe, Lokalisation
- Haut: Schwellung, Temperatur, Verfärbung
- Wunde: Rötung, Schwellung, Schmerz, Sekretion (Infektionszeichen ☞ 8.) dem Arzt mitteilen
- Auf Begleitsymptome möglicher Komplikationen (s.o.) achten.

Allgemeine Maßnahmen
- Lagerung: Zur Ödemprophylaxe betroffene Extremitäten in schmerzfreier Stellung hochlagern, z.B. Bein auf Krapp-Schiene, eingegipsten Arm mit Mullbinde an Infusionsständer hängen und mit Kissen unterstützen, weich lagern
- Thromboseprophylaxe (☞ 2.5.2), z.B. beim Beinbruch einen AT-Strumpf an das gesunde Bein anziehen
- Druckstellen vermeiden
- Bei Drainagen für ungehinderten Ablauf des Wundsekretes sorgen, regelmäßig kontrollieren und Auffanggefäß steril wechseln
- Schwellungen mit Eisblase oder Cool-Pack® kühlen ✎.

▌9.1.2   Operative Frakturbehandlung

Ziel: Wiederherstellen der normalen Gelenk- und Muskelfunktion.

Bei der operativen Frakturbehandlung wird während der OP reponiert und eine Ruhigstellung durch verschiedene Osteosyntheseverfahren angestrebt. Es wird zwischen übungs- und (teil-)belastungsstabiler Versorgung unterschieden. Die Versorgung erfolgt nach Möglichkeit innerhalb der ersten 6–8 Std. nach dem Trauma (primär operative Versorgung).

Indikationen
- Offene Frakturen
- Frakturen mit Gelenkbeteiligung
- Oberschenkelschaft- und Oberschenkelhalsfrakturen
- Mehrfachbrüche, z.B. bei Polytrauma
- Frakturen mit begleitender Nerven- oder Gefäßverletzung
- Konservativ nicht reponierbare oder ruhigzustellende Frakturen
- Pathologische Frakturen, z.B. bei Osteosarkom oder Osteoporose.

Relative Kontraindikationen
- Schlechter AZ, Herz-, Kreislauf-, Lungenvorerkrankungen
- Starke Weichteilschwellung, ausgeprägtes Frakturhämatom
- Polytrauma: primäre Versorgung vitaler Verletzungen.

Therapieprinzipien
- Interfragmentäre Kompression, z.B. durch Kompressions- oder Zugschraube
- Dynamische Kompression durch eine sich ständig erneuernde Kompression über Muskelaktionen, z.B. Zuggurtung
- Schienung der Fraktur, z.B. Marknagel, Platte oder äußeren Spanner (Fixateur externe)
- Kombination mehrerer Prinzipien.

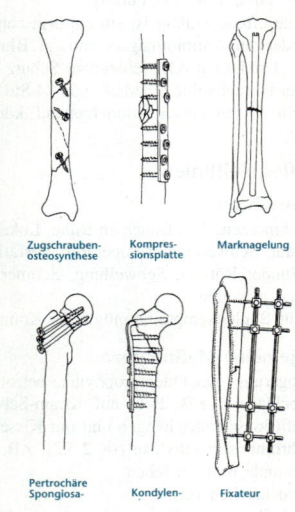

Zugschrauben-osteosynthese   Kompres-sionsplatte   Marknagelung

Pertrochäre Spongiosa-   Kondylen-   Fixateur

Abb. 9.1:
Formen der Osteosynthese [L 190]

9

Osteosyntheseformen			
Verfahren	**Material**	**Indikationen**	**Beschreibung**
Spickdraht	Kirschner-Draht	Intraartikuläre Frakturen, kindliche Frakturen, subkapitale Humerusfrakturen	Fixiert reponierte Frakturfragmente, nur Lagerungsstabilität
Marknagelung zur Stabilisierung (intramedulläre Schienung) bei langen Röhrenknochen	Oberschenkel-Marknagel, Verriegelungsnagel	Quer- und Schrägfrakturen an Femur und Tibia	„Rohr im Rohr" -Prinzip: 1. Gedeckt, d.h. ohne Eröffnung des Frakturgebietes 2. Offen, d.h. der Nagel wird im Frakturbereich eingeführt
Federnde Nägel zur inneren Schienung	Ender-Nägel, Bündel-Nägel, Rush-Pins	Per- und subtrochantere Femurfraktur	Schienung und Reposition durch Federspannung der Nägel
Schraubenosteosynthese zur Kompression im Frakturspalt	Kortikalisschrauben, Spongiosaschrauben, Malleolar-schrauben	Schräg- und Drehbrüche mit langen Bruchflächen	Verschraubung, ggf. unter Zug, Schraubengewinde greift nach Durchbohrung nur in einem Frakturfragment
Plattenosteosynthese	Gerade Platten, Winkelplatten, Kompressionsplatten, Neutralisationsplatte, Zuggurtungsplatte Abstützplatte	Frakturen langer Röhrenknochen	Stabilisiert Frakturen mit Metallplatte und Schrauben; zur Neutralisation von Torsions- und Biegekräften, Fraktursicherung, Kompression
Zuggurtung	Platten, Kirschner-Drähte, Drahtzerklagen	Olekranonfraktur Patellafraktur	Umwandlung von Zug- in Druckkräfte durch „Umdrahtung" der Fraktur
Dynamische Hüftschraube (DHS) zur Stabilisierung	DHS	Schenkelhalsfraktur, pertrochantere Femurfrakturen	Vereinigt das Prinzip der Zugschraube und Plattenosteosynthese
Endoprothesen zur Erhaltung der Beweglichkeit bei geschädigten Gelenken	z.B. TEP, KNEP	Gelenkverletzungen, Koxarthrose	Ersatz von Gelenken durch synthetisches Material, rasche Mobilisationsfähigkeit
Fixateur externe (Außenspanner) zur Stabilisierung bei Extremitätenfrakturen mit kritischen Weichteilverhältnissen und instabilen Frakturen des Beckens (extramedulläre Schienung)	Steinmann-Nägel, Schanzsche Schrauben, Verbindungsstücke	Offene Frakturen, Pseudarthrosen, konservativ nicht ruhigzustellende Frakturen, z.B. „abrutschende" Radiusfraktur	Zwei- oder dreidimensionale Verstrebung außerhalb des Körpers mittels in den Knochen eingebrachter Nägel oder Schrauben

I Spezielle präoperative Pflege

Präoperative Pflege
- Schmerzmittel nach Anordnung verabreichen, z.B. Dipidolor®, Fortral®
- Alle alten Krankenakten, insbesondere Röntgenbilder, aktuelle Laborwerte und EKG für den Anästhesisten bereithalten. Bei der Planung Wünsche des Patienten einbeziehen
- Material zur vorübergehenden Ruhigstellung bereit legen, z.B. Kramer-Schiene, Volkmann-, Vakuum-, Luftkammerschiene.

Postoperative Pflege
- Extremitäten auf angeordnete Schiene, z.B. Braunsche Schiene, Schaumstoffschiene lagern
- Betroffene Extremität hochlagern
- Durchblutung, Motorik, Sensibilität an operierter Extremität regelmäßig kontrollieren
- Ggf. Cool-Pack® auflegen ✍
- Aseptischer Wundverband, Redonsaugdrainagen bleiben bis max. 72 Std., bei Bedarf vorher wechseln (☞ 3.2.2)
- Fixateur externe: Eintrittsstellen der Befestigungsschrauben ggf. vorsichtig mit NaCl 0,9 % reinigen, auf Anzeichen der Pin-Track-Infektion (☞ 9.1.5) achten
- Postop. prophylaktische Maßnahmen (☞ 2.5) individuell anpassen
- Frühmobilisation nach Anordnung, Übungsbehandlung durch KG, Belastungsstufen beachten.

Anhaltswerte für die Nachbehandlung operativ versorgter Frakturen der oberen Extremität (Zahlenangaben in Wochen nach OP-Termin)

Fraktur-Lokalisation	Art der operativen Versorgung	Bewegungtherapie		Erwarteter knöcherner Durchbau	Metallentfernung (Mon.)
		vorsichtig ab	uneingeschränkt		
Oberarm	Bündelnagelung, Plattenosteosynthese	sofort	6–12	10–12	12–18
Distaler Oberarm, Ellenbogengelenk	Schraubenosteosynthese, Spickdrähte, 1/3 Rohrplatte, 2–3 Wo in dorsaler Oberarm-Gipsschiene ruhigstellen	2–3	6–12	8–12	6
Olekranon	Zuggurtung	sofort	3	12–16	6–10
Unterarm	Plattenosteosynthese	sofort	8–10	8–12	18–24

Nach: K. Kremer, E. Müller: Die chirurg. Poliklinik, 2. Aufl., Stuttgart 1988

9

Anhaltswerte für die Nachbehandlung operativ versorgter Frakturen der unteren Extremität (Zahlenangaben in Wochen nach OP-Termin)

Fraktur-lokalisation	Art der operativen Versorgung	Teilbela-stung ab	Vollbela-stung ab	Erwarteter knöcherner Durchbau	Metall-entfernung (Mon.)
Medialer Schenkel-hals	Osteosynthese (Schrauben)	16	20–24	20–24	12–18
	Hüftendoprothese	sofort	1	–	–
pertro-chantär	γ-Nagel	2–4	8–12	12–16	12–18
subtro-chantär	Dynamische Hüft-schraube (DHS)	2–4	8–12	12–16	12–18
Mittlerer und distaler Femur	Plattenosteo-synthese	8–12	16–20	16–20	24–36
	Mehrfragment bruch + Spongiosaplastik	12–16	20–24	20–24	24–36
	Marknagelung	3–4	6–12	16–20	24–36
Patella	Zuggurtung	2	5	20–24	8–12
Tibiakopf	Schrauben, Plattenosteo-synthese, Spongiosaplastik	12–14	16–20	16–20	10–18
Unter-schenkel-schaft	Plattenosteo-synthese	5–6	12–16	12–16	18–24
	Mehrfragment-bruch + Spongio-saplastik	8–12	16–20	16–20	18–24
	Marknagelung	2–3	4–6	12–16	24
Distale Tibia	Platten-, Schrauben-osteosynthese	10–14	16–18	12–16	8–12
Sprung-gelenk	Zuggurtung, Platten-, Schrauben-osteosynthese	2	5	8–12	6–12

Nach: K. Kremer, E. Müller: Die chirurg. Poliklinik, 2. Aufl., Stuttgart 1988

Pflege bei Fixateur externe

- Extremität auf hoher Schiene lagern
- Gut polstern: Gefahr von Druckstellen und der Nervenschädigung bei oberflächlich gelegenen Nerven, z.B. Wadenbeinköpf-chen
- Fußgelenk in 90° lagern, Ferse frei lagern, Spitzfußprophylaxe am nicht betroffenem Bein
- Prophylaxen: Thrombose; bei Bettruhe: Dekubitus, Pneumonie, ggf. Obstipation
- Aseptischer Verbandwechsel ☞ 3.2.2.

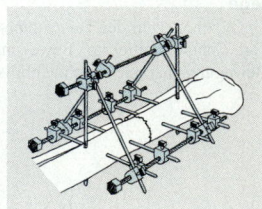

Abb. 9.2: Fixateur externe [L 190]

Beobachten
- Schmerzen
- Korrekte Lagerung
- Motorik, Durchblutung und Sensibilität
- Eintrittsstellen auf mögliche Entzündungszeichen, Pin-Track-Infektion.

| 9.1.3 Metallentfernung (ME)

Zur Fixation eingebrachtes Material wird in der Regel nach 3–6 Mon. wieder entfernt. Ausnahmen: Ethipins® (resorbierbares Material), Prothesen, die erst bei Lockerung (ca. 10–15 J.) ersetzt werden, Implantate bei greisen Patienten, wenn ein zu hohes OP-Risiko besteht.

Spezielle perioperative Pflege
- Allgemeine periop. Pflege ☞ 2
- Verband kontrollieren
- Redon-Drainage überwachen
- Extremität hochlagern
- Mobilisieren, Aufstehen meist nach 24 Std. ✍
- ⚠ Kompressionsverband zur Verringerung des postop. Ödems anlegen ✍ (☞ 3.2.6).

| 9.1.4 Funktionelle Frakturbehandlung

Indikationen
Frakturen mit stabil zueinander stehenden Knochenfragmenten, z.B. durch Einkeilung, Einstauchung:
- Schenkelhalsfraktur vom Typ Pauwels 1
- Humerusfraktur, besonders bei älteren Patienten
- Teilfrakturen an kleinen Knochen, z.B. Kleinzehenfrakturen
- Isolierte Wadenbeinfraktur.

Therapieprinzipien
- Fraktur entlasten, z.B. durch Bettruhe oder den Gebrauch von Gehhilfen wie Gehwagen, Unterarmgehstützen
- Bewegungstherapie durch Krankengymnasten frühzeitig einleiten
- Beweglichkeit durch Verzicht auf ruhigstellende Verbände erhalten.

Pflege
- Ggf. Patienten in den ATL unterstützen
- Ggf. Schmerzmittel vor Bewegungstherapie verabreichen ✍
- Bewegungstherapie durch Mobilisationsübungen ergänzen, mit KG absprechen.

9

▎9.1.5   Konservative Frakturbehandlung

Reposition und Ruhigstellung der Fraktur meist mit einem fixierenden Verband. Bei konservativer Therapie muß eine aktive Übungsbehandlung aller nicht betroffenen Gelenke durchgeführt werden.

Indikationen
- Geschlossene, nicht dislozierte oder gut reponierbare Frakturen
- Schlechter AZ, z.B. dekompensierte Herz-Kreislauf-Erkrankung
- Praeop. zur Ruhigstellung der Fraktur, z.B. bei starker Weichteilschwellung.

▎Gipsverbände

- Gipsverbände (☞ 3.2.9) dienen in der Unfallchirurgie und Orthopädie sowohl der Ruhigstellung und Fixierung von Frakturen ohne Dislokationsneigung, Luxationen oder Entzündungen als auch zur Korrektur von Deformitäten
- Das Anlegen eines Gips- oder synthetischen Stützverbandes ist Arztsache und kann an entsprechend ausgebildetes Pflegepersonal delegiert werden
- Bei der Erstversorgung frischer Frakturen werden Gipsbinden oder Gipslonguetten verwendet. Die Weiterbehandlung insbesondere bei mehrwöchiger Ruhigstellung erfolgt häufig mit Kunststoffverbänden ☞ 3.2.9
- Aufgrund der posttraumatischen Ödembildung muß der Gipsverband gespalten und die Polsterung vollständig durchtrennt werden.

Mögliche Komplikationen bei Gipsverbänden erkennen	
Komplikationen	**Anzeichen**
Durchblutungsstörungen und Ödembildung durch abschnürenden Gipsverband	Kühle, weiße Haut, wulstartige Verdickung an der Einschnürungsstelle
Lähmungserscheinungen durch Druck auf Nerven, z.B. N. ulnaris, N. fibularis	Anfangs Schmerzen oder Kribbeln, Gefühllosigkeit
Druckstellen durch Eindellungen im frischen Gipsverband	Sichtbare Eindellung im Gips, örtlicher Druckschmerz
Hautnekrosen	Zu Beginn starke örtliche Schmerzen
Scheuerstellen an den Kanten	Abschürfung
Thrombose (☞ 13.5.1)	Schwere-/Spannungsgefühl, ziehender Schmerz entlang der Venen, Differenz der Beinumfänge, Glanzhaut, Überwärmung

Beobachten
- 24 Std. nach Anlage Kontrolle des frischen Gipsverbandes
- Sensibilität (Gefühl und Schmerzen), z.B. Taubheitsgefühl, Kribbeln
- Durchblutung, Hautfarbe und Temperatur der eingegipsten Extremität prüfen, z.B. mit Fingernagelprobe, Hauttemperatur fühlen: warm bei guter Durchblutung
- Lähmungserscheinungen und Beweglichkeit: Zehen oder Finger bewegen lassen
- Druckstellen, z.B. Schmerzen im Gipsverband, sichtbare Stellen an den Rändern
- Mögliche Stauungserscheinungen oberhalb und unterhalb des Gipses.

Pflege

- Lagern: flächenhaft ohne Hohlräume, keine harten Kanten, nicht freischwebend, seitlich abstützen
- Eingegipste Extremitäten zur Ödemprophylaxe und Förderung des venösen Rückstroms hochlagern, z.B. mit Schaumstoffschienen, Kissen
- Mit der flachen Hand anheben, um Eindellungen zu vermeiden
- Bei Fensterung des Gipsverbandes zur Wundkontrolle den Deckel immer fest anwickeln, sonst Gefahr des Fensterödems
- Gipskrümel aus dem Bett entfernen
- Bei alten Gipsverbänden kann es zu Druck- und Scheuerstellen kommen, die durch zusätzliche Polsterung mit Watte oder durch Aufbiegen mit dem Rabenschnabel an den Randbereichen oft behoben werden können. Schmerzhafte Druckstellen im Gipsverband dem Arzt melden, da ggf. der Gips entfernt werden muß.

Entlassung eines Patienten mit Gipsverband

- Patienten informieren über
  - Ggf. einsetzende Beschwerden, Patient soll sich sofort wieder melden
  - Belastbarkeit und Umgang mit dem Verband, z.B. Duschen
  - Thromboseprophylaxe
  - Fahrverbot
- Ggf. Unterarmgehstützen einstellen, Umgang demonstrieren
- Rücktransport organisieren.

 Jeder Klage über den Gipsverband nachgehen.

Extensionen

Extensionsverbände ☞ 3.2.10.

Zur Frakturbehandlung werden hauptsächlich Extensionen eingesetzt, wenn eine OP kontraindiziert ist. In der Orthopädie werden damit hingegen Fehlstellungen ausgeglichen. Eine Extensionsbehandlung beruht auf dem Prinzip Zug-Gegenzug. Dadurch werden die Muskelkontraktionen neutralisiert, die zu Verkürzungen oder Achsen- und Drehfehlern bei der gebrochenen Extremität führen würden. Um Dislokationen zu vermeiden, wird zusätzlich eine Gipsschiene angelegt.

Extensionstherapie	
Vorteile	**Nachteile**
Fraktur bleibt geschlossen	Keine absolute Ruhigstellung der Fraktur
Gute Weichteilüberwachung	Langzeitpatient mit erhöhtem Risiko für Sekundärerkrankungen
Stellungskorrektur bei Fraktur-verschiebungen möglich	Überdehnung der Gelenkbänder durch den Gewichtszug
Kein Narkose- und OP-Risiko	Bohrinfektionen
	Zirkulationsstörungen und Nervendehnung
	Fraktur-Krankheit, Sudeck-Dystrophie

9

Grundsätze beim Umgang mit Extensionen

- Achsenzüge müssen immer frei beweglich bleiben: Achtung beim Verstellen des Bettes, Gewicht darf nicht festhaken. Das Zugseil muß frei liegen und darf nicht eingeklemmt sein
- Ständigen Zug gewährleisten: Gewicht nicht zum Transport o.ä. abnehmen
- Aseptischen Wundverband an der Einstichstelle vornehmen, Verkrustungen an den Bohrstellen vorsichtig mit NaCl 0,9 % lösen
- Tägl. Funktion der Extension kontrollieren: Stabilität und Sicherheit gewährleisten. Sind die Steckstifte vollständig, Schrauben festgedreht und alle Bestandteile fest verankert?

Lagern

- Betroffenes Bein leicht abduziert lagern, Fußgelenk in 90° Stellung, Ferse hohl lagern
- Betroffene Extremität hochlagern: abschwellende Maßnahmen, Thrombose-, und Dekubitusprophylaxe (weich lagern), Kontrakturenprophylaxe an beiden Beinen
- Fuß der gebrochenen Extremität mit angeklebten Schlauchmull, Seil und 0,5 kg Gewicht über ein Rollensystem zur Spitzfußprophylaxe hochhängen, am nicht betroffenen Bein auch Spitzfußprophylaxe durchführen.

Beobachten

- Durchblutung: Hautfarbe, Hauttemperatur, rosig und warm?
- Motorik: Ist die Beweglichkeit erhalten?
- Sensibilität: Gefühlsstörungen, Schmerzen
- Schmerzen: Art, Lokalisation, Qualität
- Ein- und Austrittsstellen auf Anzeichen einer Pin-Track-Infektion beobachten: Rötung, Sekretion, Fistelbildung, Lockerung des Drahtes.

 Tips, Tricks & Fallen

Pin (Kirschner-Drähte, Steinmann-Nagel oder Befestigungsschrauben bei Fixateur externe)-**Track** (Weg durch den Körper)-**Infektionen** sind ein besonderes Pflegeproblem. An den Ein- und Austrittsstellen der Drähte, Nägel oder Schrauben kann es zu voranschreitenden Entzündungen kommen, die die Knochenfixierung destabilisieren und sogar zur Osteomyelitis (☞ 8.3.9) führen.

9.2 Weichteilverletzungen

Durch äußere Gewalteinwirkung entstandene Zerstörung oder Durchtrennung von Muskulatur, Sehnen, Schleimhaut, Haut oder inneren Organen.

9.2.1 Muskelverletzungen

Muskelprellung

Durch ein Aufpralltrauma verursachte Hämatombildung und Muskelverhärtung.

Pflegesymtome
- Sofortiger, starker Schmerz
- Lähmungsgefühl
- Schmerzbedingte Bewegungseinschränkung
- Hämatom
- Muskelverhärtung.

Diagnostik vorbereiten ✍
- Röntgen zum Ausschluß einer knöchernen Verletzung
- Sonographie.

Therapie
- Konservativ: ☞ Muskelzerrung
- Operativ: ggf. Hämatomausräumung und Drainage.

Muskelzerrung

Pflegeleitsymptome
- Ziehender, stechender Schmerz
- Verkrampfung oder Verhärtung der Muskulatur
- Schonhaltung
- Druckschmerz
- Dehn- und Anspannungsschmerz
- Hämatomverfärbung.

Diagnostik vorbereiten ✍: Sonographie.

Therapie

9

PECH-Schema (nach Böhmer)
Pause: Abbruch der sportlichen Tätigkeit, Untersuchung zur Schadensfeststellung
Eis: sofortige Kälteanwendung: Eisbeutel (Eis : Wasser $\hat{=}$ 1 : 2) oder Kälte-packungen für mind. 20 Min. **Cave:** Hautschädigung durch Kälte → Eis immer auf einer Unterlage, z.B. Verband, applizieren (Kein direkter Haut-Eis-Kontakt!).
Compression: Druckverband mit mäßiger Spannung (am besten Eisbeutel mit Druckverband fixieren).
Hochlagerung des verletzten Körperabschnittes.

| Muskelriß

Ruptur von Muskelfasern durch übermäßige Belastung, selten durch Trauma.

Pflegeleitsymptome
- Plötzlicher reißender Schmerz
- Schmerzhafte Bewegungseinschränkung
- Druck- und Dehnschmerz
- Hämatom.

Diagnostik vorbereiten ✍: Sonographie.

Therapie
- Kurzfristige Ruhigstellung
- Kälteanwendung
- Antiphlogistika
- Später funktionelle Übungen (Krankengymnastik)
- Bei großen Rupturen: Muskelnaht.

| Kompartmentsyndrom

Volumenzunahme und dadurch Druckerhöhung innerhalb der relativ starren Muskel-
faszien und der von ihnen umgebenen Räume (Kompartimente) führt zu Schädigungen
der darin liegenden Gefäße, Nerven und Muskulatur. Die Folge sind muskuläre
Durchblutungsstörungen, Gefäßverschlüsse, Nervenläsion. Wird der Druck nicht
schnell genug entlastet, entsteht eine Muskelnekrose, die Muskulatur vernarbt und
schrumpft, z.B. Volkmann-Kontraktur am Unterarm.

Ursachen
Fraktur, postop. z.B. nach knienaher OP, Muskeleinblutung, Kontusionsödem, Gefäßverletzung, schnürende Verbände oder Gipse.

Stadien
- Stadium 1: Extremität ist schmerzhaft, gerötet, geschwollen. Es treten Sensibilitäts-
  störungen auf
- Stadium 2: pralle druckschmerzhafte Schwellung, muskuläre Ausfälle, starke
  Empfindungsstörungen, periphere Pulse sind nicht tastbar
- Stadium 3: Oberhaut und Muskulatur sind abgestorben, vollständige Ausfälle der
  Motorik und Sensibilität.

Therapie

Erstmaßnahmen
- Alle einschnürende Verbände entfernen
- Palpation der Muskulatur
- Prüfen der Sensibilität (Sensibilitätsstörung ist Spätsymptom), der aktiven und
  passiven Motorik und der Arterienpulse
- Ggf. Gewebedruckmessung mit Sonde
/ Bei Verdacht stdl. kontrollieren! Nimmt der Muskeldehnungsschmerz zu
  → sofort OP.

Operative Therapie
- Offene Faszienspaltung
- Hämatom und Gewebsnekrosen werden entfernt
- Postop. wird kein zirkulärer Verband angelegt, ggf. sekundärer Wundverschluß in der 2. postop. Wo.
- Bei ausgedehnten Nekrosen, fehlender Motorik und Sensibilität muß die Extremität amputiert werden.

▎Pflege

Beobachten (stdl.)
- Umfang messen, Aussehen (glänzende, gespannte Haut) kontrollieren, auf Schmerz-äußerungen (Druckschmerz, Dehnungsschmerz) achten
- Periphere Durchblutung beobachten (bleibt anfänglich intakt), Pulse tasten
- Sensibilität und Motorik regelmäßig überprüfen
- Bei Veränderungen sofort den Arzt informieren, genau dokumentieren.

Weitere Maßnahmen
- Alle zirkulären Verbände entfernen
- Extremität hochlagern, kühlen
- Nahrungskarenz einhalten lassen, ggf. Not-OP
- Prä- und postop. Pflege ☞ 2.2 und ☞ 2.4
- Verbandwechsel bei offenen Wunden ☞ 3.3
- Pflege bei Amputation ☞ 9.13.

 Das Krankheitsbild ist für den Patienten ein schmerzhaftes, bedrohliches und bei erforderlicher Amputation ein einschneidendes Ereignis. Der Patient braucht eine offene, vertrauensvolle Pflegebeziehung, ggf. Angehörige einbeziehen.

▎9.2.2   Sehnenverletzungen

- Offene Sehnenverletzung durch Stich oder Schnitt meist an Hand und Unterarm.
- Therapie: primäre Sehnennaht bei sauberen Wundverhältnissen, ansonsten Sekundärnaht
- Geschlossene Sehnenverletzung meist in Form von subkutanen Rupturen bei meist degenerativer Vorschädigung, z.B. bei rheumatoider Arthritis
- Eine Ruptur oder ein Sehnenabriß entsteht durch eine heftige, plötzliche Überdehnung

Pflegeleitsymptome
- Akut einsetzende Schmerzen
- Funktionsbehinderung
- Im Verlauf der betroffenen Sehnen ggf. Dellenbildung.

Diagnostik vorbereiten ✍
- Röntgen zum Ausschluß knöcherner Beteiligung
- Sonographie.

9

Therapieprinzipien

- Übungsbehandlung, aktive Bewegungstherapie ohne Zug auf die verletzte Sehne auszuüben, z.B. mit dynamischer Schienung nach Kleinert (☞ Abb. 9.3)
- Ruhigstellung im Gipsverband
- Sehnennaht, z.B. Schnürsenkelnaht an der Achillessehne, Naht nach Kleinert bei Beugesehnen, Ausziehnaht nach Lengemann bei Strecksehnenverletzungen (☞ Abb. 9.4).

Pflege: Patienten in den ATL unterstützen, soweit notwendig durch ruhigstellenden Verband und Funktionseinschränkung.

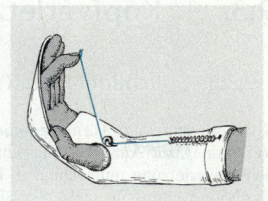

Abb. 9.3:
Kleinert-Langfingergips [L 190]

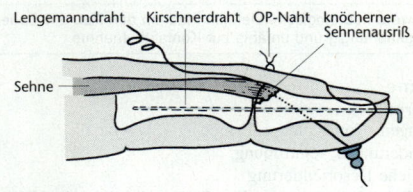

Lengemanndraht   Kirschnerdraht   OP-Naht   knöcherner Sehnenausriß

Sehne

Abb. 9.4: Lengemann-Ausziehnaht [L 157]

9.3   Kopfverletzungen

❙ 9.3.1   Schädel-Hirn-Trauma (SHT)

Kopfverletzung mit Hirnbeteiligung (Neurochirurgie ☞ 14). Je nachdem, ob eine
Verbindung zur Außenwelt besteht oder nicht, wird zwischen offener und gedeckter
Schädelverletzung unterschieden. Der Patient mit offenem SHT wird auf der Inten-
sivstation weiter behandelt. Das SHT wird in vier Grade eingeteilt:

Einteilung nach Tönnis, Loew und Hermann	
SHT 1. Grades	Bewußtlosigkeit (nicht Amnesie) < 5 Min., vollständige Rückbildung aller Symptome innerhalb von 5 Tagen
SHT 2. Grades	Bewußtlosigkeit 5 bis 30 Min., völlige Rückbildung innerhalb von 30 Tagen oder geringe verbleibende Störungen
SHT 3. Grades	Bewußtlosigkeit > 30 Min. Bleibende Defekte mit Funktions- störungen sind obligatorisch
SHT 4. Grades	Schwere neurologische Defekte machen den Pat. auf Dauer pflegeabhängig und unfähig zur Kontaktaufnahme

Pflegeleitsymptome
Durch erhöhten Hirndruck
- Vegetative Störungen: Kopfschmerz, Erbrechen, Schwindel
- Bewußtseinsveränderungen, -eintrübung
- Örtliche und zeitliche Desorientierung
- Herz, Kreislauf: Pulsschwankungen (Druckpuls), Bradykardie, Blutdruckschwan-
kungen
- Gestörter Wach-Schlafrhythmus
- Nackensteifigkeit (Meningismus).

Durch Hirnstammkompression
- Bewußtlosigkeit
- Pupillen entrundet (☞ 9.5), einseitige Lichtreaktion, typische Blickrichtung: Der
Patient sieht zur Seite der Gehirnschädigung
- Atmung: Hyperventilation, Cheyne-Stokes- oder Biotsche Atmung
- Sensibilitätsstörungen (z.B. vermindertes Riechvermögen, Seh- und Hörstörungen),
Krampfanfälle, Streckkrämpfe
- Eingeschränkte Beweglichkeit des Kopfes und der Extremitäten, Paresen, Plegie
- Versagen von Atmung und Kreislauf durch Einklemmung der Medulla oblongata.
- ⚡ Nicht selten kommt es im Rahmen von Alkoholgenuß zu Unfällen mit SHT. Alko-
holeinfluß verschleiert die Symptome und kann zu Fehleinschätzungen führen.

Diagnostik vorbereiten ✍: EEG, Rö.-Schädel, CCT, ggf. Hirndruckmessung,
neurologisches Konsil erforderlich.

9

Abb. 9.5: Beobachtungsbogen Schädel-Hirn-Trauma

Patient

Datum			Zeit				
Puls	Frequenz						
	Qualität						
Blutdruck							
Atmung	Frequenz						
	Qualität						
	Rhythmus						
Temperatur							
Verhalten	apathisch						
	ruhig						
	unruhig						
Pupillen	Form/Weite						
	Symmetrie						
	Reaktion						
Glasgow-Koma-Skala		Punkte					
Kommuni-kation	orientiert	5					
	verwirrt	4					
	Wortsalat	3					
	unverständlich	2					
	keine	1					
Augen	öffnet spontan	4					
	auf Ansprache	3					
	bei Schmerzreiz	2					
	öffnet nicht	1					
Motorik	bei Aufforderung	6					
	gezielte Abwehr	5					
	ungezielte Abwehr	4					
	Beugesynergismen	3					
	Strecksynergismen	2					
	keine Reaktion	1					

Summe:					
Unterschrift:					

Summe der jeweils besten Werte und Bewertung		
6–8 **Leichtes Koma,** leichte vegetative Störungen (Atmung, Puls, Temperatur)	**5–6** **Mittelschweres Koma,** zunehmende vegetative Störungen (Puls-, Temperaturanstieg) Paresen	**>5** **Schweres Koma,** zunehmende vegetative Störungen (RR-Abfall, Atmungsstörungen), schlaffer Muskeltonus

Aktion	Reaktion	Bewertung
Augen öffnen	spontan	4
	auf Ansprache	3
	auf Schmerzreiz	2
	keine Reaktion	1
Beste verbale Aktion	orientiert	5
	verwirrt unzusammenhängende	4
	Worte	3
	unverständliche Laute	2
	keine Reaktion	1
Beste motorische Aktion	befolgt Aufforderungen	6
	lokalisiert Schmerzen	5
	Abwehrbewegung auf Schmerzreiz	4
	Beugesynergismen	3
	Strecksynergismen	2
	keine Reaktion	1

Pupillenreaktion
+   spontan
(+)   verlangsamt
–   keine

Pupillengleichheit
☐   seitengleich
☐   ungleich

Pupillenweite

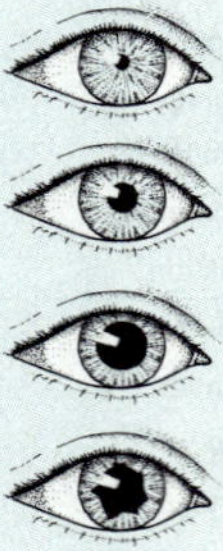

eng

mittel

weit

entrundet

Abb. 9.6: Darstellung der Pupillenveränderungen [L 157]

Therapie

- Vitalfunktionen sichern, ggf. intensivmedizinische Versorgung mit Intubation, Beatmung
- Konservative Therapie: Ruhe, Lagerung, ggf. medikamentöse Hirndrucksenkung
- Operative Therapie: Schädeltrepanation, Hämatomentleerung (☞ 14.3).

9 | Pflege bei konservativer Therapie

Überwachung

Vitalfunktionen regelmäßig kontrollieren, den Zeitabstand mit Arzt absprechen und Befunde dokumentieren. Oftmals existieren hausinterne Überwachungsbögen, Vorschlag s.u. Zur Kontrolle von Bewußtsein und zum Erfassen einer Herdsymptomatik eignet sich die Glasgow-Koma-Skala. Die Bewertungssumme ermöglicht dem Arzt eine standardisierte Einschätzung des Schweregrades. Bei Verschlechterung den diensthabenden Arzt sofort benachrichtigen.

Checkliste zur Überwachung bei SHT
- Bewußtseinslage überprüfen, dazu auch nachts wecken!
- Pupillen: Form, Weite, Reaktion, Blickrichtung
- Vitalzeichen: Puls, RR, Atmung
- Beweglichkeit der Extremitäten, Haltung des Körpers
- Krampfanfälle
- Temperatur evtl. rektal und axillar messen, gibt Hinweise auf zentrales Fieber, Meningitis, plötzliche Temperaturschwankungen bei Hirnstammschädigung
- Haut, Schleimhaut zur Beurteilung der peripheren Durchblutung.

 Tips, Tricks & Fallen
- Bei angeborenen Augenveränderungen, Augenerkrankungen und Glasauge kann es zu Fehlinterpretationen kommen bzw. nur eine einseitige Pupillenkontrolle durchgeführt werden: Angehörige und Bekannte danach fragen.
- Opiate und Atropin führen zur Pupillenerweiterung.

Maßnahmen
Patienten über die regelmäßigen, z.T. häufigen Kontrollen genau informieren, um Unsicherheit und Ängste zu vermeiden. Dabei Ruhe ausstrahlen, Sicherheit vermitteln.

Schädel-Hirn-Trauma 1. Grades
- Patienten flach lagern
- Nach Anordnung überwachen, z.B. die ersten 4 Std. alle 30 Min., später alle 60 Min.
- Medikamente nach Arztanordnung geben: Antiemetika, Analgetika gegen die Kopfschmerzen
- 24–48 Std. Bettruhe, Mobilisation richtet sich nach dem Schweregrad der Verletzung.

Schädel-Hirn-Trauma 2. Grades
- Ggf. Überwachung auf der Intensivstation
- Lagerung: OK 30° hochlagern, Kopf gerade und gestreckt zur Förderung des venösen Rückflusses und zur Hirnödemprophylaxe
- Patient muß Bettruhe einhalten, Patient darf sich nicht anstrengen (Hirndruck ↑), Körperpflege auf das Notwendige reduzieren und übernehmen
- Auf Sekretausfluß aus Nase oder Ohren achten: Nachweis einer Liquorrhoe mit Blutzuckersticks (BZ positiv); Arzt sofort informieren
- Hilfestellung beim Erbrechen. Aspirationsgefahr ist groß, Absauganlage vorbereiten
- Zentrales Fieber mit physikalischen Maßnahmen bekämpfen: lauwarme Waschungen, Cool-Packs®, Ventilator
- Ernährung enteral oder parenteral je nach Situation
- Physiotherapeutische Übungen richten sich nach den neurologischen Ausfällen und den Hirndruckverhältnissen
- Überwachungsbogen und Pflegedokumentation führen.

 Patienten mit SHT 3. und 4. Grades müssen auf der Intensivstation therapiert werden.

Pflege bei operativer Therapie

- Allgemeine prä- und postoperative Maßnahmen ☞ 2.2, 2.4
  - Gesamten Schädel rasieren
  - DK legen, postop. baldmöglichst wieder entfernen
- Postop. überwachen ☞ Checkliste bei konservativer Therapie
  - Mind. 24 Std. Intensivüberwachung
  - Neurologische Überwachung: Hirndrucksymptomatik, Glasgow-Koma-Skala, Beweglichkeit
- Verbände und Drainagen streng aseptisch behandeln!
- Mobilisieren auf Anordnung mit passiven Bewegungsübungen, vorsichtig belasten
- Bei Paresen Physiotherapie, auf weiche Lagerung achten (Dekubitusgefahr); kein Wasserbett, da der Patient „schwebt" und die körperliche Orientierung verlieren kann
- Durch Ernährung für weichen Stuhlgang sorgen, um Hirndrucksteigerung zu vermeiden
- Bei Aphasie geduldig und motivierend mit dem Patienten Sprachübungen durchführen, ggf. Symboltafeln verwenden.

Drohende Komplikationen

Aspiration

Droht besonders bei bewußtseinseingetrübten oder alkoholisierten Patienten. Gefürchtet ist die Aspirationspneumonie. Zeichen einer Aspiration sind sichtbare Reste von Erbrochenem und Hustenreiz des Patienten.

Aspirationsprophylaxe bei bewußtseinseingeschränkten Patienten
- Seitenlage (mit Arzt absprechen)
- Keine perorale Getränke- und Nahrungsgabe
- Nur Mundpflege durchführen, keine Zähne putzen, bei starker Speichelsekretion absaugen.

Erstmaßnahmen bei Aspiration
- Patienten zum Abhusten und Ausspucken auffordern, absaugen
- Arzt informieren.

Infektionsgefahr
- Bei offenen Verletzungen, z.B. Kopfplatzwunde oder bei einem Schädelbasisbruch
- Infektionsprophylaxe bei offenen Verletzungen: aseptischen Wundverband anlegen, Tetanusschutz erfragen, im Zweifel impfen
- Bei V.a. Schädelbasisfraktur den Patienten nicht schneuzen lassen.

Hirndrucksteigerung: Symptome ☞ 9.3.1.

9

9.3.2　　Gesichtsschädelfrakturen

- Mittelgesichtsfrakturen im Bereich der Kiefer- und Augenhöhlen entstehen häufig durch schwere Gewalteinwirkung (Polytrauma)
- Nasenbein- und Jochbeinfrakturen entstehen durch direkte Gewalteinwirkung (z.B. Schlag) auf das Gesicht
- Unterkieferfrakturen werden vom Kieferchirurgen durch Drahtschienung und mit Miniplatten bei Zahnlosigkeit fixiert.

Pflegeleitsymptome
- Schmerzen, Hämatom
- Blutungen aus Mund und Nase, evtl. Mundschleimhautverletzungen, Zahnverlust
- Einseitiges (Monokel-) oder beidseitiges (Brillen-) Hämatom um die Augen
- Liquor tritt aus der Nase aus bei einer Verletzung der harten Hirnhaut (Dura mater)
- Verlust der Geruchswahrnehmung (Anosmie), wenn die Riechnervenfasern abgerissen sind
- Stufenbildung im Frakturbereich mit einseitiger Gesichtsschwellung
- Der Kiefer kann kaum geöffnet werden (Kieferklemme) und Fehlstellung.

Diagnostik vorbereiten : Schädel-Röntgen, CT.

Pflegetips
- Betroffenen Bereich kühlen, z.B. mit Cool-Pack®
- Getränke nur in kleinen Portionen verabreichen, Trinkhalm
- OK hoch lagern, z.B. 30°, erleichtert das Schlucken
- Blutungen beobachten und dem Arzt melden.

Tips, Tricks & Fallen
- „Wasserflecken" auf dem Kopfkissen können ein Hinweis auf Liquoraustritt sein! Auf Sekrete aus der Nase und den Ohren achten. Arzt verständigen
- Bei V.a. Liquorfistel oder Schädelbasisbruch keine Nasentropfen geben oder nasal absaugen
- Bei Gesichtsfrakturen besteht durch Schluckschwierigkeiten und Kieferklemme Aspirationsgefahr
- Bei Patienten mit verdrahteten Frakturen immer eine Drahtschere bereit legen, um die Verdrahtung zwischen Ober- und Unterkiefer schnell durchtrennen zu können, z.B. wenn der Patient erbricht.

Mittelgesichtsfrakturen

Frakturen der Mittelgesichtsknochen zwischen dem Gehirnschädel und Unterkiefer (☞ Abb. 9.7). Oft bei polytraumatisierten Patienten, gelegentlich auch bei Bagatellverletzungen.

Pflegeleitsymptome
- Abnorme Beweglichkeit des Oberkiefers
- Schmerzen
- Monokel- oder Brillenhämatom
- Liquorrhoe
- Doppelbilder durch Bulbusschiefstand bei Jochbeinfrakturen
- Starke Blutung aus Nase, Mund

- „Stufenbildung" des Gesichtes
- Anosmie
- Ggf. Gehirnprolaps in die Nasenhaupthöhle oder nach außen bei großen Schädelverletzungen.

Diagnostik vorbereiten ✍

- Bei V.a. Liquorrhoe Glukosegehalt mit Teststreifen überprüfen (BZ), jedoch bei Blutbeimengungen nicht aussagekräftig
- Röngten, CT.

Komplikationen

- Behinderung der Atmung durch starke Schwellung im Mund- und Nasenbereich
- Aspirationsgefahr
- Aufsteigende Infektion mit Meningitis bei Verletzung der Dura mater mit Liquoraustritt
- Sensibilitätsstörung.

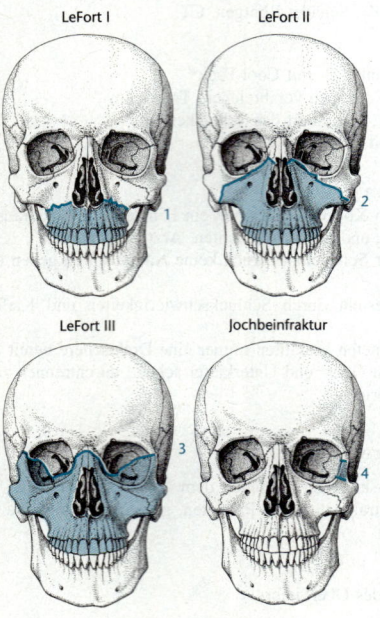

LeFort I

LeFort II

LeFort III

Jochbeinfraktur

1 LeFort I =
Absprengung des zahntragenden Oberkiefers mit dem Boden der Kieferhöhle

2 LeFort II =
Aufsteigende Fraktur mit Querverlauf durch die Nase

3 LeFort III =
Abriß des Gesichtsschädels von der Schädelbasis, mitbetroffen sind: Jochbeine, Siebbein, meist Stirnhöhle und Keilbeinhöhle

4 Jochbeinfraktur

Abb. 9.7: Mittelgesichtsfrakturen, Einteilung nach Le Fort [L 190]

Therapie

- Ggf. Atmung sichern durch Intubation, Nottracheotomie oder Koniotomie
- Starke Blutungen mit Tamponade stoppen, z.B. Belloque-Tamponade (☞ 17.4)
- Konservative Versorgung durch intra- oder extraorale Schienung
- Operative Versorgung von Frakturen: Miniplatten-Osteosynthese, Drahtnähte, Draht-schlingen
- Nahtversorgung von Weichteilverletzungen im Gesichtsbereich.

| Pflege

Beobachten
- Sekretion aus Nase: Liquor, Blut?
- Wunde: Entzündungszeichen, Durchblutung
- Ggf. Zug der intra- oder extraoralen Schienung
- Vitalzeichen.

Atmung
- OK hoch lagern (Aspirationsprophylaxe)
- Ggf. O_2-Sonde in den Mund legen.

Mund- und Augenpflege
- Zahnpflege nur mit weicher Zahnbürste oder Kugeltupfer
- Orale Schienung: Ober- und Unterkieferschiene und Züge mit Munddusche reinigen
- Ggf. vorsichtig oral absaugen bei Blutungen
- Bei fehlendem Lidschluß (z.B. durch Schwellung) alle 2–3 Std. Augensalbe zum Hornhautschutz verabreichen.

Wundversorgung
- Wunden im Gesichtsbereich vorsichtig z.B. mit H_2O_2 reinigen
- Zum Abschwellen feuchte, gekühlte Waschlappen oder feuchte Kompressen auf Hämatome legen; Verbände trocken halten.

Essen und Trinken
- Ggf. liegende Magensonde nur locker befestigen, um Druckstellen im Nasenbereich zu vermeiden
- Aspirationsgefahr durch Kau- und Schluckstörung: Patienten vor und nach der Nahrungsaufnahme aufrecht lagern
- Bei oraler Schienung und Verplattung: flüssige Kost mit Trinkröhrchen oder Schnabelbecher schluckweise anbieten (Schluckstörungen).

Kommunikation: Der Patient ist in seiner verbalen Kommunikation eingeschränkt, ggf. Hilfsmittel anbieten, z.B. Schreibblock.

| Nasenbeinfrakturen

Nasenbeinfrakturen entstehen durch direkten Schlag auf die knöcherne Nase.

Pflegeleitsymptome: eingesunkenes oder verschobenes Nasendach, Schwellung.

Diagnostik vorbereiten ✍: Röntgen.

Therapie
- Abschwellende Nasentropfen (z.B. Otriven®) für 4 Tage
- 10 Tage die Nase nicht schneuzen (Infektionsgefahr)
- Operative Reposition bei verschobenen und bei offenen Frakturen
- Ggf. Nasentamponade und Nasengips für 2 Wo.

| Jochbeinfraktur

Ursache: stumpfe Gewalteinwirkung auf eine Gesichtshälfte.

Pflegesleitsymptome
- Monokelhämatom
- Stufenbildung
- Asymmetrisches Mittelgesicht mit Kieferklemme.

Diagnostik: Inspektion und Palpation.

Therapie
- Behandlung der Weichteilverletzungen
- Bei dislozierten Frakturen operative Versorgung.

Pflege
- Gesichtshälfte kühlen als abschwellende Maßnahme
- Ggf. Gesicht mit H_2O_2 oder NaCl 0,9 % reinigen, VW ✍
- Ernährung: flüssige und weiche Kost bis Kaubewegung wieder möglich ist.

| Unterkieferfrakturen

Pflegeleitsymptome
Fehlstellung, Kiefersperre, Schwellung, Schmerzen, Hämatom, ausgefallene Zähne.

Diagnostik vorbereiten ✍: Röntgen.

Therapie: Osteosynthese duch Verdrahtung oder Miniplatten.

Pflege: Bei Unterkieferverplattung bis zur knöchernen Wundheilung im Mundbereich enteral über Magensonde ernähren.

9

9.4 Verletzungen der Wirbelsäule

▌ 9.4.1 Wirbelfrakturen und -distorsionen

Formen

- Stabile Frakturen: Wirbelkörper ist keilförmig deformiert oder Frakturen am Dornfortsatz, isolierte Wirbelbogenfraktur. Deckplatte, Hinterkante, Bandscheiben und Bandapparat sind intakt
- Instabile Frakturen: Hauptmerkmale sind die Subluxation und Deformierung des Spinalkanals, die Bänder und Bandscheibe sind zerrissen. Es besteht die Gefahr einer Querschnittssymptomatik.

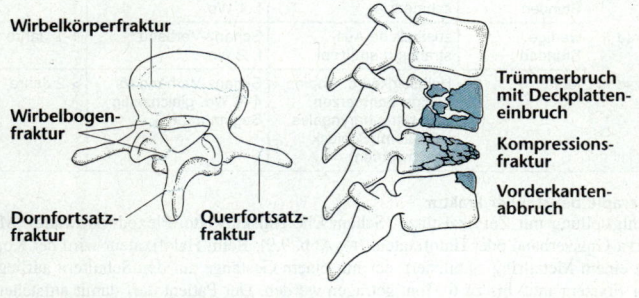

Wirbelkörperfraktur

Wirbelbogen-fraktur

Dornfortsatz-fraktur

Querfortsatz-fraktur

Trümmerbruch mit Deckplatten-einbruch

Kompressions-fraktur

Vorderkanten-abbruch

Abb. 9.8: Formen der Wirbelfrakturen [L 157]

Pflegeleitsymptome

- Lokale Klopf- und Druckschmerzen
- Muskelverspannung
- Bei Beteiligung der Bandscheiben oder des Rückenmarks tritt häufig eine neurologische Symptomatik auf, z.B. Störungen der Sensibilität und Motorik der Extremitäten oder Blasenentleerungsstörungen
- HWS-Verletzung: Nacken- und Bewegungsschmerzen, Hinterhauptschmerz, Schulter-, Armschmerz
- BWS-Verletzungen: Klopf- und Stauchungsschmerz, Schwellung und Hämatom, umschriebene Druckempfindlichkeit
- LWS-Verletzungen: umschriebener Klopfschmerz mit Ausstrahlung, reflektorische Bauchmuskelanspannung durch retroperitoneales Hämatom, Bild des „akuten Abdomens" mit abnehmenden Darmgeräuschen und paralytischem Ileus.

Diagnostik vorbereiten ✍

- Neurologische Untersuchung
- Röntgen der Wirbelsäule, Schichtaufnahmen, CT-Wirbelsäule.

Therapieprinzipien

Konservative Behandlung bei stabilen Frakturen ohne Dislokation, Distorsionen und neurologischen Ausfällen durch Ruhigstellung, Bettruhe, Thromboseprophylaxe, Schmerzmedikation, isometrische Spannungsübungen (Krankengymnastik).

Operative Behandlung bei Wirbelfrakturen mit zunehmender Querschnittssymptomatik, Luxationsfrakturen, reponierbare Deformierungen und instabile Verletzungen mit Zugschraubung, Spondylodese (Knochenspanverriegelung), Fixateur interna. Bei Querschnittssymptomatik möglichst rasche Verlegung in ein Rehabilitationszentrum.

Therapie bei HWS-Verletzung

Einteilung der HWS-Distorsionen und deren Therapie (nach Erdmann)				
	Beschwerde-freies Intervall	Symptome	Therapie	Aushei-lungszeit
Grad I	mehrere Stunden	Nacken-, Bewegungs-schmerz	Schanz-Verband f. 1 Wo.	3–4 Wo.
Grad II	wenige Stunden	zusätzliche Aus-strahlung am Kopf	Schanz-Verband f. 2 Wo.	1–2 Jahre
Grad III	fehlt	Haltlosigkeit d. Kopfes, heftige Schmerzen, evtl. retropharyngales Hämatom (Schluck-beschwerden)	Schanz-Verband für 4–6 Wo. gleichzeitig Beginn mit KG	> 2 Jahre

Therapie bei stabiler Fraktur

Ruhigstellung mit Zervikalstütze (Schanzsche Halskrawatte, Plexodurkrawatte), Minerva-Gipsverband oder Halofixateur (☞ Abb. 9.9). Beim Halofixateur wird der Kopf mit einem Metallring stabilisiert, der mit einem Gestänge auf den Schultern aufliegt. Der Fixateur muß bis zu 6 Mon. getragen werden. Der Patient darf damit aufstehen

Therapie bei instabilen Frakturen

Extension mit Crutchfield-Zange (☞ Abb. 9.9) bei reponierten Frakturen (Atlas-, Axisfrakturen). Crutchfield-Zange verhindert Reluxation durch Dauerzug. Gewicht langsam bis 10 kg steigern; Tragedauer ca. 8 Wo.

Operative Therapie

Wirbelfragmente durch eine Zugschraubenosteosynthese mit anschließender Ruhigstellung fixiert.

BWS- und LWS-Frakturen

- Stabile Frakturen: bei Frakturen im Bereich der oberen zwei Drittel der BWS 2–3 Tage Bettruhe, Thromboseprophylaxe, Analgetika, KG und Schwimmen. Bei Frakturen im unteren Drittel und der LWS wie oben zusätzlich: 1 Wo. Bettruhe, sofort Bettgymnastik, mit Dreipunkt-Stützkorsett (☞ Abb. 9.10a) mobilisieren. Wenn die Hinterkante intakt ist, wird konservativ behandelt
- Instabile Frakturen: Anlage eines Fixateur interne (☞ Abb. 9.10b).

Komplikationen

- Mitverletzung von Nervenwurzeln
- Einengung des Rückenmarks durch Knochenfragmente mit motorischen und sensiblen Ausfällen unterhalb der Verletzung
- Verletzungen des Rückenmarks mit Querschnittssymptomatik
- Blasen- und Darmentleerungsstörungen mit Ileussymptomatik.

9

Tips, Tricks & Fallen
- Jede Fraktur gilt bis zur gesicherten Diagnose als instabil. Jede Verschiebung der Wirbelsäule vermeiden
- Patienten mit instabilen Wirbelfrakturen besonders umsichtig, mit mehreren Helfern und entsprechenden Hilfsmitteln synchron umlagern
- Bei Rückenmarksläsionen mit neurologischer Symptomatik keine fixierende, einschnürende Verbände an den betroffenen Extremitäten anlegen.

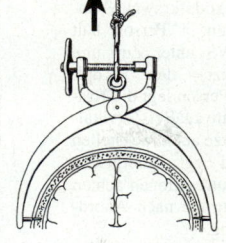
Crutchfield-Extension

| Pflege

Beobachten
- Vitalzeichen (Atmung b. HWS-Frakturen)
- Schmerzen, Körperhaltung
- Motorik: Kann der Patient seine Extremitäten bewegen?
- Sensibilität: Spürt der Patient Berührungen unterhalb der Frakturhöhe und den Unterschied zwischen warm und kalt?
- Blasen- und Darmfunktion: Stuhl- und Urinausscheidung bei frischen Verletzungen, Spontanmiktion vorhanden?
- Haut auf Durchblutung und Dekubituszeichen beobachten
- Zugrichtung, Gewicht, Kopflagerung bei Extension kontrollieren
- Wunden, Drainagen, Sonden.

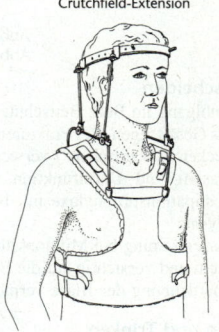
Halofixateur

Abb. 9.9: Halofixateur und Crutchfield-Zange [L 190]

Ruhen und schlafen
- Patienten möglichst hart und flach lagern: Wirbelbett, evtl. harte Unterlage unter die Matratze legen. Kopfteil des Bettes arretieren, um ein versehentliches Hochstellen zu vermeiden. Ausnahme HWS-Fraktur in Kombination mit SHT: 30° OK hoch lagern, dabei Kopf in Mittelstellung mit Kissen fixieren. Zum Schlafen den Patienten mit Kissen lagern und den Kopf abstützen
- Bei HWS-Frakturen kein Kopfkissen verwenden, bei BWS-Frakturen nur kleines Kissen unter den Kopf ohne Schulterbeteiligung legen
- Zur Aspirationsprophylaxe und besseren Belüftung der Lunge möglichst Anti-Trendelenburg-Lagerung einhalten
- Lendenlordose unterstützen, z.B. durch ein gerolltes Handtuch oder Lordosekissen
- Unterpolsterung der Schulterauflage überprüfen, um Schmerzen und Druckstellen zu vermeiden
- Fraktur beim Anheben des Patienten stabilisieren, z.B. Hände von 2 gegenüberstehenden Personen greifen im Frakturbereich unter
- Drehbewegungen der Wirbelsäule vermeiden durch achsengerechtes Drehen (Nase-Symphyse = eine Linie). Drehen im Bett und Aufstehen des Patienten (falls schon erlaubt) nach der „en bloc" Methode. Vor dem Aufstehen Korsett oder Mieder anlegen

- Zervikalstütze, z.B. Plexodurkrawatte® anlegen: 1 Person hält HWS unter Zug und stützt den Kopf, 2. Person legt die Krawatte an. Bei Zervikalstütze auf Druckstellen und ggf. allergische Hautreaktionen achten
- Bettruhe nach Anordnung.

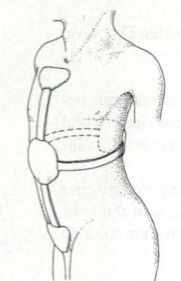
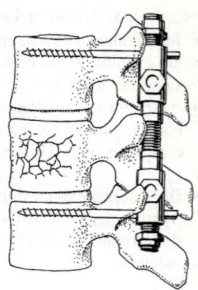

Abb. 9.10a: Dreipunkt-Stützkorsett [L 157]
Abb. 9.10b: Fixateur interne [157]

Ausscheiden
- Stuhlgang im Bett: Bettschutz mit saugfähiger Einmalunterlage (z.B. Moltex) unter das Gesäß legen. Bei Frakturen im oberen Teil der Wirbelsäule kann ein aufblasbares Becken („Schiffchen") verwendet werden
- Blasen- und Darmfunktion überwachen, Darmentleerung alle 2–3 Tage, ggf. Obstipationsprophylaxe mit ballaststoffreicher Kost betreiben, Suppositorien oder Klysma
- Blasentraining bei Miktionsstörungen: Mit der Faust oder gespannten flachen Hand leicht und vorsichtig auf die Blasengegend klopfen, bis sich die Blase entleert. Ziel: Überdehnung der Blase vermeiden.

Essen und Trinken
- Bei Rückenlage: Teller z.B. auf Brustkorb stellen, damit der Patient alleine essen kann
- Fußtieflagerung: ggf. kann der Patient in Seitenlage essen, nach Mobilisation kann der Patient im Stehen die Nahrung zu sich nehmen
- Teller mit erhöhtem Rand, Schnabelbecher einsetzen, Becher nur 1/3 füllen
- Getränke mit Strohhalm verabreichen. Becher in Reichweite auf den Nachttisch stellen, damit der Patient sich selbständig versorgen kann.

Sinn finden
- Patienten haben ggf. Angst vor einer Querschnittslähmung. Unnötige Ängste und Immobilität durch sachgerechte Information und Hilfestellungen abbauen. Patienten zur Mithilfe und Eigeninitiative (soweit erlaubt und möglich) ermutigen
- Langeweile bei längerer Bettruhe entgegenwirken: Radio, TV und andere Beschäftigungsmöglichkeiten erreichbar plazieren, Sichtmöglichkeit bieten, ggf. Spiegel anbringen. Für lockere Besuchszeiten sorgen
- Angehörige in die Unterstützung des Patienten einbeziehen, z.B. beim Atemtraining, bei der Einnahme der Mahlzeiten helfen.

Körperpflege
- Bei Halsstützen den korrekten Sitz überprüfen, Haut auf Druckstellen beobachten, ggf. mit Watte unterpolstern
- Patienten zur Mithilfe bei der Körperpflege aktivieren

9

- Mundpflege: falls möglich, Patienten selbständig Zähne putzen lassen, Mundspülwasser über einen Strohhalm oder Schnabelbecher reichen und in die Nierenschale spucken lassen
- Haut auf Druckstellen kontrollieren.

Sich bewegen
- Thromboseprophylaxe: isometrische Spannungsübungen, Anti-Trendelenburg-Lagerung
- Pneumonieprophylaxe, z.B. mit Tri-Flow®
- Dekubitusprophylaxe je nach Lokalisation der Fraktur, z.B. 2 cm Schaumstoffstück im Beckenbereich einbetten, en bloc für eine kurze Zeit auf die Seite zur Druckentlastung drehen
- Vor der Mobilisation Schmerzmedikamente ✍ verabreichen, z.B. Voltaren®
- Frühzeitige Mobilisation bei stabilen Frakturen (☞ Therapie)
  - Bei HWS-Fraktur mit Halskrawatte zur Stabilisierung
  - Isometrische Kräftigungsübungen der jeweiligen Muskulatur, z.B. Hals- und Schultermuskulatur bei HWS-Verletzungen, Bauchmuskulatur bei LWS-Verletzungen lt. KG-Empfehlung
  - Aktive Bewegungsübungen in Rücken- und Bauchlage
  - LWS- und BWS-Frakturen: Korsett oder Mieder im Liegen anlegen, aufstehen aus dem Bett ohne Kyphosierung der Wirbelsäule im „Vierfüßlerstand"
  - Gehen mit 2 Pflegekräften, Gehwagen, z.B. Eulenburg, verwenden.

| 9.4.2   Querschnittslähmung

Schädigung oder Durchtrennung des Rückenmarkes mit z.T. irreversiblen neurologischen Ausfallserscheinungen des von dem betroffenen Nerven versorgten Gebietes. Paraplegie: Lähmung zweier symmetrischer Extremitäten. Tetraplegie: Alle vier Extremitäten sind gelähmt.

Pflegeleitsymptome
- Spinaler Schock: Kreislaufregulation ist gestört durch die Blockade der sympathischen Fasern
- Schlaffe und später spastische Lähmungen
- Sensibilitätsausfall unterhalb der Rückenmarksschädigung
- Ggf. Störungen der Funktion von Blase und Mastdarm. Hypertone Reflexblase bei Schädigung oberhalb Th12, autonome Blase unterhalb Th12.

Diagnostik vorbereiten ✍
- Röntgen, CT
- Lumbalpunktion mit Myelographie.

Therapie: Frühzeitige Verlegung in ein spezielles Rehabilitationszentrum, ggf. OP.

Komplikationen bei Querschnittslähmung
- Motorik → Komplikationen: Atemstörung, Thrombose, Blasenlähmung → mit rezidivierenden Harnwegsinfekten, Kontrakturen
- Vegetatives Nervensystem → Komplikationen: Periphere Minderdurchblutung → Thrombose, Dekubitus, Harnwegsinfekt
- Sensibilität → Komplikationen: Dekubitus.

Pflege

Körperpflege ☞ 9.3.1.

Beobachten

- Vitalzeichen: Atmung bei hohem Querschnitt, Blutdruck bei Umlagerung
- Welche Extremität bewegt der Patient spontan? Bis zur spinalen Verletzung keine Lähmungserscheinungen und Ausfälle
- Sensibilität: spürt der Patient Berührung, Unterschied zwischen warm und kalt?
- Spastik bei Berührung? Zeigt das Voranschreiten von der schlaffen zur spastischen Lähmung an
- Urinausscheidung, Spontanmiktion vorhanden?

Lagern und bewegen

- Dekubitusprophylaxe: Drehbett, Sandwichbett oder Superweichlagerung; kein Wasserbett, da die Patienten das Körpergefühl darin verlieren
- Bei beginnenden Spastiken in den Extremitäten des Patienten mit der Bobathlagerung nach Rücksprache mit Arzt und KG beginnen
- Thromboseprophylaxe
- Sachgerecht lagern zur Kontrakturenprophylaxe: Füße im rechten Winkel und ohne Fußsohlendruck, Arme anwinkeln, Hände im lockeren Faustschluß, Knie und Hüften gestreckt lagern. Die gelähmten Gelenke ohne Gewalt gegen Widerstand regelmäßig durchbewegen.

Sinn finden

- Für den Patienten ist die Diagnose Querschnittslähmung ein Schock. Ziel ist es, den Patienten trotz der Prognose zu motivieren. Dazu ihn in die Pflege einbeziehen, seine Selbständigkeit weitestgehend fördern
- Patienten und Angehörigen zuhören, Gesprächspartner sein, kompetente Unterstützung vermitteln. Fachleute einschalten, z.B. Pfarrer, Psychologen, Selbsthilfegruppe, Sozialdienst
- Genügend Besuch ermöglichen
- Angehörige in die Unterstützung des Patienten mit einbeziehen.

Atmen

- Wegen der Immobilität steht die Pneumonieprophylaxe im Vordergrund
- Alle 3 Std. Atmung trainieren. Beim Abhusten den Patienten gezielt unterstützen, Papier und Abwurf griffbereit legen
- Atemmuskulatur kräftigen, z.B. mit Giebelrohr, Tri-Flow®. Patient muß lernen, das Atemtraining selbständig durchzuführen.

Essen und Trinken

- Getränke mit Strohhalm verabreichen. Glas oder Tasse in Reichweite auf den Nachttisch stellen, damit der Patient selbständig zugreifen kann. Dies vermindert das Gefühl völliger Abhängigkeit
- Ausreichend Flüssigkeit zuführen, um Harnwegsinfektion zu vermeiden.

Ausscheiden

- Blasentraining bei Miktionsstörungen: Mit der Faust oder gespannten flachen Hand vorsichtig und leicht für ca. 10–15 Min. auf die Blasengegend klopfen, bis sich die Blase reflektorisch entleert
- Überdehnung der Blase vermeiden. Regelmäßig den Blasenstand auf der Bauchdecke tasten. Ist die Blase fest über der Symphyse tastbar, deutet dies auf eine volle Blase hin, max. Füllung der Blase von ca. 500 ml tolerieren
- Ggf. suprapubische Blasenfistel zum Blasentraining ✍
- Ggf. DK, möglichst Einmalkatheterismus. Patient muß die Technik erlernen und beherrschen
- Obstipationsprophylaxe mit ballaststoffreicher Kost
- Regelmäßige Darmentleerung anstreben, z.B. alle 2 Tage mit Suppositorien oder Klysma herbeiführen.

❙ 9.4.3　　Bandscheibenvorfall ─────────────────

Durch starken, ungleichmäßigen Druck auf die Bandscheibe perforiert der Faserring und der hervortretende gallertartige Kern drückt auf eine Nervenwurzel. Die Bandscheibenprotrusion (ohne Riß des Faserrings) ist eine Vorstufe des Vorfalls, der hauptsächlich im Bereich L4/L5 und L5/S1 auftritt.

Pflegeleitsymptome

- Heftige Schmerzen beim Überstrecken der Wirbelsäule, Kreuzschmerzen, in ein oder beide Beine ausstrahlender Schmerz
- Schmerzbedingte Bewegungseinschränkung
- Sensibilitätsstörungen, Hyperästhesie, Parästhesie
- Motorische Ausfälle.

Diagnostik vorbereiten ✍

- Neurologisches Konsil
- Röntgen, ggf. CT, Schichtaufnahmen, Kernspintomographie.

Therapie

- Ruhigstellung; flache harte Lagerung oder Stufenbett (☞ Abb. 9.11)
- Lokale Wärme
- Muskelrelaxierierung, Schmerzbekämpfung und entzündungshemmende Medikamente
- Nach Abklingen der akuten Symptome: Schlingentisch, Bewegungstherapie im Warmwasserbad, Stangerbad, Massagen, KG
- Operativ: Entfernung des prolabierten Bandscheibenkerns, weiteres Vorgehen nach Schwere der Symptomatik und der Ursache
- Chemische Auflösung des Kernes durch das Ferment Chymopapain.

Komplikationen

- Wurzeltod der komprimierten Nervenwurzel
- Kaudakompression: Mastdarm- und Blaseninkontinenz, sensible Ausfälle in der Anal-Genital-Region, Erektionsstörungen.

| Pflege

Beobachten

- Sensibilität und Motorik nach Anordnung überprüfen
- Schmerzverhalten: Nimmt der Schmerz ab? Schmerzqualität, Schmerzausdehnung.

Pflege bei konservativer Therapie

- Bettruhe einhalten lassen, flach und hart lagern, kein Kissen, Sitzverbot
- Wärmeanwendung ☞ 3.8.1
- Bei Bed. Analgetika oder Antiphlogistika verabreichen ✐
- Mit Stufenbett entlastend lagern (Zeit nach Anordnung), Hüft- und Kniegelenk im 90°-Winkel, gut abpolstern
- Patienten ggf. stehen lassen, z.B. beim Wasser lassen
- Dem Patienten die „En bloc-Technik" beibringen ☞ 3.10.2
- Rückenschonendes Bewegungsverhalten vermitteln.

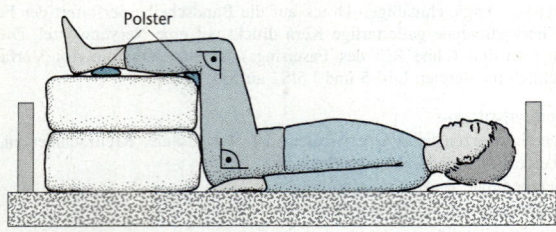

Abb. 9.11: Stufenbett [L 157]

Postoperative Pflege

- Postop. 4–6 Std. mit geradem Rücken auf der Seite lagern
- Überwachen: RR, Puls, Atmung, Sensibilität, Motorik, 2-stdl. in den ersten 24 Std.
- Blasentätigkeit überprüfen
- Rückenlage: gerade und flach, kleines Kissen nur unter dem Kopf, Spreukissen o.ä. unter die Kniee legen
- Im Bett: en bloc drehen
- Ab 1. postop. Tag mobilisieren.

9

9.5   Thoraxverletzungen

| 9.5.1   Rippenfrakturen

Rippenserienfraktur: mehr als drei benachbarte Rippen sind gebrochen.
Rippenstückfraktur: eine Rippe bricht in mehrere Stücke (☞ Abb. 9.12).

Pflegeleitsymptome
- Atemabhängige Thoraxschmerzen, lokaler Druckschmerz über dem Frakturbereich
- Dyspnoe, Tachypnoe
- Tachykardie, Blutdruckabfall (Schockgefahr)
- Paradoxe Atembewegung bei Rippenserienfraktur
- Husten durch Reizungen der Pleura oder Atemwege
- Ggf. pfeifende Atemgeräusche (Stridor) beim Ein- und/oder Ausatmen durch teilweise verlegte Luftwege z.B. mit Schleim, Blut
- Hämatome der Brustwand, Begleitverletzungen.

Diagnostik vorbereiten ✍
- Rö-Thorax, Thorax-CT
- Sonographie des Thorax (Hämatothorax?)
- Laboruntersuchungen: BGA, BB, Gerinnung.

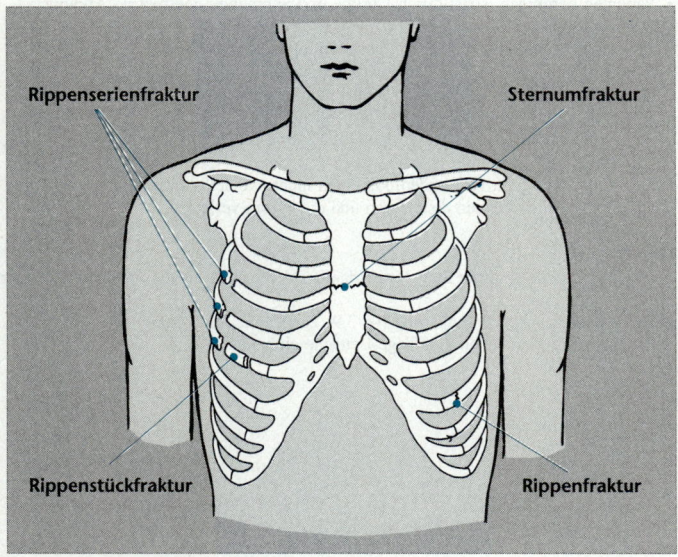

Abb. 9.12: Frakturen des Thorax [L 157]

Komplikationen

- Pneumonie
- Organverletzungen, z.B. von Milz und Leber, durch Fraktur des unteren Rippen-bogens
- Frakturenden können die Pleura perforieren bzw. schädigen Gefäße, Pneumo- oder Hämatothorax. ☞ 9.5.2.

Therapie

- Stationäre Aufnahme bei Rippenserienfrakturen
- Schmerzthrapie und Atemtherapie, Inhalationstherapie, Sekretolytika
- Ggf. Schockbehandlung ☞ 4.2
- Intubation und Beatmung bei respiratorischer Insuffizienz
- Ggf. osteosynthetische Rippenstabilisierung bei instabilem Thorax.

| Pflege

Beobachten

- Atmung und Kreislauf überwachen, bei frischen Verletzungen alle 30–60 Min.
- Auf paradoxe Atembewegungen, atemabhängige Schmerzen, respiratorische Insuf-fizienz achten
- Sauerstoffsättigung überprüfen, BGA und EKG ✍
- Beweglichkeit und Belastbarkeit des Patienten feststellen.

Atmen

- Patienten beruhigen, sonst durch Unruhe und Schmerzen ineffektive Atmung
- OK hochlagern, 2 l O_2 geben ✍
- Pneumonieprophylaxe einhalten, Atemtraining alle 3 Std.
- Inhalieren mit NaCl 0,9 % oder Sekretolytika zur Schleimlösung
- Nach allen atemtherapeutischen Maßnahmen zum Abhusten anhalten
- Analgetika zur Pneumonieprophylaxe in regelmäßigem Intervall verabreichen, z.B. PDA über thorakalen PDK, peripher wirksame Analgetika (Novalgin®), Opiate (Dipidolor®) PCA-Pumpe.

! Kein Vibrationsgerät verwenden, Patienten nicht manuell vibrieren oder abklopfen. Die Frakturenden können dislozieren und die Pleura verletzen.

Lagern

- Patienten auf die verletzte Seite legen, damit sich die unverletzte Lungenhälfte besser ausdehnen kann
- OK hochlagern oder V-Lagerung (☞ 3.9) zur Atemerleichterung
- Patient soll in den ersten 3–4 Tage Bettruhe einhalten.

9

| 9.5.2   Pneumo- und Hämatothorax

Pneumothorax

Durch Verletzung der Pleura, z.B. bei Rippenfraktur, sammelt sich Luft im Pleuraspalt an. Folge: Intrathorakaler Druck sinkt, die Lunge fällt zusammen (☞ Abb. 9.13).

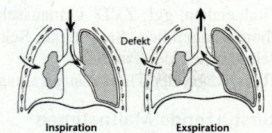

Abb. 9.13: Offener Pneumothorax [L 190]

Spontaner Pneumothorax

Durch spontanes Platzen einer Emphysemblase, z.B. beim Husten, tritt Luft zwischen beide Pleurablätter. Die Pleura viszeralis bleibt intakt

Posttraumatischer Pneumothorax

- Geschlossen: Eindringen von Luft in den Pleuraraum durch Verletzung der Pleura viszeralis infolge einspießender Rippenstücke (Rippenfraktur) oder Ab- und Einrisse der Bronchien
- Offen: Durch Perforation der Brustwand (beider Pleuren) von außen mit Verletzung der Trachea oder eines Bronchus. Die Lunge fällt zusammen durch das Eindringen von Außenluft in den Pleuraraum und/oder durch einen Hämatothorax bei Gefäßbeteiligung.

Hämatothorax: Blutansammlung im Pleuraspalt, Lungenparenchym wird verdrängt. Folge: respiratorische Insuffizienz.

Pflegeleitsymptome

- Dyspnoe und Tachypnoe, Hustenreiz, Zyanose
- Tachykardie
- Eingeschränkte bis fehlende Atemgeräusche (einseitig), paradoxe Atmung
- Atembewegungen nicht seitengleich
- Schocksymptomatik (Blässe, RR ↓, Puls ↑, kühle, feuchte Haut) bei starkem Blutverlust und Spannungspneumothorax
- Herz-Kreislaufversagen durch massiven Blutverlust, Verdrängung des Mediastinums beim Hämatothorax.

Therapie

- Steriler Druckverband zur Abdichtung des Thoraxwanddefektes bei offenem Pneumothorax
- Thoraxsaugdrainage bei Pneumo- und Hämatothorax für 3–5 Tage, Röntgenkontrolle.

Komplikationen

- Ateminsuffizienz
- Ineffektiver Gasaustausch durch Pendelatmung, Globalinsuffizienz mit atemsynchroner Hin- und Herbewegung der Mediastinalorgane („Mediastinalflattern") bei offenem Pneumothorax
- Schock, Herzkreislaufversagen
- Spannungspneumothorax
- Pleuraerguß und -empyem.

| Pflege

Beobachten

- Atembewegung, AF, atemabhängige Schmerzen
- Vitalzeichen, ggf. ZVD, Urinausscheidung, Temperatur, Hautfarbe
- Thoraxsaugeinheit: Saugstärke, Sekretabfluß, Sekretmenge, Luftabgang
- Belastbarkeit des Patienten
- Überwachen der Thoraxsaugdrainage (☞ unten).

Unterstützende Maßnahmen

- Aseptisch bei Manipulationen an der Drainage vorgehen, tägl. Verband wechseln
- Patienten beim Atemtraining unterstützen
- Patienten auf die betroffene Seite lagern oder OK hoch lagern
- Frischluft zuführen, Sauerstoffgabe überwachen
- Analgetikagabe auf Anordnung.

| Thoraxsaugdrainage

Thoraxdrainage mit kontrolliertem Sog und geschlossenem System. Der Sog beträgt 15–20 cm Wassersäule. Unterdruck kontinuierlich aufrecht erhalten, sonst besteht die Gefahr eines Pneumothorax.
- Bülau-Drainage: zum Absaugen von Blut und Sekret
- Monaldi-Drainage: zum Absaugen von Luft.

Systeme

- 3-Flaschen-System: In der ersten Flasche wird die abgsaugte Flüssigkeit gesammelt. Die zweite verhindert den Rückstrom von Luft in den Pleuraspalt (Wasserschloß). In der dritten Flasche wird der Sog durch die Eintauchtiefe des Steigrohrs reguliert
- Industrielle Einweg-Saugsysteme, z.B. Pleur-evac-System®. Sentinel-Seal®: steriles, geschlossenes Einmalsaugsystem mit integriertem Auffangbehälter, Wasserschloß und Manometerkammer.

Pflege bei Thoraxsaugdrainage

- Intrathorakale Drainagen legen und entfernen ☞ 3.4.5
- Atmung beobachten
- Drainageschlauch auf Durchgängigkeit kontrollieren, Schlauch soll nicht durchhängen
- Sog überprüfen: Einstellung am Manometer bzw. Manometerkammer
- Wasserschloß überprüfen: Blubbern und atemsynchrone Wasserschwankungen zeigen Funktion an
- Sekret beurteilen: Menge, Farbe, Zusammensetzung
- Abklemmen: nur wenn notwendig, nicht länger als 1 Std. Mit 2 Klemmen abklemmen und Sog am Wandanschluß schließen
- Sekret in die Bilanz einbeziehen.

9

Störungen

- Keine atemsynchronen Schwankungen im Wasserschloß: Schlauch zwischen Patient und Wasserschloß ist verstopft. Ggf. Lagewechsel des Patienten, Schlauch auf Verstopfung und Abknickung überprüfen, Atem-Husten-Übungen, Schlauch zum System hin „melken"
- Kein Blubbern im Wasserschloß: Leck zwischen Pumpe und Wasserschloß. Ggf. Sog erhöhen, flicken, neues System anschließen

- Lautes Blubbern: Leck zwischen Wasserschloß und Patienten. Körpernah abklemmen, wenn es dennoch blubbert ist der Schlauch defekt. Neues System anschließen
- Drainage ist verrutscht: Arzt benachrichtigen
- Drainage ist herausgerutscht: Tabaksbeutelnaht zuziehen, luftdichten Kompressionsverband anlegen, Arzt informieren.

Spannungspneumothorax

Die Luftmenge im Pleuraraum nimmt bei jeder Inspiration zu und kann bei der Exspiration durch Ventilmechanismus (Verletzung wird durch Gewebe bei der Exspiration verschlossen) nicht mehr entweichen. Durch steigenden Druck im Pleuraspalt werden die Organe des Mediastinums zur unverletzten Lungenseite gedrückt (Abb. 9.14), Lungen- und Herz-Kreislauf-Funktionen werden insuffizient (Lebensgefahr!).

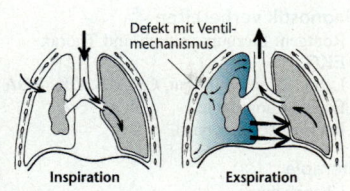

Abb. 9.14:
Offener Spannungspneumothorax [L 190]

Pflegeleitsymptome

- Respiratorische Insuffizienz mit Zyanose, massive Atemnot, fehlendes Atemgeräusch
- Blutdruckabfall, Tachykardie
- Gestaute Halsvenen.

Notfallmaßnahmen

- 8–10 l/Min.O_2 verabreichen
- Zur sofortigen Entlastung des Pleuraraumes mit dicklumiger Kanüle (14G, 16G) Punktieren
- Thoraxdrainage legen
- Notfallwagen holen, Intubationsbereitschaft, kreislaufstabilisierende Medikamente bereitstellen. Ggf. Reanimation nach ABCD-Schema (☞ 4.1)
- Lagern: OK erhöht, wenn möglich auf die verletzte Seite
- Vitalzeichen engmaschig überwachen.

❙ 9.5.3   Sternumfraktur

Seltene Verletzung, tritt meist in Verbindung mit Rippenfrakturen auf.

Symtome
- Lokaler Druckschmerz und retrosternales Druckgefühl
- Tastbare Stufenbildung
- Atmungsabhängige Schmerzen.

Diagnostik vorbereiten ✍
- Röntgen: Sternum seitlich und Thorax
- EKG
- Labor: Transaminasen, CK-MB, CK, BGA
- Echokardiographie
- Internistisches Konsil.

Therapie
- Überwachung
- Analgetikatherapie
- Atemtherapie
- Ggf. Bettruhe
- Ggf. OP bei Impressionsfrakturen: Sternum mit Kirschner-Drähten, Drahtcerclage, Klammern oder Platten fixieren.

Pflege
- Regelmäßig RR, Puls und Atmung überwachen
- Pneumonie- und Atelektasenprophylaxe
- Ggf. Verbandwechsel.

 Zu Beginn engmaschig die Herztätigkeit kontrollieren, da die Gefahr einer Contusio cordis oder sogar einer Herzbeuteltamponade besteht.

9.6   Verletzungen der oberen Extremität

Pflegeleitsymptome
- Sichere und unsichere Frakturzeichen ☞ 9.1
- Schmerzen (bewegungsabhängig), Schwellung, Hämatom, eingeschränkte Funktionsfähigkeit. Mögliche Ursachen: Prellung, Bänderdehnung im Schultergürtelbereich
- Offene Fraktur oder Luxation (selten)
- Krepitation (Knochenknirschen). Möglichen Ursachen: Schlüsselbeinfraktur, Schulterblattfraktur
- Aussehen: Fehlstellung der Schulterhöhe bei gerade stehendem oder sitzendem Patienten (Seitenvergleich). Mögliche Ursachen: Schlüsselbeinfraktur, Akromioklavikular (AC)-Gelenksprengung, Schulterluxation.

9.6.1   Klavikulafraktur

Ursache: oft Sturz auf den ausgestreckten Arm, z.B. beim Sport- oder Motorradunfall.

Pflegeleitsymptome
- Starke Schmerzen, besonders bei Armbewegungen
- Sichtbare Schonhaltung, Ruhigstellung mit Hilfe des gesunden Arms
- Stufenbildung bei Vergleich mit der gesunden Seite, schwer sichtbar bei adipösen Patienten
- Selten Hautperforation oder sichtbares Knochenende oder -fragment
- Schwellung, Hämatom.

Diagnostik
- Diagnose steht häufig schon nach Erhebung der klinischen Symptome fest und wird durch eine Rö-Aufnahme gesichert.
- OK vorsichtig frei machen, Schmuck entfernen
- Schmerzmittel, z.B. Dipidolor®, bereit halten und i.m. verabreichen ✍
- Inspektion und Palpation.

Therapie
In der Regel ambulant und konservativ.

Konservativ
- Schmerzmittelgabe, z.B. Temgesic®-Tabl. ✍
- Rucksackverband für ca. 4 Wo.
- Alle ein bis zwei Tage den Verband nachspannen und Röntgenkontrolle
- Durchblutung, Motorik und Sensibilität am betroffenen Arm überprüfen.

Operativ: Bei Gelenk- und Nervenbeteiligung und bei Frakturen der Klavikula-Enden, wegen der Gefahr der Pseudarthrosenbildung. Bei offener Fraktur Plattenosteosynthese.

Komplikationen
- Durchblutungs- und Sensibilitätsstörungen durch zu fest angezogenen Rucksackverband
- Gewebeverletzung und Hautperforation durch ein Knochenfragment
- Bandverletzung bei distaler Fraktur
- Pseudarthrose.

Pflege

Bei konservativer Versorgung

- Materialien für den Rucksackverband vorbereiten ☞ 3.2.8
- Patienten vorsichtig beim Entkleiden helfen, zur Anlage des Rucksackverbands auf einen festen Stuhl – Lehne nach vorn – setzen
- Patienten um Mitarbeit bitten: gerade sitzen, Schultern möglichst selbständig weit nach hinten nehmen
- Arzt beim Anlegen des Rucksackverbands assistieren. Achselhöhle und Verknotung auf dem Rücken ausreichend mit wattegefüllten, gepuderten Baumwollschläuchen unterpolstern
- Patienten über mögliche Komplikationen aufklären und um sofortige Wiedervorstellung bei auftretenden Sensibilitäts- und Durchblutungsstörungen bitten.

Bei operativer Versorgung

- Stationäre Aufnahme (☞ 1.3.3) und OP (☞ 2.2) vorbereiten
- OP-Nachsorge ☞ 2.4
- Am betroffenen Arm regelmäßig kontrollieren
  - Durchblutung: Haut rosig und warm?
  - Motorik: Beweglichkeit erhalten?
  - Sensibilität: Tast- und Schmerzempfinden erhalten? Bei „Kribbeln" Verband lockern
- Patient soll nicht auf der operierten Seite liegen
- Hilfestellung bei der Nahrungsaufnahme anbieten, z.B. Brot schmieren und schneiden, beim Ankleiden, Waschen und Ausscheiden
- Nachtschrank, Klingel, Telefon, Lichtschalter in Reichweite des gesunden Arms plazieren.

 Tips, Tricks & Fallen

- Bei drohender Knochendurchspießung sterilen Verband an der möglichen Perforationsstelle anlegen
- Häufiger den Sitz des Verbandes kontrollieren bei Patienten, die verwirrt oder motorisch unruhig sind und bei Patienten mit Gefühlsstörungen, da sie einen einschnürenden Verband erst zu spät oder gar nicht bemerken.

9.6.2   Skapulafraktur

Skapulafrakturen sind aufgrund des von einer starken Muskelschicht umgebenen Schulterblattes äußerst selten. Ursache: häufig Begleitverletzung bei polytraumatisierten Patienten, z.B. nach Sturz aus großer Höhe.

Pflegeleitsymptome

- Schmerzhafte Bewegungseinschränkung
- Lokaler Druckschmerz
- Deformierte Schulter
- Schonhaltung und eingeschränkte Bewegung von Schulter und Arm
- Ggf. Hämatom und Schwellung über dem Schulterblatt.

Diagnostik vorbereiten ✐: Schultergelenk a.p. und axial röntgen; bei Pfannenfrakturen ggf. CT oder MRT.

Komplikationen
- Nervenverletzungen
- Gelenkverletzung
- Thoraxbeteiligung.

Therapie
Ambulante, funktionell-konservative Therapie
Indikation: meist isolierte Schulterblattbrüche.
- Korpusfraktur: Ruhigstellung bis Schmerzfreiheit durch Desault-Verband (☞ 3.2.8) oder Desault-Weste, frühe aktive Außenrotations- und Abduktionsübung, Brustschwimmen ab ca. 3. Wo.
- Fortsatzfrakturen: für wenige Tage Gelenk ruhigstellen, dannn KG und Schwimmen
- Gelenkpfannenfraktur: ggf. Reposition, Ruhigstellung mit Desault-Verband bis Schmerzfreiheit
- Halsfrakturen mir geringer Dislokation: Schulter-Arm-Gips für 3–4 Wo.

Operation
Indikationen: z.B. bei stark dislozierten Frakturen, Pfannenrandabbrüchen oder Kombinationfrakturen.
- Versorgung mit Schraubenfixation, ggf. Plattenosteosynthese
- Bei Klavikulabeteiligung zusätzlich Ruhigstellung mit Gilchrist-Verband für wenige Tage.

❙ Pflege

Bei konservativer, ambulanter Versorgung
- Arzt beim Anlegen des Verbands assistieren (☞ 3.2.8). Achselhöhle ausreichend unterpolstern, bei Frauen zusätzlich die Brust
- Patienten darauf hinweisen,
  - sich bei auftretenden Gefühls- oder Durchblutungsstörungen am eingebundenen Arm wieder vorzustellen
  - gefährdete Hautregionen besonders zu pflegen: auf gute Polsterung achten, Hautfalten trocken halten und ggf. pudern, kein hautreizendes Deo verwenden
  - sich bei ATL von Angehörigen oder ambulanten Pflegeeinrichtungen helfen zu lassen
- Patienten nach 24 Std. zur Verbandkontrolle einbestellen.

Bei stationärer Versorgung
Ggf. soziale Aufnahmeindikation bei alleinstehenden Menschen.
- Durchblutung, Motorik, Sensibilität des eingebundenen Arms regelmäßig kontrollieren
- Pneumonieprophylaxe (☞ 2.5.1) notwendig, da Patienten durch Schmerzen im Thoraxbereich zur Schonatmung neigen
- Verband und Pflaster auf korrekten Sitz überprüfen, ggf. korrigieren, Drück- und Scheuerstellen gut abpolstern
- Bei der Nahrungsaufnahme unterstützen, Hilfe beim Ankleiden, Waschen und Ausscheiden anbieten
- Patienten nicht auf der betroffenen Seite liegen lassen, besonders bei Kombinationsverletzungen
- Ggf. Nachtschrank, Klingel, Telefon, Lichtschalter in Reichweite des gesunden Armes plazieren.

Tips, Tricks & Fallen

- Ältere Patienten leiden häufig stärker unter den entstehenden Schmerzen und bedürfen einer guten Pneumonieprophylaxe
- Die Anlage eines Desault-Verbandes stellt ein großes Handicap für die Patienten dar, sie können lediglich mit einem Arm agieren.

9.6.3 AC-Gelenksprengung

Die Verletzung des **A**kromio-**C**lavikular-Gelenkes wird nach Rockwood unterteilt (☞ Abb. 9.15).

Pflegeleitsymptome

- Schmerzen, besonders bei Bewegung des entsprechenden Arms. Schwellung, Hämatom an Schulter und Oberarm. Schonhaltung, eingeschränkte Bewegungsfähigkeit
- Klaviertastenphänomen: Seitliches Schlüsselbeinende ist wie eine Klaviertaste hochgezogen und läßt sich federnd niederdrücken ☞.

Diagnostik vorbereiten ✎: Gehaltene Rö.-Panoramaaufnahmen beider Schultern mit angehängten Gewichten, pro Schulter 10 kg.

Therapie

Konservativ

- Analgetika
- Ruhigstellung mit Armschlinge für 1–2 Wo., danach KG.

Operativ

- Versorgung mit Hakenplatte für ca. 8–12 Wo., Schlinge oder Verschraubung
- Falls möglich Naht der Bänder
- Gilchrist-Verband bis zum Abschluß der Wundheilung
- Vorsichtige frühfunktionelle KG-Behandlung.

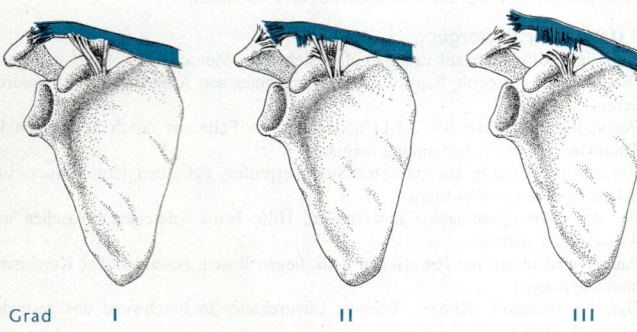

Grad   I   II   III

Abb. 9.15: AC-Gelenksprengung, Klassifikation nach Rockwood [L 190]

9

Pflege
- Gemeinsam mit dem Arzt den Desault-Verband anlegen (☞ 3.2.8), dabei an die Unterpolsterung von Achselhöhle und Brüsten denken
- Patienten beim Aus- und Anziehen unterstützen
- Pflege bei stationärer Behandlung wie bei Skapulafraktur ☞ 9.6.2.

| 9.6.4   Humerusfrakturen

| Proximale oder subkapitale Humerusfrakturen

Entsteht häufig bei Sturz auf den gestreckten Arm.

Pflegeleitsymptome
- Schwellung
- Schonhaltung und schmerzhaft eingeschränkte Beweglichkeit
- Druckschmerz.

Diagnostik vorbereiten ✍: Rö.-Schulter.

Therapie
Bei stabiler, eingekeilter Fraktur
- Kurzfristige Ruhigstellung im Desault- oder Gilchrist-Verband bis Schmerzfreiheit
- Frühzeitig aktive Bewegungstherapie einleiten (Schultersteifigkeit).

Bei mobiler oder dislozierter Fraktur
- Desault-Verband bis Schmerzfreiheit
- Hängegips (Hanging cast) oder Poelchen-Extensionsgips (Pendel-Gipsverband) für ca. 6 Wo. Nach einigen Tagen Ruhe muß der Patient mit Pendelübungen beginnen
- *!* Mögliche Druckstellen beim Hängegips: Processus styloideus, Fingerknöchel, Ellbogenbereich
- Krankengymnastik.

Bei Humeruskopffrakturen, stark dislozierten oder instabilen Frakturen
- OP: Reposition, Osteosynthese mit Kirschner-Draht, Schraubung, Zuggurtung oder Plattenosteosynthese
- Desault-Verband bis zur Wundheilung
- Aktive Mobilisierung durch KG
- Lagern auf Abduktionsschiene.

Pflege
- Auf Druckstellen achten
- Sensibilität, Motorik und Durchblutung regelmäßig überprüfen, bei Veränderungen Arzt informieren
- Betroffenen Arm auf Lagerungskissen lagern, OK leicht erhöht
- Bei Poelchen-Gips Schlauchmull in der Handhöhle nicht einschneiden, da sich die Extensionskräfte vom inneren Schlauchmull auf die Haut übertragen
- Kontrakturengefahr: Patienten auffordern, die frei beweglichen Extremitäten häufig zu bewegen, ggf. Hilfsmittel anbieten
- Hilfestellungen bei den tägl. Verrichtungen anbieten, z.B. Brettchen oder Teller mit hohem Rand; für Beschäftigung und Ablenkung sorgen.

| Humerusschaftfrakturen

Pflegeleitsymptome: Abnorme Beweglichkeit, Schmerzen, Schwellung, ggf. Verletzung des N. radialis: Fallhand, da die Handhebermuskeln gelähmt sind.

Diagnostik vorbereiten ✍: Rö. Oberarm in 2 Ebenen.

Therapie
Konservativ
Oberarmgipsschiene oder Brace (2 Kunststoffschalen mit Klettverschluß) zur Ruhigstellung. Hanging cast, danach Sarmiento-Oberarm-Brace für 6–7 Wo. bei freier Beweglichkeit des Schulter- und Ellenbogengelenks.

Operativ
Indikation: offene Frakturen, Weichteilverletzungen, Verletzung der A. brachialis.
- Plattenosteosynthese
- Bündelnagelung nach Hackethal
- Fixateur externe.

Pflege
- Siehe proximale oder subkapitale Humerusfraktur
- Radialispuls, periphere Durchblutung, Sensibilität und Motorik prüfen
- Arm nach OP hoch lagern
- Bewegungsübungen (KG) und ggf. Motorschiene
- Aseptischer Verbandwechsel ☞ 3.2.2.

| Distale oder suprakondyläre Humerusfrakturen

Häufig durch Sturz auf den gestreckten Arm.

Pflegeleitsymptome
- Schmerzhafte Bewegungseinschränkung
- Schwellung
- Fehlstellung
- Ggf. Schädigung des N. ulnaris, radialis oder medianus, Verletzung der A. brachialis.

9

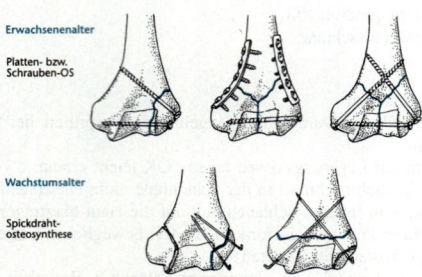

Abb. 9.16 Osteosyntheseverfahren bei distalen Humerusfrakturen [L 190]

Diagnostik vorbereiten ✍: Rö. Oberarm mit Ellenbogen in 2 Ebenen.

Therapie
- Konservativ bei undislozierten Frakturen mit Oberarmgips für 4 Wo.
- Operativ ☞ Abb. 9.17
- Ruhigstellung mit Oberarmgipsschiene und anschließend Rundgips für ca. 3 Wo.

Pflege: ☞ proximale oder subkapitale Humerusfraktur.

9.6.5   Unterarmverletzungen

Olekranonfraktur
Pflegeleitsymptome
- Schwellung und Schmerzen am Ellenbogen
- Arm kann nicht gestreckt werden.

Diagnostik vorbereiten ✍: Rö. Ellenbogengelenk in 2 Ebenen.

Therapie
- Osteosynthese
- Ggf. Entfernung des Schleimbeutels
- Frühzeitige Mobilsierung.

Pflege ☞ Pflege bei Humerusfraktur.

Radiusfrakturen
Radiusköpfchenfraktur
Es gibt Meißel-, Trümmer- und Halsfrakturen.

Pflegeleitsymptome
Fehlstellung des Radiusköpfchens, lokale Schwellung und Druckschmerzhaf-
tigkeit, eingeschränkte Pronation und
Supination.

Diagnostik vorbereiten ✍: Rö. Ellenbogengelenk und Radiusköpfchen in 2
Ebenen.

Therapie
- Bei nicht verschobenen Frakturen
  1 Wo. Oberarmgipsschiene, KG
- Operativ: Verschraubung, Kirschner-
  Drähte oder Ethipin®, keine ME not-
  wendig
- Anschließend   Oberarmgipsschiene
  bis Wundheilung, dann KG.

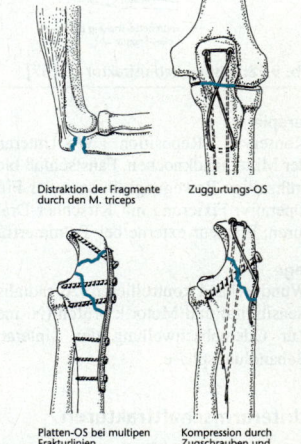

Distraktion der Fragmente
durch den M. triceps

Zuggurtungs-OS

Platten-OS bei multipen
Frakturlinien

Kompression durch
Zugschrauben und
Zuggurtungs-OS

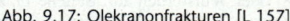
Abb. 9.17: Olekranonfrakturen [L 157]

Pflege
- Zur Nacht wieder Oberarmgipsschiene anwickeln
- Regelmäßig den Patienten zur Mobilisation der nicht betroffenen Gelenke anleiten.

Distale Radiusfraktur

Der handgelenksnahe Bruch ist die häufigste Knochenverletzung (loco typico) des Menschen (☞ Abb. 9.18). Es wird zwischen der Colles-Fraktur (Extensionsfraktur) und der Smith-Fraktur (Flexionsfraktur) unterschieden.

Pflegeleitsymptome: Schwellung, Druckschmerz, Bewegungseinschränkung im Handgelenk.

Diagnostik vorbereiten ✍: Rö. Unterarm mit Handgelenk in 2 Ebenen.

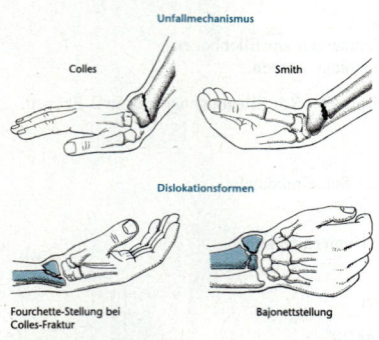

Abb. 9.18: Distale Radiusfraktur [L 157]

Therapie
- Konservativ: Reposition, 1 Wo. Unterarmgipsschiene vom Ellenbogen bis Köpfchen der Mittelhandknochen, Faustschluß bleibt möglich, 3 Wo. zirkulärer Unterarmgips, frühzeitige Bewegungsübungen der Finger, Schulter, Ellenbogen
- Operativ: Fixierung mit Kirschner-Draht, Plattenosteosynthese bei instabilen Frakturen, Fixateur externe bei Trümmerfraktur. Antibiotikaprophylaxe.

Pflege
- Wundverband kontrollieren (A. radialis Verletzung)
- Sensibilität und Motorik prüfen (N. medianus Läsion)
- Zur Ödemabschwellung den Unterarm hoch lagern, besonders in der ersten Behandlungsphase.

Unterarmschaftfrakturen

Bruch von Ulna und Radius. Kindliche Unterarmfrakturen treten als Grünholzfraktur (☞ 18) oder Wulstbruch auf. Seltene Frakturformen sind
- Monteggia-Fraktur: Ulnaschaftfraktur mit Radiusköpfchenluxation
- Galeazzi-Fraktur: Radiusschaftfraktur mit Luxation des distalen Radioulnargelenks.

9

Pflegeleitsymptome
- Schwellung, Schmerzen, Bewegungseinschränkung, sichtbare Dislokation
- Weitere Frakturzeichen je nach Frakturtyp und -ort unterschiedlich, z.B. völlige Instabilität bei Galeazzi-Fraktur.

Diagnostik vorbereiten ✎: Rö. Unterarm a.p. und seitlich, ggf. mit Ellenbogen oder Handgelenk.

Therapie
- Oberarmgips bei nicht verschobenen und stabilen Frakturen
- Operativ: Reposition, Plattenosteosynthese, ggf. Gelenkkapselnaht bei Monteggia-Fraktur
- Ruhigstellung in Oberarmgisschiene, danach frühzeitig KG.

9.6.6 Handverletzungen und -erkrankungen

Handwurzelfrakturen

Pflegeleitsymptome
- Druckschmerz
- Schmerzhafter Faustschluß
- Fehlstellung
- Leicht geschwollenes Handgelenk.

Diagnostik vorbereiten ✎: Rö. Handgelenk in 2 Ebenen, ggf. Navikulare-Quartett.

Therapie
- Navikulare-Gips bei V.a. Kahnbeinfraktur
- Unteramgips bei Handwurzelfrakturen
- OP bei schräg-senkrechter Kahnbeinfraktur oder Pseudarthrose
  - Verschraubung mit Herbert-Schraube
  - Matti-Russe-Plastik bei Pseudarthrose.

Pflege
- Zur Abschwellung Hand über Herzhöhe lagern
- Auf mögl. Druckstellen achten: Processus styloideus, Fingergrundgelenke; Polsterung an den Kanten verstärken sonst drücken sie in die Weichteile
- Schulter, Ellenbogen und nichtbetroffene Finger häufig durchbewegen.

Mittelhand- und Fingerfrakturen

Entstehen meist durch ein direktes Trauma, wie Schlag oder Sturz. Es wird zwischen Schaftfrakturen, basisnahen und subkapitalen Frakturen unterteilt.
- Bennett-Fraktur: schräge Basisfraktur des ersten Mittelhandknochens
- Rolando-Fraktur: intraartikuläre Basisfraktur des ersten Mittelhandknochens.

Symptome: Fehlstellung, Abknickung, Drehfehler.

Diagnostik vorbereiten ✎: Rö. Mittelhand oder Finger in 2 Ebenen.

Therapie
- Palmare Gipsschiene in Funktionsstellung für 3 Wo.
- OP bei dislozierten, nicht reponierbaren Frakturen, Rotationsfehlstellungen oder Gelenkfrakturen. Osteosynthese mit Kirschner-Drähten, Miniplatten oder Kleinfragment-Zugschrauben
- Gips für 3 Wo.
- KG mit manueller Therapie.

Pflege: ☞ Handwurzelfrakturen.

❙ Sehnenverletzungen

Es gibt Beugesehnenverletzungen und Strecksehnenverletzungen.

Pflegeleitsymptome
Je nach Art und Lokalisation unterschiedliche Funktionsausfälle:
- Keine aktive Beugung im Fingerendglied
- Beugung in allen Gelenken ist eingeschränkt oder aufgehoben
- Keine Streckung des Fingerendgliedes
- Schwanenhalsdeformität: mittleres Fingergelenk ist überstreckt und das Endglied gebeugt
- Knopflochdeformität: Überstrecktes Grundgelenk und gebeugtes Mittelgelenk, Strecksehen liegen neben der Gelenkfläche und bilden eine Vertiefung über dem Mittelgelenk.

Diagnostik vorbereiten ✍: Rö. Hand und Finger in 2 Ebenen.

Therapie
- Sehnennaht, bei knöchernen Ausrissen Spickung
- Aktive Übungsbehandlung in dynamischer Extensionsschiene.

Pflege
- Zur Abschwellung Hand über Herzhöhe lagern
- Auf mögl. Druckstellen achten: Processus styloideus, ggf. verstärkt an den Kanten polstern
- Schulter, Ellenbogen und nichtbetroffene Finger häufig durchbewegen.

   Die dynamische Schiene ermöglicht dem Patienten mit den betroffenen Fingern eine passive Beugung und aktive Streckung mit Hilfe des Gummizuges. Übungen werden dem Patienten vom Arzt erklärt.

9

❙ Karpaltunnel-Syndrom

N. medianus wird im Verlauf durch den Karpaltunnel eingeengt. Das Bindegewebe schwillt meist an.

Pflegeleitsymptome
- Parästhesien
- Schmerzen des I. bis III. Fingers, die bis in den Unterarm ausstrahlen
- Beschwerden häufig nachts
- Atrophie der Daumenballenmuskulatur.

Diagnostik vorbereiten ✎: Elektromyographie.

Therapie
- Konservativ: Handgelenk schonen, nachts Gipsschiene, lokale Kortisoninjektion
- Operativ bei starken Beschwerden: Einschneiden der Beugefalten des Handgelenks und Spalten des querverlaufenden Handwurzelbandes.

Pflege
- Arm zur Abschwellung hochlagern
- Patient soll Fingerübungen ohne Belastung durchführen, z.B. Finger ohne Kraftaufwand einzeln oder gesamt beugen und strecken.

❙ Dupuytren-Kontraktur

Beugekontraktur der Finger durch Verhärtung und Schrumpfung der Palmaraponeurose (Hohlhandfaszie). Es gibt vier Schweregrade. Diagnose durch Palpation.

Pflegeleitsymptome
Die Finger IV und V (am häufigsten) können nicht gestreckt werden. Langsam zunehmende Beugekontraktur. Die Faszie kann in der Innenhand als knotig und derber Strang gefühlt werden.

Therapie
- Spaltung der Hohlhandsehne, Strangdurchtrennung
- Teilweise oder vollständige Entfernung der Faszie
- Intraoperativ angelegten Kompressionsverband am nächsten Tag wechseln
- KG ab 5. postop. Tag.

9.7   Bauchtrauma

Stumpfe oder perforierende Verletzung der Bauchorgane.

Einteilung
- Bauchwandverletzungen, Haut und Peritoneum bleiben unverletzt
- Geschlossene Verletzungen (stumpfes Bauchtrauma): Organbeteiligung, z.B. Leber, Milz (Milzruptur ☞ 10.6, Leberriß ☞ 10.3), ohne offene Verletzung der Bauchdecke
- Penetrierende Verletzungen (offenes Bauchtrauma): Bauchdecke und Organe sind betroffen.

Pflegeleitsymptome
- Schocksymptome durch innere Blutung (☞ 4.2)
- Brettharte Bauchdecke, Abwehrspannung
- Milzverletzung: Oberbauch-, Thorax- und Schulterschmerzen jeweils linksseitig
- Leberverletzung: rechtsseitige Ober- und Mittelbauchschmerzen mit Ausstrahlung in den Rücken und rechte Schulter
- Verletzungen des Magen-Darm-Traktes (☞ 10.7, 10.8): epigastrische Schmerzen
- Ggf. Ileussymptomatik (☞ 10.8)
- Ggf. Atemnot.

Diagnostik vorbereiten ✍
- Sonographie,
- Ggf. Lavage, ggf. Laparoskopie
- Labor: Blutgruppe, Kreuzblut, BB, Gerinnung, E'lyte, BZ, Laktat, CK, Krea, Harnstoff, Lipase, GOT.

Therapie: Sofortige, möglichst organerhaltende OP; ggf. Lebertamponade zur Blutstillung für mehrere Tage.

| Pflege

Beobachten
- Atmung, RR
- Ausscheidung: Oligurie? Anurie? Hämaturie?
- Bewußtseinslage, Schmerzen
- Bauchdeckenspannung, Bauchumfang, Hämatom?
- Temperatur: Infektion? Sepsis? Peritonitis?

9

Präoperativ
- OK leicht erhöht lagern, Knierolle
- Ggf. Schocklagerung
- Ggf. O$_2$ 6–8 l/Min. ✍
- DK legen, Urinausscheidung stündl. überwachen
- Aseptischen Wundverband anlegen
- OP-Vorbereitungen ☞ 2.1.2.

Postoperativ
- Pflege nach abdominellen OP ☞ 10.3, 10.6, 10.7, 10.8
- Prophylaxen individuell auf den Patienten abstimmen.

9.8 Beckenfrakturen

Knöcherne Fraktur und/oder Sprengung einer ligamentären Verbindung (☞ Abb. 9.19).

Beckenrandfrakturen: beeinträchtigen Statik und Funktion des Beckens nicht. Therapeutisch folgt nach kurzer Bettruhe die frühe Mobilisation.

Beckenringfrakturen: Häufig noch weitere Verletzungen durch die starke Gewalteinwirkung auf den Körper, z.B. Verletzungen des Urogenitaltraktes (Harnröhrenriß, Blasenruptur ☞ 15), Wirbelsäulenfrakturen. Becken ist durch mindestens eine Unterbrechung der Ringstruktur instabil. Therapieziele: Becken stabilisieren, Deformierung des Beckenringes ausgleichen.

Hüftgelenkspfanne (Acetabulumfraktur): Verletzungen der Pfanne können später zu Hüftkopfnekrose oder Arthrose führen.

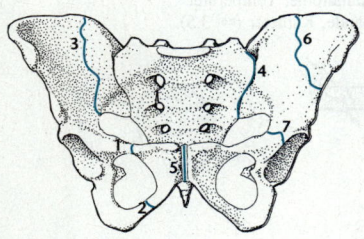

1 Obere Schambeinfraktur
2 Untere Schambeinfraktur
1+2 Vordere Beckenringfraktur
3 Hintere Beckenringfraktur
4 Ileosakralfugensprengung
5 Symphysensprengung
6 Beckenschaufelfraktur
7 Acetabulumfraktur

Abb. 9.19: Frakturen des Beckens [L 190]

Pflegeleitsymptome
- Verformtes, instabiles Becken, Beinverkürzung
- Hämatom, Schmerzen, Prellmarke
- Ruhe-, Bewegungs- und Belastungsschmerz im Frakturbereich
- Evtl. Miktionsstörungen
- Blutdruckabfall, Tachykardie (innere Blutungen → Volumenmangelschock).

Diagnostik vorbereiten ✍
- Rö.: Beckenübersicht a.p., Hüftgelenk a.p., ggf. Ala- oder Obturatoraufnahme CT
- Sonographie: Abdomen, kleines Beckens, Retroperitoneum, Blase
- Labor: Blutgruppe, Kreuzblut, BB, Gerinnung, U-Status
- Ggf. Peritoneallavage in der Akutphase
- Ggf. i.v. Urogramm.

Therapie
Behandlungsform hängt von der Lokalisation und Stabilität der Fraktur ab (☞ Abb. 9.20).

Konservativ
Indikationen: z.B. Beckenrandfrakturen, unverschobene vordere oder hintere Ringfraktur, Symphysen- oder ISG-Sprengung.
- Bettruhe für 6–12 Wo.
- Rauchfuß-Beckenschwebe
- Extensionsbehandlung, z.B. Drahtextension bei größeren Deformierungen.

Operativ
- Fixateur externe
- Verschiedene Osteosyntheseverfahren.

| Pflege

Beobachten
- Schmerzen: wann, wo sind sie lokalisiert?
- Bauchdeckenspannung, Bauchumfang, Peristaltik
- Urinausscheidung: Oligurie, Anurie, Hämaturie? Bei blutigen Urin Arzt verständigen
- Durchblutung der Extremitäten, Sensibilität, Motorik
- Hautzustand im Beckenbereich: Hämatome, Temperatur
- Sonden, Drainagen (☞ 3.4), Verbände, Katheter (☞ 3.5).

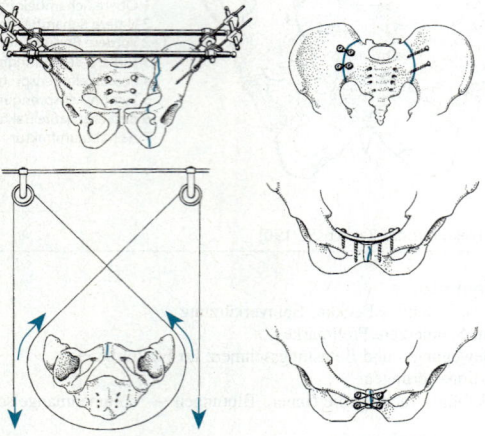

Abb. 9.20: Therapie bei Beckenfrakturen [L 190]

9

Schutz vor Komplikationen
- Zur Pneumonie-, Kontrakturen- und Dekubitusprophylaxe regelmäßig Analgetika verabreichen (a. A.), z.B. Dipidolor®, Novalgin® ✍
- Patienten beim Atemtraining unterstützen z.B. Tri-Flow®, Patienten zum Abhusten anhalten
- Verbandwechsel bei Fixateur externe: Pins reinigen, z.B. mit NaCl 0,9 %, H_2O_2, Braunollösung®, Schlitzkompressen mit Mullbinde fixieren
- Spitzfuß- und Kontrakturenprophylaxe ☞ 2.5.5.

Lagern
- Bettruhe, auf den Rücken lagern: flach bis leichte Oberkörperhochlagerung
- Ggf. mit Luftkissenbett oder spez. Traumabett weich lagern
- Bei Schaufelfraktur: Beckenschwebe, Bein auf Braunscher Schiene in leichter Beugestellung legen
- Beckenschwebe für 4–6 Wo. bei doppelten Ringfrakturen, verschobenen Ringfrakturen
- Beine bei Acetabulumfraktur auf flacher Schaumstoffschiene ruhigstellen
- Fersen unterpolstern.

Ausscheiden
- DK legen ✍
- Stuhlgang: Bei stabilen und kleineren Frakturen aufblasbares Becken verwenden. Bei instabilen Frakturen Bettschutz mit saugfähiger Einmalunterlage, z.B. Moltex, unter das Gesäß legen.

| Acetabulumfraktur

Pflegeleitsymptome
- Beinverkürzung
- Stauchungsschmerz
- Bewegungseinschränkung
- Außenrotationsfehlstellung des Beines
- Bei Verletzung des N. ischiadicum Parästhesien an Unterschenkel und Fuß, aktive Streckung und Beugung im oberen Sprunggelenk ist eingeschränkt.

Diagnostik vorbereiten ✍: Rö. Beckenübersicht und Becken in 3 Ebenen, Ala- und Obturatoraufnahme, Hüftgelenk a.p., CT.

Therapie
- Operative Reposition
- Suprakondyläre Extensionsbehandlung, Entlasten des Hüfgelenks für 3–4 Mon.
- Bei Fraktur des hinteren Pfannenrandes Plattenosteosynthese, Teilbelastung nach 5 Tagen mit 10 kg, nach 8 Wo. volle Belastbarkeit.

Pflege
- Pflege bei Extensionsbehandlung
- Intensive Dekubitus- und Thromboseprophylaxe, Pneumonie- und Atelektasenprophylaxe (☞ 2.5).

9.9   Frakturen und Erkrankungen des Oberschenkels

| 9.9.1   Oberschenkelhalsfrakturen

Einteilung in mediale und laterale Schenkelhalsfraktur (☞ Abb. 9.21). Betroffen sind meist ältere Patienten. Ursachen sind Bagatellverletzungen bei Osteoporose, schwere Unfälle, z.B. Sturz aus großer Höhe. Pathologische Frakturen bei Metastasen, Tumoren oder Zysten.

Pflegeleitsymptome
- Schmerzen in der Leiste und Hüfte
- Bewegungseinschränkung und Außenrotation des Beines
- Ggf. Schwellung oder Hämatom
- Beinverkürzung.

Diagnostik vorbereiten ✍:
Rö.-Beckenübersicht, Hüfte mit Oberschenkelschaft in 2 Ebenen.

Therapie
- Bei stabilen Abduktionsbrüchen (Pauwels I Fraktur) konservative Behandlung mit Ruhigstellung auf einer Braunschen Schiene; frühzeitige Mobilisierung und Belastung
- Instabile Adduktionsbrüche wie mediale, pertrochantäre und subtrochantäre Schenkelhalsfrakturen, werden möglichst schnell operiert: z.B. mit Winkelplatten, Kondylenplatte, Zugschrauben, DHS, TEP, Moore Prothese (Hüftkopfersatz). Die operative Therapie soll eine Frühmobilisation ermöglichen und Belastungsstabilität erreichen
- Bei instabilen Frakturen wird das Bein bis zur OP mit einer Extension (☞ 3.2.10) versorgt, falls nicht innerhalb von 6 Std. operiert werden kann.

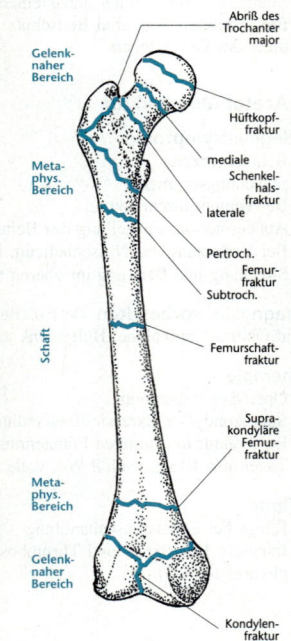

Abb. 9.21: Oberschenkelfrakturen in der Übersicht [L 157]

9

| Spezielle Pflege

Pflege bei Oberschenkelextension

Lagern
- Bein in physiologischer Mittelstellung lagern: Darmbeinstachel-Patella-Großzehen-zwischenraum (☞ Abb. 9.22), leichte Abduktion des Beines mit Sandsack oder Spreizkissen sichern, Innen- oder Außenrotation durch seitliches Abstützen des Fußes vermeiden
- Beinlage auf der Extensionsschiene: Kniewinkel ca. 30°, korrekte Schienenlänge bis zum Oberschenkel überprüfen
- Im Bett „heruntergerutschte" Patienten zu zweit wieder an das Kopfende des Bettes legen, Achsenverschiebungen vermeiden, mit mind. einem Arm das Bein in der Gipsschiene nachführen
- Beim „Sitzen" OK nur leicht erhöht lagern, Patient soll nicht zur Seite kippen.

Für Sicherheit sorgen
- Gefährdete Stellen wie Wadenbeinköpchen, Ferse polstern, um Druckstellen zu vermeiden. Kniekehlen nicht hohl lagern (durchhängen lassen), da es zu Schmerzen führt. Mit Schaumstoff oder gefaltetem Handtuch unterpolstern
- Überprüfen: Extensionsgewicht lt. Anordung? Hängt das Gewicht frei? Ist es vor plötzlichem Pendeln gesichert?
- Tägl. aseptischen Wundverband anlegen, Wunde an den Inzisionsstellen (Kirschner Draht) kontrollieren, Pin-Track Infektion vorbeugen (☞ 9.1.5), bei Veränderungen Arzt informieren
- Lagerung, Zugvorrichtungen und Gewicht nach dem Betten und nach allen weiteren Manipulationen überprüfen
- Drahtfixierung bei Dienstbeginn und bei neu aufgenommenen Patienten kontrollieren: Durch falsche Lagerung kann der Kirschner-Draht aus dem Knochen herausgedrückt werden. Eintrittsstellen versorgen
- Unnötige Manipulationen an Bein und Extension vermeiden
- Klingel immer erreichbar befestigen.

Prophylaxen
- Spitzfuß: Keine schwere Bettdecke auf die Füße legen → Bettdeckenabweiser verwenden
- Dekubitus: weich lagern, z.B. durch Schaumstoff; zur Druckentlastung im Gesäßbereich, Kopfteil des Bettes nachts flacher stellen, Ferse hohl lagern
- Thrombose: Bett am Fußteil erhöhen, AT-Strumpf am gesunden Bein, Sohlendruck durch Kissen oder gepolsterte Bettkiste erhöhen.

Ausscheiden
- Urinflasche bei Männern greifbar hinlegen, Flasche beim Einsatz des Steckbeckens immer zusätzlich vorlegen
- Steckbecken unterschieben: Patient hebt in Rückenlage das Gesäß an, indem er das gesunde Bein aufstellt und sich am Bettaufrichter hochzieht; die Pflegekraft unterstützt ihn mit einem Arm unter dem Kreuzbein und schiebt das Steckbecken von der „gesunden" Seite her unter das Gesäß. Falls der Patient nicht in der Lage ist mitzuhelfen, fassen je eine Pflegekraft auf jeder Seite unter das Kreuzbein (Australiergriff). Die Person auf der Extensionsseite unterstützt mit der freien Hand den frakturieren Oberschenkel, während die andere das Becken unterschiebt.
- Oberschenkelextension: Patienten mit 2 Pflegekräften anheben und hochziehen, Gewicht festhalten. Später kann sich der Patient häufig selbst mit dem gesunden Bein abstoßen und dabei am Bettaufrichter festhalten.

Präoperative Pflege

- Vorbereiten ☞ 2.2
- Bett mit Weichlagerung, z.B. Schaumstoffmatratze, und Bettschutz bei Patienten mit möglicher altersbedingter Inkontinenz verwenden
- Lagerungshilfsmittel bereitlegen, ggf. frisch beziehen: Schaumstoffschiene (oder Braunsche Schiene), Spreizkissen/Keil, Material zum Unterpolstern des Kniegelenks und der Ferse und des Tibiaköpfchens
- Rasieren: Bauchnabel bis Kniegelenk
- DK legen.

Postoperative Pflege

Operierten Patienten übernehmen (☞ 2.4.2)
- Übergabebericht mit Lagerungsanweisungen, Analgetikagabe und -verordnung
- Kontakt mit Patienten aufnehmen
- Beobachten: Patienten, Wunde, Fördermenge der drei Redons.

Beobachten
- Bewußtsein und Atmung, ggf. Narkotika-Nachhang?
- Kreislaufparameter, Urinausscheidung (Volumenmangel?)
- Durchblutung, Sensibilität, Motorik des operierten Beines stdl. kontrollieren
- Stellung des operierten Beines (Luxationsgefahr)
- Redondrainagen und Verband auf Nachblutungen hin beobachten.

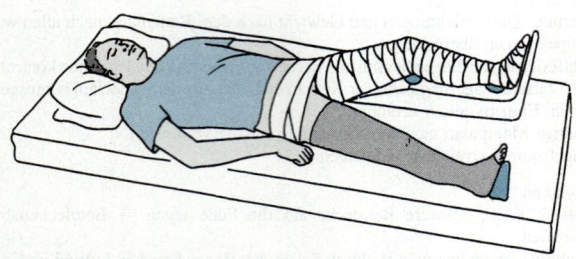

Abb. 9.22: Lagerung des Patient postop.: leichte Beinabduktion bei Mittelstellung des Fußes [L 157]

Lagern
- Bein auf flache Schaumstoffschiene lagern
- Bein mit Sandsack oder Spreizkissen um 20°–30° abduzieren, der Fuß bleibt leicht innenrotiert
- Knie in Funktionsstellung
- Ab- oder Adduktion des Beines ausschließen. Gefahr der Luxation!
- Weichlagerung des Steißbeines zur Dekubitusprophylaxe, Ferse hohl lagern.

Mobilisieren
- Patienten im Bett bewegen, z.B. zum Betten
  - Vorher Schmerzmittel geben ✍
  - Nur auf die gesunde Seite im Bett en bloc drehen, dabei das operierte Bein unter Zug halten. Das operierte Hüftgelenk nicht bis 90° beugen: Luxationsgefahr

- Patienten so früh wie möglich mobilisieren. Beachten:
  - Patienten zur operierten Seite hin aufstehen lassen
  - Adduktion wegen Gefahr der Luxation in jedem Fall vermeiden
  - Belastungs- und Bewegungsübungen nach Arztrücksprache durch KG veranlassen
  - Zementierte Prothesen, dynamische Hüftschrauben (DHS) sind belastungsstabil
  - Zementfreie TEP, Winkelplatten und Schrauben sind nur übungsstabil, deshalb Belastung des operierten Beines vermeiden, Aufstehen mit vorher angepaßten Unterarmgehstützen
- ! Patient darf die Beine nicht überkreuzen: Luxationsgefahr

Wundversorgung
- Redonflaschen numerieren, tägl. wechseln und Fördermenge dokumentieren
- Beckenverband je nach Mobilität des Patienten zu zweit oder zu dritt anlegen
- Abschwellende Maßnahmen, z.B. Cool-Pack® auf das Wundgebiet legen.

Schutz vor Komplikationen
- Zur Pneumonie-, Dekubitus- und Kontrakturenprohylaxe Analgetika nach Schema verabreichen
- Thromboseprophylaxe: AT-Strumpf nicht operiertem Bein anlegen (außer bei AVK), Patienten frühzeitig mobilisieren und auffordern, das gesunde Bein oft zu bewegen
- Kontrakturenprophylaxe: Bewegungsübungen, Bein in physiologischer Grundstellung lagern
- Pneumonieprophylaxe: 3–4 x tägl. Patienten beim Atemtraining z.B. mit Tri-Flow® unterstützen.

9.9.2   Proximale Femurfrakturen

Dazu gehören die pertrochantäre, subtrochantäre und die Reversed-Fraktur. Alle Frakturformen sind instabil und müssen operativ versorgt werden.

Pflegeleitsymptome: ☞ Oberschenkelhalsfraktur.

Therapie
- OP-Verfahren (☞ Abb. 9.23): dynamische Hüftschraube (DHS), Kondylenplatte, Winkelplatte, Zugschrauben, γ-Nagel (Verriegelungsnagel)
- Belastungsbeginn ist abhängig von der Frakturart und dem OP-Verfahren (Stabilität), z.B. bei pertrochantären Frakturen ab 2. Tag Gehwagen, ab 4. Tag mit Unterarmgehstützen.

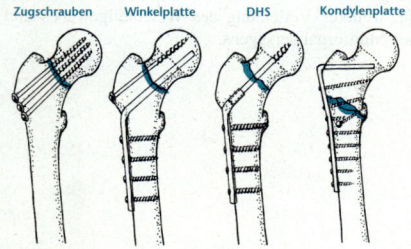

Zugschrauben   Winkelplatte   DHS   Kondylenplatte

Abb. 9.23: Osteosynthese bei proximalen Femurfrakturen [L 157]

Pflege: ☞ postop. Pflege bei Oberschenkelhalsfrakturen.

9.9.3   Frakturen des Femurschaftes

Frakturen des Femurschaftes entstehen oft bei Sturz aus großer Höhe oder bei Verkehrsunfällen. Komplikation: Blutverlust (bis zu 2 l!) durch Einblutung in das umgebende Gewebe.

Pflegeleitsymptome
• Schwellung des Beines, Hämatom
• Schmerzen
• Tachykardie und Hypotonie, Schockgefahr durch großen Blutverlust.

Diagnostik vorbereiten ✍: Rö.-Oberschenkel mit Hüfte und Knie in 2 Ebenen.

Therapie
• Volumengabe (Plasmaersatzmittel), Transfusion ☞ 20
• Zur Ruhigstellung Extension durch Tibiakopf
• Nach Kreislaufstabilisierung operative Versorgung, z.B. durch Marknagel, Verriegelungsnagel (Küntscher-Nagel), Plattenosteosynthese
• Fixateur externe bei offener Fraktur, Weichteilschäden und infizierten Wunden.

Pflege

Beobachten
• Kreislaufparameter
• Atmung
• Umfang des Oberschenkels messen
• Durchblutung, Sensibilität, Motorik der Extremität (Kompartment-Symptome? ☞ 9.2.1).

Weitere Maßnahmen
• Pflege bei Schock ☞ 4.2
• Postop. Pflege ☞ 2.4
• Intensive Pneumonie-, Dekubitus- und Thromboseprophylaxe (☞ 2.5)
• Bei den ATL unterstützen.

 Keine unnötigen Manipulationen bei nicht stabiler Fraktur wegen Gefahr der Fettembolie, weiterer Verletzung des Weichteilgewebes und damit erhöhter Gefahr eines Multiorganversagens.

9

IHRE MEINUNG ZUM KLINIKLEITFADEN

Bitte abtrennen und einsenden an: **Gustav Fischer Verlag**
Fleischhauerstr. 37, 23552 Lübeck, Fax 0451/7992420

Nur durch ständigen Erfahrungsaustausch können wir den **Klinikleitfaden Chirurgische Pflege** weiter verbessern. **Deshalb bitten wir um Ihre Mithilfe.**

- In welchen Situationen benutzen Sie den Klinikleitfaden?*

  ☐ Hilfestellung bei Problemen   ☐ Lernen

  ☐ Nachschlagen einzelner Fakten   ☐ _____

- Was schlagen Sie häufig nach?* _____

- Was schlagen Sie selten nach?* _____

- Welche Themen vermissen Sie?* _____

- Welche Themen halten Sie für überflüssig?* _____

- Ich bin   ☐ Schüler   ☐ Schwester/Pfleger   ☐ Fachgebiet _____

  ☐ Lehrer für Pflege   _____   _____

*Bei ausführlichen Stellungnahmen – über die wir uns sehr freuen – verwenden Sie bitte ein Extrablatt.

BESTELLKARTE FÜR MEHR KLINIKLEITFADEN

Bitte abtrennen und einsenden an **Gustav Fischer Verlag**
Ihre **Fachbuchhandlung** oder: Fleischhauerstr. 37, 23552 Lübeck, Fax 0451/7992420

Bitte
ausreichend
frankieren.

JA, ich bestelle folgende Klinik-/Praxisleitfäden*:

- [ ] Kinderkrankenpflege DM 58,—
- [ ] Intensivpflege DM 64,—
- [ ] Gyn./Geburtshilfe DM 68,—
- [ ] Intensivmedizin DM 68,—
- [ ] Pädiatrie DM 68,—
- [ ] Naturheilkunde DM 72,—
- [ ] Urologie DM 68,—
- [ ] Pflegeleitfaden OP DM 64,—
- [ ] Pflege DM 56,—
- [ ] HNO DM 72,—
- [ ] Anästhesie DM 68,—
- [ ] Psychiatrische Pflege, DM 64,—
- [ ] Chirurgische Ambulanz, DM 54,—
- [ ] Physiotherapie DM 64,—
- [ ] Orthopädie DM 72,—
- [ ] Rheumatologie DM 72,—
- [ ] Pflegeleitfaden Nacht-dienst DM 44,—

X

Datum und Unterschrift

Name, Vorname

Straße, Hausnummer

PLZ, Ort

*Sie erhalten immer die aktuellste Auflage. Ist ein Band vergriffen, merken wir Sie vor. Preisänderungen vorbehalten. Bei Bestellungen an den Verlag wird ein Versandkosten-anteil erhoben.

9.9.4   Distale Femurfrakturen

Suprakondyläre Frakturen

Ursache: direkte oder indirekte Gewalteinwirkung, z.B. Schlag, Sturz auf das Knie.
Immer ist das untere Knochenfragment durch Zug des M. gastrocnemius nach dorsal
verschoben. Es können Begleitverletzungen an der A. poplitea, dem N. ischiadicus
und im Becken- und Hüftbereich vorhanden sein.

Pflegeleitsymptome
• Spontan-, Druck- und Bewegungsschmerz
• Distaler Oberschenkel ist geschwollen und verkürzt.

Diagnostik vorbereiten ✍: Rö.-Oberschenkel mit den benachbarten Gelenken in
2 Ebenen.

Therapie
• Ggf. Schockbekämpfung
• Übungsstabile Osteosynthese, z.B. mit Kondylenplatte, dynamische Kondylenschrau-
  be (DCS)
• Postoperativ: Gipsschale zur Ruhigstellung für 4–6 Wo., danach Oberschenkelgips.

Pflege: ☞ 9.9.3.

Kondylenfrakturen

Pflegeleitsymptome: ☞ suprakondyläre Frakturen, zusätzlich blutiger Kniegelenkerguß (Haemarthros).

Therapie
• Gelenkflächen rekonstruieren
• Fragment mit Winkelplatte fixieren
• Spongiosaplastik
• Frühzeitige Übungsbehandlung durch KG.

Pflege: ☞ 9.9.3.

9.10   Verletzungen des Kniegelenks

Die Stabilität des Kniegelenks (☞ Abb. 9.24) hängt vom Zusammenwirken der Bänder, Menisken und Muskeln ab. Bei Traumen kommt es häufig zu Kombinationsverletzungen, z.B. wird die Verletzung des medialen Seitenbandes, des medialen Meniskus und des vorderen Kreuzbandes als „unhappy triad" bezeichnet. Die wichtigsten diagnostischen Maßnahmen zur Erkennung von Kniebinnenschäden sind die Inspektion, Palpation, Funktionsprüfung, Röntgen und die Arthroskopie.

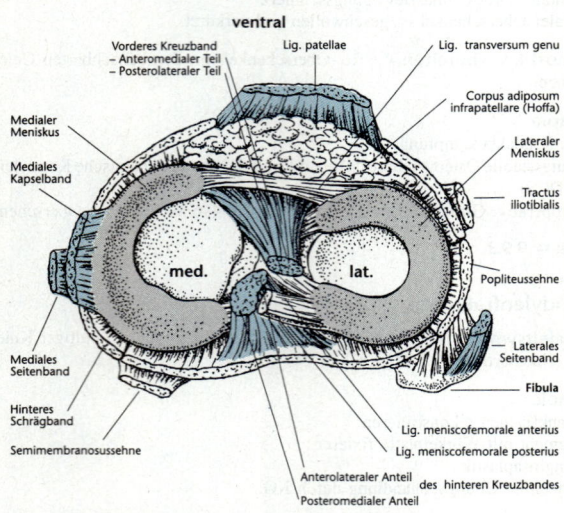

Abb. 9.24: Kapsel-Bandstrukturen des Kniegelenks [L 190]

9.10.1   Arthroskopie des Kniegelenks

Diagnostischer und therapeutischer Eingriff zur Untersuchung des Gelenks mit einer Optik (Gelenkspiegelung), ggf. verbunden mit anschließendem Eingriff, z.B. Resektion, Knorpelglättung, Entfernung von freien Gelenkkörpern. Der Eingriff findet in Allgemeinnarkose statt.

Pflege

Vorbereiten

- Patient muß ab 22.00 Uhr am Vorabend nüchtern sein
- Eine handbreit ober- und unterhalb des Kniegelenks rasieren
- Gipsschiene sauber auspolstern und mit neuen elastischen Binden anwickeln
- Bein auf einer Schaumstoffschiene oder Braunscher Schiene lagern

- Thromboseprophylaxe (☞ 2.5.2): AT-Strumpf am nicht operierten Bein anlegen
- Unterarmgehstützen anpassen und mit dem Patienten die Anwendung einüben
- Präoperative Pflege ☞ 2.4.2.

Postoperative Pflege
- Allgemeine postop. Pflege ☞ 2.4
- Bein auf Schaumstoffschiene hochlagern
- Fuß und Bein auf Durchblutung, Sensibilität und Motorik überprüfen
- Wundverband und Redon-Drainagen überwachen ☞ 3.2, 3.4
- Umgang mit Saug-Spül-Drainage ☞ 3.4.2
- Antiphlogistika oder Analgetika nach Anordnung
- Knie zur Abschwellung mit Cool-Packs® kühlen
- Angewickelte Gipsschiene auf korrekten Sitz überprüfen
- Intensive Thromboseprophylaxe ☞ 2.5.2
- Aseptischen Wundverband ☞ 3.2.2, Wundinspektion ☞ 3.1.3; bei Entzündungszeichen Arzt informieren
- Frühmobilisation und Belastung nach Anordnung.

9.10.2   Bandverletzungen

Pflegeleitsymptome
Je nach Lokalisation bzw. betroffenes Band und Verletzungsart wie Zerrung, Teileinriß oder Ruptur sind die Symptome in unterschiedlichen Kombinationen vorhanden.
- Abduktionsschmerz: innen oder außen
- Streckbehinderung
- Kniegelenkserguß
- Schmerzhaft eingeschränkte Belastbarkeit
- Instabilität.

Diagnostik vorbereiten ✍
- Rö.: Kniegelenk in 2 Ebenen, Tunnelaufnahme
- Ergußpunktion.

Therapie
- Arthroskopie ☞ 9.10.1
- Bei geringer Instabilität Orthese und KG
- Arthrotomie: Bänder nähen, ggf. mit Verstärkung des betroffenen Bandes, knöcherne Ausrisse verschrauben
- Postop. ca. 6 Wo. in einer Knieführungsschiene stabilisieren, danach intensive KG.

Pflege
- Oberschenkel auf Braunscher Schiene hochlagern, Oberschenkelgipsschale
- Weitere Maßnahmen ☞ 9.10.1.

| 9.10.3   Meniskusläsion

Meniskusschädigungen entstehen durch direkte oder indirekte Gewalteinwirkung, wobei fast jede zweite durch degenerative Veränderungen begründet ist. Der Innenmeniskus ist am häufigsten betroffen.

Einteilung (☞ Abb. 9.25)
- Längsriß, komplett oder partiell
- Korbhenkelriß
- Quer-Schrägriß, vollständig oder partiell
- Abriß des Vorder- oder Hinterhorns.

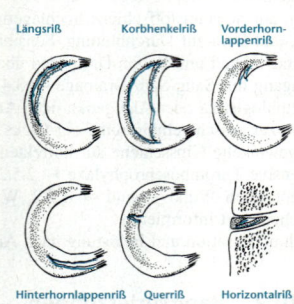

Pflegeleitsymptome
- Spontanschmerz, Schmerzen bei Belastung oder Drehbewegungen
- Bein wird in leichter Beugestellung gehalten
- Keine Streckung möglich.

Diagnostik vorbereiten ✎: Rö. Knie in 2 Ebenen, ggf. Sonographie.

Abb. 9.25: Meniskusschäden [L 190]

Therapie
- Bei kleinen Läsionen intensive KG
- Arthroskopie:
  - Partielle oder totale Entfernung der Menisken (Meniskektomie)
  - Refixation bei Menisken, die nur am Rand eingerissen sind und wieder an der Kapsel angenäht werden können
- Physiotherapie: Muskulatur aufbauen, Elektrotherapie
- Bei Refixation Belastung für 4 Wo. aussetzen.

Pflege
Präoperative Pflege (☞ 2.2)
- Bein von der Leiste bis zum Fuß rasieren
- Knie kühlen
- Bein auf Schiene hochlagern.

Postoperative Pflege (☞ 2.4)
- Bein auf Schaumstoffschiene nach Anordnung lagern, Bein nicht nach innen rotieren
- Knie kühlen
- Bein und Fuß auf Durchblutung, Motorik und Sensibilität kontrollieren
- Verband und Redon-Drainagen überwachen ☞ 3.1.3, 3.4.1
- Thromboseprophylaxe ☞ 2.5.2
- Früh mobilisieren, Zeitpunkt und Grad der Teilbelastung beim Operateur erfragen
- Entlassen, wenn das Knie 90° gebeugt werden kann, meist nach ca. 12 Tagen ☞.

9

| 9.10.4   Patellafrakturen

Durch direkte Gewalteinwirkung kann die Patella in zwei oder mehr Fragmente brechen. Dabei kann der Gelenkknorpel an den Femurkondylen mitverletzt sein und sich ein blutiger Kniegelenkerguß (Hämarthros) bilden.

Pflegeleitsymptome
- Bein kann nicht gestreckt werden
- Prellmarke, Schmerzen
- Schwellung, Hämarthros.

Diagnostik vorbereiten ✍
- Rö.: Knie in zwei Ebenen, Patellaaxialaufnahme
- Ggf. Arthroskopie ☞ 9.10.1.

Therapie
- Bei stabilen, unverschobenen Frakturen (Beinstreckung möglich): Gipstutorschiene für 6 Wo. Physiotherapie und Mobilisierung, Gelenk nicht über 60° beugen
- Operativ: Zuggurtungsosteosynthese, Verschraubung. Trümmerfrakturen: Entfernung der Kniescheibe (Patellektomie)
- Motorschiene, aktive Übungen, Gehen mit Teilbelastung
- Ggf. bei unsicherem OP-Ergebnis Oberschenkelgips-Tutor für 6–8 Wo.

Pflege
- Unterarmgehstützen präop. anpassen und Umgang einüben
- Bein auf Braunscher Schiene zur Abschwellung lagern
- Tägl. aseptischer Verbandwechsel, Redonflaschen kontrollieren, Wunde beobachten Auf korrekten Sitz der Tutorschiene achten: Beim Stehen und Gehen kann sie nach unten rutschen, Druckgefahr bei den Innen- und Außenknöcheln, dann Schiene weiter auspolstern
- 2 x tägl. Motorschiene für die funktionelle Übung ins Bett stellen, Einstellungen und Übungsdauer auf Anordnung
- Prophylaxen individuell auf die Situation des Patienten abstimmen.

9.11   Unterschenkelverletzungen

| 9.11.1   Tibiakopffraktur

Einteilung
- Spaltfraktur: nicht disloziert, Bänder und Menisken nicht betroffen, Gelenkt ist stabil
- Depressionsfraktur: Abgetrennte, dislozierte Fragmente, Seitenband und Menisken sind mitbetroffen, ggf. Wadenbeinköpfchenfraktur, Kniegelenk mit verminderter Stabilität
- Impressionsfraktur: eingebrochene Anteile der Gelenkfläche, ggf. Band- und Meniskusverletzung
- Kombinierte Frakturformen.

Pflegeleitsymptome
- Spontan- und Bewegungsschmerz
- Schwellung, Hämarthros
- Keine aktive Beweglichkeit im Kniegelenk, ggf. abnorme passive Beweglichkeit.

Diagnostik vorbereiten ✐: Rö.-Knie mit 1/3 Oberschenkel und 2/3 Unterschenkel, Tomographie, Schrägaufnahmen im 45°-Winkel.

Therapie
- Konservativ nur bei unverschobenen Frakturen: Gelenkerguß abpunktieren, Bein hochlagern, Knie kühlen, Gipsbehandlung für 6–8 Wo., KG
- Operativ: Reposition, fixieren der Fragmente mit Spongiosaschrauben, ggf. abstützende Platte.

Pflege
- Postop Pflege ☞ 2.4
- Bein auf Schaumstoffschiene in 30°-Beugestellung hochlagern
- Knie kühlen
- Nach Abschwellung: Bewegungsschiene, isometrisches Muskeltraining (KG), Teilbelastung.

| 9.11.2   Tibiaschaftfraktur

Häufig mit Wadenbeinbruch kombiniert. Offene Tibiafrakturen sind häufig. Starke Weichteilverletzungen führen ggf. zu einem Kompartmentsyndrom (☞ 9.2.1).

Pflegeleitsymptome
- Fehlstellung des Unterschenkels
- Ggf. offene Knochendurchspießung
- Bewegungsschmerz
- Hämatom.

Diagnostik vorbereiten ✐
Rö. Unterschenkel mit Knie- und Fußgelenk in 2 Ebenen.

Therapie
Konservativ
- Unterschenkelextension
- Gespaltener Oberschenkelliegegips
- Sarmientogips nach 3 Wo.
- Isometrisches Muskeltraining, aktive Bewegungsübung, Vollbelastung nach 4–6 Wo.

Operativ
Marknagelung, Verriegelungsnagelung, Plattenosteosynthese, Schraubenosteosynthese, gedeckte Cerclage bei langem Drehbruch, Fixateur externe bei offener Fraktur ab 2. Grades und Trümmerfraktur, aktive Bewegungsübung ab 1. postop. Tag.

Pflege
- Pflege bei Extension ☞ 9.1.4
- Pflege bei Gips ☞ 3.2.9 und 9.1.4
- Prä- und postop. Pflege ☞ 2
- Bein hochlagern
- Spitzfußprophylaxe, Thromboseprophylaxe
- Pflege bei Kompartmentsyndrom ☞ 9.2.1.

9.11.3 Distale Tibiafraktur (Pilon tibial)

Meist Trümmerfrakturen mit Gelenkbeteiligung des OSG.

Pflegeleitsymptome
- Weichteilschwellung
- Frakturzeichen
- Bewegungseinschränkung
- Fehlstellung.

Diagnostik vorbereiten ✍: Rö. distaler Unterschenkel mit Sprunggelenk in 2 Ebenen.

Therapie
- Bei offenen Frakturen: Fixateur externe, später Verplattung, Belastung erst nach 3 Mon.
- Rekonstruktion der Gelenkfläche, ggf. Spongiosaunterfütterung
- Plattenosteosynthese an Waden- und Schienbein
- Bei ausgeprägten Trümmerfrakturen Arthrodese (Gelenkversteifung)
- Ruhigstellung der Extremität. Nach Abklingen der Schmerzen funktionelle KG ohne Belastung.

Pflege
- Postop. Bein hochlagern, Ruhigstellung in Unterschenkelgipsliegeschale, auf Druckstellen besonders am OSG durch Schwellung achten
- Pflege ☞ 9.11.2.

9.12 Verletzungen am Sprunggelenk und Fuß

| 9.12.1   Sprunggelenkfrakturen

Einteilung

- Weber A: Außenknöchelfraktur unterhalb der Syndesmose
- Weber B: Fraktur in Höhe der Syndesmose
- Weber C: Fraktur oberhalb der Syndesmose mit Syndesmosenverletzung
- Maisonneuve-Fraktur: hohe Weber C Fraktur mit Verletzung der Membran zwischen Waden- und Schienbein
- Bimalleoläre Sprunggelenksfraktur: kombinierte Innen- und Außenknöchelfraktur.

Pflegeleitsymptome:
Schwellung, Druckschmerz.

Diagnostik vorbereiten ✍:
Rö. OSG in 2 Ebenen, ggf. Unterschenkel mit Kniegelenk.

Therapie
- Bei nicht dislozierten Frakturen Unterschenkelliegegips
- OP: stabile Osteosynthese (☞ Abb. 9.26b) mit Bandnaht
- Gehgips oder Unterschenkelstiefel für 6–12 Wo. nach OP.

Pflege: ☞ 9.11.2.

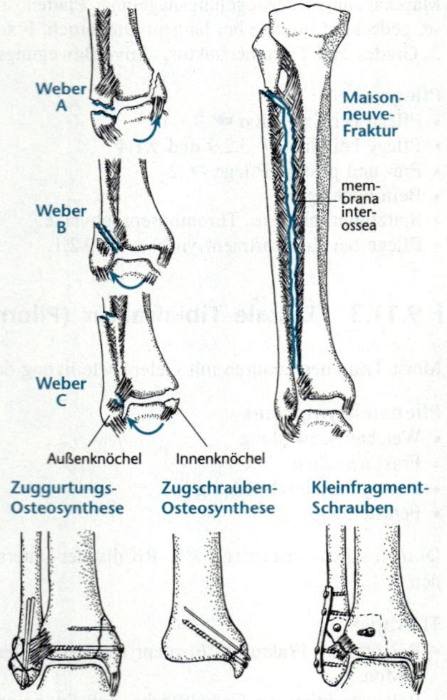

Abb. 9.26:   Weber-Frakturen und mögliche Osteosyntheseverfahren [L 190]

❙ 9.12.2   Achillessehnenruptur

Ursache: meist Sportunfälle bei degenerativ veränderter Achillessehne.

Pflegeleitsymptome
- „Krachen" beim Riß, stechender Schmerz, Fuß kann nicht aktiv nach unten gedrückt werden
- Tastbare Delle an der Achillessehne
- Kein Zehenstand auf dem betroffenen Bein möglich.

Diagnostik vorbereiten ✍
- Sonographie
- Rö. Rückfuß in 2 Ebenen.

Therapie
- Sehnennaht
- Ggf. Verschraubung bei knöchernen Ausriß
- Unterschenkelgipsschiene für 3 Wo. in Spitzfußstellung, 3 Wo. Unterschenkelgeh-gips mit Fuß im 90° Winkel
- KG.

Pflege
- Wie bei Tibiafraktur ☞ 9.11.3
- Thromboseprophylaxe
- Bein hochlagern.

❙ 9.12.3   Frakturen des Fußes

❙ Kalkaneusfraktur

Pflegeleitsymptome
- Verformter Fußrücken
- Schwellung
- Schmerzempfindliche Ferse.

Diagnostik vorbereiten ✍
- Rö. Kalkaneus in 2 Ebenen
- Ggf. CT.

Therapie
- Konservativ: Unterschenkelliegegips für 6 Wo.
- OP. Reponieren, Schraubenosteosynthese
- Entlastung für 12 Wo., KG.

Pflege
- Bein hochlagern
- Mit Cool-Pack® oder Eisbeutel den Fuß kühlen
- Thromboseprophylaxe.

| Fußwurzelfrakturen

Therapie und Pflege
- Ggf. Reponieren bei Luxation
- Ggf. OP
- In Unterschenkelgipsschiene bis zu Abschwellung hochlagern
- Unterschenkelgips für 5 Wo.

9.13   Amputationen

Abtrennung von Gliedmaßenteilen oder ganzen Extremitäten durch Unfall oder operative Behandlung, z.B. bei starker Weichteilzerstörung, AVK. Die Verletzung wird mit Muskulatur und Hautlappen überdeckt und vernäht. Bei direkter Abtrennung können Körperteile bei sachgerechter Lagerung bis zu 20 Std. aufbewahrt und wieder retransplantiert werden (☞ 10.10.3).

Komplikationen und Probleme
- Hypovolämischer Schock mit Herz-Kreislaufversagen durch hohe Blutverluste
- Häufig: Nachblutung, Hämatome, Serome
- Nekrosen und Infektionen, Stumpfödem, Spannungsblasen
- Thrombose in den anastomosierten Blutgefäßen der Retransplantate
- Gelenkkontrakturen
- Geschwüre, allergische Reaktionen, Kontaktekzeme bei Prothesenträgern, Abszeß- und Furunkelbildung
- Elektrisierender Neuromschmerz durch Druck auf durchtrennte Nerven. Ischämieschmerz bei schlechter Durchblutung, Phantombeschwerden: nicht schmerzhaftes Phantomgefühl und heftig brennender, stechender und krampfartiger Phantomschmerz. Therapie: Schmerzmittel und Elektrostimulation.

| Pflege

Präoperative Pflege und Vorbereitung
- Allgemeine präop. Pflege ☞ 2.2
- Patienten gegenüber offen sein, Perspektive für das Leben mit der Prothese aufzeigen, verständlich und ausreichend informieren, den Patienten begleiten
- Extremität entsprechend der Amputationshöhe rasieren, ggf. aseptischen Wundverband auf offene Verletzungen anbringen
- Material für OP bereitlegen (je nach Klinik eigene Standards): Gummischlauch zum Abbinden, Sandsack, Bettschutz einbetten, bei Beinamputation AT-Strumpf für das nicht betroffene Bein (sonst für beide) bereitlegen
- Labor: Blutgruppe, Kreuzblut, BB, Gerinnung, Krea, Harnstoff, E'lyte, GOT.

Postoperative Pflege und Behandlung
Beobachten
- Vitalzeichen, Temperatur, Schmerzäußerungen
- Urinausscheidung

9

- Wunden und Drainagen, Aussehen und Menge des Wundsekrets, Blutverlust über die Wunde
- Aussehen des Stumpfes: Ödem- oder Hämatombildung, Hautfarbe
- Psychische Situation.

Stumpfpflege
- Komplikationslose Wunde aseptisch verbinden, auf Pflaster möglichst verzichten, da die Haut sehr empfindlich ist
- Bei sekundärer Wundheilung auf Sekretstau achten, ggf. Arzt informieren
- Hautpflege: empfindliche Haut nur kurz waschen, nicht aufweichen; Haut durch Sonne, Luft und Bürstenmassagen abhärten
- Kompressionsverband um Stumpf anlegen, um Wundödem zu vermindern und um Stumpf für die Prothese zu formen. Mit elastischen Kurzzugbinden in Achtertouren vom Stumpf bis zum nächsten Gelenk wickeln (☞ Abb. 9.27). Dabei muß der Druck von distal nach proximal abnehmen. Gelenke in ihrer Beweglichkeit nicht einschränken. Verbände zylindrisch anlegen, KI: AVK ☞ 3.2.7.

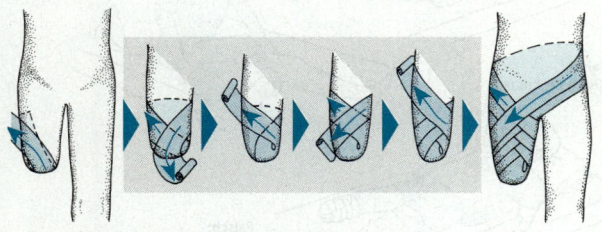

Abb. 9.27: Wickeln eines Beinstumpfes [L 157]

Lagern und mobilisieren
- Bei der Lagerung (☞ Abb. 9.28) den Stumpf strecken, um einer Beugekontraktur vorzubeugen. Hilfen: Sandsack auflegen oder zeitweise Bauchlagerung, Gipsschiene. Ausnahme bei Oberschenkelamputation: Stumpf am ersten postop. Tag zur Ödemprophylaxe hoch lagern, danach auch gestreckt lagern
- **! Achtung:** Stumpf nicht hochlagern, keinen Keil oder Kissen zwischen die Beine legen, Stumpf nicht über die Bettkante hängen lassen, nicht anwinkeln oder auf Griff der Unterarmgehstütze stützen
- Regelmäßig analgesieren nach Plan ✍, z.B. mit Novalgin®, Tramal®, Dipidolor®
- Früh mobilisieren, dabei vorher Vitalzeichen kontrollieren (Kollapsgefahr)
- Sofort nach der Amputation mit Übungsbehandlung des Stumpfes durch die KG veranlassen, Nachbargelenke bewegen und Muskeln trainieren
- In unmittelbaren Anschluß an die Wundheilung mit der prothetischen Behandlung beginnen, durch Gangübungen (Prothesenschulung) an die Prothese gewöhnen.

Tips, Tricks & Fallen

- Die Amputation ganzer Gliedmaßen als tiefer Lebenseinschnitt im Privat- und Berufsleben macht eine tragende und unterstützende psychische Begleitung erforderlich. Häufig ist nachts Gesprächsbedarf vorhanden. Über weitere Maßnahmen (z.B. Rehabilitation) informieren
- Patienten und Angehörige begleiten und beraten, Kontakte zu Fachleuten vermitteln, z.B. Klinikpsychologen, Sozialarbeiter. Rehabilitation frühzeitig klären und einleiten ⟐. Evtl. muß Umschulung eingeleitet werden.

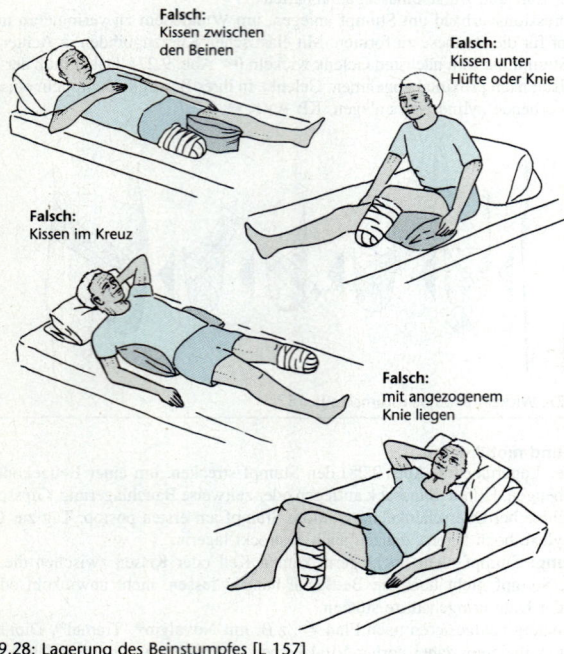

Falsch:
Kissen zwischen den Beinen

Falsch:
Kissen unter Hüfte oder Knie

Falsch:
Kissen im Kreuz

Falsch:
mit angezogenem Knie liegen

Abb. 9.28: Lagerung des Beinstumpfes [L 157]

9

9.14   Prothesen und Orthesen

| Prothesen

Eine Amputation ist für jeden Patienten eine tiefgreifende Veränderung, die seine ganze Persönlichkeit betrifft. Die rasche Mobilisation mit Hilfe von Prothesen verringert die Umstellungsprobleme. Ältere und gebrechliche Patienten werden durch die Prothese zusätzlich belastet.

Amputationsstumpf vorbereiten
- Stumpfhaut und -gewebe kräftigen, z.B. kalt abwaschen, zuerst mit weicher, später mit harter Bürste massieren. Keine langen Bäder, sie führen zu Hautmazerationen
- Stumpf in Form bringen: mit elastischen Binden die Muskulatur von proximal nach distal konisch wickeln
- Kontraktionen im Hüft- bzw. Kniegelenk vermeiden, aktive Bewegungsübungen durchführen lassen, in physiologischer Mittelstellung lagern, ggf. Sandsack auf Knie oder Oberschenkelstumpf legen
- Planung und Erklärung der prothetischen Versorgung durch den Orthopädietechniker veranlassen. Geeigneten Termin mit behandelndem Arzt, Patienten und Techniker absprechen. Anwesenheit von Angehörigen, z.B. Lebensgefährten, betreuende Kinder, ermöglichen.

Prothesenversorgung
Sofortversorgung
- Unmittelbar nach der OP gut gepolsterten Prothesengips anlegen 🖐
- Nach ca. einem Tag Abhärtung Behelfsprothese durch Orthopädietechniker anlegen lassen ✏
- Stehübungen ab dem 2., Gehübungen ab dem 4. postop. Tag durchführen
- Gips nach ca. 14 Tagen entfernen, Übungsprothese vom Orthopädietechniker anpassen lassen ✏.

Frühversorgung
- Patienten mit Unterarmgehstützen mobilisieren ☞ 3.10.3
- Nach abgeschlossener Wundheilung (ca. 2–3 Wo.). Übungsprothese (Interimsprothese) durch den Orthopädietechniker anpassen lassen ✏.

Dauerversorgung
- Planung der definitiven Prothese durch den Orthopädietechniker bereits vor der OP einleiten
- Operationsstumpf pflegen (s.u.).

Patienten im Umgang mit der Prothese unterstützen
- Bei Unterschenkelamputation den Umgang mit dem Stumpfstrumpf erklären, z.B. straffer Sitz, Nylonstrumpf direkt auf der Haut tragen, Wollstrumpf darüber ziehen, tägl. wechseln
- Oberschenkelprothese mit Hilfe von Schlauchmull anziehen: Schlauchmull locker über den Stumpf ziehen, ca. 50 cm länger als Stumpf, ggf. pudern, Schlauchmull von innen durch das Ventilloch nach außen führen, Stumpf langsam in den Prothesenschaft einpassen, Schlauchmull durch das Ventilloch herausziehen, auf korrekte Fußstellung achten, Ventildeckel schließen, ggf. Haltegurte befestigen

- Oberschenkelprothese ausziehen: Ventildeckel öffnen, Stumpf vorsichtig heraus- ziehen, keine Gewalt anwenden. Falls der Stumpf im Prothesenschaft festsitzt, Stumpf hochlagern, bis er abgeschwollen ist
- Prothesen über Nacht trocknen lassen, Schweiß abwischen, Ventil geöffnet lassen, in Griffweite abstellen.

Stumpf pflegen

- Stumpf mit kühlem Wasser reinigen, ggf. milde Reinigungslotion zugeben. Trockene Haut mit feuchtigkeitsspendenden und rückfettenden Lotionen behandeln. Verträg- lichkeit der Pflegemittel vorher testen, z.B. an Unterarminnenseite
- Bäder kurz halten, ca. 10 Min., sonst Aufweichen der Haut
- Stumpf abhärten, z.B. durch Luft-und Sonnenbäder, Bürstenmassage, Wechselbäder. Nicht bei arteriellen Durchblutungsstörungen
- Bei Druckstellen und Schwielen am Stumpf den Orthopädiemechaniker zu Rate ziehen
- Hauterkrankungen wie Pilzinfektionen, Ekzeme sofort dem Arzt anzeigen.

Patienten wiedereingliedern

- Krankengymnastische Prothesenschulung veranlassen und begleiten. Angehörige des Patienten einbeziehen, besonders bei älteren Prothesenträgern
- Die berufliche Wiedereingliederung einleiten: Kontakt mit dem Sozialarbeiter aufnehmen, ggf. bereits präop. Kontakt mit Behinderten-Sportgruppe vermitteln.

| Orthesen

Funktionsausgleichende Hilfsmittel bei Störungen des Bewegungsapparates.
Formen: Schienen, Bandagen, Korsette, Stützmieder, Spreizhosen, Schuheinlagen.

Patienten im Umgang mit der Orthese unterstützen

- Anwendung und Handhabung vom Orthopädietechniker erklären lassen
- Anlegen und Abnehmen mit dem Patienten üben, ggf. Angehörige einbeziehen, besonders bei Kindern und alten Menschen
- Vorgeschriebene Tragezeiten einhalten
- Orthesen ggf. zur Körperpflege abnehmen, z.B. Korsetts
- Orthesen nicht direkt auf der Haut anlegen. Gefahr der Schweißbildung. Nahtloses Baumwollunterhemd oder Schlauchmull unterziehen
- Orthesen nach dem Reinigen gut trocknen lassen
- Bei Problemen wie Druckstellen- und Schwielenbildung den Orthopädietechniker verständigen
- Auf Materialverschleiß und Funktionsstörungen achten, ggf. Reparatur oder Ersatz veranlassen.

9

9.15   Verbrennung und Verbrühung

Verbrennungen führen zu lokalen Schäden und Veränderungen im gesamten Organismus. Ödeme, Toxine und Infektionen gehören zu den schädigenden Faktoren. Diagnostik, Therapie und Pflege sind bei Verbrennung und Verbrühung gleich.

Verbrennungsgrade	
Grad 1	Schädigung der Oberhaut, trocken und schmerzhaft geschwollen, Hautrötung
Grad 2	Blasenbildung zwischen Epidermis und Korium, schmerzhafte Schwellung, Blässe, gestörte Hautdurchblutung, heilt bedingt ohne Narbenbildung
Grad 3	Zerstörung aller Hautschichten und Hautanhangsgebilde, flächige Koagulationsnekrose mit graufleckiger bis weißer Haut, Schorfbildung, Schmerzempfinden ist aufgehoben
Grad 4	Unter der Haut liegende Strukturen wie Sehnen, Muskeln und Knochen sind verkohlt (Totalnekrose).

Diagnostik vorbereiten 🖉

- Verbrannte Körperoberfläche (KOF) mit der Neuner-Regel errechnen (☞ Abb. 9.29). Die Handfläche entspricht etwa 1 % der KOF
- Bei Verdacht auf Inhalationstrauma: Bronchoskopie, BGA
- Bei Elektro-Unfall: EKG, auf Durchblutung und Hämolysezeichen wie roter Urin (Myoglobinurie) achten.

Therapie
Erstmaßnahmen
- Vitalfunktionen sichern
- Wunde bis zu 20 Min. mit klarem, 6–10 °C kaltem Wasser kühlen, um ein Nachbrennen zu verhindern
- Analgesie, z.B. Fentanyl® 🖉
- Bekleidung und Schmuck entfernen
- Wunde säubern, z.B. Teer mit Babyöl
- Wunde mit metalliner Folie steril abdecken, kein Puder, Öl oder Salbe auf die Wunde geben.

Wundversorgung
- Chirurgische Versorgung: Tiefe Wunden (ab 3. Grades) und Verbrennungen an den Händen in den ersten 3 Tagen mit Spalt- oder Vollhaut abdecken. Alle anderen Wunden sekundär versorgen

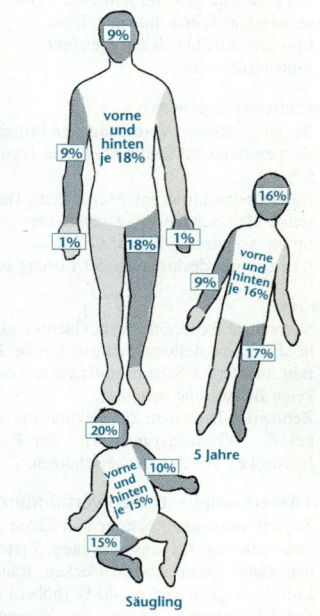

Abb. 9.29: Neuner-Regel bei Kindern und Erwachsenen [L 157]

- Geschlossene Wundbehandlung in der Akutphase, bei Gesichtsverletzungen, infizierten Wunden und zur Transplantationsvorbereitung. Wunde mit sterilen Kompressen reinigen. Verband mit NaCl 0,9%-getränkten Kompressen oder antimikrobiellen Salben verbinden, später mit Fettgaze, z.B. Branolind®, versorgen. Sterile Abdeckung ohne Druck anwickeln
- Offene Wundbehandlung, um Bildung einer feucht-warmen Kammer zu verhindern. Bei sauberen Wundverhältnissen kann Epigard® (Kunsthaut), Eigen- oder Fremdhaut transplantiert werden
- Spätere Hauttransplantation ☞ 10.10.2.

Prophylaxen
- Tetanusimpfschutz kontrollieren (Impfausweis). Im Zweifel impfen
- Wundabstrich tägl., ggf. Antibiotikatherapie
- Ulkusprophylaxe mit Antazida und H_2-Blockern
- Krankengymnastik.

| Pflege

Beobachten
- Vitalzeichen, Bewußtsein, Temperatur
- Hautdurchblutung und Sensibilität der Extremitäten und Akren
- Bei großflächigen und schweren Verbrennungen Ein- und Ausfuhr, Stundenurimeter verwenden, Werte dokumentieren
- Ein- und Ausfuhr, Körpergewicht
- Infusionstherapie.

Infektionsprophylaxe
- Bei ausgedehnten Verbrennungen Prinzipien der Umkehrisolation einhalten ☞ 1.4.8
- Körperpflege mit hautverträglicher Desinfektionsmittellösung wie Betaisodona-Seife®
- Händedesinfektion, ggf. Mundschutz, Haube, sterilisierte Kittel (evtl. Einmalwäsche), sterile Handschuhe, Überschuhe verwenden
- Streng aseptisch arbeiten: Gefahr der Auto- und Kreuzinfektion
- Katheter mit desinfizierender Lösung pflegen.

Lagern
- Verbrannte Extremitäten zur Ödem- und Thromboseprophylaxe hochlagern, Gelenke in „Funktionsstellung" ruhigstellen, bei Bedarf betroffenen Arm mit Schiene fixieren
- Bett mit steriler Schaumstoffmatratze oder steriler metalliner Folie (tägl. wechseln), keine Bettwäsche benutzen
- Bettlägrige Patienten: Zur Dekubitusprophylaxe 4-stdl. lagern (vorher Analgetikagabe) ✍, Weichlagerung. Wird der Patient teilweise zugedeckt, die Wunde mit Bettdecken vor der Decke schützen.

Weitere Komplikationen vermindern
- Zugluft vermeiden, Fenster und Türen geschlossen halten
- Unterkühlung bei ausgedehnten Verletzungen vorbeugen: Wärmelampen, nicht betroffene Areale warm zudecken, Raumtemperatur auf 28–32 °C halten bei einer Luftfeuchtigkeit von ca. 40 % (höhere Luftfeuchtigkeit fördert Keimwachstum)
- Sorgfältige Mund-, Lippen- und Nasenpflege. Bei Bedarf Augen mit anfeuchtender Augensalbe wie Vidisic® vor dem Austrocknen schützen. Ggf. Uhrglasverband anbringen ☞ 17.1

9

- Thromboseprophylaxe: AT-Strümpfe, Beine hochlagern, Kontrakturenprophylaxe
- Ggf. Magensonde zur Aspirationsprophylaxe legen.

Wundheilung fördern
- Wunden in der Anfangsphase 4–6 x tägl. mit antiseptischer Salbe, z.B. PVP-Jod Salbe®, Flammazine®, eincremen. Bei starker Wundexsudation saugfähiges, steriles Verbandmaterial bei geschlossener Behandlung verwenden
- In der Phase der Borkenlösung Extremitäten in warmer NaCl 0,9 %-Lösung mit PVP-Jod-Zusatz kurzzeitig baden, mit sterilen Materialien abtupfen, Auskühlung vermeiden
- Pflege bei Hauttransplantation ☞ 10.10.3.

Ernährung
- Früh auf enterale Ernährung umstellen (☞ 2.4.5), zur Streßulkusprophylaxe häufig kleine Mahlzeiten verabreichen
- Obstipationsprophylaxe
- Kalorien-, eiweiß- und vitaminreiche Kost.

 Psychische Betreuung des Patienten (Angst, Ekel, Depression) ist sehr wichtig. Sensible Themen wie Narben, Entstellung, berufliche und soziale Situation, können den Patienten besonders nachts beunruhigen.

9.16 Polytrauma

Verletzung mehrerer Körperregionen oder Organsysteme. Mindestens eine dieser Verletzungen oder die Kombination mehrerer Verletzungen ist lebensbedrohlich. Notfallversorgung eines polytraumatisierten Patienten in 2 Phasen ☞ Abb. 9.30.

Erstversorgung durch Arzt und Pflegekraft
- Versorgung sicherstellen und vitale Funktionen engmaschig überwachen
- Ggf. Reanimation, frühzeitige Intubation und Beatmung ☞ 4.1
- Bei stark blutenden Wunden Druckverband anlegen oder manuell abdrücken (Handschuhe)
- Bei Verdacht auf HWS-Fraktur eine Zervikalstütze anlegen, z.B. Stiff neck®
- Mehrere großlumig venöse Zugänge legen, beim Legen des ZVK assistieren
- Volumensubstitution (☞ 20)
- DK und Magensonde legen, KI: V.a. Schädelbasisfraktur
- SHT ☞ 9.3.1, Thoraxverletzung ☞ 9.5
- Ggf. abgetrennte Extremitäten für Retransplantation versorgen
- Auf Sedierung und Analgesie achten
- Transport zum OP, CT, Intensivstation organisieren, für den Transport auf Vakuummatratze lagern ✍.

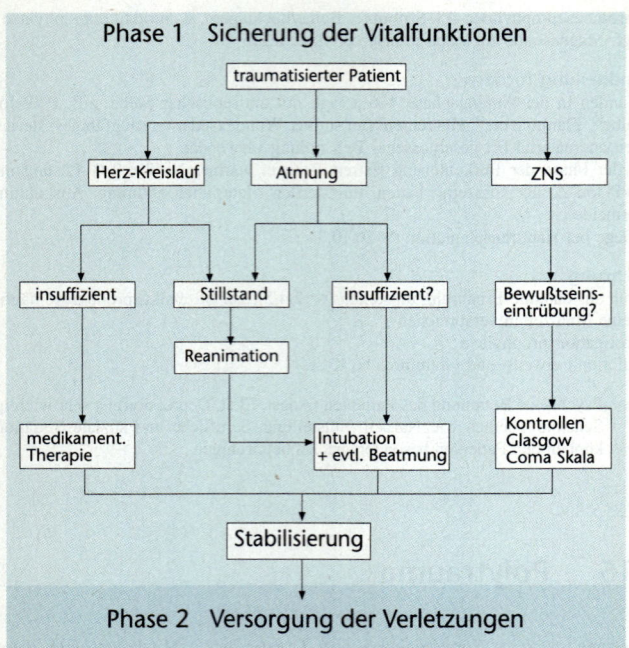

Abb. 9.30: Notfallmanagement beim Polytrauma [V 229]

Diagnostik vorbereiten ✍

- Verletzung nach Dringlichkeit einschätzen, z.B. Not-OP?
- Labor z.B. Blutgruppe, Kreuzblut, BB, Gerinnung, E'lyte, BZ, Laktat, CK, Krea, Harnstoff, Lipase, GOT ✍
- Röntgen je nach klinischem Verdacht, CCT
- Sonographie des Abdomens, Retroperitoneums, Blase, ggf. Thorax
- Ggf. Peritoneallavage.

Übersicht über die Therapieschritte

- Operative Versorgung akut lebensbedrohlicher Verletzungen
  - Kopf: epidurale- und akut subdurale Blutungen, offene Schädelfraktur
  - Thorax: Herzbeuteltamponade, Hämatothorax
  - Abdomen: intraabdominale Blutung (Milz-Leberriß)
  - Große Frakturen stabilisieren, z.B. mit Extension oder Fixateur externe
- Flüssigkeits- und Volumensubstitution, keine parenterale Ernährung wegen Post-aggressionsstoffwechsel (☞ 7.3)
- Gezielte Diagnostik über Konsiliare z.B. HNO, Augen, Kieferchirurgie
- Operative Versorgung von Verletzungen mit hoher Dringlichkeit, die lebensbedrohliche Komplikationen zur Folge haben können

- Operative Versorgung der weiteren Verletzungen nach Dringlichkeit
- Gezielte Rehabilitationsmaßnahmen beginnen.

 Tips, Tricks & Fallen

- Die Hygienemaßnahmen (Asepsis) trotz aller Dringlichkeit bei den Erstmaßnahmen nicht vernachlässigen, da Infektionen eine lebensbedrohliche Komplikation für den Patienten bedeuten können
- Universal-Blutgruppe: 0 rh negativ.

Pflege

Beobachten

- Atmung: paradoxe Atembewegungen, atemabhängige Schmerzen, respiratorische Insuffizienz
- EKG, Blutdruck, Puls, Atmung, BGA, Temperatur
- Bewußtseinslage, Glasgow-Koma-Skala ☞ 9.3.1
- Ausscheidung: Oligurie, Anurie, Hämaturie?
- Schmerzen
- Extremitäten: Durchblutung, Sensibilität, Motorik; Spontanbewegung
- Sonden, Katheter, Drainagen, Verbände, Gipse.

Lagern

- Intensivbett mit Weichlagerung (KI: Wirbelsäulenverletzungen), z.B. Schaumstoffmatratze oder Spezialbett, z.B. Luftkissen-Bett, Roto-Rest-Bett®
- Rückenlage, bis Röntgendiagnostik abgeschlossen ist
- Ruhigstellen der verletzten Extremitäten z.B. mit Schaumstoffschiene, Braunsche Schiene, ggf. Gipsschiene.

Körperpflege

- Patienten möglichst bald von Straßenschmutz und Blut säubern, ggf. Analgetikagabe abwarten
- Hautbefund des Patienten erheben und dokumentieren, z.B. Einzeichnen von Wunden und Frakturen, Hautabschürfungen.

Kommunikation

- Patienten Orientierungshilfen geben durch mehrmalige Info über Tag, Uhrzeit, Ort, Vorlesen der Tageszeitung. Ggf. über Unfallhergang informieren: Vielen Patienten fehlt lange Zeit die Orientierung
- Ggf. Kommunikationskarten oder Schreibtafel benutzen
- Zeit und Geduld haben, besonders bei Amnesie oder Durchgangssyndrom ☞ 5.7
- Angehörige begleiten, Gespräche mit anderen Berufsgruppen vermitteln z.B. Arzt, Seelsorger, Psychologe. Angehörige in die Pflege einbeziehen.

Komplikationen vermeiden

- Prophylaxen ☞ 2.5
- Wunden aseptisch versorgen und kontrollieren, Drainagen und Sonden (☞ 3.4)
- Drainagen und Zugänge sichern, besonders beim Betten und Umlagern darauf achten
- Mobilisation (☞ 3.10), Bewegungs- und Belastungsübungen
- Nahrungsaufbau (☞ 2.4.5) nach Arztverordnung, ggf. mit Schluckübungen beginnen z.B. mit bevorzugtem Getränk des Patienten, feste Nahrung wie Brei und Joghurt.

 Schlafbedürfnis auch bei engmaschiger Überwachung beachten!

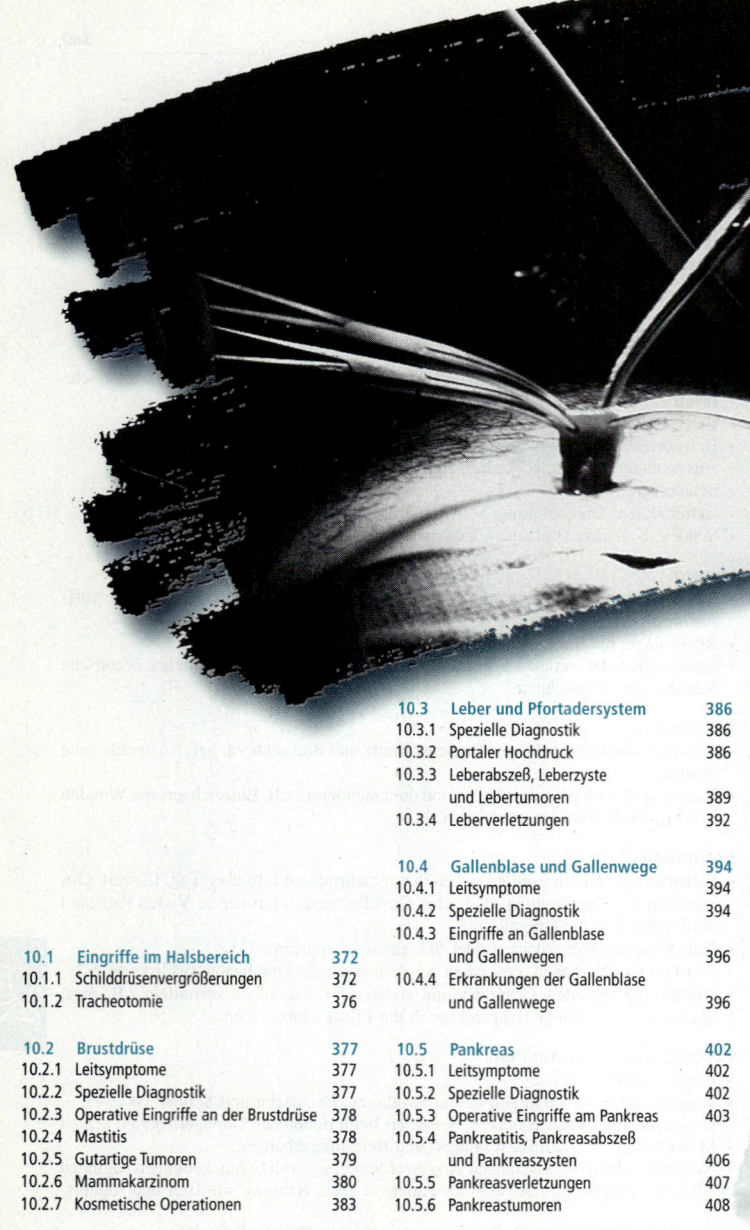

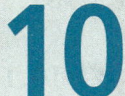

10

Jürgen Grosser
Helga Gundel

Allgemeine und abdominale Chirurgie

10.1   Eingriffe im Halsbereich

10.1.1   Schilddrüsenvergrößerungen

Ursachen
- Euthyreote Struma: Vergrößerung der Schilddrüse bei normaler Funktion durch Jodmangel. 15 % aller Bundesbürger sind betroffen
- Hyperthyreote Struma: Vergrößerung der Schilddrüse mit Überfunktion. Ursache: Autoimmunerkrankung (Morbus Basedow), Schilddrüsenautonomie, Schilddrüsenentzündung und Schilddrüsenkarzinom
- Schilddrüsenkarzinom: Vergrößerung der Schilddrüse durch bösartige Entartung und Wucherung des Follikelepithels oder der kalzitoninproduzierenden C-Zellen. Risikofaktoren: Vorbestrahlungen der Halsregion.

Wachstumsformen
- Struma diffusa: gleichmäßig vergrößertes Schilddrüsengewebe
- Struma nodosa: knotige Verhärtungen in der vergrößerten Schilddrüse
- Retrosternale Struma: in den Retrosternalraum hineingewuchertes Schilddrüsengewebe.

Pflegeleitsymptome
Symptome durch Größenzunahme
- Halsumfang nimmt zu
- Halsvenen sind gestaut
- Enge- und Kloßgefühl im Hals, Schlucken ist erschwert
- Atmung ist erschwert, Luftnot mit inspiratorischem Stridor möglich
- Stimme wird heiser.

Symptome durch Schilddrüsenüberfunktion
- Augapfel tritt hervor, Blick ist starr, Lidschlag vermindert (Exophthalmus), evtl. tritt Doppelbildersehen auf
- Leichte Erregbarkeit, Nervosität, Unruhe, feinschlägiger Fingertremor und Schlaflosigkeit
- Schnelle Ermüdbarkeit, Konzentrationsschwäche, im Extremfall kann sich ein endokrines Psychosyndrom entwickeln
- Die Haut ist feuchtwarm und gerötet, das Haar dünn, die Fingernägel brüchig
- Subfebrile Körpertemperatur und Wärmeempfindlichkeit
- Trotz gesteigerter Nahrungsaufnahme Gewichtsverlust, Diarrhoen
- Evtl. Herzklopfen, Tachykardie, Herzrhythmusstörungen und vergrößerte Blutdruckamplitude
- Die Muskulatur ist geschwächt, atrophiert und schmerzt.

Altershyperthyreose: Bei älteren Patienten können die Symptome in abgeschwächter Form auftreten oder ganz fehlen.

10

| Diagnostik

Diagnostik vorbereiten
- Schilddrüsensonographie bei V.a. Knoten oder Entzündung
- Feinnadelbiopsie bei V.a. Karzinom
- Schilddrüsenszintigraphie zur Unterscheidung kalter, warmer und heißer Knoten und zur Bestimmung von Größe, Form und Lage.

Labor
- Schilddrüsenhormone: freies Trijodthyronin (FT3), freies Thyroxin (FT4), Thyreoidea stimulierendes Hormon (TSH)
- TRH-Stimulationstest (Thyreotropin-Releasing-Hormon)
- Schilddrüsenautoantikörper: MAK, TAK, TRAK
- Tumormaker: Thyreoglobulin, Calcitonin
- Rö.-Thorax mit Ösophagusbreischluck bei V.a. Verlagerung oder Kompression der Trachea.

| Pflege bei Hyperthyreose

Überwachen
- RR, Puls, Temperatur und Bewußtseinslage 1 x tägl. kontrollieren
- 1 x tägl. wiegen
- Flüssigkeitsbilanz erstellen, Durchfälle und Schwitzen berücksichtigen
- Auf Zeichen einer hyperthyreoten Krise achten ☞ Kasten unten.

Weitere Pflege
- Ruhiges Zimmer zuweisen, Hektik z.B. durch Besuch, Fernsehen vermeiden
- Verschwitzten Patienten ausreichend Möglichkeit zur Körperpflege anbieten, z.B. schweißreduzierende Abwaschungen mit Salbei oder entspannende Wannenbäder mit Arnika, Lavendel oder Orangenblüten, bei Bedarf Bettwäsche wechseln. Raumtemperatur nach den Wünschen des Patienten ausrichten
- Ernährung an die erhöhte Stoffwechselaktivität anpassen
  - Mahlzeiten 6 x tägl., zur Nacht Spätmahlzeit anbieten
  - Ausreichend Getränke anbieten, z.B. Säfte und Mineralwasser. Kein Kaffee, Kakao oder schwarzer Tee
- Bei Exophthalmus 3–4 x tägl. Auge z.B. mit Vidisic® Salbe anfeuchten oder ggf. entzündungshemmende Salben applizieren ✍
- Bei Diarrhoe Toilette für den Patienten reservieren, Stuhlprotokoll führen und Möglichkeit zur Analhygiene geben, z.B. Bidet.

Thyreotoxische Krise
Lebensbedrohliche Komplikation einer Hyperthyreose, kann zum Koma führen. Tritt evtl. spontan oder nach Gabe jodhaltiger Kontrastmittel bei unbekannter Schilddrüsenüberfunktion auf.

Symptome
- Fieber bis 41 °C, Exsikkose
- Hochgradige Tachykardie, Herzrhythmusstörungen
- Erbrechen, Diarrhoe
- Unruhe, Delir, Somnolenz bis Koma.

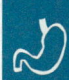

Prophylaxe vor Kontrastmitteluntersuchungen
- Schilddrüsenwerte abnehmen, wenn Struma oder Schilddrüsenerkrankung bei dem Patienten bekannt ist ✍
- Dafür sorgen, daß ein Patient mit autonomer Schilddrüsenüberfunktion Perchlorat, z.B. Irenat® Tropfen, unmittelbar vor bis 5 Tage nach der Untersuchung erhält ✍.

Erstmaßnahmen bei der thyreotoxischen Krise: sofortige Verlegung auf die Intensivstation unter Reanimationsbereitschaft (☞ 4.1) einleiten ✍.

| Operative Therapie

OP-Indikationen
Versagen der konservativen Therapie. Große Struma mit Verdrängungs- und Kompressionserscheinungen. Autonome Adenome. Malignomverdacht und Schilddrüsenkarzinom. Schilddrüsenautonomie.

OP-Verfahren
- Enukleation: Herausschälen eines isolierten Knotens, z.B. Zyste oder Adenom ☞ Abb. 10.1A
- Hemithyreoidektomie: totale Entfernung eines Schilddrüsenlappens, ggf. ergänzt durch subtotale Resektion des anderen Schilddrüsenlappens ☞ Abb. 10.1B
- Subtotale Resektion: ein- oder beidseitige Resektion der Schilddrüse. Ein kleiner Rest wird belassen ☞ Abb. 10.1C
- Thyreoidektomie: Entfernung der gesamten Schilddrüse, z.B. bei malignen Tumoren.

Enukleation bei solitärem Knoten

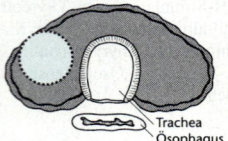

Trachea
Ösophagus

Subtotale Strumaresektion beidseitig

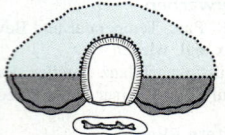

Hemithyreoidektomie

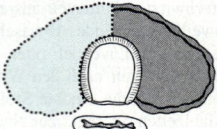

Abb. 10.1: Operationen an der Schilddrüse [L 157]

Zusätzliche Therapieverfahren
- Radiojodtherapie
- Hochdosierte medikamentöse Schilddrüsenhormontherapie
- Externe Bestrahlung bei Radiojodtherapie resistenter Tumoren.

Spezielle präoperative Pflege
- Kehlkopfspiegelung zur Stimmbandprüfung anmelden ✍
- Halsbereich bis hinter den Ohren und Brust bis Brustwarzen rasieren, ggf. Vollbart bis zum Kinn zurückschneiden
- Am Vorabend Klistier verabreichen
- Patienten zur postoperativen Mobilisation anleiten (☞ Kasten).

Spezielle postoperative Pflege
- Lagern und mobilisieren ☞ Kasten unten
- Am OP-Tag mit Kostaufbau beginnen: unter Beobachtung schluckweise Tee trinken lassen, bei normalem Schlucken breiige Kost, ab 1. postop. Tag Vollkost möglich

10

- Patienten bei der Körperpflege und beim An- und Auskleiden unterstützen
- Pneumonieprophylaxe durchführen, z.B. Mundpflege und Atemluftbefeuchtung ☞ 2.5.1
- Redondrainagen versorgen ☞ 3.4.1, Drainagen werden am 2. postop. Tag entfernt ⟨🖑
- Kehlkopfspiegelung zur Stimmbandprüfung anmelden
- Fäden oder Klammern am 5.–6. postop. Tag entfernen ✍.

Lagern und mobilisieren
- Patienten in halbsitzende oder sitzende Position bringen, Kopf durch Nackenrolle oder kleines Kissen unterstützen
- Am OP-Tag mit Mobilisation beginnen, dabei ruckartige Bewegungen des Kopfes und Anspannen der Halsmuskulatur vermeiden. Patient kann z.B. mit der Hand in sein Haar greifen und den Kopf nach vorn bringen, Kopf nicht drehen, Drehungen mit dem gesamten Oberkörper durchführen
- Beim Aussteigen aus dem Bett Kopfteil ganz hochstellen, Kopf nach vorn nehmen, Beine über die Bettkante gleiten lassen, auf dem Gesäß drehen. Nicht am Patientenaufrichter festhalten
- Die Pflegekraft steht zur Sicherung und Unterstützung vor dem Patienten.

Pflege bei postoperativen Komplikationen

Rekurrensparese
Intraop. Schädigung durch Druck, Zug oder Durchtrennung der Stimmbandnerven (Nervus rekurrens).

Symptome: postop. Heiserkeit nimmt nicht ab, ggf. noch zu. Lebensbedrohliche Dyspnoe, inspiratorischer Stridor.

Pflege
- Heiserkeit beachten, Rückbildung oder Zunahme dokumentieren
- Atmung permanent kontrollieren, besonders auch in der ersten Nacht. Bei Atemnot sofort Arzt informieren. Intubationsbereitschaft sicherstellen. Notfallkoffer bereitstellen.

Hypokalzämische Tetanie (Hypoparathyreoidismus)
Absinken des Kalziumspiegels mit Tetanie durch intraoperative Verletzung oder Entfernung der Nebenschilddrüsen.

Symptome
- Kribbeln, Ameisenlaufen im Mundbereich und an den Fingern
- Schmerzhafte tonische Muskelkrämpfe
- Verkrampfte Finger- und Handhaltung, sog. Pfötchenstellung.

Pflege
- Patienten über die Symptome einer beginnenden Tetanie aufklären und um sofortige Information bei Auftreten solcher Symptome bitten
- Kalzium täglich oder ab OP-Tag alle zwei Tage bestimmen lassen
- Bei beginnender Symptomatik sofort Arzt informieren
- Intravenöse Kalziumgabe vorbereiten, z.B. 20 ml Kalziumlösung 10 % ✍.

Nachblutungen: Blutung nach außen in den Verband oder nach innen in die Wundhöhle, ggf. mit Kompression der Trachea.

Symptome
- Bei Blutung in die Wundhöhle nehmen Atemnot und Halsumfang zu
- Bei Blutung nach außen: Verband ist blutgetränkt. Drainageflaschen laufen rasch voll. Ggf. treten Schocksymptome auf (☞ 4.2).

Pflege: ☞ 7.4.

 Keine intravenöse Kalziumgabe bei digitalisierten Patienten, Gefahr von Rhythmusstörungen.

| 10.1.2 Tracheotomie

Eröffnung der Luftröhre zur Anlage eines Tracheostomas.

OP-Indikationen
- Eine endotracheale Intubation ist nicht möglich, z.B. bei Verletzungen, Tumoren
- Die Tracheal- und Bronchialtoilette kann über den Endotrachealtubus nicht ausreichend durchgeführt werden, z.B. langer Endotrachealtubus ist durch Schleim oder Krusten verstopft
- Eine langandauernde Beatmung ist indiziert
- Der Endotrachealtubus wäre hinderlich, z.B. bei Eingriffen an Kehlkopf, Mund und Rachen
- Akuter Notfall, z.B. Atemwegsverlegungen durch Fremdkörper, Wespenstich.

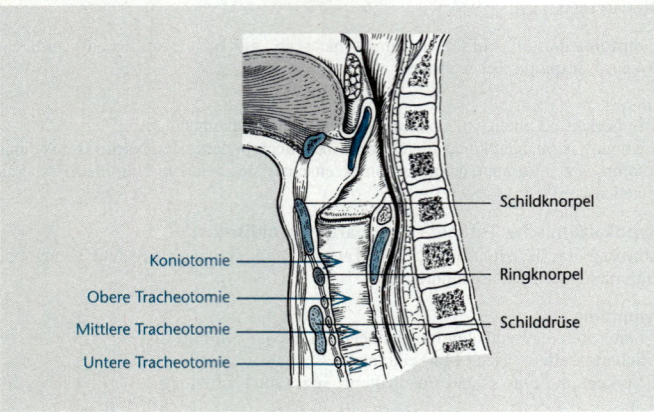

Abb. 10.2: Tracheotomiezugänge [L 191]

10

OP-Verfahren
- Koniotomie: Luftröhre wird zwischen Schildknorpel und Ringknorpel eröffnet und ein Tracheostoma angelegt
- Notfallkoniotomie: Luftröhre z.B. mit einer dicken Venenverweilkanüle zwischen Schildknorpel und Ringknorpel punktieren.

Spezielle Pflege: Tracheostoma ☞ 3.3.1.

10.2   Brustdrüse

10.2.1   Leitsymptome

- Hautveränderungen: Hauteinziehung, Orangenhaut, Hautvorwölbung, Entzündungszeichen. Vorkommen: Zysten, Tumor, Abszeß, Mastitis (puerperalis)
- Mamillenveränderungen: Mamilleneinziehung, -einrisse, Verfärbung der Mamille. Vorkommen: Zyste, Tumor, Mastopathie, Milchgangspapillom
- Mamillensekretion: Absonderung ein- oder beidseitig, z.B. milchig, serös, blutig, eitrig. Vorkommen: Hyperprolaktinämie, Mastopathie, Abszeß, Tumor, Milchgangspapillom
- Druck- und Spannungsgefühl, Schmerzen (Mastodynie): ggf. zyklusabhängig. Vorkommen: Mastitis, Zysten, Tumor, Brustdrüsenabszeß, Gravidität
- Veränderungen des Brustgewebes: Verhärtung des Brustdrüsenkörpers, Vergrößerung der Brustdrüsen. Vorkommen: Zysten, Tumor, Mastopathie, Mammahypertrophie
- Veränderung der Axilla: tastbarer Knoten. Vorkommen: Lymphknotenmetastase, entzündliche Lymphknotenschwellung, M. Hodgkin, Lymphosarkom, Toxoplasmose, Mononukleose, Schweißdrüsenabszeß.

10.2.2   Spezielle Diagnostik

- Sonographie der Mamma. Indikationen: zur Unterscheidung von Zysten und Tumoren bei eingeschränkter Beurteilbarkeit durch Mammographie, z.B. starke mastopathische Veränderungen. Verlaufskontrolle nach Punktion von Zysten, Hämatomen, Abszessen, bei bestehender KI für Mammographie, z.B. Gravidität
- Mammographie: je Brust zwei Aufnahmen, am besten kurz nach der Menstruation. Indikationen: Vermeiden unnötiger Probeexzisionen, z.B. bei Zyste, präop. zur genauen Lokalisation des Befunds, Brustkrebsvorsorge
- Galaktographie: Milchgänge werden von der Brustwarze aus sondiert und mit Kontrastmittel gefüllt, dann röntgenologisch dargestellt. Indikationen: obligatorisch bei einseitigen Galaktorrhoen, bei Mamillensekretion
- Pneumozystographie: Zystenpunktion unter Sonographiekontrolle, Ersatz der Zystenflüssigkeit durch Luft, um Zystenwand röntgenologisch besonders gut darzustellen. Indikationen: Abklären eines sonographisch festgestellten zystischen Befunds, zytologische Untersuchung des Punktats, bessere Beurteilung der inneren Zystenwand möglich, z.B. zum Ausschluß eines malignen Tumors
- Labor: BB, BSG, Hormonbestimmung, z.B. Gonadotropine, Östradiol. Tumormarker, z.B. CEA, CA 15–3.

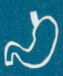

| 10.2.3   Operative Eingriffe an der Brustdrüse

- Probeexzision (Mamma-PE): Ein Teil des verdächtigen Gewebes wird zur histologischen Untersuchung entnommen. Indikationen: Zysten, geringer Tumorverdacht
- Diagnostische Exzision (Mamma-DE): Möglichst das gesamte verdächtige Gewebe wird für die histologische Untersuchung entfernt (optimale Diagnostik). Indikationen: Zysten, Verdacht auf bösartigen Tumor
- Inzision: Abszeßspaltung und Drainage. Indikation: abszedierende Mastitis
- Schnellschnittuntersuchung (intraoperativer SS): Gewebeentnahme zur sofortigen histologischen Untersuchung. Bei malignem Befund meist Mastektomie in selber Narkose. Indikation: präop. Karzinomverdacht
- Mastektomie: Entfernung der Brustdrüse ☞ 10.2.6. Indikation: Mamma-Ca.

| 10.2.4   Mastitis

Meist Staphylo- oder Streptokokkeninfektion der Brustdrüse. Häufig während der Stillzeit (Mastitis puerperalis), auch möglich bei Verletzungen der Mamille, Tbc (hämatogen), malignem Lymphom und Pilzerkrankung.

Symptome
- Rötung, Überwärmung der Brust
- Schmerzen, Spannungsgefühl, v.a. am oberen äußeren Quadranten
- Axilläre Temperaturdifferenz rechts-links, Fieber, z.T. mit Schüttelfrost
- Schmerzhafte Schwellung der axillären Lymphknoten
- Ggf. entzündliche Einschmelzungen der Brustdrüse (Abszeß).

Konservative Therapie
- Lokal kühlen
- Brustdrüse ruhigstellen, z.B. mit straffem BH hochbinden
- Antiphlogistika, z.B. Voltaren®, Reparil®
- Antibiotika i.v., z.B. Staphylex®, Zinacef®, Claforan®
- Bei Abszeßbildung Abszeßreifung und -abkapselung durch Rotlicht und zusätzlich Zugsalbe, z.B. Ichtholan®. Nur bei Mastitis puerperalis Prolaktinhemmer, z.B. Pravidel®.

Pflege bei konservativer Therapie
Patientin überwachen
- Brustdrüse tägl. auf Ausbreitung und Intensität der Rötung, Zu- bzw. Abnahme von Spannungsgefühl, Überwärmung und Schmerzempfinden kontrollieren
- Körpertemperatur 2 x tägl. messen.

Brust versorgen
- Brust durch gut sitzenden funktionellen Büstenhalter, z.B. Still-BH, Sport-BH ruhigstellen
- Lokal kühlen mit Quarkauflagen (☞ 3.8.2) oder feucht-kalten Auflagen, z.B. mit Eiswasser oder verdünntem Alkohol. Tücher und Quark nicht warm werden lassen, vorher erneuern
- ⚠ Vorsicht: Anwendungen trocknen die Haut stark aus, ggf. mit Wasser in Öl Emulsionen rückfetten
- Milch 4–5 x tägl. abpumpen, nicht dem Kind geben, Gefahr einer gastrointestinalen Staphylokokkeninfektion.

10

Abstillen
- Wunsch der Patientin berücksichtigen
- Je nach Schweregrad der Entzündung unumgänglich
- Bei Antibiotikagabe immer abstillen.

Bilanzieren
- Angestrebte Bilanz mit Arzt absprechen
- Bei Abstillen Flüssigkeitszufuhr auf 1000–1500 ml/Tag einschränken
- Patientin über Trinkmenge und Sinn der Maßnahme informieren.

Bei Abszeßbildung
- Rotlicht 2 x tägl. 10–15 Min. zur Abszeßreifung und -abkapselung anwenden
- Zwischen den Bestrahlungen Zugsalbe, z.B. Ichtholan®, auftragen .

Assistenz bei der Therapie
- Je nach Anordnung Antibiotika, Antiphlogistika oder Prolaktinhemmer verabreichen bzw. i.v.-Gabe vorbereiten
- Patientin auf Nebenwirkungen beobachten, ggf. Arzt informieren
  - Prolaktinhemmer, z.B. Übelkeit, Brechreiz, Schlafstörungen
  - Antiphlogistika, z.B. Thrombozytopenie, Agranulozytose, Schädigung der Magen-Darm-Schleimhaut, Hautveränderungen, Sehstörungen, allergische Reaktionen
  - Antibiotika ☞ 19.4.

Operative Therapie: Abszeß wird in Narkose inzidiert, anschließend Einlage einer Lasche, Drainage, oder Spüldrainage.

Perioperative Pflege: ☞ 2, Wundversorgung nach Abszeßinzision ☞ 3.2.4, septischer VW, Wundreinigung ☞ 3.1.5.

Funktionelle Büstenhalter können in Sanitätshäusern zur Probe angefordert werden, die Patientin erhält eine Auswahl und fachliche Beratung.

┃ 10.2.5　Gutartige Tumoren

Zysten
Flüssig oder breiig gefüllte Blasen, die einzeln oder multipel (zystische Mastopathie) auftreten können. Abgrenzung von Tumoren durch Sonographie, bei größeren durch Punktion.

Mastopathie
Häufig bindegewebige Knotenbildung (Fibrome) und Zysten (zystische Mastopathie). Oft bei 20–50jährigen Frauen. Ursache: Umbaureaktion der Brustdrüse durch hormonelle Veränderungen (Östrogeneinfluß). Mastopathie II und III gilt als Präkanzerose.

Weitere gutartige Tumoren
U.a. aus drüsigen Gewebeanteilen (Adenom), bindegewebigen Anteilen (Fibrom), Fettgewebswucherungen (Lipom), Epithelproliferationen der Duktuszellen (Milchgangspapillom) oder aus Mischformen.

Symptome bei Zysten und gutartigen Tumoren
- Knoten sind tastbar, 1–5 cm groß, vom umliegenden Gewebe abgegrenzt, palpatorisch gut verschiebbar
- Multiple, derbe, druckschmerzhafte Knoten (Schrotkornbrust) bei Mastopathie

- Druck- und Spannungsgefühl in der Brustdrüse
- Prämenstruelle Schmerzen und Schweregefühl der Brust
- Hautveränderungen, z.B. knotige Verhärtungen, Orangenhaut
- Mamillenveränderungen, z.B. Einziehung, sezernierende oder blutende Mamille.

Operative Therapie
- Bei großen und multiplen Zysten und Tumoren DE erforderlich, kann zugleich auch therapeutisch sein
- Bei Mastopathie Grad III (Epithelproliferation und Zellatypien) mit zusätzlichen Risikofaktoren wie Alter, positive Familienanamnese oder Karzinophobie ggf. subkutane Mastektomie mit Brustaufbau.

Pflege: periop. Pflege ☞ 2, Pflege bei Mastektomie ☞ 10.2.6.

10.2.6 Mammakarzinom

Bösartiger, rasch metastasierender Tumor der Brustdrüse, tritt gehäuft zwischen dem 40. und 50. Lj., in der Postmenopause und bei jüngeren Frauen mit Risikofaktoren auf.

Risikofaktoren
- Familiäre Disposition, z.B. Mutter oder Schwester an Brustkrebs erkrankt
- Hormonale Faktoren, z.B. Neigung zu Mastopathie, kurz oder gar nicht gestillt
- Soziale Faktoren, z.B. Kinderlose, Spätgebärende
- Ernährung, z.B. fettreiche Ernährung, Übergewicht, Rauchen, Alkoholkonsum.

Symptome
- Tastbare Knoten, häufig am oberen äußeren Quadranten der Brustdrüse
- Orangenhaut in Tumornähe
- Formveränderungen der Brustdrüse
- Mamille ist eingezogen oder sondert Sekret ab
- Vergrößerte Lymphknoten der Achselhöhle und ggf. oberhalb und unterhalb des Schlüsselbeins
- Tumor durchbricht die Haut (Tumorulzeration), heute selten.

Operative Therapie: Die operative Therapie steht beim Mammakarzinom im Vordergrund, je nach Tumorstadium und Metastasierung zusätzlich Chemo- und Strahlentherapie (☞ 11.1).

Brusterhaltende Operationen
Bei kleinen Tumoren < 2 cm
- Tumorektomie: Entfernung des Tumors und Teile des umgebenden Gewebes
- Quadrantenresektion: Ein keilförmiges Segment der Brustdrüse wird entfernt
- Axilladissektion: Lymphknoten der Achselhöhle werden entfernt
- Zur Bekämpfung nicht erkennbarer Mikrometastasen wird ggf. chemotherapeutisch nachbehandelt
- Bestrahlung des restlichen Drüsengewebes.

10

Ablative Operationen

- Mastektomie: Brustdrüse und Haut-mantel werden entfernt
- Subkutane Mastektomie: Drüsenge-webe wird entfernt, Hautmantel und Mamille werden belassen
- Modifiziert radikale Mastektomie: Drüsenkörper und Teile der axillä-ren Lymphknoten werden entfernt
- Radikale Mastektomie: Brustdrüse, großer und kleiner Brustmuskel und alle Lymphknoten werden entfernt
- Chemotherapeutische Nachbehand-lung stets erforderlich (☞ 11.2).

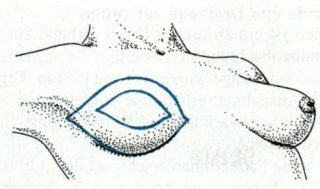

Schnittführungen zur Mastektomie

Palliative Verfahren

- Tumorexstirpation mit Sicherheits-raum
- Lumpektomie: Tumor wird großzü-gig mit umliegendem Gewebe und darüberliegendem Hautareal ent-fernt
- Radio- und Chemotherapie: bei in-operablen und inflammatorischen Mamma-Ca.

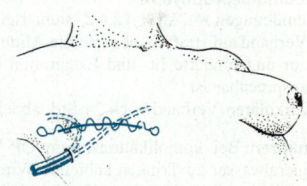

Zustand nach der Hautnaht mit Redondrainage

Abb. 10.3:
Schnittführungen bei Mamma-OP [L 190]

Präoperative Pflege

- Betroffene Seite von Halsansatz bis Nabel rasieren, Achselbehaarung besser mit Enthaarungscreme entfernen
- Besondere psychische Situation der Patientin berücksichtigen und Gesprächsbereit-schaft zeigen
  - Patientin über Art, Umfang und zu erwartendes OP-Ergebnis ausführlich infor-mieren lassen ✍
  - Ängste der Patientin vor Verlust der Brust bei geplanter DE mit evtl. Mastektomie nicht verharmlosen, Patientin Ängste und Hoffnungen äußern lassen, zuhören, Verständnis für ihre Befürchtungen aussprechen
  - Patientin befürchtet Attraktivitätsverlust und Probleme in der Partnerbeziehung. Perspektiven aufzeigen, z.B. Informationen über Möglichkeiten der postop. Brustversorgung
  - Lebenspartner auf Wunsch der Patientin in die Gespräche einbeziehen
- Nach Möglichkeit Kontakt zu Mitpatientin mit positivem OP-Ergebnis herstellen.

Postoperative Pflege

Überwachen

- Aufgrund der Blutungsgefahr Kreislaufparameter alle 10–15 Min., nach Stabilisie-rung 1x /Std. kontrollieren. Ggf. von Anästhesie angeordnete Meßintervalle beachten
- Auf Schocksymptomatik achten, z.B. Blässe, Kaltschweißigkeit, Frieren, Bewußt-seinseintrübung
- Körpertemperatur 3 x tägl. messen, bei Temperaturen > 38,5 °C Arzt informieren
- Sekretmenge in Redondrainagen kontrollieren
- Hb, Hkt. und Gerinnungsstatus kontrollieren lassen.

Wunde und Drainage versorgen
Üblich ist ein zirkulärer Druckverband zur Kompression der Wunde, dadurch ist die Wundbeobachtung erschwert.
- Redondrainage wird am ersten postop. Tag gekürzt, am zweiten postop. Tag gezogen ✍. Ausnahme: erhebliche Sekretmenge
- Bei komplikationsloser Wundheilung am 3. postop. Tag VW veranlassen, ggf. assistieren
  - Viele Patientinnen erschreckt die „Größe" der Wunde, Patientin darauf vorbereiten
  - Das Fehlen einer Brust wird den Frauen erstmals bewußt, Zustand nicht verharmlosen, ggf. offenes Gespräch über die Empfindungen der Patientin führen.

Pneumonieprophylaxe
Atemübungen ☞ 2.5.1, 12.4.2, atemerleichternde Lagerungen ☞ 3.9.2
- Verband auf straffen, aber für die Atmung nicht zu engen Sitz kontrollieren. Atmung auf ungehinderte In- und Exspiration kontrollieren. Patientin befragen, sobald sie ansprechbar ist
- Zirkulären Verband nach 24 Std. abnehmen, sonst erhöhte Pneumoniegefahr.

Ernähren: Bei komplikationslosem OP-Verlauf ab 6 Std. postop. Tee oder stilles Mineralwasser zu Trinken anbieten. Wird die Flüssigkeit gut vertragen, leichte Kost, dann Wunschkost bestellen. Zur Prophylaxe eines Lymphödems (s.u.) kochsalzarme Kost bevorzugen. Ausreichend Flüssigkeit zuführen.

Mobilisieren
- Am Abend nach OP aufstehen lassen
- Bewegungsübungen der Schulter auf der betroffenen Seite sowie Haltungs- und Gleichgewichtsübungen mit Krankengymnasten und Patientin absprechen.

Lymphödem verhüten
- Arm der operierten Seite auf Kissen oder Spezialkeil leicht hochlagern und abduzieren
- Am betroffenen Arm keine RR-Messung, kein venöser Zugang, keine Blutentnahmen oder Injektionen
- Druck auf betroffenen Arm vermeiden, z.B. keine einschnürende Kleidung. Arm nicht ruckartig bewegen, nicht der Sonne oder Hitze aussetzen
- Von Patientin Lymphödemprophylaxe durchführen lassen, z.B. Pumpbewegungen mit der Hand
- Patientin zur Lymphdrainage anmelden ✍
- Unter- und Oberarmumfang 2 x tägl. an markierter Stelle messen. Leichte Schwellung ist normal. Bei Rötung und deutlicher Zunahme des Armumfangs Arzt informieren.

Körperpflege
- In den ersten 2–3 postop. Tagen bei der Körperpflege helfen. Die Patientin soll betroffenen Arm nicht bewegen. Ab 3. postop. Tag Patientin zum Bewegen des betroffenen Arms auffordern
- Narben und Haut, z.B. mit Mandel-, Jojobaöl, Wasser-in-Öl-Emulsion pflegen. Patientin informieren und zur regelmäßigen Anwendung anhalten.

10

Patientin beraten
- Frühzeitig über mögliche prothetische Versorgung beraten, möglichst vor der OP. Zusammenarbeit Patientin, Pflege, Arzt und Sanitätsfachhandel koordinieren
- Die Patientin über Kostenübernahme informieren, Info.-Material von Krankenkassen nutzen

- Zeitplan der prothetischen Versorgung erklären
  - Erstversorgung mit leichter textiler Prothese für zwei bis drei Wo.
  - Nach abgeschlossener Wundheilung Versorgung mit Flüssigkeitsprothese als Vollprothese oder Naturbrustprothese aus Silikonkautschuk
  - Über Möglichkeiten des Brustaufbaus informieren
- Bedeutung krankengymnastischer Übungen erklären, Patientin bitten, sie auch nach dem Krankenhausaufenthalt einzuhalten. Zum eigenständigen Üben anleiten
- Selbsthilfegruppen vorstellen, ggf. Informationsbroschüren aushändigen
- Kontakt zu Psychologen oder Sozialdienst vermitteln.

10.2.7 Kosmetische Operationen

Mammaaufbauplastik

Die Mammaaufbauplastik (Augmentationsplastik) dient der Vergrößerung, Formkorrektur oder dem Wiederaufbau der Brust.
Indikationen
- Angeborene Deformationen der Brust
- Zu kleine Brustdrüsen (Mikromastie)
- Starke Asymmetrie der Brustdrüsen
- Wiederaufbau der Brust nach Entfernung der Brustdrüse.

Operationsverfahren
- Implantateinlage: Einlage eines Silikon-Kissens im Bereich des großen Brustmuskels. Voraussetzung: genügend intakte, gut durchblutete Haut, kein Narbengewebe, gute Hautelastizität, keine Ekzeme
- Expanderrekonstruktion: ein Haut- und Gewebedehnungsexpander wird subkutan eingelegt und über ein Ventil mit 0,9 % NaCl-Lösung aufgefüllt. Nach Erreichen der gewünschten Hautdehnung wird der Expander durch ein Silikon-Implantat ersetzt
- Wiederaufbau der Brust mit Eigengewebe, z.B. aus Bauchdecke oder Rücken, als freie oder gestielte Lappenplastik, z.B. TRAM (Transversale Rectus abdominis-Lappenplastik ☞ Abb. 10.4). Voraussetzung: gut durchblutete Spenderregion ohne Narbengewebe und Ekzeme.

Komplikationen
- Hohe Infektionsrate bei allen Methoden
- Bei Implantaten Bindegewebswucherungen um das Implantat herum (Kapselfibrose)
- Bei Lappenplastiken Durchblutungsstörungen, Fettgewebs- und Hautnekrosen.

Präoperative Pflege: ☞ 2, Zeit für Gespräche einplanen. Patientin hat u.U. Ängste vor ungewissem kosmetischen Ergebnis.

Postoperative Pflege
- Hygienerichtlinien streng einhalten, z.B. Händedesinfektion, aseptischer VW
- Nicht klebende Verbandmaterialien benutzen, Gefahr der Plastikablösung. Ersten VW vom Arzt vornehmen lassen
- Patientin bei der Körperpflege unterstützen. Ausladende Bewegungen mit dem Arm der betroffenen Seite vermeiden
- Pneumonieprophylaxe besonders beachten (☞ 2.5.1), verminderte Lungenbelüftung wegen Wundschmerz und Schonhaltung

- Auf Stimmungsschwankungen gefaßt sein. Starke psychische Belastung durch lange Aufdehnungszeit oder Wundheilung, Bewegungseinschränkung und Schmerzen. Bei Bedarf Psychologen hinzuziehen
- Nach Absprache mit Patientin Lebenspartner in die Pflege einbeziehen.

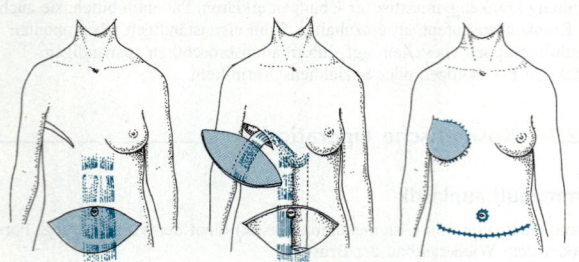

Abb. 10.4: Transversale Rectus abdominis-Lappenplastik [L 190]

Nachsorge

- Patientin zur sorgfältigen Haut- und Narbenpflege mit Mandel- oder Jojobaöl anhalten
- Besonders bei Lappenplastik und Expanderrekonstruktion auf Gefahr der Überdehnung des Wundgebietes z.B. durch Armbewegung nach rückenwärts hinweisen.

 Auch nach erfolgreichem Brustwiederaufbau auf entäuschte Reaktionen der Patientin gefaßt sein, z.B. „Wenn ich das gewußt hätte, hätte ich alles nicht machen lassen". Ergebnis entspricht trotz mehrerer OP oft nicht dem Wunsch der Patientin.

| Mamma-Reduktionsplastik

Verkleinerung eines oder beider Drüsenkörper (Reduktionsplastik), z.B. bei erheblicher Vergrößerung einer oder beider Brustdrüsen (Mammahyperplasie oder -asymmetrie).

Symptome

- Drüsenkörper ist erheblich vergrößert und gewichtsbedingt schmerzhaft
- Rückenschmerzen durch Fehlhaltung
- Striae und Dehnungsulzera der Brusthaut
- Psychische Probleme: Patientin schämt sich ihrer großen Brüste und kapselt sich ab, z.B. beim Schwimmen, in der Sauna, Probleme bei der Partnerfindung
- Einschränkungen im täglichen Leben, z.B. Sport, Kleidung, teure Spezial-Büstenhalter.

Kriterien für Reduktionsplastiken

- Pubertät ist abgeschlossen
- Deutliche Gewichtsreduktion bei adipösen Patientinnen
- Besteht OP-Wunsch primär aus kosmetischen Gesichtspunkten und nicht wegen körperlicher Beschwerden, wird zuvor eine Psychotherapie empfohlen.

10

Operationsverfahren

- Mamma-Reduktionsplastik mit zentralem Drüsenstiel: bei Reduktionsmenge < 1000 g Verkleinerung unter Erhalt der Einheit von Drüse und Mamille sowie der Funktion, z.B. Sensibilität, Laktation
- Mamma-Reduktionsplastik mit freier Mamillenverpflanzung: Bei Reduktionsmenge > 1000 g Resektion des größten Teils der Brustdrüse, Aufnähen der vorher abgetragenen Mamille. Nachteile: Sensibilitätsverlust der Mamille, Verlust der Stillfähigkeit.

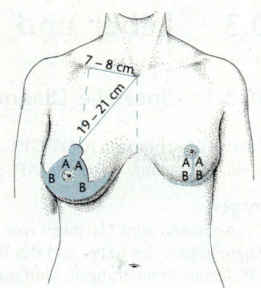

Pflege

- Präop. Situation und OP-Ergebnis photographisch dokumentieren

Abb. 10.5: Prinzip der Mammareduktionsplastik: Nach Einzeichnen des Resektionsmusters erfolgt die operative Verkleinerung [L 190]

- Bei allen pflegerischen Verrichtungen an der operierten Brust, z.B. VW und Mamillenkontrolle, Hände desinfizieren, sterile Materialien benutzen
- Patientin bitten, den Wundbereich nicht zu berühren. OP-Ergebnis mit Spiegel ansehen lassen
- Durchblutung der angenähten Mamille am OP-Tag 1 x /Std., dann 2 x tägl. kontrollieren
- Wird Mamille livide, sofort Arzt informieren
- Zur Mobilisation Brust mit gut sitzendem BH hochbinden
- Bei VW und Kontrollen Zug am OP-Gebiet vermeiden.

Nachsorge

- Über Haut- und Narbenpflege, z.B. mit Mandel- oder Jojobaöl, informieren
- Ernährungsberatung durch Diätassistenten anbieten. Gewichtszunahme muß vermieden werden.

| Mastektomie bei Gynäkomastie

Entfernung der Brustdrüse bei ein- oder zweiseitiger Größenzunahme der männlichen Brustdrüse. Ursachen, z.B. hormonproduzierende Tumoren der Hoden oder Nebenniere, Langzeiteinnahme von Medikamenten, z.B. Östrogene oder erhöhte Ansprechbarkeit der Östrogenrezeptoren, meist in der Pubertät.

Therapie: subkutane Mastektomie ein- oder beidseits nach Ausschluß endokriner Ursachen.

Pflege: ☞ 10.2.6.

10.3   Leber und Pfortadersystem

10.3.1   Spezielle Diagnostik

Labor: Transaminasen (GOT,GPT), Ammoniak (NH_3), Albumin, Bilirubin direkt und indirekt, Gerinnung, Albumin, AP, γ-GT.

Röntgen
- CT-Abdomen zum Nachweis von Tumoren- und Zysten (☞ 10.5.2)
- Angiographie der Leber und des Pfortadersystems zur Feststellung der Operabilität, z.B. Gefäßveränderungen, Umfang des Leberprozesses, Differenzierung des hepatischen Blocks (☞ 10.3.2).

Endoskopie: Abdomensonographie   (☞   10.6),   Aszitespunktion,   Laparoskopie ☞ 10.4.3.

Leberpunktion
Zur Biopsieentnahme wird die Leber ultraschallgesteuert anpunktiert.

Punktion vorbereiten
- Labor: Gerinnungsfaktoren, Blutgruppe. 2 EK bestellen
- Am Untersuchungstag Nahrungskarenz einhalten
- Patienten im Bett zur Untersuchung bringen.

Nachbereiten
- Patienten für mind. 2 Std. auf der re. Seite lagern, Kopfkissen zur Kompression unterlegen. Danach weitere 4 Std. Bettruhe einhalten
- Patientenklingel griffbereit hinlegen
- Patienten über Symptome von Komplikationen informieren, z.B. Schwindel, schwarz werden vor den Augen, Übelkeit, Luftnot.

Komplikationen ausschließen
- Nahrungskarenz bis zum Abend einhalten
- RR, Puls, Atmung 1–2 x /Std. kontrollieren, z.B. Hinweis auf Pneumothorax
- Punktionsstelle auf Blutaustritt beobachten
- Laborkontrollen vorbereiten: BB, Gerinnungsstatus ✐
- Sonographiekontrolle vorbereiten ✐.

10.3.2   Portaler Hochdruck

Ansteigen des Pfortaderdrucks durch Widerstandserhöhung im Abflußgebiet der Pfortader mit:
- Varizen im Bereich von Ösophagus, Magenfundus und Rektum. Gefahr der Ruptur und Blutung
- Ausfall der Entgiftungsfunktion der Leber. Gefahr einer Enzephalopathie und eines Leberkomas.

Formen und Ursachen
- Prähepatischer Block: Strömungshindernis vor der Leber durch Thrombose der Pfortader oder Milzvenen

10

- Intrahepatischer Block: Strömungshindernis innerhalb der Leber durch narbige bindegewebige Umwandlung (Leberzirrhose), z.B. bei Alkoholabusus, Hepatitis, biliäre Zirrhose
- Posthepatischer Block: Strömungshindernis hinter der Leber, z.B. durch Tumoren, Thrombose, Rechtsherzinsuffizienz.

Pflegeleitsymptome

Pfortaderstau
Ösophagusvarizen (☞ 10.7.6), Hämorrhoiden (☞ 10.9.2), Milzvergrößerung ☞ 10.6.

Aszites
- Starke Blähungen
- Bauchumfang nimmt zu, Hose oder Gürtel wird zu eng
- Gewicht nimmt zu bei gleichzeitiger Abmagerung
- Verstrichener Bauchnabel bis Nabelbruch
- Patient ist kurzatmig.

Leberzirrhose
Hautveränderungen
- Spider naevi: durch erweiterte Hautgefäße rote spinnenförmige Makula auf der Haut bis ca. 2 cm Durchmesser, vorwiegend an Rücken, Brust, Kopf und Hals
- Palmar- und Plantarerythem: flächige Hautrötung der Handinnenflächen und Fußsohlen
- Caput medusae: verstärkte Venenzeichnung in der Bauchnabelgegend durch Erweiterung der Bauchdeckenvenen
- Lackzunge: glatte und gerötete Zunge durch Vitamin B_{12}-Mangel
- Weißnägel: helle Flächen insbesondere an den Nagelspitzen
- Weiße Flecken an den Armen und Beinen bei Abkühlung
- Exsikkose: trockene Haut, stehende Hautfalten, trockene rissige Mundschleimhaut.

Hormonelle Störungen
- Behaarungsanomalien: Bauchglatze, geringe bis fehlende Achsel- und Schambehaarung
- Gynäkomastie: Vergrößerung der männlichen Brustdrüse
- Hodenatrophie.

Mundgeruch (Foeter hepaticus):
unangenehmer, süßlicher, atemunabhängiger Geruch.

Ikterus
- Sklerenikterus: Gelbfärbung der Bindehaut am Auge
- Gesamte Haut färbt sich gelb
- Juckreiz mit Kratzspuren
- Urin ist dunkel gefärbt, z.B. Altbierbraun
- Stuhl ist hell, entfärbt.

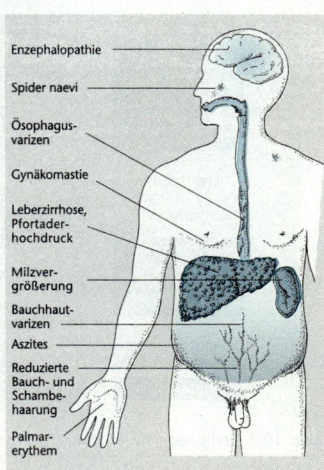

Enzephalopathie

Spider naevi

Ösophagus-varizen

Gynäkomastie

Leberzirrhose, Pfortader-hochdruck

Milzver-größerung

Bauchhaut-varizen

Aszites

Reduzierte Bauch- und Schambe-haarung

Palmar-erythem

Abb. 10.6: Typische Symptome eines Patienten mit Leberzirrhose [B 101]

Hepatische Enzephalopathie

Stadien und Symptome bei hepatischer Enzephalopathie	
Stadium 1	Prodromalstadium: Verwirrtheit, Konzentrationsmängel, eingeschränktes Sprachvermögen, wechselhafte Stimmung, z.B. Depression oder Euphorie, gestörtes Auffassungsvermögen, Vergeßlichkeit, feiner Tremor
Stadium 2	Beginnende Somnolenz: Teilnahmslosigkeit, zunehmende Schläfrigkeit, veränderte Schrift, gezielte Bewegungen werden unvollständig oder verzögert ausgeführt, grober Tremor
Stadium 3	Stupor: Patient schläft überwiegend, ist erweckbar, Reflexe vorhanden, Foetor hepaticus
Stadium 4	Koma: Patient ist tief bewußtlos, reagiert nicht auf Schmerzreiz, Reflexe nicht mehr vorhanden, stark ausgeprägter Foetor hepaticus

Operative Therapie

OP-Indikationen: vorangegangene Ösophagusvarizenblutung oder nicht beherrschbare Varizenblutung.

OP-Verfahren
- Unterbinden der zum Ösophagus führenden Venen (Sperroperationen)
- Anlegen verschiedener venöser Shunts, z.B. inkomplette oder komplette Umgehung der Leber ☞ Abb. 10.7
- Implantation von Interponaten zur Verringerung der Enzephalopathiegefahr durch Verbesserung der Leberdurchblutung
- Erweiterung der zur Leber führenden Venen mittels Drahtgitterendoprothesen (Stent) zur Verbesserung der intrahepatischen Durchblutung.

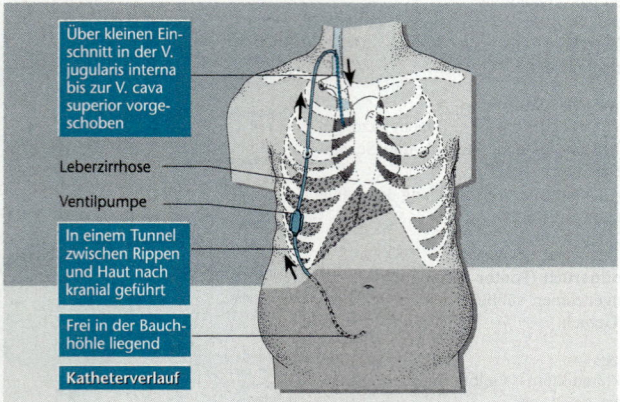

Über kleinen Einschnitt in der V. jugularis interna bis zur V. cava superior vorgeschoben

Leberzirrhose

Ventilpumpe

In einem Tunnel zwischen Rippen und Haut nach kranial geführt

Frei in der Bauchhöhle liegend

Katheterverlauf

Abb. 10.7: Peritoneovenöser Shunt (Denver Shunt) zur Ableitung von Aszites [L 190]

10

Spezielle präoperative Pflege: präoperative Pflege bei Thorakotomie ☞ 12.4.1, OP-Vorbereitung ☞ 2.

Spezielle postoperative Pflege
• Bewußtseinslage beobachten, Gefahr der Enzephalopathie
• Postoperative Pflege bei Thorakotomie ☞ 12.4.1, OP-Nachsorge ☞ 2.4.

   Keine i.m.-Injektionen vornehmen.

┃ 10.3.3 Leberabszeß, Leberzyste und Lebertumoren

Operationsverfahren
Operative Eingriffe an der Leber orientieren sich an deren anatomischen Einteilung in Segmente und Lappen ☞ Abb. 10.8
• Segmentresektionen: Entfernung eines oder mehrerer Segmente
• Hemihepatektomie: Entfernung des re. oder li. Leberlappens entlang der Grenzlinie Vena cava und Gallenblase
• Trisegmentresektion: Hemihepatektomie re. oder li., erweitert um das angrenzende Segment
• Lobektomie: Resektion eines Leberlappens entlang der Fissura umbilicans
• Enukleation: Herausschälen kleinerer Lebertumoren durch keilförmige Einschnitte.

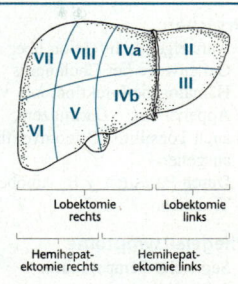

Abb. 10.8: Leberresektionsverfahren [L 190]

┃ Spezielle perioperative Pflege bei Lebereingriffen

Spezielle präoperative Pflege
• Labor vorbereiten, z.B. BB, Gerinnungsstatus, E'lyte, Nieren- und Pankreaswerte, Leber- und Cholestaseparameter, Gesamteiweiß, Blutgruppe, Hepatitisserologie ✍
• Rasieren: Abdominalbereich von Brustwarzen bis einschließlich obere Schambehaarung, Flanken beidseits
• Am Vortag morgens leichte Vollkost, ab mittags flüssige Kost geben, ggf. parenterale Ernährung
• Darm mit Klysma reinigen.

Spezielle postoperative Pflege
• Laborkontrolle 1 x tägl. vorbereiten, z.B. BB, Gerinnung, E'lyte, Nierenwerte, Leberparameter, Bilirubin, Gesamteiweiß, Ammoniakspiegel
• RR, Puls kontrollieren, mit Schockzeichen rechnen, Gefahr der Nachblutung (☞ 7.4). 3 x tägl. Körpertemperatur überprüfen
• Auf Peritonitiszeichen achten (☞ 8.4). Mit einer Leberinsuffizienz rechnen, Zeichen sind z.B. Bewußtseinseintrübung, zunehmender Ikterus. Pflegeleitsymptome (s.u.)
• Kost aufbauen: bei Enukleation oder Keilresektion ab 3.–4. postop. Tag, bei größeren Eingriffen ab 5.–7. Tag mit Tee beginnen, dann passierte Kost
• Zieldrainagen am 2. postop. Tag. kürzen, am 5. postop. Tag. entfernen ✍. Drainage versorgen ☞ 3.4

- Drainagensekret auf Menge, Farbe und Bei-
  mengungen beobachten
- Bauchdecke entspannen, z.B. Rolle unter
  Knie legen
- Ab 1. postop. Tag mit Mobilisation beginnen
- Sonographiekontrolle vorbereiten.

| Leberabszeß

Umschriebene, abgekapselte Eiteransammlung
im Leberparenchym.

Ursachen

- Aufsteigende Infektion über die Leber- und
  Gallenwege bei Cholangitis
- Hämatogene Infektion, z.B. von perforierter
  Appendizitis, Darmulzera, Divertikulitis,
  auch Tonsillitis, Osteomyelitis, Furunkulose
  ausgehend
- Durch Parasiten, z.B. Amöben, Askariden
- Traumen.

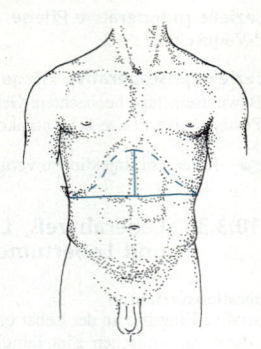

Abb. 10.9: Schnittführung bei
Leber-OP [L 190]

Pflegeleitsymptome

- Septische Temperaturen
- Schüttelfrost
- Sich rasch verschlechternder Allgemeinzustand
- Ggf. Schmerzen im rechten Oberbauch und ggf. Ikterus.

Diagnostik

Spezielle Leberdiagnostik ☞ 10.3.1.
- Sonographie ☞ 10.6.2
- CT-Abdomen ☞ 10.5.2
- Ultraschallgesteuerte Feinnadelpunktion zur Erregergewinnung. Erregerbestimmung
  und Antibiogramm.

Konservative Therapie

Ziel: Entleerung der Abszeßhöhle mittels Saug- und Spülkatheter, Bekämpfung der
Infektion durch systemische Antbiotikatherapie.

Operative Therapie

OP-Indikationen
- 48 Std. nach konservativer Therapie weiterhin Fieber
- 14 Tage nach konservativer Therapie keine Verkleinerung der Abszeßhöhle
- Kein Erfolg durch Antibiose bei multiplen Abszessen
- Abszesse infolge einer Cholezystektomie mit Gallengangsläsionen.

OP-Verfahren: Leberteilresektion (s.o), ggf. mit Gallengangsrevision und galleablei-
tender Drainage.

10

Pflege bei konservativer Therapie

Überwachen
- Kontrolle: RR, Puls, Temperatur und Bewußtseinslage kontinuierlich, z.B. 1 x /Std.
- Bei Schüttelfrost Blutkultur aerob und anaerob abnehmen ☞ 7.2 ✍.

Weitere Pflege
- Inzisionsstelle täglich verbinden, bei Durchfeuchtung des Verbandes häufiger
- Inzisionsstelle auf Infektionszeichen, z.B. Rötung, Schwellung, Eiter kontrollieren
- Funktion des Saug- und Spülsystems überwachen
- Ableitungsbeutel leeren. Sekret auf Menge, Konsistenz und Beimengungen überprüfen
- Spülflüssigkeit bei Bedarf erneuern, ggf. Antibiotikum instillieren ✍.

Spezielle perioperative Pflege: s.o. spezielle perioperative Pflege bei Lebereingriffen.

❘ Leberzyste

Ursachen
Nichtparasitäre Zysten
- Leberzyste: einzeln, langsam wachsende Zyste
- Zystenleber: multiple Zysten durchdringen die gesamte Leber und ggf. weitere Organe, z.B. Nieren.

Parasitäre Zysten ☞ 8.8

Pflegeleitsymptome
- Kleinere Zysten, z.B. ≤ 10 cm verursachen keine Beschwerden
- Bei sehr großen Zysten Druckgefühl im Oberbauch, Übelkeit und Erbrechen, Appetitlosigkeit, ggf. Ikterus und Fieber
- Sepsis bei Zysteninfektion.

Diagnostik
- Labor: Unterscheidung der Echinococcusformen
- Abdomensonographie
- CT-Abdomen
- Ggf. Arteriographie und Kavographie.

Operative Therapie
OP-Indikationen: beginnende Komplikationen, z.B. Verschluß von Lebergefäßen und Gallengängen. Beginnende Leberinsuffizienz bei Zystenleber.

OP-Verfahren
- Bei Hundebandwurm parasitäre Zyste mit Wirtskapsel nach vorheriger Abtötung des Parasiten operativ entfernen. Bei Fuchsbandwurm Leberteilresektion (Hemihepatektomie). Medikamentöse periop. Begleittherapie mit Mebendazol, z.B. Vermox®
- Nichtparasitäre Zysten: Enukleation nur bei großen Zysten, z.B. 10 cm mit zunehmenden Beschwerden. Bei Zystenleber evtl. Transplantation.

Spezielle perioperative Pflege: s.o, spezielle perioperative Pflege bei Lebereingriffen, zusätzlich auf beginnende Zeichen einer Sepsis achten ☞ 8.3.

| Lebertumoren

Ursachen
- Häufig: sekundäre Lebertumoren (Fernmetastasen)
- Selten: primäre Lebertumoren, vom Leberparenchym ausgehend, meist Leberkarzinom z.B. durch Leberzirrhose, Schimmelgifte und bei HBs-Antigenträgern.

Pflegeleitsymptome: Beschwerden erst im fortgeschrittenen Stadium, z.B. Oberbauchschmerzen, Appetitlosigkeit, Leistungsknick, Gewichtsverlust, ggf. Ikterus, Anämie.

Diagnostik vorbereiten
- Laborroutine mit Tumormaker α1-Fetoprotein
- Abdomensonographie
- Angiographie ☞ 13.2
- CT-Abdomen
- Leberpunktion.

Operative Therapie
OP-Indikationen: Heilungschance bei fehlender Metastasenbildung oder durch Lebertransplantation. Verdrängungserscheinungen, z.B. Magenausgangsstenose, Kompression des Duodenums.

OP-Verfahren
- Primäre Lebertumoren: Leberteilresektion oder ggf. Lebertransplantation bei Fehlen von Metastasen
- Sekundäre Lebertumoren: Metastasenentfernung durch Keilexzision oder Leberteilresektion.

Palliative Therapie
- Gastroenterostomie bei Magenausgangsstenose
- Bei Fernmetastasen, systemische Chemotherapie
- Bei lokalen Tumoren lokale Chemotherapie, z.B. Zuführung des Zytostatikums über einen implantierten Port in die A. hepatica.

Spezielle perioperative Pflege
- Spezielle periop. Pflege bei Lebereingriffen ☞ oben
- Pflege bei Transplantation ☞ 16
- Onkologische Pflege ☞ 11.

| 10.3.4 Leberverletzungen

Ursachen
- Leberparenchym- und Kapselschädigungen bei stumpfer Gewalteinwirkung z.B. durch Tritt, Lenkrad, Sicherheitsgurt
- Perforierende Verletzung z.B. durch Stich, Schuß, Rippenspießung, Fehlpunktion.

Folgen
- Bei Kapselriß akute massive Blutungen in den Bauchraum
- Bei Parenchymverletzungen mit intakter Kapsel subkapsuläres Hämatom, Gefahr der zeitversetzten Kapselruptur mit Einblutung in den Bauchraum
- Volumenmangelschock.

10

Pflegeleitsymptome
- Schmerzen im rechten Oberbauch, ggf. ausstrahlend in die rechte Schulter
- Tachykardie, RR-Abfall, Kaltschweißigkeit, Bewußtseinseintrübung bei hämorrhagischem Schock
- Brettharter Bauch, Abwehrspannung bei Peritonitis.

Pflege bei Leberverletzungen
Pflegerisch vorrangig ist die Schockbekämpfung, die schnelle Organisation der Diagnostik und OP-Vorbereitung.

Erstmaßnahmen
- Notfallaufnahme durchführen ☞ 2.1.2
- Alles zum Legen eines ZVK vorbereiten, ggf. assistieren
- Volumensubstitution vorbereiten, z.B. Elektrolytlösungen, Plasmaexpander, z.B. Haes-steril®. Infusionstherapie überwachen
- Mind. 6 EK und FFP bestellen und kreuzen lassen ✍
- Transfusionen vorbereiten und überwachen ☞ 20
- Blasendauerkatheter zur Flüssigkeitsbilanzierung legen
- Patienten zur Sonographie und ggf. zur Notoperation vorbereiten.

Überwachen
Eine kontinuierliche Überwachung, z.B. Monitoring, ist für das rechtzeitige Erkennen lebensbedrohlicher Situationen unabdingbar.
- RR, Puls, ZVD und Bewußtseinslage permanent kontrollieren
- Urinausscheidung 1 x /Std. überprüfen, ggf. Stundenurometer benutzen, bei Anurie oder Oligurie Arzt informieren, Gefahr des Nierenversagens.

Diagnostik vorbereiten
- Labor: BB, Gerinnungsstatus, E'lyte, Nieren- und Leberparameter, Blutgruppe
- Abdomensonographie
- Abdomenübersicht im Stehen, bei geschwächten Patienten im Liegen
- CT-Abdomen
- Abdominallavage.

Operative Therapie
OP-Indikation: massive Blutung erfordert sofortige OP.

OP-Verfahren
- Übernähung und Drainage bei Parenchymeinrissen
- Kompression mit Tamponade bei massiver Blutung
- Leberteilresektion bei ausgedehnter Leberruptur.

Spezielle perioperative Pflege
Periop. Pflege bei Lebereingriffen ☞ 10.3.3.
- Ggf. Verlegung auf Intensivstation veranlassen, z.B. instabile Kreislaufverhältnisse, Gerinnungsstörungen, Nierenversagen ✍
- Wunddrainagen: Fördermenge, Aussehen beobachten und dokumentieren, Gefahr der Nachblutung, ggf. Nachoperation vorbereiten ✍
- Bei Blutungen aus dem Gallengang auf Ikteruszeichen achten. Pflegeleitsymptome ☞ 10.3.2.

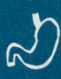

10.4   Gallenblase und Gallenwege

10.4.1   Leitsymptome

Abdominalschmerz
- Dumpfer Schmerz im rechten Oberbauch besonders nach opulenter Mahlzeit, evtl. Ausstrahlung in rechte Schulter oder Rücken
- Gallenkolik: anfallsweise wellenförmige, krampfartige heftige Schmerzen im rechten Oberbauch.

Ikterus
- Gelbfärbung der Bindehaut (Sklerenikterus). Gelbfärbung der gesamten Haut. Juckreiz (Kratzspuren)
- Dunkel gefärbter Urin (Altbierbraun). Heller entfärbter Stuhl.

Erbrechen: ☞ 7.6.1.

10.4.2   Spezielle Diagnostik

Diagnoseverfahren
- Endoskopie: ERCP (*e*ndoskopische *r*etrograde *C*holangio-*P*ankreatikographie) (☞ 10.5.2), PTC (D) (*p*erkutane *t*ranshepatische *C*holangiographie bzw. Cholangiodrainage) ☞ 10.4.4
- Szintigraphie: biliäre Sequenzszintigraphie bei hohen Bilirubinwerten, da Röntgenkontrastmitteldarstellung nicht möglich
- Röntgen: i.v.-Cholezysto-Cholangiographie
- Oberbauchsonographie
- Labor: Leber- und Cholestaseparameter ☞ 10.3.2, Pankreasenzyme, z.B. α-Amylase, Lipase, BZ.

Pflege bei radiologischen Untersuchungen
Am Vortag
- Patienten über Untersuchungstermin, Vorbereitung und Untersuchungsablauf informieren ⓊⓈ
- Einverständniserklärung unterschreiben lassen
- Patienten zur Radiologie anmelden: Anmeldeformular ausfüllen, auf Begleiterkrankungen hinweisen, z.B. Allergien, Diabetes mellitus, Hyperthyreose, Herz-, Niereninsuffizienz, Infektionen, Terminwunsch vermerken
- Labor anmelden, z.B. BB, Gerinnungsstatus mit Quick und PTT, Blutungszeit. Nierenwerte mit Kreatinin und Harnstoff. Blutgruppe
- Medikamentenverordnung für den Untersuchungstag einfordern
- Patientenunterlagen bereithalten, z.B. Krankenblatt, Patientenkurve, Laborbefunde, Allergiepaß, Einverständniserklärung, Röntgenbilder.

Am Untersuchungstag
- Patienten nüchtern lassen
- Darm- und Blasenentleerung ermöglichen
- Untersuchungshemd, Bademantel und Hausschuhe bereitlegen

10

- Bei Diabetikern morgens Blutzucker kontrollieren, ggf. Insulin verabreichen oder Glukoseinfusion vorbereiten ✍
- Patienten zur Untersuchung begleiten, Patientenunterlagen mitnehmen, bis zur Übergabe beim Patienten bleiben.

Nachsorge
- Auf Kontrastmittelnebenwirkungen achten ☞ Kasten
- Spätreaktionen wie Quaddelbildung, Juckreiz noch nach Std. bis Tagen möglich
- Bei ersten Anzeichen von Kontrastmittelnebenwirkungen Arzt informieren.

Stadien der Kontrastmittelunverträglichkeit	
Stadium 1	Hautrötung, Quaddelbildung, Juckreiz
Stadium 2	Leichte Luftnot, leichter Blutdruckabfall, geringradige Tachykardie, Kloßgefühl im Hals, Unruhe, Verwirrtheit, Kopfschmerzen
Stadium 3	Zunehmende Atemnot, Bewußtseinseintrübung bis zur Bewußtlosigkeit, Schockzeichen ☞ 4.2
Stadium 4	Schwere anaphylaktische Reaktion mit Atem- und Kreislaufstillstand

I.v.-Cholezysto-Cholangiographie
Kontrastmitteldarstellung der extra- und intrahepatischen Gallenwege durch intravenöse Kontrastmittelgabe.

Vorbereiten (s.o.)
- Am Vortag der Untersuchung nicht blähende schlackenarme Kost verabreichen, besonders keine Schokolade, Eier, Obst, Milchspeisen, Zwieback, Teigwaren
- Vor Untersuchung mind. 12 Std. Nahrungskarenz einhalten.

Nachsorge
Kontrastmittelnebenwirkungen beachten, Spätreaktion noch Std. nach Verabreichung möglich.

Perkutane transhepatische Cholangiographie (PTC)
Röntgenologische Gallenwegsdarstellung. Unter sonographischer Kontrolle wird eine Punktionsnadel durch Bauchdecke und Leber vorgeschoben und Kontrastmittel eingespritzt.

Vorbereiten: ☞ 10.8.2. Patienten am Untersuchungstag nüchtern lassen. Ggf. Punktionsgebiet rasieren.

Nachsorgen
- Punktionsstelle mit Pflasterverband versorgen
- Labor: Blutbild, Leberparameter, Amylase, Lipase, Bilirubin
- Bis zum Ausschluß von Komplikationen, z.B. Organverletzung mit Blutung, Nahrungskarenz einhalten. RR, Puls, Temperatur 2 x /Std. kontrollieren
- Auf Peritonitiszeichen achten ☞ 8.4
- Auf Kontrastmittelnebenwirkungen achten ☞ Kasten oben.

| 10.4.3   Eingriffe an Gallenblase und Gallenwegen

Operative Verfahren

Laparoskopische Cholezystektomie

Arbeitsinstrumente, z.B. Endoskop mit Video-Optik, Faßzangen, Schere werden durch drei kleine Bauchschnitte und einen Bauchnabelschnitt eingeführt (☞ Abb. 10.10). Gallenblasengang und zuführende Arterie wird mit Metallclip abgeklemmt. Gallenblase wird abgesetzt und herausgezogen, ist sie zu groß wird sie anpunktiert, die Galle abgesaugt, Steine werden einzeln entfernt und die entleerte Gallenblase wird herausgezogen. Kontraindikationen: akute Cholezystitis, Gallenblasenkarzinom, Leberzirrhose mit Aszites, Gravidität, Choledochusrevision, Gallenblasenempyem.

Resezierende Verfahren

Die Gallenblase wird über Laparotomie mit Rippenbogenrandschnitt entfernt. Choledochussteine werden durch intraoperative Kontrastmitteldarstellung der Gallenwege ausgeschlossen. Bei Steinnachweis wird der Choledochus revidiert und eine T-Drainage eingelegt (☞ 10.4.4).

Palliative Eingriffe: Abfluß der Gallenflüssigkeit wird durch Umgehungsoperation, z.B. Hepatikojejunostomie oder Cholangiojejunostomie, aufrecht erhalten.

Endoskopische Verfahren

- Transpapilläre Cholangiodrainagen (TPCD): Mittels Endoskopie wird eine innere Drainage (Stent) eingelegt und Galle abgeleitet
- Endoskopische Papillotomie (EPT): Papilla duodeni major wird endoskopisch erweitert (Schlitzung), Gallensteine werden entfernt
- Perkutane transhepatische Cholangiodrainage (PTCD): Gestaute Gallengänge werden perkutan anpunktiert, eine Drainage wird eingelegt und Galle nach außen abgeleitet ☞ 10.4
- Perkutane transhepatische Gallenblasenpunktion (PTC): Gallenblase wird perkutan punktiert, Gallenblasensteine werden durch Einspritzen von Methylterbutyläther aufgelöst ☞ 10.4.

| 10.4.4   Erkrankungen der Gallenblase und Gallenwege

| Cholelithiasis

Einzelne oder multiple Gallensteine in der Gallenblase (Cholezystolithiasis) oder im Gallengang (Choledocholithiasis). Etwa zu 2/3 ohne Beschwerden (,,stumme Steine"). Erkrankungshäufigkeit 10–15 % der Bevölkerung, F > M ≅ 3 : 1.

Risikofaktoren: Adipositas, Hypercholesterinämie, Diabetes mellitus, Schwangerschaft, chronische Obstipation, fettreiches Essen, mangelnde Bewegung.

Komplikationen

- Durch Steineinklemmung entstehen Abflußbehinderung am Gallenblasenausgang, Überdehnung der Gallenblasenwand, ständige mechanische Reizung. Dadurch Gefahr der akuten oder chronischen Cholezystitis
- Bei Nekrose der Gallenblasenwand Gefahr der Perforation mit eitriger Peritonitis

10

• Bei Gallengangssteinen Verschlußikterus durch gestörten Galleabfluß aus der Leber.

Pflegeleitsymptome
• Druck- und Völlegefühl nach fettreicher Mahlzeit
• Schmerzen im rechten Oberbauch, evtl. in die rechte Schulter ausstrahlend
• Evtl. Fieber ≤ 38,5 °C
• Übelkeit und Erbrechen
• Ggf. leichter Ikterus, entfärbter Stuhl, bierbrauner Urin
• Gallenkolik bei Steineinklemmung.

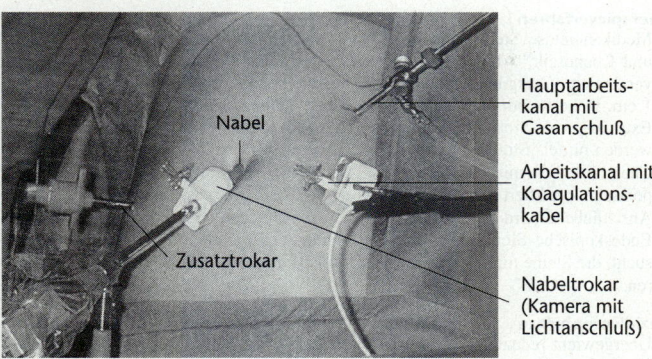

Hauptarbeits-
kanal mit
Gasanschluß

Nabel

Arbeitskanal mit
Koagulations-
kabel

Zusatztrokar

Nabeltrokar
(Kamera mit
Lichtanschluß)

Abb. 10.10: Laparoskopische Cholezystektomie, Position der Instrumente [X 211]

Pflege bei Gallenkolik
Vorrangige Aufgabe ist die Schmerzbekämpfung und die Vorbereitung der Diagnostik.

Erstmaßnahmen
Auf Anordnung des Arztes durchführen, anschließend dokumentieren.
• Patienten und Angehörige auf Bettruhe und Nahrungskarenz hinweisen
• Legen eines peripheren Zugangs vorbereiten
• Infusion mit Spasmolytikum wie Buscopan® und Analgetikum, z.B. Tramal®, vorbereiten; beim Anlegen assistieren und Verlauf überwachen ☞ 20.1.5
• Ggf. warmen Bauchwickel oder Wärmflasche zur Schmerztherapie anlegen ☞ 3.8., bei akuter Entzündung kontraindiziert ✍
• Nierenschale und Zellstoff bereitstellen, nach Erbrechen Gelegenheit zum Mundspülen geben
• Labor vorbereiten, z.B. BB, Gerinnung, E'lyte, Cholestase- und Pankreasparameter, BZ, Blutgruppe und Kreuzblut
• Sonographie anmelden und vorbereiten, ggf. ERCP.

Patienten überwachen
Gezielte Patientenbeobachtung ermöglicht das rechtzeitige Erkennen von Komplikationen.
• RR, Puls 4 x tägl. kontrollieren. Auf Schockzeichen achten, Schockgefahr durch Gallenblasenperforation
• Temperatur 2 x tägl. kontrollieren, plötzlicher Temperaturanstieg bei Peritonitis ☞ 8.4

- Übelkeit, Schmerzen, Juckreiz, Schwindel erfragen.
! Plötzliche Schmerzlinderung kann Hinweis auf eine Perforation sein.

Diagnostik vorbereiten: ☞ 10.4.2.

Konservative Therapie
Indikationen: rezidivierende Beschwerden, Gefahr von Komplikationen, asymptomatische Steine, OP nicht möglich.
Ziel: Gallensteine unter Erhaltung der Gallenblase auflösen bzw. entfernen.

Therapieverfahren
- Medikamentöse Steinauflösung: Cheno- und Ursodeoxycholsäure, z.B. Ursofalk® und Chenofalk® werden einzeln oder in Kombination für mind. 6–18 Mon. oral verabreicht. Geeignet für reine Cholesterinsteine mit einem Durchmesser von max. 1 cm. Hohe Rezidivrate. Kaum Erfolge bei Gallengangssteinen
- Extrakorporale Stoßwellenlithotripsie (ESWL): kleine, kalkfreie Gallenblasensteine werden mittels Stoßwellen zertrümmert, ca. 10 % Rezidive
- Chemolitholyse mit Ätherderivat (MTBE Methyl-tert-Butylether): Gallenblase wird perkutan punktiert oder es wird mittels ERCP eine nasobiliäre Sonde gelegt. Anschließend wird MTBE über 2–3 Tage eingebracht, ca. 10 % Rezidive
- Endoskopische Steinentfernung: ERCP mit Papillotomie. Anschließend wird versucht, die Steine mittels Ballon oder Dormia-Fangkörbchen (☞ 10.5.2) zu extrahieren.

Rezidivprophylaxe
- Übergewicht reduzieren
- Ernährung auf fettarme, ballaststoffreiche Kost umstellen
- Zur Nacht ein Glas Milch trinken, führt zur Entleerung der Gallenblase
- Nicht vertragene Nahrungsmittel meiden.

Operative Therapie
OP-Indikationen: Gallensteine mit erhöhtem Komplikationsrisiko z.B. bei Perforation mit Peritonitis, anhaltende Schmerzen und Entzündungszeichen.
OP-Verfahren: Cholezystektomie ☞ Abb. 10.11.

Spezielle präoperative Pflege
- Labor vorbereiten, z.B. BB, E'lyte, Gerinnung, Nierenwerte, Cholestase-, Leber-, Pankreasparameter, Blutgruppe
- Am Vortag mittags leichte Kost, am Abend flüssige Kost anbieten, ab 22 Uhr nüchtern lassen
- Von den Brustwarzen bis einschließlich der oberen Schambehaarung rasieren. Bei MIC-Galle zusätzlich Bauchnabel reinigen und desinfizieren, ggf. mit PVP-Jod getränkten Tupfer in den Bauchnabel einlegen
- Am Vorabend Darm mit Klysma reinigen.

Spezielle postoperative Pflege
- Ggf. vorhandene Magensonde versorgen ☞ 3.4.3, nach 12–24 Std. ziehen ✍
- Zieldrainage bilanzieren, wird am 1. postop. Tag gekürzt, am 3. Tag gezogen. Bei Choledochusrevision wird sie 24 Std. nach T-Drain-Entfernung gezogen ☞
- Ggf. T-Drainage bilanzieren und dokumentieren. T-Drain am 3.–4. postop. Tag auf Körperhöhe hochhängen, am 6. postop. Tag Gallenwege röntgen lassen. Bei Normalbefund wird T-Drainage gezogen ☞

10

- Kostaufbau ab 2. postop. Tag mit Tee beginnen. Nach einsetzender Darmtätigkeit passierte Kost anbieten, weiter mit kliniküblichem Kostaufbau-Schema
- Ggf. ab 3. postop. Tag durch Gabe eines Klysma abführen lassen
- Laborkontrolle vorbereiten, z.B. BB, Bilirubin, Amylase, Lipase, AP, γ-GT
- Patienten zur Mobilisation am OP-Tag abends aufstehen lassen.

Pflege nach MIC-Galle
- RR und Puls 2 x/Std. kontrollieren, auf Schocksymptomatik achten. Schockgefahr durch insuffizienten Verschlußclip
- Laborkontrolle vorbereiten, z.B. BB, Bilirubin, Amylase, Lipase, AP, γ-GT
- Ggf. Sonographiekontrolle vorbereiten
- Am OP-Tag abends Tee, ab 1. postop. Tag Schonkost verabreichen
- Laparotomienarben auf Nachblutung und Infektionszeichen beobachten, mit Wundschnellverband versorgen
- Patienten zur Mobilisation am OP-Tag abends aufstehen lassen
- Entlassung für den 4.–5. postop. Tag vorbereiten.

| Cholezystitis und Cholangitis
Akute oder chronische Entzündung der Gallenblase oder Gallenwege.

Ursachen: häufig bei Steinleiden durch Gallenabflußstörung und bakterielle Infektion.

Komplikationen
- Massiv gestaute Gallenblase (Hydrops) mit nachfolgender Infektion
- Gefahr der Durchwanderungsperitonitis
- Gallensteinileus durch Ausbildung eines Fistelgangs mit Steinwanderung in das Duodenum.

Pflegeleitsymptome
- Oberbauchschmerz rechts, ausstrahlend in die rechte Schulter
- Übelkeit und Erbrechen
- Fieber 38,0 °C mit Schüttelfrost
- Ikterus
- Koliken
- Akutes Abdomen bei Perforation ☞ 4.3.

Pflege bei Cholezystitis und Cholangitis: wie Pflege bei Gallenkolik ☞ s.o., Diagnostik vorbereiten ☞ 10.4.2.

Konservative Therapie
Indikationen: unklare Diagnose oder schlechter Allgemeinzustand. Symptomatik besteht länger als 48 Std.
Ziel: Symptomfreiheit und Beseitigung der Infektion. Vorbereitung der Operation im entzündungsfreien Intervall.

Assistenz bei der Therapie
- Antibiotikagabe und Infusionstherapie vorbereiten und überwachen (☞ 20)
- 1 x tägl. Laborkontrolle vorbereiten, z.B. BB, Bilirubin, GOT, GPT, AP, γ-GT, Amylase
- Nahrungskarenz und parenterale Ernährung sicherstellen
- Schmerzbekämpfung mit Spasmolytikum, z.B. Buscopan®
- Ggf. fiebersenkende Maßnahmen durchführen ☞ 7.2.

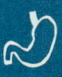

Pflege
- Mit Erbrechen rechnen, Nierenschale und Zellstoff bereitstellen ☞ 7.6.1
- Zur Schmerzbekämpfung Eisblase auf Gallenblasenregion legen
- Patienten Bettruhe verordnen
- Nach Abklingen der akuten Symptomatik Tee anbieten. Bei Verträglichkeit mit leichter fettfreier Kost fortfahren ✍
- Ggf. Patienten auf OP im beschwerdefreien Intervall vorbereiten
- Bei Komplikationen sofort OP vorbereiten
- Bei Patienten mit reduziertem Allgemeinzustand Soor-, Parotitis-, Thrombose- und Pneumonieprophylaxe durchführen ☞ 5.1.

Patienten überwachen
Veränderungen sowie Verlauf dokumentieren, Arzt informieren.
- RR, Puls, Temperatur 3 x tägl. kontrollieren
- Auf Schmerzen und Bauchdeckenspannung achten, Peritonitiszeichen ☞ 8.4
- Gelbfärbung an Haut und Skleren beobachten
- Auf Stuhlveränderungen, z.B. hell entfärbt und Urinveränderungen, z.B. dunkel, schaumig, achten
- Auf Meteorismus und Erbrechen (Zeichen eines paralytischen Ileus) achten ☞ 10.8.5
- Dehydrationszeichen beachten, z.B. Oligurie ≤ 500 ml/Tag, trockene Zunge, stehende Hautfalten, Durstgefühl
- Kostverträglichkeit erfragen und beobachten, z.B. zunehmende Schmerzen, Übelkeit und Erbrechen nach Kostaufnahme
- Auf Pankreatitiszeichen achten, z.B. gürtelförmiger Oberbauchschmerz, Übelkeit, Erbrechen, Darmparesen, Fieber.

Operative Therapie
OP-Indikationen: akute Cholezystitis und Cholangitis, innerhalb 48 Std. Phlegmonöse, gangränöse Cholezystitis und Gallenblasenperforation notfallmäßig.
OP-Verfahren: Cholezystektomie und Choledochusrevision bei Gallengangssteinen. Drainage und Spülung bei Perforation.

Spezielle perioperative Pflege: bei phlegmonöser und gangränöser Cholezystitis OP-Vorbereitung sofort einleiten.

T-Drainage handhaben
Anlage einer T-Drainage ☞ 10.4.4, ☞ Abb. 10.11.
- Sekretbeutel postop. unter Patientenniveau aufhängen
- Ab 3.–4. postop. Tag Sekretbeutel schrittweise höherhängen ✍
- Täglich VW an der Austrittsstelle
- Drainaustrittsstelle auf Entzündungszeichen beobachten
- Bei geringem oder ausbleibendem Gallefluß Drain mit NaCl 0,9 % anspülen, dabei streng aseptisch vorgehen ✍
- Für den 6. postop. Tag Röntgen der Gallenwege anmelden. Bei freiem Galleabfluß T-Drain entfernen ☝.

Zieldrainage handhaben
- Verband 1 x tägl. wechseln
- Zieldrainage wird am 1. und 3. Tag gekürzt und nach T-Drain-Entfernung noch für 1–2 Tage belassen
- Nach Entfernung von T-Drain und Zieldrainage Drainageaustrittsstellen auf Sekretfluß beobachten. Geringe Sekretion für 1–2 Tage ist normal. VW durchführen

- Sekretbeutel streng aseptisch wechseln. Nur volle Sekretbeutel, kein routinemäßiger Beutelwechsel. Fördermenge mit Datum und Uhrzeit am Beutel markieren.

T-Drainage und Zieldrainage beobachten
- Fördermenge täglich bilanzieren und dokumentieren
- Drainaustrittsstelle auf Entzündungszeichen und auf Blut oder Sekretaustritt neben dem Drain kontrollieren
- Ableitungssysteme 1 x tägl. überprüfen: disloziert? verstopft? abgeknickt?
- Drainagesekrete auf Beimengungen, z.B. Blut, Konsistenz und Farbe kontrollieren
- Arzt über Veränderungen informieren.

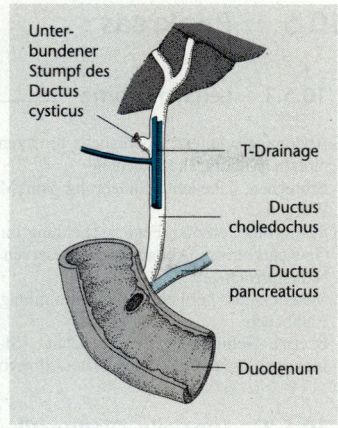

Abb. 10.11: Zustand nach Cholezystektomie, T-Drainage nach Choledochusrevision [L 190]

Tumoren der Gallenblase und Gallenwege

Diagnostik vorbereiten: ☞ 10.4.2.

Operative Therapie
OP-Indikation: operable Tumoren.

OP-Verfahren
- Cholezystektomie und ggf. Leberteilresektion
- Bei Gallengangskarzinom Whipple-Operation (☞ 10.5.3)
- Palliative Eingriffe: endoskopische Anlage einer inneren oder äußeren Drainage (PTCD) und biliodigestive Anastomose zur Sicherung des Gallenabflusses.

Spezielle perioperative Pflege: ☞ 10.3.3, 10.4.4, 10.5.4, onkol. Pflege ☞ 11.

10.5   Pankreas

10.5.1   Leitsymptome

- Abdominalschmerz: Oberbauchschmerzen gürtelförmig in den Rücken ausstrahlend, plötzlich, heftig und anhaltend
- Erbrechen, Übelkeit: Entleerung von Mageninhalt verbunden mit Übelkeit und Würgen
- Steatorrhoe: erhöhte Fettausscheidung im Stuhl durch mangelnde Verwertung
- Gewichtsverlust: Abbau der Fettreserven und des Stütz- und Struktureiweiß durch Nährstoffmangel
- Meteorismus: vermehrte Gasansammlung im Magen-Darm-Trakt, Völlegefühl und Blähbauch
- Ikterus: Gelbfärbung der Bindehaut (Sklerenikterus), später der gesamten Haut, Juckreiz. Dunkel gefärbter Urin (Altbierbraun), heller entfärbter Stuhl.

10.5.2   Spezielle Diagnostik

Labor
- Blut: Amylase, Lipase, Kalzium, Cholestaseparameter, Blutbild, Blutzuckertagesprofil, Tumormarker CA 19–9, CA 50, CEA.
- Pankreasfunktionstests: Sekretin-Pankreozymin-Test. Pankreolauryl-Test im Urin. Chymotrypsingehalt im Stuhl. Stuhluntersuchungen auf Fettgehalt und Gewicht.

Endoskopische retrograde Cholangio-Pankreatikographie (ERCP)
Röntgenkontrastdarstellung der Gallen- und Pankreasgänge. Gleichzeitige Steinentfernung, Chemolitholyse, biliäre und pankreatische Drainierung möglich.

Vorbereiten
- Patienten informieren; Ösophago-Gastro-Duodenoskopie ☞ 10.7.8
- Bei geplanter Papillotomie Blutgruppe bestimmen lassen und 2 Ery-Konzentrate bestellen
- Patienten am Untersuchungstag nüchtern lassen.

Durchführen 🖑
Unter Rö.-Kontrolle wird über einen feinen Katheter Kontrastmittel in den Gallen- und Pankreasgang injiziert. Ggf. wird die Vater-Papille durch Schlitzung erweitert (Papillotomie), um das Endoskop einführen zu können.

Nachbereiten
- In den ersten 3 Std. 2 x/Std. RR und Puls kontrollieren. Blutungsgefahr
- Nach 6 Std. Blutbild kontrollieren ✍. Körpertemperatur rektal messen
- Nach Rachenanästhesie 2 Std. Nahrungskarenz einhalten
- Kostaufnahme nach Arztanordnung beginnen
- Prämedizierte Patienten zur Toilette begleiten.

Sonographie
- Abdomen ☞ 10.6
- Feinnadelbiopsie unter Sonographie-Kontrolle zur Gewebegewinnung für histologische Untersuchungen.

Computertomographie des Abdomens

Röntgendarstellung von Körperabschnitten in Schichtbildern. Ggf. orale oder intravenöse Kontrastmittelgabe.

Vorbereiten
- Patienten informieren 🗱
- Ggf. vorhandene Röntgenbilder bereitlegen
- Am Vorabend entblähendes Medikament verabreichen, z.B. 30 ml sab simplex®
- Am Untersuchungstag nüchtern lassen. Bei Untersuchung am Nachmittag ggf. Tee und Zwieback zum Frühstück bestellen ✍
- Wichtige Medikamente verabreichen, z.B. Insulin, Herz- und Kreislauftherapeutika ✍
- Bei Diabetiker Blutzucker kontrollieren
- Vor Untersuchung Toilettengang ermöglichen.

Nachbereiten
- Auf Kontrastmittelnebenwirkungen achten (☞ 10.4.2)
- Patienten nach der Untersuchung Essen und Trinken anbieten.

┃ 10.5.3   Operative Eingriffe am Pankreas ───────────

┃ Operative Verfahren

Resezierende Verfahren
- Partielle Duodenopankreatektomie: OP nach Whipple mit Entfernung von Duodenum, Gallenblase, Lymphknoten, Pankreaskopf und -korpus, Magenteilresektion. Verbleibender Pankreasschwanz gewährleistet ausreichende Hormon- und Sekretproduktion. Insuffizienz bei Pankreasgangverschluß möglich
- Pyloruserhaltende partielle Duodenopankreatektomie: OP nach Whipple ohne Magenteilresektion, Pylorus bleibt erhalten
- Totale Pankreatektomie: Entfernung von Pankreas und Milz. Lebenslange Substitution von Pankreasfermenten und Insulin notwendig
- Pankreasschwanzresektion (Linksresektion): Entfernung von Pankreasschwanz und -korpus, evtl. Mitentfernung der Milz
- Nekrosektomie: Ausräumung der Nekrosestraßen und Teilresektion des Pankreas. Drainagen zur kontinuierlichen Spülung des Wundgebietes werden eingelegt.

Palliative Verfahren
- Umgehungoperation: z.B. bei Pankreastumor. Biliodigestive Anastomosen bei Verschlußikterus (Choledocho-Jejunostomie). Gastroenterostomie bei Magenausgangsstenose
- Zystojejunostomie: innere Drainage der Pankreaszyste mit Y-Roux-Schlinge, alternativ Zystogastrostomie oder Zystoduodenostomie.

Endoskopische Verfahren: endoskopische Drainageanlagen (PTCD, TPCD).

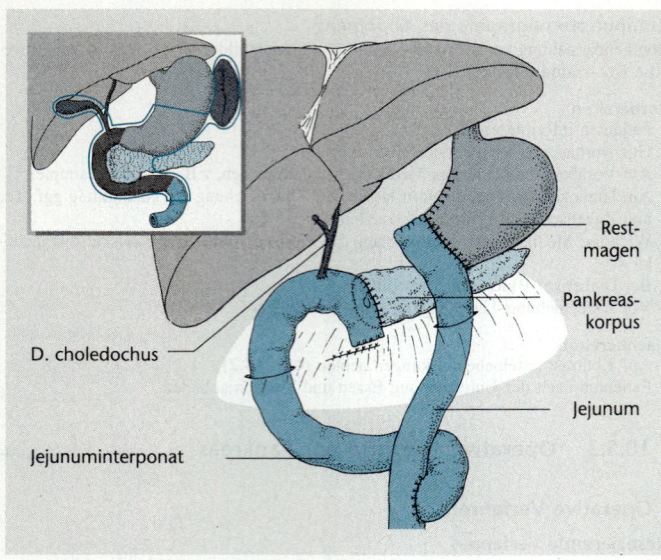

Abb. 10.12: Whipple-OP (partielle Duodenopankreatektomie)
Kleines Bild: präop. Situation, Verlauf der Resektionskanten [L 190]

Spezielle Pflege

Spezielle präoperative Pflege

- Patienten auf vorübergehende intensivmedizinische Betreuung vorbereiten
- BB, Gerinnung, E'lyte, Leber- und Nierenwerte, Pankreasenzyme und Blutgruppe vorbereiten, 6 Ery-Konzentrate bestellen ✍
- Am Vortag flüssige Kost, z.B. Tee, Mineralwasser, klare Suppen, ggf. hochkalorische Sondenkost verabreichen. Ab 22.00 Uhr nüchtern lassen
- Am Vorabend Klysma applizieren
- Abdominalbereich von Brustwarzen bis einschließlich oberer Schambehaarung rasieren.

Spezielle postoperative Pflege

Patienten überwachen

- Täglich BB, Blutzucker, E'lyte, Pankreas-, Nierenwerte, Leber- und Cholestaseparameter vorbereiten
- RR, Puls, Atmung und Bewußtseinslage 2 x /Std. kontrollieren (ggf. Monitoring)
- ZVD 2 x tägl. messen
- 3 x tägl. Körpertemperatur rektal überprüfen. Auf Anzeichen einer Sepsis oder Peritonitis achten. Erhöhte Infektionsgefahr
- Nach Pankreasresektion 3–4 x/Std. Blutzucker bestimmen. Gefahr der Hyperglykämie

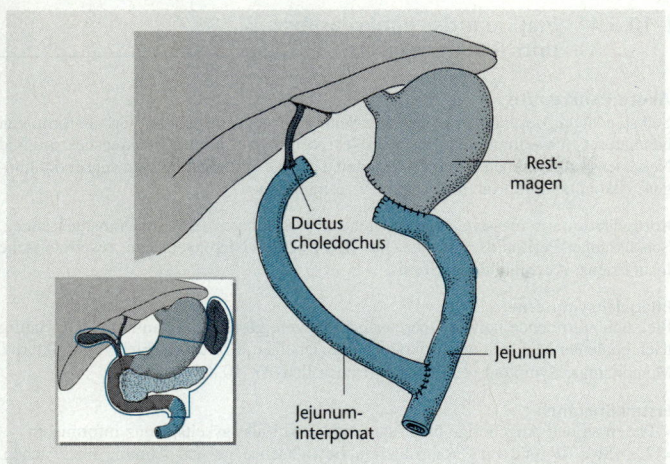

Abb. 10.13: Totale Duodenopankreatektomie (Variante).
Kleines Bild: präop. Situation, Verlauf der Resektionskanten [L 190]

Ernähren

- Für 6–8 Tage parenteral ernähren, ggf. länger ✍
- Je nach Art des Eingriffs nach ca. 8–10 Tagen mit Nahrungsaufbau beginnen. Kostaufbau wie bei Pankreatitis ☞ 10.5
- Darmtätigkeit, z.B. Darmgeräusche und Stuhlgang, kontrollieren, ggf. abführende Maßnahmen einleiten ✍
- Nach Pankreasteil- oder -totalresektion Pankreasfermente und ggf. Insulin zuführen ✍. Diabeteskost bestellen ☞ 6.4.

Schmerzen lindern

- Schmerzmittel verabreichen. Bei Opiatgabe Obstipationsprophylaxe durchführen
- Bauchdecke durch Oberkörperhochlagerung und Knierolle entspannen.

Medikamente ✍

- Somatostatin i.v., z.B. Stilamin® zur Hemmung der Pankreassekretion und als Anastomosenschutz
- Kreon®-Granulat zur Substitution von Pankreasfermenten.

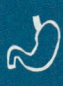

I 10.5.4   Pankreatitis, Pankreasabszeß und Pankreaszysten

Akute Pankreatitis

Selbstandauung des Pankreas durch Verdauungsfermente. Mögliche Verlaufsform: von ödematöser Schwellung über einzelne Nekrosen bis zur totalen Pankreasnekrose und Nekrosenstraßen zu benachbarten Organen. Häufige Ursachen: Gallenwegserkrankungen, Alkoholabusus, Karzinome oder Virusinfektionen.

Komplikationen: massive intraperitoneale Blutungen, Volumenmangelschock, Schocklunge, Peritonitis, paralytischer Ileus, akutes Nierenversagen, respiratorische Insuffizienz, Abszeßbildung, Sepsis.

Pflegeleitsymptome
Plötzlich auftretende heftige Oberbauchschmerzen, gürtelförmig ausstrahlend. Häufig nach opulenter Mahlzeit oder Alkoholgenuß. Übelkeit, Erbrechen, Fieber, ggf. Ikterus. Meteorismus, Symptome eines paralytischen Ileus ☞ 10.8.5.

Erstmaßnahmen
- Patienten und Angehörige über Nahrungs- und Flüssigskeitskarenz informieren
- 2 x /Std. RR und Puls kontrollieren. Bewußtseinslage und Atmung überwachen. Körpertemperatur 2 x tägl. rektal messen. BZ 2 x tägl. bestimmen, ggf. BZ-Tagesprofil
- Legen eines ZVK vorbereiten ☞ 3.5.6
- Legen einer Magenablaufsonde vorbereiten, ggf. assistieren
- Notfallabor vorbereiten: BB, Gerinnung, Kreatinin, Harnstoff, E'lyte, Amylase, Lipase, GOT, GPT, γ-GT, AP, Bilirubin
- Volumensubstitution vorbereiten, z.B. Elektrolytlösung ✍
- Analgetika verabreichen, z.B. Tramal® ✍
- Patienten ggf. für Notfallendoskopie vorbereiten ✍.

Chronische Pankreatitis

In Schüben verlaufende Entzündung der Bauchspeicheldrüse mit zunehmender Zerstörung des Pankreasparenchyms und Störungen des endo- und exokrinen Systems, meist bei Alkoholkrankheit (80 %).

Pflegeleitsymptome
- Im akuten Schub wie bei akuter Pankreatitis
- Anhaltende Oberbauchschmerzen, zumeist gürtelförmig in den Rücken ausstrahlend
- Übelkeit, Erbrechen, Meteorismus und Steatorrhoe
- Nahrungsmittel wie Fett, Kaffee, Alkohol werden schlecht vertragen
- Bei langjährigem Verlauf Gewichtsverlust, Kachexie.

Erstmaßnahmen bei akutem Schub: wie bei akuter Pankreatitis (s.o.).

Pankreasabszeß: Komplikation der akuten oder chronischen Pankreatitis mit anhaltenden Pankreatitis-Symptomen, sowie Fieber, Sepsis, Druckschmerz im Oberbauch.

Pankreaszysten

Folge akuter und chronischer Pankreatitis oder Pankreasverletzungen. Häufig Pseudozysten durch Sekretstau. Kleinere Zysten bleiben symptomlos. Große Zysten verursachen Verdrängungserscheinungen, z.B. Druckgefühl im Oberbauch, Schmerzen und

10

Aszites. Bei postraumatischen oder postpankreatitischen Zysten spontane Rückbildung möglich.

⎮ Operative Therapie

OP-Indikationen
- Akute Pankreatitis: akut nekrotisierende Pankreatitis mit Nekrosenstraßen, Abszeßbildung, Sepsis. Therapieresistenz trotz intensivmedizinischer Behandlung
- Chronische Pankreatitis: therapieresistenter chronischer Schmerz, Pseudozysten, Abszesse, Malignomverdacht, Fistelbildung, Choledochus- oder Duodenalstenosen und Gallensteine
- Pankreasabszeß: absolut
- Pankreaszysten: große Zysten mit Verdrängungserscheinungen.

OP-Verfahren
- Akute Pankreatitis: Nekrosektomie und Spülung des Wundgebietes über Drainage; Laparostoma, wiederholte Nekrosenabtragung oder Pankreasteilresektion bei nekrotisierender Pankreatitis mit Peritonitis und Abzeßbildung
- Chronische Pankreatitis: bei erweitertem Pankreasgang und Veränderungen im Pankreasgang Pankreasschwanzresektion mit Y-Roux-Schlinge; Pankreatojejunostomie: Seit-zu-Seit-Anastomose zwischen Ductus Pankreaticus und Jejunumschlinge (☞ Abb. 10.14)
- Pankreasabszeß: Laparotomie mit Abszeßdrainage, ggf. Pankreasteilresektion. Weitere Therapie wie chronische Pankreatitis (s.o.)
- Pankreaszysten: innere Drainierung, z.B. durch Zystojejunostomie, äußere Drainierung bei nicht anastomosefähigen Zysten.

Spezielle prä- und postoperative Pflege: ☞ 10.5.3.

Entlassungberatung: ggf. Diabetikerschulung einleiten. Bei Alkoholkrankheit Suchtberatung vermitteln.

⎮ 10.5.5　Pankreasverletzungen

Vorwiegend durch stumpfes Bauchtrauma. Nach freiem Intervall Symptome einer akuten Pankreatitis oder Peritonitis.

Sofortmaßnahmen
- Essen oder Trinken nicht zulassen
- ZVK vorbereiten
- ZVD Meßsystem einrichten
- Notfallabor anmelden und vorbereiten, z.B. BB, BZ, Serumamylase, Gerinnung, Blutgruppe
- Ggf. Ery-Konzentrate bestellen, Blut für Kreuzprobe abnehmen ✍
- Schmerzmittel i.m./s.c. verabreichen oder zur i.v.-Injektion vorbereiten ✍
- RR, Puls, ZVD, Atmung und Bewußtseinslage 6 x /Std. kontrollieren, ggf. Monitoring
- Patienten zur weiteren Diagnostik vorbereiten, z.B. ERCP, Sono, CT-Abdomen, Abdominallavage, Angiographie ✍.

Operative Therapie
OP-Indikation: perforierende Verletzungen mit Ruptur des Pankreasganges.

OP-Verfahren
Übernähung und Drainage bei Quetschungen und leichten Kapseleinrissen. Teilresektion bei schwerer Pankreasruptur im Pankreasschwanzbereich. Partielle Duodeno-Pankreatektomie bei Ruptur des Pankreaskopfes und Pankreasganges.

Spezielle prä- und postoperative Pflege: ☞ 10.5.3.

| 10.5.6 Pankreastumoren

Unterschieden werden vom exokrinen oder endokrinen Drüsenepithel ausgehende Tumoren.

Pankreaskarzinom
Vorwiegend Pankreaskopfkarzinom (70 %). Ursache unbekannt. Risikofaktoren: Rauchen, regelmäßiger Alkoholkonsum, chronische Pankreatitis. Therapie wegen fehlender Frühsymptome zumeist palliativ.

Pflegeleitsymptome:
uncharakteristische Frühsymptome, z.B. Oberbauchschmerz, Gewichtsverlust, schmerzloser Ikterus. Später Symptome der chronischen Pankreatitis.

Diagnostik vorbereiten: allgemeines Labor, zusätzlich Tumormaker CA 19–9, CA 50, CEA. Sonographie, ggf. Endosonographie, CT, ERCP, Feinnadelbiopsie, ggf. Laparotomie.

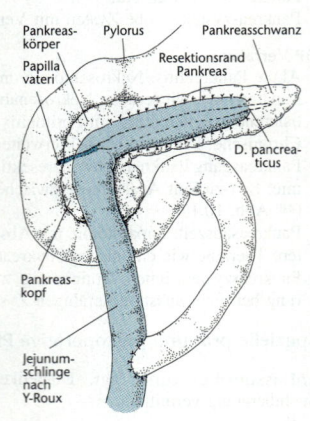

Abb. 10.14: Pankreatojejunostomie [L 190]

Operative Therapie
OP-Indikationen: kleine lokal begrenzte Tumoren ohne Metastasen. Verschlußikterus oder Magenausgangsstenose.
OP-Verfahren: bei Pankreaskopfkarzinom partielle oder pyloruserhaltende Duodenopankreatektomie, bei Pankreasschwanzkarzinom Resektion häufig nicht möglich. Bei Verschlußikterus und Magenausgangsstenose biliodigestive Anastomose und Gastrojejunostomie.

Spezielle prä- und postoperative Pflege: ☞ 10.5.3.

Endokrine Tumoren
Seltene autonom hormonbildende Tumoren.
• Insulinom: insulinproduzierender Tumor, maligne Entartung möglich (10 %). Pankreaslinksresektion oder partielle Duodenopankreatektomie möglich
• Gastrinom: gastrinbildender Tumor, meist maligne (60 %). Gastrektomie bei Versagen der konservativen Therapie

- Vipom: polypeptidbildender, sehr seltener Tumor. Symptome: wäßrige Durchfälle, Übelkeit, Erbrechen, Dehydratation. Duodenopankreatektomie oder Pankreaslinksresektion möglich
- Glukagonom: glukagonbildender Tumor, sehr selten. Blasenbildende nekrotisierende Exantheme im Leisten- und Genitalbereich, an den unteren Extremitäten und Schleimhäuten. Therapie wie Vipom.

Operative Therapie: OP-Indikation und OP-Verfahren wie Pankreaskarzinom (s.o).

Spezielle prä- und postoperative Pflege: ☞ 10.5.3.

10.6   Milz

❙ 16.6.1   Leitsymptome

- Milz ist massiv vergrößert, unter linkem Rippenbogen tastbar (Splenomegalie)
- Schmerzen im linken Oberbauch
- Akutes Abdomen mit Abwehrspannung und Zunahme des Bauchumfangs, hypovolämischer Schock ☞ 4.2 bei Milzruptur
- Infektanfälligkeit, Blutungsneigung durch Anämie, Leukopenie und Thrombopenie (Hypersplenismsyndrom).

 Akutes Abdomen und hypovolämischer Schock können auch Tage bis Wo. nach einem Trauma als Zeichen einer zweizeitigen Milzruptur auftreten.

❙ 10.6.2   Spezielle Diagnostik

Diagnostik vorbereiten
- Labor, z.B. Differential-BB mit Retikulozyten, Quick, PTT, AT III, Leberparameter, E'lyte, Elektrophorese, Ferritin, Transferrin, Vit-B$_{12}$, Folsäure, Coombs-Test, Blutgruppe. Knochenmark: Histologie, Zytologie
- Oberbauchsonographie bei Verdacht auf Vergrößerung, Hämatome, freie Flüssigkeit (s.u.)
- Sonographisch kontrollierte Feinnadelbiopsie bei Tumorverdacht
- Milzszintigraphie zur Bestimmung von Speicherdefekten
- Röntgen, z.B. Abdomenübersicht bei Verdacht auf Milzvergrößerung und Milzruptur. Nachweis eines Zwerchfellhochstands li. bei Milzvergrößerung und Ruptur durch Thoraxaufnahme.

Knochenmarkbiopsie
Entnahme von Knochenmark durch Beckenkamm- oder Sternalpunktion zur Beurteilung der Blutbildung.

Vorbereiten
- Gerinnungsfaktoren und Differentialblutbild bestimmen lassen
- Antikoagulanzientherapie rechtzeitig absetzen ✍

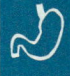

- Punktionsstelle ggf. rasieren
- Patienten im Bett zur Untersuchung bringen.

Durchführen 🔖
Ggf. Assistenz durch Pflege.
- Prämedikation, z.B. Diazepam®, verabreichen
- Patienten lagern, bei Sternalpunktion in Rückenlage, bei Beckenkammpunktion in Bauchlage, dabei Becken leicht hochlagern
- Punktionsstelle desinfizieren
- Nach Lokalanästhesie und Hautschnitt wird eine Stanznadel bis in die Spongiosa eingetrieben, dann wird die Punktionsnadel eingeführt und Knochenmark aspiriert
- Punktionsnadel wird entfernt, Einstichstelle komprimiert, Pflasterverband angelegt
- ! Die Aspiration ist schmerzhaft, Patienten darauf hinweisen und vor der Knochenmarkaspiration zur tiefen Einatmung auffordern.

Nachsorgen
- 1 Std. Bettruhe einhalten lassen
- Punktionsstelle auf Nachblutungen kontrollieren
- Ggf. Punktionsstelle mit kleinem Sandsack komprimieren
- Bei Schmerzen Analgetika verabreichen, z.B. Tramal®-Tropfen 📖.

Sonographie
Von einem Schallkopf ausgehende Ultraschallwellen werden von den Körperstrukturen als Echo zurückgeworfen und als Ultraschallbild dargestellt. Keine Strahlenbelastung.

Vorbereiten
- Patienten bei Untersuchungen im Abdominalbereich nüchtern lassen, am Vortag keine blähenden Speisen
- Ggf. am Vorabend entblähendes Medikament, z.B. Sab simplex®, geben 📖
- Zur besseren Darstellung des Beckenbereichs nicht entleeren, ggf. durch viel Trinken füllen. KI bei vaginalen Ultraschalluntersuchungen.

Nachsorge
- Ggf. Toilettengang ermöglichen
- Möglichkeit zur Reinigung geben, Hilfe zum Entfernen des Kontaktgels anbieten.

Ultraschallgezielte Punktionen: wie Leberpunktion ☞ 10.3.1.

10.6.3   Operative Eingriffe an der Milz

OP-Indikationen: nicht beherrschbare Blutung, Milzruptur, Thrombozytopenie mit Hautblutungen. Seltener internistische Grunderkrankungen wie hämolytische Anämie, Morbus Werlhof.

OP-Verfahren
- Organerhaltender Eingriff: Verschluß der Organverletzung z.B. durch Übernähen, Verkleben mit Fibrinkleber, Infrarotkoagulation oder resorbierbares Netz
- Splenektomie: Entfernen der Milz bei Milzruptur oder als Staging-OP bei z.B. Hodgkin-Lymphom
- Staging-OP: Milzextirpation, Teilextirpation oder PE-Entnahme zur Bestimmung der Tumorstadien

10

- Autotransplantation: Teile des zuvor entfernten Milzgewebes werden zur Verminderung der Abwehrschwäche in das große Netz retransplantiert. Besonders bei Kindern und jungen Patienten.

Komplikationen: Postsplenektomiesepsis (OPSI-Syndrom), fullminant verlaufende Sepsis vor allem bei Kindern unter 2 J. Letalität ca. 50 %.

┃ Spezielle Pflege

Spezielle präoperative Pflege

- Patienten informieren, besonders über Folgenlosigkeit der Milzentfernung 🗓
- Bei geplanter Splenektomie Pneumokokken-Antigen-Immunisierung zur Prophylaxe des OPSI-Syndroms vorbereiten ✍
- Ggf. Erythrozyten- und Thrombozytenkonzentrate zur Substitution vorbereiten ✍
- Linker Abdominalbereich von der Brustwarze bis zur Symphyse und linken Flanke rasieren
- Nahrungskarenz vor Splenektomie sicherstellen.

Spezielle postoperative Pflege

- BB, Hb, Thrombozyten kontrollieren
- Kost am OP-Tag mit Tee aufbauen, am 1. postop. Tag auf Vollkost übergehen ✍
- Am OP-Tag Patienten im Bett mobilisieren, am Abend vor dem Bett stehen lassen, dabei Gegendruck auf die OP-Wunde ausüben, ggf. Leibbinde anwenden
- Sekret in Wunddrainage z.B. auf Menge, Farbe, Konsistenz beobachten
- Wunddrainage ab dem 2.–3. postop. Tag in den Verband ableiten. VW 1 x tägl. und bei Bedarf
- Auf Nachblutung achten, z.B. durchgebluteter Verband, blutiges Wundsekret.

Bei verminderter Leukozytenzahl

- 2 x tägl. Temperatur kontrollieren
- 1 x tägl. VW. Auf Wundheilungsstörungen achten
- 2 x tägl. Mundschleimhaut inspizieren, Mund nach jeder Mahlzeit reinigen, bei Belägen häufiger; bei Soorinfektion ggf. Moronal®-Suspension benutzen ✍.

Bei verminderter Thrombozytenzahl (40.000/mm³)

- Patienten über Blutungsneigung aufklären. Verhaltenshinweise geben:
  - Mechanische Verletzungen vermeiden, z.B. Stoßen, Schneiden bei der Nagelpflege
  - Zähne mit weicher Zahnbürste pflegen oder alternativ Mund spülen
  - Keinen Naßrasierer verwenden
- Keine i.m.- oder s.c.-Injektionen verabreichen, in Pflegedokumentation und evtl. auf Bettschild vermerken
- Blutdruckmanschette nur soweit aufpumpen, bis Radialispuls nicht mehr tastbar ist
- Verletzungsgefahr: Blasendauerkatheter, Einläufe, Klistiere, rektale Temperaturmessung nicht anwenden
- Bei Blutungen ggf. Druckverband anlegen
- Bei Nasenblutung Arzt verständigen. Erstmaßnahmen: Oberkörper hochlagern, Nasenflügel zusammenpressen, Kopf nach vorn beugen, Eisbeutel in den Nacken legen. Blutverlust dokumentieren. RR und Puls kontrollieren
- Hämatome dokumentieren, ggf. mit Fettstift markieren
- Ausscheidungen, z.B. Sputum, Urin, Stuhl, auf Blutbeimengungen überprüfen.

Bei erhöhter Thrombozytenzahl (≥ 400.000/mm³)
- Thromboseprophylaxe (☞ 2.5.2) über 2–3 Wo. durchführen. Höchste Thrombozytenwerte nach ca. 14 Tagen
- Thrombozyten 1 x tägl. kontrollieren lassen ✍
- Bei Thrombozytenwerten > 1 Mio. Vollheparinisierung vorbereiten ✍.

Nach organerhaltenden Operationen
- 2 x tägl. Bauchumfang an markierter Stelle messen
- Bauchdecke palpieren, auf Abwehrspannung und Schmerzen achten
- 2 x tägl. RR und Puls kontrollieren, auf Schocksymptomatik achten
- Sekret aus Zieldrainage auf Blut überprüfen.

Bei Verdacht auf Pleuraerguß
- Atemfrequenz und -tiefe 3 x tägl. kontrollieren
- Akren auf Zyanoseanzeichen beobachten. Sauerstoffsättigung z.B. mit Fingerklipp messen
- Ggf. BGA vornehmen ✍.

 Bei Kindern unter 6 J. das erhöhte Infektionsrisiko berücksichtigen.

10.6.4 Akute Milzverletzung

Vorrangig ist die Schockbekämpfung und die schnelle Organisation der Diagnostik.

Erstmaßnahmen
- Notfallaufnahme durchführen ☞ 2.1.2
- Legen eines ZVK vorbereiten, ggf. assistieren
- Mit intraabdomineller Massenblutung und erhöhter Schockgefahr rechnen. RR, Puls 4 x /Std. kontrollieren, ggf. Monitoring. Bewußtseinslage beobachten
- Volumensubstitution vorbereiten, z.B. E'lytlösung. Bei Schock Plasmaexpander ✍
- Notfallabor vorbereiten, z.B. Blutbild, Gerinnungsparameter, E'lyte, Blutgruppe, Kreuzblut
- Ggf. Oberbauchsono, Rö. Thorax- und Abdomen, Abdominallavage vorbereiten ✍
- Ggf. Patienten zur Notoperation vorbereiten ☞ 2.2.

Konservative Therapie
Indikationen: isoliertes Milztrauma ohne Schocksymptomatik und Koagulopathie.
Ziel: Milz als Teil des Immunsystems erhalten. Besonders bei Kleinkindern.

Assistenz bei der Therapie
Pflege bei akuter Milzverletzung (s.o.).
- Patienten und Angehörige informieren 👁
- Bettruhe für 2–3 Tage einhalten lassen ✍
- Nahrungskarenz und parenterale Ernährung sicherstellen und überwachen
- Intraabdominelle Druckerhöhung vermeiden, z.B. kein Pressen beim Stuhlgang
- Engmaschige Sonographiekontrolle organisieren ✍
- Ggf. Notfalleingriff vorbereiten.

Patienten überwachen: RR, Puls 4 x tägl., Temperatur 3 x tägl. kontrollieren, Bewußtseinslage beobachten. Bei Zeichen einer intraabdominellen Blutung sofort Arzt informieren.

10

Prophylaxen: Obstipationsprophylaxe, Soor- und Parotitisprophylaxe ☞ 2.5.4, Thromboseprophylaxe ☞ 2.5.2.

10.7   Speiseröhre und Magen

10.7.1   Leitsymptome

Speiseröhre
- Mundgeruch (foeter ex ore): unangenehmer, säuerlicher bis jauchiger, atemunabhängiger Geruch
- Sodbrennen: durch Reflux von Magensäure hervorgerufenes retrosternales Brennen
- Schluckstörungen (Dysphagie): Störung des normalen Schluckaktes, auch Steckenbleiben der Nahrung infolge Stenosen, Divertikel, Entzündungen und Motilitätsstörungen
- Regurgitation: Zurückfließen bereits geschluckter Nahrung in die Mundhöhle.

Magen
- Abdominalschmerz: Oberbauchschmerz in Verbindung mit der Nahrungsaufnahme
  - Nüchtern, Spät- und Nachtschmerz bei Ulkus duodeni
  - Nahrungsunabhängiger Dauerschmerz bei Ulkus ventriculi
- Erbrechen: Entleerung von Mageninhalt, verbunden mit Übelkeit und Würgen
- Blutung
  - Chronische od. akute Blutung aus dem oberen Gastrointestinaltrakt mit Bluterbrechen: Erbrechen von kaffeesatzartigem oder, bei massiver Blutung, hellrotem Blut
  - Blutstuhl: hellrote Blutauflagerungen bei massiver Blutung im oberen Gastrointestinaltrakt
  - Teerstuhl: Entleerung von schwarzen, glänzenden, klebrigen Stühlen.

10.7.2   Spezielle Diagnostik

Magen-Darm-Passage
Kontrastmitteldarstellung des Magens zum Nachweis von Divertikel, Ulkus, tumorösen Veränderungen sowie zur Ermittlung der Passagezeit in Magen und Darm (Ösophagusstenose, Verschluß des Magenpförtners).
- Patienten zu radiologischen Untersuchungen vorbereiten ☞ 10.4.2
- Am Vorabend der Untersuchung leichte Kost anbieten
- Am Untersuchungstag Nahrungskarenz einhalten, Magen muß entleert sein, ferner Nikotinabstinenz, keine Tabletten
- Patienten nach der Untersuchung Essen und Trinken anbieten.

Ösophagusbreischluck
Kontrastmitteldarstellung aller Abschnitte des Ösophagus. Unter Durchleuchtung wird z.B. Bariumsulfat schluckweise getrunken. Besondere Vor- und Nachbereitung nicht notwendig.

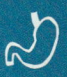

Langzeit pH-Messung

Ziel: Erfassung der Refluxzeiten der Speiseröhre oder des Magens im normalen Tagesablauf über 14 Std.

Durchführung: pH-Sonde wird in Magen oder Speiseröhre eingelegt und mit einem tragbaren Aufzeichnungsgerät verbunden.

Vorbereiten
- Motilitätsverändernde und sekretionshemmende Medikamente, z.B. Paspertin®, Antra®, mind. 48 Std. vorher absetzen ✍
- Legen einer transnasalen pH-Sonde vorbereiten. ☞ 3.4.3.

Durchführen
- Untersuchungsprotokoll anlegen. Erfaßt werden: Beginn und Ende der Meßzeit, Essenszeiten, Art und Menge der Kost, Schlaf-Wach-Rhythmus, liegende und aufrechte Phasen, Schmerz- und Refluxzeiten
- Zu den Mahlzeiten viel trinken lassen. Kaffee, Alkohol, Zitrussäfte oder kohlensäurehaltige Getränke nicht anbieten
- Nase und Mund alle 4 Std. pflegen.

Nachsorge
- Nach Beendigung der Untersuchung, pH-Sonde ziehen ✍
- Verordnete Kost bestellen.

Magensaftanalyse

Ziel: Bestimmung der Säuresekretion.

Vorbereiten
- Säuresekretionshemmende Medikamente, z.B. Nizax®, Zantic®, Tagamed®, Ulcogant® mind. 24 Std. vorher absetzen. Protonenpumpenhemmer wie Antra® 72 Std. vorher absetzen ✍
- Nahrungskarenz 12 Std. vor Untersuchung einhalten, besonders kein Alkohol und Nikotin
- Legen einer transnasalen Magensonde vorbereiten.

Durchführen: Ausgangswert bestimmen, Magensaft alle 15 Min. aspirieren. Maximale Säureproduktion nach Stimulierung z.B. mit Pentagastrin, bestimmen.

Nachsorgen
- Nach Auswertung der Meßergebnisse Magensonde ziehen ✍
- Ggf. aktualisierte Medikamentenverordnung verabreichen
- Verordnete Kost bestellen.

Endoskopie
- Ösophago-Gastro-Duodenoskopie (ÖGD) mit Biopsieentnahme und Nachweistest Helicobacter pylori ☞ 10.7.8
- Ösophagus-Manometrie: Funktionsprüfung des Ösophagussphinkter.

Endosonographie: Bestimmung der Tumortiefenausdehnung.

10

| 10.7.3 Operative Eingriffe an Ösophagus und Magen

| Operationsverfahren

Ösophagus

- Kardiomyotomie: Längsschnitt in die Ösophagusmuskulatur zur Lumenerweiterung. OP-Zugang mittels Laparotomie
- Semi- oder Fundoplikatio: zur Einengung der Kardia wird der Magenfundus in Form einer Manschette ganz oder halbkreisförmig um den unteren Ösophagusanteil gelegt, z.B. bei therapieresistenter Refluxösophagitis. OP-Zugang mittels Laparotomie
- Ösophagusresektion: Entfernung von distalem Ösophagus und Mageneingang. Wiederherstellen der Nahrungspassage durch Anastomosierung (Ösophago-Gastrostomie), z.B. bei distalen Karzinomen
- Ösophagektomie: vollständige Entfernung des Ösophagus. Wiederherstellung der Nahrungspassage durch Verlagern des Magens nach oben oder Einsetzen eines Interponats aus Dünndarm- oder Kolonanteil. OP-Zugang vom Abdomen, Hals und Thorax. Einzeitiges oder, bei Interponat, mehrzeitiges Verfahren.

Magen

Nicht resezierende Verfahren

- Selektive proximale Vagotomie (PSV): Durchtrennung aller Vagusäste im Bereich Fundus und Korpus. Bei Ulcus duodeni die Methode der Wahl
- Trunkuläre Vagotomie (TV): Durchtrennung aller Vagusäste des Magens, abdomineller oder transthorakaler Zugang, häufig mit Pyloroplastik kombiniert
- Pyloroplastik: Pylorus wird längs eingeschnitten und quer vernäht, bei Magenausgangsstenose oder trunkulärer Vagotomie
- Gastrotomie: Eröffnung des Magens zur Fremdkörper- oder Polypenentfernung
- Gastropexie: Anheften des Magens an die Bauchdecke bei Volvulus oder Hiatushernie.

Resezierende Verfahren

- Billroth-I-Resektion: Entfernung der unteren 2/3 des Magens mit Pylorus. Magenstumpf wird mit dem Duodenum verbunden (Gastroduodenostomie)
- Billroth-II-Resektion: Teilresektion des Magens wie Billroth-I. Die Anastomose erfolgt mit dem Jejunum (Gastrojejunostomie) als Braun-Anastomose oder Y-Roux-Schlinge
- Gastrektomie: totale Magenentfernung. Wiederherstellung der Magen-Darm-Passage durch Interponat aus Dünndarm oder Y-Roux-Anastomose.

Palliative Eingriffe

- Gastroenterostomie: Seit-zu-Seit Anastomose zwischen Magenwand und Jejunumschlinge, z.B. bei Magenausgangsstenose
- Ösophagojejunostomie, z.B. bei Mageneingangsstenose
- Minimal invasive Chirurgie (MIC): Myotomie nach Heller, Fundoplikatio, Vagotomie (PSV). Magen- und Duodenalulkusübernähungen
- Weitere Eingriffe gelten als technisch möglich, bzw. befinden sich im experimentellen Stadium.

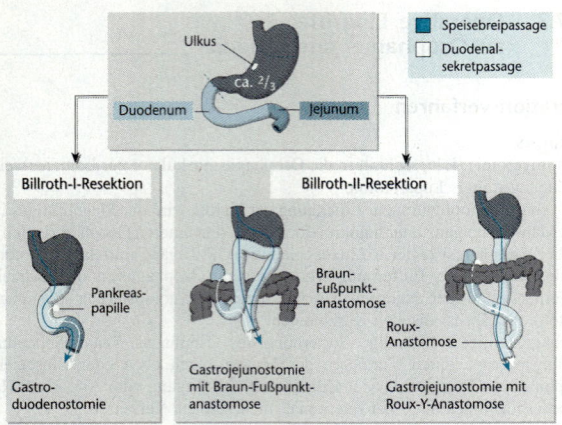

Abb. 10.15: Billroth-Operationen [L 190]

Spezielle Pflege

Spezielle präoperative Pflege

- Labor vorbereiten: BB, Quick, PTT, Fibrinogen, Nierenwerte, Elektolyte, Leber- und Pankreasparameter, Gesamteiweiß, Blutzuckertagesprofil
- Mit dem Patienten Bauchmuskulatur entspannende Lagerung und en-bloc-Aufstehen üben
- Von den Brustwarzen bis zur oberen Schambehaarung rasieren
- Bei laparoskopischen Eingriffen Bauchnabel gesondert reinigen und desinfizieren, PVP-Jod getränkten Tupfer einlegen
- Nahrung reduzieren: am Vortag morgens leichte, ab Mittag flüssige Kost, z.B. klare Suppen, Tee, Mineralwasser, ab ca. 22 Uhr nüchtern lassen
- Darm am Vorabend mit Klysma reinigen
- Ggf. Magensonde legen und spülen, z.B. bei Retentionsmagen ✍.

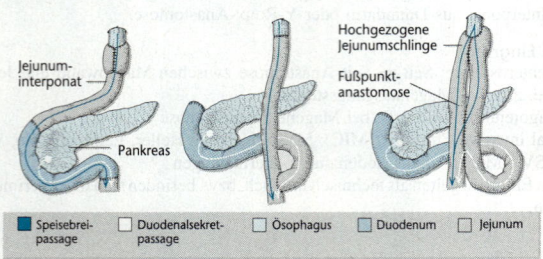

Abb. 10.16: OP-Techniken ohne Bildung eines Ersatzmagens [L 190]

10

Spezielle postoperative Pflege

Drainagen und Sonden versorgen

- Drainagen und Sonden täglich bilanzieren, Sekret in der Gesamtflüssigkeitsbilanz berücksichtigen
- Drainagen- und Sondensekrete auf Farbe, Konsistenz, Beimengungen, Geruch beobachten
- Magensonde vor Herausreißen z.B. durch desorientierten Patienten schützen, z.B. im gesamten Verlauf mit Folienverband fixieren
- Mund- und Nasenpflege ohne Lageveränderung der Magensonde durchführen. Gefährdung der Anastomose
- Lageveränderungen der Magensonde nicht selbständig korrigieren, sofort Arzt informieren
- Magensonde nach Einsetzen der Darmtätigkeit am 2. oder 3. Tag entfernen. Bei Gastrektomie nach Anastomosenkontrolle am 5. Tag, wenn Sekretion ≤ 200 ml ✍
- Zieldrainage nach 3–4 Tagen entfernen ✍
- Redon-Drains werden nach 1–2 Tagen entfernt ⏱
- Darmtätigkeit kontrollieren, auf Ileuszeichen achten.

❗ Anhaltender oder zunehmend blutiger Sekretfluß aus Drainagen und Sonden weist auf Nachblutung, kotiges Sekret auf Naht- oder Anastomoseninsuffizienz hin.

Abführen

Ggf. ab 2.–3. Tag abführende Maßnahmen einleiten, z.B. Darmrohr einlegen, Klistier oder Einlauf verabreichen ✍.

Ernähren

- Flüssigkeits-, E'lyt- und Energiebedarf für 3–4 Tage über Infusion sicherstellen ✍
- Bei ausreichender Darmtätigkeit mit Kostaufbau beginnen, z.B. bei Vagotomie ab 1., bei Billroth I und II ab 3.–4. postop. Tag mit flüssiger Kost. Danach nach kliniküblichen Schemata
- Appetit- und Sättigungsregulation ist nach Gastrektomie häufig gestört. Patienten Wunschkost anbieten.

Schmerzen lindern

- Bauchdecke durch Lagerung entspannen, z.B. Knierolle unterlegen, Oberkörper ca. 30° aufrichten
- Verordnete Analgetika pünktlich verabreichen ☞ 19.3
- Schonatmung durch ausreichende Analgetikagabe vermeiden ✍
- Vor Pflege, z.B. Lagern, Mobilisation oder Abhusten, Bedarfsmedikation verabreichen ✍.

Prophylaxen durchführen

- Ab 1. postop. Tag mit Mobilisation beginnen (☞ 3.10.2), en-bloc-Aufstehen, Steckbecken einsetzen
- Erhöhter Pneumoniegefahr bei schmerzbedingter Schonatmung entgegenwirken ☞ 2.5.1
- Erhöhter Soor- und Parotitisgefahr bei Nahrungskarenz entgegenwirken ☞ 2.5.4
- Erhöhter Dekubitusgefahr bei kachektischen und immobilen Patienten entgegenwirken ☞ 2.5.3.

Entlassungsinformationen vermitteln

Allgemeine Hinweise

- Nach Gastrektomie, Patienten über die lebenslange Substitutionstherapie mit Vit-B_{12} aufklären. Auf die Gefahr der perniziösen Anämie und die Symptomatik hinweisen

- Negative Wirkung von Nikotin auf Wundheilung und Anastomosendurchblutung erläutern. Auf Wunsch Anti-Raucherprogramm vermitteln
- Bei Alkoholabusus in der Anamnese, auf Wunsch des Patienten Kontakt mit Selbsthilfegruppen, z.B. Anonyme Alkoholiker, Blaues Kreuz und Suchtberatung vermitteln
- Ggf. auf Anschlußheilbehandlung hinweisen, Arzt, Sozialarbeiter einbeziehen.

Ernährungstips für den Patienten
- 6–8 kleine Mahlzeiten über den Tag verteilt einnehmen, die letzte Mahlzeit ca. 2 Std. vor dem Schlafen essen
- Zu den Mahlzeiten Zeit nehmen, bewußt und sorgfältig kauen, ggf. Gebiß- bzw. Prothese sanieren
- Diätberatung nutzen
- Zukünftig Nahrungsmittel meiden, die Beschwerden bereiten
- Regelmäßig Gewicht kontrollieren, bei Gewichtsverlust Arzt informieren.

Unbekömmliche Nahrungsmittel
- Scharf Gewürztes und kroß Gebratenes (Gegrilltes)
- Heiße und eisgekühlte Speisen und Getränke
- Alkoholische, koffein- und kohlensäurehaltige Getränke.

Pflege bei Dumping-Syndrom

Frühdumping

Aufgrund des fehlenden Magenpförtners, Sturzentleerung der Nahrung in das Jejunum, dadurch Flüssigkeitseintritt aus den Darmgefäßen in das Darmlumen und Hypovolämie mit Blutdruckabfall.

Symptome: sofort bis ca. 30 Min. nach der Nahrungsaufnahme Übelkeit, Meteorismus, Blässe, Schwindel, Ohnmacht, Kollaps.

Pflege
- Patienten flach lagern
- Vitalzeichen, Bewußtseinslage kontrollieren
- Arzt informieren
- Bei Schocksymptomatik ☞ 4.2
- Blutzuckerspiegel bestimmen, auf Hypoglykämiezeichen achten, z.B. Schwitzen, Zittern, Blässe, Kaltschweißigkeit, Konzentrationsmangel, Sprachstörungen, Schläfrigkeit
- Bei Übelkeit Nierenschale und Zellstoff bereithalten. Aspirationsgefahr beachten: bei Erbrechen Patienten in Seitenlage bringen.

Spätdumping

Schnelle Resorption von Kohlenhydraten, dadurch Insulinmangel. Gegenregulation des Organismus durch Hyperinsulinismus mit anschließender Hypoglykämie.

Symptome: ca. 2–3 Std. nach Nahrungsaufnahme Hypoglykämie mit Schweißausbruch, Zittern, Herzklopfen, Heißhunger, Erregtheit; evtl. Konzentrationsschwäche, Apathie, Somnolenz.

10

Pflege
- Vitalzeichen, Bewußtseinslage kontrollieren
- Arzt informieren
- Blutzuckerspiegel bestimmen
- Patienten nicht alleine lassen, ggf. Bettruhe verordnen
- Bei Hypoglykämiezeichen zuckerhaltige Getränke, z.B. Apfelsaft oder Trauben-zucker verabreichen ✍
- Bei Bewußtseinseintrübung sofort intravenöse Glukosezufuhr vorbereiten, z.B. 40 ml Glukose 40 % ✍.

Ernährungstips für den Patienten
- Häufig kleine Mahlzeiten über den Tag verteilt einnehmen
- Schnell resorbierbare Kohlenhydrate, insbesondere Zucker, meiden
- Bei ausgeprägter Symptomatik das Essen im Liegen einnehmen oder nach dem Essen hinlegen
- Getränke nicht zu den Mahlzeiten einnehmen
- Speisen mit Ballaststoffen wie Weizenkleie versetzen.

| 10.7.4   Divertikel

Ausstülpungen der Ösophaguswand (☞ Abb. 10.17). Bei echten Divertikel Ausstül-pung der gesamten Ösophaguswand. Bei Pseudodivertikel Ausstülpung nur der Mukosa und Submukosa. Lokalisation: an den drei physiologischen Ösophagusengstellen. Häufig Zenker-Divertikel (70 %).

Pflegeleitsymptome
- Zunehmende Schluckbeschwerden während des Essens
- Entleerung unverdauter Nahrungsreste, insbe-sondere im Liegen, nachts mit Gefahr der Aspiration
- Mundgeruch.

Diagnostik vorbereiten
- Ösophagusbreischluck
- Ösophaguskopie ☞ 10.7.8
- Ggf. Mehrpunktmanometrie.

Operationsverfahren: Divertikelabtragung mit Myotomie.

Pflege
Spezielle präoperative Pflege
- OP-Gebiet rasieren:
  - Bei OP-Zugang vom Hals: von den Brust-warzen bis zum Kinn rasieren, ggf. Bart ab-nehmen
  - Bei OP-Zugang vom Thorax: vom Bauch-nabel bis Hals, rechte Flanke bis Rücken

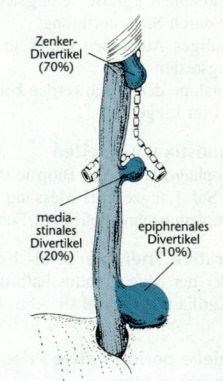

Zenker-Divertikel (70%)

media-stinales Divertikel (20%)

epiphrenales Divertikel (10%)

Abb. 10.17: Ösophagusdivertikel [L 190]

- Atemsituation verbessern
  - Zur Atemerleichterung Oberkörper hochlagern
  - Atemgymnastik z.B. mit Tri-Flow® einleiten ✍
  - Zur Sekretlösung inhalieren lassen, z.B. 3 x tägl. mit NaCl-Lösung 0,9 % und ggf. Sekretolytika ✍.

Spezielle postoperative Pflege
- Flüssigkeitsbedarf und Ernährung über Infusionen sicherstellen ✍
- Soor- und Parotitisprophylaxe 3 x tägl. durchführen
- Inhalationen weiterführen, Atemübungen durchführen, ggf. zur Atemgymnastik anmelden
- Sputum auf Blutbeimengungen kontrollieren
- Zieldrain am 2. postop. Tag entfernen ☞ 3.4.2 ✍
- Am 5. postop. Tag Röntenkontrolle (Ösophagusbreischluck) vorbereiten ✍
- Bei komplikationslosem Verlauf Kostaufbau ab dem 5. postop. Tag mit Tee beginnen
- Bei thorakalem OP-Zugang
  - Bettruhe verordnen
  - Patienten für Atemgymnastik durch Krankengymnasten anmelden ✍
  - Pflege bei Thoraxdrainage ☞ 3.4.5.

| 10.7.5   Refluxkrankheit

Versagen des unteren Ösophagussphinkters und Rückfluß von Magensaft in den Ösophagus, Ösophagitis.

Pflegeleitsymptome
- Retrosternale Schmerzen
- Sodbrennen, ggf. Besserung nach Nahrungsaufnahme durch Säurepufferung
- Häufiges Aufstoßen mit Regurgitation von Nahrungsresten
- Zunahme der Beschwerden beim Bücken, Pressen und im Liegen.

Diagnostik vorbereiten
- Ösophagoskopie mit Biopsie (☞ 10.7.8)
- 24 Std.-Langzeit-pH-Messung
- Ösophagusmanometrie zur Funktionsprüfung.

Operative Therapie: Semi- bzw. Fundoplikation, bei der der Magenfundus halb oder vollständig um die Kardia fixiert wird ☞ Abb. 10.18.

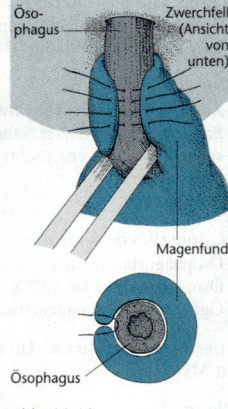

Abb. 10.18:
Fundoplikation [L 157]

Spezielle perioperative Pflege
Präoperative Pflege
- Patienten perioperative Maßnahmen erklären, z.B. en-bloc-Aufstehen, Atemtherapie mit Bennet®
- Mittags leichte Kost, abends flüssige Kost anbieten, z.B. klare Suppen, Tee, Mineralwasser

10

- Am Vorabend Darm mit Klysma reinigen
- Am OP-Tag von den Brustwarzen bis zur oberen Schambehaarung rasieren.

Postoperative Pflege
- Ab 1. postop. Tag flüssige Kost verabreichen
- Magensonde am 1–2. postop. Tag entfernen ✍
- Am OP-Tag mit Mobilisation beginnen (☞ 3.10.2), zur Bauchmuskelentlastung ggf. Leibbinde anlegen
- Zieldrainagen am 2. Tag entfernen ✍.

 Für die Pflege bei Ösophaguseingriffen mit gleichzeitiger Mageneröffnung zusätzlich die Pflege bei Eingriffen am Magen beachten (☞ 10.7.3).

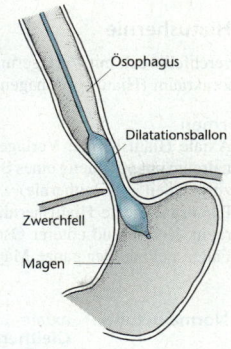

Abb. 10.19: Pneumatische Kardiadilatation [L 157]

(Beschriftungen: Ösophagus, Dilatationsballon, Zwerchfell, Magen)

▌Achalasie

Mangelhafte Sphinktererschlaffung nach Schluckreflex mit gestörter Ösophagusperistaltik und Schluckstörungen. Verlauf oftmals über Jahre mit Erweiterung der Speiseröhre. Erhöhtes Karzinomrisiko (5–15 %).

Pflegeleitsymptome: Dysphagie, krampfartige retrosternale Schmerzen, Mundgeruch, Regurgitation von Nahrungsmittel, langsamer Gewichtsverlust.

Diagnostik vorbereiten
- Röntgen: Ösophagusbreischluck
- Ösophagoskopie mit Biopsie ☞ 10.7.8
- Evtl. Funktionsprüfung des Ösophagussphinkters mit 3-Punkt-Manometrie.

Konservative Therapie
Indikationen: anhaltender Sphinkterspasmus, zunehmende Schluckbeschwerden.
Ziel: Erweiterung des Ösophagussphinkters.

Verfahren
- Medikamentöse Druckentlastung mit Nifedipin, z.B. Adalat®, oder Isosorbiddinitrat, z.B. Isoket retard®, durchführen
- Pneumatische Aufweitung des Ösophagussphinkters durch einen in den Ösophagus eingeführten Ballonkatheter ☞ Abb. 10.19.

Pflege
- Patienten viel Zeit zum Essen lassen
- Vom Patienten die Speisen erfragen, die erfahrungsgemäß gut vertragen werden, entsprechende Kost bestellen.

Operative Therapie
OP-Indikationen: Versagen der konservativen Therapie, erfolglose Dilatationsversuche.
OP-Verfahren: Kardiomyotomie mit Fundoplikatio ☞ Abb. 10.18.

Prä- und postoperative Pflege: (s.o.).

| Hiatushernie

Zwerchfellbruch mit Verlagerung von Magenanteilen durch die Zwerchfellücke in den Thoraxraum (Hiatus ösophageus).

Formen

- Axiale Hiatushernie: Verlagerung von Kardia und Magenfundus in den Mediastinalraum unter Bildung eines Bruchsackes. Der Magen kann in seine Ausgangsposition zurückgleiten (Gleithernie)
- Paraösophageale Hiatushernie: Verlagerung des Magenfundus in den Mediastinalraum. Kardia und unterer Ösophagus bleiben in ihrer Lage. In besonders schweren Fällen gelangt der ganze Magen in den Brustraum (upside-down-stomach).

Normalbefund   **axiale**   **paraösophageale**   **Mischform**
                   Gleithernie   **Hernie**

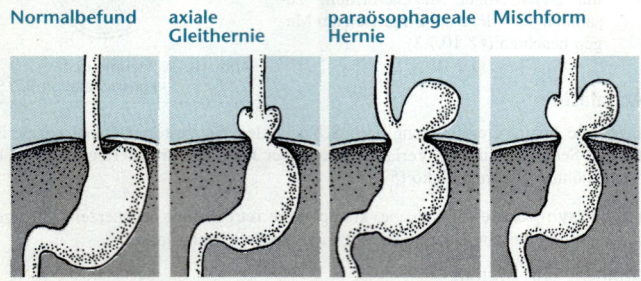

Abb. 10.20: Hiatushernien [L 190]

Pflegeleitsymptome

- Refluxösophagitis möglich
- Schleichende Eisenmangelanämie durch Sickerblutung aus Ösophagus- und Magenschleimhaut
- Bei paraösophagealen Hernien gastrokardiale Symptome mit Tachykardie, Extrasystolen. Angina pectoris durch Verdrängung des Herzens.

Diagnostik vorbereiten

- Labor: BB
- Thorax-Röntgen: Darstellung einer Luftsichel durch Magen im Thoraxraum
- Ösophagusbreischluck
- Ösophagoskopie mit Biopsie.

Therapie

- Axiale Hernien bedürfen meist keiner Therapie
- Konservative Therapie bei Begleitösophagitis ☞ (s.o.)
- Operative Therapie: Reposition von Kardia und Magenfundus, Verschluß der Bruchpforte, ggf. Fundoplikation bei paraösophagealer Hernie.

Prä- und postoperative Pflege: ☞ 10.7.3.

10

| 10.7.6 Ösophagusvarizen

Therapie ☞ 10.3.2.
Ösophagusvarizen sind Folge eines Pfortader Hochdrucks (portale Hypertension ☞ 10.3.2). Komplikation: lebensbedrohliche Blutung.

Pflege bei Verdacht auf Ösophagusvarizen
- Patienten über die Blutungsgefahr aufklären
- Blutgruppe bestimmen und ggf. kreuzen lassen ✍
- Für den Notfall bereithalten, z.B. zentrale Venenkatheter, Braunülen, Ösophaguskompressionssonden, Notfallkoffer
- Patienten bitten, seine Nahrung gut zu kauen und einzuspeicheln
- Bei ausgeprägten Varizen breiig-flüssige Kost bestellen.

Ösophagusvarizenblutung
Lebensbedrohliche Komplikation bei Ösophagusvarizen.

Pflegeleitsymptome: massives, schwallartiges Bluterbrechen mit hypovolämischem Schock.

Sofortmaßnahmen
- Alarm für Notfallteam auslösen.
- Aspirationsgefahr vermeiden, Patienten aufrecht hinsetzen. Bewußtlose Patienten in Schocklage bringen, Kopf zur Seite drehen und festhalten
- Mind. eine Pflegeperson verbleibt beim Patienten
- Laufend RR, Puls und Bewußtseinslage prüfen.

Materialien für die Notfallversorgung vorbereiten
- Ösophaguskompressionssonde mit großlumiger Spritze
- Mind. 2 großlumige Venenkanülen, ggf. ZVK
- Infusionen, z.B. kolloidale Lösungen, Elektrolytlösung
- Ery.-Konzentrate
- 1 mg Glycylpressin® zur i.v. Injektion aufziehen ✍.

| 10.7.7 Ösophaguskarzinom

Erkrankungsgipfel 50.–60. Lj., M > F (5 : 1). Risikofaktoren: Alkoholabusus, Rauchen, Vitaminmangelerkrankungen, Refluxösophagitis, Achalasie und Verätzungsstrikturen.

Pflegeleitsymptome
Symptome erst im fortgeschrittenen Stadium.
- Schluckbeschwerden bei Stenosierung, zuerst bei fester, später auch bei breiiger Kost
- Unzureichende Nahrungszufuhr mit massivem Gewichtsverlust
- Regurgitation von Nahrung und Mundgeruch
- Retrosternale Schmerzen
- Heiserkeit und Stimmlosigkeit bei Kehlkopfbeteiligung
- Pleuraerguß bei Einbruch in das Mediastinum
- Husten und Atembeschwerden bei Beteiligung von Trachea und Bronchien
- Schwellung der Halslymphknoten.

Diagnostik

Diagnostik vorbereiten
- Ösophaguskopie mit Biopsie ☞ 10.7.8
- Magen-Darm-Passage
- Ggf. CT, Sonographie und Bronchoskopie zur Stadieneinteilung.

Pflege bei der Diagnostik
- Ängste des Patienten ernst nehmen und aufgreifen
- Nierenschale und Zellstoff zur Untersuchung mitgeben
- Für schnelle Information des Patienten durch den Arzt sorgen.

Palliative Therapie

Indikation: Ösophaguspassage offenhalten.
Verfahren: Laservaporisation, Bougierung der Engstelle, Implantation eines Endotubus. Bei kompletter Stenose Anlage einer PEG oder Witzel-Fistel zur Ernährung.

Bougierung von Ösophagusstenosen
Aufdehnung von tumorbedingten Engstellen mittels Endoskopie und Dilatationskatheter. Gefahr der Perforation.

Pflege
- Patienten zur Ösophagogastroduodenoskopie vorbereiten ☞ 10.7.8
- Am Abend nach der Bougierung flüssige Kost verabreichen ✍.

Implantation von Ösophagustuben
Wiederherstellung der Nahrungspassage oder Abdecken einer ösophagotrachealen Fistel durch Einlegen von Kunststofftuben (Stents) in den Ösophagus (☞ Abb. 10.21).

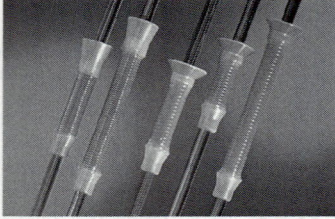

Abb. 10.21: Ösophagusstents verschiedener Längen [V 214]

Vorbereiten
- Patienten zur Ösophagogastroduodenoskopie vorbereiten ☞ 10.7.8
- Zur Prämedikation z.B. Dolantin® und Diazepam® verabreichen ✍.

Nachbereiten
- Bis zur Stabilisierung 2 x /Std. RR, Puls, Atmung, Bewußtseinslage kontrollieren
- Patienten in Oberkörperhoch- und Beintieflage lagern
- Nach Abklingen der Sedierung mit Mobilisation beginnen
- Bei intraoperativ gelegter Magensonde Sondenpflege durchführen, Sekret auf Menge, Farbe und Beimengungen kontrollieren
- Parenterale Ernährung sichern ✍
- Patienten für den 1. postop. Tag zur Röntgenkontrolle mit Breischluck anmelden
- Nach Röntgen Kostaufbau mit flüssiger Kost beginnen. Ab dem 2. postop. Tag Breikost in sitzender Position verabreichen ✍. Vor dem Essen mit anästhesierender Lösung, z.B. Lidocain®, gurgeln; regelrechten Speisendurchgang kontrollieren.

10

Ösophagitisprophylaxe
- Ausschließlich im Sitzen essen
- Viele kleine breiige Mahlzeiten über den Tag verteilt einnehmen
- Beim Essen viel trinken lassen, nach dem Essen Speiseröhre durch Trinken spülen
- Nach den Mahlzeiten für ca. 20 Min. umhergehen
- Medikamente zermörsern, keine Dragees verwenden
- Ruhen und Schlafen ausschließlich in Oberkörperhoch- und Beintieflage.

| Operative Therapie

OP-Indikationen: gute Operationsvoraussetzungen, keine Fernmetastasen.
OP-Verfahren: radikale Resektion (Ösophagoektomie) oder subtotale Resektion nach vorangegangener Strahlentherapie.

Spezielle präoperative Pflege
Pflege bei OP an Speiseröhre und Magen ☞ 10.7.3.
- Parenterale Ernährung sicherstellen ✍
- HNO-Konsil zur Funktionsprüfung der Kehlkopfmuskulatur anmelden
- Großflächig rasieren: gesamter ventraler Körperstamm, rechte Flanke bis zum Rücken, ggf. Bart abnehmen
- Bei zweizeitigem Vorgehen wird der Patient auf die mögliche Anlage eines Ösophagostoma vorbereitet ☝
- Bei geplantem Koloninterponat am Vortag hohen Reinigungseinlauf (☞ 3.6.1) und Darmkeimreduktion mit Antibiotika durchführen ✍
- Auf die besondere Situation von Tumorpatienten eingehen ☞ 11.3
- Patienten zum Atemtraining z.B. mit Triflow®, Bird® anleiten, Krankengymnastik einbeziehen
- Bauchmuskulatur entspannendes Liegen, Drehen und Aufstehen einüben.

Spezielle postoperative Pflege
Überwachen
- 3 x tägl. RR, Puls, Temperatur, ZVD kontrollieren
- Ggf. auf Entzugsdelir achten ☞ 5.4
- Bei OP im Thoraxbereich Atmung kontrollieren: Atemtiefe, -frequenz, -geräusche. Auf Zyanosezeichen achten: bläuliche Verfärbung der Lippen und Fingerspitzen.

Sonden und Drainagen versorgen
- Menge, Farbe, Konsistenz der Sekrete beobachten, Sekretmenge bilanzieren
- Austrittsstellen 1 x tägl. kontrollieren, bei Bedarf häufiger, ggf. Verband wechseln
- Ableitungssysteme auf Durchgängigkeit und eingestellten Sog überprüfen. Volle Ableitungsbeutel wechseln
- Magensonde am 3.–5. postop. Tag entfernen ✍
- Zieldrainagen am Hals und Abdomen werden am 5. postop. Tag entfernt ☝
- Thoraxdrainage nach vollständiger Lungenentfaltung und Sekretion ≤ 100 ml/24 Std. entfernen ☝.

Ösophagostoma versorgen
- Klebebeutel anbringen oder Wundverband anlegen. Mehrfach täglich wechseln
- 1 x tägl. Thorax röntgen lassen.

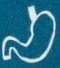

Lungenbelüftung verbessern
- Patienten in Oberkörperhochlage mit entspannter Bauchmuskulatur lagern
- Ausreichende Analgesie gewährleisten
- 2–3 x /Std. Atemübungen durchführen und Abhusten lassen, Krankengymnastik einbeziehen
- Ggf. Sauerstoff z.B. über Nasensonde insufflieren ✍.

Weitere Pflege
- Mobilisation am 1. postop. Tag beginnen. Allgemeinzustand beachten
- Für den 6. postop. Tag HNO-Konsil vorbereiten ✍. Funktionsprüfung der Kehlkopfmuskulatur und Schluckfunktion
- Am 7.–9. postop. Tag Anastomosendichtigkeit durch Kontrastmitteldarstellung überprüfen lassen ✍
- Bei komplikationslosem Verlauf und dichter Anastomose, Kostaufbau mit Tee beginnen, s.u.
- Pflege nach Kolon- oder Jejunuminterponat ☞ 10.8.3
- Sekret in der Drainageableitung beurteilen. Blutbeimengungen und kotiges Aussehen kann auf Naht- und Anastomoseninsuffizienz hindeuten
- Schluckverhalten bei Nahrungsaufbau kontrollieren, Störung der Schluckfunktion möglich
- Bei Interponat auf Peritonitiszeichen achten ☞ 8.4.

Ernähren
Ein mit dem Patienten abgestimmtes, flexibles Speisenangebot kann dabei helfen, das Befinden des Patienten zu verbessern. Appetitlosigkeit kann bestehen durch depressive Grundstimmung, Übelkeit, Schmerzen und Entzündungen im Mund-, Rachenraum sowie Widerwillen beim Anblick von Nahrungsmitteln und verändertes Geschmacks- und Geruchsempfinden.

Positive Voraussetzungen schaffen
- Speisenwünsche täglich mit dem Patienten absprechen, spontane Wünsche möglich machen, Zusammenarbeit mit der Küche anstreben
- Mahlzeiten am Tisch einnehmen lassen
- Kleine Portionen anbieten, auch Breikost ansehnlich servieren
- Ausreichend Zeit zum Essen geben, Störungen wie Visite, Besuch usw. möglichst vermeiden
- Bei Regurgitation während der Nahrungsaufnahme Einzelzimmer ermöglichen.

Essenaufnahme erleichtern
- Vor den Mahlzeiten ggf. Analgetika, z.B. Tramal® Tropfen verabreichen ✍
- Konsistenz der Speisen auf das Schluckvermögen des Patienten abstimmen
- Bei Bettlägerigkeit Patienten zu den Mahlzeiten möglichst aufrecht hinsetzen
- Während der Mahlzeit viel trinken lassen.

Weitere Maßnahmen
- Bei Entzündungen im Mund- und Rachenraum Spülungen z.B. mit Salbeitee durchführen lassen
- 1–2 x /Wo. wiegen
- Ernährungszustand einschätzen und dokumentieren
- Bei unzureichendem Ernährungszustand Arzt informieren
- Orale Ernährung ggf. parenteral ergänzen ✍
- Patienten auf Anlage einer PEG, Witzel-Fistel oder Tubusimplantation vorbereiten ✍.

10

10.7.8   Ulkuskrankheit und Ulkuskomplikationen

Ulkuskrankheit

Geschwüriger Schleimhautdefekt des Magens (Ulkus ventriculi) oder Zwölffingerdarms (Ulkus duodeni), der über die Schleimhaut hinaus reicht. Ursache ist ein gestörtes Gleichgewicht zwischen aggressiven und schützenden Mechanismen, bei gleichzeitiger bakterieller Besiedlung der Schleimhaut mit Helicobacter pylori.

Pflegeleitsymptome
- Übelkeit, Erbrechen, Sodbrennen
- Bluterbrechen, okkultes Blut im Stuhl, Teerstuhl
- Bei Ulkus ventriculi: Sofortschmerz nach Nahrungsaufnahme oder nahrungsunabhängiger Dauerschmerz
- Bei Ulkus duodeni: Spät- oder Nüchternschmerz, besonders nachts
- Besserung der Schmerzen nach Nahrungsaufnahme
- Punktförmiger Schmerz, „Patient zeigt auf das Ulkus".

Diagnostik
- Labor
  - Kalzium, Parathormon zum Ausschluß eines Hyperparathyreoidismus
  - Magensaftanalyse bei Rezidiven
  - Serum-Gastrin Bestimmung zum Ausschluß eines Zollinger-Ellison-Syndroms
  - Blutgruppe bestimmen lassen
- Röntgen: Magen-Darm-Passage
- Gastro-Duodenoskopie mit Biopsie und Nachweistest für Helicobacter-pylori.

Ösophago-Gastro-Duodenoskopie
Endoskopische Darstellung zur Abklärung entzündlicher, ulzeröser und tumoröser Veränderungen.

Vorbereiten
- Am Vorabend flüssige oder breiige Kost verabreichen, ab ca. 22 Uhr nüchtern lassen
- Auf Einhaltung der Nahrungskarenz am Untersuchungstag achten
- Bei Abruf Prämedikation verabreichen
- Patienten im Bett zur Untersuchung bringen
- Ggf. Behältnis für Zahnprothese mitnehmen, Prothese erst unmittelbar vor der Untersuchung herausnehmen lassen.

Nachbereiten
- Bei der Patientenübernahme Besonderheiten, z.B. Kreislaufprobleme, Blutungsgefahr, Übelkeit, Erbrechen erfragen
- Patienten nach Abklingen der Rachenanästhesie (ca. 2 Std.) essen und trinken lassen
- Nach Biopsie, Nahrungskarenz für weitere 4–6 Std. einhalten lassen
- Prämedizierte Patienten ggf. zur Toilette begleiten.

Konservative Therapie
Ziel: Beseitigung der Beschwerden, Ulkusabheilung. Vermeidung von Komplikationen und Rezidiven.

Bekämpfung der Helicobacter pylori-Infektion: Kombinierte Antibiotikatherapie mit z.B. Clont® und Klacid®, ggf. zusätzlich Wismutpräperate, z.B. Telen®.

Anwendung von Ulkustherapeutika
- Magensäure neutralisieren mit Antacida, z.B. Riopan®
- Schutzschicht über dem Ulkus erzeugen mit Filmbildner, z.B. Ulcogant®
- Säuresekretion hemmen mit Anticholinergika, z.B. Gastrozepin® oder H_2-Blocker, z.B. Sostril®
- Säuresekretion unterdrücken mit Protonenpumpenhemmer, z.B. Antra®.

Operative Therapie
OP-Indikationen
- Ulkus ventriculi: bei Versagen der konservativen Therapie, Karzinomverdacht
- Ulkus duodeni: bei narbiger Magenausgangsstenose und Rezidiven.

OP-Verfahren: selektive proximale Vagotomie (SPV) bei Ulcus duodeni. Billroth I bei Ulcus ventriculi.

Spezielle prä- und postoperative Pflege: vgl. operative Eingriffe an Magen und Ösophagus ☞ 10.7.3.

Auf positiven Umgang mit Streß hinwirken
- Patienten Zusammenhänge zwischen Streß und Erkrankung verdeutlichen, ggf. Arzt einbeziehen
- Streßursachen und geeignete Vermeidungs- und Bewältigungsstrategien erläutern, ggf. Psychologen einbeziehen
- Ggf. im Haus angebotene Entspannungsübungen anbieten, auf entsprechende Angebote der Krankenkassen hinweisen
- Patienten Möglichkeiten sinnvoller Beschäftigung nahebringen, ggf. spezielle Therapeuten einbeziehen, z.B. Mal-, Musik-, Aroma-, Werktherapie.

Risikofaktoren ausschalten
- Ernährungsberatung anbieten
- Ggf. Raucherentwöhnung vorbereiten, ggf. Psychologen einbeziehen.

| Ulkusblutung

Häufigste Komplikation der Ulkuserkrankung, 25 % der Patienten betroffen. Blutung aus einer oder mehreren Läsionen möglich. Lebensgefahr bei Läsion einer Organarterie.

Pflegeleitsymptome
- Kaffeesatzartiges Bluterbrechen
- Bei massiver Blutung hellrotes Bluterbrechen
- Hypovolämischer Schock mit Blutdruckabfall und Tachykardie
- Teerstuhl.

10

Sofortmaßnahmen bei akuter Blutung

- Patienten flach lagern, bei Schocksymptomatik in Schocklage bringen
- Arzt benachrichtigen
- Eine Pflegeperson bleibt beim Patienten
  - Hilfestellung beim Erbrechen geben
  - Permanent RR, Puls, Atmung und Bewußtseinslage kontrollieren
  - Patienten beruhigen
- Alles zum Legen venöser Zugänge vorbereiten
- Volumensubstitution vorbereiten, z.B. kolloidale Lösungen, Elektrolytlösung ☞ 20.1
- Notfallabor vorbereiten: BB, Gerinnung, E'lyte. Blut kreuzen und Transfusion vorbereiten lassen
- Alles zum Legen einer Magenablaufsonde vorbereiten, keine Sonde bei Ösophagusvarizen
- Patienten für Notfallendoskopie und Notoperation vorbereiten.

Operative Therapie

OP-Indikation: endoskopisch nicht stillbare Blutung.
OP-Verfahren: immer Ausschneidung, ggf. Billroth I.

Spezielle prä- und postoperative Pflege: vgl. operative Eingriffe an Magen und Speiseröhre ☞ 10.7.3.

❙ Ulkusperforation

Freie Perforation: Durchbruch in die freie Bauchhöhle mit anschließender Peritonitis.
Gedeckte Perforation: Durchbruch wird durch benachbarte Organe abgedeckt, lokal begrenzte Peritonitis.

Pflegeleitsymptome

- Plötzlich auftretende heftigste Oberbauchschmerzen mit nachfolgendem schmerzfreien Intervall
- Tachykardie, Kreislaufschock
- Akutes Abdomen ☞ 4.3, ggf. Peritonitis ☞ 8.4.

Pflege bei akuter Perforation

Pflege bei akutem Abdomen ☞ 4.3, Schock ☞ 4.2
- Patienten zur sofortigen OP vorbereiten (☞ 10.7.3), kein Klysma verabreichen
- Laufend RR, Puls, Atmung und Bewußtseinslage kontrollieren
- Röntgen-Abdomen und -Thorax im Stehen veranlassen, bei schlechtem Allgemeinzustand im Liegen
- Notfallabor vorbereiten: BB, Gerinnung, E'lyte, Blutgruppe
- 6 EK bestellen
- Ggf. Angehörige über beabsichtigte Maßnahmen informieren.

Operative Therapie: Geschwürübernähung, ggf. selektive Vagotomie oder Resektion.

Spezielle postoperative Pflege: vgl operative Eingriffe an Magen und Ösophagus ☞ 10.7.3.

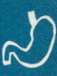

∣ Ulkusstenose

Verengung des Magenausgangs aufgrund narbiger Veränderungen durch chronisch rezidivierende Ulzera.

Pflegeleitsymptome
- Völlegefühl, Übelkeit, Erbrechen, besonders nach dem Essen
- Gewichtsabnahme, Exsikkose.

Pflege
- Legen einer Magensonde vorbereiten
- Sondenpflege durchführen
- Parenterale Ernährung über Infusionen sicherstellen ✎
- Patienten zur Endoskopie ggf. mit Dilatation vorbereiten
- Ggf. Patienten auf Operation vorbereiten.

Operative Therapie: selektive Vagotomie mit Pyloroplastik oder Billroth II.

Spezielle prä- und postoperative Pflege: wie operative Eingriffe an Magen und Ösophagus ☞ 10.7.3.

∣ 10.7.9 Magenkarzinom

Erkrankungsgipfel 50.–70. Lj., M > F (2 : 1), Risikofaktoren: chronische atrophische Gastritis, Ulkuserkrankungen, Magenresektion, Nikotin- und Alkoholabusus.

Pflegeleitsymptome
- Frühstadium: unspezifische Beschwerden, z.B. Reizmagen, Völlegefühl, Oberbauchbeschwerden
- Fortgeschrittenes Stadium: Übelkeit, Abneigung gegen Fleisch, fetthaltige Speisen, Leistungsminderung, Gewichtsabnahme, Anämie durch Mikroblutungen, Schmerzen
- Bei gestörter Magenpassage: Schluckbeschwerden bei Kardiakarzinom, Völlegefühl und Erbrechen unverdauter Nahrungsreste bei Magenentleerungsstörungen.

Diagnostik vorbereiten
- Gastroskopie mit Biopsie ☞ 10.7.8
- Endosonographie
- Röntgen: Magen-Darm-Passage
- CT-Abdomen, Knochenszintigramm und Thoraxröntgen zum Tumor-Staging.

Operative Therapie
OP-Indikationen: Heilungschance durch Resektion. Erhaltung der Magen-Darm-Passage bei inoperablen Tumoren.

OP-Verfahren: totale Entfernung des Magens (Gastrektomie). Subtotale Resektion bei distalen Tumoren möglich. Bei kardianahen Tumoren zusätzlich Teilentfernung des Ösophagus (Ösophagusjejunostomie).

Palliative Maßnahmen: Gastroenterostomie zur Wiederherstellung der Nahrungspassage. PEG (perkutane endoskopische Gastrostomie) oder Witzel-Fistel zur Ernährung über Sonde (☞ 3.4.4). Häring-Tubus zum Offenhalten des Ösophagus bei Kardiakarzinom. Abtragen des Tumors mit Hochfrequenzwärme-Schlinge oder Laser.

10

Spezielle prä- und postoperative Pflege: vgl. operative Eingriffe an Magen und Ösophagus ☞ 10.7.3, onkologische Pflege ☞ 11.

10.8 Darm

▎ 10.8.1 Leitsymptome

Stuhlveränderungen
Normaler Stuhl ist geformt, gelb-bräunlich gefärbt, riecht typisch nach Eiweißfäulnisprodukten. Die Menge variiert nach zellulosearmer oder -reicher Kost zwischen 100–500 g/Tag. Stuhlgänge 2 x tägl. bis 3 x /Wo. können noch normal sein.
- Obstipation: Stuhlausscheidung zu selten, zu wenig, zu hart
- Diarrhoe: häufige, wäßrig-breiige Stühle
- Blut im Stuhl
  - Okkultes Blut: nicht sichtbar. Nachweis z.B. mit Haemoccult®-Test
  - Teerstuhl: schwarz, glänzend, klebrig, bei Blutung im oberen Gastrointestinaltrakt
  - Blutstuhl: hellrote Blutauflagerungen, z.B. bei massiven Blutungen im Gastrointestinaltrakt, durch Hämorrhoiden, Rektumkarzinom.

Abdominalschmerz: dumpfer oder kolikartiger Schmerz, der lokalisiert oder diffus vorkommt.

Tenesmus: schmerzhafter Stuhldrang, mit fehlender oder geringerer Darmentleerung.

Erbrechen: Entleerung von Mageninhalt, verbunden mit Übelkeit und Würgen.

▎ 10.8.2 Spezielle Diagnostik

Kontrastmitteldarstellungen: Magen-Darm-Passage, Dünndarmkontrastmitteldarstellung nach Sellink ☞ 10.8.7, Kolon-Kontrasteinlauf ☞ 10.8.7.

▎ Labor

Bakteriologische Stuhluntersuchung
Nachweis von Krankheitserregern im Stuhl bei Verdacht auf Darminfektion.

Durchführen
- Patienten auf Steckbecken oder Nachtstuhl abführen lassen
- Noch warme Stuhlprobe entnehmen, steriles Probenröhrchen benutzen
- Integrierten Entnahmelöffel benutzen, einmal füllen
- Stuhlprobe aus der Mitte entnehmen, ist dort nicht kontaminiert
- Probenröhrchen mit Patientenaufkleber versehen, Stuhlprobe direkt ins Labor schicken
- Maßnahme an zwei weiteren Tagen wiederholen.

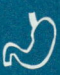

Selbständige Patienten anleiten
- Umgang mit sterilem Probenröhrchen demonstrieren
- Sterile Probenentnahme erklären
- Probemenge angeben: eine Löffelfüllung
- Auf sofortige Abgabe der Probe hinweisen.

Untersuchung auf okkultes Blut

Nachweis von nicht sichtbarem Blut im Stuhl bei Verdacht auf Kolon- oder Rektumkarzinom, Vorsorgeuntersuchung zur Frühdiagnose von Kolon- und Rektumkarzinomen.

Material: 3 Testbriefe in einem Umschlag und Stuhlentnahmespatel, z.B. Hämoccult®, Hämo fek®, Faecanostik®.

Vorbereiten
- 3 Tage vor Untersuchung meiden: rohes Fleisch, aus Blut hergestellte Wurstwaren, Tomaten, Ketchup, Salate
- Eisenpräparate und Vitamin C absetzen
- Bei Patientinnen ggf. Ende der Menstruation abwarten.

Durchführen
- Patienten auf Steckbecken oder Nachtstuhl abführen lassen
- Mit Stuhlentnahmespatel erbsengroße Stuhlportion entnehmen, auf Testfeld verteilen
- Mit neuem Spatel wiederholen und Stuhlprobe von anderer Stelle auf zweites Testfeld verteilen
- Testbrief beschriften und z.B. beim Patienten im Bad deponieren
- Maßnahme an zwei weiteren Tagen wiederholen
- 3 Testbriefe ins Labor schicken.

Selbständige Patienten anleiten
- Umgang mit Testbrief demonstrieren
- Stuhlentnahme erklären, auf Probenmenge und Entnahmestellen hinweisen
- Um Abgabe nach dritter Probeentnahme bitten.

Bei Zahnfleisch- oder Nasenbluten ist Test auf okkultes Blut nicht sinnvoll.

| Endoskopie

Patienten zu endoskopischen Untersuchungen vorbereiten

Am Vortag
- Patienten über Untersuchungstermin, Vorbereitung und Untersuchungsablauf informieren
- Einverständniserklärung unterschreiben lassen
- Patienten zur Endoskopie anmelden: Anmeldeformular ausfüllen, auf Begleiterkrankungen hinweisen, z.B. Diabetes mellitus, Herz-, Lungeninsuffizienz, Infektionen, Terminwunsch vermerken
- Labor anmelden: BB, Gerinnungsstatus mit Quick, PTT, Blutungszeit
- Medikamentenverordnung für den Untersuchungstag einfordern
- Patientenunterlagen bereithalten: Krankenblatt, Patientenkurve, Laborbefunde, Einverständniserklärung, Röntgenbilder.

Am Untersuchungstag
- Darm- und Blasenentleerung ermöglichen
- Für den Patienten Untersuchungshemd bereitlegen

10

- Morgendliche subkutane Gabe von Heparin® klären. Bei Antikoagulanzientherapie rechtzeitig Infusion abstellen ✍
- Bei Patienten mit Diabetes mellitus morgens Blutzucker kontrollieren, ggf. Insulin verabreichen oder Glukoseinfusion vorbereiten ✍
- Patienten zur Untersuchung begleiten. An das Personal der Endoskopieabteilung übergeben.

10.8.3 Operative Eingriffe am Darm

Dünndarm

Operationsverfahren
- Enterotomie: Dünndarm ohne Resektion eines Dünndarmabschnitts eröffnen, z.B. Entfernung eines Meckel-Divertikels
- Dünndarmteilresektion (☞ Abb. 10.22): Dünndarmabschnitt entfernen, anschließend End-zu-End-Anastomose, z.B. bei Dünndarmtumoren, Morbus Crohn, Endometriose, Dünndarmdivertikel. Vollständige Entfernung des Dünndarms nicht möglich
- Palliative Eingriffe am Dünndarm: Anastomosen nach Roux (End-zu-Seit-Anastomose) oder nach Braun (Seit-zu-Seit-Anastomose), halten Speisepassage oder Sekretableitung aufrecht, z.B. bei Magen- oder Pankreaskarzinom ☞ 10.7.7, 10.5.6.

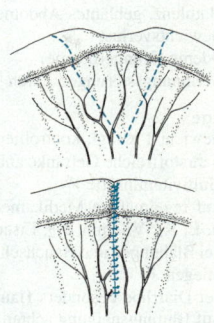

Abb. 10.22:
Dünndarmteilresektion [L 190]

Spezielle präoperative Pflege
- Patienten über beabsichtigten Eingriff informieren, periop. Maßnahmen erklären
- Laboruntersuchung vorbereiten, z.B. BB, γ-GT, SGOT, SGPT, Kreatinin, Harnstoff, Albumin, E'lyte, Gerinnung, Blutgruppe, ggf. Kreuzblut ✍
- Nahrung reduzieren: am Vortag morgens leichte Kost, ab Mittag flüssige Kost, z.B. klare Suppen, Tee, Säfte, Mineralwasser, ab ca. 22 Uhr nüchtern
- Am Vorabend Klysma geben
- Patienten von Brustwarze bis Symphyse rasieren, zusätzlich beide Flanken
- Schmerzlindernde, Bauchmuskulatur entspannende Lagerung mit dem Patienten üben, z.B. Seitenlage mit angezogenen Knien, Rückenlage mit Knierolle
- En-bloc-Aufstehen mit dem Patienten üben.

Spezielle postoperative Pflege
- Magensonde versorgen, ggf. abklemmen, wenn Sekret ≤ 300 ml/Tag ✍
- Darmtätigkeit stimulieren: am OP-Tag mit Mobillisation beginnen. Später ggf. entspannende Bauchmassagen durchführen. Feucht-warme Bauchwickel anwenden, mit Arzt absprechen (Blutungsgefahr)
- Bei Meteorismus oder ungenügender Darmtätigkeit Darmrohr legen oder Klysma verabreichen. Ggf. Prostigmin®, Doryl®, Ubretid® geben ✍
- Ab 5. Tag flüssige Kost, Verträglichkeit kontrollieren: Aufstoßen, Übelkeit, Erbrechen, Meteorismus, Schmerzen
- Bei guter Verträglichkeit Kost zügig aufbauen, ab 7.–10. Tag leichte Vollkost ✍

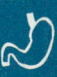

- Menge, Farbe und Konsistenz der Drainagesekrete beobachten und 1 x tägl. bilanzieren
- Atmung durch geringe Oberkörperhochlagerung und bauchdeckenentspannende Lagerung erleichtern.

Komplikation Malabsorptionssyndrom

Mangelnde Nährstoffresorption, besonders nach ausgedehnter Dünndarmresektion (Kurzdarm-Syndrom).

Symptome
- Diarrhoe, voluminöse fetthaltige Stühle
- Flatulenz, geblähtes Abdomen, Bauchschmerzen
- Gewichtsverlust
- Ödeme (Hungerödeme)
- Gerinnungsstörungen durch Vitamin-K-Mangel.

Pflege
- Gewicht 1 x tägl. kontrollieren
- Nährstoffreiche Getränke anbieten, z.B. hochmolekulare Trink- und Sondennahrung, Multivitaminsäfte ✍
- Auf regelmäßige Medikamentensubstitution achten, z.B. fettlösliche Vitamine (A, D, E, K), Vitamin B_{12}, Eisenpräparate
- Bei Blähungen und Bauchschmerzen ggf. feuchtwarme Bauchwickel oder -umschläge anlegen ✍
- Bei Diarrhoe besonders Haut im Analbereich pflegen (☞ 10.9.2)
- Auf Blutungsneigung achten und Patienten gezielt befragen, z.B. Zahnfleischbluten, Hämatome, Blut im Stuhl oder Urin.

Dickdarm

Operationstaktiken
- Einzeitige OP: Entfernung eines Darmabschnitts mit gleichzeitiger End-zu-End Anastomose, keine weitere OP notwendig
- Zweizeitige OP: in der ersten OP Entfernung eines Darmabschnitts, Blindverschluß der abführenden Schlinge und Anlage eines endständigen Stomas. Nach ca. 2–3 Mon. Rückverlegung der zuführenden Schlinge und End-zu-End-Anastomose mit der abführenden Schlinge
- Dreizeitige OP nach Schloffer: z.B. bei akuter Entzündung, Abszeßbildung, Divertikulitis. Erste OP mit Drainage der Abszeßhöhle und Anlage eines doppelläufigen Transversostomas. Nach Abklingen der Entzündung zweiter Eingriff mit der Resektion des betroffenen Darmabschnitts und End-zu-End-Anastomose. In der dritten OP Rückverlagerung des Anus praeters.

Resezierende Verfahren
- Hemikolektomie rechts: Entfernung des terminalen Ileums, Zäkums und Colon ascendens (Ileotransversostomie). Indikation: Karzinome im Bereich von Zäkum und Colon ascendens
- Erweiterte Hemikolektomie rechts: zusätzliche Entfernung von Colon transversum (Ileodescendostomie)
- Transversumresektion: Entfernung von Colon transversum mit End-zu-End-Anastomose (Transversotransversostomie)

10

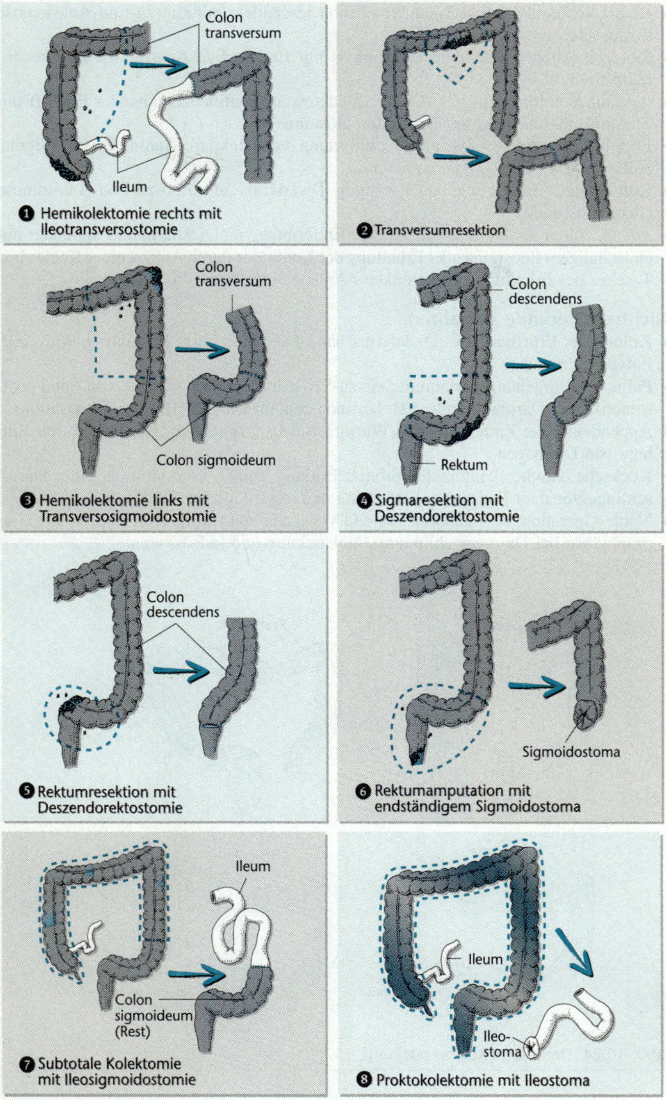

❶ Hemikolektomie rechts mit ileotransversostomie

Colon transversum

Ileum

❷ Transversumresektion

❸ Hemikolektomie links mit Transversosigmoidostomie

Colon transversum

Colon sigmoideum

❹ Sigmaresektion mit Deszendorektostomie

Colon descendens

Rektum

❺ Rektumresektion mit Deszendorektostomie

Colon descendens

❻ Rektumamputation mit endständigem Sigmoidostoma

Sigmoidostoma

❼ Subtotale Kolektomie mit Ileosigmoidostomie

Ileum

Colon sigmoideum (Rest)

❽ Proktokolektomie mit Ileostoma

Ileum

Ileostoma

Abb. 10.23: Typische en-bloc-Resektionsverfahren an Kolon und Rektum [L 190]

- Hemikolektomie li.: Entfernung von Colon descendens mit End-zu-End-Anastomose (Transversosigmoidostomie)
- Sigmaresektion: Entfernung des Sigmas mit End-zu-End-Anastomose (Deszendorektostomie)
- Rektumresektion: Teilresektion des Enddarms als kontinenzerhaltender Eingriff mit End-zu-End-Anastomose (Deszendorektostomie)
- Rektumextirpation: vollständige Entfernung von Rektum, Sphinkter und Sigma, Anlage eines endständigen Kolostomas
- Kolektomie: Entfernung des gesamten Dickdarms mit End-zu-End-Anastomose (Ileorektostomie)
- Totale Koloproktektomie: vollständige Entfernung von Dickdarm und Sphinkter mit endständigem Ileostoma oder Erhaltung der Kontinenz durch Anlage einer Kockschen Tasche. Bei Erhaltung des Sphinkters Anlage eines Ileum-Pouch.

Nichtresezierende Verfahren

- Kolotomie: Eröffnung des Dickdarms ohne Resektion eines Darmabschnittes, z.B. Polypentfernung
- Palliative Umgehungsverfahren: Seit-zu-Seit-Anastomosen zwischen prä- und poststenotischem Darmabschnitt, z.B. bei inoperablem Ca, z.B. Ileotransversostomie
- Appendektomie: Entfernung des Wurmfortsatzes (Appendix). Bei Perforation Einlage von Drainagen
- Klocksche Tasche: kontinentes Stoma. Bildung eines Reservoirs aus einer Darmschlinge vor dem Ileostoma. Entleerung des Reservoirs mittels Katheter
- Noble-Operation: Aneinanderlegen und Vernähen von Darmschlingen. Zur Rezidivprophylaxe bei Darmverschlingung, -abknickung und -adhäsionen.

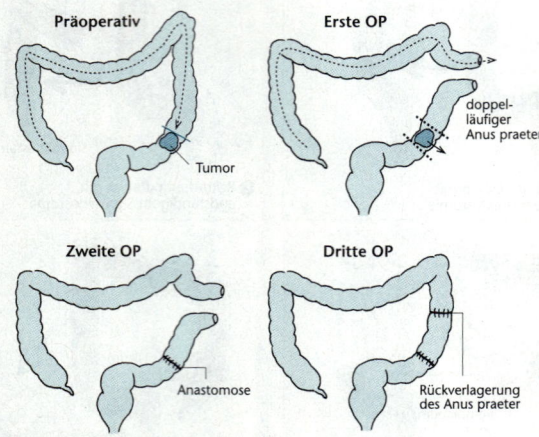

Abb. 10.24: Dreizeitige Kolonresektion [L 157]

❘ Pflege

Spezielle präoperative Pflege

- Labor vorbereiten: BB, Leber- und Nierenfunktionswerte, Albumin, E'lyte, Gerinnung, Blutgruppe, ggf. Kreuzblut ✍
- Nahrungsabbau: vor geplanten Eingriffen 1–2 Tage flüssige Kost, z.B. klare Suppen, Tee, Säfte, Mineralwasser bestellen ✍
- Rasur: von den Brustwarzen bis zur Symphyse. Bei Eingriff am Rektum sakraler Bereich vom Lendenwirbel bis Mitte Oberschenkel. Bei Rektumextirpation kombinierte Rasur durchführen
- Hohen Reinigungseinlauf zur Darmreinigung (☞ 3.6.1) und Darmkeimreduktion mit Antibiotika vornehmen ✍
- Patienten über mögliches Stoma informieren ◊
- Geeignete Stomaposition festlegen ☞ 3.3.2 (Arzt, Stomatherapeut), s.u. Stomaanlage.

Spezielle postoperative Pflege

Patienten überwachen

- Labor vorbereiten: OP-Tag BB, E'lyte. Danach bis ca. 3. postop. Tag BB, E'lyte, Nierenwerte, Eiweiß, Blutzucker. Bei Diabetikern Blutzuckertagesprofil ✍
- 2 x tägl. RR, Puls, ZVD kontrollieren
- Auf Zeichen der Dehydration achten: z.B. Tachykardie, geringe Urinausscheidung (Oligurie ≤ 500 ml/Tag), niedriger ZVD (≤ 2 cm H_2O), trockene Zunge, stehende Hautfalten, Durstgefühl.

Sonden, Drainagen und Katheter überwachen

- Fördermenge 1 x tägl. bilanzieren und dokumentieren
- Drainagesekrete auf Beimengungen, z.B. Blut, Konsistenz und Farbe kontrollieren
- Drainaustrittsstellen auf Entzündungszeichen und auf Blut oder Sekretaustritt neben dem Drain beobachten.

Sonden, Drainagen und Katheter entfernen ✍

- Magensonde: am 1. oder 2. Tag. Bei Magenatonie oder anhaltender Sekretion länger belassen
- Zieldrainage: am 4. oder 5. Tag, Spüldrainagen am 2. oder 3. Tag
- Blasenkatheter: am 2. Tag. Bei Eingriffen am Rektum bis 5 Tage belassen.

Ausscheidung

- Patienten nach Darmtätigkeit befragen: Stuhldrang, abgehende Winde, evtl. diffuser Abdominalschmerz, Meteorismus
- Ab 4.–5. Tag z.B. mit Klysma abführen ✍, Irrigation bei Kolostomie erst nach 4–6 Wo.
- Bei doppelläufigem Anus praeter mit geringen Ausscheidungen über die abführende Darmschlinge rechnen. Pflege ☞ 3.3.2
- Bei kontinenzerhaltenden Eingriffen kann es in Abhängigkeit der Resektionshöhe zu häufigeren Stuhlentleerungen kommen. Patienten informieren.

Weitere Pflege

- Kostaufbau: nach 3–4 Tagen postop. und einsetzender Darmtätigkeit mit flüssiger Kost beginnen; wenn gut verträglich, schrittweise Nahrung mit leichter Kost unter gleichzeitiger Reduzierung der Infusionen aufbauen ✍
- Frühestmögliche Mobilisation je nach Allgemeinzustand des Patienten zur Vermeidung postop. Komplikationen wie Thrombose, Pneumonie. Bettruhe bei Rezidivhernien, Risikoanastomosen

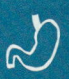

- Lagern: bauchdeckenentspannende Lagerung. Bei Rektumamputation ggf. Packbett verwenden. Dabei Schaumgummiquader als Matratze so anordnen, daß sie belastete Körperregion aussparen
- Wegen möglicher Schonatmung bei Abdominalschmerz und intraabdominalem Druckanstieg Atmung trainieren, ggf. Krankengymnasten einbeziehen.

 Bei Eingriffen an Sigma und Rektum zum Schutz der Anastomose Einläufe, Klistiere, Suspensionen, Darmrohr, rektale Temperaturmessung unterlassen.

| Pflege bei postoperativen Komplikationen

Anastomoseninsuffizenz
Nicht haltendende Verbindung der operativ zusammengefügten Darmabschnitte. Erhöhte Gefahr bis zum 7. Tag postop. durch unter Spannung stehende Anastomose, mangelhafte Durchblutung der Darmstümpfe, Nahtinsuffizienz.

Symptome: auffälliges stuhlfarbenes Sekret aus der Drainage, Fäkalgeruch, Fieber, Schmerzen im Oberbauch, Peritonitiszeichen ☞ 8.4.

Pflege
- Absolute Nahrungskarenz anordnen
- Arzt informieren und Notfalleingriff vorbereiten
- Patienten auf die Anlage eines doppelläufigen Anus praeter vorbereiten ☞ 3.3.2 🖑
- 4 x /Std. RR und Puls kontrollieren. Schock ggf. durch Infusionsprogramm entgegenwirken ✍
- Bauchschmerzen durch entspannende Lagerung lindern.

Platzbauch
Geplatzte Naht, ggf. mit Austritt von Darmschlingen. Oft innerhalb der ersten 3 postop. Tage. Zumeist durch fehlerhafte Naht- oder Knotentechnik. Später eintretender Platzbauch oft durch intraabdominelle Ursachen, z.B. Nahtinsuffizienz.

Pflegerische Erstmaßnahmen
- Sofort Arzt informieren und Patienten auf Notfalleingriff vorbereiten
- Abdomen mit sterilem Tuch zudecken, heraustretende Eingeweide nicht zurückdrängen
- Bis zur OP Vitalzeichen kontinuierlich kontrollieren, auf Schocksymptomatik achten.

Blasenentleerungsstörung: vorwiegend nach Rektumeingriffen durch Entzündung oder Lageveränderung der Blase.

Pflege ☞ 15.5.

| Stomaanlagen
Stomapflege ☞ 3.3.2.

Spezielle präoperative Pflege
- Patienten die Bedeutung einer Stomaanlage erläutern
- Stoma durch Stomatherapeut, erfahrene Pflegekraft und Operateur anzeichnen
- Eignung der ausgewählten Stelle im Stehen, Liegen und Sitzen prüfen:
  - Keine Faltenbildung an der Stomastelle, z.B. im Sitzen
  - Keine Narben

10

- Sitz der Kleidung berücksichtigen, z.B. Gürtel, Rockbund
- Ggf. mit Wasser gefüllten Stomabeutel anlegen
- Gewichtsreduktion bei geplanter Stomaanlage anstreben: Patient muß zum Wechseln und Beobachten des Stomas die Stomaversorgung sehen können
- Psychische Betreuung, z.B. durch Psychologen, anbieten. Auf Wunsch Kontakt zu Selbsthilfegruppen herstellen

Spezielle postoperative Pflege

Komplikationen und parastomale Hautveränderungen bei Ileo- und Kolostoma ☞ 3.3.2.

Stomaödem überwachen

Ödembildung durch mangelhafte Durchblutung des Darmes infolge zu enger Hautaustrittsstelle im Bereich des Stomas möglich. Ein durch Wundödem vergrößertes Stoma ist in den ersten Tagen normal.
- Rückgang des Ödems beobachten und dokumentieren
- Bei der Stomaversorgung Beutelöffnung entsprechend passend zuschneiden. Keine Stomabeutel auf Vorrat zurechtschneiden
- Stomaausscheidungen beobachten und dokumentieren.

Reiter versorgen

Bei doppelläufigem Stoma erfolgt die Anlage eines Reiters aus Plastik, Glasstäben oder Hautbrücke, um die Darmschlinge über Hautniveau zu halten (☞ Abb. 3.32). Er wird nach Abschluß der Wundheilung (ca. 8–10 Tage postop.) entfernt ✍.
- Bei zu hoher Spannung auf der Darmschlinge keine Basisplatte unter den Reiter schieben, da Gefahr der Darmnekrose. Alternativ Basisplatte um den Reiter legen und nicht abgedeckte Hautbereiche mit Stomapaste bedecken
- Vorsicht bei zu locker angelegtem Reiter: Durch Herausrutschen können Darmschlinge und Reiter unter Hautniveau absinken
- Nahtstellen der Schleimhaut auf Entzündungszeichen beobachten.

Ernährungstips nach Stomaanlage

Eine spezielle Diät für Stomaträger ist nicht notwendig. Allgemein gilt:
- Auf ausreichende Trinkmenge achten. Zur normalen Zufuhr von 1–1,5 l/Tag die über das Stoma verlorene Flüssigkeit hinzurechnen
- Auf alle Speisen verzichten, die bereits vorher zu Unverträglichkeiten geführt haben
- Speisenverträglichkeit in kleinen Mengen neu ausprobieren, Wirkung auf die Verdauung beobachten, z.B. Obstipation, Diarrhoe, Meteorismus oder Flatulenz, Geruchsbildung. Beobachtungen dokumentieren
- Nahrungsmittel mit bekannt störender Wirkung auf die Verdauung meiden ☞ Kasten.

Beispiele für Nahrungsmittel und ihre Wirkung auf die Verdauung

- Stopfend: gekochte Milch, trockener Käse, Schokolade, Mais, Sellerie, Rosinen, Weißbrot, Kartoffeln
- Abführend: rohes Obst und Gemüse, Spinat, Bohnen, Feigen, Trockenpflaumen, Rohmilch, Bier, Zucker, Kaffee, Alkohol
- Blähend: frisches Obst, Hülsenfrüchte, Kraut, Kohlrabi, Blumenkohl, Zwiebel, Bier, kohlensäurehaltige Getränke
- Blähungshemmend: Preiselbeersaft, Joghurt
- Geruchserzeugend: Eier, Fleisch, Spargel, Pilze, Zwiebel, Knoblauch
- Geruchshemmend: Spinat, grüner Salat, Petersilie, Preiselbeeren, Joghurt.

Entlassungsberatung

- Unsicherheiten und Ängste mit der Stomaversorgung im Alltag ansprechen. Patienten nicht überfordern. Wenn z.B. die Irrigation abgelehnt wird, ggf. später wiederholen
- Stomaversorgung auf die Bedürfnisse bei Beruf, Sport und Freizeit ausrichten, z.B. Minibeutel als Kurzzeitversorgung, Schutzbezüge für Beutelversorgung oder Stomakappe
- Patienten und Angehörige über die Grundsätze der Stomapflege unterrichten: Umgang mit verschiedenen Versorgungssystemen, Stomaversorgungswechsel, Stoma und Umgebung beobachten, Stomaumgebung reinigen
- Patienten auf Hilfen nach Krankenhausaufenthalt hinweisen: Stomasprechstunden, Stomatherapeuten oder ambulante Pflegestation vor Ort, Selbsthilfegruppen, z.B. Deutsche Ilco (Anschrift ☞ 22). Auf Wunsch erste Kontakte herstellen
- Rechtzeitig Weiterversorgung klären, z.B. ambulante Pflegedienste. Zur Entlassung ausreichend Pflegemittel mitgeben
- Auf rechtliche Möglichkeiten verweisen, z.B. Schwerbehindertenausweis, Rentenantrag, Anschlußheilbehandlung. Ggf. Sozialdienst des Krankenhauses vermitteln

Tips, Tricks & Fallen

- Zellulosehaltige Nahrungsmittel meiden, Ileusgefahr
- Medikamente bevorzugen, die im oberen Dünndarmabschnitt resorbiert werden. Die Ausscheidungen auf unverdaute Medikamente hin untersuchen, z.B. bei Frauen Kontrazeptiva
- Einfluß der Darmoperation auf Medikamentenwirkung mit dem Arzt abklären. Ggf. auf flüssige Präparate, sublinguale oder parenterale Applikation umstellen.

| 10.8.4   Hernien

Austülpung des Bauchfells durch eine Lücke in der Muskel- oder Faszienschicht der Bauchwand (Bruchpforte). In den entstandenen Bruchsack können Bauchorgane, meist Anteile des Darms, eintreten (Bruchinhalt). Oft handelt es sich um erworbene Hernien aufgrund einer Bindegewebsschwäche des Stützgewebes (Muskel und Faszie).
Unterschieden wird zwischen äußeren und den selteneren inneren Hernien, z.B. Zwerchfellhernie.

Äußere Hernien

- Indirekte Leistenhernie: Bruchsack tritt durch den Leistenkanal, einseitig oder beidseitig angeboren oder erworben
- Direkte Leistenhernie: Bruchsack tritt medial neben den Leistenkanal direkt durch die Bauchwand nach außen
- Narbenhernie: Bruchpforte im Bereich von Laparotomienarben
- Nabelhernie: Bruchpforte im Bereich des Nabelfaszienrings, erworben oder angeboren
- Bauchwandhernien: Bruchpforten auf der Mittellinie (Linea alba) oder lateral vom M. rectus abdominis
- Femoralhernie: Bruchpforte zwischen Leistenband und Beckenknochen im Verlauf der Femoralgefäße.

Komplikation

Inkarzeration: Einklemmung von Darmanteilen in der Bruchfalte. Folgen sind Darmnekrosen, Ileus ☞ 10.8.5, Darmperforation ☞ 10.8.9, Peritonitis ☞ 8.4.

10

Symptome bei Inkarzeration: starke Schmerzen im Bereich der Hernie, Übelkeit, Erbrechen, Kreislaufreaktionen.

Operative Therapie
OP-Indikationen: bei operablen Patienten jede Hernie, da immer die Gefahr der Inkarzeration besteht. Absolute OP-Indikationen: inkarzerierte Hernie, Ileus, Peritonitissymptomatik und manuell nicht reponierbare Hernie.

Kontraindikationen: unheilbare intraabdominelle Erkrankungen mit gesteigertem Bauchinnendruck, z.B. Leberzirrhose oder peritoneale Karzinose mit Aszites.

OP-Verfahren: Reposition des Bruchinhalts, Abtragen des Bruchsacks und Verschluß der Bruchpforte (Herniotomie mit Hernioplastik). Bei inkarzerierten Hernien ggf. zusätzliche Entfernung gangränöser Darmabschnitte mit End-zu-End-Anastomose.

Spezielle präoperative Pflege
• Labor vorbereiten: BB, Gerinnung, E'lyte, Nierenwerte
• Rasur: je nach Lokalisation der Hernie Abdominalrasur, Oberschenkel oder Intimbereich
• Darmreinigung: am Vorabend Klistier verabreichen
• Patienten über Rezidivgefahr aufklären ✍.

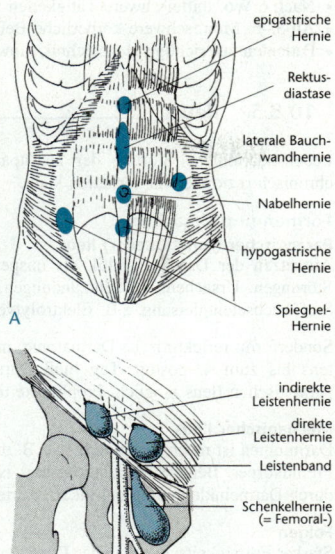

Abb. 10.25: (A) Bauchwandhernien und (B) Leistenhernien [L 190]

epigastrische Hernie
Rektus-diastase
laterale Bauchwandhernie
Nabelhernie
hypogastrische Hernie
Spieghel-Hernie
indirekte Leistenhernie
direkte Leistenhernie
Leistenband
Schenkelhernie (= Femoral-)

Spezielle postoperative Pflege
• Möglichst früh mobilisieren, Möglichkeit richtet sich nach der Narkoseform (zumeist Spinalanästhesie ☞ 2.3.1)
• Bei Rezidivhernien oder großen plastisch versorgten Bauchwandhernien zunächst Bettruhe
• Bauchpresse vermeiden
  – Zur Stuhlgangregulierung 1 x tägl. orales Abführmittel, z.B. Agarol®, geben ✍
  – Abhusten durch Inhalation, Atemgymnastik, orale Gabe von Mukolytika, z.B. ACC® und hustenstillende Medikamente, z.B. Codipront® erleichtern ✍
• Laparotomienarbe: aseptisch verbinden
• Sandsack auf die Laparotomiewunde auflegen ✍
• Kostaufbau: am OP-Tag abends Tee, am darauffolgenden Tag Vollkost ✍.

Entlassungsberatung
• Keine körperliche Belastung in den ersten 3 Wo. nach der OP
• Nach 3–4 Wo. leichte körperliche Aktivitäten, z.B. Schwimmen, Heben von Lasten ≤ 10 kg, Intimverkehr möglich

- Nach 6 Wo. mittelschwere Tätigkeiten wie Fahrradfahren, Jogging
- Ab 3.–6. Mon. schwere körperliche Belastung möglich
- Patienten auf richtige Hebetechnik hinweisen, evtl. Übungen anbieten.

| 10.8.5   Ileus

Lebensbedrohliche Störung der Darmpassage, die akut, subakut, chronisch oder chronisch rezidivierend verlaufen kann.

Formen und Ursachen
Paralytischer (funktioneller) Ileus
Aussetzen der Darmperistaltik als unspezifische Reaktion auf schwere organische Störungen. Ursachen: u.a. Entzündungen, z.B. Peritonitis, Pankreatitis, Sepsis oder Stoffwechselentgleisung, z.B. Elektrolytverschiebungen, Coma diabetikum, Urämie.

Sonderform: reflektorische Darmatonie, meist nach abdominellen Eingriffen. Spätestens bis zum 4. postop. Tag muß Darmperistaltik einsetzen, sonst Übergang in paralytischen Ileus möglich. Prophylaxe und Abführmaßnahmen ☞ 3.10.2, 7.6.2.

Mechanischer Ileus
Darmlumen ist mechanisch verlegt, z.B. durch Tumoren, Bridenbildung, Adhäsionen, Fremdkörper. Beim Strangulationsileus ist zusätzlich die Darmblutung gestört, z.B. durch Darmeinklemmung bei inkarzerierter Hernie.

Folgen
Starker Flüssigkeitsverlust in das Darmlumen und in das entstehende Darmwandödem → Hypovolämie, Niereninsuffizienz, Schock; evtl. Darmwandgangrän, -perforation, Peritonitis.

Pflegeleitsymptome
Durch Beobachtung den Krankheitsverlauf einschätzen. Symptome, die auf eine Verschlechterung hindeuten, z.B. zunehmendes Erbrechen, sofort dem Arzt melden.

Symptome in Abhängigkeit der Ileusform		
Symptome	**Mechanischer Ileus**	**Paralytischer Ileus**
Stuhl-, Windverhalt	je distaler der Ileus gelegen, desto weniger Stuhlabgang	kein Stuhl. Nach Einlauf nur wenig Stuhl
Schmerzen	krampfartig, diffus	oft fehlender Schmerz, druckempfindliches Abdomen
Erbrechen	je höher die Verlegung, desto heftiger und früher. Evtl. Koterbrechen (Miserere)	spät. Im Schwall durch Überlaufmagen
Meteorismus	Abdomen bei Dickdarmverschluß massiv gebläht	stark aufgetriebenes Abdomen
Darmgeräusche	Hyperperistaltik. Im weiteren Verlauf Darmlähmung möglich	keine Darmgeräusche. Totenstille über dem Abdomen

10

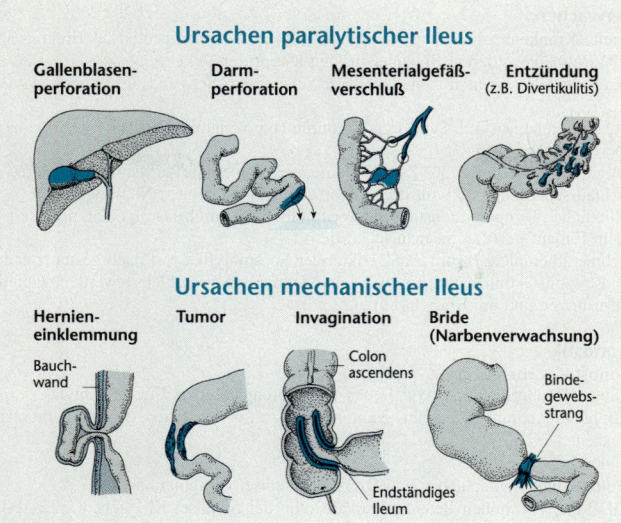

Ursachen paralytischer Ileus

Gallenblasen-perforation **Darm-perforation** **Mesenterialgefäß-verschluß** **Entzündung** (z.B. Divertikulitis)

Ursachen mechanischer Ileus

Hernien-einklemmung **Tumor** **Invagination** **Bride (Narbenverwachsung)**

Bauch-wand

Colon ascendens

Binde-gewebs-strang

Endständiges Ileum

Abb. 10.26: Häufige Ursachen des mechanischen und paralytischen Ileus [L 190]

| Pflege bei akutem Ileus

Der manifeste Ileus ist ein absoluter Notfall. Pflegerisch vorrangige Aufgabe ist die Patientenbetreuung und eine schnelle, reibungslose Organisation der Diagnostik.

Erstmaßnahmen ✍

- Patienten und Angehörige informieren, auf einzuhaltende Bettruhe und Nahrungs-karenz hinweisen
- Volumensubstitution vorbereiten, z.B. E'lytlösungen, bei Schock Plasmaexpander
- Materialien zum Legen einer Magenablaufsonde vorbereiten, ggf. legen
- Blasendauerkatheter legen. Bei Oligurie Stundendiurese, mindestens alle 6 Std. bilanzieren
- Falls parenterale Ernährung erfoderlich, ZVK-Set bereithalten. Beim Legen assistie-ren, Infusionstherapie überwachen
- Ggf. Schwenkeinlauf ☞ 3.6.2
- Notfallabor vorbereiten: BB, Gerinnung, E'lyte, Blutgruppe
- Schmerzen berücksichtigen: Zunahme des intraabdominalen Drucks durch Sekret-stau. Stetiges Bedürfnis des Patienten, abdominellen Druck durch Veränderung der Körperlage (Unruhe) zu mindern.

Überwachen
Gezielte Krankenbeobachtung ermöglicht rechtzeitiges therapeutisches Eingreifen.
- RR, Puls kontrollieren, Bewußtseinslage überprüfen
- Nach dem Befinden fragen: Übelkeit, Schmerzen, Schwindel, Flimmern vor den Augen
- Schockzeichen ☞ 4.2, Schockgefahr durch Hypovolämie, Sepsis bei Darmgangrän, -perforation
- Oligurie und Anurie als Zeichen einer verminderten Perfusion der Niere. Bei Urinausscheidung < 60 ml/Std. Gefahr des zirkulatorischen Nierenversagens
- Plötzlicher Temperaturanstieg bei Peritonitis, z.B. durch Darmperforation
- ! Kein Einlauf bei V.a. mechanischen Ileus (KI)
- ! Schmerztherapie z.B. mit Analgetika oder Spasmolytika erst nach gesicherter Diagnose, sonst können diagnoseweisende Symptome verschleiert werden. Patienten informieren und um Einsicht bitten.

Diagnostik
Diagnostik vorbereiten ✍
- Labor: BB, Gerinnung, E'lyte, Leber- und Nierenparameter, Eiweiß, Amylase, Lipase
- Röntgen: Abdomenübersicht, Thorax präoperativ und zum Ausschluß thorakaler Ursachen
- Sonographie
- Kolon-Kontrasteinlauf bei V.a. Dickdarmstenose, Invagination
- MDP bei V.a. hohen Ileus zur Lokalisation der Stenose: KM geben, z.B. 100 ml Gastrografin® ✍, anschließend Abdomenübersicht, Spätaufnahme für ca. 8 Std. nach Gabe anmelden.

Pflege bei der Diagnostik
- Auf Notsituation des Patienten eingehen: Unsicherheit, Ängste ernst nehmen und aufgreifen; Fragen zu Untersuchungen, z.B. nach Sinn, Dauer, Ablauf, beantworten. Schweres Krankheitsgefühl des Patienten berücksichtigen
- Transport zu den Untersuchungen immer im Bett. Vorher RR und Puls überprüfen. Patienten in der Diagnostik nicht alleine lassen, Beobachtung gewährleisten
- Bei Übelkeit und Erbrechen Nierenschale und genügend Zellstoff mitnehmen
- Falls möglich Rö-Abdomen und -Thorax im Stehen. Kollapsgefahr beim Aufstehen des Patienten: nach Befinden, Schwindel fragen
- Kolon-Kontrastmitteleinlauf: zusätzliche Belastung des Patienten durch OK-Flachlagerung und häufige untersuchungsbedingte Lageänderungen.

 Tips, Tricks & Fallen
- Leitsymptome des Ileus können Nebenwirkungen der Kontrastmittel verdecken, z.B. Übelkeit, Erbrechen, anaphylaktischer Schock, Nierenversagen
- Bei Ileus darf kein Barium-KM verwendet werden: bei OP oder Darmperforation Gefahr der Bariumperitonitis.

10

Konservative Therapie

Indikationen: inkomplette Verlegung (Subileus), die nicht oder zu einem späteren Zeitpunkt chirurgisch entfernt werden muß, paralytischer Ileus ohne operativ behebbare Ursache, rezidivierender Ileus ohne Verwachsungen.

Ziel: Grunderkrankung behandeln und gelähmte Darmmotorik oder inkomplette Stenose durch peristaltikanregende Medikamente oder mechanische Reizung, z.B. mit Einläufen aufheben.

Assistenz bei der Therapie
- Patienten entsprechend der Maßnahmen bei akutem Ileus vorbereiten (s.o.)
- Peristaltiktherapie vorbereiten ✍
  - „Donnertropf": 6 Amp. Paspertin®, 6 Amp. Bepanthen®, 6 Amp. Prostigmin® in 500 ml Ringerlösung mit 60–80 ml/Std.
  - Takus®, z.B. 2 Amp. in 500 ml Ringer über 4 Std. Vorgegebene Tropfgeschwindigkeit genau einhalten: zu schnelles Infundieren kann Nebenwirkungen verursachen (s.u.), Infusionspumpen verwenden
- Darmrohr legen ☞ 3.6.4: reizt Darmmuskulatur und erleichtert dadurch Abgang von Winden
- Schwenkeinläufe ☞ 3.6.2 ✍.

Überwachen
- Patienten über Maßnahmen informieren. Nebenwirkungen der Infusionstherapie mit Prostigmin® und Takus® erklären: Schwächung des Kreislaufs, Schweißausbrüche, vermehrter Speichelfluß
- Monitorüberwachung erforderlich. Falls nicht möglich, engmaschige Vitalzeichenkontrolle. Wird RR hypoton, Infusion abstellen und Arzt informieren. Klingel für Patienten erreichbar hinlegen
- Kolikartige Schmerzen im Abdomen, zunehmendes Übelkeitsgefühl und Erbrechen sind meist Nebenwirkungen von Takus®. Infusion abstellen und Arzt informieren, ggf. Antiemetikum, z.B. Psyquil® geben ✍
- 1 x tägl. Laborkontrolle vorbereiten, v.a. E'lyte
- Stuhl- und Windverhalt, Meteorismus, Darmgeräusche nach den Pflegeleitsymptomen überprüfen → bei Verschlechterung des Zustands Arzt informieren, z.B. zunehmender Meteorismus, Koterbrechen.

Lagern
- OK 30° hochlagern. Mindert Druck durch Zwerchfellhochstand (geblähtes Abdomen). Verringert Aspirationsgefahr
- Ggf. zeitweise Knierolle, entspannt die Bauchdecke und erleichtert das Atmen.

Prophylaxen
- Thrombose: Bettruhe und intravasaler Flüssigkeitsmangel erhöhen Gerinnungsneigung. Maßnahmen ☞ 2.5.2
- Pneumonie: erhöhte Gefahr durch eingeschränkte Atmung (Zwerchfellhochstand, nasale Sonde) und Druckschmerz im Abdomen (Schonatmung). Maßnahmen ☞ 2.5.1. Bei Dyspnoe bis zu 2 l O_2
- Soor- und Parotitisprophylaxe: Nahrungskarenz führt zu geringer Speichelproduktion (Mundtrockenheit) und Kautätigkeit, Erbrochenes mit saurem Magen-Darm-Sekret zerstört natürliches Mundmilieu. Unangenehmer Geschmack im Mund. Mundpflege mind. alle 2–3 Std. und bei Bedarf. Patienten zur gründlichen Mundpflege anleiten. Genügend Mundpflegemittel bereitstellen. Morgens und abends Mund inspizieren.

Ausscheiden

- Situation des Patienten berücksichtigen: Bettruhe schränkt Unabhängigkeit beim Ausscheiden ein, Bettschüssel und Urinflasche müssen benutzt werden
- Bettschüssel griffbereit hinstellen, auch für den Patienten. Nach Einläufen kann Flüssigkeit oder Stuhl plötzlich abgehen. Bettschutz einspannen, z.B. Molton. Vorlagen anbieten, beruhigt den Patienten
- Abgehen von Winden kann für den Patienten peinlich sein: positive Aspekte wie Erleichterung, Nachlassen des abdominellen Drucks aufzeigen. Regelmäßig Zimmer lüften.

Körperpflege: Patienten nach Bedarf unterstützen, Selbstpflegefähigkeit bedenken. Verstärkt auf Hygiene im Analbereich achten, besonders nach Einläufen.

Operative Therapie

OP-Indikationen: Verschluß- und Strangulationsileus, Mesenterialinfarkt, paralytischer Ileus mit Peritonitis, Versagen der konservativen Therapie.
OP-Verfahren: Ursache beseitigen. Gestauten Darm durch Absaugen über Magen- oder Duodenalsonde und Ausstreichen entlasten. Ggf. Resektion oder Umgehung geschädigter Darmabschnitte. Je nach Befund Entlastung durch Ileo-, Kolostoma-Anlage: doppelläufig (wird nach 3 Mon. zurückverlegt) oder endständig ☞ 10.8.3.

Spezielle präoperative Pflege

- OP innerhalb kurzer Zeit notwendig, zügig präop. Pflege einleiten
- Versuchen, trotz der Notfallsituation eine Beziehung zum Patienten herzustellen. Befürchtungen, Ängste ansprechen
- Dafür sorgen, daß der Patient vom Arzt rechtzeitig über die Diagnose, Operationsart, Risiken und Prognose informiert wird
- Ggf. Aufklärung über die intraoperative Anlage einer temporären Ileostomie, z.B. beim mechanischen Ileus ⑤. Möglichst Stomatherapeut hinzuziehen. Günstige Stomaposition muß angezeichnet werden ☞ 10.8.3, 3.3.2
- Rasur: Abdominalbereich, von Brustwarzen bis Symphyse, Flanke beidseits.

Spezielle postoperative Pflege

Spezielle Pflege richtet sich nach der Ileusursache und der durchgeführten OP, z.B. inkarzerierte Hernie ☞ 10.8.4, Kolon-Ca ☞ 10.8.10.

- Postop. Verlegung auf Intensivstation möglich, z.B. bei Mesenterialinfarkt, schwerer Peritonitis ☞ 8.4
- Nahrungskarenz und parenterale Ernährung je nach OP. Flüssige Nahrung bei Dünndarm-OP nach 5 Tagen, bei Dickdarmnähten nach 7 Tagen möglich
- Ggf. Miller-Abbott- oder Dennis-Sonde zur Entlastung der Darmanastomose notwendig. Pflege ☞ 3.4.3
- Situation des Patienten mit Stomaanlage bedenken, zeigt ggf. Verdrängungserscheinungen: gezielte, einfühlsame Zuwendung, Information und Hilfestellung. Stomaberatung hinzuziehen. Stomapflege ☞ 3.3.2, Stoma postop. überwachen ☞ 10.8.3.

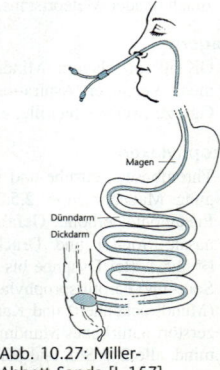

Abb. 10.27: Miller-Abbott-Sonde [L 157]

10

| 10.8.6   Divertikel und Divertikulitis

Multiple Ausstülpungen der Darmwand. Als echte Divertikel Ausstülpung der gesamten Darmwand, als Pseudodivertikel mit Prolaps von Mukosa und Submukosa. Erkrankungsgipfel 60–80 Lj. Stuhlverhalt kann im Bereich der Divertikel zu Entzündungen (Divertikulitis) führen.

Pflegeleitsymptome
Divertikulose zu 90 % symptomlos.
- Schmerzen im linken Unterbauch, Obstipation, evtl. Diarrhoe, subfebrile Temperaturen
- Im fortgeschrittenen Stadium Übelkeit, Erbrechen, Obstipation, hohes Fieber
- Akutes Abdomen bei Perforation ☞ 4.3.

Komplikationen: Ileus, Perforation mit Peritonitis, Abszeß- und Fistelbildung, Blutungen.

Diagnostik vorbereiten
- Labor: BSG, BB, Tumormarker (CEA, CA19–9), Gerinnungsstatus
- Röntgen: Abdomenübersicht, Kolon-Kontrasteinlauf zum Nachweis der Divertikel; bei akuter Sigmadivertikulitis KI (Perforationsgefahr)
- Endoskopie mit Biopsieentnahme zum Ausschluß von Tumoren; im akuten Stadium kontraindiziert wegen Perforationsgefahr
- Temperatur axillar und rektal messen (DD: Appendizitis).

Operative Therapie
OP-Indikationen: rezidivierende Divertikulitis, erfolglose konservative Therapie, Komplikationen wie Perforation mit Peritonitis, Ileus.
OP-Verfahren: Darmresektion oder zweizeitiges operatives Vorgehen. Nach Abklingen der Entzündung ggf. Elektiveingriff mit Resektion des betroffenen Darmabschnitts und End-zu-End-Anastomose. Bei Abszeßbildung kann eine dreizeitige Operation nach Schloffer nötig sein.

Spezielle präoperative Pflege
- Nach Rücksprache mit dem Arzt, den Patienten entsprechend der geplanten OP vorbereiten (Ileus ☞ 10.8.5, Perforation ☞ 10.8.9)
- Patienten aufklären, daß zur Entlastung von Rektum und Sigma vorübergehende Anlage eines Stomas möglich ist.

Spezielle postoperative Pflege
- Kostaufbau abhängig von der Art der OP. Ggf. parenterale Ernährung bis zur Abheilung der Anastomose ausdehnen ✍
- Dem Patienten ggf. die Rückverlegung des Stomas bestätigen 🗯

| 10.8.7   Chronisch entzündliche Darmerkrankungen

Zu 90 % Morbus Crohn und Colitis ulcerosa. Krankheit beginnt oft zwischen dem
19. und 30. Lj. Meist unklare Ursache. Prädisponierend können sein: genetische,
immunologische und psychosomatische Faktoren, Infektionen, unausgeglichene Ernährung, z.B. kohlenhydratreiche Kost.
Der chronische Verlauf, begleitet mit Remissionen, stellt eine hohe psychische
Belastung für die Patienten dar.

Morbus Crohn
Entzündung der Darmwand in einzelnen Darmabschnitten, vorwiegend unteres Ileum.
Verlauf meist in Schüben. Folgen: Verdickung der Darmwand und anschließende
Stenosierung (Ileusgefahr), Verklebung der Darmschlingen, Fistelbildungen, z.B.
enterale Fistel.

Pflegeleitsymptome
• Schmerzen im Abdomen, Tenesmen
• Symptome wie Appendizitis ☞ 10.8.8
• Diarrhoen, meist ohne Abgang von Blut
• Bei Kolonbefall: schmerzhafter Stuhldrang, Blut- und Schleimabgang.

Komplikationen
Fistelbildung (40–50 %), Abszesse (20–30 %), Ileus aufgrund von Stenosen, massive
Blutung.

Colitis ulcerosa
Entzündung der Darmschleimhaut. Meist untere Kolonabschnitte betroffen. Häufig
chronisch rezidivierender Verlauf. Breitet sich in 50 % der Fälle auf das gesamte
Kolon aus. Schleimhaut anfangs mit Ulzerationen, später narbige Abheilung. Gilt als
Präkanzerose.

Pflegeleitsymptome
• Meist blutige und schleimige Durchfälle, je nach Schweregrad bis zu stündliche
  Entleerung
• Krampfartige abdominelle Schmerzen. Beständiger, schmerzhafter Stuhldrang (Te-
  nesmen)
• Ggf. subfebrile Temperaturen
• Appetitlosigkeit, Gewichtsverlust.

Komplikationen: toxisches Megakolon mit Ileus und septischen Temperaturen, massive
Kolonblutung, Perforation mit Peritonitis, Dickdarmkarzinom, Entzündungen an
Augen, Haut, Gelenken, Leber.

| Diagnostik

Diagnostik vorbereiten ✍
• Labor: BB, BSG, Haemoccult®, bakteriologische Stuhluntersuchung zum Ausschluß
  infektiöser Darmerkrankungen
• Kolon-Kontrasteinlauf (s.u.)
• Dünndarmkontrasteinlauf nach Sellink (s.u.)
• Sonographie Abdomen ☞ 10.6.2
• Endosonographie

10

- Koloskopie ☞ 10.8.10
- Rektoskopie.

Kolon-Kontrasteinlauf

Kontrastdarstellung des gesamten Dickdarms, z.B. zum Nachweis von Tumoren, Divertikeln, Fisteln, Stenosen.

Durchführen
Kontrastmittel unter Durchleuchtung und Drehung des Patienten mittels Einlauf in den Darm einbringen. Danach Darm entleeren lassen. Anschließend unter Durchleuchtung Luft einbringen und Röntgenaufnahmen (Doppelkontrast) anfertigen.

Diagnostik vorbereiten: wie Koloskopie ☞ 10.8.10.

Pflege bei der Diagnostik
- Patient darf nach der Untersuchung essen und trinken, sofern nicht anders angeordnet
- Prämedizierte Patienten nicht alleine zur Toilette gehen lassen
- Entblähende Medikamente geben, z.B. sab simplex®.

Dünndarm-Doppelkontrasteinlauf (Enteroklysma nach Sellink)

Kontrastmitteldarstellung des gesamten Dünndarms. Indikationen: Tumorsuche, Morbus Crohn, Divertikel (Meckel), Stenosen, Fisteln.

Durchführen: Dünndarmsonde legen und Bariumsulfat über eine Kontrastmittelpumpe einbringen. Anschließend Luft oder Wasser über die Sonde verabreichen und Röntgenaufnahmen (Doppelkontrast) anfertigen.

Diagnostik vorbereiten: am Vortag ab mittags flüssige Kost, keine Milchprodukte. Mittags abführen, z.B. mit X-Prep®. Patienten am Untersuchungstag nüchtern lassen.

Pflege bei der Diagnostik
- Patient darf nach Untersuchung essen und trinken, sofern nicht anders angeordnet
- Prämedizierte Patienten nicht allein zur Toilette gehen lassen
- Entblähende Medikamente geben, z.B. sab simplex®
- Nach Rachenschleimhautanästhesie dem Patienten 2 Std. keine Nahrung geben (Aspirationsgefahr)
- Allergische Reaktion nach Kontrastmittelgabe beachten, z.B. Hautausschlag, Lidödeme, Juckreiz, Quaddelbildung, Asthmaanfall, anaphylaktische Reaktion.

Keine Koloskopie, kein Kolonkontrasteinlauf im hochakuten Stadium und bei toxischem Megakolon.

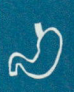

▌ Konservative Therapie

Indikationen: akuter Schub der entzündlichen Darmerkrankung. Bei Colitis ulcerosa auch im symptomfreien Intervall.

Ziel: betroffene Darmabschnitte entlasten, Entzündung hemmen, Komplikationen vermeiden und Patienten psychisch für den Umgang mit der Erkrankung stärken.

Assistenz bei der Therapie

- Im akuten Stadium Nahrungskarenz sicherstellen und Infusionstherapie mit Kombinationslösungen z.B. Periplasmal® vorbereiten, durchführen und überwachen. Später zur enteralen Ernährung übergehen. Ernährungstips ☞ Kasten.
- Antibiotika, z.B. Azulfidine®, Kortikosteroide, z.B. Prednison®, Immunsuppressiva: z.B. Imurek® vorbereiten und applizieren ✍.

Ernährungstips

Die Ernährung richtet sich nach Art und Schwere des Krankheitsverlaufs und wird bei jedem Patienten individuell bestimmt. Folgende Grundsätze beachten:

- Bei Laktoseintoleranz milchfreie Kost verwenden
- Nahrung abwechslungsreich gestalten, dabei ausreichend Kohlenhydrate, Fett- und Eiweißstoffe sowie Mineralien und Vitamine zuführen. Ggf. Ernährungspläne in Zusammenarbeit mit der Diätberatung erstellen
- 6–8 kleine Mahlzeiten über den Tag verteilen
- Ausreichend Flüssigkeit, keine eisgekühlten oder heißen Getränke, kein Alkohol
- Bei Vorliegen von Darmstenosen leicht verträgliche ballaststoffarme Kost verwenden
- Keine blähende, halbgekochte oder -gegarte Kost. Speisen, die Unverträglichkeiten hervorrufen, meiden
- Bei Kindern und Jugendlichen Freunde und Bekannte einbeziehen. Erklären, warum bestimmte Speisen, z.B. Süßigkeiten, Pommes Frites, nicht oder nur selten eingenommen werden sollten.

Pflege

- Auf Exsikkosezeichen achten, z.B. stehende Hautfalten, trockene, rissige Zunge
- Stuhlprotokoll anlegen, Durchfälle dokumentieren, z.B. Häufigkeit, Menge, Konsistenz, Blutabgang
- Flüssigkeitsein- und -ausfuhr bilanzieren
- Auf Entzündungszeichen an Augen, Haut und Gelenken achten
- RR, Puls, Blutzucker, Temperatur kontrollieren
- Thrombose-, Dekubitus-, Soor und Parotitisprophylaxe besonders beachten
- Bei Bedarf Körperpflege unterstützen. Zur Analhygiene feuchtes Toilettenpapier und Sitzbäder anbieten.

▌ Operative Therapie

Morbus Crohn

10

OP-Indikationen: bei Komplikationen, z.B. Ileus, Perforation, unstillbare Blutung, bei Fistel- oder Abszeßbildung.

OP-Verfahren: sparsame Resektion der betroffenen Darmabschnitte mit End-zu-End Anastomose, da eine Heilung nicht möglich ist. Elektive Eingriffe bei Fistel oder Abszeß.

Colitis ulcerosa

OP-Indikationen: bei Versagen der konservativen Therapie, Verschlechterung des Allgemeinzustands, rezidivierenden Schüben.
OP-Verfahren: durch Gefahr kanzerogener Entartung frühzeitige Proktokolektomie.

▎ Spezielle perioperative Pflege

Spezielle präoperative Pflege

• Allgemeinzustand des Patienten verbessern: Flüssigkeitszufuhr hochkalorisch, z.B. Astronautenkost, Infusionen ✍
• Patienten auf die mögliche Anlage eines Ileostoma bei Colitis ulcerosa vorbereiten ☞ 10.8.3.

Spezielle postoperative Pflege

• Parenterale Ernährung für 4–6 Tage, danach langsam Kost mit Tee, passierter Kost aufbauen ✍. Verträglichkeit erfragen
• Auf Anastomoseninsuffizienz achten, z.B. auffälliges stuhlfarbenes Sekret aus der Drainage, Fäkalgeruch, Fieber, Schmerzen im Oberbauch, Peritonitiszeichen ☞ 8.4
• Bei Anlage eines Stomas allgemeine Pflege ☞ 3.3.2, postop. Pflege ☞ 10.8.3
• I.v.-Kortikoidgabe nach Arztanordnung vorbreiten und überwachen. Nach Kostaufbau orale Gabe.

Psychische Betreuung

Hohe psychische Belastung für Patient und Angehörige durch chronischen Verlauf. Langwierige Krankenhausaufenthalte, ggf. Verlust des Arbeitsplatzes führen zu sozialer Ausgrenzung und Vereinsamung.
Notwendige Darmoperationen und Komplikationen wie Abszesse und Fisteln können das Intim- und Sexualleben des Patienten beeinträchtigen.

• Patienten darin unterstützen, die Krankheit als etwas Tatsächliches zu akzeptieren, insbesondere ohne eigene Schuldgefühle
• Gesprächsbereit bleiben und somit das ggf. vorhandene Schamgefühl beim Patienten überwinden helfen
• Patienten Einzelzimmer mit Toilette und Naßzelle anbieten, Besuch ermöglichen
• Dem jeweiligen Allgemeinzustand angemessene Aktivitäten anbieten, z.B. Ergotherapie, Krankengymnastik, Ernährungsberatung, ggf. hausspezifische Angebote
• Unterstützende Psychotherapie in Absprache mit dem Patienten durch einen erfahrenen Therapeuten. Kostenübernahme durch die zuständige Krankenkasse erfragen
• Selbsthilfe Verbände vermitteln, z.B. Deutsche Morbus Crohn und Colitis ulcerosa Vereinigung e.V. Adresse ☞ 22.

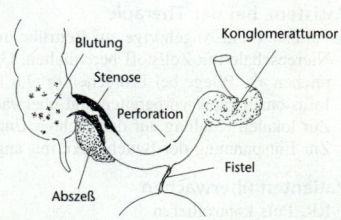

Abb. 10.28:
Komplikationen des M. Crohn [L 190]

Blutung, Stenose, Perforation, Fistel, Abszeß, Konglomerattumor

| 10.8.8   Appendizitis

Meist innerhalb 12–48 Std. auftretende Entzündung des Appendix (Wurmfortsatzes). Mit 50 % häufigste aller akuten abdominalen Erkrankungen. Atypische Verläufe besonders bei Kindern, stumme Verläufe bei alten Menschen möglich. Frühe Perforationsgefahr.

Pflegeleitsymptome
- Übelkeit, Erbrechen. Bei Kindern evtl. Durchfall, geblähtes Abdomen oder ggf. Appetitlosigkeit als einziges Symptom
- Anfangs diffuse epigastrische Schmerzen, später Schmerzverlagerung in den rechten Unterbauch und Druckschmerz
- Temperaturunterschied axillar zu rektal 0,8 °C
- Typische Schonhaltung, rechtes Bein angewinkelt.

Komplikationen
- Perforation mit Peritonitis, Perityphilitischer Abszeß, Douglas Abszeß, Darmparalyse, Ileus
- ! Dem Patienten einsichtig machen, daß Schmerzmittel erst nach eindeutiger Diagnosestellung verabreicht werden dürfen. Sonst erschwerte Diagnose und Verlaufskontrolle.

Diagnostik vorbereiten ✍
- Labor: BB, Leukozytose (ca. 15.000/nl), BSG (eindeutige Erhöhung), Amylase, Krea, E'lyte, Urinstatus, Stuhluntersuchung auf pathogene Keime
- Röntgen: Thorax und Abdomen
- Sonographie: Abdomen
- Ggf. Darmdiagnostik und gynäkologisches Konsil
- Temperatur rektal und axillar messen.

| Konservative Therapie

Indikationen: nicht eindeutige Klinik oder subakute Appendizitis.
Ziel: Beschwerden lindern, weitere Diagnostik durchführen.

Assistenz bei der Therapie
- Patienten und Angehörige auf Bettruhe und Nahrungskarenz hinweisen
- Nierenschale mit Zellstoff bereithalten. Ggf. Antiemetika als Suppositorium verabreichen ✍. Pflege bei Erbrechen ☞ 7.6.1
- Infusionstherapie vorbereiten und überwachen
- Zur lokalen Kühlung auf den rechten Unterbauch Coldpack® auflegen
- Zur Entspannung der Bauchdecke mit angezogenen Beinen lagern, ggf. Knierolle.

Patienten überwachen
- RR, Puls kontrollieren
- 3 x tägl. Temperaturkontrolle, axillar und rektal
- Befinden beobachten: anhaltende Schmerzen, Übelkeit, Erbrechen
- Auf Komplikationen achten: Perforation mit Peritonitiszeichen ☞ 8.4, Ileus mit Meteorismus, Stuhl- und Windverhalt ☞ 10.8.5.

10

Kostaufbau
- Nach Abklingen der Beschwerden Kost mit Tee und Zwieback langsam aufbauen, dann leichte Kost ✍
- Bei Unverträglichkeit, z.B. Übelkeit, Erbrechen, Arzt informieren, ggf. nochmals Nahrungskarenz für 24 Std. einhalten lassen ✍.

Prophylaxen
Soor- und Parotitisprophylaxe: Nahrungskarenz führt zu geringer Speichelproduktion (Mundtrockenheit) und Kautätigkeit, Erbrochenes mit saurem Magen-Darm-Sekret zerstört natürliches Mundmilieu. Unangenehmer Geschmack im Mund. Mundpflege (☞ 2.5.4) mind. alle 2–3 Std. und bei Bedarf. Patienten zur gründlichen Mundpflege anleiten. Genügend Mundpflegemittel bereitstellen. Morgens und abends Mundinspektion (Soor).

❘ Operative Therapie
OP-Indikation: akute Appendizitis mit oder ohne Perforation.

OP-Verfahren
- Konventionelle Appendektomie. Bei Perforation zusätzlich mit Einlagen von Drainagen rechnen. Antibiotika und Infusionstherapie.
- Laparoskopische Appendektomie: endoskopische Entfernung des Appendix. Einführen der Arbeitsinstrumente wie Video-Optik, Faßzangen, Schere durch kleine Bauchschnitte in die Bauchhöhle.

Spezielle präoperative Pflege
- Bei laparoskopischer Appendektomie: PVJ-getränkten Tupfer in den Bauchnabel für mindestens 12 Std. einlegen
- Von Bauchnabel bis Mitte Oberschenkel rasieren
- Nierenschale und Zellstoff bereitstellen
- Rechten Unterbauch mit Coldpack® kühlen.

Spezielle postoperative Pflege
- Kost bei konventioneller Appendektomie nach 24 Std. mit Tee aufbauen, ab 2. Tag auf leichte Kost übergehen. Laparoskopische Appendektomie: Trinken am OP-Tag, ab 1. Tag Normalkost bestellen. Perforierte Appendizitis: parenterale Ernährung für 2–3 Tage, anschließend raschen Kostaufbau einleiten ✍
- Bei perforierter Appendizitis 2 Zieldrainagen: kürzen am 2. Tag, ziehen 3. oder 4. Tag ✍. Sekretion der Drainage beobachten und dokumentieren
- Zum Abführen ggf. Klistier am 2. Tag postop. verabreichen ✍
- Auf Zeichen der Peritonitis achten ☞ 8.2
- Bei parenteraler Ernährung Parotitis-Prophylaxe durchführen (☞ 2.5.4).

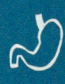

10.8.9   Darmperforation und -verletzung

Vorwiegend iatrogene Verletzungen. Seltener stumpfes Bauchtrauma mit Quetschung, Berstung oder Abriß von Darmanteilen. Ursachen: endoskopische Eingriffe, Unfälle, z.B. Sicherheitsgurt, Schuß-, Stich- oder Pfählungsverletzungen, Verschlucken von Fremdkörpern, sexuelle Praktiken (Fremdkörper im Rektum).

Sofortmaßnahmen ✍

- Essen oder Trinken nicht zulassen
- ZVK vorbereiten, ggf beim Legen assistieren
- Infusionstherapie z.B. mit Elektrolytlösung vorbereiten
- Notfallabor anmelden und vorbereiten, z.B. BB, Gerinnung, E'lyte, Nierenwerte, Blutgruppe mit mind. 6 EK
- RR, Puls, ZVD, Atmung und Bewußtseinslage 6 x /Std. kontrollieren, ggf. Monitoring.

Diagnostik
Diagnostik vorbereiten ✍
- Labor: BB
- Röntgen: Abdomen evtl. Kontrastmittelbreischluck
- Magen-Darm-Passage ☞ 10.7.2
- Sonographie Abdomen ☞ 10.6.2
- Peritoneallavage
- Diagnostische Laparotomie
- Eltern oder Betreuer von Kleinkindern befragen, welcher Fremdkörper verschluckt wurde.

Pflege bei der Diagnostik
- Patienten im Bett zu den Untersuchungen bringen, nicht allein lassen
- Kreislaufparameter kontinuierlich kontrollieren, Schockgefahr
- Mit Erbrechen rechnen, Nierenschale und Zellstoff bereithalten
- Patienten auf Untersuchungstisch entspannt lagern, Beine anwinkeln, ggf. Knierolle unterlegen.

Konservative Therapie

Indikationen: Verschluckte Fremdkörper, Fremdkörper im Rektum.
Ziel: Fremdkörper entfernen, Komplikationen erkennen.

Assistenz bei der Therapie
- Ggf. Endoskopie zur Fremdkörperentfernung oder Blutstillung vorbereiten, z.B. Duodeno-, Jejuno-, Ileo-, Kolo-, Rektoskopie
- Schamgefühl und Intimsphäre des Patienten schützen, z.B. wenn Fremdkörper aus dem Darm entfernt werden
- Ggf. Nahrungskarenz und parenterale Ernährung sicherstellen
- Patienten auf mögliche OP vorbereiten.

Überwachen
- Befinden erfragen, z.B. Übelkeit, Schmerzen, Völlegefühl, Meteorismus
- Ausscheidung auf Blut kontrollieren, bei vermuteten Fremdkörpern unter Wasserstrahl durchsieben

10

• Auf Komplikationen achten, z.B. akutes Abdomen bei Perforation ☞ 4.3, Schocksymptomatik bei Blutungen ☞ 4.2, typische Darmgeräusche und ggf. Stuhl- und Windverhalten bei Ileus ☞ 10.8.5.

Operative Therapie

OP-Indikationen
• Perforierende Darmverletzungen, z.B. mißglückter Einlauf, Pfählungsverletzung, Stich-, Schußverletzungen des Abdomens
• Komplikationen bei konservativer Therapie, z.B. Perforation, starke Blutung, Ileus
• Endoskopisch nicht entfernbare Fremdkörper.

OP-Verfahren
• Je nach Befund Darmübernähung oder Resektion des betroffenen Abschnitts, sowie Drainage der Bauchhöhle
• Bei Sphinkterverletzung Wiederherstellung des Schließmuskels, ggf. mehrzeitiges Vorgehen mit Sphinkterplastik.

Spezielle präoperative Pflege
• Bis zur OP engmaschig Vitalzeichen kontrollieren, Schocksymptomatik ☞ 4.2
• Rasuren: Abdominalbereich von Brustwarzen bis Symphyse. Bei Eingriff am Rektum sakraler Bereich vom Lendenwirbel bis Mitte Oberschenkel.

Spezielle postoperative Pflege
• Verschiedene Resektionsverfahren am Dünn- und Dickdarm möglich. Pflege ☞ 10.8.3
• Bei nicht vorbereitetem Darm Antibiotika für 4–5 Tage verabreichen ✍
• Ggf. Anlage eines vorübergehenden Stomas. Pflege ☞ 3.3.2.

10.8.10 Kolon- und Rektumkarzinom

Zweithäufigstes Karzinom mit zunehmender Tendenz. Häufigkeitsgipfel zwischen dem 50. und 70. Lj. Risikofaktoren: fett- und fleischreiche Kost, Adipositas, entzündliche Darmerkrankungen. Frühsymptome fehlen oft und sind wenig ausgeprägt: Gewichtsverlust, Leistungsknick, Anämie. Subileus oder Ileus können als Erstsymptom auftreten.

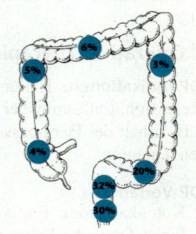

Diagnostik

• Koloskopie mit Biopsieentnahme (Nachweis Karzinom)
• Rektoskopie
• Kolon-Kontrasteinlauf ☞ 10.8.7
• Endosonographie.

Abb. 10.29: Lokalisation des Kolon-Ca [L 190]

Koloskopie
Endoskopische Darstellung des gesamten Dickdarmes zur Abklärung von Erkrankungen oder zur Therapie, z.B. Polypabtragung.

Diagnostik vorbereiten ✍

Zur Darmvorbereitung sind zwei Methoden geläufig. Zweite Methode bei Patienten vorziehen, die die entsprechende Flüssigkeitsmenge nicht trinken können oder dürfen, z.B. bei Herz-, Niereninsuffizienz, klinikinterne Verfahrensweisen erfragen.

Methode 1
- Am Vortag flüssige Kost verordnen, z.B. klare Suppen, Säfte, Mineralwasser, Tee, keine Milchsuppen
- Am Vorabend orthograd den Darm z.B. mit 3 l Golitey® Lösung spülen ☞ 3.6.2
- Am Untersuchungstag orthograde Darmspülung mit 1–2 l Lösung wiederholen.

Methode 2
- 2 Tage vor Untersuchung starkes Abführmittel verabreichen, z.B. 1/2 Flasche X-Prep®
- Bis zur Untersuchung flüssige Kost verabreichen, z.B. klare Suppen, Säfte, Mineralwasser, Tee, keine Milchsuppen, ca. 3 l/Tag
- Am Vortag zum Abführen erneut X-Prep® verabreichen
- Am Vorabend hohen Einlauf durchführen
- Am Untersuchungstag Klysma geben.
- ! Patienten überwachen, ggf. zur Toilette begleiten, Kollapsgefahr. Bei massivem Erbrechen Untersuchungsvorbereitung abbrechen und Arzt informieren
- ! Patienten im Bett zur Untersuchung bringen. Vorher Blasen- und Darmentleerung ermöglichen.

Nachbereiten
- Informationen über die Untersuchung einholen: vorgenommene Polypenentfernung, Komplikationen wie Blutungen oder Kreislaufprobleme, verabreichte Medikamente, z.B. Diazepam
- Verordnungen erfragen, z.B. Nahrungskarenz, Bettruhe, Medikamente
- Kreislauf und Bewußtsein überwachen
- Wenn nicht anders verordnet, Essen und Trinken anbieten
- Stuhl und Blut kontrollieren, Patienten bitten, auf Blutungen zu achten.

| Operative Therapie

OP-Indikationen: Heilungschance durch Resektion, Entlastung bei Komplikationen, z.B. Erhalt der Darmpassage bei inoperablen Tumoren.

OP-Verfahren
- Kolonkarzinom: Entfernung des betroffenen Darmabschnitts mit End-zu-End-Anastomose. Je nach Lokalisation des Tumors Hemikolektomie oder Kolektomie. Bei Tumor im Sigma Entfernung des Sigma und Colon deszendens
- Rektumkarzinom: Resektionsverfahren und Erhalt der Kontinenz ist von der

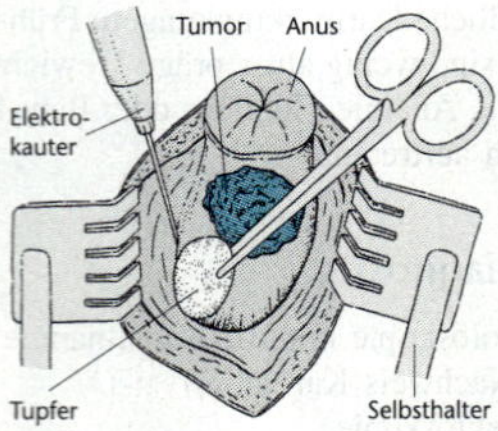

Abb. 10.30: Abdominoperineale Rektumresektion [L 157]

Lokalisation des Tumors abhängig. Bei hochsitzendem Tumor (> 8 cm ab ano) Rektumresektion mit Sigmoideorektostomie, bei tiefsitzendem Tumor abdominoperineale Rektumresektion (☞ Abb. 10.30) mit Anlage eines endständigen Kolostomas

- Palliativer Eingriff: Umgehungsanastomose, z.B. Seit-zu-Seit-Anastomose. Ileo-transversostomie oder doppelläufiges Transversostoma.

Spezielle präoperative Pflege
- Labor: zur Laborroutine zusätzlich Blutgruppe mit 4 EK bestellen
- Darm durch orale, orthograde Darmspülung reinigen ☞ 3.6.2
- Rasieren: Abdominalbereich von Brustwarzen bis Symphyse. Bei Eingriff am Rektum sakraler Bereich vom Lendenwirbel bis Mitte Oberschenkel
- Patienten auf die mögliche Anlage eines Stomas bei tiefsitzendem Tumor vorbereiten. Bei geplanter Anlage eines Stoma Sitz anzeichnen (Arzt, Stomatherapeut). Stomaanlagen ☞ 10.8.3
- Auf die besondere Situation des Patienten eingehen. Diagnose „Krebs" wird oft als Lebenskrise empfunden. Ziel: Belastung des Patienten durch Krankheit und Therapie so gering wie möglich zu halten. Onkologische Pflege ☞ 11.

Spezielle postoperative Pflege
- Komplikationen bei Anlage eines Stomas berücksichtigen. Pflege ☞ 3.3.2
- Nach Rektumextirpation
  - Reihenfolge der Wundversorgung beachten. Zunächst Laparotomienarbe: aseptischer VW, danach Anuswunde: VW bei septischer Wunde
  - Redondrainage ab 4. postop. Tag ziehen Ⓤ
  - Packbett anfordern
- Patienten bei der Auseinandersetzung mit der neuen Lebenssituation unterstützen ☞ 2.2.5.

10.9   Analregion

▌ 10.9.1   Leitsymptome

- Pruritus ani: Juckreiz im Analbereich
- Blutstuhl: hellrote Blutauflagerungen bei Blutungen im Enddarm, z.B. Hämorrhoidenblutung, Rektumkarzinom
- Schmerz: Schmerzen im Analbereich besonders bei Defäkation
- Fieber: Körpertemperatur über 38 °C rektal
- Obstipation: Stuhlausscheidung zu selten, zu wenig, zu hart, oft durch schmerzhafte Defäkation verursacht.

▌ 10.9.2   Hämorrhoiden und perianale Thrombose

▌ Hämorrhoiden

Im Analkanal durch Bindegewebsschwäche, chronische Obstipation oder erhöhten Analsphinktertonus, erweitertes arterio-venöses Gefäßgeflecht.

Pflegeleitsymptome

Symptome in Abhängigkeit der Stadien	
Grad I	Hämorrhoiden in der Analkanalhaut gelegen, von außen nicht sichtbar. Am Ende der Defäkation hellrote Blutauflagerungen. Im Analbereich Juckreiz und Mißempfindungen
Grad II	Hämorrhoiden werden beim Pressen im Anus tiefrot sichtbar. Spontane Rückbildung möglich. Bei Defäkation tropfende oder spritzende Blutung. Juckreiz, Schleimabsonderung, Nässen, Schmerzen
Grad III	Hämorrhoiden treten beim Pressen über den äußeren Analring hervor. Keine spontane Rückbildung. Manuelle Reposition möglich
Grad IV	Hämorrhoiden sind dauernd im Anus sichtbar, thrombosiert, inkarzeriert, äußerst schmerzhaft. Nur in Ausnahmefällen reponierbar. Ggf. Analprolaps

Pflege bei akuter Hämorrhoidenblutung

Sofortmaßnahmen
- Patienten in Seiten oder Bauchlage bringen
- Arzt sofort informieren, beim Patienten bleiben
- Ggf. blutende Hämorrhoiden komprimieren: Gesäßbacken kneifend fassen und zusammendrücken. Dabei zum Selbstschutz Handschuhe tragen.

Tamponade
- Patienten über Tamponade informieren
- Lange, schmale OP-Tücher, Gleitmittel und Anästhesie-Spray für Tamponade bereitlegen
- Analgetikum, z.B. Tramal® Tropfen vorbereiten
- Patienten in Seitenlage bringen, Beine anwinkeln
- Nach Anästhesie werden schmale OP-Tücher als Tamponade in den Anus eingebracht 🖐.

Blutung trotz Tamponade
- RR und Puls 6 x /Std. kontrollieren, Bewußtseinslage beobachten
- Legen eines venösen Zugangs vorbereiten
- Infusionen zum Volumenersatz, z.B. Ringer-Lösung, Plasmaexpander vorbereiten ☞ 20.1
- Patienten zur Hämorrhoidektomie vorbereiten (s.u.).

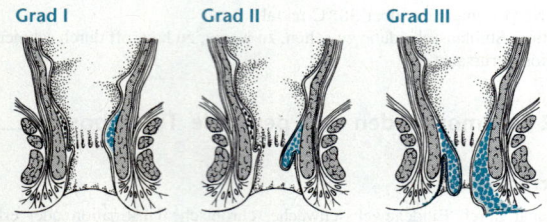

Grad I   Grad II   Grad III

Abb. 10.31: Stadieneinteilung der Hämorrhoiden [L 190]

10

Konservative Therapie

Indikation: Hämorrhoiden Grad 1 und 2.

Therapie

- Entzündungshemmende und anästhesierende Salben, z.B. Faktu® oder Suppositorien anwenden. Zusätzlich: Gewichtsreduktion, Obstipationsprophylaxe
- Sklerosierung durch Unterspritzen, z.B. Phenol-Mandelöl 5 %
- Strangulation der zuführenden Gefäße durch Gummibandligatur.

Assistenz bei der Therapie

- Patienten in den Gebrauch von Salben oder Suppositorien einweisen, ggf. unterstützen
  - Salbe 2–3 x tägl. äußerlich auftragen oder mit Dispenser in den Enddarm einführen
  - Suppositorium 2–3 x tägl. und nach dem Stuhlgang in den Enddarm einführen
- Zur Obstipationsprophylaxe 2–3 l/Tag Flüssigkeit zuführen, ballaststoffreiche Kost anbieten. Stuhl z.B. mit 2 x 20 ml/Tag Agarol® oder Lactulose® weich halten ✍.

Operative Therapie

OP-Indikationen: Hämorrhoiden im Stadium 3 und 4, Inkarzeration.
OP-Verfahren: Hämorrhoidektomie, ggf. zusätzlich Sphinkterotomie.

Spezielle präoperative Pflege

- Am Vortag flüssige, ballaststoffarme Kost verabreichen, z.B Tee, Brühe
- Enddarm ca. 1 Std. vor OP mit Klysma reinigen. Vorsicht: Verletzungsgefahr!

Spezielle postoperative Pflege

- Patienten in Seiten- oder Bauchlage lagern. Bei Rückenlagerung Analregion freilagern, z.B. mit Packbett, 5-Kissenlagerung
- Tamponade wird am ersten postop. Tag entfernt ☞. Ggf. 20 Min. vorher 20 Tropfen Tramal® verabreichen
- Kompresse z.B. mit Vaseline vorlegen, durch enge Unterhose fixieren. 4–5 x tägl. und nach jedem Stuhlgang Vorlage wechseln
- In den ersten 5 Tagen auf Nachblutungen achten
- Für 3–4 Tage flüssig-breiige Kost bestellen, dann ballaststoffreiche Kost
- Stuhl z.B. mit 2 x 20 ml/Tag Agarol® oder Lactulose® weich halten ✍
- Bei Bedarf Analgetika, z.B. Tramal® Tropfen, verabreichen ✍.

Analhygiene und Hautschutz

- Weiches oder feuchtes Toilettenpapier bereitstellen, ggf. Bidet benutzen. Sorgfältig trocknen, abtupfen, nicht reiben
- pH-neutrale, alkalifreie Waschzusätze verwenden. Zum Hautschutz weiche Zinkpaste, z.B. Penaten® Creme benutzen
- Analregion täglich auf entzündliche Hautreaktionen inspizieren. Ggf. kühle Kamille-Auflagen anwenden
- Sitzbäder vermeiden: Schädigung des Hautmilieus im Genital- und Analbereich, sowie Keimverschleppung möglich.

Perianale Thrombose

Bis zu kirschgroße, akut auftretende schmerzhafte Knoten durch Thrombosierung einer Vene im Bereich des äußeren Analrings.

Therapie

- Bei > 1 Wo. alten Thrombosen abschwellende, analgesierende Salben z.B. Voltaren® auftragen. Stuhl z.B. mit 2 x 20 ml/Tag Agarol® oder Lactulose® weich halten ✍
- Im akuten schmerzhaften Stadium wird der thrombosierte Knoten in Lokalanästhesie inzidiert und ausgedrückt.

Pflege: Nach Inzision Kompresse, z.B. mit Vaseline, auflegen. Analhygiene.

10.9.3 Abszesse, Fisteln und Fissuren

Abszeß und Fistel

Abszeß

Entzündung der Proktodealdrüsen durch Abflußstörungen. Vermehrtes Auftreten bei Obstipationen, Morbus Crohn und Colitis ulcerosa. Großflächige Ausbreitung möglich.

Pflegeleitsymptome
- Äußerst schmerzhafte Schwellung und Rötung der perianalen Haut
- Fieber mit Schüttelfrost, Mattigkeit, allgemeines Krankheitsgefühl
- Im weiteren Verlauf Fistelbildung.

Fistel

- Analfistel: röhrenförmige Verbindung vom Darm nach außen. Äußere Fistelöffnung im perianalen Hautbereich. Meist Folge einer Spontanperforation eines Abszesses, z.B. bei Colitis ulzerosa, Morbus Crohn
- Steißbeinfistel: zumeist Männer im Alter von 20–30 J. betroffen. Kleine blind endende Fisteln über dem Steißbein, enthalten oft Haare. Abszeßbildung durch Entzündungen und Spontanperforation möglich.

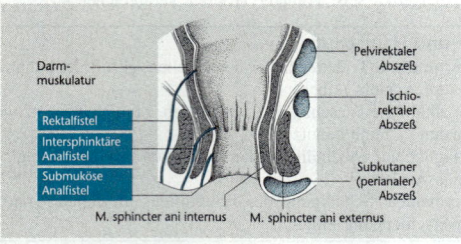

Abb. 10.32: Analabszeß und Analfisteln [L 190]

Pflegeleitsymptome
- Beschwerden beim Sitzen
- Schmerzen insbesondere bei der Defäkation
- Eitrige bis kotige Sekretion aus den Fistelöffnungen

• Fieber, Mattigkeit, allgemeines Krankheitsgefühl.

Abszess- und Fistelbehandlung

Diagnostik vorbereiten
• Proktorektoskopie ☞ 10.9.6
• Endosonographie
• Kolonkontrasteinlauf zum Ausschluß von Begleiterkrankungen
• Fisteldarstellung mit Kontrastmittel.

Therapie
• Abszeßeröffnung mit Drainage der Abszeßhöhle. Bei großer Ausdehnung vorüber-gehende Anlage eines Kolostoma
• Fistelspaltung von der äußeren bis zur inneren Öffnung. Meist mehrzeitiges Vorgehen nötig
• Offene Wundbehandlung zur besseren Sekretableitung. Nach Wo. bis Mon. sekundäre Ausheilung.

Assistenz bei der Therapie
• Stuhl z.B. mit 2 x 20 ml/Tag Agarol® oder Lactulose® weich halten ✍
• Bei Bedarf Analgetika, z.B. Tramal®, verabreichen ✍
• Analhygiene durchführen ☞ 10.9.2.

Pflege bei der Wundversorgung

• Verlauf der Wundheilung sorgfältig beobachten und dokumentieren
• Vor der Wundversorgung Analgetika, z.B. Tramal® Tropfen, verabreichen ✍
• 2 x tägl. und nach jedem Stuhlgang Bidet benutzen oder Analregion abduschen, anschließend Wundgebiet mit Ringerlösung spülen
• Verschluß der Wundtaschen durch Einlegen von Gazestreifen vermeiden. Bereits verklebte Wundränder spreizen. Kompresse, z.B. mit Vaseline, auflegen, mit enger Unterhose fixieren
• Bei nässenden und schmierenden Wunden Vorlagen benutzen, Einmalslip anbieten.

▌ Analfissur

Äußerst schmerzhafter Längseinriß der Analkanalhaut durch Sphinkterspasmus z.B. bei Obstipation, mechanischer Beanspruchung, sexuellen Praktiken oder Infektionen.

Pflegeleitsymptome
• Stuhlgang verursacht heftige Schmerzen
• Leichte Blutungen sind möglich
• Obstipation durch schmerzhaften Stuhlgang.

Therapieverfahren
• Bei erstmalig aufgetretener Fissur anästhesierende, entzündungshemmende Salben bzw. Suppositorien
• Bei chronischer Fissur laterale Sphinkterotomie: M. sphinkter ani internus wird zur Normalisierung des Sphinktertonus eingeschnitten.

Pflege
• Patienten den Gebrauch von Salben und Suppositorien erklären
• Kompresse, z.B. mit Vaseline, auflegen, mit enger Unterhose fixieren
• Stuhl mit 2 x 20 ml/Tag Agarol® oder Lactulose® weich halten ✍.

10.9.4   Rektum- und Analprolaps

- Rektumprolaps: vorwiegend altersbedingter Vorfall aller Wandschichten des Rektums und ggf. des Sigmas aufgrund einer Muskelschwäche des Beckenbodens. Der Sphinkterapparat ist geschädigt
- Analprolaps: Vorfall der Analschleimhaut, vorwiegend Hämorrhoiden Grad 4 (☞ 10.9.2), der Sphinkterapparat ist zumeist intakt.

Operative Therapie

Analprolaps
OP-Verfahren: Hämorrhoidektomie ☞ 10.9.2
Prä- und postop. Pflege: ☞ 10.9.2.

Rektumprolaps
Therapie
- Im akuten Stadium wird der Prolaps manuell reponiert
- Abdominale Rektopexie: Rektum wird an den Beckenwänden fixiert
- Perianale Resektion: bei hohem OP-Risiko wird die prolabierte Rektumschleimhaut entfernt
- Bei Patienten mit schlechtem Allgemeinzustand wird ein Drahtring implantiert oder eine perianale Beckenbodenplastik angelegt.

Spezielle perioperative Pflege
- Pflege bei Eingriff am Enddarm ☞ 10.9.2
- Pflege bei Stuhlinkontinenz ☞ 10.9.5.

10.9.5   Stuhlinkontinenz

Unvermögen, Stuhl und Darmgase zurückzuhalten und willentlich abzusetzen. Ursachen: iatrogene oder traumatische Verletzungen des Beckenbodens und der Rückenmarksnerven. Chronisch entzündliche Darmerkrankungen, Obstipation, altersbedingte Bindegewebsschwäche. Alterserkrankungen wie Demenz, Alzheimer, Morbus Parkinson.

Einteilung der Stuhlinkontinenz	
Stadium 1	Patient kann den Abgang von Darmgasen nicht kontrollieren
Stadium 2	Patient kann dünnflüssigen Stuhl nicht halten, Darmgase gehen unkontrolliert ab
Stadium 3	Patient kann den Abgang von festem Stuhl nicht kontrollieren.

Pflege bei Stuhlinkontinenz

10

Ursachen ermitteln
- Pflegeanamnese erheben (☞ 1.1.1), speziell Tagesablauf, Ernährungsgewohnheiten, Medikamenteneinnahme erfragen
- Inkontinenzprotokoll über mehrere Tage erstellen, z.B. Tageszeit, besondere Umstände wie Streßsituationen, Stadium der Inkontinenz. Selbständige Patienten zum Führen des Inkontinenzprotokolls anleiten.

Kontinenzfördernde Umgebung schaffen

- Die aus der Inkontinenz erwachsenden Probleme mit dem Patienten besprechen, Intimsphäre wahren, Therapieplan gemeinsam entwerfen
- Patienten Weg zur Toilette zeigen. Ggf. Toilettentür eindeutig markieren
- Bei Bedarf Zimmer mit eigener Toilette zuweisen oder zur Nacht Toilettenstuhl ans Bett stellen
- Patienten an die Zeiten des Toilettentrainings erinnern. Zeitintervalle mit dem Patienten zusammen festlegen. Zeitintervalle z.B. bei Untersuchungen außerhalb der Station berücksichtigen
- Krankengymnastik für Beckenbodentraining bestellen ✍.

Inkontinenzversorgung

- Inkontinenzversorgung nach Möglichkeit durch Toilettentraining überflüssig machen
- Inkontinenzversorgung gering halten. Aufwendige Versorgung behindert beim Toilettengang und fördert die Bequemlichkeit
- Zusammen mit dem Patienten für den Toilettengang praktische Kleidung und passende schnell zu öffnende Inkontinenzversorgung auswählen.

Ernähren

- Ballaststoffreiche Kost ohne blähende Speisen wie bei Anus praeter ☞ 10.8.3
- Ca. 2 l/Tag zu trinken anbieten
- Patienten den weiteren Gebrauch von „Hausmitteln" zur Stuhlgangregulierung ermöglichen, z.B. Kaffee auf nüchternen Magen trinken.

Analhygiene und Hautpflege: ☞ 10.9.2.

Entlassung

- Vor Entlassung benötigte Hilfsmittel, z.B. Toilettenstuhl besorgen lassen. Ggf. Sozialarbeiter einschalten. Mit Angehörigen und ambulanten Pflegedienst Therapie und Inkontinenzversorgung absprechen
- Kontakt zu Selbsthilfegruppen, z.B. Gesellschaft für Inkontinenzpflege, vermitteln (☞ 22).

▌ Therapieverfahren

Therapieverfahren sind abhängig von Ursache und Grad der Inkontinenz, Selbstständigkeit des Patienten und Kooperationsbereitschaft der Angehörigen.

Konservative Verfahren

- Kontinenz durch regelmäßigen Toilettengang trainieren, z.B. jeweils morgens zur selben Zeit, bei Bedarf Klistier verabreichen
- Darmentleerung durch Selbstirrigation, z.B. mit Klistier oder Reinigungseinlauf durchführen lassen ✍. Patienten anleiten und pflegerische Unterstützung nach der Entlassung sicherstellen
- Beckenboden trainieren, Krankengymnastik einbeziehen
- Betreuende Pflegekräfte oder Angehörige in die Handhabung der Kolonmassage einweisen (s.u.)
- Kontraktionsfähigkeit der Schließmuskulatur durch Biofeedbacktraining fördern (s.u.)
- Schließmuskulatur durch Elektrostimulation anregen.

Kolonmassage
Dickdarminhalt wird, beginnend im re. Unterbauch, in Verlaufsrichtung des Dickdarms durch massierende Bewegungen zum Mastdarm weitertransportiert.

Biofeedback
Die Kontraktionsfähigkeit der Beckenbodenmuskulatur wird dem Anwender über eine Analsonde, die mit einem Meßgerät verbunden ist, akustisch und optisch bewußt gemacht. Der vorgegebene Druck wird dabei individuell eingestellt und stufenweise erhöht.

Operative Verfahren
- Rekonstruktion der Sphinktermuskulatur durch Sphinkternaht
- Verschiebelappenplastik bei sensorischen Ursachen
- Sphinkterplastik durch Muskel- und Sehnenschlingen um den Sphinkter
- Kolostoma (☞ 10.8.3) als palliative Maßnahme.

10.9.6   Analkarzinom

Unterschieden werden Analrand- und Analkanalkarzinome.

Pflegeleitsymptome
- Fremdkörpergefühl im Anus
- Blut- und Schleimabgang
- Fistelbildung
- Kontinenzstörungen und Stuhlunregelmäßigkeiten.

Diagnostik vorbereiten
- Labor: Tumormaker CEA
- Kolonkontrasteinlauf
- CT-Abdomen und kleines Becken
- Endosonographie
- Proktorektoskopie.

Pflege bei Proktoskopie
Vorbereiten
- Patienten vorbereiten ☞ 2.2
- Am Untersuchungstag Nahrungskarenz verordnen
- 1/2 Std. vor Untersuchung Klistier verabreichen, Zeit zum Stuhlgang und zur Reinigung lassen
- Patienten im Bett zur Untersuchung bringen.

Nachbereiten
- RR und Puls kontrollieren
- Schmerzäußerungen ernst nehmen, Arzt informieren
- Patienten Gelegenheit zur Reinigung geben, ggf. unterstützen
- Auf Nachblutungen achten, ggf. Vorlage vorlegen
- Ggf. Darmrohr zum Abgang von Winden legen ☞ 3.6.4 ✍
- Nach Kontastmittelgabe ggf. abführen ✍
- Patienten Gelegenheit zum Ruhen geben, Essen und Trinken anbieten.

❙ Operative Therapie

OP-Indikation: Heilungschance durch Resektion.

OP-Verfahren
- Lokales Ausschneiden von kleineren Tumoren, insbesondere Analrandkarzinomen
- Radikale abdomino-perineale Rektumamputation mit Stomaanlage ☞ 10.8.3. Bei größeren Tumoren und Tumoren im Analkanal.

Spezielle perioperative Pflege
- Pflege bei Kolon- und Rektumkarzinom ☞ 10.8.10
- Patienten zur abdomino-perinealen Rektumamputation vorbereiten ☞ 10.8.10 ✍
- Onkologische Pflege ☞ 11
- Pflege bei Kolostoma ☞ 3.3.2
- Pflege bei Stuhlinkontinenz ☞ 10.9.5.

10.10   Haut

❙ 10.10.1   Hautplastik

Verpflanzung der Haut mit zugehörigem Subkutangewebe. Die Gewebepartie wird unter Erhalt der Blutversorgung mobilisiert und auf andere Hautbezirke verlagert.

Nahlappen: Hautpartie wird durch unterschiedliche Schnittführung, z.B. Y-, Z-, V-Plastik, mobilisiert und auf den angrenzenden, abzudeckenden Hautbezirk verschoben (lokale Hautverschiebung).

Fernlappen
- Direkter Fernlappen: Spender- und Empfängerregion, z.B. Abdominalhaut und Hand, werden aneinander gebracht. Ein mobilisierter Hautlappen des Abdomens wird direkt auf die Hand vernäht. Nach Einheilung erfolgt die Durchtrennung des Lappenstiels. Indikation: Defektverschluß nach Weichteilverlusten an den Extremitäten oder im Gesicht
- Indirekter Fernlappen: Transplantat wird mittels Rundstiellappens über Zwischenstationen an die Empfängerstelle verbracht.

❙ 10.10.2   Hauttransplantation

Komplette Ablösung der Haut und anschließende Einpflanzung in das Empfängerbett.

Hauttransplantate
- Spalthaut: besteht aus Epidermis und Anteilen des Koriums, wird entsprechend des Koriumanteils in dünne, mittlere und dicke Spalthauttransplantate eingeteilt. Indikationen: frische traumatische Hautdefekte und Hautlücken nach Tumorentfernung an mechanisch weniger beanspruchten Stellen

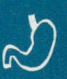

- Vollhaut: besteht aus der gesamten Haut mit Epidermis und Korium. Indikationen: Defektdeckung im Gesicht und an mechanisch stark beanspruchten Stellen, z.B. über Gelenken
- Meshgraft: Spalthauttransplantat wird mit einem Gerät netzartig geformt und durch Zug vergrößert. Indikation: Abdeckung großer Hautflächen, z.B. nach Verbrennung oder sezernierender Wunden. Das Wundsekret kann durch die Lücken im Transplantat abfließen

! Erster VW auf der Empfängerregion darf erst nach ca. 7 Tagen vorgenommen werden. Bei vorzeitigem Verbandwechsel besteht Gefahr der Transplantatablösung.

Pflege
Patienten informieren und betreuen
Patienten und Angehörige über die bevorstehende Hauttransplantation eingehend informieren, dabei die Bedeutung der Mitarbeit betonen. Das vorübergehende Annähen von Körperregionen oder die Anlage eines externen Fixateurs kann zu psychischen Problemen führen. Probleme mit dem Patienten besprechen, auf Wunsch weitere Hilfen anbieten.

Wunde versorgen
- Allgemeine Richtlinien des VW beachten ☞ 3.2
- VW streng aseptisch durchführen, chirurgische Händedesinfektion, steriler Schutzkittel, Mundschutz, Kopfhaube
- Wundverband vorsichtig ablösen, verklebte Stellen mit Ringerlösung aufweichen
- Feuchten Wundverband anlegen, z.B. mit salbenbeschichteter Gaze oder Hydrogel-Verbänden ☞ 3.2.5
- Spenderregion mit feuchtem Wundverband versorgen oder offen lassen ✍. Wunde z.B. mit Granugenol® Wundoel pflegen.
- 3 x tägl. Körpertemperatur kontrollieren. Auf Infektionszeichen der betroffenen Extremität achten, z.B. Schwellung, Rötung, Schmerz, Überwärmung.

Bei Hautplastik
- Durchblutung des Lappenstiels 1 x tägl. kontrollieren
- Bei Fernlappen betroffene Extremitäten für mind. 2–3 Wo. völlig ruhigstellen, zur Thromboseprophylaxe hochlagern. Andere Extremitäten bewegen lassen
- Fixierung der betroffenen Extremitäten 1 x tägl. kontrollieren, bei Abschnürungen korrigieren
- Nach Durchtrennung des Lappenstiels vorsichtig mit Bewegungsübungen beginnen. Mit Krankengymnastik absprechen ✍.

❘ 10.10.3 Replantation

Wiederanfügen von abgetrennten Gliedmaßen. Häufig sind Finger und Hand betroffen.

Amputat versorgen
- Amputat in sterile Tücher wickeln und in einem wasserdichten Plastikbeutel verschließen (☞ Abb. 10.33)
- Amputatbeutel in ein weiteres mit Wasser und Eisstücken gefülltes Behältnis geben, z.B. Plastikbeutel oder Eimer
- Unverzüglichen Transport durch Rettungsdienst das Krankenhaus organisieren.

10

OP-Indikationen: absolute Indikationen bei Daumen und Langfingern. Bei Kleinkindern Mittelhand und Hand.

OP-Technik

- Amputat und Stumpf werden gründlich gesäubert, z.B. gespült in Ringerlösung, NaCl 0,9 % oder H_2O_2
- Nasenspitze, Ohrläppchen, Lippen, Zungenspitze und Fingerkuppen werden direkt ohne Gefäßnaht replantiert
- Bei Knochenbeteiligung wird zunächst ein Fixateur externa zur Osteosynthese angelegt. Danach werden die durchtrennten Beugesehnen, Arterien und Venen, dann die Strecksehnen verbunden. Weichteile und Haut werden zum Schluß versorgt.
- Die betroffene Extremität wird, z.B. durch Gipsschiene, ruhiggestellt.

Pflege

- Sitz der Gipsschiene 1 x tägl. kontrollieren

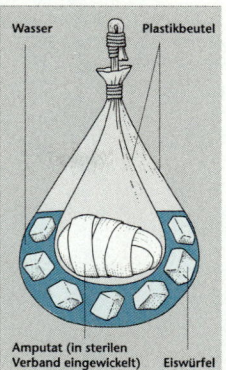

Abb. 10.33:
Amputatbeutel [B 113]

- Durchblutung und Sensibilität der Finger bzw. Zehen 2–3 x tägl. kontrollieren
- Tägl. VW und Fixateur versorgen ☞ 9.1.2 ✎
- 3 x tägl. Körpertemperatur messen, auf Zeichen einer Wundheilungsstörung achten ☞ 3.1.2
- Betroffene Extremität auf Thrombosezeichen beobachten (☞ Kasten). Bei Auftreten der Symptome sofort den Arzt informieren
- Ab 6.–8. postop. Tag vorsichtig mit Bewegungsübungen der retransplantierten Extremität beginnen. Mit Krankengymnastik absprechen ✎.

Replantation: Symptome arterieller und venöser Thrombosen

- Arterielle Thrombose: Schmerz, fehlender Puls, Blässe, Kälte, Gefühls- und Bewegungsverlust
- Venöse Thrombose: bläuliche Verfärbung, Schwellung, ggf. Überwärmung.

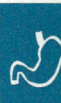

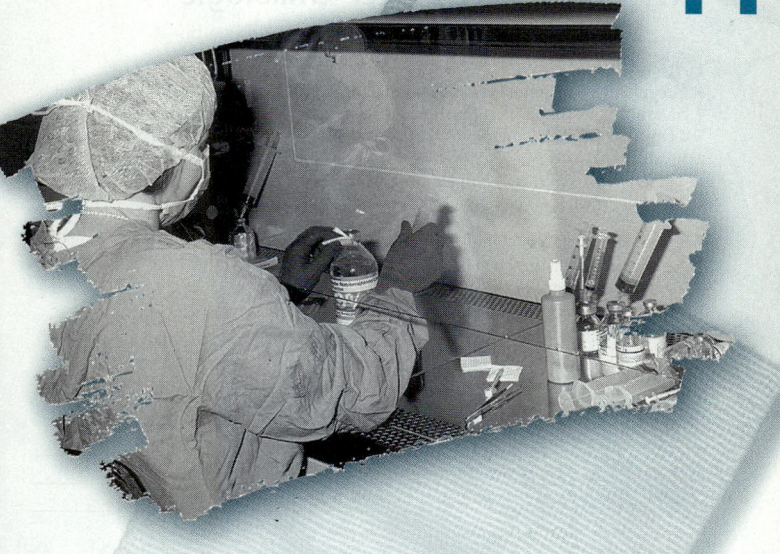

Silke Süllwold

Onkologie

11.1   Grundlagen der Onkologie

Histologie

- Karzinom: vom Epithelgewebe ausgehend, z.B. Adeno-, Plattenepithelkarzinom
- Sarkom: vom Binde- und Stützgewebe ausgehend, z.B. Osteosarkom, Liposarkom
- Leukämien, Lymphome: vom blutbildenden und lymphoretikulären System ausgehend
- Tumoren des ZNS: z.B. Glioblastom, Medulloblastom
- Mischtumoren: z.B. embryonales Teratom, Müller-Mischtumor.

Metastasierung

Bildung von Tochtergeschwulsten.
- Lymphogen: über die Lymphbahnen
- Hämatogen: über die Blutgefäße, Fernmetastasen
- Innerhalb von Körperhöhlen, z.B. Peritonealhöhle, Spinalkanal.

Malignitätsgrad des Tumorgewebes (Grading)

Einteilung nach dem Differenzierungsgrad der Tumorzelle	
Grading 1	Gut differenziertes Gewebe, geringe Malignität
Grading 2	Mäßig differenziertes Gewebe, mäßige Malignität
Grading 3	Wenig differenziertes Gewebe, hohe Malignität

Tumorstadien

Einteilung nach Union Internationale Contre le Cancer (UICC) in TNM-Formel	
T 0–4	Tumorgröße
N 0–3	Befall der regionären Lymphknoten
M 0–1	Fernmetastasen

Tumorstadien nach der TNM-Klassifikation (Beispiele)	
Tis-N0-M0	Stadium 0 = präinvasives Malignom (Tumor in situ)
T1-N0-M0	Stadium I = lokale Invasion, keine Metastasierung
T2-N1-M0	Stadium II = kleiner Tumor, geringer regionärer Lymphknotenbefall
T4-N2-M0	Stadium III = großer Tumor, ausgedehnte Lymphknotenmetastasierung
T1-4-N0-3-M1	Stadium IV = Fernmetastasierung

Weitere Einteilungen

- Gynäkologische Tumoren werden nach der Internationalen Vereinigung für Gynäkologie und Geburtshilfe (FIGO) aufgegliedert
- Lymphome werden nach ihrer anatomischen Ausdehnung (nach Ann Arbour) in die Stadien I–IV eingeteilt. Der Zusatz „A" bezeichnet das Fehlen, der Zusatz „B" das Vorhandensein von Begleitsymptomen wie Fieber, Nachtschweiß und Gewichtsverlust.

11

Häufige onkologische Komplikationen

	Definition/Ursache	Symptome
Hirndruck	Raumforderungen im Gehirn durch Hirntumoren, Metastasen und Blutungen	Kopfschmerzen, Erbrechen, Bewußtseinseintrübung, Verwirrtheit, Krämpfe. Pflege ☞ 14
Meningiosis carcinomatosa	Befall der Hirnhäute durch Tumorzellen	Kopfschmerzen, Doppelbilder, Sensibilitätsstörungen
Querschnittssyndrom	Unterbrechung der Rückenmarkbahnen durch Kompression des Rückenmarks, z.B. bei Wirbelsäulenmetastasen und Tumoren, die in das Rückenmark einwachsen	Motorische Lähmung, Sensibilitätsstörungen, Parästhesien, Miktions- und Defäkationsstörungen. Pflege ☞ 9.4.2
Pathologische Frakturen	Frakturen ohne adäquates Trauma, z.B. bei Skelettmetastasen, Plasmozytom	Schmerzen, Bewegungseinschränkungen ☞ 9.1
Ileus	Mechanischer Darmverschluß durch Tumorwachstum. Ggf. paralytischer Ileus durch Morphin®, Vincristin®	Kolikartige Bauchschmerzen, Übelkeit, Erbrechen, fehlender Stuhlgang. Pflege ☞ 10.8.5
Peritonealkarzinose	Tumorbefall des Bauchfells	Schmerzen, Stuhlgangveränderungen
Maligne Ergüsse	Flüssigkeitsansammlungen in Körperhöhlen, in denen Tumorzellen nachweisbar sind, z.B. Pleuraerguß, Aszites	Dyspnoe, Pflege ☞ 12.4; Asziteszeichen, Pflege ☞ 10.3.3
Lymphödem	Wasseransammlung im Gewebe nach Entfernung oder Bestrahlung von Lymphknoten. Kompression der Lymphbahnen durch Tumoren	Lymphödem: ödematöse Schwellungen der betroffenen Extremitäten, Pflege ☞ 10.2
Anämie	Erythrozyten- und Hb-Abfall	Blässe, Müdigkeit, Leistungsschwäche
Leukopenie	Leukozytenzahl unter 1000/µl Blut durch Chemo- und Radiotherapie	Erhöhte Infektionsgefahr, Umkehrisolation ☞ 1.4.8, Pflege bei Immunsuppression ☞ 19.5.2
Blutungsneigung	Thrombopenie durch Radio- und Chemotherapie. Verbrauchskoagulopathie durch raschen Tumorzerfall	Nasenbluten, Zahnfleischbluten, Petechien, Hirnblutungen, Gastrointestinalblutungen, Lungenblutungen
Oberer Einflußstau	Kompression der oberen Hohlvene, z.B. durch malignes Lymphom, Bronchialkarzinom	Erweiterte Hals- und Handrückenvenen, Ödeme im Gesicht und an den Armen, Zyanose, Tachypnoe
Hyperkalzämie	Erhöhter Blutkalziumspiegel durch Knochenabbau bei Knochenmetastasen	Verwirrtheit, Übelkeit, Erbrechen, Polyurie, Herzrhythmusstörungen. Pflege ☞ 6.1.6
Urämie	Harnsäureanstieg bei Zerfall großer Tumormassen und gleichzeitig eingeschränkter Nierenfunktion, z.B. durch Platintherapie oder Kompression der Ureteren durch Tumoren	Herzrhythmusstörungen tetanische Muskelkrämpfe, Nierenversagen, Pflege ☞ 6.3

11.2 Pflege bei Therapie maligner Tumoren

Pflege nach Tumor-OP ☞ z.B. 10.2.6, 10.3.3, 10.5.6, 10.7.7, 10.8.10.

▍ 11.2.1 Chemotherapie

Chemotherapie ist die Behandlung mit Medikamenten, die die Zellteilung verhindern und die Zelle zerstören. Neben den Tumorzellen werden auch gesunde Zellen mit hoher Teilungsrate angegriffen. Daraus ergeben sich schwerwiegende Nebenwirkungen wie Knochenmarkdepression, Schleimhautschädigungen und Haarausfall.

Indikationen: kurativ, z.B. bei Leukämien, Lymphomen und einigen soliden Tumoren. Als Vor- und Nachbehandlung bei OP und Bestrahlung. Palliativ, z.B. bei ausgedehnter Metastasierung.

▍ Sicher mit Zytostatika umgehen

Aufgrund der karzinogenen, teratogenen und mutagenen Wirkung von Zytostatika
- Dürfen nur besonders eingewiesene und qualifizierte Personen mit diesen Stoffen arbeiten
- Ist Jugendlichen, Schwangeren und Stillenden der Umgang mit diesen Substanzen verboten.

Zubereiten
- Zytostatika abseits stark frequentierter Räume an einem zugfreien Platz zubereiten. Besser zentrale Zubereitung durch die Apotheke
- Möglichst an Werkbank Klasse 2 mit vertikalem laminaren Luftstrom zubereiten. Wenn keine Werkbank zur Verfügung steht, Atemschutz und Schutzbrille mit Seitenschutz tragen
- Saugfähige, wasserdichte Unterlage verwenden
- Zum Selbstschutz vorne geschlossenen Schutzkittel mit festen Armbündchen und Schutzhandschuhe, wie Latex-OP- oder spezielle Zytostatikahandschuhe tragen
- Infusionssysteme erst entlüften, dann Zytostatika in die Infusionslösung geben
- Aus Stechampullen zum Druckausgleich mit spezieller Filterkanüle aufziehen
- Kanülen nie in die Hülle zurückstecken
- Nach der Zubereitung Hände gründlich waschen.

Applizieren
Onkologisch erfahrenes Pflegepersonal darf nach ärztlicher Delegation i.v.-Infusionen anhängen.
- Geeignete Handschuhe tragen
- Bei Zytostatikainfusionen venöse Zugänge 2 x/Std. auf Gewebsreaktionen kontrollieren
- Infusionszeit korrekt einhalten, ggf. Infusionspumpe oder Spritzenpumpe einsetzen
- Begleittherapie, z.B. Hydrierung, Antiemese und Blasenschutz vorbereiten und durchführen ✍

11

- Patienten auf Unverträglichkeitsreaktionen beobachten, z.B. Urtikaria, Blutdruckab-
  fall, Bronchospasmus, anaphylaktischer Schock
- Bei Unverträglichkeitsreaktion Applikation sofort abbrechen, Arzt informieren,
  Notfallkoffer bereithalten.

Entsorgen

- Handschuhe tragen
- Zur Diskonnektierung der Infusion alle 3-Wege-Hähne und Infusionssysteme
  schließen. Haut des Patienten schützen, z.B. Kompresse unterlegen
- Verschüttete Zytostatika mit saugfähigen Tüchern aufwischen, Flächen mit Wasser
  reinigen, dabei Schutzkittel, Handschuhe und Schutzbrille tragen
- Mit Zytostatika kontaminierte Materialien in speziell gekennzeichneten, luftdichten
  und stichsicheren Behältern entsorgen. Klinikinterne Richtlinien beachten
- Zytostatikareste als Sondermüll in die Apotheke zurückgeben
- Ausscheidungen wie üblich entsorgen, als Schutzmaßnahme reicht das Tragen von
  Handschuhen aus
- Kontaminierte Wäsche im gekennzeichneten Wäschesack in die Wäscherei geben.

Bei Kontamination

Haut: sofort ausgiebig mit kaltem Wasser abwaschen. Betriebsarzt zur Wahrung von
Versicherungsansprüchen aufsuchen und als Betriebsunfall melden.
Augen: sofort mit kaltem Wasser oder isotoner Kochsalzlösung ausspülen. Augenarzt
konsultieren.

| Komplikationen vorbeugen

Nierenschäden

Bei nephrotoxischen Zytostatika wie Cisplatin® oder Ifosfamid® die Flüssigkeitszufuhr
steigern, z.B. Trinkmenge erhöhen, Infusionsprogramm erweitern ✍.
- Mögliche Überwässerung durch Flüssigkeitsbilanzierung, tägliches Wiegen oder
  ZVD-Messung (☞ 12.2.1) erkennen
- Bei kardial vorgeschädigten Patienten 3 x/Tag Puls und RR kontrollieren, auf Ödeme
  achten
- Ggf. Diuretika verabreichen ✍.

Gewebeschäden

Insbesondere Anthrazycline wie Doxorubicin® oder Daunorubicin® und Spindelgifte
wie Vincristin® können zu lokalen Gewebeschädigungen führen, wenn sie versehentlich paravasal appliziert werden.

Symptome

- Frühphase: Rötung, Schwellung, brennender oder stechender Schmerz
- Im weiteren Verlauf (bis zu Wo.): Ausdehnung des betroffenen Areals. Ulzeration,
  Nekrose, Zerstörung von Nerven und Sehnen. Abheilung unter starker Narbenbildung.

Prophylaxe

- Patienten bitten, sich bei Schmerzen, Schwellung und Spannungsgefühl sofort zu
  melden
- Zugang gut fixieren, Infusionen, 4 x/Std. kontrollieren
- Zytostatika möglichst über zentralen Zugang mit Infusionspumpe applizieren ✍

- Bei peripherem Zugang aufgrund der erhöhten Paravasat-Gefahr niemals Infusionspumpen einsetzen.

Maßnahmen bei Paravasat
- Infusion sofort stoppen
- Zugang belassen und versuchen, paravenöse Flüssigkeit zu aspirieren
- Arzt informieren
- Antidot, z.B. Cortison, wird appliziert. Ggf. wird Kinetin® zur Verbesserung der Resorption infiltriert 🖑
- Zugang entfernen
- Extremität ruhigstellen und hochlagern, z.B. auf Schiene wickeln
- Für ca. 24 Stunden Kälte anwenden, z.B. Cold-Pack®, danach heparinhaltige Salben auftragen. Bei Paravasat durch Spindelgifte milde Wärme anwenden, z.B. Enelbin®
- Bei fortgeschrittener Schädigung den Patienten ggf. auf OP vorbereiten ✍.

11.2.2 Strahlen-, Hormon- und Immuntherapie

Strahlentherapie

Durch Therapie mit ionisierenden Strahlen wird die DNS geschädigt und die Zellteilung verhindert, die Zelle geht zugrunde.

Indikationen: kurativ, z.B. bei Lymphomen; Vor- und Nachbehandlung bei OP; palliativ, z.B. bei inoperablen Tumoren und Metastasierung.

Nebenwirkungen
- Unabhängig von der Lokalisation des Strahlenfeldes, aber abhängig von der Strahlendosis treten Übelkeit, Erbrechen, Appetitlosigkeit und Müdigkeit auf
- Hautschädigung, z.B. Rötung, trockene Hautabschilferung, feuchte Hautablösung, Ulzerationen, Nekrosen
- Schleimhautschädigungen, z.B. Stomatitis, Enteritis, Zystitis
- Knochenmarksdepression
- Somnolenzsyndrom bei Schädelbestrahlung.

Mögliche Spätfolgen
Je nach Bestrahlungsort:
- Chronische Mundtrockenheit
- Gehirnnekrosen
- Lungenfibrose
- Strikturen, Ulzerationen und Blutungen im Gastrointestinaltrakt
- Blasenschrumpfung
- Hautatrophie, Hyperpigmentierung
- Katarakt
- Leukämie und Zweittumore wie Sarkome.

Spezielle Pflege
Bestrahlte Haut versorgen
- Haut nicht der direkten Sonnenbestrahlung aussetzen
- Keine Wärme und Kälte anwenden, z.B. Föhn, Rotlicht, Eisbeutel
- Reibung, z.B. durch enge Kleidung, Brille und Schmuck vermeiden; kein Pflaster aufkleben, nicht kratzen oder reiben

11

- Nicht waschen, cremen, deodorieren oder parfümieren. Starke Verschmutzungen, z.B. Stuhl, mit Panthenol-Lösung entfernen
- 2–4 x/Tag Azulonpuder® auftragen. Auf nässende Hautläsionen panthenol- oder kortikoidhaltige Salben auftragen
- Nach Abschluß der Bestrahlung Hautpflege für ca. eine Woche weiterführen, danach mit klarem Wasser waschen und mit unparfümierter Wasser-in-Öl-Lotion rückfetten.

Pflege speziell bestrahlter Regionen
- Nach Kopfbestrahlung auf das Waschen der Haare verzichten, ggf. Trockenshampoo benutzen. Vor Therapiebeginn Perücke anpassen lassen
- Nach Bestrahlung im Genital- und Analbereich die Haut nach Toilettengang mit Kamillentee reinigen, mechanische Reizung vermeiden
- Nach Bestrahlung im Gesicht Stomatitisprophylaxe durchführen (☞ 11.4.3)
- Nach Abdomenbestrahlung bei Kolostoma auf Irrigation verzichten, Gefahr der Darmperforation.

Weitere Pflegemaßnahmen
- Markierungen des Strahlenfeldes nicht entfernen oder nachzeichnen
- Direkt nach der Bestrahlung Belastungen vermeiden, Gelegenheit zum Ausruhen geben. Keine Krankengymnastik, kein Besuch, keine Visite
- Viel zu Trinken anbieten, um Blasenkomplikationen vorzubeugen.

> Die Strahlen durchdringen den Körper. Die Hautpflege muß deshalb auch die Strahlenaustrittstelle einbeziehen.

| Hormontherapie

Die Therapie mit Medikamenten, die in den Hormonhaushalt eingreifen, soll verhindern, daß körpereigene Hormone das Tumorwachstum begünstigen. Störungen im Sexualleben mit nachfolgenden psychischen Belastungen sind möglich.

Indikationen: adjuvant und palliativ bei hormonabhängig wachsenden Tumoren, z.B. Mamma- und Prostatakarzinom.

LH-RH-Analoga
Patienten auf Nebenwirkungen und deren Rückbildung nach Therapieende hinweisen: bei jungen Frauen klimakterische Beschwerden, z.B. Hitzewallungen, Schweißausbrüche; bei Männern medikamentöse Kastration.

Antiöstrogene
- Auf ausreichende Harnausscheidung achten, Gefahr der Harnretention
- Bei Körperpflege und Wechsel der Unterwäsche auf Vaginalfluor achten.

Östrogene
- Männliche Patienten über möglichen Libidoverlust oder Impotenz informieren
- Auf Größenzunahme der Brust (Gynäkomastie) achten
- Gefahr der Harnretention: ausreichende Harnausscheidung sicherstellen
- Erhöhte Gerinnungsneigung: Thromboseprophylaxe (☞ 2.5.2) durchführen, Heparinisierung .

| Immuntherapie

Die Immuntherapie befindet sich noch weitgehend im experimentellen Stadium. Es werden genetisch hergestellte Eiweißstoffe des Immunsystems (Zytokine) benutzt. Sie stimulieren das Immunsystem und hemmen das Wachstum des Tumorgewebes.

Indikationen: zusätzlich zur Chemotherapie oder wenn andere onkologische Therapien nicht anschlagen, z.B. bei Haarzelleukämie, Lymphomen, malignem Melanom.

Interferon
Wirkung: Interferon aktiviert das Immunsystem und besitzt eine hemmende Wirkung auf das unkontrollierte Wachstum der Tumorzellen. Wird z.B. bei Haarzell-Leukämie und Nierenzellkarzinom eingesetzt. Interferon wird subkutan oder intramuskulär appliziert.

Pflege
- Bei ambulanter Therapie den Patienten anleiten, sich selbst zu spritzen
- Paracetamol prophylaktisch oder beim Auftreten grippeähnlicher Symptome wie Fieber, Schüttelfrost, Kopf- und Gliederschmerzen verabreichen ✍
- Bei Langzeittherapie auf Gedächtnisstörungen, Konzentrationsschwäche und Depressionen achten. Arzt informieren, ggf. ist Therapieabbruch erforderlich.

Interleukin 2
Wirkung: Interleukin 2 stimuliert das Immunsystem. Bei malignem Melanom und Nierenzellkarzinom bewirkt es eine Tumornekrose.

Pflege
- Bei grippeähnlichen Symptomen wie Fieber und Gliederschmerzen Paracetamol verabreichen ✍
- Bei schlechtem Allgemeinzustand Patienten bei den ATL unterstützen oder Aktivitäten übernehmen
- Temperatur, RR und Puls in Abhängigkeit vom Allgemeinzustand mindestens 3 x/Tag messen, da Kreislaufkollaps und Symptome eines septischen Schocks möglich sind
- Bewußtsein kontrollieren, Atmung beobachten, auf Rasselgeräusche achten, Flüssigkeitsein- und -ausfuhr bilanzieren. Hirn-, Lungenödem und Nierenversagen durch Kapillar-Leck-Syndrom möglich
- Evtl. auftretendes juckendes Hautekzem lindern, z.B. durch kühle Umschläge (☞ 3.8.2), Waschungen, Ingelan®-Puder oder Teer-Linola-Fett® Salbe. Ggf. Antihistaminikum, z.B. Tavegil®, oder Sedativum, z.B. Atosil®, verabreichen ✍
- Pflege bei gastrointestinalen Beschwerden ☞ 11.4.

11.3   Pflegeprobleme bei Tumorpatienten

▍11.3.1   Schmerzen

Schmerz ist eine gefürchtete Folge der Erkrankung an Krebs und wird individuell unterschiedlich empfunden. Daher muß die Schmerztherapie auf jeden einzelnen Patienten abgestimmt werden. Medikamentöse Schmerztherapie ☞ 19.3.1.

Pflegegrundsätze bei medikamentöser Schmerztherapie
Schmerzmittel, schmerzlindernde Pflege ☞ 19.3.
- Schmerzäußerung ernst nehmen, Arzt sofort informieren. Der Patient soll nicht das Gefühl haben, um Analgetika betteln zu müssen
- Verordnete Applikationsintervalle einhalten
- Orale und rektale Applikation vorziehen, um selbständige Einnahme zu ermöglichen
- Besonders zur Nacht Analgetika mit langanhaltender Wirkung wie MST®, MST continus long® auswählen ✍
- Frühzeitig vor besonderen Belastungssituationen wie Lagerung, Körperpflege zus. schnell wirkendes Medikament verabreichen, z.B. Valoron® N, Tramal® ✍.

Parenterale Schmerztherapie
Wird besonders bei Schluckstörungen, Ileus, gastrointestinaler Unverträglichkeit, Resorptionsstörung und Bewußtlosigkeit angewendet.
- Vorteil: niedrige Dosierung, geringeres Obstipationsrisiko
- Nachteil: Gefahr der Atemdepression, eingeschränkte Selbständigkeit des Patienten.

Applikationsverfahren
- Transdermal: Fentanyl-Pflaster, z.B. Durogesic®, alle 72 Std. wechseln
- Subkutane Injektion: Problem ist eine verzögerte und ungleichmäßige Resorption
- Intravenöse Injektion: Kurzinfusionen oder besser über Perfusor® applizieren ✍
- Periduralanalgesie: Analgetikum regelmäßig über Periduralkatheter mit Port verabreichen, besser kontinuierlich über eine Pumpe applizieren ✍
- Spinalanalgesie: Applikation in den Lumbalsack durch implantiertes Schmerzmitteldepot und Pumpe. Der Patient kommt meist mit geringeren Analgetikamengen aus.

Pflege bei transdermaler Applikation
- Pflaster auf möglichst unbehaarte, gut durchblutete, trockene Hautstelle kleben, z.B. Brust, Rücken, Oberarm
- Ggf. Haare mit Schere kürzen, nicht rasieren, Hautreizung möglich
- Pflaster mit flacher Hand für ca. 30 Sek. andrücken
- Beschleunigte Medikamentenaufnahme durch Erwärmung, z.B. Heizdecke, Sauna, Sonnenbaden, vermeiden. Gefahr der Überdosierung. Patienten über die Gefahr informieren
- Mögliche Schmerzspitzen durch zusätzliche Bedarfsmedikation, z.B. schnellwirksames Morphin abschwächen ✍.

11.3.2 Ernährung

Die Ernährung des Tumorpatienten stellt oft ein unüberwindbares Problem dar.
- Erhöhter Energiebedarf durch den Tumor und die Tumortherapie
- Appetitlosigkeit als Folge von Bestrahlung, Chemotherapie, Übelkeit und Erbrechen, verändertem Geschmacksempfinden und Nahrungsmittelaversionen
- Erschwerte Nahrungsaufnahme und Resorption infolge Erkrankungen und OP an Verdauungstrakt und Bauchorganen, Kau- und Schluckbeschwerden durch Stomatits bei Chemotherapie
- Psychische Belastung, z.B. durch Angst, Depression und Leidensdruck.

Ernährungsregeln für Tumorpatienten
- Wunschkost auch kurzfristig ermöglichen
- Angehörigen Gelegenheit bieten, mitgebrachte Gerichte zu erwärmen
- Mahlzeiten appetitlich anrichten, kleine, abwechslungsreich garnierte Portionen anbieten, Patienten sollen selbst würzen können
- Flexible Essenszeiten einrichten
- Zimmer vor der Mahlzeit lüften, Tisch ansprechend decken
- Speisen meiden, gegen die eine Aversion besteht oder die schlecht vertragen werden
- Ausreichend trinken, Getränkewünsche berücksichtigen
- Speisen mit Kalorienträgern wie Sahne oder Butter anreichern
- Durch Bier, Sekt und Pepsinwein den Appetit anregen
- Diätassistenten hinzuziehen.

An Nebenwirkungen angepaßte Ernährung
Bei Nebenwirkungen onkologischer Therapien können spezielle Ernährungsvorgaben sinnvoll sein. Vorgaben aber immer im Zusammenhang mit der Prognose stellen.

Stomatitis
- Scharf gewürzte, stark gesalzene und heiße Speisen meiden
- Auf Alkohol und Rauchen verzichten
- Keine stark säurehaltigen Speisen und Getränke anbieten, z.B. Obstsäfte, Rhabarber, Johannisbeeren, Zitrusfrüchte, Tomaten
- Tiefgekühlte Speisen anbieten, z.B. gefrorene Sondenkost, Getränke mit Eiswürfeln, Eiswürfel lutschen
- Ggf. weiche Kost, z.B. Breikost, Flüssignahrung, Babynahrung, Babysäfte
- Vor den Mahlzeiten anästhesierende Lutschtabletten anbieten, auf Störungen der Geschmacksempfindung hinweisen.

Diarrhoe
- Frisches Obst, Obstsäfte, blähendes Gemüse wie Spargel, Schwarzwurzeln, Kohl oder Hülsenfrüchte meiden
- Bevorzugt anbieten: pektinhaltige Lebensmittel wie geriebene Äpfel, gegarte Karotten; gerbsäurehaltige Nahrungsmittel wie schwarzer Tee, Matetee, Kakao; stopfende Speisen wie Weißbrot, Reis, Schleimsuppe
- Ausreichend Flüssigkeit zuführen. Durchfälle in Flüssigkeitsbilanz einrechnen
- Kaliumreiche Nahrungsmittel empfehlen, z.B. Bananen, Aprikosen, Broccoli, Apfelsaftschorle
- Bei Pankreasteilresektion MCT-Fette (mittelkettige Triglyzeride) verwenden. Sie werden bereits im Dünndarm resorbiert und regen nicht zusätzlich die Peristaltik an.

11

Leukopenie
Mit Keimen belastete Speisen meiden, z.B. Obst, rohes Gemüse, rohes Fleisch, Schimmelkäse, Eis aus dem Straßenverkauf.

Thrombopenie: harte, scharfkantige Speisen meiden, z.B. Nüsse, Brotrinden, Bonbons.

Künstliche Ernährung: Sondenkost ☞ 2.4.5, parenterale Ernährung ☞ 20.1.6.

| 11.3.3   Psychische Belastung

Die psychische Situation kann für onkologische Patienten äußerst schwierig sein. Ursache sind neben den körperlichen Belastungen das Bewußtwerden der Endlichkeit des Lebens und die Angst vor Siechtum und Leiden sowie aufkommende soziale Probleme wie Angst vor Rollenverlust und drohende Arbeitsunfähigkeit. Pflege von Patienten in Lebenskrisen, z.B. Pflege des Sterbenden ☞ 5.9.

11.4   Pflege bei Nebenwirkungen onkologischer Therapien

| 11.4.1   Übelkeit und Erbrechen

Übelkeit und Erbrechen wird von vielen Patienten als äußerst belastende Nebenwirkung erlebt und kann zur Therapieverweigerung führen. Komplikationen: Inappetenz, Gewichtsverlust, Dehydratation, Elektrolytverluste.

Ursachen
- Chemotherapie
- Bestrahlung
- Zentralwirkende Analgetika
- Tumorwachstum, z.B. Hirndruckerhöhung bei Hirntumoren; Stenosen im Gastrointestinalbereich bei Tumoren im MDT; Hyperkalzämie bei Knochentumoren
- Psychische Belastung, z.B. durch Angst oder Depressionen.

Medikamentöse Prophylaxe bei Chemotherapie und Bestrahlung ✍
Beginn meist 12 Tage vor der Therapie, wird während der Therapie fortgeführt.
- Serotoninrezeptorantagonisten: Ondansetron, z.B. Zofran®, oder Tropisetron, z.B. Navoban®
- Dopaminrezeptorblocker: Alizaprid, z.B. Vergentan®, oder Metoclopramid, z.B. Paspertin®
- Bei stark emetogener Chemotherapie Kortikosteroide, z.B. Fortecortin®
- Ggf. zusätzlich Neuroleptika, z.B. Psyquill®, oder Benzodiazepine, z.B. Valium®.

Pflege

- Wünsche des Patienten akzeptieren, z.B. allein sein oder Verschmutzungen selber entfernen. Ggf. Selbstüberforderung entgegenwirken
- Bei Bedarf oder Wunsch Einzelzimmer anbieten
- Häufigere Körperreinigung ermöglichen
- Für ein sauberes Bett sorgen, auch kleine Verunreinigungen beseitigen
- Übelkeitauslösende Faktoren reduzieren, z.B. regelmäßig lüften. Ggf. Desinfektionsmittel- und Reinigungsmitteleinsatz reduzieren. Speisegerüche vermeiden, ggf. Mitpatienten zu den Mahlzeiten andere Räumlichkeiten anbieten
- Patienten Beschäftigung ermöglichen, z.B. Gespräche, Fernsehen, Lesen, Ausgänge oder Ausfahrten im Rollstuhl
- Immer genügend Zellstoff, geruchsdicht verschließbaren Plastikbeutel und feuchten Waschlappen griffbereit halten
- Ernähren ☞ 11.3.2.

Antizipatorisches Erbrechen

Auslöser: Umstände, die unbewußt mit der Chemotherapie in Verbindung gebracht werden, z.B. der Anblick des Krankenhauses, eines weißen Kittels, einer Infusionsflasche. Diese Form des konditionierten Erbrechens ist sehr schwer zu therapieren und kann noch Mon. bis J. nach der Therapie auftreten.

11.4.2   Diarrhoe

Komplikationen: Flüssigkeits- und Elektrolytverluste, Herzrhythmusstörungen durch Kaliummangel, Gewichtsverlust, Proktitis.

Ursachen

- Schleimhautschädigung durch Chemotherapie und Bestrahlung
- Tumorbedingt, z.B. Zustand nach Darmresektion, Pankreasteilresektion
- Bakterielle Infektionen
- Antibiotikatherapie
- Formuladiäten, z.B. zu schnelle Applikation, zu hohe Konzentration.

Medikamentöse Therapie ✍

- Peristaltikhemmende Antidiarrhoika, z.B. Imodium®, nicht bei invasiven Erregern wie Clostridien anwenden, die Erregerausscheidung würde verhindert
- Antibiotikum wechseln.

Pflege

- Stuhlausscheidung auf Farbe, Menge, Konsistenz, Beimengungen, Häufigkeit und Schmerzen beobachten. Analbereich 1 x/Tag inspizieren
- Nach Stuhlentleerung Analbereich z.B. mit feuchtem Toilettenpapier schonend säubern. Zum Trocknen weiche Einmalhandtücher bereitlegen. Zur Hautpflege Kompressen mit Panthenol vorbereiten
- Patienten ggf. eigene Toilette und eigenes Bad zur Verfügung stellen
- Für ein sauberes Bett sorgen, auch kleine Verunreinigungen beseitigen, Matratzenschutz unter das Bettlaken einlegen
- Zimmer regelmäßig lüften, ggf. Einzelzimmer anbieten

11

- Ernährung ☞ 11.3.2. Stopfend wirken u.a. Weißbrot, feingeschrotetes Vollkornbrot, Bananen, geriebener Apfel, Apfelmus, gegarte Karotten, Schokolade, Kartoffeln, Reis, Teigwaren, schwarzer Tee, Kakao
- Bei Analläsionen ☞ 10.9.

11.4.3   Stomatitis

Erschwerte Nahrungsaufnahme durch Schleimhautulzerationen und Schmerzen.

Ursachen
- Chemotherapie
- Bestrahlung im Mundbereich
- Antibiotikatherapie.

Medikamentöse Therapie ✍
- Anästhesin®-Lutschtabletten, Dynexanl®-Gel
- Ampho-Moronal®-Suspension zur Soorprophylaxe und -behandlung
- Schleimhautantiseptika, z.B. Doreperol®, Hexoral®, Mallebrin®.

Pflege
- Mundschleimhaut regelmäßig inspizieren
- Zähne mit weicher Zahnbürste reinigen, keine Zahnseide verwenden
- Vor den Mahlzeiten anästhesierende Lutschtabletten lutschen, nach den Mahlzeiten mit Kamillen-, Salbei-Tee oder Schleimhautantiseptikum spülen lassen. Ggf. mit Antimykotikum auspinseln ✍
- Ernährung ☞ 11.3.2.

11.4.4   Knochenmarkdepression

Anämie, Thrombopenie und Leukopenie durch Verminderung aller blutbildenden Zellen im Knochenmark.

Ursachen
- Chemotherapie
- Bestrahlung
- Knochenmarktumor.

Medikamentöse Therapie ✍
- Antibiotika und Antimykotika
- Aciclovir® bei Herpesinfektion
- Granulozyten stimulierenden Faktor, z.B. Neupogen®
- Erythrozyten-, Thrombozyten-, Leukozytenkonzentrate (selten).

Pflege
Belastungen dem Allgemeinzustand anpassen. Bei allen ATL Zeit lassen, ggf. Unterstützung anbieten. Bei Kreislaufdysregulation den Patienten nicht alleine lassen.

Blutungsgefahr
- Ausscheidungen auf Blutbeimengungen, Haut auf Einblutungen beobachten. Kreislauf und Bewußtseinslage kontrollieren
- Patienten auf Blutungsneigung hinweisen, zur Kooperation motivieren, z.B. nicht naß rasieren; Finger- und Fußnägel feilen, nicht schneiden. Weiche Zahnbürste verwenden oder Mund spülen
- Keine Einläufe, Suppositoren und i.m.-Injektionen verabreichen. Auf Katheterisieren und rektales Fiebermessen verzichten
- Nasenschleimhaut feucht halten, z.B. 3–5 x/Tag Bepanthen®-Nasensalbe, Coldastop®-Nasentropfen
- Zur Obstipationsprophylaxe auf ausreichende Flüssigkeitszufuhr und Bewegung achten. Stuhlausscheidung ggf. fördern, z.B. nüchtern ein Glas warmes Wasser, Buttermilch, Trockenpflaumen ohne Kerne zu sich nehmen lassen. Feucht-warme Bauchumschläge anlegen.

Infektionsgefahr
- Patienten und ggf. Angehörige in die Durchführung von Hygienemaßnahmen einweisen, z.B. hygienische Händedesinfektion, Gebrauch von Mund- und Nasenschutz, Umgang mit Ausscheidungen
- Besucher mit Infektionserkrankungen nicht zulassen. Topfpflanzen, Schnittblumen, rohes Obst und Gemüse ablehnen
- Hygienevorschriften sorgfältig einhalten, z.B. Hände-, Flächendesinfektion, aseptisch arbeiten. Ggf. Umkehrisolation (☞ 1.4.8) einrichten
- Infektionskontrollen durchführen, z.B. Wunden, PEG-Zugang, Venenzugänge
- Pflege bei Fieber ☞ 7.2.

| 11.4.5 Haarausfall

Ursachen
Reversible Schädigung der Haarfollikel durch Strahlen- und Chemotherapie, irreversibel bei sehr hohen Strahlendosen.

Pflege
- Frühzeitig über den Haarausfall informieren, darauf hinweisen, daß die Haare 3–4 Wo. nach Chemotherapie nachwachsen, Farbe und Struktur aber verändert sein können
- Frühzeitig eine Perücke anfertigen lassen. Der Friseur sollte Haare und Frisur des Patienten ansehen können. Hinweis geben, daß eine Kostenerstattung bei der Krankenkasse beantragt werden kann
- Bei Beginn des Haarausfalls Patienten raten, die Haare kurz schneiden zu lassen
- Kopf durch Mütze oder Tuch vor Kälte und Sonnenbestrahlung schützen
- Bei Zytostatika mit kurzer Halbwertszeit ggf. eine Eiskappe 15 Min. vor, bis 30 Min. nach Infusion anlegen, dies kann den Haarausfall verringern.

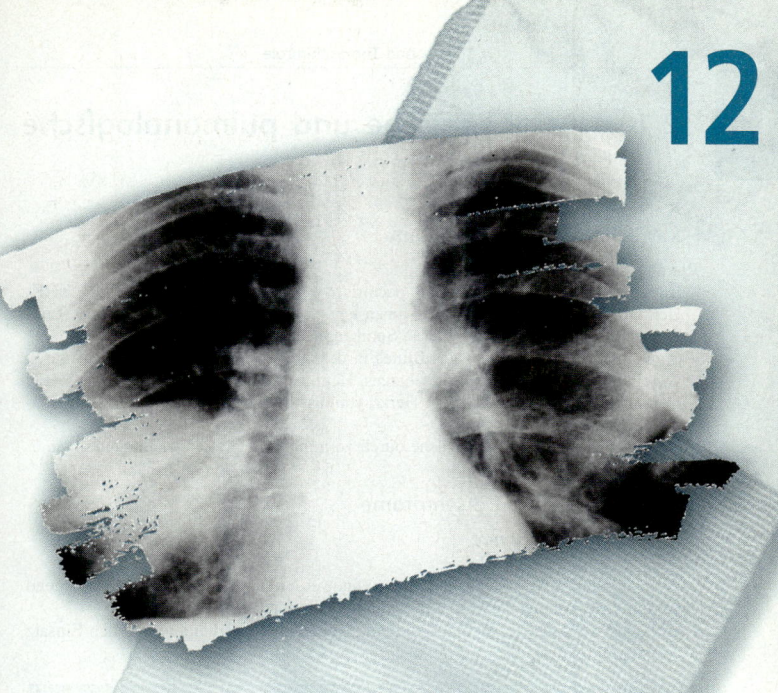

12

Cornelia Heinze

Herz- und Thoraxchirurgie

12

12.1 Kardiologische und pulmonologische Leitsymptome

Kardiologische Leitsymptome

Rhythmusstörung ☞ 6.1.6
- Retrosternaler Schmerz (Angina pectoris ☞ 6.1.1). Kardiale Ursachen: KHK, Herzinfarkt, Perikarditis, Aortenklappenstenose. Nicht kardiale Ursachen z.B. Lungenembolie, Aneurysma dissecaris, Spontanpneumothorax, Pleuritis
- Stauungszeichen: Rückstau des Blutes in den großen und kleinen Kreislauf durch verminderte Pumpfähigkeit des Herzens. Herzinsuffizienz als Symptom von KHK, Herzinfarkt, Herzklappenvitium, Herzrhythmusstörung, Hypertonie, Kardiomyopathie, Perikarderguß
- Allgemeine körperliche Schwäche durch verminderte Herz-Kreislauf-Funktion.

Pulmonologische Leitsymptome

Dyspnoe und Orthopnoe
Pflege bei Dyspnoe ☞ 12.4.2.
- Dyspnoe: subjektives Gefühl erschwerter und vertiefter Atmung, wird als anstrengend empfunden. Atmung steht im Mißverhältnis zur gegebenen Situation
- Orthopnoe: Schwerste Atemnot, die eine aufrechte Körperhaltung und den Einsatz der Atemhilfsmuskulatur nötig macht.

Grade der Dyspnoe	
Grad	**Klinik**
Grad I	Dyspnoe bei mäßiger Anstrengung: schnelles Gehen in der Ebene, Bergaufgehen oder Treppensteigen in gewohntem Tempo
Grad II	Dyspnoe bei normalem Gehen in der Ebene
Grad III	Dyspnoe bei kleinen Tätigkeiten z.B. wie An- und Auskleiden
Grad IV	Dyspnoe in Ruhe

Ursachen
- Obstruktive Lungenerkrankungen z.B. chronisch-obstruktive Bronchitis, Asthma bronchiale, Lungenemphysem
- Restriktive Lungenerkrankungen z.B. Lungenfibrose
- Bronchialkarzinom, Entzündliche Lungenerkrankungen z.B. Pneumonie
- Pneumothorax
- Diskonnektierte Thoraxdrainage.

Husten
Auspressen der Atemluft gegen die geschlossene Stimmritze, z.B. bei Entzündung oder Reizung der Pleura und Atemwege. Pflege bei Husten ☞ 7.5.

Ursachen: z.B. obstruktive, restriktive und entzündliche Lungenerkrankungen, Bronchialkarzinom.

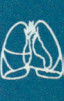

Unterscheidungsmerkmale
- Chronischer Husten: Innerhalb zwei aufeinanderfolgender Jahre besteht für mindestens drei Monate lang produktiver Husten
- Produktiver Husten: Sekrete lösen sich und werden abgehustet
- Unproduktiver Husten (Reizhusten): Es gehen keine Sekrete ab
- ! Trockener Reizhusten kann alleiniges Symptom einer malignen Lungenerkrankung sein.

Auswurf
Sputum, pathologisch vermehrtes Sekret in den Atemwegen. Pflege bei Auswurf ☞ 12.4.2.

Ursachen: z.B. entzündliche Prozesse, Lungenabszeß, Bronchiektasen oder Asthma bronchiale, Tuberkolose, Bronchialkarzinom.

Unterscheidungsmerkmale
- Farbe: z.B. grün-bräunlich bei Entzündungen, blutig bei Tumoren, Tuberkulose, Lungenembolie
- Geruch: z.B. übelriechend oder süßlich bei Entzündungen
- Menge: maulvoll bei Bronchiektasen und Lungenabszessen
- Viskosität: zäher Schleim bei Asthma bronchiale, Exsikkose. Schaumig z.B. beim Lungenödem
- ! Bei schaumigem Sputum und brodelndem Atemgeräusch an Lungenödem denken
- ! Sputum grundsätzlich als infektiös betrachten. Beim Umgang mit Sputum, z.B. beim Absaugen, Handschuhe und Mundschutz tragen.

Hämoptyse und Hämoptoe
- Hämoptyse: Aushusten von kleinen Mengen hellrotem, schaumigem Blut aus dem Rachen, Tracheobronchialbaum oder Alveolarraum. Ursachen: Bronchitis, Pneumonie, Tumor
- Hämoptoe: massive Hämoptyse, Ursachen z.B. Tumoren, Tuberkulose, Bronchiektasen.

Pflege
- Arzt informieren, bei Hämoptoe sofort
- Patienten beruhigen und nachfolgende Maßnahmen erklären
- OK hochlagern, wenn keine Kontraindikation wie instabiler Kreislauf besteht
- Papiertaschentücher und Nierenschale bereitstellen
- Gründliche Mundpflege ermöglichen
- Evtl. Sekret absaugen
- Ungefähre Blutmenge dokumentieren.

Brustschmerzen
Gefühl von Wundsein und brennendem Schmerz hinter dem Brustbein. Stechende Schmerzen zwischen den Schulterblättern. Pflege bei Brustschmerzen ☞ 12.4.2.

Ursachen: z.B. Pneumonie, Pleuritis, Pneumothorax, Bronchialkarzinom.

Unterscheidungsmerkmale
- Atemabhängig z.B. bei Pneumonie, Pleuritis, Pneumothorax
- Stechend z.B. bei akuter Pleuritis, Pneumothorax
- Lokal begrenzt z.B. bei Abszeß, Bronchialkarzinom

! Bei plötzlich einsetzenden Brustschmerzen an Angina-pectoris-Anfall (☞ 6.1.1) oder Herzinfarkt (☞ 6.1.2) denken. Grundsätzlich den Arzt informieren.

Zyanose
Blauverfärbung der Haut und Schleimhäute durch O_2-armes blau-rot gefärbtes Hb im Blut.

Ursachen
- Lungenerkrankungen: Ventilations- und Diffusionsstörungen
- Herzerkrankungen: Herzinsuffizienz, angeborene Herzerkrankungen mit Re.-li.-Shunt
- Andere: z.B. Polyglobulie, Vergiftung durch Nitrosegase, Nitrite.

Pflege
- Sofort den Arzt informieren
- Sauerstoffsättigung mit Pulsoximeter überprüfen
  - Leichte Zyanose: 85–90 %
  - Mittelgradige Zyanose: 75–85 %
  - Schwere Zyanose: 75 %
- 4 l/Min. Sauerstoff verabreichen, bei pulmonaler Ursache der Zyanose steigt die Sättigung meist deutlich an, bei einer isolierten kardialen Ursache wirkungslos
- Bei schwerer oder zunehmender Zyanose den Notfallkoffer bereithalten, evtl. Intubation vorbereiten (☞ 4.1)

! Unter einem Hb-Wert von 5 tritt keine Zyanose mehr auf.

12.2   Diagnostische Methoden

I 12.2.1   Kardiologische Diagnostik

I Labor

- BB, Herzenzyme (GOT, CK, CK-MB, LDH, HBDH), Blutfettwerte (Nüchternwert erforderlich), Digitalisspiegel, Gerinnung (Quick, PTT, TZ), CRP
- Kreatinin-Clearance: Nach hausinterner Regelung 12- oder 24-Std.-Sammelurin verwenden. Gesamturinmenge dokumentieren, Urinprobe und Venenblut ins Labor geben.

I Ruhe-EKG

Elektrokardiogramm zur Beurteilung und Überwachung der elektrischen Aktivität des Herzens. Mißt u.a. Herzrhythmus und Herzfrequenz.

Indikation
Bei jedem Verdacht auf Erkrankungen, die sich direkt oder indirekt auf das Herz auswirken, direkt z.B. frischer Herzinfarkt, indirekt z.B. Störungen im Wasser-E'lyt-haushalt.

Material
- 12-Kanal-EKG-Schreiber mit EKG-Papier
- Saugelektroden mit Elektrodengel oder Klebeelektroden bei trockner, enthaarter Haut, Elektroden-Schnallen für die Extremitätenableitung.

Vorbereiten
- Arzt: Anordnung der Maßnahme
- Patient bequem lagern
- EKG-Gerät ans Stromnetz anschließen, Erdungskabel an ein Metallstück, z.B. Heizung oder Klemmschiene, befestigen
- Benötigte Körperstellen frei machen, dabei Intimsphäre des Patienten wahren
- Elektroden in der vorgeschriebenen Reihenfolge anlegen (Abb. 12.1), ggf. Brustbe-haarung rasieren, um eine bessere Ableitungsqualität zu erreichen
- Gerät eichen: Programm Extremitätenableitung einstellen, Papiervorschub 25 mm/Sek., „Start" und die Eichtaste (1 mV) drücken. Auf dem Millimeterpapier müssen 1 cm hohe Zacken für alle Kanäle erscheinen. Zur Regulierung die Amplitudeneinstellung (Verstärker) verändern.

Durchführen
- Filter einschalten (bei Schrittmacher-EKG aus), Ableitung auswählen, Papiervor-schub 50 oder 25 mm/Sek., EKG schreiben
- EKG sofort beschriften: Name des Patienten, Geburtsdatum, Datum und Uhrzeit
- Elektroden entfernen und säubern, feuchte Hautstellen trocknen, Patient bekleiden
- EKG dem Arzt vorlegen
- EKG-Gerät in einem technisch und hygienisch einwandfreien Zustand hinterlassen
- Dokumentation der Tätigkeit und Besonderheiten (z.B. Patient hat Fieber oder Schüttelfrost, bewegt sich stark, ist Schrittmacherträger).

Extremitätenableitung

Die Extremitätenelektroden sind farbig gekennzeichnet und werden oberhalb der Hand- und Fußgelenke mit angefeuchtetem Elektrodenpapier befestigt.

Reihenfolge: re. Arm - rot; li. Arm - gelb; li. Bein - grün; re. Bein - schwarz.

Ableitung nach Einthoven		Ableitung nach Goldberger
I	re. Arm - li. Arm	aVR: indifferente Elektrode - re. Arm
II	re. Arm - li. Bein	aVL: indifferente Elektrode - li. Arm
III	li. Arm - li. Bein	aVF: indifferente Elektrode - li. Bein

Brustwandableitung nach Wilson

Die Brustwandelektroden sind beschriftet (V1–V6). Mit Gel anfeuchten und befestigen:

Ableitung nach Wilson	
V1	4. ICR parasternal re.
V2	4. ICR parasternal li.
V3	Zwischen V2 und V4
V4	5. ICR Medioclavicularlinie li.
V5	Vordere Axillarlinie Höhe V4 li.
V6	Mittlere Axillarlinie Höhe V4 li.

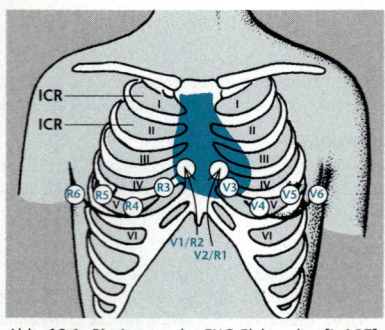

Abb. 12.1: Plazierung der EKG-Elektroden [L 157]

 Bei Frauen Brustwandableitungen V4–V6 ggf. auf der Mamma und nicht darunter fixieren.

Ableitungsstörungen	
Ableitungsprobleme	**Ursachen**
Darstellung des EKG ist schlecht	Patient liegt nicht ruhig, Muskelzittern, Elektroden nicht feucht genug, Anschlüsse stimmen nicht, Isolierung ist defekt, elektrische Geräte sind in Betrieb
Wandernde oder unregelmäßige Grundlinie	Patient bewegt sich (Atmung), Elektroden haften nicht oder der Kontakt ist gestört, z.B. durch Haare
EKG-Amplitude ist zu klein	Elektroden sind nicht feucht genug, falsche/keine Eichung, Größeneinstellung stimmt nicht
Unglaubwürdiger Befund	Falsch gepolte Ableitung
Ein Kanal zeichnet nicht auf	Elektrode hat sich gelockert, Kabelbruch

Bei Patienten mit Herzinfarkt oder Verdacht auf Herzinfarkt, die genaue Lage der Elektroden mit einem wasserfesten Filzstift markieren. Dadurch kann jedes weitere EKG genau gleich abgeleitet, besser beurteilt und verglichen werden.

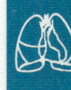

Bei amputierten oder teilamputierten Patienten die Extremitätenelektroden auf gleicher Höhe fixieren.

Bei starken Störungen durch Muskelzittern (z.B. bei stark frierenden Patienten, Morbus Parkinson) die Extremitätenelektroden proximal befestigen.

| Belastungs-EKG (Ergometrie)

Herzrhythmusstörungen unter Belastung erfassen, meist Fahrrad-Ergometrie im Liegen oder Sitzen.

Indikationen: KHK, Herzrhythmusstörung, Beurteilung der Leistungsfähigkeit des Herzens und des RR-Anstiegs.
Kontraindikationen: instabile Angina pectoris, frischer Infarkt, dekompensierte Herzinsuffizienz, Aortenstenose, Kardiomyopathien, AV-Block 3. Grades.

Diagnostik vorbereiten
Patienten informieren, Medikamentenpause einhalten lassen, z.B. Digoxin eine, Digitoxin drei Wochen vor der Belastung absetzen lassen ✍.

Assistenz und Pflege bei der Diagnostik
- Beim Belastungs-EKG grundsätzlich Reanimationsbereitschaft einhalten, Defibrillator und Notfallmedikamente müssen griffbereit sein
- Ergometrie niemals ohne Aufsicht eines Arztes vornehmen
- RR- und Pulsmonitoring sicherstellen
- Patienten regelmäßig nach Allgemeinbefinden, Schwindel, Schmerzen fragen
- In der ersten Stunde nach der Untersuchung 2 x RR und Puls messen.

 Abbruch der Untersuchung ist u.a. bei Erschöpfung, ischämietypischen EKG-Veränderungen und pektanginösen Beschwerden erforderlich.

| Bildgebende Verfahren

Rö-Thorax: in zwei Ebenen, Beurteilung der Herzgröße, z.B. bei Herzinsuffizienz.

Echokardiographie
Darstellung der Anatomie und der Funktion des Herzens mittels Ultraschallgerät.
Indikation: Errechnen von Shuntvolumen (z.B. bei angeborenen Herzvitien), Pendelblut (bei Klappeninsuffizienz) oder Druckgradienten (z.B. bei Klappenstenosen).

Myokardszintigraphie
Beurteilung des pumpfähigen Myokards in Belastung (☞ s.o.) und Ruhe, mit Technetium 99® i.v. (Gammastrahler).
Indikation: diffuse KHK.
Nachbereiten: auf Kontrastmittelunverträglichkeit und Schockzeichen achten.

Transösophageales Echo
Ultraschalluntersuchung durch den Ösophagus mit flexiblem Fiberglasendoskop.
Indikationen: Klappenerkrankungen, die durch Echokardiographie nicht beurteilbar sind, V.a. Klappenendokarditis, angeborene Herzfehler, z.B. Vorhofseptumdefekt.

12

Diagnostik vorbereiten
- Patienten nüchtern lassen, Zahnprothese entfernen, Blase und Darm entleeren lassen
- Material: Nierenschale mit Zellstoff, ggf. Silikonspray, Beißring
- Medikamente: Xylocain® Spray, Dormicum® Amp. ✍.

Assistenz und Pflege bei der Diagnostik
- Patienten informieren, aufsetzen, evtl. Rücken mit Kissen abstützen
- Endoskop mit Silikonspray gleitfähig machen
- Ggf. Beißring einsetzen, Nasen-Rachenraum mit Xylocain® Spray anästhesieren
- Auf Arztanordnung Dormicum® i.v. verabreichen.

Nachbereiten
Aspirationsgefahr beachten, der Schluckakt ist evtl. durch Prämedikation oder Lokalanästhetikum beeinträchtigt. Patienten zwei Stunden nach der Untersuchung nüchtern lassen, RR und HF kontrollieren.

| Myokardbiopsie

Histologische Probeentnahme von Herzmuskelgewebe in Lokalanästhesie. Die PE-Zange wird mit Hilfe eines Einführungsbestecks durch die V. jugularis zum re. Herzen geführt.

Indikationen: Kardiomyopathien, Myokarditis, Herztransplantation.

Komplikationen
- Die Manipulationen mit der PE-Zange können das Reizleitungsgewebe irritieren oder verletzen und Rhythmusstörungen verursachen
- Herzbeuteltamponade durch Blutungen, Sickerblutungen in den Herzbeutel.

Diagnostik vorbereiten
- Patienten informieren und beruhigend auf ihn einwirken
- Labor: BB, Gerinnungsstatus (Quick, PTT, TZ), Blutgruppe, Kreuzblut ✍
- Hals, OK, Achseln atraumatisch rasieren
- Patienten nüchtern lassen, Zahnprothese entfernen, Blase und Darm entleeren lassen.

Pflege nach der Diagnostik
- RR- und Pulsmonitoring sicherstellen
- RR und HF 2 x/Std. für 4 Std. kontrollieren. RR-Abfall und HF-Anstieg z.B. bei Herzbeuteltamponade durch sickernde Blutung möglich. Unverzüglich den Arzt informieren.

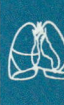

| Linksherzkatheter

Angiokardiographie mit arteriellem Herzkatheter, der durch die A. brachialis oder A. femoralis in das li. Herz geführt wird. Durch Verabreichen eines Kontrastmittels stellt sich der Koronarsitus dar. Untersuchungsziele: Schweregrad der kardialen Erkrankung bestimmen, Einengungen der Herzkranzgefäße lokalisieren und bestimmen, die linksventrikuläre Funktion messen. Der Katheter wird nach der Untersuchung entfernt.

Indikationen: vor jedem kardiochirurgischen Eingriff; KHK, instabile Angina pectoris; Kontrolle nach perkutaner transluminaler Koronarangioplastie (PTCA).

Komplikationen
- Ischämie der Extremitäten (Schmerz, Blässe, Pulslosigkeit), die sich nach Lösen des Kompressionsverbandes nicht bessert
- Akute Blutung
- Angina pectoris, Arrhythmien.

Diagnostik vorbereiten
- Patienten informieren 🕮
- Labor: BB, Herzenzyme, Gerinnungsstatus (Quick, PTT, TZ), Blutgruppe, Kreuzblut
- Beide Leisten atraumatisch rasieren
- Patienten mindestens 6 Std. vorher nüchtern lassen. Medikamente dürfen meist eingenommen werden, Herzmedikamente je nach Fragestellung der Untersuchung ✍

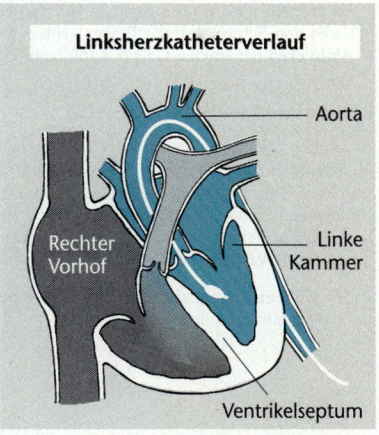

Linksherzkatheterverlauf

Aorta

Rechter Vorhof

Linke Kammer

Ventrikelseptum

Abb. 12.2:   Katheterverlauf bei der Linksherzkatheteruntersuchung [L 190]

- Zahnprothese entfernen, Blase und Darm entleeren lassen
- Prämedikation, zur Beruhigung und psychischen Abschirmung, z.B. Diazepam Tabletten ✍.

Pflege nach der Diagnostik
- Patienten für 24 Std. an die Monitoranlage anschließen. Für 2 Std. 2 x/Std. RR und Puls kontrollieren, im weiteren Verlauf alle 3 Std.
- 24 Std. Bettruhe einhalten lassen, Patienten auffordern, möglichst mit ausgestreckten Beinen auf dem Rücken zu liegen ✍
- 1 x/Std. Fußpulse kontrollieren, Ergebnisse dokumentieren. Motorik, Durchblutung, Sensibilität der betroffenen Extremität prüfen: ist der Fuß warm, frei beweglich?
- 1 x/Std. Urinausscheidung kontrollieren, Ein- und Ausfuhr bilanzieren. Da Rö.-Kontrastmittel über die Niere ausgeschieden werden muß, ca. 3 l tägl. Flüssigkeit anbieten, je nach Zustand trinken lassen oder Infusion anhängen, z.B. Jonosteril® ✍. Patienten auf Kontrastmittelunverträglichkeit und Schockzeichen beobachten
- Für 24 Std. Druckverband mit Sandsack anlegen ✍. 2 x/Std. Verband auf Nachblutung und Hämatom kontrollieren. Evtl. den Oberschenkelumfang messen, um eine Blutung in das Gewebe zu erkennen. Vorhandenes Hämatom markieren, um

12

eine Ausdehnung rechtzeitig erfassen zu können. Bei akuter Blutung A. femoralis proximal der Punktionsstelle komprimieren, evtl. den Kompressionsverband neu anlegen 🖐. Bei Hämatom mit gespannter Haut und Beinischämie sofort OP vorbereiten ✍

- Medikamente gegen Schmerzen, z.B. Paracetamol oder Voltaren® Suppositorium bei Rückenschmerzen verabreichen ✍
- Laborkontrolle vorbereiten: BB, Herzenzyme ✍.

🔖 Tips, Tricks & Fallen
- Durch Druckverband auf die Arterie kann gleichzeitig die Vene abgedrückt werden. Es entsteht eine venöse Stauung mit Gefahr einer Thrombose. Auf blau-violette Farbe und Schwellung des Beines achten
- Abdrücken der großen Gefäße kann beim Patienten Übelkeit auslösen.

Pulmonaliskatheter

Spezieller Einschwemmenkatheter (Swan-Ganz-Katheter) mit Ballon, der durch die V. basilika li. zum re. Herzen geführt wird. Der Katheter wird nach der Untersuchung gezogen. Die Untersuchung gibt Aufschluß über Druckverhältnisse im re. Herzen, Pulmonalarteriendruck, pulmonalkapillären Verschlußdruck (PCWP), Herzzeitvolumen (HZV), Herzindex (CI). Zusätzlich können die Gefäßwiderstände in der Körperperipherie (SVR) und in der Lunge (PVR) ermittelt werden.

Indikationen: Pulmonaler Hochdruck, Cor pulmonale, Vorbereitung für eine Herz- oder Lungentransplantation.

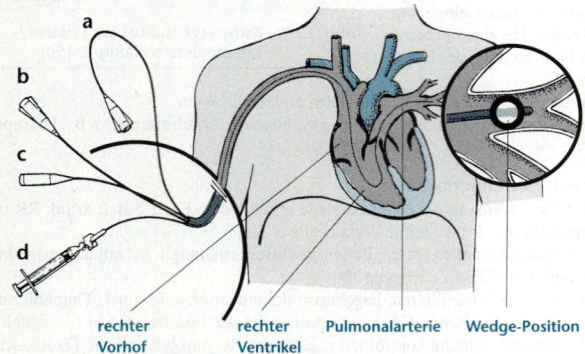

rechter Vorhof · rechter Ventrikel · Pulmonalarterie · Wedge-Position

Abb. 12.3: Swan-Ganz-Katheter [L 157]
a Distales Lumen (rot) zur Messung des Pulmonalarterien- bzw. Kapillardruckes
b Proximales Lumen (blau) zur Messung des ZVD bzw. des rechtsatrialen Druckes
c Elektrische Zuleitung zum Thermistor (liegt proximal des Ballons an der Katheterspitze)
d Lumen zur Insufflation des Ballons

Komplikationen
- Tachykardie, Bradykardie, Arrhythmien
- Lungeninfarkt, venöse Thrombose, Thrombembolie
- Verletzungen der Herzklappen und der Pulmonalarterie.

Diagnostik vorbereiten
- Patienten informieren und beruhigend auf ihn einwirken
- Labor: BB, Gerinnungsstatus (Quick, PTT, TZ), Blutgruppe, Kreuzblut ✍
- Patienten nüchtern lassen, Zahnprothese entfernen, Blase und Darm entleeren lassen.

Pflege nach der Diagnostik
- Patienten an den Monitor anschließen
- 2 x/Std. HF und RR kontrollieren.

| ZVD-Messung
Der zentrale Venendruck wird mit einem zentralvenösen Katheter in der V. cava vor dem rechten Herzen gemessen.

Indikationen
- Überwachung der intravasalen Volumina bei Infusions-, Transfusionstherapie oder ausgedehnten Verbrennungen
- Überwachung der Strömungsverhältnisse im rechten Herzen und Lungenkreislauf, z.B. Rückstau bei Rechtsherzinsuffizienz, Pulmonalisstenose.

Normalwerte
2–12 cm Wassersäule oder 1,5–9 mmHg. Nicht der einzelne Wert ist aussagekräftig, sondern die Tendenz mehrerer Werte.

Material
Infusionsständer, Infusionslösung, z.B. NaCl 0,9 %. Meßleiste, graduiert in cm H_2O. Infusionssystem zur ZVD-Messung, z.B. Medifix®. Thoraxschieblehre mit integrierter Wasserwaage, wasserfester Filzstift.

Vorbereiten
Meßsystem
- Patienten informieren
- Meßleiste in Betthöhe am Infusionsständer befestigen
- Infusions-Meßsystem mit der Infusionsflasche (NaCl-Lösung) verbinden. Das gesamte System mit NaCl-Lösung füllen (entlüften). Bakterienfilter am Ende des Meßschenkels nicht benetzen
- Infusionsflasche am Infusionsständer aufhängen. Meßschenkel in Meßleiste einklemmen, Ende am Infusionsständer fixieren. Infusionsschenkel mit Venenkatheter verbinden.

Äußeren Nullpunkt bestimmen: Patienten flach lagern. Thoraxschieblehre mit dem unteren Schenkel auf die Matratze aufsetzen. Oberen Schenkel herunterdrücken, bis er auf dem Schwertfortsatz des Sternums aufliegt. Waagerechte Haltung an der Wasserwaage kontrollieren. Position des Zeigers am Patienten mit Filzschreiber markieren.

12

Durchführen

- Nullpunkt der Meßleiste (Zeiger) mit dem äußeren Nullpunkt des Patienten in eine Höhe bringen, ggf. das Bett hoch- oder herunterfahren. Zur Vergleichbarkeit der Meßwerte sollte der Patient immer die gleiche Lage einnehmen. Flachlagerung ist nicht sinnvoll: plötzlich forcierter Blutrückfluß aus der Peripherie, Anspannung, variierende Atmung verändern die Druckwerte
- Andere Zuleitungen zum Venenkatheter abklemmen; Venenkatheter mit NaCl 0,9 % aus dem Meßsystem durchspülen. Die Verbindung zwischen Meßschenkel und Venenkatheter über 3-Wegehahn herstellen
- Absinken der Flüssigkeitssäule im Meßschenkel beobachten, den Wert ablesen, wenn der Flüssigkeitsspiegel nicht weiter sinkt und die atemsynchronen Schwankungen um einen Wert zeigt
- Verbindung zwischen Meßsystem und Venenkatheter wieder unterbrechen. Andere Zuleitungen wieder einrichten
- Patienten in seine bevorzugte oder angeordnete Lage bringen
- Gemessenen Wert dokumentieren.

Nachbereiten: Meßschenkel wieder füllen, Bakterienfilter nicht benetzen. Zur Infektionsprophylaxe gesamtes Meßsystem tägl. wechseln.

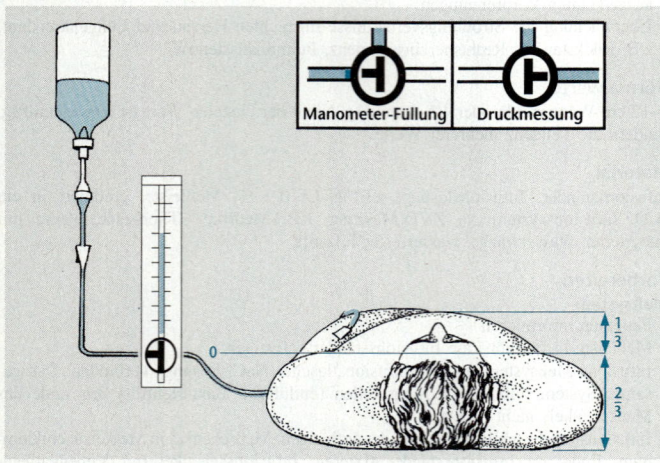

Abb. 12.4: ZVD-Messung [L 157]

 Flachlagerung zur ZVD-Messung ist bei Patienten mit erhöhtem Hirndruck kontraindiziert (☞ 14.3.1) → ZVD immer in 30° der erforderlichen Oberkörperhochlagerung messen.

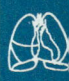

12.2.2   Pulmonologische Diagnostik

Labor

Tumormarker
Abnahme bei chronischen Lungenerkrankungen oder zur postop. Verlaufskontrolle bei kleinzelligem Bronchialkarzinom NSE (Enzym neuronspezifische Enolase). Prä- und postop.-Spiegel entnehmen (Arztnordung), Wert dokumentieren. Postop. ist die Prognose bei konstantem oder ansteigenden Spiegel ungünstig.

Arterielle Blutgasanalyse (BGA)
Messung des Säure-Basen-Status, O_2-, CO_2-Partialdrucks und pH-Werts im Blut; erlaubt Beurteilung des Gasaustausches in der Lunge.

Indikationen
- Ateminsuffizienz (☞ 12.4.2)
- Beatmung
- Präop. Diagnostik
- DD bei Störungen des Säure-Basen-Haushalts.

Diagnostik vorbereiten
- Patienten über die Entnahme informieren
- Material: BGA-Röhrchen oder heparinisierte 2-ml-Spritze, kleine Kanüle oder Lanzette, sterile Handschuhe, Tupfer und Hautdesinfektionsmittel, kleines, hautfreundliches Pflaster.

Assistenz und Pflege bei der Diagnostik
Eine venöse BGA kann das Pflegepersonal abnehmen. Die arterielle Punktion z.B. aus der A. radialis nur durch den Arzt vornehmen lassen.
- Arterialisiertes Kapillarblut: Ohrläppchen ca. 10 Min. vor Blutentnahme z.B. mit Finalgon® Salbe hyperämisieren. Salbe danach sorgfältig mit Tupfer abwischen, sonst sind Fehlmessungen des pH-Wertes möglich
- Haut der Punktionsstelle z.B. mit gefärbtem Dibromol-Spray® desinfizieren, nach Einwirkzeit sorgfältig reinigen und trocknen
- Ohrläppchen mit Lanzette anstechen. Ersten Bluttropfen abwischen, Blut mit heparinisierter Kapillare luftfrei absaugen, Kapillare nach Abnahme sofort luftdicht verschließen
- Einstichstelle mit dem Tupfer komprimieren und ggf. mit Pflaster versorgen
- Blut im Kapillarröhrchen in Analysegerät eingeben. Befund dokumentieren. Oder luftfreie, heparinisierte Spritze beschriftet und gekühlt ins Labor transportieren.

Mikrobiologische Probe
Pleurapunktat ☞ 3.7.3, Bronchoskopie ☞ s.u.

Sputum: Abnahme zur bakteriologischen und zytologischen Untersuchung, z.B. bei Tumorverdacht, Entzündung, Tuberkulose.

Diagnostik vorbereiten
Steriles Versandröhrchen ohne Medium. Versandbehälter mit Patientendaten, anfordernder Station, Datum und Uhrzeit der Entnahme beschriften. Handschuhe, ggf. Mundschutz. Patienten informieren.

12

Pflege bei der Diagnostik
- Sputum morgens vor der nächsten Antibiotikagabe ohne Anreicherung von Speichel auffangen
- Bei zu geringer Menge evtl. am Abend vorher Mukolytikum, z.B. Mucosolvan®, verabreichen ✍. Reichlich Flüssigkeit trinken und evtl. Wasserdampf inhalieren lassen
- Bei V.a. Tuberkulose an drei aufeinanderfolgenden Tagen Sputumprobe gewinnen.

Pflege nach der Diagnostik: Probe bis zum Transport im Kühlschrank aufbewahren.

Lungenfunktionsprüfung

Messung der Lungenvolumina zur DD von Lungenerkrankungen. Präop. Beurteilung der Lungenfunktion. Verlaufskontrolle, z.B. Unterschied zwischen prä- und postop. Situation.
- Diagnostik vorbereiten: Gewicht, Körpergröße, Alter und Geschlecht erfassen und dokumentieren
- Pflege nach der Diagnostik: Maßnahme dokumentieren.

Bildgebende Verfahren

Röntgen-Thorax: in zwei Ebenen. Verlaufskontrolle, z.B. bei Tumor. Thorax-durchleuchtung zur präop. Beurteilung der Beweglichkeit des Zwerchfells.

Szintigraphie
Beurteilung des Perfusionsausfalls der kranken Lungenseite mit Technetium 99® i.v. (Gammastrahler), z.B. bei malignen Tumoren.

Pflege nach der Diagnostik: auf Zeichen einer Kontrastmittelunverträglichkeit, eines Schockes achten.

Bronchoskopie

Endoskopische Untersuchung des Bronchialsystems mit flexiblem Fiberendoskop und Kaltlichtquelle.

Indikationen
- Therapeutisch z.B. zur Bronchiallavage, d.h. Spülung des Bronchialsystems mit NaCl 0,9 % oder Sekretomotorika z.B. Mesna. Indikationen: Aspiration, Verlegung der Atemwege durch zähen Schleim bei beatmeten Patienten, Fremdkörperextraktion
- Diagnostisch z.B. zur Entnahme einer Gewebeprobe zur histologischen Untersuchung bei V.a. Bronchialkarzinom. Blutungsquellen erkennen und durch Sklerosierung behandeln

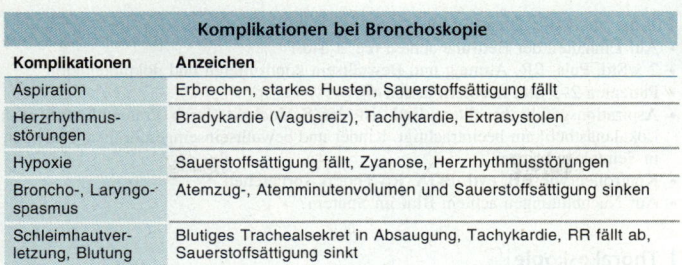

Komplikationen bei Bronchoskopie	
Komplikationen	**Anzeichen**
Aspiration	Erbrechen, starkes Husten, Sauerstoffsättigung fällt
Herzrhythmus-störungen	Bradykardie (Vagusreiz), Tachykardie, Extrasystolen
Hypoxie	Sauerstoffsättigung fällt, Zyanose, Herzrhythmusstörungen
Broncho-, Laryngo-spasmus	Atemzug-, Atemminutenvolumen und Sauerstoffsättigung sinken
Schleimhautver-letzung, Blutung	Blutiges Trachealsekret in Absaugung, Tachykardie, RR fällt ab, Sauerstoffsättigung sinkt

Material vorbereiten

- Steriles Bronchoskop, sterile Sonden für den Arbeitskanal, Kaltlichtquelle
- Mundschutz. Steril: Handschuhe, Kittel, großes Abdecktuch, 10 Kompressen, 3 x 10 ml- und 3 x 20 ml-Spritzen
- Steriles Röhrchen ohne Medium für Sekret, steriles Röhrchen mit Formalin für PE
- Absaugkatheter, ggf. Beißring
- 100–200 ml Spülflüssigkeit für die Lavage, z.B. NaCl 0,9 %. Für Bronchoskop Aqua dest. Ggf. Silikonspray für leichteres Einführen des Bronchoskops
- Medikamente ✎: Lokalanästhetikum, z.B. Xylocain® Ampulle und Spray 1%ig oder 2%ig, Xylocain® Gel. Blutungshemmende Medikamente bereithalten, z.B. Glycyl-pressin®
- Notfallwagen in Bereitschaft halten: Gefahr des Kreislaufstillstandes durch Asphyxie und bradykarder Herzrhythmusstörung durch Vagusreiz.

Patienten vorbereiten

- Patienten informieren, für Aufklärung durch den Arzt sorgen. Einverständniserklärung einholen ☑
- Labor: BB, Gerinnungsstatus (Quick, PTT, TZ), Blutgruppe, Kreuzblut abnehmen ✎
- Patienten nüchtern lassen, Zahnprothese entfernen. Möglichkeit geben, Blase und Darm zu entleeren
- Nach Arztanordnung prämedizieren, z.B. mit Dormicum®.

Assistenz und Pflege bei der Diagnostik

- Patienten an Monitor und ggf. Pulsoxymetrie anschließen
- Auf steril abgedecktem Tisch benötigtes Material bereitlegen
- Patienten über Atemmaske mit 100 % O_2 präoxygenieren ✎, Maske während der Untersuchung belassen. Ständig O_2-Sättigung kontrollieren, z.B. anhand Haut- und Lippenfarbe, Kapillardruck, Vitalparameter
- Mundschutz anlegen, Hände desinfizieren, Handschuhe anziehen
- Bronchoskop mit Siliconspray oder Xylocain® Gel gleitfähig machen
- Bei oraler Bronchoskopie Beißring einsetzen, Nasen- und Rachenraum mit Xylocain® Spray anästhesieren. Bei nasaler Bronchoskopie Xylocain® Gel in die Nase geben, ggf. zur Anästhesie des Bronchialsystems 50-ml-Ampulle Xylocain® 2 % ✎
- Nach PE Proberöhrchen beschriften und bis zum Transport kühl lagern.

12

Pflege nach der Diagnostik
- Auf Einhalten der Bettruhe achten (ca. 2 Std.)
- 2 x/Std. Puls, RR, Atmung und Bewußtsein kontrollieren und dokumentieren
- Patienten 2–3 Std. nüchtern lassen ✍
- Aspirationsgefahr beachten: Evtl. ist der Schluckakt durch Prämedikation oder Lokalanästhetikum beeinträchtigt. Kinder und bewußtseinseingeschränkte Patienten in Seitenlage bringen
- Kontrollen wie BB, evtl. BGA, Rö-Thorax vorbereiten ✍
- Auf Nachblutungen achten: Blut im Sputum?

| Thorakoskopie

Endoskopische Untersuchung des Pleuraraumes mit starrem Thorakoskop in Intubationsnarkose. Anschließend Einlegen einer Bülau-Drainage.

Indikationen
- Therapeutisch z.B. bei Pneumothorax, Pleuraschwarte, Hämatom, Blutung, Pleuraempyem
- Diagnostisch z.B. bei Erguß, PE für Tumor-Staging.

Diagnostik vorbereiten
- Labor: BB, Gerinnungsstatus (Quick, PTT, TZ), Blutgruppe, Kreuzblut ✍
- Betreffende Thoraxseite und Achsel rasieren
- Patienten informieren und beruhigend auf ihn einwirken
- Patienten nüchtern lassen, Zahnprothese entfernen, Blase und Darm entleeren lassen
- Prämedikation nach Arztanordnung verabreichen, z.B. Rohypnol® Tabletten 1 mg am Morgen der Untersuchung.

Pflege nach der Diagnostik
Postop. Pflege ☞ 2.4, intrathorakale Drainage ☞ 3.4.5.
- Für ca. 3 Std. RR, Puls, Atmung und Bewußtsein 1 x/Std. überwachen. Im weiteren Verlauf alle 2 Std.
- Bülau-Drainage mit Sog von 15–25 cm H_2O anschließen ✍. Fördermenge dokumentieren. Nach 2–3 Std. für einen Tag abklemmen ✍, Rö.-Thorax-Kontrolle. Wenn kein Pleuraerguß nachweisbar ist, Drainage ziehen, anschließend Rö.-Kontrolle ✍
- Labor vorbereiten: BB, evtl. BGA
- Verband auf Nachblutung beobachten.

❙ Mediastinoskopie

Endoskopische Untersuchung des Mediastinalraumes mit starrem Mediastinoskop in Intubationsnarkose.

Indikation: Probengewinnung von Lk, Tumor.

Diagnostik vorbereiten: ☞ Thorakoskopie. Vorderen Halsbereich und oberen Brustkorb rasieren.

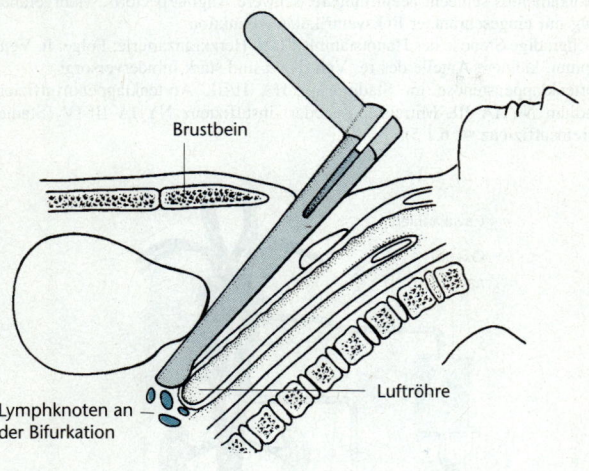

Brustbein

Lymphknoten an
der Bifurkation

Luftröhre

Abb. 12.5: Mediastinoskopie [L 157]

Pflege nach der Diagnostik

Postop. Pflege ☞ 2.4.
- Für ca. 3 Std. RR, Puls, Atmung und Bewußtsein 2 x/Std. überwachen. Im weiteren Verlauf alle 3 Std.
- Rekurrensparese beachten, bei zunehmender Heiserkeit Arzt informieren
- Aspirationsgefahr ist durch die nachwirkende Narkose erhöht, den Patienten für 2–3 Std. postop. nüchtern lassen ✍
- Kontrollabor vorbereiten: BB
- Verband kontrollieren. Wenn keine Nachblutung vorhanden, Redon nach 1–2 Std. ziehen ✍.

12

12.3　Herz und herznahe Gefäße

| 12.3.1　Operative Eingriffe am Herzen

OP-Indikationen
- KHK bei instabiler Angina pectoris unter maximaler medikamentöser Therapie
- Medikamentös schlecht beeinflußbare, schwere Angina pectoris, Mehrgefäßerkrankung mit eingeschränkter linksventrikulärer Funktion
- Hochgradige Stenose des Hauptstamms der li. Herzkranzarterie; Folge: li. Ventrikel, Septum, kleinere Anteile des re. Ventrikels sind stark minderversorgt
- Aortenklappenstenose im Stadium NYHA II/III, Aortenklappeninsuffizienz im Stadium NYHA III, Mitralstenose oder -insuffizienz NYHA III-IV (Stadien der Herzinsuffizienz ☞ 6.1.5).

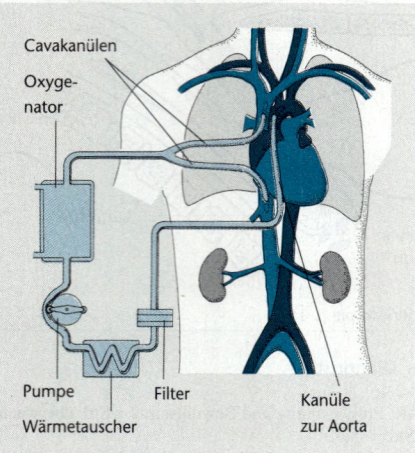

Abb. 12.6: Funktionsprinzip Extrakorporale Zirkulation (EKZ) [L157]

Operationsverfahren
Allgemeines Vorgehen bei Herzoperationen
- Eröffnung des Brustkorbes durch eine mediane Sternotomie
- Nach Heparingabe wird der Patient zur extrakorporalenn Zirkulation (EKZ) an die Herz-Lungen-Maschine (HLM) angeschlossen. Hierzu werden meist die V. cava superior und inferior und die Aorta ascendens kanüliert
- Das heparinisierte venöse Blut des Patienten wird von den Hohlvenen in die HLM geleitet und zunächst im Oxygenator mit O_2 aufgesättigt und von CO_2 befreit. Ein Wärmetauscher senkt die Temperatur des Blutes auf 25 °C. Das arterialisierte und abgekühlte Blut wird über die Aorta ascendens (alternativ über A. femoralis oder A. iliaca) in den Körper zurückgepumpt

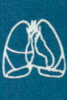

- Induzierung eines für die OP erforderlichen schlaffen Herzstillstandes (Kardioplegie). Nach Abklemmen der Aorta ascendens werden 2–3 l einer 3–5 °C kalten Kardioplegielösung über die Aortenwurzel in den Koronarkreislauf gespritzt
- Anlage passagerer Schrittmacherdrähte in Atrium und Ventrikel
- Nach erfolgter Herz-OP wird die EKZ wieder entfernt
- Einbringen einer perikardialen und substernalen Drainage. Bei Eröffnung des Peritoneums, z.B. zur Präparation der A. thoracica interna, wird zusätzlich eine Thoraxdrainage angelegt
- Sternumverschluß.

Operative Therapie bei Herzerkrankungen
- Ersatz der Mitral- und Aortenklappe. Klappenerhaltende Verfahren, z.B. Rekonstruktion, Kommissurotomie der Mitralklappe, Aortenklappe, Trikuspidalklappe (☞ 12.3.2), Raffung der Trikuspidalklappe
- Aorto-Koronarer-Venenbypass (ACVB), Arterio-Koronarer-Bypasss (ACB) über die A. thoracica interna (☞ 12.3.3)
- Verschluß eines Vorhof- oder Ventrikelseptumdefektes
- Resektion oder Entfernung von Thromben, Aneurysmen, Tumoren
- Myektomie bei hypertrophischer obstruktiver Kardiomyopathie (HOCM).

▌ 12.3.2 Klappenfehler und Klappenersatz

▌ Klappenerkrankungen

Aortenklappenstenose
Öffnungsunfähigkeit der Aortenklappe, der li. Ventrikel muß große Kraft aufbringen (Druckbelastung), um das Blut in den Körperkreislauf zu pumpen.
Ursache: rheumatisches Fieber, angeboren.
Symptome: Rhythmusstörungen, Synkope, evtl. Adams-Stokes-Anfall, kleine Blutdruckamplitude, relative Koronarinsuffizienz und Angina pectoris. Im Spätstadium Lungenstauung, Dyspnoe, Ödeme.

Therapie
- Konservativ: Antibiose zur Endokarditisprophylaxe, Behandlung der Herzinsuffizienz ☞ 6.1.5
- OP: Aortenklappenersatz (ggf. Kommissurotomie) im Stadium NYHA II/III.

Pflege
- Bei retrosternalem Schmerz ☞ 6.1.1
- Bei Rhythmusstörung ☞ 6.1.6, Herzinsuffizienz ☞ 6.1.5
- Bei Dyspnoe ☞ 12.4.2.

Aortenklappeninsuffizienz
Schlußunfähigkeit der Aortenklappe. Durch Zurückfließen des Blutes (Pendelblut) in den li. Ventrikel entsteht eine Volumenbelastung.
Ursachen: rheumatisches Fieber, bakterielle Endokarditis, Aneurysma, Marfan-Syndrom.
Symptome: lange Zeit symptomfrei, dann rasche Ermüdbarkeit, RR mit großer Amplitude, Herzklopfen, Dyspnoe, Angina pectoris, Tachykardie, pulssynchrones „Dröhnen" im Kopf.

Therapie
- Konservativ: Antibiose bei akuter Aorteninsuffizienz durch bakterielle Endokarditis, Behandlung der Herzinsuffizienz
- OP: Aortenklappenersatz im Stadium NYHA III.

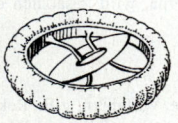
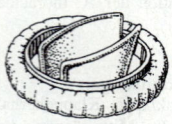
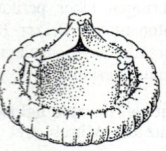

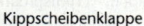

Kippscheibenklappe   Doppelflügelklappe   Bioprothese

Abb. 12.7: Herzklappen [L 190]

Mitralklappenstenose
Öffnungsunfähigkeit der Mitralklappe. Der li. Vorhof muß große Kraft aufbringen (Druckbelastung), um das Blut in den li. Ventrikel zu pumpen.

Ursache: Rheumatische Endokarditis.

Symptome: Zyanose der Lippen, rötlich zyanotische Wangen (Facies mitralis), Leistungsminderung, Dyspnoe, nächtlicher Husten (evtl. Hämoptoe), Rhythmusstörung mit Bildung von Vorhofthromben, im Endstadium Lungenödem, Ödeme, arterielle Embolien.

Therapie
- Konservativ: Behandlung der Herzinsuffizienz, Rhythmusstörung, Antikoagulation
- OP: Kommissurotomie oder Klappenersatz.

Mitralklappeninsuffizienz
Schlußunfähigkeit der Mitralklappe. Durch Zurückfließen des Blutes (Pendelblut) in den li. Vorhof entsteht eine Volumenbelastung.

Ursachen: rheumatische oder bakterielle Endokarditis, Sehnenfadenabriß bei Herzinfarkt, Mitralklappenprolapssyndrom.

Symptome: bei Versagen des li. Ventrikels Dyspnoe, Herzklopfen, Rhythmusstörung, Lungenödem, Ödeme.

Therapie
- Konservativ
- OP: Klappenerhalt durch Rekonstruktion oder Klappenersatz.

| Spezielle präoperative Pflege

Allgemeine präop. Pflege ☞ 2.2, spezielle Pflege bei Thoraxeingriff ☞ 12.4.1, periop. Atemtraining ☞ 12.4.2.
- Patienten die postop. Situation bewußt machen. Aufklären, daß der Klappenklick oft als störend oder beunruhigend empfunden wird („Warten auf den nächsten Schlag")
- Labor vorbereiten: BB, E'lyte, Herzenzyme, Gerinnung, Kälteantikörper, HIV nach Einverständnis 🖎, Blutgruppe, Kreuzblut, 6 EK vorbereiten lassen 🖎. Eigenblutspende: Aufklärung durch den Arzt, Spende ca. drei Tage vor OP

- Diagnostik anmelden: EKG, Rö.-Thorax, Echokardiographie, Lufu. HNO-, Zahn-arzt-, Gynäkologie- und Urologiekonsil zur Fokussuche ✍
- Patienten am Abend vor der OP atraumatisch rasieren. Rasurbereich: ganzer Körper ohne Rücken und Beine
- Patienten 6 Std. vor der OP nüchtern lassen ✍, zu absolutem Rauchverbot auffordern
- Abführen z.B. mit Dulcolax® Zäpfchen oder Klistier (z.B. Practo-Clyss®).

| Spezielle postoperative Pflege

Angaben für die Pflege gelten, nachdem der Patient auf die periphere Station zurückverlegt wurde. Postop. wird der Patient für mindestens 24 Std. zur invasiven Überwachung und Nachbeatmung auf der Intensivstation betreut.

Diagnostisch überwachen ✍

- Wenn der Patient keine klinischen Zeichen wie Rhythmusstörungen, Blutverlust über die Drainagen aufweist, tägl. Quick, alle 2–3 Tage BB, LDH und E'lyte kontrollieren. LDH wird abgenommen, um ein Klappenleck, bei dem es durch zerstörte Ery zur Hämolyse und somit zum LDH-Anstieg kommt, zu erkennen
- Nach ca. 10 Tagen EKG und Rö.-Thorax
- Patienten tägl. wiegen, um beginnende Herzinsuffizienz rechtzeitig zu erkennen. Wenn Patient mehr als 1 kg tägl. zunimmt: Arzt informieren, Lasix® verabreichen ✍
- Schrittmacherdrähte (☞12.3.1) tägl. trocken verbinden, am 10. postop. Tag werden die Schrittmacherdrähte gezogen ♋.

Besonderheiten der medikamentösen Therapie

- Kunstklappe: Arzt klärt auf. Antikoagulation mit Cumarinen, zunächst alle 1–2 Tage Quick kontrollieren. Nach ermittelter Erhaltungsdosis 1–2 x/Wo., danach 1–2 x/Mon.
- Für 4 Wo. Antibiotikatherapie, z.B. Baycillin® Tabletten ✍
- Da die K+-Substitution nicht über die Nahrung erfolgen kann, erhält der Patient K+-Brause-Tabletten ✍.

Ernährung

- Ernährungsberatung: Vitamin-K-haltige Speisen vermeiden, z.B. Spinat, rote Beete, einige Kohlsorten
- Soweit keine Kontraindikation besteht, möglichst schnell Normalkost geben ✍, um die Magen-Darm-Passage zu normalisieren
- Ca. 2 l tägl. Mineralwasser oder Tee verabreichen. Kohlensäurearmes Wasser bevorzugen, um Schmerzen durch Aufstoßen zu vermeiden
- Keine blähenden Speisen geben, sie führen zu Zwerchfellhochstand und behindern die Atmung
- Obstipationsprophylaxe z.B. mit Agiolax® Granulat ✍.

Intrathorakale Drainagen überwachen

- Thoraxdrainagen li. und re. (☞ 3.4.5)
- Substernale oder perikardiale Drainage nicht an den Sog anschließen
- Fördermenge: exakte Bilanz, wenn Drainagemenge 50 ml/Std., Drainage ziehen ✍.

Lagern und mobilisieren

- Postop. Mobilisation ☞ 3.10.2
- Vorsichtig stufenweise mobilisieren. Unterstützung durch KG sinnvoll (s.u.)
- Strenge Bettruhe z.B. bei Rhythmusstörung, Klappenleck, Myokardischämie nach Aortenklappenersatz

- Patienten bei den ATL nach Bedarf unterstützen, Ressourcen berücksichtigen
- Prophylaxen (☞ 2.5) und Pflege bei Herzinsuffizienz und Rhythmusstörung (☞ 6) einhalten
- Patienten in Herzbettlage oder 30°-Seitenlage bringen
- ! Patienten bei Schmerzfreiheit abwechselnd auf die re. oder li. Seite lagern, um Ventilation und Perfusion zu verbessern.

Mobilisationsstufen
Je nach Zustand und Herzfrequenz mobilisieren . Vor und nach der Mobilisation den Puls kontrollieren. Den Arzt informieren, wenn die HF 20/Min. über dem Ausgangswert liegt.

Mobilisationsstufen	Maßnahmen
Stufe 1 2. und 3. postop. Tag	Auf der Bettkante sitzen, vor dem Bett stehen, in Begleitung einer Pflegekraft Benutzung des Nachtstuhls
Stufe 2 3. und 4. postop. Tag	In Begleitung einer Pflegekraft zum Waschbecken und zur Toilette
Stufe 3 ab 5. postop. Tag	Dreimal 5 Min. tägl. unter Aufsicht über den Flur gehen, bei komplikationslosem Verlauf Mobilisationszeiten steigern Vor Entlassung Treppen steigen

Atmung unterstützen
- Schmerztherapie verhindert Schonatmung und ermöglicht seitliche Lagerung Schmerztherapie z.B. mit Novalgin® 1 g in 100 ml NaCl 0,9 % als Kurzinfusion, Voltaren® 100 mg Suppositorium, Ben-u-ron® 1 g Suppositorium
- Hustentraining ☞ 12.4.2.

✍ Tips, Tricks & Fallen
- Bei der Atemtherapie den Patienten nicht abklopfen oder mit Vibrax behandeln
- Patienten auffordern, einseitige Belastungen bei Bewegungen, z.B. beim Aufrichten, zu vermeiden. Es wird ein einseitiger Zug auf den M. pectoralis major ausgeübt
- Sternotomie wie einen Knochenbruch behandeln. Patienten informieren: Brustkorb nicht überdehnen, Arme vor der Brust verschränken und den Thorax umfassen, Bettbügel immer mit beiden Händen greifen.

❘ Komplikationen nach Herzklappenersatz oder klappenerhaltenden Verfahren

Rhythmusstörungen
EKG-Ableitungen bei Rhythmusstörungen ☞ 6.1.6.

Ursachen: E'lytstörungen, intraop. Irritation des Reizleitungsgewebes, Hb-Abfall, Volumenmangel, Fieber, Schmerzen, Ateminsuffizienz.

Pflegeleitsymptome
- Unregelmäßiger Puls, RR ↓
- Fahles, aschgraues Aussehen
- Kalte Extremitäten, kaltschweißig
- Schocksymptomatik ☞ 4.2.

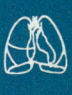

Pflege
Bei ausgeschaltetem Schrittmacher
- Puls mindestens 6 x tägl. überprüfen. Bei Rhythmusstörungen oder Beschwerden des Patienten den Arzt informieren
- Schrittmacherkontrolle erfolgt durch den Arzt.

Bei laufendem Schrittmacher (sensing und pacing)
- HF und RR kontrollieren. Häufigkeit entsprechend Arztanordnung
- Patienten überwachen, evtl. Monitoring. Auf Bewußtseinslage, Schweißausbruch, Herzstolpern oder -jagen achten
- Pflege bei Rhythmusstörungen ☞ 6.1.6
- Notfallmaßnahmen, Reanimation ☞ 4.1.

Blutungen
Ursachen: Gerinnungsstörung, Nahtinsuffizienz.

Pflegeleitsymptome
- Vermehrter Blutfluß über die Thoraxdrainage
- Schocksymptomatik ☞ 4.2.

Pflege
- Patienten beruhigen und nachfolgende Maßnahmen erklären, Arzt informieren
- Monitoring: Werte alle 5 Min. oder nach Arztanordnung messen. Ggf. Schocklagerung ✍. Patienten nicht alleine lassen
- Zur Auffüllung des Volumens z.B. Ringer-Lactat-Lösung®, Jonosteril® Infusionslösung und gekreuzte Blutkonserven bereithalten ✍
- Thoraxdrainage ausstreichen, damit keine Herzbeuteltamponade entsteht
- In der Thoraxdrainage aufgefangenes Blut exakt bilanzieren. In 24 Std. dürfen höchstens 250 ml seröse Flüssigkeit oder 100 ml Blut abgesondert werden
- Bei unstillbaren Blutungen Verlegung in den OP vorbereiten ✍.

Sternuminstabilität
Ursachen: Infektion, Bruch der operativ angelegten Sternumverdrahtung.

Pflegeleitsymptome
- Schmerzen
- Nässende Wunde
- „Knacken" im Sternum bei Bewegung
- Im weiteren Verlauf Fieber.

Pflege
- Arzt informieren
- Auf Arztanordnung Schmerzmittel verabreichen, z.B. Novalgin® 1 g in 100 ml NaCl 0,9 % als Kurzinfusion, Paracetamol 1 g Suppositorium.
- VW ☞ 3.2
- Patienten en bloc lagern. Patienten in Rückenlage das Federkissen umarmen lassen, achsengerecht und mit geradem Rücken auf eine Körperseite drehen lassen. Durch die Fixation des Kissens dreht der Patient Thorax und Becken gleichzeitig ✍. Seitenlagerung ☞ 12.4.2
- Pflege bei Fieber ☞ 7.2.

12

Herzbeuteltamponade

Füllung der Herzvorhöfe und -kammern mit Blut wird durch akute Sekretansammlung im Herzbeutel behindert. Postop. oft durch Verlegung der intrathorakalen Drainagen mit Blutgerinnseln. Absolute Notfallsituation, sofortiges Handeln erforderlich.

Komplikationen: Herz- Kreislauf-Stillstand, kardiogener Schock.

Pflegeleitsymptome
• Zeichen der Rechtsherzinsuffizienz mit HF ↑, RR ↓ und obere Einflußstauung mit prallen Halsvenen und stark steigendem ZVD
• Unruhe, Dyspnoe.

Pflege
• Patienten Maßnahmen erklären. Arzt herbeirufen (lassen), Patienten nicht alleine lassen
• 3–4 l/Min. O_2 verabreichen ✍, bei respiratorischer Insuffizienz Intubation und Beatmung sowie Verlegung auf die Intensiveinheit vorbereiten, Notfallteam informieren
• Monitoring sicherstellen. RR alle 5 Min. oder nach Arztanordnung messen
• Leichte Sedierung, z.B. mit Diazepam, vorbereiten ✍
• Intrathorakale Drainagen überprüfen und kontinuierlich ausstreichen, evtl. Blut-und Wundsekret mit einer Pumpe hochsaugen ◷
• Transport in den OP zur Perikardpunktion oder Stillung der Blutung vorbereiten ✍.

| 12.3.3   Erkrankungen der Herzkranzgefäße _____

OP-Indikation und OP-Verfahren ☞ 12.3.1.

Koronarer Bypass
• Aorto-koronarer Venenbypass (ACVB): Bypass mit autologem Venenmaterial, meist aus der V. saphena magna, wenn nicht verfügbar aus der V. saphena parva. Eine Venenbrücke wird zwischen Koronararterie distal des Verschlusses und Aorta ascendens interponiert. Bei Mehrgefäßerkrankungen sind weitere Venenbrücken notwendig
• Mammaria-Bypass (Mammaria-koronarer-Bypass = MCB, auch IMA-Bypass): Wenn andere autologe Gefäße nicht zur Überbrückung geeignet sind, z.B. bei schwerer Varikosis, Abtrennung der A. thoracica interna (früher A. mammaria interna, engl. Abk. IMA) und Neueinpflanzung hinter der Stenose der Koronararterie. Alternativ werden die A. gastroepiploica oder A. lienalis verwendet
• Bei kleinen diffusen Stenosen können Venenbrücken nicht angelegt werden, hier erfolgt die Öffnung der Gefäße durch Laserstrahlen (TLMR = Transmyokardiale Laser-Revaskularisation).

Spezielle präoperative Pflege
• Labor vorbereiten: BB, E'lyte, Herzenzyme, CRP, Gerinnung, Kälteantikörper, HIV nach Einverständnis ◷, Blutgruppe, Kreuzblut, 6 EK bestellen ✍
• Eigenblutspende: Aufklärung durch den Arzt, Spende ca. drei Tage vor OP
• Diagnostik anmelden: EKG, Rö.-Thorax, Echokardiographie, Lufu ✍
• Pat. am Abend vor OP an Rumpf und Beinen atraumatisch rasieren
• Patienten 6 Std. vor OP nüchtern lassen ✍, zu absolutem Rauchverbot auffordern
• Abführen: z.B. Dulcolax® Suppositorium oder Practo-Clyss® ✍.

Spezielle postoperative Pflege

Angaben zur Pflege gelten nach Rückverlegung auf die periphere Station, da der
Patient postop. für mindestens 24 Std. zur
invasiven Überwachung und Nachbeatmung auf die Intensivstation gebracht wird.

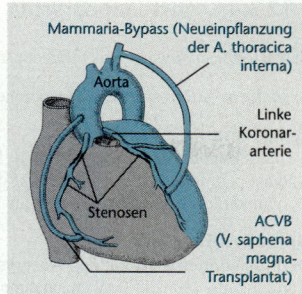

Abb. 12.8: ACVB und Neueinpflanzung
der A. thoracica interna [L 190]

- Wenn der Patient keine Besonderheiten
  aufweist, tägl. Quick, alle 2–3 Tage BB
  und Herzenzyme kontrollieren ✍
- Sekundärprophylaxe mit 100 mg ASS®
  Tabletten, evtl. Cumarine ✍
- Tägl. wiegen, um beginnende Herzinsuf-
  fizienz rechtzeitig zu erkennen. Wenn
  der Patient mehr als 1 kg tägl. zunimmt,
  den Arzt informieren, Lasix verabrei-
  chen ✍
- Kalinor®-Brausetabletten ✍
- Ca. 2 l tägl. Mineralwasser oder Tee verabreichen. Kohlensäurearmes Wasser
  bevorzugen, um schmerzhaftes Aufstoßen zu vermeiden
- Keine blähenden Speisen geben, führen zu Zwerchfellhochstand und behindern die
  Atmung
- Um Einsatz der Bauchpresse zu vermeiden Obstipationsprophylaxe z.B. mit Agiolax®
  Granulat durchführen.

Intrathorakale Drainage überwachen

Intrathorakale Drainagen ☞ 3.4.5, intrathorakale Drainagen nach Herz-OP ☞ 12.3.2,
zusätzlich:
- Substernale oder perikardiale Drainage nicht an den Sog anschließen ✍
- Wenn es bei der Präparation der Pleura zu einer Verletzung der Lunge gekommen
  ist, fistelt die Drainage. Pleuradrainage dann an den Sog anschließen, damit die
  Lunge entfaltet bleibt ✍
- Fördermenge exakt bilanzieren, Drainage ziehen, wenn Sekretmenge 50 ml/h ✍.

Lagern und mobilisieren

Postop. Mobilisation ☞ 3.10.2, Lagern und Mobilisieren nach Herz-OP ☞ 12.3.2,
zusätzlich:
- Patienten aufklären, daß Stauungszeichen am Bein für längere Zeit möglich sind
- Einschnüren der Beine durch den Bund der Antithrombosestrümpfe verhindern, ggf.
  Bund aufschneiden. Alternativ Beine wickeln, jedoch nicht bei begleitender AVK ✍.
  Patienten darauf hinweisen, daß er aufgrund der Stauungsgefahr keinen Strumpf mit
  festem Bund tragen darf.

 Da die A. mammaria interna ein großes, blutreiches Gefäß ist, kann nach
einem IMA-Bypass die Thoraxdrainage am OP-Tag mehr Blut fördern. Bei
Fördermengen von 150 ml/tgl. die Drainage ziehen ✍.

12

| 12.3.4　Aortenaneurysma

Bauchaortenaneurysma und Erstmaßnahmen bei drohender Ruptur ☞ 13.4.4.

Ursachen: Arteriosklerose, angeborene Gefäßwandschwäche, Infektion.

Symptome
- Unbestimmtes Fremdkörpergefühl, Druckgefühl in der Brust, Angina pectoris, Synkopen, Paresen, evtl. Heiserkeit durch Reizung der N. laryngeus
- Symptomloses Aneurysma meist als Zufallsbefund.

Operative Therapie
OP-Indikationen: Perforation, Aneurysmaradius zweifach größer als der normale Aortenradius, schnelle Größenzunahme.

OP-Verfahren
- Aorta-ascendens- und Aortenbogenaneurysma: mediane Sternotomie, Herz-Lungen-Maschine, Gefäßprothese (z.B. Dacron-Patch), Thoraxdrainage einlegen
- Aorta-descendens-Aneurysma: wie Aorta ascendens jedoch mit antero-lateraler Thorakotomie.

| Spezielle präoperative Pflege

Allgemeine präop. Pflege ☞ 2.2, spezielle Pflege nach Thoraxeingriff ☞ 12.4.2.

Operation vorbereiten
- Periop. Atemtraining ☞ 12.4.2.
- Labor vorbereiten: BB, Gerinnungsstatus, Thrombozytenfunktionstest, Nierenwerte, Blutgruppe, Kreuzblut; zehn EK, zehn Frischplasmen und vier Thrombozyten-Konzentrate vorbereiten lassen ✍
- Bei Wunsch der Eigenblutspende Patienten durch den Arzt aufklären lassen
- Diagnostik anmelden: EKG, Rö.-Thorax, Lufu, Angiographie der gesamten Aorta und aller Abgänge, CT, Carotis-Dopplersonographie, HNO-Konsil ✍
- Präop. rasieren: Brust-, Achsel-, Bauch-, Schambehaarung, beide Oberschenkel
- Patienten 6 Std. vor der OP nüchtern lassen ✍, zu absolutem Rauchverbot auffordern
- Abführen z.B. mit Dulcolax®-Suppositorium oder Practo-Clyss®.

Patienten beobachten und überwachen
Zeichen einer Minderdurchblutung erkennen
Das Aneurysma kann eine Minderdurchblutung der Organe verursachen
- Synkope, Apoplex bei Minderdurchblutung des Gehirns
- Weiße, kalte Arme bei Minderdurchblutung der A. subclavia
- Angina pectoris bei Minderdurchblutung der Koronararterien
- Kompensierte Harnretention bei Minderdurchblutung der Nieren.

Überwachen: 1 x/Std. Vitalzeichen überprüfen, bei Zeichen einer Minderdurchblutung Verlegung auf die Intensivstation vorbereiten ✍.

Weitere Pflege
- Bei akuter Symptomatik parenterale Ernährung vorbereiten und überwachen ✍, sonst Normalkost geben, blähende Speisen meiden
- Für weichen Stuhlgang sorgen, der Patient darf nicht pressen. Obstipationsprophylaxe z.B. mit Klysma® oder Agiolax® ✍.

Spezielle postoperative Pflege

Folgende Angaben gelten für die Pflege nach Rückverlegung auf die periphere Station, da der Patient postop. für mindestens 24 Std. zur invasiven Überwachung und Nachbeatmung auf die Intensivstation gebracht wird.

Patienten überwachen

- Intrathorakale Drainagen ☞ 3.4.5, 12.3.2
- Lagern und mobilisieren ☞ 12.3.2
- Atmung unterstützen ☞ 12.4.2
- Schmerztherapie: z.B Dipidolor® 7,5 mg Ampullen in 100 ml NaCl 0,9 % als Kurzinfusion ✍
- Tägl. wiegen, um ödembedingte Gewichtszunahme durch beginnende Rechtsherzinsuffizienz rechtzeitig zu erkennen. Bei Gewichtszunahme um mehr als 1 kg tägl. Arzt informieren, Lasix® verabreichen ✍
- Wenn der Patient keine klinischen Zeichen wie Rhythmusstörung, Blutverlust über die Drainagen aufweist alle 2–3 Tage BB und Nierenwerte überprüfen ✍
- Sekundärprophylaxe mit 100 mg ASS® Tabletten ✍.

Ernährung

- Bei OP-Zugriff auf das Peritoneum über 2–3 Tage parenteral ernähren, bis der Patient abgeführt hat
- Ca. 2 l/Tag Mineralwasser oder Tee verabreichen. Kohlensäurearmes Wasser bevorzugen, um schmerzhaftes Aufstoßen zu vermeiden
- Keine blähenden Speisen verabreichen, sie führen zu Zwerchfellhochstand und behindern die Atmung
- Obstipationsprophylaxe z.B. mit Agiolax® durchführen ✍.

Pflege bei Komplikationen: Hypertonie ☞ 6.1.3, Blutungen, Sternuminstabilität, Emphysem, Herzbeuteltamponade ☞ 12.3.2.

Querschnittslähmung

Auf Zeichen einer Querschnittslähmung achten (☞ 9.4.2). Grund: intraop. wird die Aorta abgeklemmt und die daran angeschlossenen Interkostalarterien und das darüber versorgte Rückenmark werden evtl. nicht ausreichend durchblutet.

12

12.4   Lunge und Pleura

12.4.1   Operative Eingriffe an Lunge und Pleura

OP-Indikationen: gut- und bösartige Tumoren, Pleuraschwarte, Pleuraempyem, Verletzungen der Lunge.

OP-Verfahren

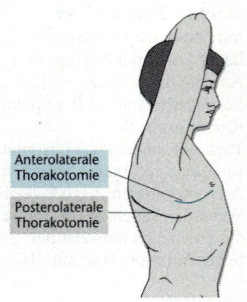

- Laterale Thorakotomie: Voraussetzung für weitergehende OP an der Lunge. Eröffnung des Thoraxraumes durch posterolateralen oder anterolateralen Schnitt (☞ Abb. 12.9). Vor Verschluß der Thoraxwand Einbringen einer Bülau-Drainage
- Keilresektion: keilförmige Entfernung von Lungenparenchym, z.B. bei benignem Tumor, als PE zur histologischen Untersuchung bei Tumor unklarer Genese

Abb. 12.9: Anterolaterale und posterolaterale Thorakotomie [L 215]

- Segmentresektion: Entfernung eines oder mehrerer Lungensegmente, z.B. bei benignem Tumor, als Palliativmaßnahme bei malignem Tumor zur Reduktion von Tumormasse
- Lobektomie: Entfernung eines oder zweier Lungenlappen, z.B. bei malignem Tumor
- Pneumonektomie: Entfernung eines Lungenflügels, z.B. bei malignem Tumor, der durch Lobektomie nicht entfernt werden kann
- Dekortikation: operative Abschälung des Pleurablattes, z.B. bei Pleuraschwarte oder Pleuraempyem
- Thorakoplastik: Mobilisierung der Brustwand durch Rippenresektion, z.B. bei chronischem Lungenempyem.

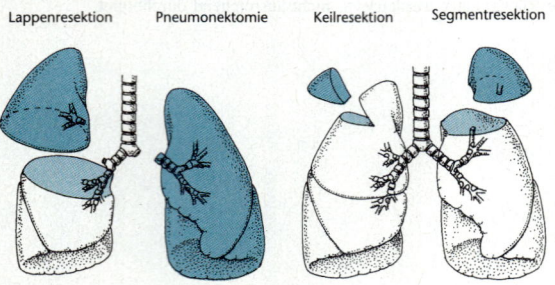

Abb. 12.10: Resektionen des Lungenparenchyms [L 190]

12.4.2   Tumoren von Lunge und Pleura

Onkologie ☞ 11, OP-Verfahren ☞ 12.4.1.

Tumoren

Bronchialkarzinom

Arten: klein- oder großzelliges Bronchialkarzinom, Adenokarzinom, Plattenepithel-karzinom.

Ursachen: Inhalation von Zigarettenrauch (Ausnahme: Adenokarzinom) und anderer Karzinogene wie Asbest, Nickel, Chrom. Familiäre Häufung durch genetische Disposition.

Pflegeleitsymptome: keine Frühsymptome, Spätsymptome sind Fernmetastasen in Leber, Gehirn, Nebennieren und Skelett.

Malignes Pleuramesotheliom

Ursachen: Inhalation von Karzinogenen, z.B. Asbest.
Pflegeleitsymptome: Dyspnoe, Thoraxschmerz, Husten.

Spezielle präoperative Pflege

Rasieren: bei anterolateraler und posterolateraler Thorakotomie am Tag vor der OP kompletten Oberkörper rasieren.

Perioperatives Atemtraining

Nach Thoraxeingriffen verändern sich pulmonaler Gasaustausch, Atemmechanik und Ventilation, Pneumoniegefahr ist erhöht. Im Mittelpunkt der periop. Pflege stehen Pneumonieprophylaxe (☞ 2.5.1) und Einüben der Atem- und Hustentechnik.

Übungen vom Aufnahmetag an 3 x tägl. wiederholen. Unterstützung durch KG sinnvoll.

Ziele des Trainings

- Atemmuskulatur trainieren, funktionelle Residualkapazität erweitern
- Pneumonieprophylaxe
- Patienten die postop. Situation bewußt machen. Auf möglicherweise bevorstehende Schmerzen vorbereiten, auf Komplikationen der Schonatmung und Umgehung durch richtige Atemtechnik hinweisen.

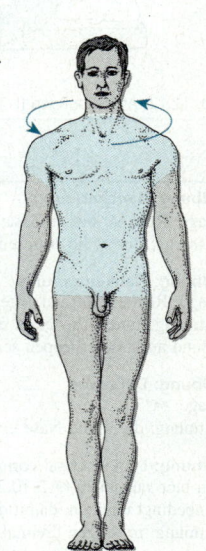

Abb. 12.11: Rasur bei Thorakotomie [L 215]

12

Bauchatmung

einatmen durch die Nase,
Bauch wölbt sich vor

ausatmen durch den Mund,
Bauch senkt sich

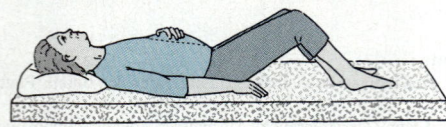

Flankenatmung

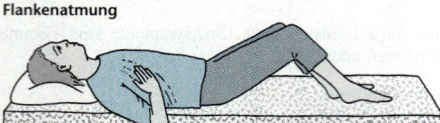

Abb. 12.12: Atemübungen [L 157]

1. Übung: Bauchatmung
- Lage: Rücken, mit aufgestellten Beinen
- Atmung: durch die Nase einatmen, Bauch vorwölben lassen.

2. Übung: Flankenatmung
- Lage: Rücken, mit aufgestellten Beinen, Hände unter die Rippen legen
- Atmung: durch die Nase einatmen, Zwischenrippenraum weitet sich, durch den Mund ausatmen, Rippen senken sich.

3. Übung: Dehnlage
- Lage: ☞ 3.9.2
- Atmung: durch die Nase ein-, durch den Mund ausatmen.

4. Übung: Lagewechsel von der Rückenlage in den Sitz
- En bloc aufstehen ☞ 3.10.2
- Unbedingt einüben, damit der Thorax nicht einseitig belastet wird
- Atmung: im Sitzen dreimal tief ein- und ausatmen lassen.

5. Übung: Blasflasche
- Material: Bülau-Flasche mit 2000 ml Aqua dest. füllen, Thoraxdrainage-Set, Stab ca. 15 cm/H_2O (☞ Abb. 12.13)
- Lage: aufrecht sitzend, OK bequem gelagert
- Atmung: Der Patient atmet durch die Nase ein und durch die Zuleitung zur Flasche aus, Atemzeit in Sek. notieren. Die Steigrohrtiefe im Wasser bestimmt den Ausatmungswiderstand.

Perioperatives Hustentraining

Ziele: Abhusten postop. erleichtern, Sekretverhalt vermeiden, Infektionsrisiko vermindern.

- Lage: Rückenlage mit aufgestellten Beinen
  oder im Sitzen
- Atmung: dreimal tief ein- und ausatmen,
  mit Kissen oder mit Händen Gegendruck
  auf Wunde ausüben, Sekret mit ein bis zwei
  Hustenstößen hochbringen und ausspucken.
  Übung vom Aufnahmetag an jeweils für ca.
  20 Atemzüge mindestens 3 x tägl. wiederholen.

Operation vorbereiten

- Labor vorbereiten: BB, E'lyte, Gerinnungsstatus, Kreuzblut, EK bereitstellen lassen ✍

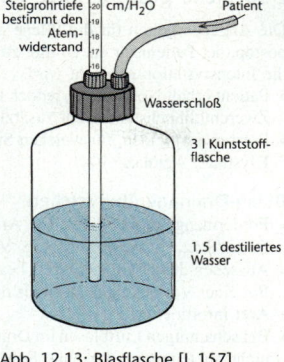
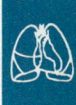

Abb. 12.13: Blasflasche [L 157]

- Diagnostik anmelden: Rö.-Thorax, Lufu ✍
- Patienten am Abend vor der OP am OK und den Achseln atraumatisch rasieren
- Patienten 6 Std. vor OP nüchtern lassen ✍, zu absolutem Rauchverbot auffordern
- Abführen: z.B. Dulcolax®-Suppositorium oder Practo-Clyss®.

Komplikationen

Metastasen der Tumoren können einige z.T. vital gefährdende Komplikationen
verursachen.

Tumorinfiltration in die großen Körpervenen

Symptome: obere Einflußstauung mit Druckgefühl in Hals und Kopf, Dyspnoe im
Liegen, Kopfschmerz, unscharfes Sehen.
Pflege: OK des Patienten hochlagern, evtl. Herzbettlage, den Arzt informieren.

Tumorinfiltration in die Pleura

Symptome: atemabhängiger Schmerz, Dyspnoe.
Pflege: Maßnahmen bei akuter Dyspnoe ☞ s.u.

Tumorinfiltration in die Brustwand

Symptome: Schmerzen in der Schulter, Parästhesien, Paresen in Arm und Hand.
Pflege: bei den ATL unterstützen, Ressourcen berücksichtigen.

Tumorinfiltration in den N. rekurrens

Symptom: Heiserkeit, evtl. Schluckstörungen.
Pflege: Aspirationsgefahr beachten (☞ 9.3.1), Maßnahmen je nach Ausprägung, z.B.
Verbot oraler Ernährung. Ist orale Nahrungsaufnahme möglich, Schluckmanöver
beobachten, Patienten auffordern, kleine Bissen zu schlucken, evtl. breiige Kost geben,
Pneumonieprophylaxe ☞ 2.5.1.

I Spezielle postoperative Pflege

Die Angaben gelten für die Pflege nach Rückverlegung auf die periphere Station, da postop. der Patient für ca. 24 Std. zur invasiven Überwachung und Nachbeatmung auf die Intensivstation gebracht wird.

- Patient erhält Normalkost, jedoch keine blähenden Speisen, damit die Atmung durch Zwerchfellhochstand nicht zusätzlich behindert wird
- Pressen vermeiden, für weichen Stuhlgang sorgen. Obstipationsprophylaxe z.B. mit Klysma®, Agiolax® ✍.

Bülau-Drainage überwachen

- Fördermenge exakt bilanzieren. Arzt informieren, wenn die Fördermenge am OP-Tag 50 ml/Std., im weiteren postop. Verlauf 200 ml/Tag überschreitet
- Aussehen des Drainagesekrets beachten und dokumentieren, z.B. blutig oder serös. Bei einer Verletzung des Ductus thoracicus (Pleura-Drainage li.) ist es milchig-trüb, Arzt informieren
- Bei schaumigen Luftblasen im Drainagesystem an Fistelentstehung denken. Drainage nicht abklemmen oder ohne Sog betreiben, sonst ist ein Spannungspneumothorax möglich
- Komplikationen wie Hautemphysem, obere Einflußstauung, paradoxe Atmung bedenken
- V.a. Pneumothorax, wenn Luft über die Bülau-Drainage entweicht. Arzt informieren.

Lagern und mobilisieren

- Bei Dyspnoe oder Orthopnoe OK in Rückenlage um 60° erhöht lagern. Atemhilfsmuskulatur unterstützen: Arme mit Kissen unterpolstern. Gleichzeitig Fersen hohl lagern, Spitzfußprophylaxe vornehmen
- Alle 2 Std. oder nach Bedarf 30°-Seitenlagerung, um die Ventilations- und Perfusionsverhältnisse zu verbessern ✍
- Pneumonektomie: Patienten auf operierte Seite lagern, damit die gesunde Lunge gut ventiliert wird
- Lobektomie: auf gesunde Seite lagern → die operierte Lunge wird richtig entfaltet
- Mobilisieren: am 1. postop. Tag Bettkante und Stehversuch, Bülau-Drainage beachten.

Atmung unterstützen

Schmerztherapie: Verringert die Schonatmung, z.B. 7,5 mg Dipidolor® s.c., 25 mg Dolantin® i.m. verabreichen ✍.

Atemtraining
☞ s.o., Pneumonieprophylaxe ☞ 2.5.1, zusätzlich:
- Zum Durchatmen auffordern, sobald der Patient wach ist
- Verordnete O$_2$-Gabe erwärmen und anfeuchten
- Atemstimulierende Einreibungen vornehmen, evtl. Vibrax® einsetzen
- Inhalationen mit Sekretolytika und Bronchospasmolytika ansetzen, z.B. mit Mucosolvan®, Berotec®Lösung ✍.

Absaugen: wenn die Atemwege stark verschleimt sind und der Patient nicht abhusten kann evtl. endotracheal absaugen (☞ 3.3.1) ✍.

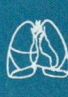

Pflege bei Dyspnoe
Ursachen
- Eingeschränkte Lungenfunktion z.B. durch operativ entferntes Lungengewebe
- Verlegte Atemwege durch zurückfallende Zunge
- Narkoseüberhang
- Schmerzbedingte Schonhaltung oder -atmung z.B. durch einengende Verbände.

Pflegeleitsymptome
- Zyanose der Lippen und Akren, fahle, aschgraue Hautfarbe
- Kaltschweißig
- Atemgeräusche, z.B. Schnarchen bei zurückgefallener Zunge, Brodeln bei Sekretverhalt
- Tachypnoe, Orthopnoe
- Zu Beginn RR ↑, HF ↓, im weiteren Verlauf RR ↓, HF ↓
- Verwirrtheit, Somnolenz bis Koma.

Pflege bei akuter Ateminsuffizienz
- Patienten beruhigen und die nachfolgenden Maßnahmen erklären
- Arzt informieren
- Patienten aufsetzen, beengende Kleidung und Verbände entfernen
- Bei zurückgefallener Zunge die Atmung durch Wendel- oder Güdeltubus sichern
- O_2-Wandanschluß und Flasche richten, nach Arztanordnung O_2 geben. O_2-Maske und Beatmungsbeutel bereitlegen
- Absauganlage bereithalten, evtl. Intubation vorbereiten (☞ 4.1)
- Kontinuierlich Kreislauf und Bewußtsein überwachen, dokumentieren. Patienten nicht allein lassen, auf Eintrübung, Apnoe überwachen.

12   12.5   Mediastinum

| 12.5.1   Operative Eingriffe

- Mediastinoskopie ☞ 12.2.2
- Mediane Sternotomie: Standardeingriff bei OP im vorderen Mediastinum, z.B. bei Thymektomie
- Laterale Thorakotomie z.B. bei Ösophagus-, Tracheal-OP, Eingriffen an der Aorta descendens
- Einlegen einer Bülau-Drainage ☞ 3.4.5.

| 12.5.2   Traumatische Ösophagusperforation

Ursachen
- Starre Endoskope, eingeführte Sonden, z.B. Magen- oder Sengstaken-Sonde
- Nach künstlicher Erweiterung des Ösophagus, z.B. bei Verätzungen, Stich- und Schußverletzungen, Fremdkörperverletzung
- Thoraxtraumen ☞ 9.5.

Pflegeleitsymptome
- Massive Brustschmerzen, Engegefühl
- Evtl. Sodbrennen
- Dyspnoe
- Schock ☞ 4.2, Sepsis ☞ 8.3.

Spezielle präoperative Pflege
Spezielle präop. Pflege vor Ösophaguseingriffen ☞ 10.7.3. Je nach Lokalisation und Größe der Verletzung Patienten schnell für Transport in den OP vorbereiten.
- Labor: BB, E'lyte, Gerinnungsstatus, Kreuzblut. EK bereitstellen lassen ✍
- Diagnostik anmelden: Rö.-Thorax, CT
- Patienten im vorderen Brustbereich und unter den Achseln atraumatisch rasieren.

Spezielle postoperative Pflege: ☞ Spezielle Pflege nach OP am Ösophagus 10.7.3.

Postoperative Komplikationen
Ösophagusruptur
Boerhaave-Syndrom, oft vergesellschaftet mit Alkoholabusus (Entzugserscheinungen).
- Ursachen: Einreißen durch heftigsten Druck, z.B. bei schwallartigem Erbrechen
- Pflegeleitsymptome: heftiger retrosternaler Schmerz, akut auftretend, Übelkeit
- Therapie: laterale Thorakotomie, operativer Verschluß des Ösophagus
- Pflege: spezielle Pflege nach OP am Ösophagus ☞ 10.7.3.

Mediastinitis ☞ 12.5.3.

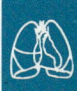

| 12.5.3   Akute Mediastinitis

OP-Verfahren ☞ 12.5.1.

Ursachen: abszedierende Prozesse im Halsbereich, z.B. Pleuraempyem, Lungenabszeß, Ösophagusperforation, Verletzung des Tracheobronchialsystems.

Pflegeleitsymptome
- Retrosternale Schmerzen
- Septische Temperaturen, Schüttelfrost, Tachykardie
- Obere Einflußstauung.

Spezielle präoperative Pflege
Hochdramatisches Krankheitsbild. Notfall! Vorrangige Aufgabe des Pflegepersonals ist die schnelle reibungslose Organisation der diagnostischen Maßnahmen und des Transportes in den OP.

Patienten überwachen
- Notfallkoffer bereithalten, evtl. Intubation vorbereiten ☞ 4.1
- Venösen Zugang legen ✋. Flüssigkeit substituieren, z.B. Jonosteril® in Plastikflasche mit Pressbeutel bereithalten
- Kreislauf und Bewußtsein kontinuierlich überwachen.

Operation vorbereiten
- Labor: BB, E'lyte, Gerinnungsstatus, Kreuzblut, EK vorbereiten lassen ✐
- Diagnostik anmelden: Rö.-Thorax, CT-Thorax
- Patienten am Hals, im vorderen Brustbereich und unter den Achseln atraumatisch rasieren.

Spezielle postoperative Pflege
Spezielle Pflege nach Thorax-OP ☞ 12.3.3, spezielle Pflege nach Ösophagus-OP ☞ 10.7.3, zusätzlich:
- Saug-Spül-Drainage versorgen ☞ 3.4.2
- Antibiose nach Arztanordnung verabreichen.

12.5.3 Akute Mediastinitis

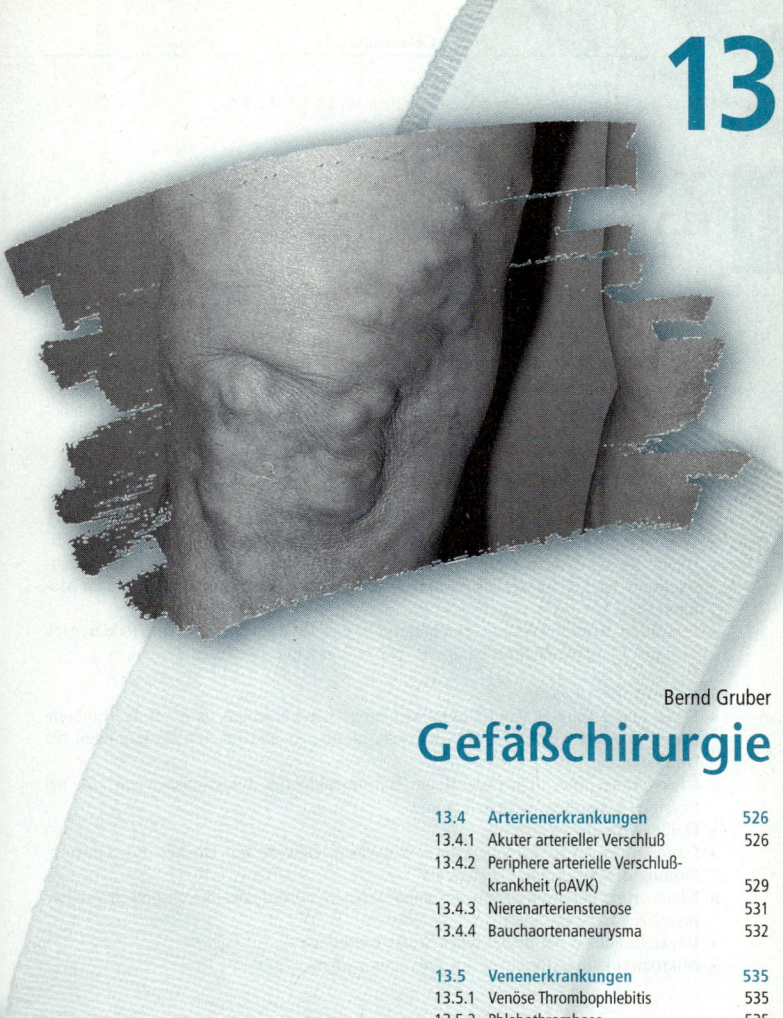

13

Bernd Gruber

Gefäßchirurgie

Pflege bei Eingriffen an herznahen Gefäßen ☞ 12.3.3, 12.3.4.

13 13.1 Leitsymptome

Schmerzen in der Extremität
- Akuter anhaltender Schmerz in der Extremität: akuter arterieller Verschluß (☞ 13.4.1)
- Ruheschmerzen, belastungsabhängiger Schmerz: periphere AVK (☞ 13.4.2)
- Lokalisierter Schmerz im Venenstrang: Thrombophlebitis (☞ 13.5.1)
- Ruheschmerz mit Schweregefühl, Schmerzverstärkung durch Auftreten: Phlebothrombose (☞ 13.5.2).

Schwellung der Extremitäten
- Beidseitige Beinschwellung: systemische Erkrankung, Rechtsherz- oder Niereninsuffizienz
- Einseitige Beinschwellung: Phlebothrombose, chronisch venöse Insuffizienz, Lymphödem. Ursachen für Lymphödem: posttraumatisch z.B. als Kompartment-Syndrom, nach Gefäßrekonstruktionen, venöser Kompressionsverschluß durch Malignom
- Einseitige Armschwellung: Phlebothrombose z.B. nach ZVK, Lymphödem nach axillarer Lymphknotenresektion z.B. bei Mastektomie (☞ 10.2).

Hautveränderungen
- Kalte, blasse Haut an den Extremitäten: arterieller Verschluß, akut z.B. bei Embolie oder chronisch z.B. bei AVK. Beidseits an oberen und unteren Extremitäten bei Unterkühlung
- Überwärmte, rote, glänzende Haut: Thrombophlebitis, Infektionszeichen z.B. bei Erysipel, hyperthermischem Trauma
- Gefäßzeichnung: Varizen
- Gangrän bei AVK: Bildung von nekrotischem Gewebe mit Dunkel- bis Schwarzfärbung der betroffenen Hautareale
- Ulcus cruris venosum als postthrombotisches Syndrom oder bei chronisch venöser Insuffizienz
- Bagatelltraumen bei diabetischer Stoffwechsellage
- Mikrozirkulationsstörungen mit Polyneuropathie

13.2   Spezielle Diagnostik

Palpieren

- Arterienpalpation: immer beide Seiten vergleichen, Pulstaststellen (☞ Abb. 13.1). Abgeschwächter Puls bei Stenose, Pulsverbreiterung bei Aneurysma (selten zu fühlen), Pulsschwirren bei arteriovenösen Fisteln, Pulsverlust bei Verschlüssen
- Temperaturdifferenz zwischen den Extremitäten fühlbar, z.B. bei ausgeprägter pAVK.

Dopplersonographie

Durch Sonographie der Gefäße kann eine veränderte Strömung des Blutes festgestellt werden. Ausschlußdiagnostik für arterielle und venöse Verschlüsse oder Stenosen und zur Indikationsstellung für weitere Diagnostik.

Vorbereiten: Bei abdominaler Sonographie evtl. Arztverordnung für entblähendes Mittel, z.B. Lefax®, einholen.

Angiographie

Ein Rö.-Kontrastmittel wird zur intraarteriellen Angiographie z.B. über einen Femoraliskatheter, zur i.v.-Angiographie über einen ZVK, appliziert. Verschlüsse oder Stenosen distal der Katheterspitze lassen sich darstellen. Intraarterielle oder venöse Digitale Substraktions-Angiographie (DSA): Computervergleich zwischen Leeraufnahme (Rö.-Nativ) und Kontrastmittel-Aufnahme, es werden dann nur kontrastmittelhaltige Gefäße dargestellt.

Vorbereiten

- Aufklärung und Einwilligung zur Untersuchung organisieren, nach Kontrastmittel-Allergie fragen
- Labor am Vortag anmelden: Quick, PTT, Hb, Blutgruppe, Krea ✍
- Geplante Einstichstelle rasieren (☞ 2.2.4)
- Patienten am Untersuchungstag nüchtern lassen.

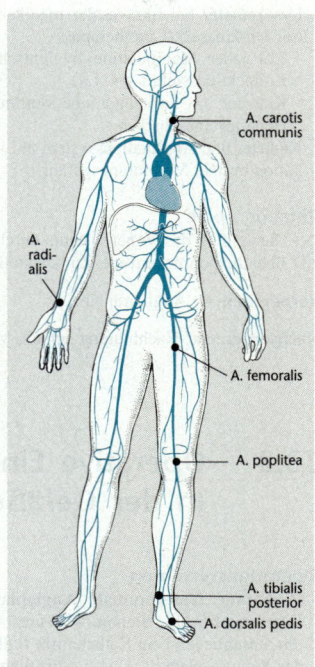

A. carotis communis

A. radialis

A. femoralis

A. poplitea

A. tibialis posterior

A. dorsalis pedis

Abb. 13.1: Pulstaststellen [L 157]

13

Nachsorgen
- Nach der Untersuchung 24 Std. Bettruhe einhalten lassen
- Nach intraarterieller Angiographie
  - Korrekte Plazierung des Druckverbandes und des Sandsacks auf die Einstichstelle überprüfen, evtl. Sandsack bis zu 1 Std. belassen ✍. Auf Blutung aus der Einstichstelle achten
  - Durchblutung anhand Hautfarbe, Pulse und evtl. geäußerter Schmerzen 2 x/Std. kontrollieren (☞ 13.1), da sich nach der Untersuchung evtl. Plaque-, Thrombosematerial löst oder der Verband die Arterie einschnüren und zur Minderperfusion in der Extremität führen kann
- Bei intrakranieller Darstellung neurologischen Status nach der Glasgow-Koma-Skala überwachen (☞ 9.3.1)
- Lysekatheter bei intravasaler medikamentöser Auflösung von Blutgerinnseln z.B. mit Urokinase® (Lysetherapie):
  - Vor jeder Manipulation hygienische Händedesinfektion und Desinfektion der Konnektionsstellen (☞ 1.4)
  - Katheter mit Spritzenpumpe kontinuierlich mit angeordnetem Medikament, z.B. Heparin®, beschicken
! Katheter und Applikationssystem auf korrekte Verbindungen überprüfen, bei Dislokation besteht Verblutungsgefahr.

Phlebographie
I.v.-Darstellung des Venensystems durch direktes Einbringen von Rö.-Kontrastmittel z.B. über die Fußrückenvene. Zur Darstellung einer Thrombose oder kollateraler Venen.

Vorbereiten: ☞ Angiographie.

Nachsorgen: auf Nachblutung achten, Verband oder Pflaster 24 Std. belassen ✍.

13.3 Operative Eingriffe in der Gefäßchirurgie

Operationsverfahren
- **Perkutane transluminale Angioplastik (PTA):** Eine kurzstreckige Stenose wird um 1–2 cm erweitert, anschließend ein Katheter mit Ballon innerhalb der Stenose plaziert. Durch Auffüllen des Ballons wird der Bereich dilatiert. Häufigste Lokalisation: Koronar-, Becken-, Nieren- und Femoralarterien.
- **Periphere Embolektomie:** Operative Entfernung eines Embolus, entweder über die A. femoralis zur Embolektomie zwischen Aortenbifurkation und A. poplitea oder über die A. brachialis zur Embolektomie zwischen A. subclavia und A. radialis bzw. A. ulnaris mit dem Fogarty-Katheter (☞ Abb. 13.2).

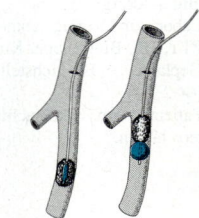

Abb. 13.2:
Fogarty-Katheter [L 190]

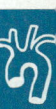

- **Thrombendarteriektomie (TEA):** Desobliterationsverfahren, d.h. Wiederherstellung des Gefäßlumens, Entfernung der Intimaschicht mit dem Thrombosematerial. Häufig bei Karotis-, Iliaca- und Femoralisarterien (☞ Abb. 13.3a, b).
- **Patch-Plastik:** Streifen- oder Erweiterungsplastik, bei der autologes Material vorwiegend aus der V. saphena eingenäht wird (☞ Abb. 13.3c).
- **End-zu-End-Anastomose:** Das Gefäßlumen wird komplett durch Fremdmaterial wie Dracon-Interponat® ersetzt. Wird häufig bei Gefäßverletzungen und bei kurzstreckigen Resektionen, z.B. Aortenaneurysma eingesetzt.
- **Umgehung durch End-zu-Seit-Anastomose:** Der erkrankte Gefäßabschnitt wird bei großen Gefäßen durch autologes, bei kleineren Gefäßen durch Interponat als Parallelschaltung umgangen (Bypass). Häufig bei Koronarien (☞ 12.3) und Gefäßen der unteren Extremitäten.

Komplikationen
- Bei arteriellen Gefäßverschlüssen neurologische Störungen durch abgelöste Plaques
- Paralytischer Ileus (☞ 10.8.5), besonders nach retroperitonealen Hämatomen
- Ateminsuffizienz
- Kompartmentsyndrom (☞ 9.2.1)
- Anastomoseninsuffizienz
- Wundinfektion, Infektion des Interponates
- Nachblutungen (☞ 7.4).

Spezielle perioperative Pflege

Präoperative Pflege
Ausschleichen gerinnungshemmender Mittel
Darauf achten, daß präop. Gerinnungsmittel, die von den Patienten zur konservativen Behandlung eingenommen wurden, umgestellt werden. Umstellungen nach Arztanordnung.
- ASS muß 5 Tage vor geplanter OP abgesetzt worden sein, evtl. muß der Eingriff verschoben werden. Rücksprache mit dem Operateur
- Heparin wird auf i.v.-Gabe umgestellt, z.B. über Spritzenpumpe, kann dann schneller abgesetzt werden und ist besser steuerbar
- Marcumar®: Thromboseprophylaxe wird auf Heparin i.v. umgestellt, evtl. ist Konakion® zur Antagonisierung erforderlich
! Bei geplanter Fibrinolyse-Therapie keine i.m.-Injektionen geben.

Rasieren
- OP-Gebiet entsprechend des Eingriffsortes und der Gefäßanschlüsse unmittelbar präop. atraumatisch rasieren oder mit Enthaarungscreme enthaaren. Genauen Rasurbereich evtl. vorher mit dem Operateur abklären
- Bei abdominellen Zugängen von den Mamillen bis zur Schambehaarung,

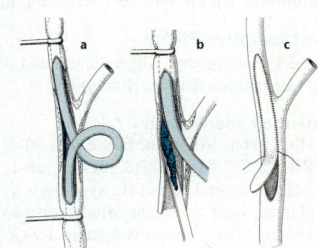

Ausschälplastik:
a Einlage eines verschlußüberbrückenden Shunts
b Ausschälen stenosierenden Materials
c Erweiterungsplastik durch Patch

Abb. 13.3: TEA (Ausschälplastik, Erweiterungsplastik) [L 157]

13

bei Beteiligung der Aa. femorales (Aorto-bifemoraler Bypass) von den Mamillen bis zu den Kniekehlen (☞ Abb. 13.4a)
- Bei Eingriffen an den Beinen von der Schambehaarung bis zum Knie oder Knöchel (☞ 13.4b)
- Beim axillo-bifemoralen Bypass vom Hals bis zu den Kniekehlen (☞ 13.4c)
- Bei Karotis-OP Hals und ggf. Unterschenkel für Entnahme einer Vene (☞ Abb. 13.4d).

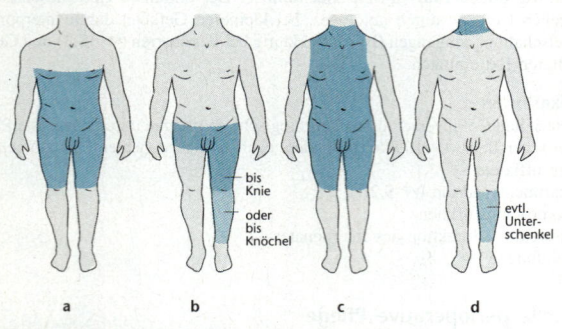

a   b   c   d

Abb. 13.4a-d: Rasurschema Gefäßoperationen [L 157]

Nahrungskarenz
- Bei transabdominalen und retroperitonealen Gefäß-OP 2 Tage vor dem Eingriff flüssig-breiige Kost, am OP-Vortag ab mittags nur Tee und Mineralwasser, Anästhesieanordnung beachten
- Bei peripheren Gefäßoperationen am OP-Vortag normale Kost, Anästhesieanordnung beachten.

Abführen: am OP-Vortag 2 Klysmen, ggf. Einlauf verabreichen.

Postoperative Pflege
Je nach Eingriff und Allgemeinzustand des Patienten ist eine postop. Erstversorgung auf der Intensivstation erforderlich.

Patienten überwachen
- Hb, Laktat, Volumen, E'lyte, Harnstoff, Krea kontrollieren ✎
- RR am OP-Tag 2 x/Std. messen, ab 1. postop. Tag bei normalen Werten 4 x/Tag. Bei RR unter 120 mmHg systolisch Verschluß und Thrombosierung der Gefäßimplantate oder zerebrale Minderperfusion möglich, Arzt informieren. Bei RR über 160 mmHg systolisch Belastung der Gefäßnähte möglich, RR-Senkung erforderlich, Arzt informieren
- Durchblutung: Hautfarbe, Schmerzen, Pulsstatus, Hauttemperatur überprüfen
- Auf Nachblutungen aus Redons, Drainagen und Verbänden achten, ebenso auf Entstehung von Hämatomen im OP-Bereich
- Bildung von Ödemen möglich, z.B. durch vermehrte Durchblutung nach Aufhebung einer Stenose (Luxusperfusion) oder durch Kompartment-Syndrom (☞ 9.2.1)

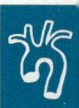

- Bei extrakranieller hirnversorgender Gefäß-OP (Karotisdesobliteration) kann es durch Luxusperfusion und operative Ischämiezeit zum Hirnödem kommen. Neurologische Ausfälle beachten, Bewußtseinslage und neurologischen Status anhand Sensibilität, Motorik, Pupillenstatus (☞ 9.3.1) und verbaler Reaktion überprüfen
- Besonders bei Eingriffen an der Aorta die Nierenfunktion prüfen, da während der OP die A. renalis längere Zeit abgeklemmt wird, akute Niereninsuffizienz möglich. Stundenurometer zur Kontrolle der Diurese einsetzen.

Lagern und mobilisieren
- Nach gelenküberschreitenden Gefäßeingriffen, z.B. Bypass oder Y-Prothese im Knie- oder Beckenbereich, max. Flexion der Gelenke bzw. OK-Hochlagerung von 30°
- Nach arteriellen Gefäßeingriffen an den unteren Extremitäten durch leichte Tieflagerung der Extremität die postop. Perfusion verbessern. Extreme Beintieflage mit Verstärkung des postop. Wundödems verhindern
- Weitergehende Mobilisation nach Rücksprache mit dem Gefäßchirurgen.

Abführen
- Abführen spätestens am 3. Tag, evtl. durch Gabe eines Klysmas einleiten ✍
- Patienten informieren: Pressen beim Stuhlgang verhindern, um Belastung der Anastomosen zu verringern. Ggf. Stuhlgang durch Gabe von Abführmitteln geschmeidig halten ✍.

Kost aufbauen ✍
- Bei aorto-iliakaler/femoraler Gefäßrekonstruktion, wenn Peristaltik vorhanden:
  - 1. postop. Tag: 6 x 150 ml Tee/Mineralwasser
  - 2. postop. Tag frei trinken Tee/Mineralwasser
  - 3. postop. Tag Breikost
  - 4. postop. Tag Schonkost
  - Ab 6. postop. Tag normale Kost
- Bei peripheren Gefäßrekonstruktionen:
  - 1. und 2. postop. Tag Schonkost
  - Ab 3. postop. Tag normale Kost.

Assistenz bei medikamentöser Therapie ✍
- Kontinuierliche Heparin-Gabe, z.B. 500–1000 IE/Std., über Infusionsspritzenpumpe gewährleisten
- Analgesie (☞ 19.3.1), z.B.
  - Peripher wirksames Analgetikum, z.B. Novalgin®, als Infusionszusatz
  - Zentral wirksames Analgetikum, z.B. Dipidolor®, als Patienten-kontrollierte-Analgesie (PCA) per Spritzenpumpe
  - Periduralanalgesie (auch zur Sympathikolyse) z.B. mit Carbostesin®.

13.4 Arterienerkrankungen

13

▎ 13.4.1 Akuter arterieller Verschluß

▎ Peripherer arterieller Verschluß

Ursachen

Kompletter Verschluß einer Arterie durch arterielle Thrombose oder Embolus, seltener durch Luft- oder Fettembolie. Die Embolien sind zu 90 % kardial bedingt, z.B. bei Vorhofflimmern, Herzinfarkt, Endokarditis oder Mitralvitium. Weitere Ursachen sind Traumen, Aneurysma dissecans (☞ 13.4.4) oder Gefäßspastiken. Auch ein multifokales Auftreten in Nieren- und Mesenterialarterien ist möglich. Bei Vorhofseptumdefekt kann eine paradoxe Embolie aus der venösen Strombahn auftreten.

Pflegeleitsymptome

- Akute Schmerzen in der betroffenen Extremität, Mißempfindung, kalte blasse Haut und Pulslosigkeit der betroffenen Extremität
- Für alle Formen des akuten arteriellen Verschlusses gilt der **6 x P Merksatz.**

---

6 x P beim akuten arteriellen Verschluß:
- **Pain** = heftiger Schmerz
- **Paleness** = Blässe
- **Pulselessness** = Pulslosigkeit
- **Paraesthesia** = Mißempfindung, nicht bei inkompletter Ischämie
- **Paralysis** = Lähmung, nicht bei inkompletter Ischämie
- **Prostration** = Schock (☞ 4.2).

Diagnostik vorbereiten ✐

- Labor: Routinelabor, CK, Laktat, Gerinnung mit PTZ, PTT, Quick, AT III, Fibrinogen
- Dopplersonographie, ggf. Angiographie und DSA.

Pflegerische Erstmaßnahmen

- Patienten über erforderliche Bettruhe aufklären
- Betroffene Extremität leicht tief lagern
- Materialien für einen venösen Zugang vorbereiten
- Befinden des Patienten beobachten, RR, Puls (rhythmisch?) 2 x/Std. kontrollieren
- Durchblutung der Extremität anhand Puls, Wärme, Sensibilität, Motorik überprüfen
- Dekubitusprophylaxe beachten
- Schmerzmittel nach Arztanordnung verabreichen, meist sind Opiate erforderlich (☞ 9.3.1)
- Infusionstherapie (z.B. mit HAES) und Heparinisierung (high dose) zur Antikoagulation nach Arztanordnung vorbereiten und durchführen.

Pflege bei Lysetherapie

Konservative Fibrinolyse-Therapie bei Mikroembolien in kleinen Gefäßen oder bei inkompletter Ischämie. Um eine Nekrose des hinter der Verlegung liegenden Gewebes zu verhindern, wird versucht, die Gefäße durch intravasal-lokale Gabe von Fibrinolytika, z.B. Urokinase®, zu revaskularisieren. Patienten werden meist intensivmedizinisch versorgt.

Komplikationen
- Blutungen, ca. 5 % der Fälle
- Allergische Reaktion auf das Lysepräparat
- Reperfusionsarrhythmien, Hypotension
- Bei diabetischer Retinopathie Gefahr der retinalen Einblutung mit Erblindungsgefahr.

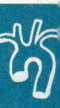

Beobachten
- Atmung, Kreislaufparameter, Bewußtseinslage, neurologischer Status
- Blutungen: Punktionsstellen, Urin, Stuhlgang; Schwellungen und Hämatome der Haut und Schleimhäute.

Blutungen unter Lysetherapie vermeiden
- Patienten vor Verletzungen schützen
- Keine s.c.-, i.m.-Injektionen, i.v.-Punktionen
- Alte Wundverbände vorsichtig entfernen, ggf. vorher mit NaCl 0,9 % anfeuchten, um bestehende Krusten nicht abzureißen
- Mundpflege vorsichtig durchführen, Patienten häufig zum Mundausspülen anhalten, weiche Zahnbürste verwenden.

Spezielle Pflege bei operativer Therapie
OP-Indikation: kompletter Verschluß, spätestens 6 Std. nach Auftreten der Beschwerden. OP-Verfahren: z.B. TEA oder Fogarty-Ballonkatheter.
Präoperative Pflege: s.o. Erstmaßnahmen, zusätzlich Patienten zur OP vorbereiten, OP-Gebiet rasieren.

Postoperative Pflege
- Patienten überwachen: Kreislaufwerte, evtl. Stundendiurese und Flüssigkeitsbilanz, Pflegeleitsymptome (☞ 13.1) beachten, da Rezidiv möglich
- Operierte Extremität zur Ödemprophylaxe 30° erhöht lagern
- Bei den ATL je nach Begleiterkrankungen unterstützen
- Ab 1. postop. Tag mobilisieren, OP-Wunde nicht belasten, z.B. bei Femoralembolektomie nicht die Leiste knicken
- Verband frühestens nach 48 Std. wechseln, Fäden oder Klammern frühestens nach 14 Tagen oder nach Verordnung des Arztes
- Drainagen werden zumeist nach 48 Std. gezogen. Vorsicht: Redon-Drainagen liegen evtl. als Zieldrainage an der Gefäßnaht, nur nach Arztverordnung mit oder ohne Sog ziehen
- Ernährung: Am 1. postop. Tag Schonkost
- Medikamentöse Therapie wie Analgesie und Heparinisierung nach Arztanordnung (☞ 13.3.1).

 Tips, Tricks & Fallen
- Bei peripheren arteriellen Embolien den Streuungsherd bedenken, z.B. können sich bei absoluter Arrhythmie erneut Embolien bilden
- Thromboseprophylaxe mit Antithrombosestrümpfen oder Wickeln der Beine nur nach ausdrücklicher Arztanordnung.

▌ Mesenterialverschluß

Akuter Verschluß der A. mesenterica durch arterielle Thrombose oder Embolie, oft bei Vorhofflimmern, Herzwandaneurysma, Herzklappenvitium. Letalität liegt bei ca. 70 %.

Diagnostik vorbereiten ✍

Diagnostik ☞ 13.2, zusätzlich:
- Labor: Leukozytose, Laktatazidose
- Sonographie
- Rö.-Abdomenübersicht.

Pflegeleitsymptome
- Plötzlich starke, diffuse Abdominalschmerzen (akutes Abdomen ☞ 4.3) mit zunehmender Abwehrspannung. Schmerzen können nach ca. 6 Std. nachlassen, jedoch verschlechtert sich meist gleichzeitig der Allgemeinzustand
- Meteorismus, Erbrechen, blutiger Stuhl
- Schock ☞ 4.2
- Peritonitis ☞ 8.2.

Therapie: Notfall-OP mit Embolektomie, bei eingetretener Darmgangrän Resektion des nekrotischen Abschnitts.

Spezielle perioperative Pflege

Präoperative Pflege
❗ Notfallmäßige OP-Vorbereitung. Falls möglich rasieren, Rasurbereich von den Mamillen bis zur Schambehaarung (Abb. 13.4a)
- Vitalzeichen in Abständen von 10 Min. kontrollieren: RR, Puls, Atmung, Bewußtseinslage, in Abständen von 30 Min. Temperatur und Urinausscheidung
- Schock behandeln bzw. prophylaktische Maßnahmen ergreifen ☞ 4.2
- Analgesierung nach Arztanordnung vorbereiten, z.B. fraktioniert Dipidolor® 3,25–7,5 mg i.v.
- Knierolle einsetzen, um Bauchdecken zu entspannen, Oberkörper erhöht lagern, wenn keine Kontraindikation vorliegt, z.B. Schock
- Transurethralen Blasenkatheter legen
- Bei Erbrechen Hilfestellung geben ☞ 7.6.1
- Mundpflege durchführen, evtl. Magensonde nach Arztanordnung legen.

Postoperative Pflege
- Grundsätzlich sollte der Patient postop. auf der Intensivstation betreut werden. Kriterien für die Verlegung auf die periphere Station: normale Darmfunktion, kein Reflux über die Magensonde, Abführen ohne frische Blutbeimengungen, der Patient verträgt freies Trinken und Breikost
- Für die Pflege auf der peripheren Station gilt:
  - Patienten wie nach einer Darm-OP versorgen ☞ 10.8
  - Auf regelmäßigen Stuhlgang achten
  - Kostaufbau nach Darmresektion ☞ 10.8.

13.4.2   Periphere arterielle Verschlußkrankheit (pAVK)

Ursachen

Meist durch Arteriosklerose bedingte Veränderungen, die über Jahre Stenosen und Verschlüsse von Arterien hervorrufen. Meist kommt es zu Durchblutungsstörungen der Becken-Oberschenkelarterien („Raucherbein"). Risikofaktoren: Nikotinabusus, Hypertonie, Diabetes mellitus, Hyperlipidämie.

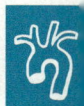

Symptome und Therapie der pAVK

Überblick über Stadien der pAVK und adäquate Therapie		
Stadium nach Fontaine	**Symptome**	**Therapie**
IIA	Claudicatio intermittens, beschwerdefreie Strecke > 200 m	Keine Therapie erforderlich
IIB	Claudicatio intermittens, beschwerdefreie Strecke < 200 m	Konservative Therapie
III	Ruheschmerz	Revaskularisation
IV	Nekrose	Revaskularisation, Nekrosektomie, ggf. Amputation

Pflege bei konservativer Therapie

Patienten aufklären

- Risikofaktoren (s.o.) beseitigen oder therapieren
- Keine engsitzende Beinkleidung, Schuhe und Strümpfe anziehen
- Füße z.B. mit Wollsocken warmhalten
- Vor Verletzungen schützen, da die Wunden schlecht abheilen
- Gehtraining zur Förderung der Kollateralbildung: mehrmals tägl. bis zur Schmerzgrenze, nur bei Stadium I–II. Therapieerfolg tritt oft erst nach ca. 4 Mon. ein.

Assistenz bei rheologischer Therapie

- Verbesserung der Fließeigenschaft: HKT zwischen 35–40 % anstreben
- Aderlaß bis 500 ml, kann zur Eigenblutspende verwendet werden. Pflege ☞ 20.2.6
- Hämodilution z.B. mit HAES® 10 % oder Rheomacrodex® 10 % (☞ 20.1.8)
- PAVK Stadium III–IV: Prostaglandin E_1 z.B. Prostavasin® nach Arztanordnung. Vorsicht: bei Herzinsuffizienz ist die Ausprägung eines Lungenödems möglich. Zur besseren kardialen Überwachung ZVD 3 x tägl. messen. Auf Atmung achten. Bei intraarterieller Anwendung Rötung und Schmerzen in betroffener Extremität möglich.

Psychische Betreuung

- Nie Schuldzuweisungen geben, z.B. „Das kommt vom Rauchen!"
- Aufgrund des langwierigen Prozesses immer wieder Mut zum Durchhalten zusprechen
- Behutsam auf Verschlechterungen eingehen, Patienten nie belügen.

13

Weitere Pflege

- Periduralkatheter versorgen (☞ 3.5.5): Katheter wird meist zur Gabe von Lokalanästhetika z.B. Carbostesin® 0,25 % und zur Sympathikolyse gelegt
- Candidainfektion verhindern: schlecht durchblutete und dadurch abwehrgeschwächte Haut sorgfältig und hautschonend reinigen; nach dem Waschen gut abtrocknen
- Verletzungsgefahr aufgrund schlecht heilender Wunden minimieren, z.B. Finger- und Zehennägel nicht schneiden, sondern feilen
- Beine flach, bei anhaltenden Schmerzen evtl. tief lagern. Patienten immer wieder zur Mobilisation auffordern.

 Nur auf ausdrückliche Arztanordnung Antithrombosestrümpfe verwenden oder Beine wickeln.

Spezielle Pflege bei operativer Therapie

OP-Verfahren

Durch Patch-Plastik oder Bypass wird versucht, eine Revaskularisation herbeizuführen. Bei Nekrosen: Nekrosektomie, evtl. Amputation (☞ 9.13).

Bypass-Operationen	
Verschlußlokalisation	**Operative Therapie (Bypass)**
Infrarenale Aorta	Offene TEA, aorto-biiliakal, aorto-bifemoral
A. iliaca beidseitig kurzstreckig	Aorto-femoral, femoro-femoral, axillo-femoral Aorto-bifemoral, axillo-bifemoral Konservative Therapie
A. femoralis superficialis mit Profundaabgangsstenose langstreckig	Erweiterungsplastik (Profundaplastik) Femoro-popliteal
A. poplitea	Femoro-krureal

Bypass-Name richtet sich nach den Gefäßanschlüssen, z.B. femoro-poplitealer Bypass bedeutet extraanatomische Verbindung zwischen A. femoralis und A. poplitea.

Präoperative Pflege

- Labor vorbereiten ✐: Routinelabor, Gerinnung (PTZ, PTT, Quick, AT III, Fibrinogen), Nierenwerte (Kreatinin, Harnstoff), Blutgruppe, 4 EK bereitstellen lassen
- Rasieren: von den Mamillen bis zu den Kniekehlen (☞ Abb. 13.4a)
- Präop. Nahrungskarenz von 6–8 Std. einhalten lassen
- Klysma am OP-Vortag verabreichen
- Meist wird ein Periduralkatheter zur Analgesierung gelegt, vorbereiten und Assistenz beim Legen ☞ 3.5.5.

Postoperative Pflege nach Revaskularisation

- Allgemeine postop. Kontrolle und Pflege nach Gefäß-OP ☞ 13.3
- Vitalzeichen überprüfen: Puls, RR, Temperatur am OP-Tag in Abständen von 30 Min. kontrollieren, Puls auch an operierter Extremität palpieren
- Patienten beobachten, besonders auf Symptome eines erneuten Verschlusses: Schmerzen, Schwellung der Extremität, Hautveränderung (☞ 13.1)
- Extremitäten flach, je nach Arztanordnung evtl. leicht erhöht, jedoch immer weich lagern, da die Dekubitusgefahr extrem hoch ist. Dekubitusprophylaxe ☞ 2.5.3
- ATL entsprechend den Einschränkungen übernehmen.

| 13.4.3   Nierenarterienstenose

Ursachen: Arteriosklerose der Nierenarterie(n), fibromuskuläre Hyperplasie.

Diagnostik vorbereiten 🖎
- I.v.-Pyelogramm
- Sonographie
- Captopriltest: RR messen, Blutabnahme (basales Renin im Serum), danach 25 mg Captopril® per os verabreichen. Bei deutlichem RR-Abfall und Renin-Anstieg besteht V.a. Stenose
- Angiographie.

Pflegeleitsymptome: Kurzfristig entstandener, medikamentös schwer einstellbarer Hypertonus mit hohem diastolischen Druck, hervorgerufen durch den Renin-Angio-tensin-Aldosteron-Mechanismus.

Operative Therapie
- PTA ☞ 13.3. Kontraindikationen: Aneurysmen oder große Plaques
- Patch-Plastik: aorto-renaler Bypass oder aorto-renales Interponat durch abdomino-retroperitonealen Zugang.

Spezielle perioperative Pflege
Präoperative Pflege
- Labor vorbereiten: Routinelabor, Gerinnung, Nierenwerte 🖎
- Rasieren: von den Mamillen bis zur Schambehaarung (☞ Abb.13.4.a), abdominaler Zugang
- Kostabbau: 2 Tage vor dem Eingriff flüssig-breiige Kost, am OP-Vortag ab mittags nur Tee und Mineralwasser
- Nahrungskarenz: Anästhesieanordnung beachten
- Darm reinigen: am OP-Vortag 2 Klysmen, ggf. Einlauf verabreichen
- Patienten beobachten, RR 1 x/Std. messen, Hypertonie kann sich durch Kopfschmerzen äußern
- Patient ist meist selbständig.

Postoperative Pflege
Nach PTA wie intraarterielle Angiographie ☞ 13.2.
nach Patch-Plastik:
- Patienten beobachten, RR und Puls 4 x/Std. kontrollieren
- Drainagen und Sonden
  - Redon- und Zieldrainagen: Sekretmenge und -farbe beachten
  - Magensonde: Menge, Farbe und Geruch des Sekrets überprüfen, bei über 100 ml/Std. Reflux Arzt informieren, da durch retroperitoneales Hämatom Oberbauchatonie möglich ist
- Urinausscheidung: Stundenurimeter zur indirekten Kontrolle der Nierendurchblutung einsetzen, bei Oligurie Arzt informieren
- Abführen: spätestens am 3. Tag, evtl. durch Gabe eines Klysmas einleiten

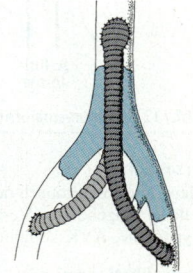

◼ aorto-femoraler Bypass
◢ aorto-bifemoraler Bypass

Abb. 13.5: Aorto-femoraler Bypass, Aorto-bifemoraler Bypass [L 157]

- Kostaufbau: am 1. postop. Tag: 6 x 150 ml Tee oder Mineralwasser nach der Morgenvisite geben, am 2. postop. Tag freies Trinken (Tee/Mineralwasser), am 3. postop. Tag Breikost, 4. postop. Tag Schonkost, ab 6. postop. Tag normale Kost
- Pneumonieprophylaxe: Patienten zum tiefen Durchatmen anhalten, durch gute Analgesierung schmerzbedingte Schonatmung vermeiden
- Patienten am Abend des OP-Tages mit zwei Personen mobilisieren, Vorsicht, RR-Abfall möglich
- Lagern: Bauchdecke entspannen ☞ 3.9.1.

13.4.4　Bauchaortenaneurysma

Ausweitung der Bauchaorta (herznahe Aorta ☞ 12.3.4). Es werden vier Aneurysmaformen unterschieden (☞ Abb. 13.6.).
- Aneurysma fusiforme: zirkuläres, alle Gefäßwandschichten dehnendes Aneurysma
- Aneurysma sacciforme: einseitige Aussackung der Gefäßwand, alle Wandschichten sind betroffen
- Aneurysma dissecans: intramurales Hämatom, entsteht durch Einriß der Intima, Blut wird zwischen die Gefäßwandschichten gepreßt, hohes Rupturrisiko
- Aneurysma falsum: falsches, von Bindegewebe kapselartig eingeschlossenes Aneurysma, entsteht oft nach Verletzung der Gefäßwand.

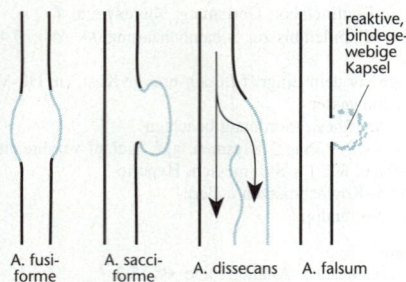

reaktive, bindege-
webige
Kapsel

A. fusi-
forme

A. sacci-
forme

A. dissecans

A. falsum

Abb. 13.6: Aneurysmaformen [V 227]

Ursachen
Meist arteriosklerotisch-degenerative Gefäßveränderungen bei arterieller Hypertonie, seltener angeborene Veränderungen. Häufig mit Begleiterkrankungen wie KHK, Hypertonie, AVK kombiniert.

Komplikationen
- Gedeckte Ruptur: Blut tamponiert den retroperitonealen Raum, Blutung läßt nach
- Freie Ruptur (selten): Patient verblutet innerhalb kurzer Zeit
- Embolien der unteren Extremitäten durch Thrombosematerial aus dem Aneurysma, Leitsymptome ☞ 13.4.1.

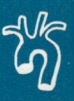

Pflegeleitsymptome

Leitsymptome Aneurysma
- Häufig symptomlos, oft Zufallsbefund
- Rücken-, Flanken- oder Thoraxschmerzen durch Druck der ausgeweiteten Aorta auf Wirbelkörper und viszerale und spinale Nerven.

Leitsymptome Ruptur
- Plötzlich auftretende Rücken- oder Flankenschmerzen
- Bewußtseinsverlust, vorübergehende Schocksymptomatik bei retroperitoneal gedeckter Ruptur mit Blutverlusten von ca. 1–1,5 l
- Wiedererlangen des Bewußtseins bei Tamponade im Retroperitonealraum, Blutung kommt zum Stillstand, Schmerzen halten an.

Erstmaßnahmen bei drohender Ruptur

- Patienten auf strenge Bettruhe hinweisen
- Vitalzeichen 6 x/Std. kontrollieren
- Analgesie, Sedierung nach Arztverordnung einleiten
- Alles zum Legen großlumiger Venenzugänge (☞ 3.5.6) und eines Blasenkatheters bereitlegen ✍
- Blutkonserven kreuzen, mind. 10 EK und ggf. FFP bereitstellen lassen ✍
- Verlegung auf die Intensivstation unter Reanimationsbereitschaft, ggf. Not-OP vorbereiten.

| Spezielle Pflege bei operativer Therapie

OP-Verfahren: Aorteninterponat oder aorto-biiliakaler Bypass.

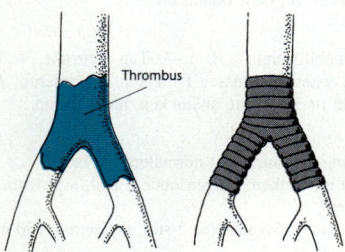

Abb. 13.7: Gefäßprothese bei infrarenalem Aneurysma [L 157]

Präoperative Pflege

Patienten überwachen
- Vitalzeichen 1–2x/Std. kontrollieren, je größer die Rupturgefahr, desto häufiger
- Auf Symptome wie Schmerzen, Hautveränderungen achten.

Operation vorbereiten
- Labor: Routine, Gerinnung, Nierenwerte. Nach Arztanordnung Kreuzblut und EK's, meist 4 Konserven; Eigenblut wird bei geplanten Eingriffen meist präop. entnommen (☞ 20.2.6)

13

- Rasurbereich: je nach OP-Gebiet (☞ Abb.13.4)
- Darmreinigung: am OP-Vortag Einlauf oder orthograde Darmspülung (☞ 3.6.2)
- Kostabbau: 2 Tage vor dem Eingriff flüssig-breiige Kost, am OP-Vortag ab mittags Tee/Mineralwasser
- Nüchternzeit je nach Anästhesieanordnung.

Weitere Maßnahmen
- Psychische Betreuung nach der Aufklärung dringend erforderlich
- Pneumonieprophylaxe durch periop. Atemtraining (☞ 2.5.1, 12.4.2)
- ! Patienten aufklären: Blutdruckanstieg, z.B. durch Heben oder ruckartige Bewegungen, vermeiden, kann zur Aneurysmaruptur führen.

Postoperative Pflege
Während der akuten postop. Phase wird der Patient intensivmedizinisch betreut. Wenn der Patient auf die periphere Station zurückverlegt wird:

Überwachen
- Vitalzeichen
- Drainagen kontrollieren: Sekretmenge soll 100 ml seröse Flüssigkeit in 24 Std. nicht übersteigen. Drainage entfernen, wenn Menge unter 20 ml/24 Std. ✍
- Erhöhte Thrombosegefahr, auf Symptome achten ☞ 13.1.

Prophylaxen
- Medikamentöse Thromboseprophylaxe nach Arztanordnung durchführen, z.B. mit Heparin Perfusor® 500–1000 I.E./Std.
- Pneumonieprophylaxe: Patienten zum tiefen Durchatmen anhalten, evtl. Analgesierung z.B. PCA®-Pumpe
- Obstipationsprophylaxe: für weichen Stuhlgang sorgen, z.B. mit Argarol®. Patient darf beim Abführen nicht mit dem Bauch pressen.

Mobilisieren
Nach Arztverordnung mobilisieren, z.B. 1.–3. Tag Bettruhe, 4. Tag Bettkante, ab 5. Tag aufstehen. Bei Leistenanschlüssen Patienten informieren: Aufstehen nur mit gestreckten Beinen, nicht in der Leiste abknicken, nicht Sitzen.

Kostaufbau
Kost nach Arztverordnung aufbauen, bei normalem Verlauf:
- 1. postop. Tag 6 x 50 ml trinken, Magensonde 2-stdl. aspirieren, 150 ml Aspirationsflüssigkeit tolerieren
- 2. postop. Tag frei Trinken, Magensonde 2-stdl. aspirieren, 150 ml Aspirationsflüssigkeit tolerieren
- 3. postop. Tag Breikost
- Ab 4. postop. Tag Schonkost.

Weitere Pflege
- Vorsicht, postop. Darmgangrän möglich, auf Peristaltik achten
- Im Rahmen der Allgemeinerkrankungen Patienten informieren, z.B. Risikofaktoren, Warmhalten der Füße, keine engsitzende Kleidung anziehen, Beine nicht lange abknicken.

13.5 Venenerkrankungen

▌ 13.5.1 Venöse Thrombophlebitis _____

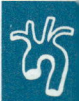

Entzündung einer oder mehrerer oberflächlicher Venen.

Ursache
- Abakterielle Thrombophlebitis: Reizung der Intima, z.B. durch falsche periphere Applikation von E'lyten oder hochkalorischen parenteralen Infusionen, z.B. Überschreiten der max. zulässigen Osmolarität von 900 mosm/l (☞ 20)
- Bakterielle Thrombophlebitis z.B. durch Injektionen, intravasale Kanülen oder Katheter (bes. peripherer ZVK)
- Bagatelltraumen, die durch Hämatombildung den venösen Rückfluß vermindern.

Pflegeleitsymptome
- Im Verlauf der Vene tastbarer, derber Strang
- Entzündungszeichen: Schmerzen entlang der Vene, angrenzender Hautbereich gerötet, überwärmt und geschwollen
- Bakterielle Thrombophlebitis evtl. zusätzlich Fieber, Schüttelfrost, selten eitrige Einschmelzung des Entzündungsherdes.

Spezielle Pflege
- Extremität wickeln oder Antithrombosestrümpfe anziehen
- Patienten mobilisieren, bei bettlägerigen Patienten Antikoagulation nach Arztanordnung durchführen
- Zur Linderung der Beschwerden lokal Alkohol- oder Rivanol®-Umschläge anlegen ✍. Auf Hautzustand achten, bei stark ausgetrockneter Haut Hautpflegemittel verwenden.

Zusätzlich bei bakterieller Thrombophlebitis
- Intravasale Kanüle und Katheter entfernen, Katheterspitze zur bakteriologischen Untersuchung einschicken
- Antibiotika und evtl. Heparin nach Arztverordnung verabreichen.

▌ 13.5.2 Phlebothrombose _____

Verschluß einer tiefen Vene durch ein Blutgerinnsel, meist in den tiefen Bein- und Beckenvenen.

Ursachen: Virchow-Trias
- Zunehmende Gerinnung, z.B. bei Exsikkose, Thrombozytose, nach OP
- Schäden an der Gefäßwand, z.B. nach Frakturen, OP, Entzündungen
- Verlangsamter Blutrückfluß, z.B. durch Immobilität, Kompression von Tumoren auf Venen, Paresen, Herzinsuffizienz.

Komplikationen
- Lungenembolie, tritt bei ca. 30 % der Patienten mit Beckenvenenthrombose ein
- Thrombose-Rezidive mit Ödemneigung, Bildung sekundärer Krampfadern und Hautdefekten wie Ulcus cruris (postthrombotisches Syndrom).

13

Pflegeleitsymptome
- Schwere - und Spannungsgefühl am betroffenen Bein, belastungsabhängiger Fußsohlen- oder Wadenschmerz, evtl. ziehender Schmerz entlang der Venen. Bei Beckenvenenthrombosen Schmerzen in der Leistengegend
- Schwellung, Pflege: Zum Vergleich immer Umfang beider Beine messen
- Bläulichrot verfärbte, glänzende, warme Haut
- Evtl. subfebrile Temperatur (☞ 13.1).

Diagnostik vorbereiten ✍
- Dopplersonographie und Phlebographie (☞ 13.2.2)
- Labordiagnostik: Gerinnungsstatus, vor geplanter Antikoagulation AT III, Protein-C und Protein-S.

| Konservative Therapie
- Strenge Bettruhe für 6–8 Tage
- Betroffenes Bein hochlagern
- Medikamentöse Therapie, z.B. high-dose-Heparin®, evtl. Lysetherapie
- Langfristige Rezidivprophylaxe mit Vit. K-Antagonisten, z.B. Marcumar®
- ! Bei V.a. Phlebothrombose bis zur endgültigen Arztanordnung sofort strikte Bettruhe einhalten lassen.

Pflege
Patienten aufklären und einweisen
- Bedeutung der Immobilisierung, mögliche Komplikationen
- Anstrengungen vermeiden, beim Abführen keine Bauchpresse anwenden
- Medikamente einnehmen, z.B. Marcumar® und auf Gefahr der Blutungsneigung hinweisen 👆
- Den Patienten psychisch begleiten, da er meist sehr ängstlich ist. Immer auf die Ängste eingehen, der Patient kennt sich selber am besten. Dem Patienten die Komplikationen verdeutlichen und Prophylaxen erklären, z.B. langsam mit Hilfe der Pflegeperson bewegen, keine ruckartigen Bewegungen.
- Zur s.c.-Heparingabe anleiten.

Beobachtung
- Atmung 1–2 stdl., RR, Puls 1–2 stdl., Rektaltemperatur 2 x tägl.
- Umfang der Extremitäten messen, zum Vergleich immer beide Seiten, Meßstellen markieren und dokumentieren
- Unter Lysetherapie und Antikoagulation: Bewußtseinslage, Pupillen und neurologischen Status kontrollieren (☞ 14). Auf mögliche Hämaturie achten.

Lagern und mobilisieren
- Strenge Bettruhe für 6–8 Tage
- Möglichst mit zwei Pflegenden den Patienten betten und lagern, in der Akutphase Eigenaktivitäten des Patienten vermeiden
- Betroffene Extremität zur Förderung des venösen Abflusses hochlagern und in einer Schiene fixieren.

Kompressionsverband und Hautpflege
- Beide Beine mit elastischen Kurzzugbinden unter Ferseneinschluß bis in den Leistenbereich wickeln (☞ 3.2.6), alternativ Antithrombosestrümpfe anwenden, immer genau abmessen

- Ödematös geschwollene Extremitäten vor Anlage des Kompressionsverbandes oder der Strümpfe eincremen, um spannungsbedingte Hautläsionen zu verhindern, ggf. Varihesiveplatte® zur Dekubitusprophylaxe auf die Fersen aufbringen
- Durch Pflasterstreifen über Ferse und Knöchel ein Verrutschen der Bindetouren verhindern.

Komplikationen vermeiden
- Blutungen unter Antikoagulation oder Lysetherapie ☞ 13.4.1
- Pneumonieprophylaxe: keine Vibrations - und Abklopftechniken anwenden
- Kontrakturprophylaxe: betroffene Extremität nicht durchbewegen
- Obstipationsprophylaxe: für weichen Stuhlgang sorgen, ggf. Argarol® verabreichen (Arztverordnung), keine blähenden und stopfenden Speisen anbieten
- Dekubitusprophylaxe ☞ 2.5.3.

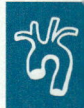

Operative Therapie

OP-Verfahren: Thrombektomie durch Fogarty-Katheter bei Becken- und Oberschenkelthrombose, bei Thrombose im Unterschenkel Auswickeln des Beines mit einer Esmarch-Binde. Komplikationen: Lungenembolie.

Spezielle präoperative Pflege
- Absolute Bettruhe einhalten lassen, nur nach Arztanordnung Beine wickeln bzw. Antithrombose-Strümpfe anziehen
- Labor vorbereiten: Routine, Gerinnung mit AT III und Protein C, Kreuzblut, nach Arztanordnung 2–4 EK kreuzen lassen ✍
- Nahrungskarenz: Anästhesieanordnung beachten
- Rasieren: vom Bauchnabel bis einschließlich zu den Füßen.

Spezielle postoperative Pflege
- Patienten auf Symptome einer erneuten Thrombose überwachen
- Allgemeine postop. Kontrolle nach Gefäß-OP (☞ 13.3.1) 2 x/Std. Vitalzeichen kontrollieren: RR, Puls, Atmung, besonders auf Luftnot oder Schmerzen beim Atmen achten, Temperatur 2–4 stdl. überprüfen
- Nach Arztanordnung mobilisieren. Sitzen auf der Bettkante abends am OP-Tag, ab 1. postop. Tag Aufstehen, nur mit gewickelten Beinen mobilisieren
- Ernährung: ab 1. postop. Tag normale Kost geben
- Ersten Verband frühestens nach 48 Std. wechseln
- Drainagen ab 2. postop.Tag entfernen, Sekretabfluß unter 20 ml/24h ✍

13.5.3   Varizen

Varizen sind sackartig erweiterte, klappeninsuffiziente epifasziale Venen, meist an den unteren Extremitäten.

Ursachen
- Primär: Klappeninsuffizienz, unvollständiger Verschluß der Venenklappen durch mangelnden Muskeltonus der Venenwand
- Sekundär: z.B. bei Schwangerschaft, postthrombotischem Syndrom oder Tumor kann der Blutabfluß behindert sein, durch aufgestautes Blut weiten sich die Venen, die Klappen können nicht mehr richtig schließen.

13

Diagnostik vorbereiten ✍: Dopplersonographie und Phlebographie zum Ausschluß einer sekundären Varikosis (☞ 13.2).

Pflegeleitsymptome
- Beschwerden nach längerem Stehen, verbunden mit Schwellung und Spannungsschmerzen
- Bei ausgeprägtem Befund: Hautveränderung als Stauungsdermatitis, evtl. Varikophlebitis (☞ Thrombophlebitis 13.5.1) oder Ulcus cruris
- Komplikationen: Varizenblutungen ☞ s.u.

Operative Therapie
OP-Indikationen: Varizenblutung, rezidivierende Varikophlebitis (nach akuter Entzündung), Ulcera cruris (möglichst erst nach Verschluß des Defektes).
OP-Verfahren: Varizenstripping nach Babcock mit Erhalt von intakten Venenabschnitten (autologer Ersatz, Gefäßchirurgie).

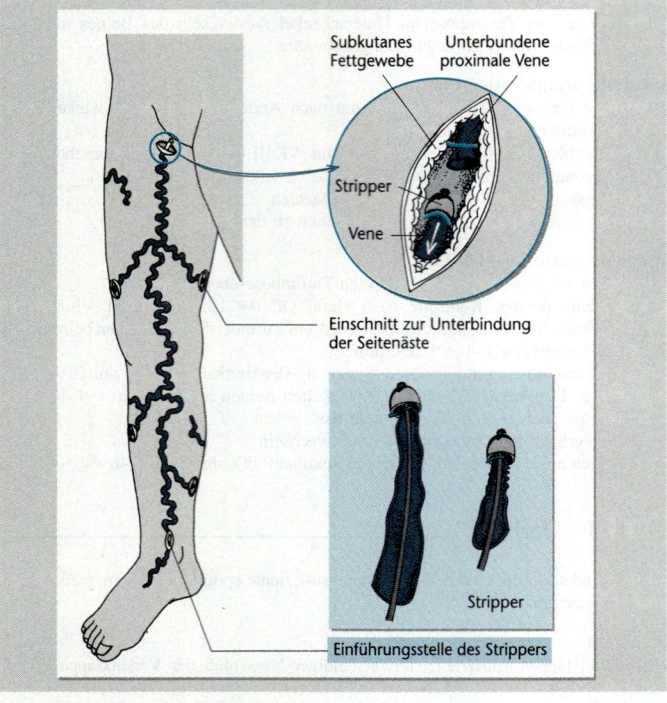

Abb. 13.8: Varizenstripping [L 157]

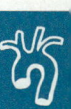

▍ Spezielle perioperative Pflege

Präoperative Pflege

- Nahrungskarenz nach Angaben der Anästhesie einhalten lassen
- Rasieren: zu operierendes Bein ganz, anderes Bein von der Kniekehle bis zum Bauchnabel
- Darauf achten, daß der meist am OP-Vortag vom Operateur an der Extremität eingezeichnete Venenverlauf nicht verwischt wird, Patienten informieren.

Postoperative Pflege

Patienten nach Gefäß-OP überwachen ☞ 13.3.

Kompressionsverband versorgen

- Kompressionsverband wird im OP angelegt 🖑
- Bei komplikationslosem Verlauf wird der Verband nach 2–4 Tagen gewechselt 🖑
- Aseptisch den Verband wechseln ☞ 3.2.2
- Kompressionsverband erneuern ☞ 3.2.7
- Ehemaligen Venenverlauf auf Hämatome kontrollieren, ggf. resorptionsfördernde Salben auftragen, z.B. Heparin- oder heparinhaltige Präparate ✍.

Mobilisieren

- Am Abend nach der OP erstmals aufstehen lassen, ab 2. postop. Tag regelmäßig mobilisieren
- Tagsüber Ruhephasen kurz halten, zu Fußübungen auch im Sitzen und Liegen auffordern.

     Sitzen im Stuhl vermeiden, die Beinvenen werden in der Leiste abgeknickt. Liegen mit erhöhtem Fußteil bevorzugen.

13.6   Arteriovenöse Fistel und Dialyseshunt

▍ 13.6.1   AV-Fistel

Pathologische Kurzschlußverbindung zwischen arteriellem und venösem System (Shunt).

Ursache: perforierendes Trauma von Arterie und Vene, z.B. durch diagnostische Punktion, Stich-, Schnitt- oder Schußverletzungen.

Diagnostik

- Klinische Zeichen ☞ 13.2
- SaO$_2$-Vergleichsmessung z.B. an den Zeigefingern, Dopplersonographie und DSA
- Labordiagnostik: kapilläre BGA aus beiden Extremitäten, z.B. jeweils Zeigefinger.

13

Pflegeleitsymptome

- Durchblutungsstörungen unterhalb der Fistel mit abgeschwächtem Puls, Kältegefühl und Sensibilitätsstörungen
- Bei großem Shuntvolumen über 300 ml/Min. Steigerung des Herzzeitvolumens mit entsprechender kardialer Belastung
- Leitsymptome bei Gefäßerkrankungen ☞ 13.1.

| Operative Therapie

Verschluß der pathologischen Verbindung durch Ligatur, Patch oder Interponat.

Spezielle Pflege
Präoperative Pflege
- OP vorbereiten ☞ 2.2
- ATL entsprechend der kardialen Belastung übernehmen
- Pflege bei akuten Ereignissen wie periphere arterielle Embolie ☞ 13.4.1.

Postoperative Pflege: ☞ 13.4.1.

| 13.6.2   Dialyseshunt

Arteriovenöser Kurzschluß: Verbindung zwischen arteriellem und venösem Gefäß z.B. am Unterarm. Erhöht das Durchflußvolumen der zur Hämodialyse regelmäßig punktierten Vene und erweitert diese.

Spezielle perioperative Pflege
Präoperative Pflege
- Aus der zur OP vorgesehenen Extremität nicht Blut entnehmen, nicht punktieren. Hygiene beachten, Infektionen der Haut vermeiden, bei Infektionen Operateur informieren
- OP vorbereiten ☞ 2.2, OP-Gebiet rasieren.

Postoperative Pflege
- Allgemeine postop. Kontrolle nach Gefäß-OP ☞ 13.3
- Mehrmals tägl. Shunt auskultieren, auf Strömungsgeräusche und Durchblutung distal des Shunts achten, Leitsymptome eines Gefäßverschlusses ☞ 13.1
- Verband nach 48 Std. wechseln
- Patienten zur Shuntpflege anleiten
  - Nach der Wundheilung Haut mit neutraler Lotion einreiben, z.B. pH-5-Eucerin®
  - Mehrmals tägl. Shunt kontrollieren: Puls am Shuntgefäß fühlen, Strömungsgeräusche auskultieren
  - Auf Durchblutung distal des Shunts achten
- Erste Shuntpunktion:
  - Venenshunt zumeist nach 2 Wo.
  - Prothesenshunt nach 3 Wo.
  - Je schlechter die Durchblutung distal des Shunts, desto später erfolgt die Erstpunktion.

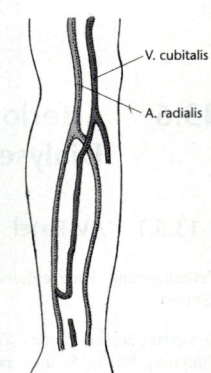

V. cubitalis

A. radialis

Dialyse-Shunt
(Cimino-Fistel)
zwischen A. radialis
und V. cephalica

Abb. 13.9: Dialyseshunt
[L 157]

13.7 Gefäßverletzungen

Ursache: Trauma, OP-Komplikation.

Pflegeleitsymptome
- Äußere Blutung: bei Arterienverletzung spritzendes, hellrotes Blut (bei sehr hohem Blutverlust dunkelrot), bei Verletzung einer Vene starke Blutung, dunkelrotes Blut
- Schock ☞ 4.2.

Erstmaßnahmen
Die Stillung lebensgefährlicher Blutungen hat Vorrang vor allen weiteren Pflege- und Therapiemaßnahmen.

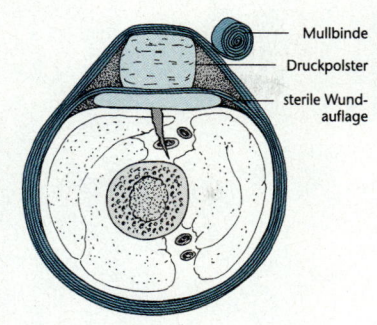
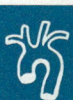

Mullbinde
Druckpolster
sterile Wundauflage

Abb. 13.10: Druckverband [L 190]

Druckverband
- Mit Hilfe eines Druckpolsters werden Wundränder und eröffnete Gefäße komprimiert. Damit wird die Blutung zum Stillstand gebracht. Druckpolster muß elastisch sein und Wundränder überdecken
- Bei Frakturverdacht nur sterile Wundauflage fixieren, ggf. Abbinden.

Abbinden
- Oberarm: RR-Manschette mit Druck von 30–40 mmHg über RR_{syst} aufpumpen. Untere Extremität: Beinmanschette mit Druck von 40–50 mmHg über RR_{syst} anbringen
- Erfolg kontrollieren: Blutung muß nachlassen, der Puls distal der Abbindungsstelle darf nicht fühlbar sein
- ! Perforierende Fremdkörper immer in der Wunde belassen:
  - Bei Entfernung kann es zur unkontrollierten und unstillbaren Blutung kommen
  - Zeigt den Stichkanal an, dadurch kann eine Organbeteiligung schneller erkannt werden, z.B. von Milz oder Leber.

Operative Therapie
OP-Verfahren: Gefäße durch Anastomosen oder Interponate (auotolog oder Fremdmaterial) wiederherstellen.

Spezielle perioperative Pflege
Präoperative Pflege
- Vitalzeichen kontrollieren: RR, Puls, Atmung, Bewußtsein alle 5–10 Min.
- Auf Begleitverletzungen achten, z.B. Kompartment-Syndrom, Frakturen, Organperforationen.

Postoperative Pflege
Große gefäßchirurgische OP und Traumen werden intensivmedizinisch betreut.
- Allgemeine postop. Kontrolle nach Gefäß-OP ☞ 13.3
- Pflege entsprechend der jeweiligen operativen Gefäßversorgung ☞ 13.3.

13

14

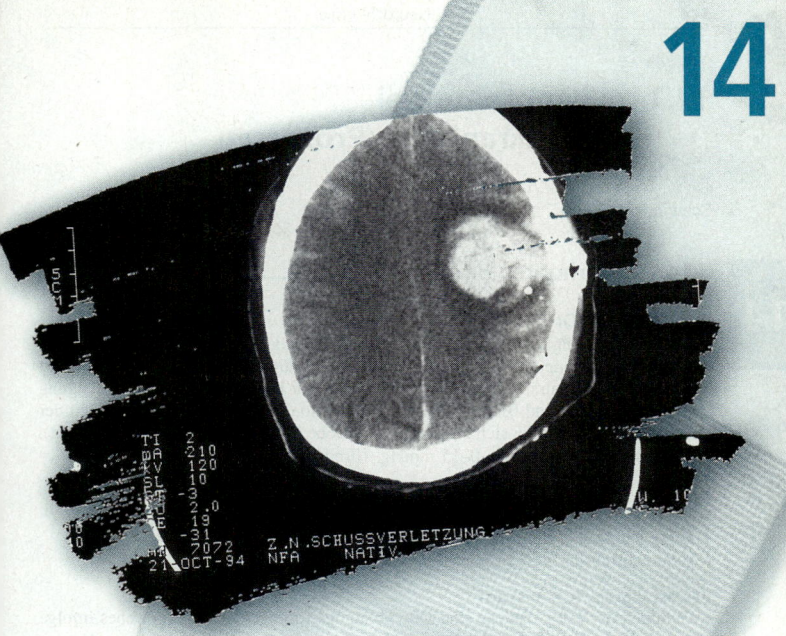

TI   2
DA -210
kV 120
SL   10
.E   -3
      2.0
.E   -19
.E   -31
MA 7072   Z.N.SCHUSSVERLETZUNG
21.OCT-94   NFA   NATIV.

Birgit Jäkel
unter Mitarbeit von Birte Mensdorf

Neurochirurgie

14.1   Symptome bei intrakraniellen Prozessen

Schwindel ☞ 6.1.4.

I 14.1.1   Erhöhter Hirndruck

14

Intrakranieller Druck (ICP)

Der Hirndruck (engl. intracranial pressure) ist abhängig von der Gehirndurchblutung, der Gewebespannung und dem Liquorgehalt. Jede Volumenerhöhung im Schädel führt zu einem erhöhten intrakraniellen Druck und damit zur Kompression oder Verdrängung von Gehirn, Liquor und Blut. Ist keine Kompensation möglich, besteht die Gefahr der Hirnschädigung. So kann sich z.B. das Hirngewebe kaudal verlagern (Einklemmung). Normalwert des Hirndrucks: 0–15 mmHg. Hirndruckmessung ☞ 14.2.

Ursachen eines ICP-Anstiegs
- Intrakranielle Raumforderung, z.B. Tumor, Abszeß, Blutung
- Hirnödem, z.B. durch SHT, Tumor, Blutung, Hypoxie
- Liquorabflußstörung z.B. durch Tumor, insuffizienten Shunt.

Bewertung des ICP-Anstiegs
- Gefahren des ICP-Anstiegs sind Durchblutungsstörungen des Hirngewebes infolge verminderter O_2-Versorgung und Einklemmung
- Ständiger ICP von > 20 mmHg ist behandlungsbedürftig
- Ständiger ICP von > 50 mmHg führt meist zu neurologischen Ausfällen.

Folgen eines ICP-Anstiegs			
ICP in mmHg	Bewertung	Durchblutung	Einklemmung
0–15 mmHg	normal	normal	nie
15–30 mmHg	leicht erhöht	nicht bis leicht gestört	nie
30–50 mmHg	stark erhöht	Störungen	droht
über 50 mmHg	pathologisch	erhebliche Störungen	droht

Hirndruckzeichen
- Übelkeit, Erbrechen
- Kopfschmerzen, Druckgefühl
- Bewußtseinseintrübung
- Pupillendifferenzen, abnehmende Lichtreaktion
- Ateminsuffizienz, evtl. Biot-Atmung
- Bradykardie, Hypertonie, Kreislaufversagen.

Therapieprinzipien

- Intensivmedizinische Betreuung
- Sedierung des Patienten
- Kontrollierte Hyperventilation, um die Gehirndurchblutung mittels niedrigem pCO_2 zu senken
- Operative Entfernung der Raumforderung, z.B. Blutung
- Osmotherapie z.B. mit Glycerin, Sorbit ☞ 20
- Kortikoide bei Hirnabszeß, Tumor
- Normothermie anstreben, da bei Fieber die Hirndurchblutung und der Hirndruck ansteigt
- Negative Flüssigkeitsbilanz, z.B. durch forcierte Diurese.

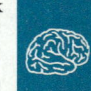

Pflegeprinzipien zur Hirndrucksenkung

Pflege der Hirndrucksituation anpassen

- Pflege ggf. auf ein Minimum beschränken
- Sedierung und Relaxierung erhöhen, wenn Maßnahmen ergriffen werden müssen, die den Hirndruck ansteigen lassen, z.B. Absaugen ✍.

Lagerung

Durch die Lagerung den ungestörten Abfluß der Jugularvenen gewährleisten.

- 30° Oberkörper hochlagern
- Kopf achsengerecht lagern
- Nicht flach und seitlich lagern.

Körpertemperatur regulieren

- Nomale Körpertemperatur erhalten
- 2–4 stdl. Temperatur kontrollieren
- Bei Fieber Körperoberflächen z.B. mit Wadenwickel kühlen
- Antipyretika nach Arztanordnung.

14.1.2 Kopfschmerzen

Patienten beobachten

- Akuter Kopfschmerz z.B. bei Meningitis, Enzephalitis, Subarachnoidalblutung. Chronisch z.B. bei Spannungskopfschmerz, Hirntumoren, HWS-Syndrom
- Licht- und Geräuschempfindlichkeit
- Fieber, Übelkeit, Schwindel, Erbrechen
- Halonierte Augen, Augenmuskellähmung
- Schon- oder Schiefhaltung des Kopfes.

Pflege

- Für ruhige Umgebung sorgen, Zimmer abdunkeln
- Kühlende Kompressen, Frischluft
- Analgetika nach Arztanordnung.

14

| 14.1.3   Bewußtseinsstörung

Bewußtseinsveränderungen, Bewußtlosigkeit als Zeichen einer Hirnstammkompression
☞ 9.3.1.

Patienten beobachten
Bewußtseinslage
Wichtige Kontrolle beim neurochirurgischen Patienten. Geringe Veränderungen können
symptomatisch für eine Drucksteigerung oder eine Nachblutung sein. Bei Veränderungen sofort den Arzt verständigen. Bewußtseinslage mit der Glasgow-Koma-Skala
ermitteln ☞ 9.3.1.

Reaktionen und Bewegungen
Reaktion auf Ansprache, Orientierung und Bewegung prüfen, einmal pro Schicht
detailliert dokumentieren.
- Reaktion auf Ansprache z.B. adäquat, verwirrt, aggressiv, verlangsamt, prompt
- Orientierung: zeitlich, örtlich und zur Person
- Bewegung: spontan, auf Aufforderung, auf Schmerzreiz
- Lähmungen, schlaff, spastisch, Hemiparesen, herabgesetze Kraft in den Muskeln,
  Hemiplegie, Muskelkraft ist nicht vorhanden.

Pupillenstatus
- Pupillenveränderungen ☞ 9.3.1
- Angehörige fragen, ob der Patient eine Augen-OP (mit Veränderung der Pupillen),
  eine angeborene Augenveränderung oder ein Glasauge hat
- Pupillengröße dokumentieren
  - Max. weit, weit, mittelweit, eng, max. eng
  - Isokor, beide Pupillen sind gleich weit
  - Anisokor, Pupillen sind unterschiedlich weit
- Form: normal rund, entrundet
- Lichtreaktion: prompt, träge oder keine Reaktion der Pupille auf Lichteinfall
- Veränderung der Pupillengröße durch Medikamente beachten: Fentanyl verengt die
  Pupillen, ein Mydriatikum weitet sie
! Eine plötzlich weit werdende, träge reagierende oder eine weite, lichtstarre Pupille
  deutet auf einen Anstieg des intrakraniellen Druckes durch eine langsam zunehmen-
  de Raumforderung (z.B. Nachblutung) hin. Arzt sofort verständigen.

Pflege bei Bewußtseinsstörungen
- Veränderungen des Bewußtseins beobachten, dokumentieren und an den Arzt weiter-
  leiten
- Aspirationsgefahr, Ernährung parenteral oder über eine Ernährungssonde ✍
- Ausscheidung kontrollieren, Flüssigkeit bilanzieren
- Bei den ATL unterstützen, Prophylaxen entsprechend durchführen
- Patienten auch bei eingeschränktem Bewußtseinszustand über alle Pflegemaßnahmen
  informieren
- Für eine sichere Umgebung des Patienten sorgen ☞ 7.11
- Pflege verwirrter Menschen ☞ 5.7, 7.10.

❙ 14.1.4   Zentrale Lähmungen

Querschnittslähmung ☞ 9.4.2.

Zentrale Lähmung: Erstes motorische Neuron ist geschädigt, die Schaltkreise für die Muskeleigenreflexe im Rückenmark bleiben meist erhalten, hemmende Impulse aus dem Gehirn erreichen das Rückenmark nicht mehr.

Ursachen
- Zerebrovaskuläre Erkrankungen wie zerebrale Mikroangiopathie (Arteriosklerose) und zerebrale Makroangiopathie (Hirninfarkt), Massenblutung (z.B. Subarachnoidalblutung)
- Druckschädigungen von Hirngewebe durch Hirntumoren
- Neurochirurgische Eingriffe
- Traumatische Schädigungen mit Zerstörung von Hirngewebe oder das Hirngewebe versorgender Blutgefäße.

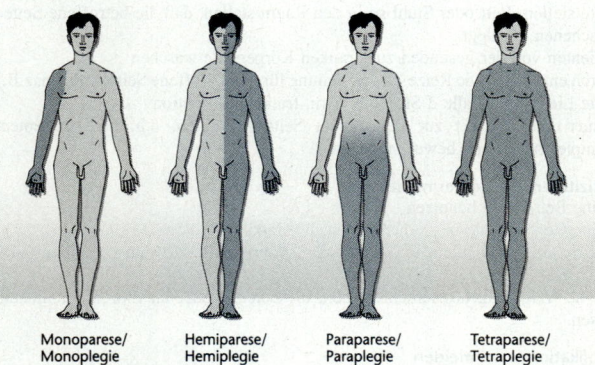

Monoparese/   Hemiparese/   Paraparese/   Tetraparese/
Monoplegie   Hemiplegie   Paraplegie   Tetraplegie

Abb. 14.1: Einteilung der Lähmungen entsprechend der betroffenen Gliedmaßen [L 215]

Symptome
- Muskelgrundspannung ist erhöht (spastische Lähmung)
- Muskelatrophien entwickeln sich meist nicht
- Muskeleigenreflexe sind gesteigert
- Pathologische Reflexe sind auslösbar, z.B. Babinski-Zeichen, bei dem der Patient die Großzehe Richtung Fußrücken streckt.

Pflege
- Verletzungen der gelähmten Körperregion vermeiden, z.B. Druckstellen, Verbrennungen durch zu heiße Wärmflaschen oder Umschläge, Erfrierungen durch Eiskrawatten
- Keine Infusionen an die gelähmte Seite anlegen
- Regelmäßig Prophylaxen anwenden: Dekubitus-, Pneumonie-, Thrombose- und Kontrakturgefahr
- Pflege bei Hemiplegie nach Bobath.

14

| Pflege bei Hemiplegie nach dem Bobath-Konzept

Ziele
- Bewegungsqualität der betroffenen Seite in Verbindung mit der Gesunden fördern
- Normale Haltungs- und Bewegungsmuster fördern
- Sekundäre Schäden wie Kontrakturen, Muskelverletzungen vermeiden
- Sensibilität auf der hemiplegischen Seite fördern
- Patienten zur Selbständigkeit aktivieren und damit Selbstwertgefühl steigern.

Voraussetzungen
- Mitarbeit des Patienten
- Enge Zusammenarbeit von Krankengymnasten und Pflegekräften
- Angehörige frühzeitig einbeziehen.

Grundsätze
Wahrnehmung der betroffenen Seite fördern
- Patienten immer von der hemiplegischen Seite aus versorgen und ansprechen
- Patientenzimmer entsprechend einrichten, z.B. Nachttisch auf die hemiplegische Seite stellen, Bett oder Stuhl so in den Raum stellen, daß die betroffene Seite zum Geschehen hin liegt
- Patienten von der gesunden zur kranken Körperseite waschen
- Durch entsprechende Reize Wahrnehmung für die betroffene Seite erhöhen, z.B. eher harte Liegefläche, alle 2 Std. umlagern, frühe Mobilisation
- Immer Blickkontakt zur betroffenen Seite herstellen, d.h. dem Patienten die hemiplegische Seite bewußt machen.

Spastizitäterhöhung vermeiden
- Keine Bettgalgen benutzen
- Keine Gegenstände in die hemiplegische Hand geben
- Keine Spitzfußprophylaxe im Bett; Schuhe nur anziehen, wenn der Patient im Stuhl sitzt
- Bei der Lagerung des Patienten nicht an Gelenke oder an Extremitäteninnenseite fassen.

Komplikationen vermeiden
- Keine Infusionen, Wärmflasche, RR-Gerät an die betroffene Extremität anlegen. Durch Sensibilitätsstörung kann der Patient verletzt werden
- Keine vorzeitigen Gehversuche, spastische Reaktionen könnten ausgelöst werden; Frustration des Patienten möglich. Mit dem Patienten erst dann gehen, wenn er sein betroffenes Bein (mit Hilfe der Pflegenden) belasten kann.

Lagerung nach Bobath auf die betroffene Seite
Vorteile
- Stimulation und gute Wahrnehmung der betroffenen Seite
- Gesunde Seite kann bewegt werden
- Spastizität wird durch geringen Zug an den Schulterblattmuskeln vermindert
- ! Aus therapeutischer Sicht die beste Lagerungsart im Bett.

Nachteile
- Durch Sensibilitätsverlust kann es leicht zu Druckstellen kommen
- ! Unangebrachte Lagerung, wenn die hemiplegische Hand geschwollen ist.

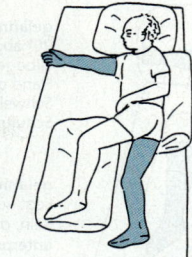

gelähmter Arm:
90° abgewinkelt,
Ellbogen gestreckt,
Hand geöffnet,
Schulter
hervorgezogen

Rückenkissen
und Rücken
parallel zur
Bettkante

gesundes Bein:
liegt vor
gelähmtem Bein,
durch Kissen
unterpolstert

gelähmtes Bein:
in der Hüfte gestreckt,
im Knie leicht gebeugt

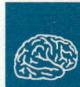

Abb. 14.2: Lagern auf der betroffenen Seite nach Bobath [L 157]

Durchführen
- Patienten auf gelähmte Seite drehen. Kopf zur betroffenen Seite auf ein kleines Kissen lagern
- Gelähmte Schulter über Schulterblatt vorsichtig nach vorne ziehen
- Gelähmten Arm 90° abgewinkelt, mit gestrecktem Ellenbogen und zur Decke geöffneter Handfläche lagern
- Das gelähmte Bein liegt in der Hüfte gestreckt, im Knie leicht gebeugt nach hinten
- Das nicht gelähmte Bein liegt um 90° in Hüfte und Knie gebeugt vor dem betroffenen Bein. Es ist mit einem Kissen unterpolstert
- Damit der Patient nicht zurückrollt, wird der Rücken parallel zur Bettkante durch ein Kissen gestützt.

Lagerung nach Bobath auf die gesunde Seite
Vorteil: Gute Lagerungsmöglichkeit, wenn der hemiplegische Arm geschwollen ist.

Nachteil: Bewegung der gesunden Seite ist blockiert.

Durchführen
- Kopf in horizontaler Lage zur HWS auf ein Kissen legen
- Gelähmten Arm gestreckt oder 90° im Ellenbogen gebeugt mit etwas erhöhter Handfläche auf ein Kissen lagern. Hand ist geöffnet, Arm soll in Blickrichtung des Patienten liegen. Wenn die Matratze zu schmal ist, kann z.B. das Brett des Fußteils zur Verlängerung unter die Matratze geschoben werden
- Nicht gelähmten Arm hinter den Rücken oder unter den Kopf legen
- Gelähmtes Bein liegt mit Hüft- und Kniebeugung < 90° nach vorne ausgerichtet auf einem großen Kissen
- Nicht gelähmtes Bein liegt mit leicht gebeugtem Knie auf der Matratze hinter dem gelähmten Bein.

14

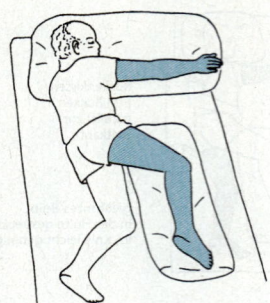

gelähmter Arm:
90° abgewinkelt,
Ellbogen gestreckt,
Hand geöffnet (bei
Schwellung hochgelagert),
Schulter vorgelagert

gelähmtes Bein:
liegt vor gesundem
Bein, durch Kissen
unterpolstert

Abb. 14.3: Lagern auf der nicht betroffenen Seite nach Bobath [L 157]

Rückenlagerung nach Bobath

So wenig wie möglich anwenden, da sie zu einer starken Tonuserhöhung führt. Es werden v.a. alle pathologischen tonischen Nackenreflexe angeregt.

Durchführen
• Kopf mit leichter Beugung der HWS auf ein Kissen legen
• Schulter des betroffenen Armes mit gestrecktem Ellenbogen auf Kissen lagern. Hand ist nach unten geöffnet, Finger sind gestreckt. Alternative: Betroffenen Arm nach oben neben den Kopf lagern. Hand zeigt mit gestreckten Fingern mit der Handinnenfläche nach oben
• Gelähmte Gesäßhälfte mit kleinem Kissen oder Handtuch unterstützen
• Kopf etwas zur betroffenen Seite drehen.

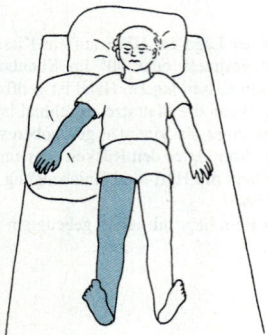

gelähmter Arm:
durch Kissen
unterpolstert,
30° abgewinkelt,
Ellbogen gestreckt

beide Beine gestreckt

Abb. 14.4: Rückenlagerung nach Bobath [L 157]

Transfer von der Bettkante in den Rollstuhl

Bei inaktiven Patienten notwendig. Beim Rückweg in umgekehrter Reihenfolge verfahren.

Durchführen
- Patient sitzt am Bettrand, Straßenschuhe sind angezogen. Fußsohlen haben vollständigen Kontakt zum Boden und stehen möglichst nahe beieinander in der Mitte eines gedachten Kreises zwischen Bett und Rollstuhl
- Rollstuhl mit angezogenen Bremsen im 90°-Winkel auf die gelähmte Seite hinstellen, Seitenlehne herausstellen, Fußrasten entfernen
- Vor den Patienten stellen, Patienten die Hände falten oder auf die nicht betroffene Seite führen lassen
- Betroffenes Bein oder beide Beine des Patienten seitlich in Kniehöhe durch die eigenen Knie fixieren
- Mit einer Hand unter die Achsel der nicht betroffenen Seite hin-

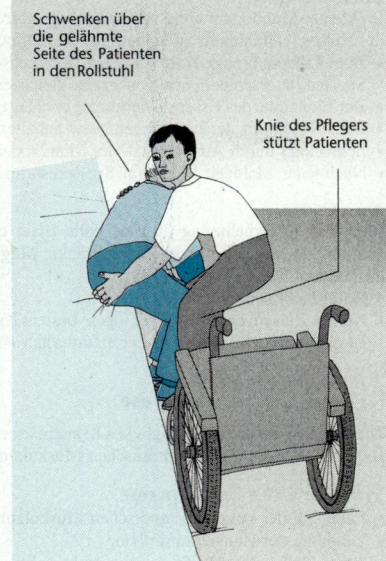

Schwenken über die gelähmte Seite des Patienten in den Rollstuhl

Knie des Pflegers stützt Patienten

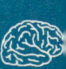

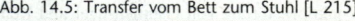

Abb. 14.5: Transfer vom Bett zum Stuhl [L 215]

durch auf das Schulterblatt greifen und das Gewicht des Patienten auf diese Seite verlagern. Mit der anderen Hand die betroffene Gesäßhälfte unterhalb des Sitzbeinhöckers greifen
- Das Gewicht des Patienten weit nach vorn verlagern, Patienten dann zum Stuhl drehen. Dabei mit den Knien und der Hand am Sitzbeinhöcker die Führung übernehmen.

Sitzen am Tisch und im Stuhl
Vorteile: fördert das Gefühl der Normalität, weckt das Interesse des Patienten an seiner Umwelt, effektivste Form der Spitzfußprophylaxe.

Durchführen
- Patienten möglichst weit mit dem Gesäß an die Rückenlehne, mit einem Kissen im Lendenwirbelbereich die Aufrichtung unterstützen
- Füße hüftbreit nebeneinanderstellen, ganze Sohle des Fußes liegt dem Boden auf
- Betroffenen Arm auf den Tisch ablegen oder mit dem Kissen unterlagern.

Weitere pflegerische Unterstützung
Waschen
So früh wie möglich am Waschbecken waschen lassen. Betroffenen Arm auf den Waschbeckenrand legen. Handfunktionen therapeutisch führen, z.B. Öffnen von Tuben. Vor dem Waschen mit der nicht betroffenen Hand die Wassertemperatur fühlen lassen.

Essen und Trinken

Probleme: Mund kann nicht ausreichend geschlossen werden, fehlende Beweglichkeit der Zunge, Unfähigkeit zu Kauen und zu Schlucken.

- Dem Trinken breiige Kost vorziehen, möglichst bald auf feste Kost umstellen. Keine Speisen unterschiedlicher Konsistenz gleichzeitig anbieten (Aspirationsgefahr)
- Zur Einnahme des Essens Oberkörper hochlagern, erleichtert Atmung und Schlucken
- Zum Kauen auf der betroffenen Seite anhalten
- Schluckakt durch Ausstreichen des Mundbodens vom Kinn zum Kehlkopf einleiten
- Nach jeder Mahlzeit Mund auf Speisereste in den Backentaschen inspizieren.

14

Ausscheiden

Probleme: Wahrnehmung für eine volle Blase oder den vollen Enddarm ist gestört; Immobilität; durch Aphasie eingeschränkte Möglichkeit, den Ausscheidungsdrang zu artikulieren.

- Harninkontinenz versorgen ☞ 15.6.1
- Keinen Blasenverweilkatheter legen; besteht Harninkontinenz länger als einige Tage, ist ein suprapubischer Katheter erforderlich ✍.

| Pflege bei Fazialisparese

Die Fazialisparese ist ein mögliches Krankheitszeichen bei Hemiplegie. Sie wird durch Innervationsstörungen der mimischen Muskulatur hervorgerufen.

Symptome der Fazialisparese

- Lähmung der gesamten mimischen Muskulatur
- Lähmung der Zungenmuskulatur
- Auge der betroffenen Seite kann nicht richtig geschlossen werden
- Mundwinkel der betroffenen Seite hängt
- Funktionsstörung von Gaumensegel und Kehlkopfdeckel.

Patienten beobachten

- Ständiger Speichelfluß
- Probleme beim Essen und Trinken
- Kauprobleme, Essensreste bleiben im Mund hängen
- Schluckstörungen
- Gefahr, daß die Hornhaut des Auges austrocknet oder entzündet.

Pflege

- Bei mangelndem oder fehlendem Lidschluß mindestens 6 x tägl. Augen pflegen. Auge mit NaCl 0,9 % reinigen, Augensalbe verabreichen ☞ 17. Evtl. Uhrglasverband zur Nacht (☞ 16.1.1)
- Essen möglichst klein schneiden. Breikost anbieten. Kleine Portionen, damit Essen nicht kalt wird
- Dickflüssige Getränke mit Schnabeltasse oder Löffel einflößen, Trinkhalm ungünstig. Schluckprobleme verringern: Milchprodukte meiden, bilden störenden Schleim; Kartoffeln und Nudeln sind klebrig und daher schwer zu schlucken
- Nach jedem Essen Mund gründlich reinigen.

14.1.5   Aphasie

Sprachstörung, die bei bereits erworbener Sprachfähigkeit durch Schädigung des Sprachzentrums im Gehirn eintritt, z.B. bei Apoplex, Tumor.

Patienten beobachten
Durch die Beobachtung der Kommunikationsfähigkeit des Patienten kann die Aphasie-Form bestimmt werden.
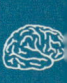
- Motorische Aphasie (Broca-Aphasie): Sprachverständnis ist erhalten, Sprachantrieb und -gestaltung sind gestört
- Sensorische Aphasie (Wernicke-Aphasie): Sprachverständnis ist gestört, Sprache ist flüssig, aber unverständlich
- Amnestische Aphasie: Sprachverständnis und Sprachfähigkeit sind erhalten, es kommt jedoch zu Wortfindungsstörungen.

Pflege
- Grundsatz: Immer daran denken, daß die intellektuellen Fähigkeiten der Patienten nicht betroffen sind
- Normal und ruhig, langsam und deutlich mit dem Patienten reden. Nicht ungeduldig werden, wenn der Patient etwas sagen will
- Versuchen, Patienten zu verstehen. Rückfragen stellen, ob man richtig verstanden hat
- Ja- oder Nein-Fragen stellen
- Piktogramme und Schreibhilfen wie Schreibtafeln, Setzkasten verwenden
- Patienten und Angehörige aufklären, daß es sich zumeist um einen vorübergehenden Zustand handelt
- Je nach Ursache Sprachtraining einleiten (Logopäde ✍).

14.1.6   Ataxie

Gestörter Bewegungsablauf durch unzureichend koordiniertes Zusammenwirken von Muskelgruppen. Ursachen: Schädigung des Kleinhirns, Rückenmarks und peripherer Nerven z.B. durch Tumoren, Hypoxie, Trauma, Blutung.

Patienten beobachten
- Patient kann nicht gerade sitzen oder stehen, sondern fällt nach hinten oder zur Seite
- Breitbeiniger, taumelnder seitlich abdriftender Gang
- Kein Einbeinstand möglich
- Unsichere Zielbewegungen von Fingern und Füße
- Fallneigung.

Pflege
- Bei den ATL bedarfsgerecht unterstützen
- Sicher mobilisieren
- Stolperfallen im Zimmer beseitigen.

14.2. Diagnostik in der Neurochirurgie

Lumbalpunktion ☞ 3.4, Angiographie ☞ 13.4.

Hirndruckmessung (ICP-Messung)
Die kontinuierliche ICP-Messung erfolgt ausschließlich auf der Intensivstation. Über eine Hirndrucksonde wird der ICP abgeleitet und als Hirndruckkurve auf dem Monitor dargestellt.

Meßmöglichkeiten
- Ventrikeldruck: Druck im Vorderhorn eines Seitenventrikels
- Subduraler Druck: Druck zwischen Dura und Gehirn
- Epiduraler Druck: Druck zwischen Dura und Schädelknochen.

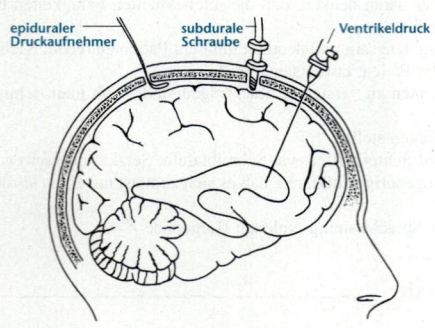

Abb. 14.6: Meßmöglichkeiten des ICP [L 157]

Labor
- BB, E'lyte, BZ, Nieren- und Leberwerte, Gerinnung, Blutgruppe
- Hypophysentumor: Hormonspiegel von somatotropem Hormon, Prolaktin, Kortisol
- Hepatitis Serologie, HIV-Test
- Liquor: Zellzahl, Eiweißgehalt, Bakeriologie.

Röntgen
- Schädel in 2 Ebenen, um Frakturen zu erkennen
- Schädelspezialaufnahmen
- Wirbelsäule in 2 Ebenen oder Funktionsaufnahme: Frakturen und Beweglichkeit der Wirbelsäule erkennen.

EEG (Elektroenzephalographie)

Messung von Gehirnströmen. Indikationen: Epilepsie, Bestimmung der Komatiefe, Therapieüberwachung bei Medikamenteneinsatz (Barbiturate), Hirntoddiagnostik.

Diagnostik vorbereiten
- Ggf. Haare und Kopfhaut vor der Untersuchung waschen. Fett und Haarsprayreste behindern die Registrierung
- Unterzuckerung kann EEG verändern, Patienten daher nicht nüchtern zur Untersuchung bringen
- Keine anregenden Getränke wie Kaffee, Cola oder Tee geben
- Dem Untersucher eingenommene Medikamente des Patienten mitteilen. Ggf. werden Medikamente vorher abgesetzt ✍
- Patienten ggf. zur Untersuchung begleiten.

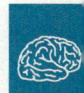

Evozierte Potentiale

Erregung des zu untersuchenden Sinnesorgans durch definierte Reize.
- Visuell mittels Flackerlicht, gibt Auskunft über Schädigung der Sehbahn.
- Akustisch mittels Klickgeräuschen, zeigt Läsionen des Hirnstammes und Schädigungen der Hörbahn bei Tumoren der hinteren Schädelgrube an
- Somatosensorisch durch Nervenreizung, gibt Auskunft über die Lokalisation einer Schädigung im Rückenmark.

Myelographie

Darstellung des Rückenmarks und Wirbelkanals mit Kontrastmittel oder Luft. Einbringen des Materials durch Lumbalpunktion (☞ 3.4) in den Spinalkanal. Danach Darstellung durch Rö.-Aufnahmen oder CT.

Indikation: Nachweis eines raumfordernden Prozesses, z.B. Tumor, Blutung oder Bandscheibenvorfall.

Kontraindikationen: Kontrastmittelallergie, Nierenfunktionsstörung, Hyperthyreose bei Verwendung jodhaltiger Kontrastmittel.

Diagnostik vorbereiten
- Kontrastmittelallergie abklären
- Am Untersuchungstag: Einverständniserklärung muß unterschrieben vorliegen, aktuelle Blutwerte von Quick, PTT, Krea, evtl. T_3 T_4 abfragen ✍.

Nachsorgen
- Myelographie mit Kontrastmittel: Patienten aufrecht hinsetzen, damit das Kontrastmittel nicht intrakraniell abfließt und Krämpfe auslöst
- Myelographie mit Luft: 6 Std. Kopftieflage, Luft soll nicht in intrakraniellen Raum aufsteigen, da es sonst zu heftigen Kopfschmerzen kommen kann
- Vitalzeichen kontrollieren: in den ersten 6 Std. halbstündl. bis stündl.
- Einstichstelle auf Blutung oder Liquorfluß überwachen
- 24 Std. Bettruhe
- Mind. 2 l Flüssigkeit zuführen, um das Kontrastmittel schnell auszuscheiden
- Bei den ATL soweit nötig unterstützen
- Klingel in Patientennähe anbringen.

Komplikationen erkennen: Auf Anzeichen einer Kontrastmittelallergie achten, z.B. Urtikaria, Juckreiz, Quaddelbildung, Lidödeme, Asthma, Übelkeit, Erbrechen, Schwindel.

Dopplersonographie

Feststellen der Flußrichtung und Flußgeschwindigkeit des Blutstromes zum Nachweis von Vasospasmen, d.h. von Gefäßkrämpfen, die eine Störung der Durchblutung verursachen.

Indikation: V.a. Minderdurchblutung des Gehirns, z.B. bei Schlaganfall.

Spinale Computertomographie: ☞ CCT. Bei V.a. Bandscheibenvorfall, engen Spinalkanal, Tumore und Mißbildungen. Gefahr der Kontrastmittelallergie beachten.

Magnet-Resonanz-Tomographie (MRT)

14

Schnittbildverfahren, bei dem der Wasserstoffgehalt des Gewebes in einem starken Magnetfeld registriert wird. Bilder ermöglichen eine gute Differenzierung von Weichteilstukturen.

- Evtl. wird Kontrastmittel verwendet, Kontrastmittelallergie möglich
- Beachten, daß Patienten mit metallischen Gegenständen im Körper wie Herzschrittmacher, Ostesynthese-Nägel, Clipprothesen nicht untersucht werden dürfen, da Metalle die Strahlung absorbieren
- Vor der Untersuchung den Patienten die Blase leeren lassen
- Ausscheidung evtl. applizierter Radiopharmaka über die Nieren beschleunigen, Patienten nach der Untersuchung vermehrt trinken lassen.

Hirnszintigraphie (Gammaenzephalographie): Darstellung der gespeicherten Strahlungsaktivität im Gehirn nach i.v.-Injektion eines Strahlers (z.B. Technetium). Bei V.a. Durchblutungsstörungen, Hirntumoren. Mögliche Kontrastmittelallergie beachten.

14.3   Spezielle perioperative Pflege nach neurochirurgischen Eingriffen

14.3.1   Präoperative Pflege

- Labor: ☞ 14.2, zusätzlich Blutkonserven bestellen ✐
- Prämedikation 1–2 Std. vor OP, z.B. mit Valium®, Dormicum®, Rohypnol® ✐
- Kopfrasur: Bei psychisch labilen Patienten kurz vor OP in Narkose. Teilrasuren möglich, mit dem Operateur abklären. Wenn Rasur auf Station erfolgt, Patienten eine Kopfbedeckung anbieten (Stülper).

14.3.2   Postoperative Pflege

Die postop. Überwachung erfolgt nach großen neurochirurgischen Eingriffen wie Tumorexstirpation und Aneurysmaklipping auf der Intensivstation. Wenn der Patient extubiert ist, stabile Vitalparameter vorliegen und keine weiteren Komplikationen zu erwarten sind, kann der Patient auf die Normalstation verlegt werden.

Pflegeschwerpunkte

Patienten überwachen

Neurologischer Status
- Gezielte Reaktion auf Ansprache?
- Motorik: Kraft und Bewegung in beiden Armen und Beinen gleich?
- Pupillenstatus und Bewußtsein halbstündl. in den ersten 24 Std. überprüfen
- ❗ Bei Veränderungen der Bewußtseinslage oder Hinweise auf zunehmenden Hirndruck umgehend den Arzt benachrichtigen.

Vitalzeichen
- Bei postop. direkter Verlegung auf Normalstation: Puls und RR in den ersten 8 Std. halbstündl., danach je nach Kreislaufsituation kontrollieren. Temperatur und ZVD alle 3 Std. messen
- Bei Verlegung von der Intensivstation: Vitalzeichen alle 3 Std. kontrollieren, RR-Grenzen müssen unbedingt eingehalten werden. RR zu hoch: Gefahr der Nachblutung. RR zu niedrig: Störung der Durchblutung → Spasmen → Ischämie → Infarkt
- Atmung: Atemfrequenz, -tiefe, pathologische Atemtypen (z.B. Biot-Atmung)
- ❗ Bei Patienten mit erhöhtem Hirndruck ZVD in OK-Hochlage messen.

Verband und Wunde
- Verband: Blutung?, Liquorfluß?. Beim VW darauf achten, ob sich Liquor außerhalb der Liquorräume angesammelt hat (Liquorkissen). Kennzeichen: teigige Schwellung am Kopf. Therapie: Punktieren, Druckverband anlegen ◷, Ohren bei Anlage des Verbandes gut abpolstern
- Drainiertes Sekret auf Menge, Farbe und Konsistenz überprüfen.

Prophylaxen

- Hirndruckanstieg vorbeugen: OP-bedingte Hypothermie durch Vorwärmen des Bettes oder Heizdecke schnell beseitigen; Grundpflege übernimmt das Pflegepersonal; Maßnahmen, die den Hirndruck steigern können (z.B. Absaugung) vorsichtig durchführen, evtl. ist vorher Sedierung erforderlich ✍; für ausreichende Analgesierung sorgen ✍
- Aspirationsprophylaxe: korrekte Lage der evtl. liegenden Magensonde überprüfen
- Thromboseprophylaxe: Vorsichtig Bewegungsübungen durchführen, Heparingabe erforderlich ✍
- ! Spitzfußprophylaxe nicht bei Patienten mit Hirnschädigung durchführen, löst Spastiken und Krämpfe aus oder verstärkt sie.

14

Kost aufbauen ✍

- Parenterale Ernährung am OP-Tag mit kristalloiden Lösungen wie Glukose 5 % oder 10 %, NaCl 0,9 %, Ringerlösung
- 8 Std. nach der OP darf der Patient etwas trinken
- Schluckversuch mit Joghurt oder Wackelpudding bei Patienten mit Schluckproblemen, besonders nach Tumorexstirpation in der hinteren Schädelgrube
- Am ersten postop. Tag leichte Kost anbieten.

| Besondere Pflegeaspekte

Diabetes insipidus

Vor allem nach OP im Hypothalamus-Bereich, an der Hypophyse oder nach SHT ist mit der Entwicklung eines Diabetes insipidus zu rechnen. Durch ADH-Mangel ist die Wasserrückresorption in der Niere gestört. Ohne Therapie kann ein Diabetes insipidus durch Volumenmangel und schwere E'lytentgleisung (hohes Na^+, niedriges K^+) innerhalb kurzer Zeit zum Tod führen.

Ursachen

- Störung der Produktion oder Sekretion von ADH
- Vorsicht: massive Ausscheidung kann auch durch Gabe von Diuretika oder Osmotherapeutika verursacht sein.

Symptome

- Massive Urinproduktion von ≥ 10 l/Tag
- Spezifisches Gewicht unter 1005
- Massives Durstgefühl.

Therapie und Pflege

- Stündl. Ausscheidung überprüfen, spezifisches Gewicht des Urins messen
- 3–4 x tägl. E'lytkontrolle vorbereiten ✍
- Regelmäßig BZ messen, da Hydrokortisontherapie durchgeführt wird
- Auf ausgeglichene Flüssigkeitsbilanz achten, wenn nötig parenterale Zufuhr Na^+-armer Flüssigkeit ✍
- ADH (Minirin®), kann s.c., i.m., i.v. oder als Nasenspray verabreicht werden ✍.

Transnasale Operation

Tumorexstirpationen im Hypophysenbereich , z.B. bei Neoplasmen des Hypophysenadenoms, oder Fibrom und Sarkom des Hinterlappens, erfolgen meist durch die Nase (transsphenoidal). Die Nase wird anschließend austamponiert, Liquor fließt über die Nase ab und wird mit einer Nasenschleuder aufgefangen.

Pflege
- Erhöhte Aspirationsgefahr durch Blut- und Sekretabfluß in den Rachen, Patienten mit erhöhtem Oberkörper lagern
- Nasenschleuder je nach Stärke des Liquorflusses mehrmals tägl. wechseln, um aufsteigende Infektion zu vermeiden
- Gründliche Mundpflege: eingelegte Tamponade behindert Nasenatmung, dadurch ist die Mundschleimhaut sehr trocken
- Häufig Übelkeit und Erbrechen durch Sekret-, Liquor- und Blutfluß in den Rachen. Pflege bei Erbrechen ☞ 7.4
- BZ kontrollieren, da Hydrokortison substituiert wird ✍
- Bei Hypophysektomie: Urin auf Menge, Farbe und spezifisches Gewicht beobachten. Gefahr des Diabetes insipidus

! Zeichen für einen akuten Kortisonmangel: RR-Abfall, Tachykardie, Bewußtseinsstörung.

14.4   Eingriffe an Gehirn, Hirnhäuten und intrakraniellen Gefäßen

14.4.1   Intrakranielle Tumoren

Alle Tumoren innerhalb des Schädels führen zu einer Raumforderung mit Kompression des Gehirns und Erhöhung des intrakraniellen Druckes.

Pflegeleitsymptome

Symptome in Abhängigkeit von der Lokalisation	
Lokalisation des Tumors	**Symptome**
Großhirn, z.B. Glioblastom (bösartigster Hirntumor)	Epileptische Anfälle, Hemiparesen, Merkfähigkeitsstörungen, Schreibstörungen, Verwirrtheit, Wesensänderung, Sehstörungen
Hintere Schädelgrube, z.B. Medulloblastom, Akustikusneurinom	Gleichgewichts- bzw. Koordinationsstörungen, einseitige Hörminderung bis Ertaubung, Ohrgeräusche, Abgeschlagenheit
Hypophysenbereich, z.B. Kraniopharyngeom, Hypohysenadenom	Sehstörungen, Kopfschmerzen, Riesenwuchs bei Kindern, Akromegalie, Hormonstörungen

Therapie
Konservative Therapie
Bei ungünstiger Lage des Tumors oder schlechtem Allgemeinzustand des Patienten. Ziel: Beschwerden verringern.
- Ggf. Schmerzmittelgabe
- Dexamethason®, um die Hirnschwellung gering zu halten
- Chemotherapie und Bestrahlung meist ergänzend zur OP.

14

Operative Therapie
- Osteoplastische Kraniotomie: Eröffnung des Schädels in der Nähe des Tumors, ein möglichst geringer funktionszerstörender Zugangsweg wird gewählt
- Palliativ: Entlastung bei massivem Hirndruck durch Punktion einer Zyste, Einlegen einer Ventrikeldrainage, Entfernen größerer Knochenstücke.

Komplikationen
- Hirnödem, durch Manipulation am Gehirn
- Nachblutung durch größere RR-Schwankungen nach OP
- Wundinfektion
- Hydrocephalus
- Je nach Tumorsitz: Diabetes insipidus, Hirnnervenausfälle (z.B. N. facialis, N. trigeminus), Hemiparese, Sprachstörungen.

Spezielle perioperative Pflege: ☞ 14.3.2.

14.4.2   Hydrocephalus

Beim Hydrocephalus liegt ein Mißverhältnis zwischen Liquorproduktion und -resorption vor. Das Liquorvolumen im Schädel nimmt zu (Wasserkopf), innere Liquorräume sind erweitert, Hirngewebe wird komprimiert, Hirnfunktionen sind gestört.

Ursachen: meist anlagebedingt, erworben durch Verschluß der Liquorräume z.B. durch Tumor, intrakranielle Hämatome, SHT, Entzündungen, Zustand nach OP.

Pflegeleitsymptome
- Hirndruckzeichen durch erhöhten intrakraniellen Druck
- Bewußtseinsveränderung bis Bewußtlosigkeit
- Atemstillstand durch Einklemmung des Hirnstamms
- Gangataxie.

Diagnostik
- Klinisch-neurologische Untersuchung
- Augenärztliche Untersuchung auf Stauungspapille
- CT/MRT: Ventrikelweite, Hirndruckzeichen.

Therapie
- Möglichst Ursache beseitigen, z.B. Tumorextirpation
- Anlage eines Shuntsystems z.B. offener Überlauf (☞ Abb. 14.7), Drainage ohne Ventil, Drainage in die V. jugularis (ventrikulo-jugulärer Shunt ☞ Abb. 14.8) oder in die Peritonealhöhle (ventrikulo-peritonealer Shunt).

Spezielle perioperative Pflege
Präoperative Pflege
- Kontrollieren: Bewußtseinslage, HF, Atmung, RR, neurologischer Status
- Lagern: zur Druckentlastung Oberkörper 30° hochlagern; wegen Dekubitusgefahr Kopf weich unterpolstern; Kopf beim Hochnehmen und Tragen unterstützen
- Bei Säuglingen tägl. Kopfumfang und Strecke von Ohr-zu-Ohr mit Metallband messen, Meßpunkte markieren; Spannungszustand der Fontanelle beobachten
- OP vorbereiten: 6 Std. vor der OP nüchtern; Prämedikation nach Arztanordnung verabreichen.

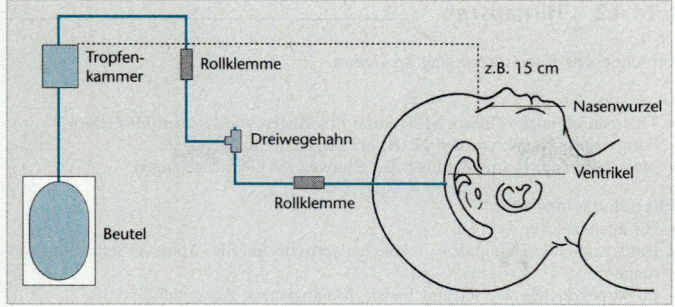

Abb. 14.7: Offene Liquorableitung [L 157]

Postoperative Pflege
- Kontrollieren: Vitalzeichen, neurologischer Status
- Nach Arztanordnung lagern. Grundsätze: Kopf nicht auf operierte Seite lagern, Haut über dem Shuntsystem ist dünn, erhöhte Dekubitusgefahr
- Wenn Liquorpolster im Shuntverlauf entstehen, Arzt informieren
- Auf Zeichen einer Shuntinsuffizienz achten: Müdigkeit, Kopfschmerzen, Erbrechen, Berührungsempfindlichkeit. Akute Maßnahme: Oberkörper 30° hochlagern, Arzt informieren, Flüssigkeitszufuhr reduzieren
- Zeichen einer Überdrainage: Kopfschmerz, Erbrechen, Übelkeit. Akute Maßnahme: Patienten flach lagern. Viel trinken, evtl. Infusionstherapie
- Ventrikulo-peritonealer Shunt: Patienten sollten vor der ersten postop. Mahlzeit abgeführt haben
- Bei Säuglingen: tägl. Kopfumfang und Strecke von Ohr zu Ohr messen und dokumentieren. Meßpunkte markieren.
- ! Fieber kann durch Shuntinfektion entstehen.

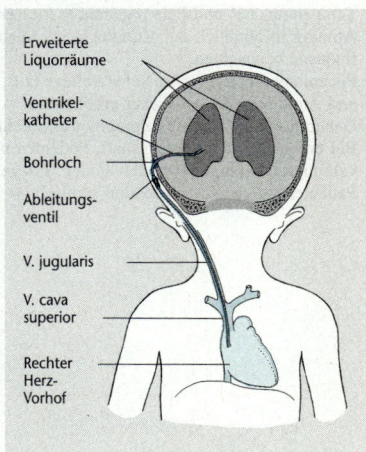

Abb. 14.8: Ventrikulo-jugulärer Shunt [L 190]

| 14.4.3   Hirnabszeß

Umschriebene Eiteransammlung im Gehirn.

Ursachen
- Traumatisch nach offenem SHT durch Eindringen von Keimen ins Gehirn
- Fortgeleitete Keime aus den NNH, bei Mittelohrentzündung
- Metastasierend: Keime die über den Blutweg ins Gehirn gelangen.

Pflegeleitsymptome
- Hirndruckzeichen ☞ 14.1
- Herdsymptome: Hemiparese, fokale epileptische Anfälle, Aphasie, Sensibilitätsstörungen
- Infektionszeichen wie leichtes Fieber, Meningismus, Abgeschlagenheit.

Therapie
- Abszeßpunktion, Spüldrainage zur Spülung mit Antibiotikalösung
- Breitbandantibiotika
- Dexamethason® (Glukokortikoid) zur Hirnödemprophylaxe.

Spezielle Pflege
- Neurologisch überwachen: Ansprechbarkeit, Motorik, Krämpfe
- Temperatur, RR und Puls regelmäßig messen
- Atmung in Hinblick auf pathologische Atemtypen (Biotsche Atmung) und Atemfrequenz beobachten
- Pneumonieprophylaxe, da Schutzreflexe (z.B. Hustenreflex) reduziert, Atmung flach und Atemfrequenz bei Fieber erhöht sind
- Dekubitus- und Thromboseprophylaxe durchführen, ATL übernehmen
- Bei erhöhter Krampfbereitschaft, Patienten unbedingt abschirmen. Zimmer abdunkeln und auf ruhiges Arbeiten achten. Pflege bei Krampfanfall ☞ 7.12
- Patienten mit Spüldrainage sind septisch (☞ 8.3.1).

14

14.5   Intrakranielle Blutungen

| 14.5.1   Epidurales Hämatom _____

Meist arterielle Blutung zwischen Schädelknochen und harter Hirnhaut.

Ursachen: Verletzung der A. me-
ningea media oder einer ihrer Äste,
bedingt durch eine Fraktur der Ka-
lotte (meist Temporalschuppe),
Blutung aus den Venensinus der
Dura.

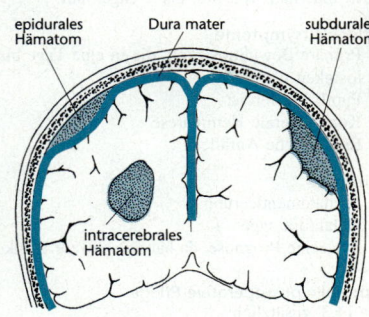
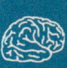

Abb. 14.9: Intrakraniale Hämatome [L 190]

Pflegeleitsymptome
- Einseitige Pupillenerweiterung
  auf der Hämatomseite
- Kontralaterale Halbseitenzei-
  chen, d.h. auf der entgegenliegen-
  den Seite des Blutungsherdes ent-
  steht eine Parese
- Hirndrucksymptomatik
- Bewußtseinsstörung
- Selten klassischer Verlauf mit
  freiem Intervall: kurze initiale
Bewußtlosigkeit, kurzes Aufklaren, dann erneute Bewußtlosigkeit.

Therapie
- Hämatomentleerung so schnell wie möglich. Nach Trepanation wird das Hämatom
  abgesaugt und die Blutung durch Koagulation oder Gefäßunterbindung gestillt
- Ablaufdrainagen einlegen.

Spezielle Pflege
Präoperativ
- Atmung, neurologischen Status wie Pupillen, Motorik und Reaktion überwachen
- Rasche präop. Vorbereitung veranlassen: venöser Zugang, Rasur, Labor: Blutgruppe,
  Kreuzblut, BB, Gerinnung, E'lyte ✍.

Postoperativ
- Atmung und neurologischen Status wie Pupillen, Motorik und Reaktion beobachten
- RR und Puls kontrollieren
- Drainagebeutel auf Nachblutungen überprüfen
- Hirnschädigungen liegen oft nicht vor: Patienten können zur Dekubitusprophylaxe
  gelagert werden, frühzeitige Mobilisation ist möglich ✍.

| 14.5.2   Subdurales Hämatom

Großflächige Blutung zwischen Dura mater und Arachnoidea.

Ursachen: Kontusionsblutung, Verletzung der Brückenvenen oder des Sinus cavernosus durch massive Gewalteinwirkung auf den Schädel.

Akutes subdurales Hämatom

Tritt innerhalb von Std. bis 3 Tagen auf.

14

Pflegeleitsymptome
- Primäre Bewußtlosigkeit, die in eine Tage bis Wo. andauernde sekundäre Bewußtlosigkeit übergeht
- Pupillendifferenz
- Kontralaterale Hemiparese
- Epileptische Anfälle.

Therapie
- Hämatomentleerung
- Ablaufdrainage
- ! Schlechte Prognose, da häufig schwere Hirnkontusion vorliegt.

Spezielle postoperative Pflege
☞ 14.3, zusätzlich:
- Tägl. Verband wechseln, absolute Asepsis einhalten
- Drainagebeutel gut sichtbar und sicher aufhängen, Sekretmenge und -farbe dokumentieren
- Wenn Patient umgelagert wurde überprüfen, ob Sekret über die Drainageleitungen ungehindert abfließen kann.

Chronisch subdurales Hämatom

Kann sich nach Wo. bis Mon. ausbilden. Häufig bei alten Menschen und Alkoholikern, da bei diesen oft eine Hirnatrophie mit Vergrößerung des Subduralraumes besteht.

Pflegeleitsymptome
- Kopfschmerzen
- Schwindel
- Verwirrtheit
- Persönlichkeitsveränderungen
- Merkfähigkeitsstörungen
- Krampfanfälle
- Halbseitenlähmung.

Therapie: Bohrloch, Einlegen einer Drainage zum Ablaufen des Hämatoms. Nach einigen Tagen kann die Drainage gezogen werden. Verschließen des Bohrloches durch eine Hautnaht. Gute Prognose.

Spezielle postoperative Pflege
☞ 14.3, s.o. Pflege bei akutem subduralem Hämatom.
- Tägl. Verband wechseln
- Drainagebeutel gut sichtbar und sicher aufhängen, Drainage so verbinden, daß sie nicht abknicken kann, Sekretmenge und -farbe dokumentieren.

▎ 14.5.3.   Subarachnoidalblutung (SAB)

Blutung in den Subarachnoidalraum.

Ursache
- Meist Ruptur eines Aneurysmas basaler Hirnarterien
- Angiomblutung
- Blutung aufgrund einer Hypertonie
- Antikoagulantienbehandlung
- Traumatisch.

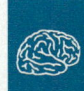

Pflegeleitsymptome
- Akut einsetzender, vernichtender Kopfschmerz von Nacken oder Stirn über den ganzen Kopf ausbreitend
- Übelkeit, Erbrechen, RR-, HF- und AF-Schwankungen
- Meningismus
- Zunehmende Bewußtseinstrübung
- Neurologische Ausfälle je nach Lokalisation der Blutung.

Gradeinteilung der Blutung nach Hunt und Hess	
Grad 1	Leichter Kopfschmerz, leichter Meningismus
Grad 2	Massiver Kopfschmerz, ausgeprägter Meningismus
Grad 3	Somnolenz, Verwirrtheit, neurologische Ausfälle
Grad 4	Soporös, Halbseitensymptomatik
Grad 5	Tiefes Koma, vegetative Störungen

Komplikationen
- Rezidivblutungen bis zu 2 Wo. nach Initialblutung
- Vasospasmen führen zu verengten Gefäßen und somit zur Ischämie, tritt oft nach einer Wo. auf
- Hydrocephalusentwicklung durch Verklebung, meist nach einer Wo.
- Vasogenes Hirnödem.

Therapie
Operative Therapie
- Aneurysmaclipping: Nach Trepanation und Freipräparieren des Aneurysmas kann der Aneurysmahals mit einer Metallklammer unterbunden werden
- Coiling: Verschluß des Aneurysmas durch spiralenförmige Verdrehung des angeschlossenen Gefäßes. Verdrehung erfolgt über einen Draht, der sich in einem über die A. femoralis bis zum Aneurysma vorgeschoben Katheter befindet
- Embolisation: Über einen Arterienkatheter wird flüssiger Kunststoff ins Aneurysma gespritzt. Dieser härtet aus und verschließt die Aussackung
- Wrapping: Ummantelung des Aneurysmas mit Muskel oder Kunststoffmaterial.

Postoperative Therapieprinzipien
- Rezidivblutung durch stabile Kreislaufverhältnisse verhindern. Es werden RR-Werte im Normbereich angestrebt
- Vasospasmusprophylaxe z.B. durch Nimotop®
- Hirnödemprophylaxe z.B. mit Kortikoiden.

Spezielle postoperative Pflege

- Vitalwerte, neurologische Funktionen engmaschig beobachten
- Strenge Bettruhe, Oberkörper 30° hochlagern
- Aufregung, Anstrengung und damit RR-Anstieg vermeiden. Unruhige Patienten sedieren, bei Schmerzen regelmäßig Schmerzmittel verabreichen ✍
- Körperpflege übernehmen, der Patient darf nicht aktiv mitarbeiten
- Hirnödemgefahr: Flüssigkeit exakt bilanzieren
- Regelmäßig Laxanzien verabreichen, um den Stuhlgang weich zu halten und starkes Pressen zu vermeiden
- Zimmer abdunkeln, grelle Lichtreize vermeiden, da Patienten häufig starke Kopfschmerzen entwickeln
- Ruhig arbeiten, um den Patienten Ruhe und Sicherheit zu vermitteln.

14

14.6.   Spinale Tumoren

Tumoren, die im Bereich des Wirbelkanals wachsen und die Funktion des Rückenmarks beeinträchtigen. Extramedulläre Tumoren wachsen außerhalb, intramedulläre Tumoren innerhalb des Rückenmarks. Bei extramedullären Tumoren handelt es sich meist um Metastasen von Bronchial-, Mamma-, Prostata-CA.

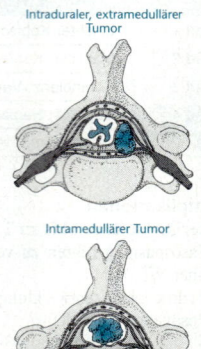

Intraduraler, extramedullärer Tumor

Intramedullärer Tumor

Pflegeleitsymptome

Bedingt durch das Einwachsen der Tumoren in Rückenmark oder Nervenwurzeln.

- Schmerzen werden z.B. mit Gürtelrose, Angina pectoris, Hexenschuß verwechselt. Zunahme der Schmerzen bei Husten, Pressen, Niesen
- Schlaffe oder spastische Hemi- bis Tetraparesen
- Parästhesien
- Bewegungsstörungen
- Blasen- und Darmstörungen, z.B. Inkontinenz.

Therapie

- Tumorexstirpation
- Bei inoperablen Tumoren Entlastungs-OP
- Bestrahlung, verursacht jedoch immer Rückenmarksschäden

Abb. 14.10:
Spinale Tumoren [L 190]

Komplikationen

- Blasen- und Darmstörungen
- Spinaler Schock: Vollständiger Funktionsausfall des Rückenmarks unterhalb der Verletzungsstelle. Dauer: Std. bis Wo. Symptome: Gefäßsteuerung ist aufgehoben, Zeichen eines hypovolämischen Schocks; Reflexe fehlen; Bewegungs-, Gefühlsstörungen; Blasen- und Darmlähmung; erhöhte Dekubitusgefahr durch verminderte Hautdurchblutung
- Para- oder Tetraplegie, falls der Tumor nicht entfernt werden kann.

Spezielle postoperative Pflege
- Unmittelbar postop. wird der Patient intensivmedizinisch betreut
- Lagern: mit dem Operateur absprechen, Patienten immer zu zweit umlagern, evtl. ist ein Spezialbett erforderlich ✍. Patienten auf die Bettpfanne rollen, nicht heben, sonst zu starker Druck im OP-Gebiet
- Hilfe bei den ATL, erhalten gebliebene Fähigkeiten unterstützen
- Klingel in Patientennähe anbringen
- Prophylaxen ☞ 2.5
- Pflege bei bleibender Querschnittslähmung ☞ 9.4.2
- KG, frühzeitig Rehabilitation beantragen ♔.

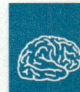

14.7.   Schädigung einzelner peripherer Nerven

Ursachen
- Unsachgemäße Lagerung im OP oder bei diagnostischen Untersuchungen
- Tumoren
- Schnittverletzungen
- Injektionen
- Frakturen, dadurch Verschiebung von Knochenfragmenten.

Pflegeleitsymptome
- Sensible Störungen: Minder- oder Mißempfindungen im Hauptversorgungsgebiet des betroffenen Nerven, Schmerzen, Empfindungsstörungen z.B. bei Temperatur- und Tastsinn
- Motorische Störungen: schlaffe Paresen, vegetative Störungen, Störung der Durchblutung.

Therapie
- Neurolyse: Herauslösen der Nerven aus dem Gewebe
- Nervennaht: Wiedervereinigung durchtrennter Nerven
- Bei unversorgten Verletzungen wachsen die Nervenfasern wild. Es können Neurome entstehen (benigne Tumoren).

Spezielle postoperative Pflege
Ziel: sekundäre Kompression vermeiden
- Puls an der Extremität prüfen
- Hauttemperatur prüfen
- Verband darf nicht zu fest sitzen
- Bei Schwellung und Schmerzen den Verband lösen
- Extremität nach Nerventransplantationen ruhigstellen
- Nach zwei bis drei Wo. Behandlung mit Reizstrom, um Muskelatrophie zu vermeiden. KG, um Gelenkkontraktionen zu verhindern ✍.

14

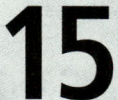

Heiko Krabbe
Ines Trede

Urologie

15.1   Leitsymptome

| 15.1.1   Miktionsstörungen

15

Oligurie und Anurie
Oligurie: Harnproduktion $\leq$ 500 ml/Tag ($\leq$ 20 ml/Std.).
Anurie: Harnproduktion $\leq$ 100 ml/Tag ($\leq$ 5 ml/Std.).

Ursachen: akutes Nierenversagen, Dehydratation, Harnverhalt durch Abflußbehinderung z.B. bei Prostatahyperplasie.

Pflege und Hinweise
- Prüfen, ob der Katheter verstopft oder abgeklemmt ist
- Kontrollieren, ob die Trinkmenge ausreichend ist, der Patient unter Durchfall, Erbrechen, Fieber leidet oder übermäßig schwitzt
- Arzt informieren
- Untersuchungen vorbereiten ✍: Rö.-Thorax, Nieren-Leeraufnahme, evtl. Infusionsurogramm, Blutuntersuchung auf BB, E'lyte, Harnstoff, Krea, 24-Stundenurin
- Ein- und Ausfuhr genau bilanzieren.

Polyurie
Erhöhung der Urinmenge auf mehr als 3 l täglich, in Extremfällen auf 10–20 l (physiologisch: 1,5–2 l).

Ursachen: späteres Stadium des Nierenversagens oder der Niereninsuffizienz, Hyperglykämie; physiologisch nach Alkoholkonsum.

Pflege und Hinweise
- Patienten beobachten: Durst, gieriges Trinken, Durstfieber, Exsikkosezeichen. Motorische Unruhe, Konzentrationsstörungen, Krampfanfälle, Bewußtseinsstörung durch E'lytverschiebungen
- Bei Diabetikern Blutzucker überprüfen
- Für Flüssigkeits- und E'lyteausgleich sorgen ✍
- Pflege: Nierenversagen, Niereninsuffizienz ☞ 6.3, Hyperglykämie ☞ 6.4.

Pollakisurie
Häufiger Harndrang mit jeweils nur geringer Urinmenge bei normaler Ausscheidung über 24 Std.

Ursachen: Harnweginfekt, Urethritis, Prostatahyperplasie, verminderte Blasenkapazität durch Blasensteine oder raumfordernde Prozesse wie Blasentumor, Prostatakarzinom.

Pflege und Hinweise
- Patienten beobachten: Entzündungszeichen an der äußeren Harnröhrenöffnung, Fieber
- Diagnostik vorbereiten: Urinsediment und -kultur, Sonographie, Zystoskopie, Uroflow ✍.

Nykturie
Vermehrtes nächtliches Wasserlassen.

Ursachen: Herz-, Niereninsuffizienz, abendliche Diuretikaeinnahme.

Pflege und Hinweise
• Patienten beobachten: Dyspnoe, Ödeme als Zeichen der Herzinsuffizienz
• Patienten ggf. bitten, abends nicht zuviel (Alkohol) zu trinken und Diuretika früher einzunehmen.

Dysurie
Erschwertes Wasserlassen, meist verbunden mit Schmerzen oder Brennen.

Ursachen: Harnweginfekte, Tumoren der Blase und Urethra, Urethrastrikturen.

Pflege und Hinweise
• Patienten beobachten: gefüllte Blase, Entzündungszeichen an der äußeren Harnröhrenöffnung, häufiges Wasserlassen, Fieber
• Untersuchungen vorbereiten: Urinsediment und -kultur, Dreigläserprobe (☞ 15.2.1). Sonographie, Infusionsurogramm und Urethrogramm ✍.

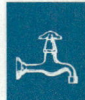

Harnverhalt
Unvermögen, trotz praller Füllung der Harnblase Wasser zu lassen.

Ursachen: mechanisch z.B. bei Prostatavergrößerung, Blasentamponade, neurogen, z.B. bei Bandscheibenvorfall.

Pflege und Hinweise: akuter Harnverhalt nach urologischen Eingriffen wie Harnröhrensuspensions-OP erfordert sofortiges Handeln, Blasenfüllung und damit Belastung der Nähte muß vermieden werden, Maßnahmen ☞ 7.7.

| 15.1.2   Urinbeimengungen

Hämaturie
Krankhafte Ausscheidung von Blutkörperchen mit dem Urin, mit bloßem Auge sichtbar (Makrohämaturie) oder mit speziellen Tests nachweisbar (Mikrohämaturie).

Ursachen: Tumoren, Steine, Entzündungen und Traumen von Nieren und Blase.

Pflege und Hinweise
• Patienten beobachten: Appetitlosigkeit, Kopfschmerzen, Übelkeit, Erbrechen, Ödeme, Hautblutungen. Schmerzen und Verletzungszeichen im Flanken- und Genitalbereich
• Untersuchungen vorbereiten: Zystoskopie (☞ 15.2.3), Urinsediment, Dreigläserprobe ✍
• Kann auch durch Medikamente und Nahrungsmittel (Rote Beete) bedingt sein. Bei Frauen Menstruationsblutung berücksichtigen
• Mind. 3 l Flüssigkeit am Tag trinken lassen (nicht bei Herzinsuffizienz).

Leukozyturie und Pyurie
Krankhafte Ausscheidung von weißen Blutkörperchen mit dem Urin ($\geq$ 10 Leukozyten/mm^3). Ist erst durch Urinuntersuchung nachweisbar. Pyurie (Eiterharn) ist mit bloßem Auge sichtbar (wolkige Trübungen und Schlieren).

Ursachen: Harnweginfekt, Tbc, Pilz- und Virusinfektionen.

Pflege und Hinweise
- Patienten beobachten: Fieber, Abgeschlagenheit, häufiger Harndrang, Schmerzen, Entzündungszeichen im Genitalbereich
- Untersuchungen vorbereiten: Urinstix, Urinsediment, BB, Sonographie ✍
- Mind. 3 l Flüssigkeit am Tag trinken lassen (nicht bei Herzinsuffizienz).

Bakteriurie
Bakterien im Urin (signifikant ab 10^5 Keimen/ml im Mittelstrahlurin).

Ursachen: unkomplizierter Harnweginfekt, Pyelonephritis, Prostata- oder Blasen-Karzinom.

15

Pflege und Hinweise
- Patienten beobachten: Erbrechen, Appetitlosigkeit, Fieber, Schmerzen in Bauch und Nierenlager, übelriechender Urin, Dysurie, Pollakisurie
- Untersuchungen vorbereiten: Urinsediment, Dreigläserprobe, Sonographie, Infusionsurogramm, Urethrogramm ✍
- Mind. 3 l Flüssigkeit am Tag trinken lassen (nicht bei Herzinsuffizienz).

Proteinurie
Ausscheidung von Eiweiß im Urin ≥ 150 mg/24 Std.

Ursachen
Harnweginfekte, vaginaler Fluor, Glomerulonephritis. Auch bei Fieber, Kälte und körperlicher Anstrengung. Massive Proteinurie (≥ 5 g/Tag) bei nephrotischem Syndrom, EPH-Gestose mit Ödembildung.

Pflege und Hinweise
- Patienten beobachten: Fieber, Appetitlosigkeit, Ödeme im Gesicht und um die Augen, Unterschenkelödeme. Aufgetriebener Bauch durch Aszites, rasche Gewichtszunahme
- Untersuchungen vorbereiten: Teststreifen auf Protein, Albumin. BB, E'lyte, Harnstoff, Krea. Sonographie, Infusionsurogramm ✍.

❘ 15.1.3 Schmerzen

Kolikartiger Schmerz, Flankenschmerz
Auf- und abschwellende, oft in Rücken oder Genitalbereich ausstrahlende Schmerzen in einer Flanke. Tritt bei Verlegung eines Hohlorgans, z.B. des Harnleiters, durch Steine auf. Patient ist unruhig und krümmt sich vor Schmerzen (☞ 15.8).

Dauerhafter Schmerz: dumpfer Schmerz oder Druckgefühl, z.B. bei Entzündungen oder Tumoren.

Stechender Schmerz: meist vom mittleren Unterbauch bis in die Harnröhre ziehend, z.B. bei Harnverhalt oder nach diagnostischen bzw. therapeutischen Eingriffen über die Urethra.

Pflege bei Schmerzen: ☞ 19.

15.2　Spezielle Diagnostik

| 15.2.1　Urinuntersuchungen

Methoden der Uringewinnung

Spontanurin: äußere Harnröhrenmündung säubern und den spontan entleerten Urin in einem sauberen Gefäß auffangen lassen.

Mittelstrahlurin: Vorher gründliche Intimpflege, bei bakteriologischen Untersuchungen das äußere Genitale desinfizieren lassen; erste Urinportion verwerfen, die mittlere Urinportion in ein steriles Gefäß (Kulturbecher) auffangen, sterile Einmalhandschuhe verwenden.

Katheterurin: Möglichst Einmalkatheter verwenden. Vorher Genital sorgfältig reinigen. Bei Dauerkatheterträgern Urin nie aus dem Beutel entnehmen, sondern nach sorgfältiger Desinfektion der speziellen Entnahmestelle am Katheter mit steriler Spritze und Kanüle gewinnen, nach Entnahme Klemme öffnen, vorher Katheter für ca. 20 Min. abklemmen.

Zwei- und Dreigläserprobe (Exprimaturin)

Wie beim Mittelstrahlurin vorgehen, aber die erste, zweite und je nach Anordnung die dritte Urinportion in getrennten Gefäßen auffangen. Vor der dritten Portion wird die Prostata massiert ℧.

Sammelurin

- Indikationen: Krea-Clearance, quantitative E'lyte- oder Eiweißausscheidung, Stoffwechseluntersuchungen
- 12- oder 24-stündige Sammelperiode genau einhalten. Gesamten Urin in sterilem Behälter aufbewahren, abgedeckt und kühl lagern
- Vor Beginn letzte Urinmenge verwerfen und alle nachfolgenden Urinportionen in das Sammelgefäß entleeren, den letzten Urin nach Ende der Sammelzeit noch auffangen. Urin im Sammelgefäß umrühren und Urinprobe entnehmen. Mit Begleitzettel und weiteren Angaben, z.B. Gewicht des Patienten, Urin-Gesamtmenge, ins Labor bringen.

Labordiagnostik

Urinsediment

Ca. 10 ml Mittelstrahlurin oder Zwei- und Dreigläserprobe gewinnen. In beschriftetes Spitzglas füllen und ins Labor bringen.

Urinkultur

Ca. 50 ml Mittelstrahlurin oder Katheterurin gewinnen. Nährboden des Probenröhrchens in den Urin tauchen, abtropfen lassen und im sterilen Röhrchen zum Brutschrank bringen.

Streifen-Schnelltest

Teststreifen kurz in den Urin tauchen, überschüssigen Urin abstreifen, Wartezeit einhalten und Färbung mit beiliegendes Farbskala vergleichen. Ergebnis dokumentieren.

15

Spezifisches Gewicht
Meßzylinder füllen, bis Urometer schwimmt und nicht den Innenrand des Zylinders berührt, Meßwert vom Urometer am Oberrand des Flüssigkeitsspiegels ablesen und dokumentieren.

Kreatinin-Clearance
24 Std.-Urin sammeln, mindestens 1,5–2 l. Vor Sammelbeginn Blase entleeren lassen. Patienten viel trinken lassen. Vor Abnahme der Probe Urin gut umrühren. Gewicht des Patienten, Sammelperiode und Ausscheidungsmenge auf Begleitzettel vermerken und mit einer Probe des gesammelten Urins ins Labor geben.

Urinzytologie: Frisch gelassenen Tagesurin auffangen, keinen Morgenurin verwenden, da die Zellen zerstört sein können.

Urodynamische Untersuchungen
Uroflowmetrie
Patient uriniert auf speziellem Miktionssitz, wobei die Harnstrahlstärke und Harndurchflußmenge pro Zeiteinheit erfaßt werden. Anschließend meist sonographische Restharnbestimmung.
- Patient soll mit der Miktion warten, bis der Harndrang sehr stark ist
- Patienten bitten, in den Trichter auf dem Miktionssitz mit Druck zu urinieren, bis die Blase vollständig entleert ist
- Untersuchung ist nur sinnvoll, wenn die Urinportionen größer als 150 ml sind.

Zystometrie
Zur Unterscheidung der Inkontinenzformen. Wie Uroflow, nur wird die Harnblase mit NaCl 0,9 % aufgefüllt. In Blase und Enddarm eingelegte Meßsonden erfassen auftretende Druckwerte.

| 15.2.2 Bildgebende Verfahren _____

Angiographie der Nierengefäße ☞ 13.2.

Sonographie
Nieren, Blase, Prostata, Hoden
Bei Meteorismus am Vortag entblähende Mittel z.B. Sab simplex® und Getränke (ohne Kohlensäure) geben ✍. Patient soll mit gefüllter Harnblase zur Sonographie gehen.

Restharnbestimmung: Patient soll vor der Untersuchung Wasser lassen. Danach wird der Restharn sonographisch bestimmt.

Röntgen
Nierenleeraufnahme: keine besondere Vorbereitung erforderlich.

Intravenöses Urogramm (i.v.-Pyelogramm), Infusionsurographie
Darstellung der Nieren und ableitenden Harnwege mittels Kontrastmittel, das per Infusion zugeführt wird.
- Am Vortag Patienten mildes Abführmittel geben ✍. Diät: Tee, Zwieback, Bouillon, Reis, nach dem Abendbrot nüchtern lassen, trinken bis 22 Uhr erlaubt
- Am Untersuchungstag evtl. entblähende Mittel geben. Direkt vor der Untersuchung Blase entleeren lassen bzw. Katheter abklemmen
- Nach der Untersuchung Vitalfunktionen überwachen.

Urethrozystogramm und Miktionsurethrogramm
Urethrozystogramm: Darstellung von Harnröhre und Blase durch Einspritzen von Kontrastmittel in die Harnröhrenöffnung.

Miktionsurethrogramm
• Blase wird über den Katheter mit Kontrastmittel gefüllt, anschließend die Miktion unter Durchleuchtung beobachtet
• Vor der Untersuchung Blasenkatheter legen, Urinkultur abnehmen, um akuten Harnweginfekt auszuschließen ✍
• Nach der Untersuchung auf Zeichen einer Harnweginfektion achten.

Retrogrades Pyelogramm
Während einer Zystoskopie wird ein Ureterenkatheter in einen Harnleiter vorgeschoben und über diesen Kontrastmittel gegeben.
• Vorbereiten wie Zystoskopie (☞ 15.2.3)
• Abklären, ob der Patient nüchtern sein muß und Antibiotika gegeben werden sollen
• Nach der Untersuchung auf Zeichen einer Harnweginfektion achten.

Nierenszintigraphie: Erfaßt die Ausscheidungsleistung der Nieren. Urin sofort nach der Untersuchung entsorgen, da schwach radioaktiv.

| 15.2.3 Invasive Diagnostik

| Urethro-Zystoskopie

Endoskopischer Eingriff zur Beurteilung von Blase und Harnröhre. Bei Einsatz von Spezialendoskopen und -geräten wie Sonden und Fußzangen zur Fremdkörper- oder Steinentfernung sowie Elektroresektionsinstrumenten (☞ TURP 15.7.1) sind gleichzeitig therapeutische Eingriffe möglich.
• Vor der Untersuchung dem Patienten die Möglichkeit zur Blasenentleerung geben, ggf. transurethralen Dauerkatheter entfernen, Prämedikation nach Arztanordnung verabreichen
• Nach der Untersuchung auf Zeichen einer Harnweginfektion achten
• Pflege bei TURP ☞ 15.7.1.

| Nierenbiopsie

Indikationen: kongenitale oder erworbene Nierenerkrankungen mit eingeschränkter Nierenfunktion.

Vorbereiten
• I.v.-Pyelogramm oder Sonographie zum Ausschluß einer Einzelniere
• Labor: Blutgruppenbestimmung, BB, Gerinnungsstatus, Blut für Kreuzprobe bereithalten
• Patienten über die Untersuchung informieren
• Patient ist am Untersuchungstag nüchtern
• I.v.-Zugang, Sedation oder Narkose vorbereiten 🖐.

Material
• Hautdesinfektionsmittel, sterile Handschuhe, steriler Kittel, Lochtuch, Tupfer
• Lokalanästhesie

- Menghini-Nadel oder Einwegbiopsie, Skalpell, Nahtmaterial
- Verbandmaterial
- Laborröhrchen mit Trägersubstanz (z.B. Formalin), Begleitpapiere.

Durchführen

- Patienten auf den Bauch lagern (feste Unterlage), Sandsack oder große Moltonrolle unter das Abdomen legen
- Arme zu beiden Seiten des Kopfes legen oder nach unten strecken
- Eine Pflegekraft assistiert dem Arzt beim Eingriff, zweite widmet sich dem Patienten
- Punktion des unteren Nierenpols unter Ultraschall-Kontrolle.

Nachsorge

- Kompressionsverband anlegen, 6 Std. Rückenlage, Sandsack unter die Punktionsstelle legen
- 24 Std. Bettruhe, 6 Std. Nahrungskarenz
- Vitalzeichen kontrollieren: die ersten 6 Std. alle 30–60 Min., später 2–4stdl. nach Absprache mit dem Arzt
- Auf Nachblutungen und Hämaturie achten
- BB und Hb nach 6 und 24 Std kontrollieren.

Komplikationen

- Blutungen, Kollaps, Schock
- Infektionen des Stichkanals
- Verletzungen der Nachbarorgane.

15

15.3   Blasen- und Ureterenkatheter

Suprapubischer Blasenkatheter ☞ 3.5.1, Nephrostomiekatheter ☞ 3.5.2, Ureterostoma ☞ 3.5.3.

15.3.1   Blasenkatheter

Katheterarten

- Einmalkatheter: vorwiegend für die diagnostische Anwendung z.B. Abnahme von Katheterurin, therapeutisch bei Blasenentleerungsstörungen. Material: PVC
    - Nélaton-Katheter mit gerader Spitze zur Katheterisierung von Frau und Mann
    - Mercier-Katheter mit abgebogener Spitze zur Katheterisierung der Frau
- Verweilkatheter: zweiläufig mit Ballon und Anschluß für Blockerspritze; werden therapeutisch angewendet. Material: Silikon, evtl. mit Teflon-Beschichtung
    - Nélaton-Katheter mit gerader Spitze
    - Tiemann-Katheter mit abgebogener Spitze, erleichtert das Katheterisieren beim Mann
- Spülkatheter (Hämaturiekatheter): dreiläufig mit Zulauf, Ablauf und Blockballon. Indikationen: nach transurethralen und offenen OP an Blase und Prostata (TURP, TURB), Prostataadenomenukleation, Blasenwandteilresektion, Primärversorgung bei starker Hämaturie oder Tamponade
- Silikon- oder hydrogelbeschichtete Latexkatheter (z.B. Biocath®): Beschichtung vermindert Verbacken mit der Wunde; Katheter werden eingesetzt nach Harnröhrenschlitzungen, radikaler Prostatektomie, zur Verhinderung von (Re-)Strikturierungen, nach plastischen Harnröhren-OP
- ! Katheterstärken bei nicht verengter Urethra: Kinder 8–10 Ch., Frauen 12–14 Ch., Männer 16–18 Ch.

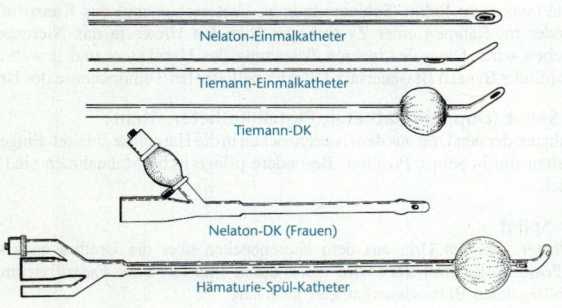

Nelaton-Einmalkatheter

Tiemann-Einmalkatheter

Tiemann-DK

Nelaton-DK (Frauen)

Hämaturie-Spül-Katheter

Abb. 15.1: Harnblasenkatheter [L 190]

15

Pflege bei liegendem Blasendauerkatheter

- Vor Pflegemaßnahmen am Katheter Hände desinfizieren
- Dauerkatheter regelmäßig auf Durchgängigkeit überprüfen
- Zusätzlich zur Intimhygiene 2 x tägl. Harnröhreneingang und Katheter mit Schleimhautdesinfektionslösung, z.B. Betaisodona®, reinigen
- Borkenbildung vermeiden, Sekretverkrustungen mit Schleimhautdesinfektionsmittel entfernen
- Auf hygienischen Umgang mit dem Drainagesystem achten: Urin ausschließlich aus der vorhandenen Urinentnahmestelle abpunktieren, Ablaßschlauch in die Halteschlaufe stecken, System nie auf den Boden legen
- Abknicken und Kompression des Katheterschlauches vermeiden: Stagnation des Harnflusses vermehrt Keime, begünstigt Infektionen der ableitenden Harnwege
- Patienten darauf hinweisen, den Urinbeutel nicht über Blasenniveau anzuheben
- Alle 2–6 Wo. den Katheter wechseln, auch bei komplikationsloser Liegezeit ✍️.

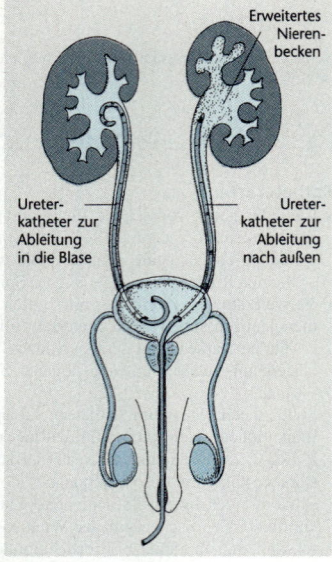

Abb. 15.2:
Innerer (li) und äußerer(re) Splint [L 190]

| 15.3.2   Ureterenkatheter

Hohlsonde (synonym: Splint, Schienungsdraht, Ureterschienung) aus Kunststoff, die intraop. oder im Rahmen einer Zystoskopie über den Ureter in das Nierenbecken vorgeschoben wird. Dient der inneren Schienung des Harnleiters und gewährleistet den Urinabfluß z.B. nach Blasenersatz-OP oder palliativ bei Tumorstenose des Ureters.

Innerer Splint (Doppel-J-Katheter, Pigtail-Katheter, Stent)
Ureterkatheter, der den Urin aus dem Nierenbecken in die Harnblase ableitet. Eingerollte Enden halten ihn in seiner Position. Besondere pflegerische Maßnahmen sind nicht erforderlich.

Äußerer Splint
Ureterkatheter, der den Urin aus dem Nierenbecken über die Urethra nach außen ableitet. Position des Katheters wird meist durch Pflaster- oder Fadenfixierung am zusätzlich liegenden Blasendauerkatheter gesichert.

Pflege
- Solange der Ureterenkatheter liegt, Bettruhe einhalten lassen ✍
- Katheter niemals abklemmen: durch Harnstau (Druck) wird das Nierenbecken geschädigt. Auf Symptome einer Nierenstauung wie Flanken- und Rückenschmerzen achten
- Äußeren Splint am Blasenkatheter ausreichend fixieren, Fixierung tägl. überprüfen. Zug am Ureterenkatheter vermeiden
- Ausscheidung engmaschig kontrollieren, Fördermenge vom äußeren Splint und vom Dauerkatheter dokumentieren
- Durchgängigkeit des Katheters regelmäßig überprüfen. Arzt informieren, wenn der Katheter verstopft ist. Katheter auf Anordnung mit 1–2 ml NaCl 0,9 % vorsichtig durchspülen. Adapter vom Ablaufbeutel nicht zu fest andrehen, Lumen der Schiene wird sonst verengt bzw. verschlossen
- Patienten zur Förderung der Diurese ca. 3 l/Tag trinken lassen.

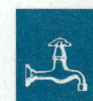

15.4   Erkrankungen der Nieren

| 15.4.1   Tumoren der Niere

| Nierenzellkarzinom

Primäres Nierenmalignom beim Erwachsenen, das Nierenadenom- oder Tubuluszellen entwickelt. Meist lymphogen oder hämatogen metastasierend. Ursachen sind unbekannt, zur Entstehung tragen evtl. hormonelle, genetische Einflüsse, cholesterin- und fettreiche Nahrung, Nikotin- und Alkoholabusus bei. Altersgipfel 45.–65. Lj., Männer : Frauen = 2 : 1. Ohne Metastasierung liegt die 5-Jahres-Überlebensrate bei ungefähr 45 %, bei Einbruch in die Nierenvene oder Metastasierung in die LK unter 20 %.

Pflegeleitsymptome
- Meist asymptomatischer Verlauf, sonographischer Zufallsbefund
- Evtl. schmerzlose Hämaturie, Flankenschmerz als Spätsymptom
- Untypische Symptome wie Gewichtsabnahme, Leistungsknick, subfebrile Temperaturen, gastrointestinale Beschwerden
- Hormonale Effekte wie Gynäkomastie, Libidoverlust, Hypertonie.

Diagnostik vorbereiten ✍
- Urin auf Erythrozyten
- Blut: Differential-BB, E'lyte, BSG, adenosindesaminasebindendes Protein (ADPD), Erythropoetin
- Evtl. Rö.-Thorax, Sono, Urogramm, CT, MRT, Angiographie (DSA), Cavographie.

Operative Therapie
- Tumornephrektomie mit Lymphadenektomie
- Nierenteilresektion bei Befall einer Einzel- oder Restniere
- Palliative Nephrektomie bei Beschwerden wie Blutung, Schmerzen
- Blutungsstillung durch Embolisation der A. renalis bei inoperablen Patienten mit massiver rezidivierender Makrohämaturie.

Wilms-Tumor (Nephroblastom)

Häufigster bösartiger Nierentumor bei Kindern, Erkrankungsalter oft 1.–5. Lj. Histologisch embryonale Mischgeschwulst, d.h. aus unreifen Geweben verschiedener Keimblätter zusammengesetzt. Trotz hoher Malignität relativ gute Prognose: 5-Jahres-Überlebensrate von ca. 80 %.

Symptome, Erkrankungsstadien

Meist schmerz- und symptomlos, selten Hämaturie, Gewichtsverlust.

Stadieneinteilung der National Wilms Tumor Study Group (NWTS)	
I	Tumor auf eine Niere beschränkt, intakte Kapsel
II	Tumor überschreitet die Nierenkapsel, Infiltration ins Fettgewebe oder in die Gefäße, chirurgisch vollständig resezierbar, a) ohne, b) mit paraaortalem Lymphknotenbefall
III	Nicht hämatogene Metastasierung intraabdominal und/oder Z.n. Biopsie oder intraop. Ruptur und/oder nicht komplett resezierbar wegen Befall lebenswichtiger Organe und/oder paraaortale Lymphknotenmetastasen
IV	Hämatogene Metastasen in Lunge, Leber, Hirn, Knochen
V	Beidseitiger Nierenbefall

Diagnostik vorbereiten ✍

- Routinelabor, Erythropoetin
- Sono, MRT
- Kontrastmitteldarstellung der Vena cava (Cavographie).

Operative Therapie

OP-Indikationen: Wilms-Tumor Stadium I und II, bei Stadien III bis V erst nach Verkleinerung der Tumormasse durch Radiatio und Chemotherapie.

OP-Verfahren: Tumornephrektomie, postop. sind oft Chemotherapie und Radiatio erforderlich, Beginn Radiatio innerhalb von 4.–8 Tagen postop.; Dauer 3–5 Wo.

Nephrektomie

Nephrektomie: Entfernung einer Niere, bei Nephroureterektomie zusätzlich Entfernung des Harnleiters.

Präoperative Pflege

- Rasieren: Flanke der betroffenen Seite bis zur Nabellinie und den Brustwarzen, oder von den Brustwarzen bis zur Oberschenkelmitte; evtl. Rasur beider Flanken notwendig (Operateur fragen)
- Darm reinigen: am Tag vor der OP flüssige Kost, orales Abführmittel, abends Klysma verabreichen ✍
- Labor: Blutabnahme für OP-Routine, komplette Gerinnung, Harnstoff, Krea, Blutgruppe, 2 EK kreuzen und bereithalten; Urinkultur ✍
- Low-dose Heparin geben.

Postoperative Pflege
Komplikationen erkennen
- Hypovolämischer Schock möglich; bei unauffälligem Verlauf Vitalwerte am OP-Tag in den ersten 6 Std. 3 x stdl., danach stdl. überwachen und protokollieren
- Nireninsuffizienz möglich, bestehende Insuffizienz kann zunehmen: Ein- und Ausfuhr bilanzieren, Stundenurimeter verwenden, darauf achten, daß Nierenwerte mind. tägl. überprüft werden.

Wunde, Katheter und Drainagen überwachen
- Wunde auf Nachblutungen überprüfen, ersten Verband frühestens nach 48 Std. wechseln, bei stärkerer Wundblutung nach Bedarf ✍
- Dauerkatheter: Bei Nephrektomie möglichst am 2. postop. Tag entfernen ✍, bei Nephroureterektomie wird der Katheter zur Schienung meist 7 Tage belassen
- Robinson- und Redondrainage: Menge, Farbe des Wundsekrets überprüfen, auf ausreichenden Sog achten, bei geringen Fördermengen entfernen, spätestens am 3.–4. postop. Tag ✍.

Infusionen, Abführen und Kostaufbau ✍
- OP-Tag: mindestens 2 l Infusionsflüssigkeit
- 1. postop. Tag: Tee und 2 l Infusionsflüssigkeit
- 2. postop. Tag: orales Abführmittel, bei Mißerfolg abends Klistier. Tee und 1 l Infusionsflüssigkeit, nach dem Abführen flüssige Kost
- 3. oder 4. postop. Tag: leicht Vollkost.

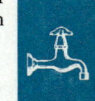

Weitere Pflege
- Für ausreichende Analgesierung sorgen
- Patient toleriert meist nur Rückenlage, sorgfältige Dekubitus- und Pneumonieprophylaxe erforderlich
- Mobilisieren: am OP-Tag abends Sitzen auf der Bettkannte, Stehversuch; ab 1. postop. Tag laufen.

| Nierenteilresektion

Nierenteilresektion: partielle Entfernung der Niere bei gutartigen oder malignen Tumoren oder bei Rest- oder Einzelniere.

OP-Techniken
- Meist Keilresektion des Nierenparenchyms
- Major transverse resection: Resektionen von Raumforderungen im Bereich des oberen oder unteren Nierenpols
- Tumorenukleation: Ausschälung eines abgekapselten Tumors.

Spezielle perioperative Pflege: ☞ Nephrektomie.

| 15.4.2   Nierenabszeß

Umschriebene, abgekapselte Eiteransammlung innerhalb der Niere (Pyonephrose) oder neben der Niere (paranephritischer Abszeß).

Ursachen
Meist abszedierende Pyelonephritis (Nieren-/Nierenbeckenentzündung) infolge Obstruktion der harnableitenden Wege, z.B. durch Nierenbecken- oder -kelchsteine.

Pflegeleitsymptome
- Hohes Fieber, evtl. Schüttelfrost
- Schonhaltung: Patienten liegen durch Reizung des M. psoas mit angezogenen Beinen im Bett, evtl. wird die Wirbelsäule zur erkrankten Seite gebeugt
- Schonatmung durch atemabhängigen Schmerz
- Pyurie bei Abszessen innerhalb der Niere.

Diagnostik vorbereiten ✍
- Urinteststreifen v.a. auf Leukozyturie, Urinkultur
- Labor: BSG, BB, Nierenwerte, E'lyte
- Nierensonographie, Rö.-Abdomenübersicht, Infusionsurogramm.

Patienten präoperativ überwachen
Zwerchfellähmung, Peritonitis (☞ 8.4), Subileus (akutes Abdomen ☞ 4.3) oder Sepsis (☞ 8.3) ist durch Ausbreitung des Abszesses möglich.
- RR, Puls mind. 4 x tägl. messen, Temperatur 3 x tägl.
- Verstärkt Atmung beachten, Patient soll sich bei Atembeschwerden melden
- Abdominale Schmerzen, Bauchdeckenspannung: mögliche Zeichen einer beginnenden Peritonitis, Arzt informieren
- Laborkontrollen wie BB, Nierenwerte, E'lyte vorbereiten ✍
- Ein- und Ausfuhr bilanzieren.

Operative Therapie
OP-Indikationen
- Fehlgeschlagene Antibiotikatherapie bei abszedierender Pyelonephritis
- Abgekapselter paranephritischer Abszeß.

OP-Verfahren
- Offene, perkutane oder sonographisch gesteuerte Abszeßdrainage, Einlage 2–3 großvolumiger Ableitungen
- Bei ausgedehnten Abszessen mit Zerstörung des funktionellen Nierengewebes Nephrektomie, evtl. Ureterektomie.

Spezielle perioperative Pflege
Präoperative Pflege: ☞ 15.4.1.

Postoperative Pflege
- Mindestens 2 l Flüssigkeit zuführen, um die Diurese zu verstärken; nicht bei Herzinsuffizienz ✍
- Ein- und Ausfuhr überwachen, ggf. bilanzieren; bei Oligurie oder Makrohämaturie Arzt informieren
- Temperatur 3 x tägl. kontrollieren
- Abszeßdrainage versorgen ☞ 3.4.2
- Antibiotika geben ✍

- Verband 1 x tägl. wechseln, Wunde z.B. mit Betaisodona® spülen (☞ 3.1.5) ✍.
  Nach Entfernung der Abszeßdrainage verbliebene Hautöffnung mit Kompressen
  verbinden; Sekretbeutel aufkleben, wenn viel Sekret austritt
- Kontroll-Urogramm anmelden, je nach postop. Verlauf zwischen dem 7.–10. postop.
  Tag ✍.

15.5   Phäochromozytom

Meist gutartiger Tumor im Nebennierenmark, führt zu einer Überproduktion der
Katecholamine, oft familiär vererbtes Leiden.

Pflegeleitsymptome
- Hypertonie bis 300 mmHg systolisch
- Tachykardie, Herzklopfen
- Kopfschmerzen, Übelkeit, Schwitzen, Nervosität, Gewichtsverlust
- Retrosternale Schmerzen.

Diagnostik vorbereiten ✍
- Sammelurin zum Nachweis von Vanillinmandelsäure und Katecholaminen. Während
  dern Sammelphase keine Bananen, Zitrusfrüchte, Kaffee, Tee und Vanille geben,
  verfälschen Werte
- Clonidin-Hemmtest: 300 µg Clonidin oral geben, nach 3 Std. Blutentnahme für
  Katecholamine vorbereiten oder alternativ Clonidin abends geben und Nachturin
  von 21–7 Uhr sammeln
- Glukagon-Provokationstest: i.v.-Gabe von Glukagon durch den Arzt, danach Ka-
  techolaminbestimmung im Blut
- Bildgebende Verfahren: CT, Nierensonographie, Infusionsurogramm, Nebennieren-
  markszintigraphie.

Patienten präoperativ überwachen
- Nach hypertoner Krise Hypotoniegefahr: Blutdruck kontrollieren und Patienten
  vorsichtig mobilisieren (☞ 3.10)
- Bei präop. medikamentöser Blutdrucksenkung 4-stdl. Blutdruck kontrollieren.

Operative Therapie
OP-Indikationen: OP bei gut- und bösartigen Tumoren notwendig, da RR ↑.
OP-Verfahren: Freilegung und Entfernung der erkrankten Nebenniere durch Eröffnung
des Abdomens; bei großer Tumorausdehnung Eröffnung des Thorax oder posteriorer
Zugang vom Rücken.

Spezielle perioperative Pflege
Präoperative Pflege
- Patienten vorbereiten: ☞ 15.4.1
- Von den Achselhöhlen bis zum Knie rasieren, bei posteriorem Zugang auch den
  Rücken, Operateur vor der OP fragen.

Postoperative Pflege
- Infusionen nach Anordnung richten und überwachen
- Ein- und Ausführ überwachen, ggf. bilanzieren ✍
- Hypotonie möglich, Kreislauf engmaschig überwachen
- Kostaufbau ☞ 15.4.1
- Mobilisation ab ersten postop. Tag.

15.6 Erkrankungen der Harnblase und harnableitenden Wege

| 15.6.1 Harnblasenkarzinom

Häufigstes Karzinom des Harntraktes, in 90 % Urothelkarzinom. Betrifft Männer häufiger als Frauen, Altersgipfel im 60.–70. Lj., Prognose ist bei Tumoren im Anfangsstadium gut: 5-Jahres-Überlebensrate von 85 %.

Ursachen
Wahrscheinlich durch industrielle Karzinogene z.B. aromatische Amine oder Intermediärprodukte der Textilindustrie, Süßstoffe, (z.B. Saccharin), Zytostatika, Tabak. Chronische Entzündungen z.B. bei Katheterträgern.

Pflegeleitsymptome
- Schmerzlose Hämaturie
- Beschwerden ähnlich der Zystitis: Brennen beim Wasserlassen, Pollakisurie
- Rücken- und Flankenschmerz durch Nierenstauung.

Diagnostik vorbereiten ✍
- Labor: Urinsediment, -kultur, -zytologie
- Nierensonographie, Urographie, CT
- Urethrozystoskopie, Blasenbiopsie mit histologischer Untersuchung.

Operative Therapie
OP-Indikationen: Zystektomie nur bei Aussicht auf Heilung, da die Lebensqualität des Patienten erheblich beeinträchtigt wird.

OP-Verfahren
- Transurethrale Entfernung oberflächlicher Tumoren (TUR-Blase, TURB), anschließend häufig lokale Chemotherapie
- Entfernung fortgeschrittener Tumoren durch Zystektomie bzw. radikale Zystektomie mit zusätzlicher Entfernung von männlichen oder weiblichen Adnexen und regionalen Lymphknoten. Danach häufig Anlage eines Urostomas (☞ 15.6.2).

| Spezielle perioperative Pflege

Pflege bei TUR-Blase: ☞ TURP 15.7.1, bei postop. Blutungen zusätzlich Hämaturiekatheter für 3–5 Tage belassen und versorgen ✍.

Präoperative Pflege bei Zystektomie
- 4 EK kreuzen und 2 EK bereithalten lassen
- Heparin in low-dose subkutan in die Oberarme injizieren ✍
- Atmung mit IPPB trainieren, Patienten dabei anleiten; intensives periop. Atemtraining ☞ 12.4.1
- Vom Rippenbogen bis zur Oberschenkelmitte rasieren
- Am Vortag orales Laxanz, flüssige Kost, abends Tee und klare Brühe ✍.

Postoperative Pflege bei Zystektomie
- Patient wird postop. meist auf der Intensivstation überwacht und nachbeatmet
- Vitalzeichen kontrollieren, Ein- und Ausfuhr bilanzieren
- BGA- und Elektrolytkontrollen vorbereiten ✍
- Antibiotika richten, meist ist eine periop. Antibiose für 10 Tage erforderlich ✍
- Vor Entlassung Kontrollurogramm und Nierensonographie anmelden ✍
- Vorsichtig mobilisieren, da stark belastender Eingriff; auf ausreichende Analgesierung achten
- Kostaufbau ☞ 15.4.1.

Drainagen und Wundgebiet überwachen
- Harnleitersplint versorgen; vor Entfernung, ca. 10–14 Tage postop., Infusionsurogramm anmelden ✍
- Wund- und Redondrainagen und Magensonde versorgen.

| 15.6.2   Blasenersatz-Operationen

Nach einer Zystektomie muß der Urin aus den Nieren abgeleitet werden. Dazu sind verschiedene Harnableitungen möglich, die in einem einzigen Eingriff im Rahmen der Zystektomie gebildet werden. Weitere Indikationen für Blasenersatz-OP sind z.B. Blasenekstrophie, Schrumpfblase oder Blasenentleerungstörungen.

Diagnostik vorbereiten ✍: ☞ 15.6.1; BB, E'lyte, Harnstoff, Kreatinin, BGA.

Patienten präoperativ überwachen
- Auf Infektionszeichen achten, der Patient muß präop. unbedingt infektfrei sein
- Ausgewogener Säure-Basen- und E'lythaushalt erforderlich, regelmäßig BGA und Labor kontrollieren ✍
- Sehr belastende OP, Patient muß guten Allgemeinzustand aufweisen, evtl. notwendige parenterale hochkalorische Ernährungstherapie überwachen.

Spezielle präoperative Pflege
- Präop. Pflege bei Zystektomie ☞ 15.6.1
- Darmreinigung ab 4 Tage präop. mit vollresorbierbarer flüssiger Nahrung durchführen. 2 Tage vor der OP orales Abführmittel verabreichen. Am Tag vor der OP Darmspülung mit 6–8 l körperwarmer E'lytlösung ✍.

| Inkontinente Harnableitungen

Ileum-Conduit, Kolon-Conduit.

OP-Indikation: Anlage einer kontinenten Harnableitung ist nicht möglich, z.B. bei zerstörtem Sphinkterapparat.

OP-Verfahren: Implantation der Harnleiter in ein ausgeschaltetes Dünndarm- oder Dickdarmsegment und Anlage eines Urostomas.

Spezielle präoperative Pflege: s.o., Patienten zusätzlich auf Anlage eines Stomas vorbereiten, Prinzipien der präop. Pflege ☞ 3.3.2.

Spezielle postoperative Pflege
Postop. Pflege nach Zystektomie ☞ 15.6.1, zusätzlich:
• Blasenkatheter, Drainagen (meist 2–3 Robinson-Drains, 1 Redon) und Magensonde versorgen
• Patienten im Umgang mit Urostoma anleiten, Urostoma-Beutel wechseln ☞ 3.5.3, Prinzipien der Stomatherapie ☞ 3.3.2.

| Kontinente Harnableitungen

Ileum-Neoblase
OP-Verfahren: Bildung eines Reservoirs aus ausgeschaltetem Dünndarmsegment, das zwischen Harnleiter und Harnröhre eingepflanzt wird und eine willkürliche Miktion erlaubt. Ist möglich, wenn Urethra nicht vom Karzinom befallen ist.

Spezielle postoperative Pflege
Postop. Pflege nach Zystektomie ☞ 15.6.1, zusätzlich:
• Blasenkatheter, Drainagen (meist 2–3 Robinson-Drains, 1 Redon) und Magensonde versorgen
• Überdehnung der Neoblase vermeiden, in den ersten postop. Tagen den Patienten regelmäßig an das Entleeren der Neoblase erinnern, zum Entleeren die Bauchpresse vorsichtig einsetzen lassen.

Kock-Pouch, Mainz-Pouch I
OP-Verfahren: Bildung eines Reservoirs aus ausgeschaltetem Dünndarmsegment oder Kolon-Ileum-Segment, in das die Harnleiter eingenäht werden. Verbindung mit kutanem Urostoma (meist im Nabelbereich), das Reservoir kann mit einem Katheter über das Urostoma entleert werden.

Spezielle postoperative Pflege
Postop. Pflege nach Zystektomie ☞ 15.6.1, zusätzlich:
• Drainagen (meist 2–3 Robinson-Drains, 1 Redon) und Magensonde versorgen
• Patienten zum intermittierenden Selbstkatheterismus anleiten, 2-stdl. Katheterismus ist erforderlich, Zeiten einhalten, Katheter mit Gleitmittel einführen, z.B. Instillagel
• Stoma mit Wasser reinigen, Hautstoma mit Kompressen abdecken und fixieren.

Bezeichnung	Zeichnung	Kurzcharakterisierung

Inkontinente Harnableitungen

Ileum-Conduit *(Bricker-Blase)*	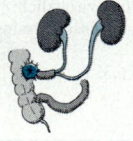	Implantation der Harnleiter in ein ausgeschaltetes Dünndarmsegment* und Anlage eines Urostomas
Kolon-Conduit	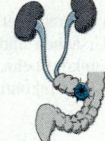	Implantation der Harnleiter in ein ausgeschaltetes Dickdarmsegment* und Anlage eines Urostomas

Kontinente Harnableitungen

Uretero-sigmoidostomie, Mainz-Pouch-II *(Sigma-Rektum-Pouch)*	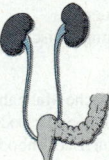	Implantation der Harnleiter in das Sigma. Stuhl und Urin fließen zusammen über den Anus ab. Es besteht die Gefahr der Inkontinenz. Beim Mainz-Pouch-II (einer Modifikation der Ureterosigmoidostomie) werden die peristaltischen Kontraktionen im Sigma durch eine besondere OP-Technik durchbrochen, so daß ein Reflux verhindert wird und sich die Defäkationsfrequenz vermindert
Kock-Pouch, Mainz-Pouch-I	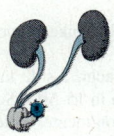	Bildung eines Reservoirs aus einem ausgeschalteten Dünndarmsegment* (Kock-Pousch) oder Kolon-Ileum-Segment* (Mainz-Pouch-I), in das die Harnleiter eingenäht werden und das dann kontinent mit einem Hautstoma verbunden wird. Das Reservoir kann mittels Katheter über ein kutanes Urostoma (meist im Nabelbereich) entleert werden
Ileum-Neoblase *(Darmersatzblase mit Urethraanschluß)*	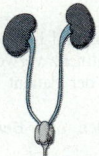	Bildung eines Reservoirs aus einem ausgeschalteten Dünndarmsegment*, das zwischen Harnleiter und Harnröhre eingepflanzt wird und eine willkürliche Miktion erlaubt. Bei Zystektomie wegen eines bösartigen Tumors nur bei tumorfreiem Blasenhals möglich. Verfahren bei Frauen wegen der kurzen Harnröhre schwierig, inzwischen aber mit guten Ergebnissen machbar

*   Bei den ausgeschalteten Darmsegmenten handelt es sich um völlig vom Darm abgetrennte körpereigene Darmabschnitte, die zur Blutversorgung weiterhin am Mesenterium hängen

Abb. 15.3: Überblick über Harnableitungen nach Zystektomie [L 190]

Ureterosigmoidostomie, Mainz-Pouch II

OP-Verfahren: Implantation der Harnleiter in das Sigma, Stuhl und Urin fließen zusammen über den Anus ab.

Spezielle postoperative Pflege
Postop. Pflege nach Zystektomie ☞ 15.6.1, zusätzlich:
- Blasenkatheter, Drainagen (meist 2–3 Robinson-Drains, 1 Redon) und Magensonde versorgen
- Kontinenzberatung erforderlich ☞ 15.6.3.

| 15.6.3   Harninkontinenz

15

Ständiger oder in bestimmten Situationen auftretender unwillkürlicher Urinabgang. Frauen sind häufiger betroffen als Männer. Ursachen sind anatomische und funktionelle Störungen. Formen: Streßinkontinenz, Urgeinkontinenz, Reflexinkontinenz (☞ Querschnittssyndrom 9.4.2), Überlaufinkontinenz und Inkontinenz bei Harnfisteln.

Diagnostik vorbereiten ✍
- Bildgebende Verfahren: Sonographie der Blase und Prostata, CT, retrogrades Urogramm bei artefiziellem Sphinkter, Infusions- und Miktionsurogramm
- Urethrozystoskopie
- Urodynamische Untersuchung: Zystometrie
- Gaudenz-Fragebogen zur Unterscheidung zwischen Urge- und Streßinkontinenz.

Inkontinenzberatung
Durch krankengymnastische und physikalische Maßnahmen kann eine Harninkontinenz soweit gemildert werden, daß eine medikamentöse oder operative Therapie entfällt.
- Geringe Streßinkontinenz: Schulung zur Beckenbodengymnastik durch KG
- Reflex- und Überlaufinkontinenz: Patienten zur regelmäßigen Einmalkatheterisierung anleiten
- Dranginkontinenz:
  - Trinkgewohnheiten ändern: 2–3-stdl. trinken, auch ohne Harndrang pünktlich 30 Min. später Wasser lassen
  - Miktionsgewohnheiten: 2 x in der Nacht, 2-stdl. tagsüber zur Toilette gehen; Intervalle bei Erfolg nach ca. 10 Tagen in 15-Min.-Schritten steigern
- ! Grundsätzlich darauf achten, daß inkontinente Patienten ausreichend trinken, da viele (un-) bewußt ihre Trinkmenge reduzieren, Dehydratation droht.

Harninkontinenz versorgen
- Kleine Einlagen bei leichter Inkontinenz und Immobilität des Patienten vorlegen
- Große Einlagen bei ausgeprägter Inkontinenz verwenden, mit Netzhose fixieren
- Inkontinenzhosen bedingt geeignet, da der Patient sie meist nicht selbst wechseln kann
- Bei Männern Versorgung mit Urinalen und Beinbeuteln der Katheterisierung vorziehen
- ! Inkontinenzhilfen rechtzeitig wechseln, nasse Vorlagen sind unangenehm und führen zu Hautschäden
- ! Fettcreme zum Hautschutz vor Stuhl und Urin verwenden.

Operative Therapie

OP-Indikationen

- Streßinkontinenz: Urinabgang bei körperlicher Arbeit, Laufen, Treppensteigen (Grad II) und Urinabgang im Stehen ohne Belastung (Grad III)
- Konservativ nicht erfolgreich zu behandelnde sensorische oder motorische Urge-inkontinenz
- Überlaufinkontinenz: Beseitigung eines Abflußhindernisses
- Harnfistel.

OP-Verfahren

- Harnröhrensuspensions-OP: Verschiedene Verfahren zur Anhebung und Fixierung des Blasenhalses, Verschlußdruck der Harnröhre wird dadurch erhöht, z.B. OP nach Marshall-Marchetti-Krantz oder nach Burch
- Verschluß der zur Inkontinenz führenden Harnfistel
- Implantation eines artefiziellen Sphinkters
- Implantation eines Blasenschrittmachers oder einer Elektrode zur Stimulation des Beckenbodens und Sphinkters, Implantate können extern reguliert werden.

| Spezielle perioperative Pflege bei Harnröhrensuspensions-OP

Präoperative Pflege

- Vom Nabel bis Oberschenkel rasieren
- Darm mit Klistier oder Einlauf am Vorabend reinigen
- Ggf. Antibiotika geben ✍
- Kostabbau: bei Eröffnung des Peritoneums (wird vom Operateur vorher angekündigt) ab 2. Tag präop. flüssig, am OP-Vortag orales Abführmittel, z.B. 20 Tr. Laxoberal® und 20 ml sab simplex® ✍.

Postoperative Pflege

Katheter, Drainagen und Wunde versorgen

- Ggf. gelegten suprapubischen Katheter nach 6–8 Tagen, transurethralen Katheter noch am OP-Tag ziehen ✍
- Blasenfüllung und damit Belastung der Nähte vermeiden, darauf achten, daß suprapubischer und transurethraler Katheter durchgängig sind
- Wund- und Redondrainage überwachen, je nach Fördermenge am 3.–5. postop. Tag entfernen ✍.

Weitere Pflege

- Bettruhe nach Arztanordnung, bei Bettruhe Atem- und Bettgymnastik durchführen
- Diurese zur Spülung der Blase forcieren: Patienten sollen mind. 1,5 l trinken
- Patienten erklären, daß das Wasserlassen auf normalem Weg nicht sofort funktioniert; Beckenbodengymnastik durch KG
- Antibiotika nach Arztanordnung verabreichen
- Zur Restharnkontrolle vor Entfernung des suprapubischen Katheters Miktionszysto-gramm und Sonographie anmelden ✍
- Kostaufbau nach Eröffnung des Peritoneums:
  - Am OP-Tag abends 250 ml Tee
  - 1. postop. Tag Tee
  - 2. postop. Tag Abführmittel (z.B. 20 Tr. Laxoberal® und 20 ml sab simplex® ✍, nach dem Abführen flüssige Kost
  - 3. postop. Tag leichte Vollkost..

| 15.6.4 Verletzungen der Harnblase und Harnröhre

| Harnblasenverletzungen

Ursachen

Offene Stich-, Schuß- oder Pfählungsverletzungen, geschlossene Verletzungen durch direkte Gewalteinwirkung
bei voller Blase oder Beckenfraktur mit
Perforation der Blase durch Knochen-
splitter. Iatrogen bei Katheterismus
oder Zystoskopien. Verletzung kann
mit und ohne Beteiligung des Peritoneums einhergehen.

Pflegeleitsymptome

- Schmerzen im Unterbauch
- Wasserlassen ist erschwert,
  evtl. Anurie
- Makrohämaturie
- Vorgewölbter Bauch, bei intraperito-
  nealer Blasenruptur gespannt
- Urämie-, Schockzeichen
- Sichtbare Blutung aus der Harnröhre.

Diagnostik vorbereiten ✍

- Bildgebende Verfahren: Röntgen
  Abdomen und Becken, Urogramm,
  ggf. Miktionsurethrogramm und
  retrograde Urethrographie
- Labor: Urinsediment, BB.

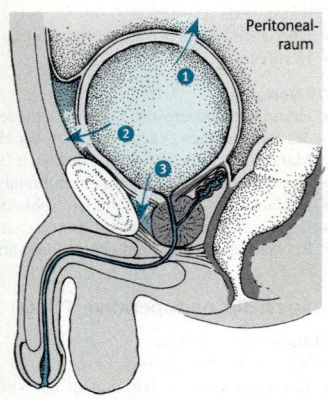

Abb. 15.4: Geschlossene Blasenverletzungen,
(1) intraperitoneale Blasenperforation,
Blasendach und Peritoneum sind eingerissen, Urin und Blut fließen in die freie Bauchhöhle, (2, 3) extraperitoneale Blasenperforation, Urin und Blut verteilen sich im kleinen
Becken [L 157]

Patienten präoperativ überwachen

Komplikationen wie Peritonitis (☞ 8.4), paralytischer Ileus (☞ 10.8.5), Sepsis (☞ 8.3)
und Schock (☞ 4.2) möglich:

- RR und Puls engmaschig kontrollieren
- 3 x tägl. Temperatur messen
- Bettruhe einhalten lassen
- Verstärkt Atmung überwachen
- Bei abdominalen Schmerzen und Bauchdeckenspannung Arzt informieren.

Konservative Therapie

Bei kleiner Blasenperforation ohne Blutung Blasendrainage durch suprapubischen oder
großlumigen transurethralen Katheter über ca. 1 Wo., spontaner Verschluß des Defektes
wird abgewartet.

Operative Therapie

OP-Verfahren: bei großen Verletzungen Eröffnung der Blase ohne Bauchhöhleneröffnung (sectio alta) und Vernähung der Blasenwand, evtl. Einlage einer intraperitonealen Drainage. Wunddrainage um die Blase, Einlage einer suprapubischen Drainage.

Spezielle perioperative Pflege

Präoperative Pflege

- Routine-Labor, Blutgruppe, Urikult
- Rasieren: von knapp oberhalb des Bauchnabels bis zur Oberschenkelmitte
- Antibiose nach Arztanordnung verabreichen
- Heparinisierung low-dose 🖉
- Tetanusschutz: bei offenen Verletzungen Tetanol® und Tetagam® i.m. 🖉.

Postoperative Pflege

- Bis zur Nahtheilung Dauerkatheter oder suprapubische Blasenfistel 7–10 Tage belassen und versorgen 🖉
- Gefahr der Nahtinsuffizienz, Nähte nicht mechanischen Belastungen aussetzen
  - Schienenden Katheter nicht unter Zug setzen, gut auf der Haut fixieren („Zugbremse")
  - Katheter nicht abklemmen, bei Schmerzen im Nierenlager und in den Flanken Verschluß ausschließen. Bei Okklusion nur mit maximal 30 ml NaCl 0,9 % spülen
- Mind. 3 l Flüssigkeit zur Spülung der Blase verabreichen; nicht bei Niereninsuffizienz
- Redon- und intraperitoneale Drainage versorgen
- Zystogramm vor Entfernung des Harnblasenkatheters anmelden 🖉
- Antibiotika geben, z.B. Ampicillin und Metronidazol über 3 Tage 🖉
- Patienten am ersten postop. Tag mobilisieren
- ❗ Auf Nachblutung und Blasentamponade achten.

▌ Harnröhrenein- und -abrisse

Ursachen: meist Unfalltraumen, gelegentlich unfachliche Katheterisierung.

Pflegeleitsymptome

- Schmerzen in Unterbauch und Dammregion
- Ausgedehntes Penis- und Skrotalhämatom bei Abriß der Harnröhre unterhalb des Beckenbodens (☞ Abb. 15.5a), bei Abriß der Harnröhre oberhalb des Beckenbodens ist die Prostata nach oben verlagert (☞ 15.5b)
- Dysurie, evtl. Anurie
- Transurethrales Katheterisieren nicht möglich
- Häufig tritt Blut aus der Harnröhre aus
- Sichtbare Verletzungen und Hämatome.

Diagnostik vorbereiten 🖉

- Labor: Urinsediment, BB
- Rö.-Beckenübersicht, Sonographie der Blase, retrogrades Urethrogramm, Infusionsurogramm, CT, Zystogramm bei intakter Harnröhre.

Patienten präoperativ versorgen
• Wegen Verletzungsgefahr nicht urethral katheterisieren, suprapubischen Blasenkatheter vom Arzt legen lassen
• Aufgrund Komplikationen wie Urosepsis, Schock, Temperatur 3 x tägl. überprüfen, RR und Puls engmaschig kontrollieren.

15

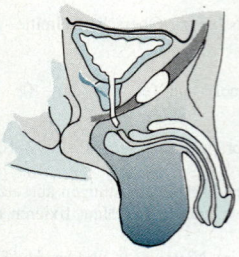
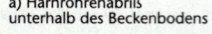
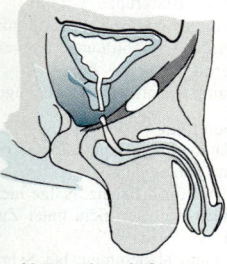

a) Harnröhrenabriß
unterhalb des Beckenbodens

b) Harnröhrenabriß
oberhalb des Beckenbodens

Abb. 15.5: Harnröhrenabriß, a) unterhalb, b) oberhalb des Beckenbodens [L 157]

Operative Therapie
• Bei kleineren Verletzungen wie Harnröhreneinriß bis zur Wundheilung Einlage eines suprapubischen Harnkatheters durch sectio alta
• Bei größeren Verletzungen wie Harnröhrenabriß operative Wiederherstellung der Harnröhre und Einlage suprapubischer und transurethraler Harndrainagen, ggf. Ausräumung des Hämatoms.

Spezielle perioperative Pflege
Präoperative Pflege: s.o. Harnblasenverletzungen.

Postoperative Pflege
• s.o. Harnblasenverletzungen
• Zur Wundheilung wird der transurethrale bis zu 4 Wo., der suprapubische Blasenkatheter bis zu 12 Wo. belassen ✍
• Bei Schwellung der Hoden Suspensorium anlegen.

15.7   Erkrankungen des männlichen Genitale

Hodenretention, Hydrozele, Hypospadie, Phimose, Paraphimose ☞ 18.5.

15.7.1   Erkrankungen der Prostata

Prostatahyperplasie

Auch Prostataadenom, „Altherrenkrankheit". Vergrößerung der Prostata, ca. 50 % der über 50-jährigen sind davon betroffen. Dabei wird die Harnröhre durch sich vergrößern-de Drüsen der Prostata eingeengt. Als Ursache wird u.a. die veränderte Hormonsituation im höheren Alter angenommen.

Symptome
Die Einengung der Harnröhre führt zur Harnabflußbehinderung.

Krankheitsstadien und Symptome	
Stadium 1	Häufiges Urinlassen mit verlängertem und erschwertem Miktionsbeginn
Stadium 2	Vollständige Blasenentleerung ist nicht möglich. Restharnbildung mit ständigem Harndrang und Neigung zu Harnweginfekten
Stadium 3	Harnrückstau bis zu den Nieren mit abnehmender Nierenfunktion und Überlaufinkontinenz

Diagnostik vorbereiten ✎
- Labor: Urinsediment, -kultur und pH-Wert, BB, Kreatinin, Harnstoff, E'lyte, Tumormarker PSA
- Sono, Infusionsurogramm, Miktions- und retrogrades Urethrogramm
- Urethrozystoskopie, Prostatabiopsie
- Uroflow.

Patienten präoperativ beraten
- Zu langes Sitzen vermeiden, keine enge Unterwäsche tragen
- Überdehnung der Blase vermeiden, regelmäßige zur Toilette gehen, nicht zu große Flüssigkeitsmengen auf einmal zu sich nehmen
- Wegen Risiko des Harnverhaltes kalte oder stark alkoholische Getränke sowie Kälteexposition meiden
- In jedem Stadium Harnverhalt möglich, Katheterisierung dann erforderlich; bei großem Restharnvolumen Harnblase fraktioniert entleeren
- Lokale Wärme applizieren und Sitzbäder nehmen (☞ 3.8.3), um die Miktion zu erleichtern
- Schlackenreiche Kost zu sich nehmen, ausreichend körperlich betätigen.

Operative Therapie

Indikationen: OP im Stadium 2 und 3 mit rezidivierendem Harnverhalt, Harnweginfektionen und Makrohämaturie.

OP-Verfahren

- Transurethrale Elektroresektion der Prostata (TURP): Entfernen von Prostatagewebe mit einer elektrischen Schlinge, Prostatakapsel bleibt erhalten
- Suprapubische Prostataadenomenukleation: Eröffnung der Blase durch Unterbauchschnitt und Ausschälung von Prostatagewebe aus der Kapsel.

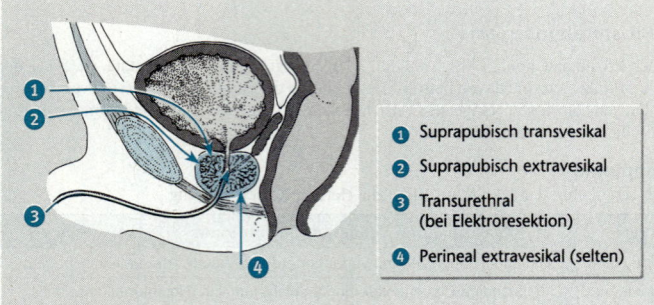

Abb. 15.6: Zugangswege bei der Prostataadenomenukleation [L 190]

① Suprapubisch transvesikal
② Suprapubisch extravesikal
③ Transurethral (bei Elektroresektion)
④ Perineal extravesikal (selten)

Präoperative Pflege

- 2 EK bereithalten, bei Risiken, z.B. Hb ≤ 13 g/dl, zus. 2 EK kreuzen lassen ✍
- Darm mit Klistier oder Einlauf am Vorabend reinigen
- Rasieren: bei TURP Genitalregion, bei Prostataadenomenukleation von Oberschenkelmitte bis Bauchnabel
- Antibiotika verabreichen ✍.

Postoperative Pflege

Katheter und Drainagen nach TURP

- Ca. 2–3 Tage über den Hämaturiekatheter, der in der Blase oder in der Loge (durch Resektion entstandener Raum) geblockt sein kann, spülen. Ab 1. postop. Tag ist meist nur noch intermittierende Spülung erforderlich ✍. Dabei zum Lösen von Blutkoagel kurz vor Ende einer Spülung Spüllösung im Schuß einlaufen lassen und Ablauf kurz abklemmen, danach gestaute Flüssigkeit ablaufen lassen und Katheter mit sterilem Stopfen verschließen
- Bei anhaltender Hämaturie und in der Loge geblocktem Katheter gibt es zwei Möglichkeiten zur Blutstillung
  - (A) Mit Gewichten Zug auf Katheter ausüben, bis zu 500 ml Gewicht möglich ✍
  - (B) Katheter zur Kompression der blutenden Gefäße bis max. 100 ml blocken ⓤ. Bei nachlassender Blutung Kompression tägl. max. um 20 ml reduzieren ⓤ. Blockvolumen exakt dokumentieren
- Spülung über Y-Stück minimiert Gefahr einer Katheterokklusion durch Blutkoagel. Komplikation bei Verschluß: Überdehnung der belassenen Prostatakapsel mit Blutung und Blasentamponade
- Katheter am 3.–5. Tag ziehen ✍.

Katheter und Drainagen nach suprapubischer Prostataadenomenukleation
- Wundspülung über den Hämaturiekatheter überwachen, bei Verstopfung droht Überdehnung und Platzen der Blase, Katheter am 7. postop.-Tag entfernen 🖉
- Alternativ über transurethralen **und** suprapubischen Blasenkatheter spülen, um eine Verlegung der Harnröhrenaustrittstelle aus der Blase mit Blut zu verhindern
- Suprapubischen Katheter am 2., transurethralen Katheter frühestens am 10.– 14. postop. Tag ziehen 🖉
- Abfluß des Wundsekretes über die Redondrainage überwachen
- ! Hämaturiekatheter bei Verstopfung mit steriler Blasenspritze und 50 ml NaCl 0,9 % anspülen, wenn erfolglos, Arzt informieren
- ! Nach Entfernung des Hämaturiekatheters Sonographie zur Restharnkontrolle anmelden
- ! Urinstatus ca. 2 Tage nach Entfernung des Katheters abnehmen 🖉.

Weitere Pflege
- Mobilisieren: am 1. postop. Tag; jedoch nur, wenn keine Hämaturie vorliegt
- Vitalzeichen und Ausscheidung überwachen
- Kontrolluntersuchungen vorbereiten 🖉: Labor mit kleinem BB, E'lyte, Urikult
- Bei den ATL unterstützen, individuelle Situation des Patienten berücksichtigen
- Kostaufbau: nach TURP am OP-Tag Abendessen 🖉, nach Prostataadenomenukleation ☞ 15.4.1.

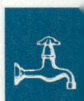

Über postoperatives Verhalten aufklären
- Nach Entfernung des Dauerkatheters sind die Patienten häufig inkontinent:
- Blase und Miktion trainieren
- Patienten aufklären, daß Beschwerden 4–6 Wo. anhalten können
- Uroflow vor Entlassung anmelden 🖉
- Patienten über postop. Verhalten beraten. Für ca. 4 Wo.
  - Keine heißen Vollbäder
  - Keinen Geschlechtsverkehr
  - Für regelmäßigen und weichen Stuhlgang sorgen, nicht pressen
- Belastungen der Dammregion meiden, z.B. nicht Reiten oder Fahrradfahren.

Prostata-Karzinom

Krebs der Vorsteherdrüse, betrifft v.a. Männer über 50 J.

Pflegeleitsymptome: Symptome treten erst spät auf, ähneln denen der Prostatahyperplasie. Häufig sind erste Symptome Zeichen einer Metastasierung, z.B. Rückenschmerzen.

Diagnostik vorbereiten 🖉
Analog zur Prostatahyperplasie, außerdem:
- Labor: Tumormarker prostataspezifisches Antigen (PSA) und prostataspezifische saure Phosphatase (PSP)
- Bildgebende Verfahren zur Erfassung der Tumorausbreitung: Urogramm, CT, MRT, Knochenszintigramm, Rö.-Thorax und Beckenübersicht, Sonographie und ggf. Kontrastmitteleinlauf.

Operative Therapie
OP-Indikationen: auf Prostata begrenzte Karzinome, in fortgeschrittenen Stadien keine OP, evtl. TURP zur Linderung der Beschwerden, Bestrahlung und Hormonbehandlung.

15

OP-Verfahren

- Radikale Prostatektomie: Entfernung der gesamten Prostata einschließlich Kapsel, Samenblasen, Harnröhrenabschnitt und regionalen Lymphknoten
- Kastration: Operative Entfernung beider Hoden und Nebenhoden zur Hormonentzugsbehandlung.

Spezielle perioperative Pflege

Onkologische Pflege ☞ 11.2.

Präoperative Pflege

- 4 EK kreuzen, 2 EK zusätzlich bereitstellen ✍
- Heparininjektionen nur in die Oberarme geben, um das OP-Gebiet freizuhalten
- Lufu veranlassen
- Darm reinigen: am OP-Vortag flüssige Kost, Schwenkeinlauf am Vorabend reinigen,
- Vom Rippenbogen bis zur Oberschenkelmitte rasieren.

Postoperative Pflege

- Mögliche Komplikationen beachten: Nachblutung, Rektumverletzung, Lungenembolie, bleibende Streßinkontinenz, Lymphozele
- Wunddrainagen: 2 Robinson- und 2 Redondrainagen. Am 2. postop. Tag Redonflaschen entfernen, Wundsekret über die verbleibenden Drainageschläuche in den Kompressenverband ableiten ✍
- Transurethralen Blasenkatheter zur Anastomosensicherung für 14 Tage belassen und versorgen ✍
- Große Verletzungsgefahr der Anastomose
  - Dauerkatheter nur vom Arzt einführen lassen
  - In der ersten Wo. keine Darmrohre, Klistiere oder Suppositorien verwenden
- Patienten über eine mögliche vorübergehende Streßinkontinenz aufklären, Pflege bei Inkontinenz ☞ 15.6.3
- Am OP-Tag abends vorsichtig mit der Mobilisation beginnen.
- Kostaufbau ☞ 15.4.1.

15.7.2 Erkrankungen der Hoden

Hodentorsion

Die Hodentorsion ist eine Stieldrehung des Hodens um die eigene Achse. Sie ist ein hochakutes Krankheitsbild und bedarf sofortiger Behandlung. Betroffen sind vor allem Säuglinge, Jugendliche und junge Männer.

Pflegeleitsymptome

- Stärkste einseitige Schmerzen in Hoden, Unterbauch und Leistenregion, Übelkeit und Erbrechen
- Zunehmender Schmerz bei Anhebung des Hodens (negatives Prehn-Zeichen), bläuliche Verfärbung und Höherstehen des betroffenen Hodens.

Diagnostik vorbereiten ✍

- Labor: Urinsediment und Blutbild zur Abgrenzung zu entzündlichen Erkrankungen bei Torsion
- Bildgebende Verfahren: Sonographie, CT, Hodenszintigraphie, Dopplersonographie der Samenstranggefäße, da beeinträchtigter Blutfluß bei Torsion.

Patienten präoperativ überwachen
• Akutes Krankheitsbild, OP schnellstmöglich vorbereiten
• Schmerzmedikation geben ✍
• Hoden kühlen
• Kreislauf überwachen
• Pflege bei Übelkeit und Erbrechen ☞ 2.4
• Ggf. Infusion richten und versorgen.

Operative Therapie
OP-Indikation: OP innerhalb 4–6 Std., sonst irreversible Schädigung möglich.
OP-Verfahren: Befestigung des Hodens im Hodensack, zuvor Hodenfreilegung und Zurückdrehen des Hodens (Orchidopexie).

Spezielle perioperative Pflege
Präoperative Pflege
• Nabel bis Mitte Oberschenkel rasieren
• Darm mit Klistier reinigen, wenn die Situation des Patienten es zuläßt.

Postoperative Pflege
• Auf Komplikation wie Hydrozele oder Skrotalhämatom achten
• Hoden postop. auf Oberschenkelniveau hochlagern, evtl. Suspensorium anlegen, bei Bedarf kühlen
• Zur Druckentlastung Bettbogen anbringen
• Patienten am OP Tag mobilisieren. Bei Mobilisation Suspensorium oder enge Unterhose verwenden
• Patient soll sich in den nächsten 10 Tagen körperlich schonen.

▌ Bösartiger Hodentumor

Stellen 1–2 % aller bösartigen Geschwülste beim Mann und zählen zu den häufigsten bösartigen Tumoren junger Männer: Altersgipfel 20.–40. Lj. 5-Jahres-Überlebensrate liegt bei 70–90 %. Risikofaktor ist die Hodenretention (Kryptorchismus ☞ 18.5.4).

Symptome
• Langsam entstehende schmerzlose Schwellung (Hydrozele)
• Schweregefühl im Hoden
• Derber, nicht druckschmerzhafter Knoten im Hoden
• Im späteren Stadium unklare abdominelle Beschwerden und Rückenschmerzen.

Diagnostik vorbereiten ✍
• Labor: BB, BSG, CRP, LDH; spezifische wie α-Fetoprotein, β-HCG, PLAP; Tumormarker
• Bildgebende Verfahren: Sono, Rö.-Thorax, Urogramm, CT, Skelettszintigraphie (Ausbreitung und Größe des Hodens bzw. Fernmetastasen).

Präoperative Betreuung
• Patient wird über die Möglichkeit einer Spermakryokonservierung aufgeklärt ۞. Gesprächsbereitschaft für Patienten und Partnerin signalisieren
• Psychische Krisensituation beachten: Hodenkrebs ist ein besonderes Tabuthema und häufig mit Schuldgefühlen verbunden, daher psychische Hilfe anbieten und vermitteln.

Operative Therapie

OP-Verfahren: Entfernung des erkrankten Hodens (inguinale Semikastration). Weitere Therapie je nach Histologie und Ausbreitung, z.B. Bestrahlung oder Chemotherapie und regelmäßige Kontrolluntersuchungen

Spezielle perioperative Pflege: s.o. Hodentorsion.

15.8   Urolithiasis

15

Nierensteine (Nephrolithiasis)

Konkrementbildungen in den ableitenden Harnwegen, häufig mit typischen Schmerz-anfällen (Nierenkoliken) verbunden. Betrifft ca. 5 % der mitteleuropäischen Bevöl-kerung, Männer häufiger als Frauen. Die häufigsten Steinarten sind kalziumhaltige Steine und Harnsäuresteine. Risikofaktoren sind eiweißreiche Kost, erhöhte Harnsäu-respiegel, Obstruktionen und Harnweginfekte.

Blasensteine

Treten v.a. bei Männern im höheren Lebensalter bei angeborenen und erworbenen Obstruktionen und Blasenentleerungsstörungen auf. Bei Abflußhindernissen kommt es zur Ansammlung von Steinen aus dem oberen Harntrakt, die anderenfalls problemlos über die Harnröhre abgehen würden. Ebenfalls begünstigend sind Restharnbildung und Ablagerungen an Fremdkörpern, wie Katheter.

Pflegeleitsymptome

- Auffälliger Bewegungsdrang
- Kolikartige Schmerzen und Flankenschmerz:
  - In der Nierengegend bei Steinen in Nierenkelch- und -becken
  - Ausstrahlend in den Rücken und Unterbauch bei hohen oder mittleren Harnleiter-steinen
  - Ausstrahlend in Blase, Hoden und Schamlippen bei tiefen Harnleitersteinen und Blasensteinen
- Krampfartige Blasenschmerzen, zystitische Beschwerden bei Blasensteinen
- Dysurie, Makrohämaturie
- Übelkeit, Erbrechen, Subileus.

Diagnostik vorbereiten ✍

- Labor
  - Urinuntersuchung: Sediment, pH-Wert, Kultur, 24 Std.-Urin
  - Blutuntersuchung: Kreatinin, Harnstoff, Quick, Elektrolyte, Gesamteiweiß, Para-thormon
- Bildgebende Verfahren: Nierenleeraufnahme, Sono, retrograde Urographie, i.v.-Uro-gramm nach Abklingen der Kolik.

Pflege bei akuter Nierenkolik

Während der akuten Nierenkolik

- Schmerzmittel, z.B. Novalgin®, und krampflösende Medikamente, z.B. Buscopan®, auf Arztanordnung geben

- Vitalfunktionen überwachen
- Patienten zu körperlicher Bewegung anregen, z.B. Treppensteigen oder Hüpfen, um einen spontanen Steinabgang zu provozieren
- Urin sammeln und sieben, um den abgehenden Stein aufzufangen
- Temperatur wegen der Gefahr des Harnweginfektes kontrollieren
- Lokale Wärme zur Schmerzlinderung anbieten ✍
- Antibiotika geben ✍.

Operative Therapie

OP-Indikationen: nicht spontan abgehende oder rezidivierende Steine, fehlgeschlagene medikamentöse Therapie.

OP-Verfahren

- Uretero- oder Zystoskopie: Steine im unteren Harnleiterbereich werden endoskopisch durch spezielle Schlingen (Zeiss-Schlinge) oder Körbchen (Dormia-Körbchen) entfernt
- Extrakorporale Stoßwellenlithotripsie (ESWL): Nierenbeckensteine werden durch Stoßwellen zertrümmert. Ebenfalls möglich sind perkutane Zertrümmerung über ein Nephroskop (perkutane Nephrolitholapaxie - PNL) oder die transurethrale Zertrümmerung von Blasensteinen (transurethrale suprapubische Lithothripsie)
- „Sectio alta": Große Blasensteine werden durch einen Blasenschnitt ohne Eröffnung des Abdomens entfernt.

Spezielle präoperative Pflege

Sectio alta
- Genitalregion bis Oberschenkelmitte und 2 cm über den Bauchnabel rasieren
- Darmreinigung mit Klistier am Vorabend durchführen.

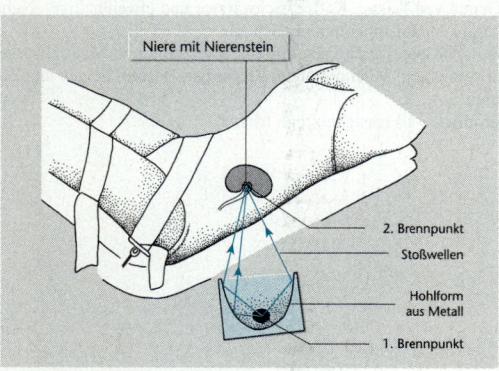

Abb. 15.7:   Extrakorporale Stoßwellenlithotripsie. Stoßwellen werden durch Reflektoren auf den zu zertrümmernden Nierenstein gebündelt. [L 190]

Stoßwellenlithotripsie und Harnleiterschlingen

- Am Vortag der Maßnahme blähende Speisen meiden, entblähende Medikamente (Sab Simplex®) geben ✍
- Je nach erforderlicher Analgesie Patient nüchtern lassen

- Beruhigungsmittel geben ✍
- Vor ESLW orale Abführmittel nach Arztanordnung verabreichen.

Spezielle postoperative Pflege

Sectio alta: Hämaturiekatheter bzw. Dauerkatheter und suprapubischen Katheter versorgen, Entfernung etwa nach 7 Tagen ✍.

Endoskopische Schlingeneinlage
- Urin sieben und Stein zur Analyse einsenden
- Wenn die Schlinge nicht entfernt wurde, Patienten möglichst sofort mobilisieren und viel Bewegung ermöglichen. Dabei Schlingenende frei hängen lassen (keine Unterhose) oder nach Anordnung mit Gewicht versehen; auf evtl. abgehende Steine achten.

Stoßwellenlithotripsie
- Vitalzeichen kontrollieren
- Schmerzmittel geben ✍.

Weitere pflegerische Maßnahmen
- Patienten zum Trinken anregen (3–4 l tägl., auch spätabends und nachts), um eine erhöhte Urinausscheidung zu erreichen und eine Übersättigung des Urins mit steinbildenden Substanzen zu vermeiden
- Urin genau auf Farbe, Menge beobachten, pH-Wert regelmäßig mit dem Teststreifen ermitteln. Das spez. Gewicht sollte unter 1012–1015 liegen.

Ernährungsberatung
- Frisches Obst, Gemüse, Vollkornprodukte und pflanzliche Fette bevorzugen
- Stark fett- und zuckerhaltige und salzige Lebensmittel meiden
- Bei Harnsäure- und Uratsteinen v.a. alkalische Mineralwasser und Kräutertees trinken; Genuß von Kakao, Kaffee, Schwarztee und eiweißhaltigen Nahrungsmitteln einschränken, auf Innereien verzichten
- Bei Oxalat-, Phosphat- und Kalziumsteinen kalziumarme Mineralwasser trinken, auf Kakao verzichten, Milchprodukte, Rhabarber, Beeren, Feigen und Zitrusfrüchte reduzieren
- Auf Dauer mind. 3 l Flüssigkeit tägl. trinken.

15

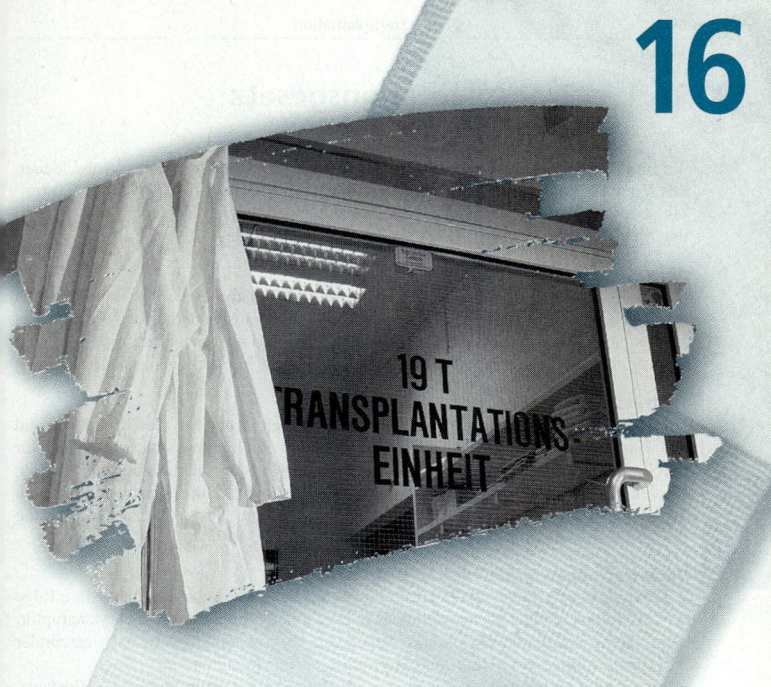

Telse Dohrmann
Jutta Körtke

Transplantation

16.1   Transplantationsgesetz

Im Juni 1997 wurde in Deutschland erstmalig ein Transplantationsgesetz verabschiedet. Als Voraussetzung für eine Organentnahme wurde die sogenannte erweiterte Zustimmungslösung und der Hirntod des Organspenders festgelegt. Zudem wurde der Tod des Menschen mit dem Hirntod definiert.

Erweiterte Zustimmung
Organentnahme ist nur dann zulässig, wenn der Verstorbene selbst zu Lebzeiten schriftlich seine Einwilligung erteilt hat, z.B. durch Organspenderausweis. Fehlt diese, können die Angehörigen stellvertretend für den Verstorbenen zustimmen. Deren Entscheidung sollte nach dem mutmaßlichen Willen des Verstorbenen getroffen werden

Hirntod
Hirntod ist der unwiderrufliche Ausfall des gesamten Großhirns, des Kleinhirns und des Hirnstamms. Alle individuellen und geistigen Funktionen sind erloschen. Nur durch eine kontrollierte Beatmung kann die Herz-Kreislauffunktion aufrechterhalten werden. Der Hirntod wurde von zwei Ärzten, die nicht dem Transplantationsteam angehören, unabhängig voneinander festgestellt und im „Protokoll zur Feststellung des Hirntodes" dokumentiert.

Voraussetzungen für die Hirntod-Diagnostik
- Kenntnis über Art und Ort der Hirnschädigung: primäre Hirnschädigung, z.B. infolge SHT, intrazerebraler, subarachnoidaler, epiduraler Hirnblutung, Aneurysmaruptur, primärem Hirntumor, Hirninfarkt. Sekundäre Hirnschädigung z.B. nach zerebraler Hypoxie infolge von Atem- und Herzstillstand mit Reanimation
- Ausschluß von reversiblen Zuständen, z.B. Intoxikation, neuromuskuläre Blockade, endokrines oder metabolisches Koma, primäre Hypothermie, Schockzustand.

16

16.2   Pflege von Organempfängern

Die postoperative Betreuung der Patienten wie z.B. Bettplatz richten, Art und Häufigkeit des Verbandwechsels, sowie Kostaufbau variiert innerhalb der Transplantationszentren. Es gibt jedoch allgemeingültige Pflegeschwerpunkte für alle Organempfänger.

Pflegeschwerpunkte
- Infektionsprophylaxe
- Frühzeitig postoperative Komplikationen erkennen
- Psychische Betreuung und Anleitung des Patienten wegen Umstellung der Lebensgewohnheiten.

┃ Infektionsprophylaxe

Alle Patienten erhalten in genauer Dosierung Immunsuppressiva (☞ 19.5), meist eine Kombination aus Kortikosteroiden, z.B. Urbason®, Decortin H®, Ciclosporin A (Sandimmun®), Anti-Human-T-Lymphozytenglobulin, z.B. Serum ATG®, Azathioprin, z.B. Imurek®, monoklonale Antikörper, z.B. OKT III, um die Abstoßungsreaktion des Körpers gegen das fremde Organ zu verhindern. Da die Immunsupression mit einer Reduktion der körpereigenen Abwehr korreliert, sind besondere Hygienemaßnahmen notwendig.

Hygiene
- Bettplatz isolieren (eigener Raum)
- Besucher und Bezugspersonen müssen frei von Infektionen sein
- Vor jeder Tätigkeit und dem Gang zum Patientenbett Hände desinfizieren
- Häufig mit Handschuhen arbeiten, z.B. beim Infusionen richten
- Heruntergefallene Gegenstände nicht vom Boden aufheben
- Drainagen gut fixieren, um Bodenkontakt zu vermeiden; nach Bodenberührung Desinfektion der Drainagen und Schläuche
- Patienten dürfen kein ungeschältes Obst oder Salate essen.

Umgang und Konsequenzen der Immunsupression
- ❗ Immunsuppressiva immer nur mit Handschuhen aufziehen
- ❗ Ciclosporin als Suspension muß in Milch oder Saft eingenommen werden. Kein Plastikgefäß verwenden, weil sich das Medikament zum Teil an der Gefäßwand festsetzt und damit die Dosis so verringert (Blutspiegelschwankungen). Ciclosporin zu hoch dosiert, wirkt nephrotoxisch!
- ❗ Vor der Gabe von ATG und monoklonalen Antikörpern Antihistaminika und H_2 und H_1-Blocker verabreichen
- ❗ Um oppurtunistische Infektionen zu vermeiden, z.B. mit CMV-Virus müssen alle leukozytenhaltigen Transfusionen wie Erythrozytenkonzentrat, Thrombozytenpräparate vor der Gabe bestrahlt und dürfen nur über einen Leukozytenfilter verabreicht werden.

Patienten anleiten

- Täglich Schleimhäute sorgfältig auf Einblutungen und Entzündungen beobachten
- Mundpflege nach jeder Mahlzeit mit Tupfern oder weicher Zahnbürste, um Verletzungen und Entzündungen zu vermeiden. 3 x tägl. Ampho-Moronal® nach der Mundpflege anwenden
- Hautfalten nach dem Waschen gründlich trocknen, um feuchte Kammern und Gefahr der Pilzinfektion zu vermeiden
- Sorgfältige Intimtoilette durchführen, um Keimverschleppung aus dem Analbereich zu verhindern; nach jedem Toilettengang Hände desinfizieren.

 Da die meisten Patienten über die Konseqenzen und Folgen der Transplantation ausführlich aufgeklärt sind, beobachten sie genau und kritisch jede Handlung des Pflegepersonals. Deshalb ist eine einheitliche Arbeitsweise in Bezug auf Hygiene (Tragen von Handschuhen, Häufigkeit der Händedesinfektion) notwendig und gibt dem Patienten Sicherheit.

❙ Postoperative Komplikationen erkennen

- Funktionstüchtigkeit des transplantierten Organes beobachte, z.B. Niere: Urinmenge; Leber: Gallemenge und -farbe; Herz: Herzfrequenz, und -rhythmus
- Auf Wundheilungsstörungen (wegen hoher Kortisongaben) achten
- Zeichen einer Abstoßungsreaktion rechtzeitig erkennen, regelmäßig Temperatur kontrollieren, bei Anstieg Arzt informieren.

❙ Psychische Betreuung des Patienten

Patienten beschäftigen

Um dem Patienten die notwendige Isolation zu erleichtern, z.B. Zeitung, Fernseher, Radio, Walkman, Spiele anbieten.

Patienten Sicherheit vermitteln

- Beständige Bezugspersonen mit dem Dienstplan abstimmen
- Patienten über alle Maßnahmen aufklären, Fragen auch öfter beantworten, Ängste ernst nehmen, Selbständigkeit so früh wie möglich fördern
- Idealerweise wird dem Patienten die Transplantationseinheit und die betreuenden Pflegepersonen schon präoperativ vorgestellt (Organisation von betreuender Station notwendig).

Problemfeld „fremdes Organ"

Manche Fragen tauchen im Gespräch mit den Patienten immer wieder auf:

- Nimmt der Körper das fremde Organ an?
- Was passiert, wenn das Organ nicht funktioniert?
- Kann der Patient damit leben, das „fremde" Organ eines Verstorbenen in sich zu tragen?

Hilfestellungen

Der Umgang mit dem Patienten sollte ernsthaft und ehrlich sein.

- Präop. bzw. postop. auf Selbsthilfegruppen hinweisen; postop. ggf. Patienten untereinander zum Erfahrungsaustausch vermitteln
- Auch eine Abstoßungsreaktion kann behandelt werden

16

- Bei Nierentransplantationen kommt es bei 30 % der Spenden zu einer verzögerten Funktionsaufnahme; deshalb muß noch 1–2 Wo. postop. dialysiert werden. Insgesamt gibt es gute Ergebnisse: Überlebensrate nach 1 J. 95 %, nach 5 J. 85 %
- Bei Unklarheiten auf den Arzt verweisen, evtl. Psychologen hinzuziehen.

16.3 Nierentransplantation (NTX)

Indikation

Terminale Niereninsuffizienz z.B. durch
- Chronische Glomerulonephritis
- Chronische Pyelonephritis
- Polyzystische Nierendegeneration oder familiäre Zystennieren
- Systemische Nierenerkrankungen wie Diabetes mellitus, Lupus erythematodes, Alport-Syndrom, Goodpasture-Syndrom
- Toxische Nierenerkrankungen (Analgetikamißbrauch).

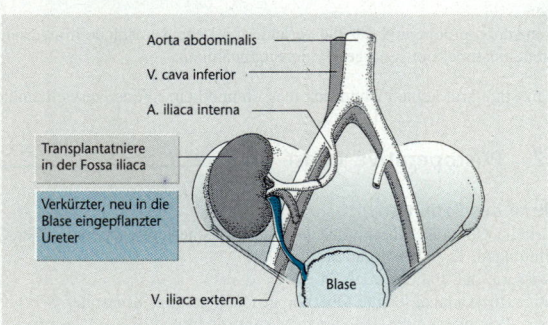

Abb. 16.1: Lage einer transplantierten Niere [L 190]

▍16.3.1 Präoperative Phase NTX

Indikation zur Transplantation ist stationär vorausgegangen. Kontraindikationen zur Transplantation ausschließen: z.B. Ulkus, Harnröhrenstriktur, florider oder chronischer Infekt, maligner Tumor.

Bei Angebot eines geeigneten Organes wird der Patient notfallmäßig einbestellt. Zügiger Ablauf der Voruntersuchungen unbedingt erforderlich, da eine Spenderniere auf Eis max. 40 Std. haltbar ist. Je kürzer die Zeit zwischen Explantation und Implantation ist, desto höher ist die Wahrscheinlichkeit, daß das Organ schnell seine Funktion aufnimmt.

Diagnostik
- Röntgen Thorax, um pulmonale Überwässerung auszuschließen; ggf. präop. Dialyse
- Sonographie
- EKG.

Laboruntersuchung
- Hb: bei Anämie ggf. präop. Transfusion
- Leukozyten: Infektionsausschluß
- E'lyte: Serumkalium > 6 mmol/l → präoperative Dialyse
- Blutgerinnung: Thrombos, PTZ, PTT, TZ
- Cross-Match: Kreuzprobe zwischen Empfängerserum und Spenderlymphozyten zum Ausschluß zytotoxischer Antikörper (wenn pos. Gefahr der irreversiblen Abstoßung).
- Kreuzblut: 2 gewaschene Erythrozytenkonzentrate in OP-Bereitschaft.

Medikation: 500 mg Urbason 4–6 Std. präop.

Pflege
- Vom Nabel bis zur Leiste rasieren
- Shuntarm mit Watte schützen und kennzeichnen. Anästhesie über den Shuntarm informieren
- Intraoperativ notwendige Medikamente bereitstellen, z.B. Urbason .
- Bei Patienten ohne Shunt dialysefähigen Venenkatheter bereitstellen, ggf. in den OP mitgeben
- Patienten schon präoperativ auf die veränderten Lebensumstände hinweisen: Medikamenteneinnahme, notwendige Hygienemaßnahmen.

> Am Shuntarm keinen Blutdruck messen und keine Venenverweilkanüle legen.

16.3.2 Postoperative Phase NTX

Übernahme des Patienten
- Ausführliche Übergabe durch Anästhesisten/Anästhesiepflegeperson über OP-Verlauf, Blutungen, Kreislaufsituation
- Vergewissern, daß Patient wach ist
- Lagerung: Rückenlage, leichte Oberkörperhochlagerung, Knierolle
- Shuntarm, Wundverband und Drainagen kontrollieren.

Kontrollen
- 2 Std. postop.
  - Hb, Leukozyten, Kalium, Blutzucker
  - Blutgerinnung
- Täglich
  - BB, Elektrolyte, Kreatinin
  - 4 Std. Sammelurin auf Einzelproteine
- 2 x wöchentlich
  - Differential-BB, Blutgerinnung, Transaminasen
  - CMV/HSV- Serologie, C-reaktives Protein, CMV-early-antigen, T-Zell-Differenzierung, Ciclosporinspiegel
  - Urinstatus, Urinkultur
- Weitere Untersuchungen 2–3 x wöchentlich:

- Duplex- Sonographie (Transplantatgröße, -struktur und -umgebung, Hohlsystem, Blasenfüllung)
- Dopplersonographie (Beurteilung der Transplantatdurchblutung).

Medikation und Infusionstherapie nach NTX	
Infusionen	Z.B. NaCl 0,9 % und Glucose 5 % im Wechsel, Menge nach Ausscheidung und ZVD (s.u.) über 2 Tage
Heparin	10000 IE/24 Std. über Spritzenpumpe 5 Tage, anschließend Heparin s.c.
RR-regulierende Medikation, z.B. Nitro, Dopamin	Über Spritzenpumpe, ab 2. Tag Umstellung auf orale Medikation
Ulkusprophylaxe	Antazida oder H_2-Rezeptorantagonisten
Herpes-simplex-Prophylaxe	Aciclovir, z.B. Zovirax®, 4 x 200 mg/Tag
Schmerzmedikation	Z.B. 1/2 Amp. Temgesic®, 1/2 Amp. Psyquil®, Ziel: relative Schmerzfreiheit
Immunsuppression	
Ciclosporin	7,5 mg/kg/KG, später nach Blutspiegel alle 8 Std. (strenge Überwachung der Einnahme → nephrotoxische Wirkung)
Azatioprin	2 mg/kgKG (Vorsicht: Leukopenie)
Prednisolon	1.Tag postop. 250 mg, 2.Tag 125 mg, dann 25 mg/Tag 1. Wo., 20 mg/Tag 2. Wo., 15 mg/Tag 3. Wo.
ATG, ALG, OKT3	Als Infusion bei immunologischen Risikopatienten (z.B. Retransplantation) über 2–3 Wo. zusätzlich

 Tips, Tricks & Fallen
- Ciclosporin als Suspension muß in Milch oder Saft eingenommen werden. Kein Plastikgefäß verwenden, weil sich das Medikament zum Teil an der Gefäßwand festsetzt und damit die Dosis verfälscht (Blutspiegelschwankungen). Ciclosporin zu hoch dosier, wirkt nephrotoxisch!
- Tacrolimus (Prograf®) wird bei Cyclosporinunverträglichkeit eingesetzt
- Mycophenolatmofetil (Cellcept®) bei Lebendspende und zweiten Transplantierten alternativ zum Azatioprin.

Beobachtung
- Herzfrequenz stdl. bis zur Mobilisation, dann 6 x tägl.
- Blutdruck: postop. Phase (12 Std.) 1/4 stdl., dann nach Werten
- Temperatur
  - Postop. 1–3 stdl., routinemäßig 3 x tägl. messen
  - Bei Temperaturanstieg kontrollieren, bei Temperatur > 38,5 °C Arzt informieren, Blutkulturen bereitstellen, Wundabstriche, Urinkultur
- Atemfunktion: bei SO_2 < 95 % Sauerstoffzufuhr per Nasensonde (2–4 l/Min.), Atemfrequenz beachten
- ZVD:
  - 4–6 x tägl. bis zur Entfernung des ZVK, bei Polyurie alle 3 Std., optimal zwischen +5 bis +8 cm H_2O
  - < 0 cm H_2O Volumenmangel, > 10 cm H_2O → Gefahr der Überwässerung. In beiden Fällen Arzt informieren

- Bilanz:
  - Alle 8 Std., bei Polyurie 3 stdl. Einfuhr
  - Ziel: ausgeglichene Bilanz bei anurischen Patienten, positive Bilanz von max. 1 l/Tag anstreben
- Körpergewicht: tägl. morgens (Flüssigkeitseinlagerung?)
- Shunt: am 1. Tag 1/2 stdl. palpieren, später 6–8 x tägl.

 Tips, Tricks & Fallen
- Hypotonie vermeiden (RR < 100 mmHg) wegen mangelhafter Transplantatdurchblutung und Gefahr eines Shuntverschlusses!
- Dialysepatienten sind niedrige Hämoglobinwerte gewöhnt. Sie zeigen bei Nachblutungen erst spät Schocksymtome!

Postoperative Pflege
Körperpflege
1.–2. postop. Tag Ganzkörperwäsche durch Pflegepersonal. Danach Patienten zum Selberwaschen animieren und unterstützen.

Wunde
- Verband frühestens nach 24 Std., dann tägl. wechseln
- Auf Nachblutungen, Infektionen und Wundheilungsstörungen achten, Beobachtungen genau dokumentieren
- Bei Hautrötung, Sekretfluß: Abstrich nehmen
- Bei Schmerzen: nach Bedarf oder nach Schema Schmerzmedikation geben ✍
- Klammern oder Fäden nach 14 Tagen entfernen ✍.

ZVK
- Verband tägl. wechseln (Trockenverband), Einstichstelle kontrollieren
- ZVK nach 5 Tagen oder Absetzen der i.v.-Medikation entfernen ✍.

Magensonde: 6 Std. nach OP abklemmen, dann Trinkversuch und bei guter Verträglichkeit Magensonde entfernen.

Saugdrainagen (Redon): Auf Nachblutung achten, bei geringen Fördermengen Drainage so früh wie möglich entfernen ✍.

Blasenkatheter
! Wegen der Anastomosenbelastung an Harnleiter und Blase darf DK nicht verstopfen
- 1/2 Std. lang postop. im Schuß mit NaCl 0,9 % spülen, je nach Blutungsstärke mit 100–200 ml/Std. (Infusionspumpe) weiterspülen
- DK-Pflege 2 x tägl.
- Bei Katheterverschluß nur unter sterilen Kautelen anspülen
- Bei unblutiger Ausscheidung am 3. Tag entfernen.

Darmtätigkeit: Am 2. postop. Tag Einlauf verabreichen oder orales Abführmittel geben.

Ernährung
- Normale Kost unter Berücksichtigung des Serumkaliums erlaubt nach dem Abführen
- Trinkmenge nach Bilanz und Anordnung.

Komplikationen vermeiden
- Infektionsprophylaxe
- Pneumonieprophylaxe: 4–6 x tägl. zum Durchatmen und Abhusten auffordern, Atemtraining, Vibrationsmassage ✍

- Soorprophylaxe: Mundpflege, 4–6 x tägl. 1 Pipette Moronal® im Mund verteilen und 1/2 Std. einwirken lassen, nach den Mahlzeiten mit weicher Zahnbürste Zähne putzen (Schutz vor Verletzungen)
- Obstipationsprophylaxe (☞ 7.6.2)
- Thromboseprophylaxe (Mobilisation nach 24 Std.).

Hygiene
- Die ersten 3 Tage Umkehrisolation (1.4.8) wegen Immunsuppression
- Arbeitsbereich und Bettplatz muß von anderen Stationen getrennt sein (Problemkeime)
- Transplantierte nicht mit anderen Patienten zusammenlegen
- Regelmäßig Hände desinfizieren (Patienten, Besucher, Personal)
- Tägl. Wäsche wechseln, Handtuchwechsel, Einmalwaschlappen verwenden
- Personal und Besucher mit Infektionen fernhalten, keine Blumen!

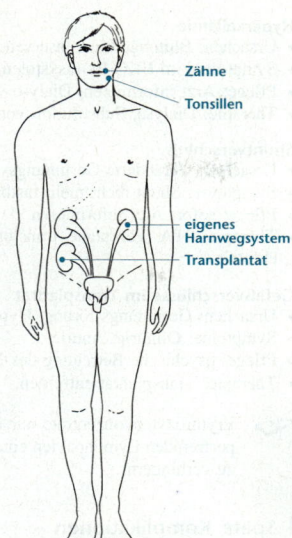

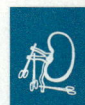

Abb. 16.2: Infektionsstreuherde [L 157]

Psychische Betreuung
- Um dem Patienten Enttäuschungen zu ersparen darauf hinweisen, daß ein Großteil der Spenderorgane die Funktion erst 2–3 Wo. nach Transplantation aufnimmt. Bis dahin wird weiter dialysiert
- Persönliche Gespräche mit dem Patienten sind sehr wichtig!

Schulung des Patienten
- Persönliche Hygiene
- Tägl. Werte kontrollieren und dokumentieren: Blutdruck, Temperatur, Gewicht, Flüssigkeitsbilanzierung. **Ziel:** Patient soll lernen, selbständig Veränderungen zu erkennen, die auf eine Abstoßung oder Infektion hinweisen
- Einnahme von Ciclosporin: exaktes Abmessen, Einnahmezeit.

16.3.3   Komplikationen nach einer NTX

Volumenmangel
- Ursache: Polyurie
- Symptome: RR ↑, ZVD ↓, HF ↑, Schocksymptome
- Pflege: Arzt informieren, Kreislaufüberwachung, Medikamente bereitstellen
- Therapie: Volumenzufuhr, Plasmaexpander, Elektrolytsubstitution.

Nachblutung
- Ursachen: Anastomosen-, Nahtinsuffienz, diffuse Blutung
- Symptome: ☞ Volumenmangel
- Pflege: Arzt informieren, Kreislaufüberwachung, Blut bereitstellen
- Therapie: Erythrozytenkonzentrate, ggf. OP.

Hyperkaliämie
- Ursachen: Blutung, Blutkonserven, Anurie, OP
- Symptome: im EKG Extrasystolen, hohe spitze T-Wellen
- Pflege: Arzt informieren, Dialyse vorbereiten , Kreislauf überwachen
- Therapie: Dialyse, Substitution von Glukose 50 % und Insulin.

Shuntverschluß
- Ursachen: Veränderte Gerinnungs- und Hydratationsverhältnisse
- Symptome: Shunt nicht mehr tastbar
- Pflege: sofort Arzt informieren
- Therapie: PTA (Perkutane, transluminale Angioplastik), Shuntneuanlage, Thrombektomie.

Gefäßverschlüsse im Transplantat
- Ursachen: Gerinnungsstörung, Hypotonie
- Symptome: Oligurie, Anurie
- Pflege: psychische Betreuung des Patienten, OP-Vorbereitung
- Therapie: Transplantat entfernen.

 Erythrozytenkonzentrate nur über Leukozytenfilter geben, um durch die körperfremden Lymphozyten eine Abstoßungsreaktion (graft-versus-host-disease) zu verhindern.

16

Späte Komplikationen

Abstoßung
Eine Transplantatabstoßung ist ein immunpathologisches Geschehen, bedingt durch die Bildung von Antikörpern gegen Fremdantigene oder Virusantigene (CMV). Es gibt gewebsbedingte (interstitielle), gefäßbedingte (vaskuläre) und gemischte Abstoßungsformen.

Symptome
- Temperaturanstieg > 38,5 °C, Schüttelfrost
- Diureserückgang, Flüssigkeitseinlagerung, Gewichtszunahme
- Fieber, Gelenkschmerzen, RR ↑, Krankheitsgefühl
- Serumkalium steigt, Kreatinin steigt, Nachweis von Harnproteinen.

Therapie
- Hohe Kortisongaben über 3–6 Tage
- ATG (Anti-Human-T-Lymphozyten-Globulin aus Kaninchen-Immunserum) 10–14 Tage
- ALG (Anti-Humanlymphozytenglobuline vom Pferd) über 15–20 Tage
- OKT 3 (Monoklonale Antikörper von der Maus) 7–14 Tage.

Krankenbeobachtung
- Atemnot, speziell bei OKT 3 Gefahr des Lungenödems
- Gefahr des anaphylaktischen Schocks (☞ 4.2).

 Tips, Tricks & Fallen
- Vor Gabe von ATG, ALG und OKT 3 Antihistaminika und H$_2$-Blocker geben
- Wichtig ist die psychische Betreuung während der Abstoßungsbehandlung. Der Patient muß wissen, daß eine Abstoßung behandelbar ist und eine häufige Komplikation nach Transplantationen darstellt.

Cytomegalie-Infektion

Die CMV (Cytomegalie) ist eine opportunistische Virusinfektion aus der Herpesgruppe, die bei den heutigen Behandlungsmöglichkeiten zwar nicht mehr tödlich verläuft, aber langfristig das Transplantatüberleben negativ beeinflußt.

Symptome
• Temperaturanstieg
• Erkältungszeichen
• Gelenkschmerzen, Krankheitsgefühl
• Spätstadium: Pneumoniezeichen, Diureserückgang.

Pflege
• Temperatur, Blutdruck und Puls kontrollieren
• Isolation des Patienten in Abhängigkeit von der Leukozytenzahl (< 3000)
• Infektions-, Pneumonie- und Thromboseprophylaxe
• Dem Patienten notwendige Maßnahmen erläutern.

16.4   Lebertransplantation (LTX)

Die postoperative Versorgung der Patienten ist an den meisten Häusern durch Standards geregelt, deshalb wird hier nur kurz auf die Indikationen und die Pflegeschwerpunkte der LTX eingegangen.

Indikationen
• Akutes Leberversagen, z.B. bei fulminanter Virushepatitis (A, B, C), Vergiftungen z.B. mit Knollenblätterpilzen, Medikamenten (Paracetamol) oder Chemikalien, z.B. Tetrachlorkohlenstoff
• Chronisches Leberversagen bei fortgeschrittener Leberzirrhose
  – Virushepatitis (B, C)
  – Primäre billiäre Zirrhose
  – Alkoholtoxisch (eingeschränkte Indikation)
  – Stoffwechselstörungen wie M. Wilson
• Eingeschränkte Ind.: maligne Lebertumoren (hepatozelluläres, cholangiozelluläres Ca)
• Bei Kindern
  – Extrahepatische Gallengangsatresie
  – Angeborene Stoffwechselstörungen.

Kontraindikationen
Schwere Infektionen wie Sepsis, AIDS; schwere kardio-pulmonale Vorerkrankungen, maligne Tumoren außerhalb der Leber, Alkoholabusus.

Komplikationen
• OP-bedingt: Nachblutungen, Anastomoseninsuffizienz, Gallengangstenose
• Immunologisch: akute (Rejektion) oder chronische Abstoßung des Organs
• Gefäßverschluß
• Opportunistische Infektionen (Cytomegalie, Herpesviren)
• Rezidiv der Grunderkrankung.

I Pflegeschwerpunkte

Hygiene

- Alle nicht benötigten Zugänge möglichst schnell entfernen, um Infektionsgefahr zu minimieren, Vorsicht Gerinnung!
- Verbandwechsel erfolgt unter absolut sterilen Kautelen zu zweit mit sterilem Mantel und Handschuhen
- Wunden (Abdomen, Axilla und Leiste) und Eintrittsstellen von Drainagen abdecken
- Mundpflege häufig und gründlich durchführen
  - Erfolgt nur mit Tupfern oder weicher Zahnbürste
  - Alle 4 Std. Ampho-Moronal® nach der Mundpflege verabreichen
  - Verletzungen müssen vermieden werden.

Herz-Kreislauf- und Temperaturregulation

- RR sollte möglichst ausgeglichen sein: RR-Spitzen wegen Anastomosen, RR-Einbrüche wegen O_2-Minderversorgung vermeiden
- Patienten schnell aufwärmen, da Normothermie Voraussetzung für intakte Leberfunktion und Syntheseleistung der Gerinnungsfaktoren ist
- Bei T ≥ 38 °C, Arzt informieren und Blutkultur abnehmen.

Gallefluß

- T-Drainage sicher fixieren, um ein versehentliches Entfernen zu verhindern, z.B. bei der Mobilisation
- Gallefluß über T-Drain engmaschig beobachten, sollte bei Funktionsaufnahme des neuen Organs nach 12 Std. beginnen, hierbei ist sie anfangs wässrig, milchig, später erst gefärbt. Menge unter 50 ml in 24 Std. ist ein Zeichen von eingeschränkter Funktion oder gutem Abfluß über Papille
- Galle für 24-Std.-Bilanz sammeln
- T-Drain bis zum 14. Tag offen lassen, danach abklemmen oder hochhängen ✍ Entfernung des Drains nach 4–5 Wo., vorher T-Drain-Darstellung erforderlich ✍.

Labor, Infektionsmonitoring

- BZ regelmäßig, BZ sollte ≥ 120 mg/dl betragen
- BGA, BB, Laktat, Gerinnung
- Tägl. Immunsuppressivspiegel
- Urin und Galle sammeln
- Regelmäßige Abstriche von Wunden, Eintrittsstellen, Körperöffnungen und Trachealsekret.

Infusionstherapie, Transfusionen, Ernährung

- Wegen Neigung zu Pleuraergüssen und Ödemen auf exakte Flüssigkeitsbilanz achten
- Wegen meist erhöhten Na-Spiegels als Lösungs- und Verdünnungsmittel Glukose 5 % verwenden
- Medikamente mit Handschuhen zum Selbstschutz aufziehen
- Alle Konserven müssen bestrahlt und über Leukozytenfilter verabreicht werden
- Früh enteralen Kostaufbau anstreben.

Immunsuppressiva (☞ 19.5)

Auf regelmäßige und exakte Dosierung der Immunsuppressiva achten, Antihistaminika vorher geben ✍. Beim Aufziehen Handschuhe tragen.

16

Bewußtsein

Bewußtsein und Pupillenreaktion regelmäßig überprüfen. Postoperativ kommen Durchgangssyndrome, Hyperglykämien und Anstieg des Ammoniakspiegels vor.

Umgang mit dem Patienten

- Patienten Sinn der Prophylaxen erklären und zur Selbständigkeit und Hygiene anleiten
  - Schleimhäute beobachten
  - Toilettenhygiene: Handschuhe verwenden und danach Hände desinfizieren
  - Pneumonieprophylaxe sollte der Patient von sich aus durchführen
  - Frühe Mobilisation anstreben
- Die meisten Patienten sind über Therapie und Verhaltensweisen ausführlich informiert und beobachten das Pflegepersonal oft genau bei der Arbeit. Deshalb auf eine einheitliche Arbeitsweise achten
- Wenn möglich, sollten betreuende Personen nicht zu oft wechseln.

Abstoßungssymptome rechtzeitig erkennen

- Fieber, Abgeschlagenheit
- Abdominelle Schmerzen
- Abnahme der Galleproduktion
- Transaminasen- und Bilirubinanstieg.

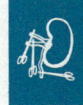

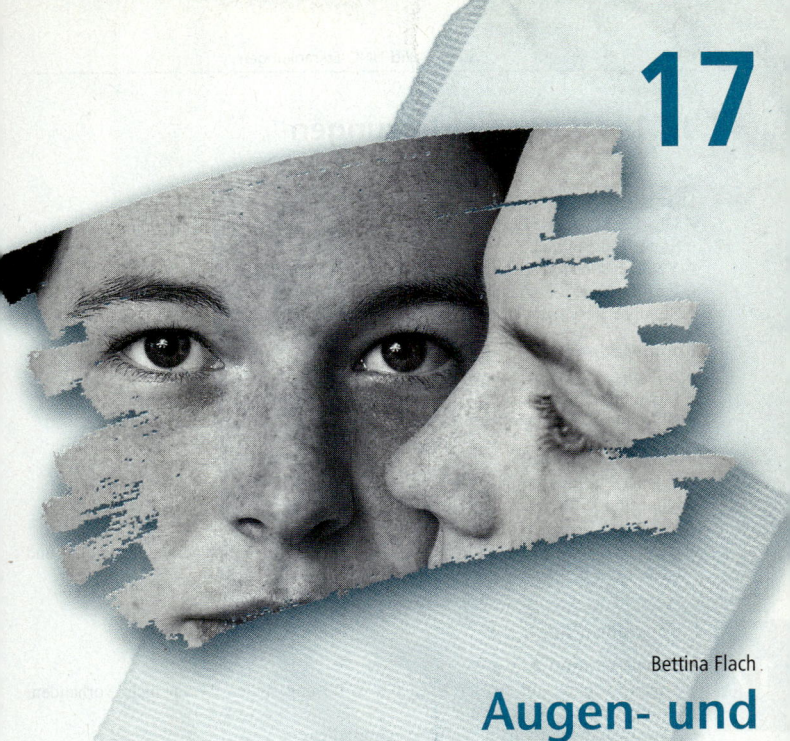

Bettina Flach

Augen- und HNO-Erkrankungen

17.1　Augenverletzungen

Ursachen
- Oberflächliche Verletzungen der Hornhaut durch Abschürfungen, Sandkörner, Ruß, Staub und Splitter
- Verätzungen, Verbrennungen durch Laugen, Säure, Kalk
- Perforierende Verletzungen des Augapfels durch Druckeinwirkung von außen
- Stumpfe Verletzungen z.B. Orbitabodenfraktur, Brillenhämatom.

Komplikationen
- Erhöhter Augeninnendruck
- Infektion, z.B. Iritis
- Netzhautriß, Orbitabodenfraktur, Jochbeinfraktur, Einriß der Siebbeinzellen.

Pflegeleitsymptome
- Schmerzen, Lidkrampf, Kratzen im Auge
- Doppelbilder, Sehverschlechterung, Linsentrübung
- Vermehrte Tränensekretion, Rötung des Auges
- Dumpfes Druckgefühl, Einblutung in und um das Auge, Schwellung des Ober- und Unterlides, Brillenhämatom.

17

❘ Spezielle Pflege

Erstmaßnahmen
- Augen reichlich mit steriler NaCl 0,9 % Lösung spülen. Wenn nicht vorhanden, Leitungswasser verwenden
- Augen durch beidseitigen Verband ruhigstellen.

Generelle Maßnahmen
- Patienten informieren. Zur besseren Orientierung des Patienten das Zimmer beschreiben, Tagesabläufe, Mitpatienten vorstellen, Patientenklingel erklären. Beruhigend auf den Patienten einwirken
- Sterilität als Infektionsprophylaxe bei allen diagnostischen und pflegerischen Maßnahmen einhalten. Regelmäßig Augentropfen und -salben verabreichen, angeordnete Augenspülungen durchführen. Zur Selbstapplikation der Augentropfen anleiten (☞ s.u.)
- Perforierende Verletzung des Auges erhöht das Komplikationsrisiko, Verband nur nach Rücksprache mit dem Arzt wechseln, keine Augensalbe verwenden.

Postoperative Pflege
- Erhöhten Augeninnendruck vorbeugen: Ein- und Ausfuhr exakt bilanzieren, Obstipationsprophylaxe beachten, bei Erbrechen 1 Supp Vomex A®, bei Husten Codeintropfen verabreichen ✍, bis 6 Wo. nach OP stärkere Belastungen meiden, z.B. keine schweren Gegenstände tragen, kein Sport
- VW frühestens ab dem 1. postop. Tag, beim VW das verletzte Auge vor grellem Licht schützen
- Patienten anweisen, zur Schonung des verletzten Auges bis zum 6. postop. Tag nicht zu lesen.

Augen spülen
Indikationen
Zur Therapie bei Verätzungen, Verbrennungen, oberflächlichen Verletzungen und zur postop. Nachsorge. Fremdkörper und (Wund-)Sekrete werden durch die Spülung verdünnt oder entfernt.

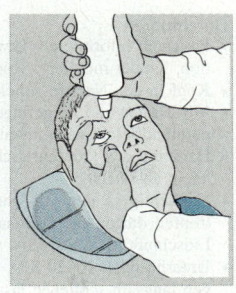

Patienten vorbereiten
* Patienten informieren, eine sitzende Position einnehmen lassen
* Kopf zur verletzten Seite neigen, Augen nach oben und außen blicken lassen
* Nierenschale an die Wange des zu spülenden Auges halten.

Abb. 17.1:   Augenspülung
[L 157]

Material vorbereiten
* Spülflasche, sogenannte Undine oder eine 20-ml-Spritze
* Körperwarme Spülflüssigkeit nach Anordnung neutralisierend, wie sterile NaCl 0,9 %, oder keimabtötend, wie sterile Pufferlösung EDTA
* Nierenschale, Tücher zum Abdecken des Patienten
* Handschuhe, Tupfer, Watteträger.

Durchführen
* Hände hygienisch desinfizieren
* Nach Abnahme des Verbandes Bindehautsack mit Tupfer mechanisch reinigen. Aus ca. 10 cm Entfernung Spülflüssigkeit aus der Flasche oder der Spritze mit gleichmäßigem Druck über das Auge und den Bindehautsack laufen lassen
* Patienten auffordern mit den Augen zu rollen, Flüssigkeit soll nicht über das gesunde Auge fließen
* Spülflüssigkeit in der Nierenschale auffangen
* Augentropfen verabreichen, Salbe in den Bindehautsack einstreichen z.B. Unguentolan®, Bepanthen® (☞ s.u.)
* Augenverband anlegen.

Augentropfen verabreichen
Vorbereiten
* Augentropfen auf Körpertemperatur erwärmen, z.B. im Wasserbad oder Flasche in der Hand halten
* Hände hygienisch desinfizieren
* Tropfenflasche nur für einen Patienten verwenden. Verfalldatum kontrollieren. Auf Verfärbung, Ausflockung achten. Angaben über einzuhaltende Abstände der Tropfengabe beachten
* Wenn sowohl Salbe als auch Tropfen verordnet sind, zuerst Augentropfen, dann Salbe verabreichen
* Evtl. Kontaktlinsen vorher entfernen.

Durchführen
- Patienten informieren. Erwachsene eine sitzende Position, Kinder möglichst Rückenlage einnehmen lassen
- Kopf in den Nacken, Blick nach oben und außen
- Mit Tupfer und Zeigefinger Unterlid nahe dem Wimpernrand leicht nach unten ziehen
- Hand mit der Tropfenflasche an der Stirn des Patienten leicht abstützen
- Vorsichtig in den Bindehautsack einträufeln. Augentropfen dürfen die Hornhaut nicht berühren, da sonst Lidschlußreflex ausgelöst wird
- Unterlid noch 10–20 Sek. abgezogen halten, dann Augen langsam schließen lassen.

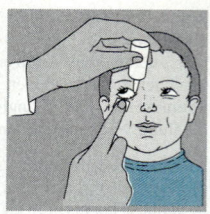

Abb. 17.2: Augentropfen verabreichen [L 157]

Zur Selbstapplikation anleiten
- Tropfen nach Vorschrift aufbewahren und erwärmen
- Kopf in den Nacken legen, Blick nach oben-außen
- Mit dem Zeigefinger das Unterlid vorsichtig herunterziehen
- Augentropfen vorsichtig in den inneren Augenwinkel träufeln
- Lid nicht gleich schließen
- Tränen zur Nasenwurzel abtupfen.

Augensalbe verabreichen
Vorbereiten: ☞ Augentropfen

Durchführen
- Etwa 0,5 cm langen Salbenstrang direkt aus der Tube in unteren Bindehautsack nasen- nach schläfenwärts einstreichen
- Mit Tubenspitze nicht das Auge berühren, Gefahr der Keimverschleppung
- Weitere Durchführung ☞ Augentropfen verabreichen.

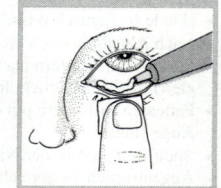

Abb. 17.3: Augensalbe applizieren [L 157]

Augenverband anlegen
Indikationen: Schutz vor Verunreinigungen und Infektionen, zur Erwärmung.

Material vorbereiten
- Sterile, ovale Augenkompresse
- Drei hautfreundliche Pflasterstreifen
- Evtl. Augenklappe.

Durchführen
- Hände hygienisch desinfizieren
- Patient sitzt oder liegt und legt den Kopf leicht in den Nacken, nach Möglichkeit anlehnen lassen oder Kopf halten
- Augenklappe entfernen, den alten Verband vorsichtig abnehmen: Mit einer Hand nahe den drei übereinandergeklebten Pflasterstreifen leicht auf die Unterlage drücken, mit der anderen den Verband behutsam lösen
- Geschlossenes Auge mit feuchten Mulltupfern in Richtung Nasenwurzel äußerlich reinigen, Druck auf das Auge vermeiden

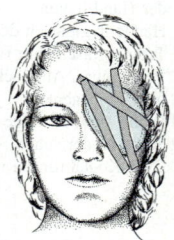

Abb. 17.4: Augenverband [L 157]

- Beim Anlegen der Kompresse schließt der Patient beide Augen, um ein Zukneifen zu vermeiden
- Saubere, bei Verletzungen sterile Kompresse auf das Auge halten und mit drei Pflasterstreifen festkleben. Zuerst den mittleren Pflasterstreifen über die Längsachse kleben, über der Stirn und dem Jochbein fixieren. Die beiden anderen halbmond-förmig über den freien Rand des Verbandes und den unteren Pflasterstreifen kleben
- Evtl. zusätzlichen Schutz durch Anbringen der Augenklappe gewährleisten.

Uhrglasverband anlegen

Durch den Uhrglasverband entsteht eine feuchte Kammer, dient als Schutz vor Austrocknung des Auges, z.B. bei Tränenwegsverletzungen, Lähmung der Lidschlußmuskulatur.

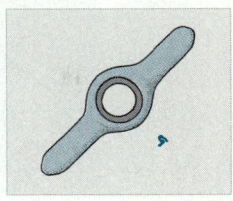

Weitere Indikation: Wird auf das gesunde Auge ge-klebt, um vor Infektion durch das andere Auge zu schützen.

Material: fertiger Uhrglasverband.

Durchführen: Plexiglas auf den Rand der Augenhöhle auflegen und mit dem Pflaster an Stirn und Jochbein befestigen.

Abb. 17.5:
Uhrglasverband [L 157]

17.2   Konjunktivitis

Ursachen

- Infektiös: Virusinfektionen, z.B. Konjunktivitis epidemica oder bei Masern, bakte-rielle Infektionen z.B. mit Pneumokokken.
- Nicht infektiös: mechanisch z.B. durch Staub, Fremdkörper; chemisch z.B. durch Säuren, Laugen; Allergien.

Komplikationen: Beeinträchtigung des Sehvermögens.

Pflegeleitsymptome

- Blasig aufgequollene, gerötete Bindehaut
- Lidödeme, glasige Schwellung des inneren Lidwinkels
- Gelbliche Borken an den Wimpern
- Evtl. weiße Beläge auf der Bindehaut
- Schmerzen.

❙ Spezielle Pflege

Erstmaßnahmen

- Für ein Antibiogramm Bindehautabstrich mit sterilem Watteträger abnehmen, möglichst durch den Augenarzt
- Je nach Ursache Augensalben wie Virostatika (z.B. Zovirax®), Antibiotika (z.B. Refobacin®), Wundsalbe (z.B. Bepanthen®) applizieren ✍.

Weitere Pflege
- Bei der Augenversorgung immer aseptisch vorgehen
- Patienten über geplante Maßnahmen informieren
- Eingetrocknetes Sekret mit einem sterilen, in 0,9 % NaCl-Lösung getränkten Tupfer entfernen
- Angeordnete Augentropfen regelmäßig verabreichen (☞ 17.1).

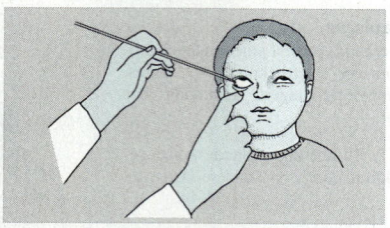

Abb. 17.6: Abstrichentnahme aus dem unteren Bindehautsack [L 157]

 Tips, Tricks & Fallen
- Abstrich immer vor den ersten Augentropfen abnehmen
- Räume abdunkeln, um die gereizten, lichtempfindlichen Augen zu schonen
- Patienten mit viral bedingter Konjunktivitis auf die hohe Infektiösität aufmerksam machen.

17

17.3   Ohrenverletzungen

Ursachen
- Verletzungen der Ohrmuschel durch Riß-, Schnittwunden mit Beteiligung der Haut, des Knorpels oder mit Perforation des Knorpels
- Verletzung des Gehörgangs durch Fremdkörper wie Wattereste, Streichholz, Strohhalmstücke, Perlen
- Trommelfellperforation durch übermäßige Druckeinwirkung von außen, z.B. nach einem Sprung ins Wasser und Aufprall mit dem Ohr. Hohe Druckwellen bei extrem lauten Geräuschen.

Komplikationen
- Mittelohrentzündung, Meningitis, Entzündung der Knorpelhaut am Ohr
- Othämatom: kissenförmige Verdickung an der Vorderseite des Ohres
- Labyrinthitis, Entzündung des Innenohres.

Pflegeleitsymptome
- Schmerzen, Druckgefühl
- Hörminderung
- Schwindel, Erbrechen, Benommenheit
- Schüttelfrost, Fieber.

❘ Spezielle Pflege

Erstmaßnahmen

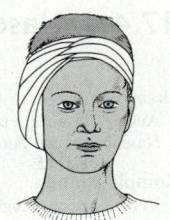

- Fremdkörper nicht mit der Pinzette entfernen, Ohrspülung durch den Arzt. Kontraindikation: V.a. Trommelfellperforation
- Kopf ruhigstellen
- Patienten beobachten: Schwindel, Erbrechen, Benommenheit, Schüttelfrost, Schmerzen an der Ohrmuschel. Bei Schmerzen an der Ohrmuschel sofort Arzt informieren
- Sterilen Verband anlegen.

Abb. 17.7:
Ohrverband [L 157]

Postoperative Pflege

- Regelmäßig Vitalzeichen kontrollieren, auf Blutungen achten
- Strenge Bettruhe, nicht auf die operierte Seite lagern, Kopf ruhigstellen
- Verband frühestens nach 24 Std. wechseln ✍.

Ohrverband wechseln

- Äußeren Verband am 2. postop. Tag nach Arztanordnung wechseln. Da Kreislauflabilität und Schwindel möglich, die ersten beiden VW am liegenden Patienten vornehmen
- Verbände im Innenohr nur durch den Arzt.

Material

- Spitztupfer aus Mull
- Sterile und unsterile Kompressen
- Sterile 0,9 % NaCl-Lösung
- 8 cm breite Virchowbinde oder elastische Binde
- Nach dem zweiten oder dritten VW anstelle der Binde eine Ohrklappe verwenden
- Bei Kindern und unruhigen Patienten TG®-Schlauchverband als Mütze über den Bindenverband anlegen
- Abwurfbehälter.

Durchführen

- Patienten informieren, Kopf seitlich neigen lassen, evtl. Kopf halten
- Verkrustungen am äußeren Ohr vorsichtig mit steriler 0,9 % NaCl-Lösung lösen und entfernen
- Spitztupfer in die Umschlagfalte hinter die Ohrmuschel legen: aus Mullplatte lockeren Bausch formen und auf die Ohrmuschel legen
- Drainageröhrchen zur Veringerung des Auflagendruckes am Innenohr mit einem Wattering aus Mullbinden abpolstern
- Stirn und Hinterkopf zirkulär verbinden. Ohr vollständig bedecken. Gesundes Ohr frei lassen oder mit einer Ohrklappe bedecken.

17.4   Nasenverletzungen

Ursachen
- Äußere Nasenverletzungen durch Riß-, Biß- und Schnittwunden
- Nasenbeinbruch durch stumpfes Trauma.

Komplikationen
- Verletzung des Auges, Orbitafraktur
- Verlagerung des Augeninhaltes durch Kieferhöhlendachfraktur (Blow-out-Fraktur), Jochbeinfraktur
- Meningitis durch frontobasale Fraktur mit Hirnwassereintritt in die Nasenhöhle (Liquorrhoe)
- Hämatombildung, Epidurales Hämatom, Nasenbluten.

Pflegeleitsymptome
- Sehbeeinträchtigungen durch Schwellungen bis zum Augenbereich, Blutungen
- Schocksymptomatik. Pupillenerweiterung, Bewußtseinstrübung, Kopfschmerzen, Übelkeit, Erbrechen, Benommenheit
- Schwellung der Augenlider, Hervortreten des Augapfels
- Wasserklarer Flüssigkeitsaustritt aus der Nase
- Ohrenschmerzen
- Trockene Schleimhäute.

17

Erstmaßnahmen
- Patienten informieren, bei Nasenbeinfraktur „Schneuzverbot" einhalten lassen, bis sicher ist, daß keine weiteren Frakturen der Gesichtsknochen vorliegen. Sonst Unterlid- und Wangenweichteilemphysem mit Gefahr der Superinfektion möglich
- Kontinuierlich Bewußtseinslage, Vitalzeichen und Pupillen kontrollieren (☞ 9.3.1)
- Wunde auf Schwellung oder Nachblutung kontrollieren
- Pflege bei Nasenbluten s.u.

Spezielle Pflege
- Bettruhe, flach lagern
- Patienten überwachen: Vitalzeichen, Ausfluß und Abfluß aus der Nase
- Patienten darüber aufklären, daß er in den Rachen fließendes Blut nicht schlucken, sondern in eine Nierenschale spucken soll, Aspirations- und Emesisgefahr
- Ggf. flüssige bis breiige Kost verabreichen.

| Pflege bei Nasenbluten

Ursachen für Nasenbluten
- Hoher Blutdruck
- Stumpfe Verletzungen
- Geschwülste
- Gerinnungsstörungen.

Erstmaßnahmen
- Ruhe bewahren und vermitteln
- Patienten aufrecht hinsetzen (lassen), Kopf gerade oder nach vorne beugen. Beine tief, um Blutdruck zu senken (Herzbettlage ☞ 6.1.5)
- Ausreichend Tücher und Nierenschalen bereithalten, um das Blut aufzufangen
- Kalte Kompresse auf den Nacken legen, damit sich die Schleimhautgefäße kontrahieren
- Patienten auffordern, die Nasenflügel an die Nasenscheidewand zu pressen
- Zur Blutstillung evtl. Adrenoxyl® i.m. oder als Infusion mit steriler NaCl-Lösung 0,9 % geben ✍.

Weitere Pflege
- Regelmäßig Eiskompressen und Nasenschleudern (s.u.) wechseln
- RR und Puls kontrollieren
- Blutgetränkte Tücher aufbewahren, damit Schwere des Blutverlustes beurteilt werden kann
- Bei nicht stillbaren Blutungen den Arzt informieren, ggf. Materialien zur Tamponadeneinlage vorbereiten.

Tamponade einlegen 🖐
Salbengetränkte oder mit Jod getränkte Tamponade (z.B. TaboTab®, Belloq-Tamponade) wird vom HNO-Arzt eingelegt und nach 2–3 Tagen (nur vom Arzt) wieder entfernt 🖐.

Vorbereiten
- 2,5 und 5 cm breite Tamponadenstreifen, Nasenschleuder
- In steriler NaCl 0,9 % Lösung getränkte Watteträger
- Elevatorium oder Spatel, ggf. Faßzange, Bajonettpinzette oder anatomische lange Pinzette, Verbandschere.

Durchführen
- Patient sitzt oder liegt
- Nase mit feuchtem Watteträger säubern
- Streifen werden durch den Arzt mit der Faßzange und dem Elevatorium oder Spatel eingelegt
- Pflegeperson führt Streifen mit Pinzette nach, schneidet Tamponade ab, legt die Nasenschleuder an.

Nachsorgen
- Beobachten, ob die Blutung zum Stillstand kommt
- Instrumente reinigen und sterilisieren

Tamponade nach 2–3 Tagen entfernen 🖐, danach regelmäßig und vorsichtig die Nase säubern.

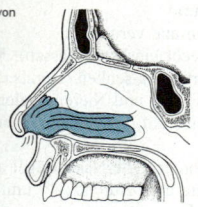

a. Vordere Nasentamponade zur Stillung von
Blutungen im vorderen Abschnitt der
Nasenhaupthöhle

b. Einlegen einer Choanalbellocq-Tamponade. Zusätzliche Tamponade der
gesamten Nasenhaupthöhle von vorne

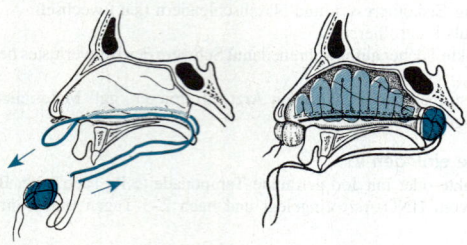

Abb. 17.8: Nasentamponaden [L 157]

17

17.5　Larynx- und Tracheaverletzungen

Ursachen: Knorpelläsionen von Kehlkopf und Trachealeingang durch traumatische
Ereignisse wie Schlag, Prellung, Stich.

Komplikationen
- Verlegung des Trachealeinganges mit der Gefahr des Erstickungstodes, Aspiration
  von Blut aus dem Kehlkopf in die Lunge, Schwellung der Weichteile im Rachenraum,
  z.B. Epiglottisödem. Atemnot meist schon zu Beginn, kann aber auch durch
  Hämatom-, Ödem- oder Emphysembildung nach mehreren Std. eintreten
- Blutung.

Pflegeleitsymptome
- Schmerzen im Rachenraum, Schluckschmerzen
- Heisere, rauhe, belegte Stimme (Dysphonie)
- Hämoptoe, Hustenreiz
- Stimmlosigkeit (Aphonie).

Erstmaßnahmen
- Patienten über Bettruhe informieren, OK hochlagern
- Atmung überwachen, Intubationsbereitschaft sicherstellen (☞ 4.1.2) 1–2 x/Std. Atmung und Vitalzeichen überprüfen. Bei Komplikationsanzeichen wie Atemnot, Schocksymptomatik, extremer Schwellung, Emphysem sofort den Arzt oder Notfallteam informieren
- Haut an Hals und Thorax auf freie Luft kontrollieren (Hautemphysem). Vorgehen: mit leichtem Druck der Hand über die Hautstellen streichen, dabei auf knisterndes Geräusch achten
- Diagnostik vorbereiten: Rö.-Halsweichteile in zwei Ebenen, Laryngoskopie, CT bei V.a. Fraktur, Ödem, Emphysem ✍.

Konservative Therapie
Indikation
- Kehlkopfverletzungen: bei geringer Atemnot und Kehlkopfschwellung
- Tracheaverletzungen: bei stumpfem Trauma ohne Atemnot.

Maßnahmen: i.v. Kortison- und Antibiotika. Bei schwerer Atemnot evtl. Intubation unter bronchoskopischer Sicht.

Operative Therapie
- Kehlkopf: Anlage eines temporären Tracheostomas, Reposition des Kehlkopfgerüstes bei Verlegung des Larynxweges, ggf. Kehlkopfschienung
- Trachea: bei Trachealabriß End-zu-End-Anastomose, bei Einriß primäre Naht oder plastische Rekonstruktion.

Spezielle postoperative Pflege
Oft ist zur Nachbeatmung oder Überwachung des Patienten eine kurzfristige intensivmedizinische Betreuung notwendig. Nach Rückverlegung sind nachstehende Maßnahmen erforderlich.
- Vitalzeichen, Atmung überwachen, Wunde auf Nachblutung überprüfen
- Tracheostoma versorgen, endotracheal absaugen (☞ 3.3.1)
- Bis die Schmerzen und Schwellungen abgeklungen sind, den Hals mehrmals tägl. mit einer Eiskrawatte kühlen (☞ 3.8.1) ✍, Krawatte nicht direkt auf die verletzte Stelle legen.

18

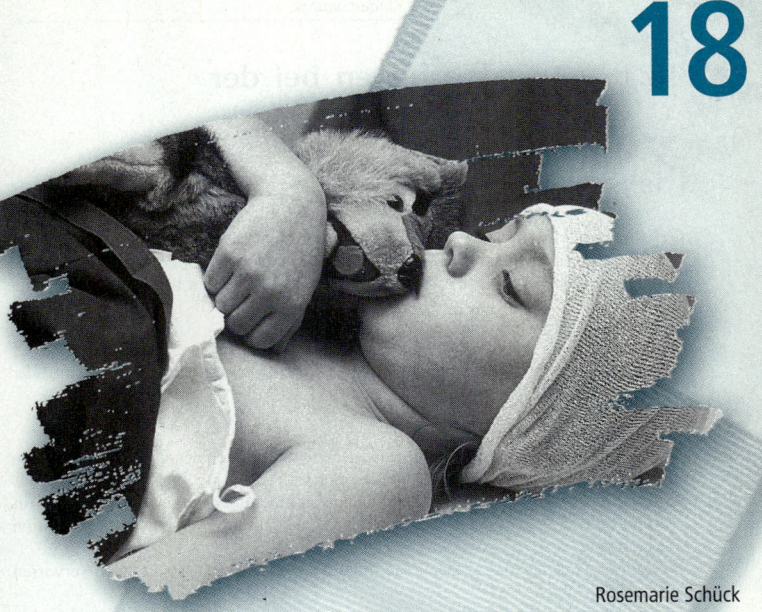

Rosemarie Schück

Kinderchirurgie

18.1 Besonderheiten bei der Pflege von Kindern

18.1.1 Umgang mit Eltern

Gefühle der Eltern

Gefühle, mit denen Eltern den Krankenhausaufenthalt ihres Kindes erleben können:
- Schuldgefühle, wenn sie Symptome nicht rechtzeitig erkannt haben, evtl. selbst die Krankheit verursacht haben
- Ängste wie Trennungsangst, Angst vor Entscheidungen
- Mißtrauen z.B. Zweifel an Fachkompetenz, Behandlungsschema und Pflege
- Hoffnungslosigkeit und Resignation, z.B. durch lebensbedrohliche Erkrankung, oder Konfrontation mit Behinderung des Kindes.

Tips für den Umgang mit Eltern

- Gefühle, Beobachtungen und Hinweise der Eltern ernst nehmen und darauf eingehen
- Eltern ein unbeschränktes Besuchsrecht einräumen
- Gesprächen mit Eltern einen hohen Stellenwert einräumen und nie ausweichen. Auf ermutigende Ergebnisse hinweisen, zu einer realistischen Betrachtung der Situation ermutigen
- Eltern anfangs nur das Wesentliche mitteilen, Details können zusätzlich verwirren und verängstigen
- Über einzelne Pflegehandlungen behutsam aufklären. Es fällt den Eltern dann leichter, Pflegetechniken als Bestandteil der Behandlung ihres Kindes zu akzeptieren
- Motivation der Eltern zur Mithilfe ermutigen und nutzen. Eltern-Kind-Kontakt fördern
- Berührungsängste nach der OP abbauen helfen. Kinder und Eltern brauchen den körperlichen Kontakt.

18.1.2 Kindgerechte Atmosphäre

Probleme aus Sicht der Kinder

Jeder Mensch erfährt seine Aufnahme im Krankenhaus als einschränkendes Erlebnis in seinem Leben. Kinder unterliegen je nach Alter in dieser Situation zusätzlichen Problemen.
- Trennung von Eltern und gewohnter Umgebung. Verlustängste, Unsicherheit, mangelndes Geborgenheitsgefühl entstehen, wenn eine Kontaktperson nicht mit aufgenommen wird
- Wechselnde fremde Bezugspersonen und ungewohnter Tagesablauf
- Kleineres Kind versteht Krankheit und die erforderliche Behandlung nicht
- Bei Aufnahme auf einer Erwachsenenstation und Fehlen altersgerechter Partner zur Bewältigung der Situation fühlt sich das Kind hilflos, einsam und ihm ist langweilig
- Bei größeren Kindern Einschränkung oder Verlust der bereits erworbenen Selbständigkeit z.B. durch eingeschränkte Beweglichkeit, Verlust der körperlichen Selbstbestimmung, Erdulden schmerzhafter Eingriffe
- Zusätzliche Ängste bestehen, wenn bereits negative Erfahrungen mit Krankenhausaufenthalten oder Krankheiten gesammelt wurden.

Aufnahme kindgerecht gestalten

- Kindgerechtes Aufnahmegespräch führen. Verhörstil vermeiden, dem Kind und den Angehörigen Zeit zum Formulieren ihrer Ängste und Fragen lassen. Keine Erwartungen suggerieren. Auf Fragen ehrlich antworten
- Pflegepersonal, Arzt und Mitpatienten altersgerecht vorstellen. Eltern und Kind (altersgerecht) über die Station informieren
- Unterschiedliche Funktionseinheiten wie Bad, WC, Stationszimmer, Küche zeigen. Evtl. die einzelnen Räume mit kindgerechten Symbolen kennzeichnen. Rufanlage erklären
- Über festgelegte Abläufe wie Essens-, Untersuchungs-, Besuchszeiten, Visite informieren
- Behandlungsmethoden ehrlich erklären, Fragen nach schmerzhaften Eingriffen aufrichtig beantworten.

Sichere und angstarme Atmosphäre gestalten

- Wenn gewünscht und möglich, immer Bezugsperson aufnehmen. Den Eltern, soweit möglich, unbeschränktes Besuchsrecht einräumen
- Mithilfe der Eltern bei der Versorgung und Behandlung ihres Kindes fördern und anleitend unterstützen
- Vertraute Gegenstände, z.B. Kuscheltier, -kissen, Kleidung, zulassen
- Auf kulturelle und religiöse Eigenheiten Rücksicht nehmen. Gerade ausländische Kinder (und Eltern) benötigen diese zusätzliche Sicherheit. Evtl. Dolmetscher einschalten, da Miß- und Unverständnis zusätzliche Ängste und Verunsicherung erzeugen (☞ 5.1)
- Kinder nach Alter und Krankheitsbild zusammenlegen
- Kindliche Eß- und Trinkgewohnheiten feststellen und soweit wie möglich berücksichtigen.

Beschäftigungsmöglichkeiten für Kinder schaffen

- Beschäftigungen an Hobbies und Vorlieben der Kinder und an deren körperlichen Möglichkeiten orientieren. Fragen: Kann das Kind das Bett verlassen, in welcher Lage muß es spielen, welche Sinne können durch das Spiel angesprochen werden?
- Eltern darauf hinweisen, daß zielgerechtes Spielzeug wichtig ist. Malen, Geschichten vorlesen oder erfinden sind bewährte Beschäftigungsmöglichkeiten
- Kassetten hören, z.B. Erzählungen, Musik beeinflussen Kinder meist positiv
- Vorlesen, wenn Zeit ist und das Kind Interesse signalisiert
- Steck-, Finger-, Gesellschaftsspiele besorgen
- Bei größeren Kindern, abhängig von der Dauer des Klinikaufenthalts, Lehrkräfte einschalten, um größere Lernlücken zu vermeiden.

18.1.3   Medikamente verabreichen

Orale Medikamente

- Kinder immer altersgerecht über die Einnahme von Medikamenten aufklären
- Vor jedem Verabreichen 5-R-Regel anwenden
- Medikamente immer verschließen und nicht in Reichweite der Kinder aufbewahren, Gefahr der unkontrollierten Einnahme, Intoxikation
- Möglichst flüssige Medikamente verwenden. Sie sind leichter zu schlucken als Tabletten

• Geschmackskorrigentium wie Zucker (Tropfen) oder Flüssigkeit zum Nachspülen bereithalten.

Injektionen

• Jede Injektion ist ein Eingriff in die körperliche Unversehrtheit und bedarf einer Einverständniserklärung der Erziehungsberechtigten
• Injektionen sind schmerzhaft und bei Kindern mit großen Ängsten besetzt. Altersgerecht aufklären, fachgemäß und damit schmerzarm injizieren.

Kanülengrößen

• Intrakutane Injektionen: 17er, 18er, 20er, Spritzengröße 1 ml
• Subkutane Injektionen: 14er, 16er, 17er, Spritzengröße 1 ml oder Insulinspritze
• Intramuskuläre Injektionen: 12er, 14er, Spritzengröße: 1–2 ml.

Punktionsstellen

• Ventroglutäale Injektion nach v. Hochstetter: Nur für größere Kinder geeignet, da sonst Mißverhältnis zwischen großer Hand und kleinem Kinderkörper
• Crista-Methode nach Sachtleben: unbedingt bei jüngeren Kindern anwenden.

I.v.-Medikation

• Lokalisation peripherer Verweilkanülen bei Früh- und Neugeborenen: Kopfvenen. Kindgerechte Kanülen: 24–20 Gauge
• Lokalisation zentraler Venenkatheter bei Früh- und Neugeborenen: Nabelvene
• Kurzinfusionen werden bei Kindern meist mittels Perfusor verabreicht.

| 18.1.4 Perioperative Pflege bei Kindern

| Präoperative Pflege

Aufklärung und Einverständniserklärung

• Kind je nach Alter und Verständnisfähigkeit in die Aufklärung einbeziehen
• Erst mit 18 Jahren ist vom Patienten selbst eine Einverständniserklärung zur OP rechtsgültig
• Bei minderjährigen Eltern des Kindes schriftliches Einverständnis des Vormundes einholen, wenn eine Amtsvormundschaft oder Pflegschaft besteht
• Bei unklaren Familienverhältnissen und Unstimmigkeit über das Sorgerecht das zuständige Familiengericht hinzuziehen
• Bei Verständigungsschwierigkeiten Dolmetscher für den Aufklärungstermin einbestellen.

Kind auf die perioperative Situation vorbereiten

• Vertrauensvolle Beziehung aufbauen, sie ist für eine individuelle Vorbereitung wesentlich. Befürchtungen und Ängste des Kindes einfühlsam erfragen und durch situationsgerechtes Aufklären, Erklären und Vermitteln von Wissen abbauen
• Tage der offenen Tür durchführen, bei denen sich die zukünftigen Patienten auch mit der räumlichen Umgebung vertraut machen können.

Schema für Nahrungskarenz bei Wahleingriffen

• Darauf achten, daß vor jeder Narkose Nahrungs- und Flüssigkeitskarenz eingehalten wird (Aspirationsgefahr), bei Jugendlichen ggf. auch Nikotinkarenz
• Letzte Nahrungs- und Flüssigkeitsaufnahme 6 Std. vor OP bei allen Kindern über 6 Mon.

- Säugling > 4 kg: bis 4 Std. vor Narkosebeginn gesüßten Tee anbieten
- Säugling < 4 kg: bis 4 Std. vor Narkosebeginn Milch anbieten
- Kinder über Sinn und Dauer der Nüchternheit informieren, Eltern einbeziehen
- Mitarbeiter über Nahrungskarenz informieren, z.B. Bett mit Bettschild „Nüchtern!" kennzeichnen
- Uneinsichtige Kinder bzw. Begleitpersonen überwachen, evtl. Nahrungsmittel und Getränke entfernen
- Im Notfall ist eine Nahrungskarenz nicht einhaltbar. Bei liegender Magensonde ist vor der Narkose der Magen zu entleeren und durch eine entsprechende Intubationstechnik die Aspirationsgefahr zu vermindern ⬆.

Darmreinigung bei Operationen im Bauchraum

Präop. Darmentleerung ist bei allen geplanten Eingriffen am Magen-Darm-Trakt und Retroperitoneum wie Niere, Harnleiter, Blase erforderlich.
- Kinder und Eltern über Sinn, Umfang und Art der Maßnahme informieren
- Zur Darmentleerung bei Säuglingen Microklist®, bei Kleinkindern Practo-Clysts® oder Reinigungseinläufe vornehmen ✍
- Bei älteren Kindern sind meist kombinierte orale und rektale Abführmaßnahmen erforderlich ✍
- Köperbehaarung bei Jugendlichen entfernen, auf Intimsphäre achten
- Körper reinigen ☞ 2.2.3.

Prämedizieren

- Kind auf die Visite des Anästhesisten vorbereiten. Eltern oder Sorgeberechtigte, falls nicht anwesend, einbestellen, evtl. Dolmetscher verständigen
- Wiegen und messen (für die Dosierung der Narkosemedikamente wichtig), alle Patientenunterlagen bereitlegen, Einverständnisformular in entsprechender Heimatsprache vorbereiten
- Medikamente zur Prämedikation nach Anordnung des Narkosearztes (Schlaf- oder Beruhigungsmittel) verabreichen, Einnahme überwachen und dokumentieren
- Für ruhige und entspannte Atmosphäre zur Nachtruhe sorgen
- Nach Abruf des Kindes aus dem OP (ca. 30–40 Min. präop.) Medikamente verabreichen. Nebenwirkungen besprechen, z.B. Müdigkeit, Sehstörungen, Herzklopfen, trockener Mund. Vitalzeichen bis zur Übergabe in den OP kontrollieren
- OP-Bekleidung anziehen: OP-Hemd und -Haube, bei Wickelkindern Windeln zur OP belassen. Krankenblattunterlagen und Rö.-Aufnahmen mitgeben
- Eltern das Kind soweit möglich begleiten lassen. Eltern beruhigen, damit die Ängste nicht auf das Kind übertragen werden.

| Postoperative Pflege

- Bett vorwärmen, bei Säuglingen Inkubator mit Temperaturregelung oder Wärmebett nehmen
- Möglichst die Anwesenheit der Eltern zulassen, um Ängste zu reduzieren
- Genaues Ausmaß der zulässigen Bewegung und Belastung dem Kind und den Eltern mitteilen
- Postop. Nahrungsaufbau genau erfragen, z.B. wann erstmals Tee oder feste Nahrung aufgenommen werden kann (abhängig vom Eingriff).

18.2 Allgemeinchirurgische Erkrankungen

18.2.1 Leistenhernie

Definition, Komplikationen, Therapie, spezielle periop. Pflege ☞ 10.8.4.

Klinische Unterscheidung
- Nicht eingeklemmte Leistenhernie ist reponierbar
- Eingeklemmte Leistenhernie ist irreponibel und schmerzhaft.

Häufigkeit
- Etwa 3 % aller Kinder haben eine Leistenhernie
- Ca. 60 % re. lokalisiert, 25 % li. lokalisiert, 15 % beidseits.

Komplikationen
- Bei manueller Reposition Gefahr der Bildung von Darmwandödemen. Folge: Minderdurchblutung bis zur Ischämie mit Darmgangrän
- Jungen: Gefahr der gestörten Hodendurchblutung mit nachfolgender Hodenatrophie oder Gewebsuntergang durch Hodeninfarkt
- Mädchen: eingeklemmtes Ovar möglich, Indikation zur sofortigen OP.

Pflegeleitsymptome
- Vorwölbung im Bereich der Leiste sicht- und fühlbar
- Spontane Reposition möglich. Durch Weinen und Schreien entsteht erhöhter intraabdomineller Druck, dadurch wird Reposition erschwert
- Mutter bzw. Bezugsperson berichtet über gelegentliches Auftreten einer Vorwölbung vorwiegend auf einer Seite, selten beiderseits. Leistenhernie tritt meistens während des Tages auf
- Rötung und schmerzhafte Palpation beim eingeklemmten (inkarzerierten) Leistenbruch
- Bei längerer Dauer auch Ileus (☞ 10.8.5), Schocksymptomatik, lokale Rötung und Überwärmung
- Verhärtung im Leistenkanal, die sich nicht in die Bauchhöhle zurückdrücken läßt → Einklemmung (Inkarzeration).

Pflege
- Präop. versuchen, durch warmes Vollbad die Bauchmuskulatur zu entspannen, begünstigt spontane oder manuelle Reposition
- Präop. Windeln kontrollieren: besteht vor einem Elektiveingriff eine Windeldermatitis, zuerst Dermatitis behandeln, sonst besteht Gefahr der Wundinfektion mit Soor
- Postop. häufig Windeln überprüfen, Feuchtigkeit kann Wundverband durchdringen. Eltern auf die Bedeutung der Windelhygiene aufmerksam machen
- Keine Cremes oder Salben direkt mit der Wunde in Kontakt bringen → Infektionsgefahr
- Fadenentfernung ca. 10 Tage postop., meist durch den niedergelassenen Arzt.

| 18.2.2   Nabelhernie

Ursache: ungenügender postnataler Verschluß der Durchtrittsstelle der Nabelgefäße an der Bauchwand.
- Jedes 5. Neugeborene betroffen
- Spontane Rückbildung der meisten Hernien während des ersten Lj.
- OP nur indiziert bei sich vergrößernder Bruchpforte oder bis ins dritte Lj. persistierenden Hernien.

Pflegeleitsymptome
- Überhäuteter, weicher, wenig druckdolenter, zumindest temporär reponibler Nabel-tumor
- Tastbare Bruchpforte (straffer Nabelring), bis zu mehreren Zentimetern groß
- Bauchpresse, z.B. durch Husten, Weinen, Anheben der Beine, provoziert Befund
- Da Bruchpforte im allgemeinen breit ist, sind Beschwerden und Einklemmung selten.

Therapie: operative Therapie nur indiziert bei sich vergrößernder Bruchpforte oder bis ins dritte Lj. persistierenden Hernien, Inkarzeration, sehr großer Hernie mit nicht zu erwartendem Spontanverschluß, Hernien nach dem 3. Lj.

Pflege
Pflege bei Hernien ☞ 10.8.4, Leistenhernie bei Kindern ☞ 18.2.1
- 2 x tägl. VW mit Fettgazeverband
- Mit Betaisodona® getränktes Baumwollbällchen in den Nabel legen
- Zirkuläre Nabelbinde mit moderatem Zug anlegen.

| 18.2.3   Hypertrophe Pylorusstenose

Verengung des Magenausgangs durch Hypertrophie der Ringmuskulatur des Pylorus. Meist im 2.–3. Lebensmonat. Jungen 4–5 mal häufiger betroffen als Mädchen.

Pflegeleitsymptome
- Schwallartiges Erbrechen nach jeder Mahlzeit, beginnend 2–4 Wo. nach der Geburt
- Peristaltische Wellen im Bereich von Oberbauch und Magen nach jeder Mahlzeit
- Pseudoobstipation auf Grund stark verminderter Nahrungsaufnahme
- Typisch gequälter Gesichtsausdruck
- Gewichtsverlust und Exsikkose mit eingesunkenen Fontanellen beim Säugling; bei länger unbehandelten Säuglingen Hypoventilation auf Grund zunehmender metabo-lischer Alkalose
- Häufig tastbarer olivgroßer Pylorustumor im rechten Mittelbauch.

Diagnostik vorbereiten ✍
- Sonographie
- Rö.-Abdomen, evtl. MDT-Kontrastmitteldarstellung
- Labor: E'lyte, BGA, evtl. präop. Laborroutine.

Therapie

- Infusionstherapie zur Rehydratation und Ausgleich des E'lyt- und Säure-Basen-Haushalts
- Bei sehr leichten Verläufen konservativer Versuch mit Sedativa und Spasmolytika. Sehr langwierig
- OP: Pyloromyotomie nach Weber-Ramstedt → Spaltung des Pylorusmuskelringes ohne Eröffnung des Darmlumens.

Pflege bei konservativer Therapie

- Infusionstherapie überwachen
- Häufig kleine Mahlzeiten verabreichen, evtl. Nahrung mit Nestagel® andicken
- Sedierung, vor der Mahlzeit Spasmolytikum verabreichen ✍
- Nach der Mahlzeit bevorzugt auf die re. Seite legen, begünstigt Magenentleerung
- Für ruhige Umgebung sorgen, möglichst Einzelzimmer.

Pflege bei operativer Therapie

Präoperative Pflege

- Infusionsbehandlung für präop. Korrektur des Wasser-, E'lyt- und Säure-Basen-Haushalts überwachen
- Vitalzeichen, Gewicht, Stuhl- und Urinausscheidung kontrollieren
- Für eine kontinuierliche Entleerung des Magens über Magensonde sorgen ✍
- Erbrechen des Kindes beobachten und Häufigkeit, Menge und Art des Erbrochenen dokumentieren.

Postoperative Pflege

- Wenn intraop. Schleimhaut nicht eröffnet wurde, 4 Std. postop. kleine Mengen glukosehaltigen Tee verabreichen, sonst bis zum Einsetzen der Peristaltik (2–3 Tage) parenteral ernähren ✍
- 48 Std. postop. meist orale Ernährung möglich, in Abhängigkeit vom Trinkverhalten steigern
- OP-Wunde tägl. auf Rötung, Sekretion kontrollieren.

18

18.3   HNO

18.3.1   Adenotomie

Operative Abtragung der Rachenmandeln.

Pflegeleitsymptome
- Behinderte Nasenatmung, da wucherndes Gewebe den Nasenrachenraum einengt
- Meist offener Mund bei den betroffenen Kindern
- Foetor ex ore
- Näselnde Sprache, Schnarchen, unruhiger Schlaf
- Häufig chronische Otitis media durch die Verlegung der Eustachischen Röhre, evtl. Schwerhörigkeit.

Diagnostik vorbereiten ✍
- Laryngoskopie
- Seitliche Rö.-Aufnahme des Schädels.

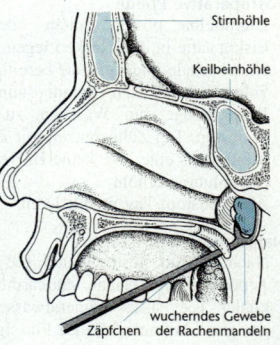

Pflege
Präop. Pflege ☞ 18.1.4, postop. Pflege ☞ 2.4., zusätzlich postop.:
- Auf Nachblutung achten (seltene Komplikation), Nasen und Rachen inspizieren
- Seitenlage oder OK leicht erhöht lagern
- Erst 6 Std. postop. Getränke anbieten
- Erstes Essen dann anbieten, wenn Getrunkenes nicht erbrochen wird. Weiche, kalte, säurefreie Speisen wie Pudding, Eis vorziehen
- Ab dem 2. postop. Tag normale Kost verabreichen ✍
- Nasentropfen, z.B. Otriven®, für 3 Tage postop. geben ✍
- Entlassung ist oft am 1. postop. Tag möglich ↻.

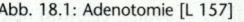

Abb. 18.1: Adenotomie [L 157]

18.3.2   Tonsillektomie

Entfernung der Gaumenmandeln.

Indikationen
* Häufige Tonsillitiden (3–5 x pro Jahr) oder chronische Tonsillitis
* Peritonsillarabszesse
* Bei Streuherdbildung wie rheumatisches Fieber, Glomerulonephritis
* Hyperplasie mit Schluck- und Atembehinderung (kissing tonsils).

Komplikationen: Nachblutungsgefahr am 1. postop. Tag am größten, dann zwischen dem 4. und 6. Tag, wenn Beläge und Schorf abgestoßen werden.

Pflege
Präop. Pflege ☞ 18.1.4.

Postoperative Pflege
* Unmittelbar postop. Seiten- oder Seiten-Bauchlage zur Aspirationsprophylaxe, Eiskrawatte in den Nacken legen, um Gefahr einer Nachblutung zu minimieren
* Nierenschale und Zellstoff bereitlegen (Schleim, Blutauswurf)
* Schmerzmittel nach Arztanordnung, z.B. Ben-u-ron® Suppositorien
* Körperpflege: nur Waschen, zu unterlassen sind Zähneputzen und Bäder. Ab 2. postop. Tag Zähneputzen mit Zahncreme, weiterhin Gurgelverbot
* Mindestens eine Wo. keine Haare waschen, durch weitgestellte Gefäße Gefahr der Nachblutung erhöht
* Ab 2. postop. Tag mobilisieren.

Nahrungsaufbau
* Nach 4–6 Std. postop. kalter Tee oder stilles Mineralwasser
* 1. postop. Tag: weiche, säurearme, wenig gewürzte Kost wie Eis, Pudding, Suppe; kühler Tee, stilles Mineralwasser. Obst, Fruchtsäfte oder Fruchteis sind nicht geeignet. Auf ausreichende Flüssigkeitsaufnahme achten, da Kinder das Trinken bei Schluckbeschwerden meiden
* Ab 2. bis 3. postop. Tag Kost durch rindenloses Weißbrot erweitern
* Ab 4. postop. Tag zusätzlich Graubrot ohne Rinde, lauwarme Getränke und Milch geben
* Ab 6. postop. Tag Normalkost geben, jedoch weiterhin säure- und gewürzarmes Essen für mindestens eine Wo.

Erstmaßnahmen bei Nachblutungen
Hautblässe, Blut aus Mund und Nase, RR-Abfall deuten auf Nachblutung hin
* Arzt verständigen
* Kind aufrecht setzen und beruhigen
* Eiskrawatte in den Nacken legen
* Blut in Nierenschale ausspucken lassen
* Vitalzeichen kontrollieren
* Weitere Maßnahmen nach Arztanordnung.

18

18.4   Kindertraumatologie und Kinderorthopädie

▎ 18.4.1   Besonderheiten bei Frakturen im Kindesalter

Symptome, Diagnostik, Therapie ☞ 9.1.
- Die meisten Frakturen im Kindesalter können konservativ durch Reposition in Allgemeinnarkose behandelt werden
- Achsen- und Längenfehlstellungen können durch Wachstum ausgeglichen werden. Drehfehlstellungen nach Reposition können nicht durch Wachstum ausgeglichen werden
- Nach Reposition: primärer Gipsverband muß wegen starker Schwellneigung gut gepolstert und gespalten werden
- Grünholzfraktur: Fraktur mit erhaltenem Periostschlauch, bei Achsenfehlstellung muß der Knochen zur Reposition evtl. völlig gebrochen und dann reponiert werden
- Wachstumsfugenfraktur: Gefahr des Fehlwachstums, eine exakte geschlossene oder offene Reposition unter Schonung der Wachstumsfuge ist erforderlich
- KG bei Kindern in der Nachbehandlung meist nicht nötig
- Sudecksche Dystrophien, Gelenkversteifungen oder Pseudarthrosen sind bei Kindern selten.

▎ 18.4.2   Gipsverbände bei Kindern

Gipsverbände ☞ 3.2.9.

Vorteile
- Oft ambulante Behandlung möglich
- Keine Infektion, da Fraktur geschlossen bleibt
- Schnelle Mobilisation möglich.

Nachteile
- Gefahr von Druckstellen, die durch den Gips nicht sichtbar sind
- Bei langer Ruhigstellung Kontrakturgefahr, eher bei älteren Kindern
- Keine absolute Ruhigstellung möglich, Weichteilmantel schwillt ab
- *!* Bei frischen Frakturen wegen Schwellneigung keinen zirkulären Gipsverband.

Pflege
- Bei Lagerung im Bett Druckstellen und Fehlstellungen vermeiden
- Extremität zum Abschwellen hochlagern z.B. durch Kissen
- Gipskrümel aus dem Bett entfernen
- Juckreiz: keine spitzen Gegenstände zum Kratzen unter dem Gips verwenden, Verletzungsgefahr
- Mobilisation und Belastung nach Angaben des Arztes
- Bei Mobilisation, Körperreinigung und Toilettengang unterstützen
- Nach Gipsabnahme baden, alle Gipsrückstände entfernen. Nach dem Bad die betroffene Hautregion mit Ausnahme evtl. vorhandener Wunden gut eincremen.

Kinder mit Lähmungen können keine Aussagen über ihr Befinden im Gips machen. Nach Anlegen des Gipses werden im Bereich der Kniescheibe und der Fersen Dekubitusfenster geschnitten um eine tägl. Hautüberprüfung zu ermöglichen. Die Fenster dürfen nur zur Kontrolle abgenommen werden, ansonsten sind sie fest angewickelt, um Anschwellungen zu vermeiden.

| 18.4.3 Epiphysenfrakturen

Beteiligung der Epiphyse (Wachstumsfuge) bei der Fraktur. Gefahr einer vorzeitigen Verknöcherung und damit Wachstumsstillstand der betroffenen Extremität.

Fraktureneinteilung nach AITKEN	
AITKEN 1	Reine Epiphysenlösung oder Epiphysenlösung mit metaphysärem Bruchstück
AITKEN 2	Epiphysenfraktur
AITKEN 3	Epiphysenfraktur mit metaphysärem Bruchstück
AITKEN 4	Epiphysenstauchung entlang der Längsachse

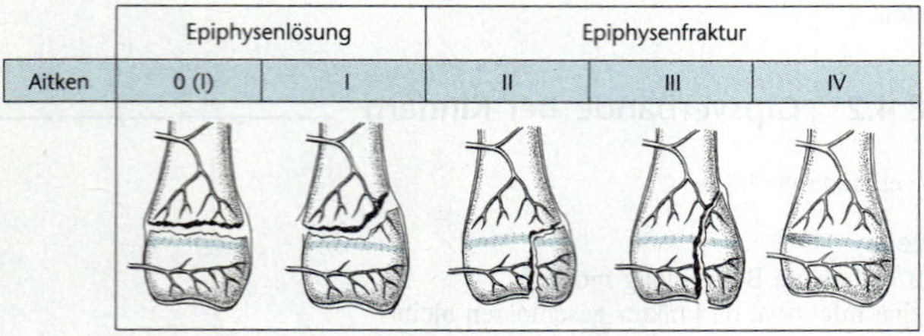

	Epiphysenlösung		Epiphysenfraktur		
Aitken	0 (I)	I	II	III	IV

Abb. 18.2: Einteilung der Epiphysenverletzungen nach AITKEN [L 190]

Therapie: AITKEN-1-Frakturen werden eher konservativ als operativ behandelt. Epiphysenfrakturen sind zumeist Indikation zur Osteosynthese mit Kirschnerdrähten oder Schrauben.

Pflege: ☞ 18.2.3.

▌18.4.4   Verletzungen der Schädeldecke

Nahtsprengung
Ursachen: Sprengung durch Gewalteinwirkung, meist ohne Fraktur. Typisch bei noch elastischem Schädelknochen und fehlender Festigkeit der Nähte.

Komplikationen
- Wachsende Fraktur: Bei Säuglingen auf Grund des stark wachsenden Gehirns keine Primärheilung der Frakturen
- Anlagerung von Dura an den Bruchspalt, Vergrößerung des Spaltes, häufig tastbares Liquorkissen
- Gefahr einer intrakraniellen Blutung → Vitalzeichen kontrollieren (☞ 14.1).

Pflegeleitsymptome
- Schrilles Schreien
- Apathie.

Therapie: chirurgische Deckung des Bruchspaltes mit Dura und evtl. Schädelplastik.

Pflege: Gesichtsschädelfraktur ☞ 9.3.1, SHT ☞ 9.3.2.

Impressionsfraktur
Biegungsfraktur der Schädeldecke.

Ursache: meist Sturz, z.B. vom Wickeltisch.
Pflegeleitsymptome: tastbare Delle im betroffenen Knochen, SHT ☞ 9.3.1.
Therapie: chirurgische Revision, sonst fokale Epilepsie als Spätfolge.
Pflege: ☞ Gesichtsschädelfraktur 9.3.2.

⚠ Bei Verletzungen der Schädeldecke besteht Gefahr einer intrakraniellen Blutung, Vitalzeichen, Bewußtsein kontrollieren.

▌18.4.5   Hüftdysplasie

Angeborene Unterentwicklung der Hüftgelenkspfanne, die je nach Kontakt des Hüftkopfes mit der Pfanne auch als Subluxation bzw. Dislokation ausgebildet ist. Neben familiärer Belastung häufig bei Steiß- und Querlage. Betroffen sind 2–3 % der Neugeborenen. Mädchen etwa 6 mal häufiger als Jungen.

Pflegeleitsymptome
- Ortolani-Zeichen bei Subluxation: leichtes Schnappen, hör- und spürbar bei Einrenkversuch
- Bettmann-Zeichen: Hüft- und Kniegelenke in Rückenlage um 90° gebeugt
- Beinverkürzung
- Faltendifferenz an Oberschenkel und Gesäß
- Abspreizbehinderung.

Bei älteren Kindern
- Positives Trendelenburg-Zeichen, d.h. Absinken des Beckens auf der Gegenseite bei Einbeinstand
- Hinken bei einseitiger Dysplasie, Watschelgang bei Doppelseitigkeit.

Diagnostik vorbereiten ✍
- Ultraschall bei Neugeborenen
- Rö. im Verlauf des 1. Lj.

Therapie
Je früher die Behandlung beginnt, desto besser ist die Prognose. Einstellung des Hüftkopfes in Hüftgelenkspfanne. In Beuge-, Abspreiz-Haltung bis zur Entwicklung der Hüftpfanne fixieren.

Konservative Therapie
Ziel: Zentrierung des Hüftkopfes in der Hüftgelenkspfanne, dadurch korrekte Gelenkreifung möglich; eine Verschiebung des Hüftkopfes wird vermieden.
- Bei Dysplasie und leicht reponierbaren Subluxationen Spreizhose bei Neugeborenen bis 4 Mon.
- Bei älteren Säuglingen Abspreizschienen
- PAVLIK-Schiene und Extension bei Subluxation und Luxation bei älteren Säuglingen bis zum Laufbeginn
- Mit Fettweisgips nach Reponierung leichter Subluxationen und Luxationen für 6 Wo. fixieren
- Sonographische Kontrollen bei Dysplasiebehandlung in 6 Wo.-Abständen
- Sonographische Kontrollen bei Luxationsbehandlung in 2–3 Wo.-Abständen.

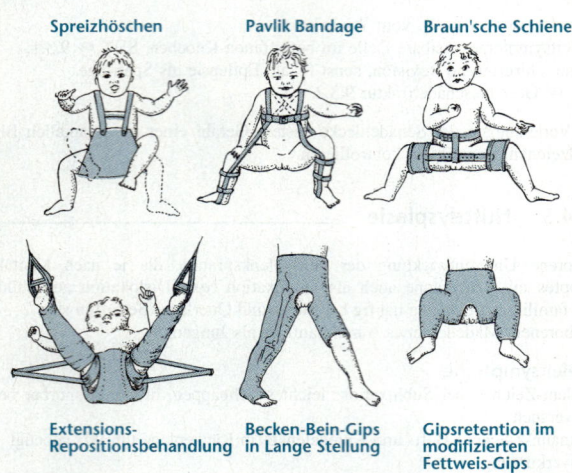

Spreizhöschen   Pavlik Bandage   Braun'sche Schiene

Extensions-   Becken-Bein-Gips   Gipsretention im
Repositionsbehandlung   in Lange Stellung   modifizierten
                                                Fettweis-Gips

Abb. 18.3: Behandlungsformen bei Hüftdysplasie [L 157] ·

Operative Therapie
- Operative (offene) Einstellung des Hüftgelenks
- OP nach Salter: Beckenosteotomien zur Verbesserung der Hüftkopfüberdachung bei Kindern von 18 Mon. bis 6 J.
- Pfannenschwenkosteotomie bei Kindern ab 7. Lj.
- Korrektur-OP zur Gelenkverbesserung oder zum Längenausgleich der Extremitäten.

Pflege bei konservativer Therapie
- Zur Prophylaxe Säuglinge breit wickeln (☞ Abb.18.3). Wickeltechniken und Bedienung der orthopädischen Hilfsmittel an die Eltern vermitteln

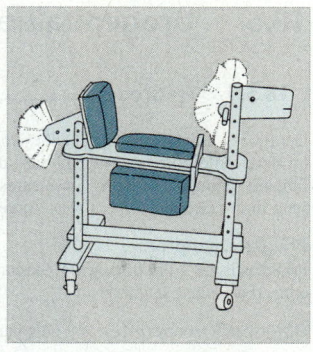

Abb. 18.4: Münster-Pferdchen [L 157]

- Gips im Genitalbereich so ausschneiden, daß Windeln unter ihn zu stecken sind
- Druckstellen kontrollieren
- Lagern: bei Extension allgemein Rückenlagerung, Rückenlagerung bei Overheadextension, bei Längenextension Bauch- und Rückenlagerung
- Bei Extension langsam Zuggewicht steigern, maximal 1/7 des Körpergewichtes in Längsrichtung bzw. 0,5–1 kg Zug in kranio-kaudaler Richtung
- Zur Hautkontrolle und -pflege Beine 2 x tägl. abwickeln
- Zur KG Zuggewichte entfernen.

Pflege bei operativer Therapie
- Bei Gipsfixierung mit Fettweisgips oder Becken-Bein-Fuß-Gips am Genital- und Analbereich großzügig aussparen
- Auf Druck- und Wundstellen achten
- Nach Gipsentfernung Extremität baden, Haut pflegen
- Unter Teilbelastung mobilisieren. Ältere Kinder: 10 kg für ca. 8 Wo. Bei jüngeren Kindern zur Gehschulung evtl. Münster-Pferdchen oder Schede-Laufrad verwenden.

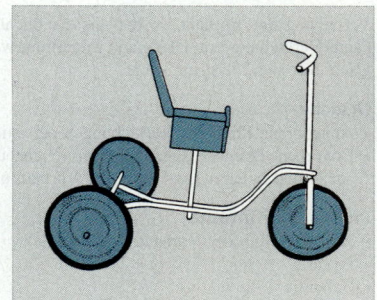

Abb. 18.5: Schede-Laufrad [L 157]

18.5   Urogenitaltrakt

18.5.1   Hydrozele

Der Processus vaginalis verschließt sich nur teilweise, es entsteht ein zystisches Gebilde im Bereich des Skrotums oder entlang des Samenstranges (Hydrocele testis, Hydrocele funiculi spermatici). Häufig Spontanresorption. Bei weiterem Bestehen oder Veränderung in der Größe ist operatives Vorgehen angezeigt.

Pflegeleitsymptome
Prallelastische Vorwölbung im Skrotal- bzw. Samenstrangbereich, auf Druck nicht entleerbar. Nicht schmerzhaft.

Diagnostik vorbereiten ✍: Diaphanoskopie.

Therapie
- Hydrocele funiculi: möglichst frühzeitig operativ → Differenzierung zur Inkarzeration schwierig
- Hydrocele testis: OP bei fehlender Rückbildung, Größenänderung oder ungewöhnlich ausgeprägtem Befund mit Druck auf den Hoden.

Pflege: ☞ 18.2.1.

18.5.2   Phimose

Verengung der Vorhaut, so daß diese nicht über die *Glans* zurückgezogen werden kann. Verklebung von Glans und Präputium während der beiden ersten Lj. physiologisch, löst sich meist im 3. Lj.

Ursache
- Angeborene Phimose: Verklebungen persistieren, Praeputialring ist verengt
- Erworbene Phimose: Entzündung von Eichel und Vorhaut *(Balanitis)*. Narbenbildung auf Grund radiärer Einrisse in der Vorhaut nach gewaltsamen Dehnungsversuchen.

Pflegeleitsymptome
- Zurückstreifen der Vorhaut nicht möglich
- Dysurie
- Balanitis
- Harnstrahl abgelenkt
- Beim Urinieren ballonartige Aufblähung der Vorhaut.

Therapie: operativ mit Zirkumzision in ovaler Form. Evtl. Verklebungen lösen.

Pflege
- Kind altersgemäß aufklären
- Kind und Eltern auf mögliche, aber selten starke Schwellung vorbereiten
- Unmittelbar periop. Ben-u-ron® Suppositorien verabreichen ✍. Schmerzen bei Erektionen und Miktion kurzfristig möglich. Mit Bettbogen zusätzliche Schmerzen durch aufliegende Bettdecke vermeiden
- Bei Schwellung Penis hochlagern

18

- Postop. Salbengazeverband anlegen, um erneute Verklebungen zwischen Praeputium und Glans zu verhindern
- Ab 3. postop. Tag mit Kamillosan®-Sitzbädern beginnen, wobei die Vorhaut, falls sie nicht vollständig entfernt wurde, vorsichtig zurückgestreift wird, um Verklebungen zu verhindern
- Postop. auf Nachblutungen achten
- Nach Blockanästhesie der Peniswurzel ist eine länger dauernde Sensibilitätsstörung möglich. Kind darauf vorbereiten.

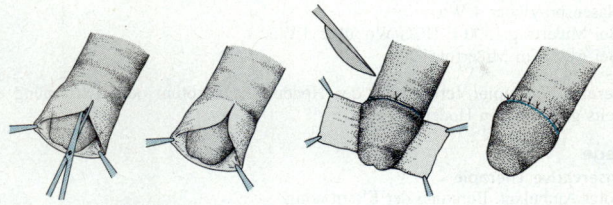

Abb. 18.6: Zirkumzision [L 157]

18.5.3   Paraphimose

Vorhaut ist aufgrund des engen Praeputialringes dauerhaft hinter die Glans zurückgezogen. Folge: ausgedehntes Anschwellen von Vorhaut und Glans, starker Berührungsschmerz.

Therapie
Zunächst manueller Repositionsversuch in Narkose. Bei Gelingen operative Behandlung mittels Zirkumzision (☞ Abb. 18.6) nach einigen Tagen. Bei Nichtgelingen Einschneiden des geschwollenen Ringes, Zirkumzision nach einigen Tagen.

Pflege: ☞ 18.5.2.

18.5.4   Kryptorchismus

Einer oder beide Hoden sind kurz nach der Geburt nicht oder nicht vollständig in das Skrotum gewandert (Hodenhochstand); 2–4 % der Neugeborenen betroffen. Meist erfolgt spontane vollständige Wanderung ins Skrotalfach im Verlauf des ersten Lj.

Ursachen
- Störungen im Hormonhaushalt
- Samenstrang und ernährende Gefäße zu kurz ausgebildet
- Ausbildung des processus vaginalis peritonei nicht vollständig
- Verengtes Leistenband.

Pflegeleitsymptome
- Ein oder beide Skrotalfächer leer
- Hoden im Leistenkanal als verschiebbarer Tumor tastbar
- Hoden außerhalb des Leistenkanals tastbar, z.B. im Bereich des Schamhügels oder Oberschenkels (ektope Hoden).

Diagnostik vorbereiten ✍

- Sonographie bei nicht tastbaren Hoden
- Falls negativ, Laparoskopie
- Evtl. Laparotomie.

Therapie

Konservative Therapie

Gabe von HCG (Humanes Chorion-Gonadotropin) stimuliert Hodendeszensus.

- Therapiebeginn: 10. Mon.
- Nasenspray über 4 Wo.
- Bei Mißerfolg:1500 E HCG/Wo. über 3 Wo.
- Bei weiterem Mißerfolg OP.

Operative Therapie: Verlagerung des Hodens ins Skrotum oder Entfernung eines bereits geschädigten Hodens.

Pflege

Konservative Therapie

Erfolgt Ambulant. Beratung der Eltern nötig.

- Vereinbarte Termine einhalten, da der Therapieerfolg vom Erhalt des therapeutischen HCG-Spiegels abhängig ist
- Vermehrte Erektionen möglich.

Operative Therapie

- Allgemeine prä- und postop. Pflege bei Kindern ☞ 18.1.4
- Bei einigen OP-Techniken werden Baumwollbällchen zur Fixierung des Hodens verwendet, die von außen der Skrotalhaut anliegen. Diese mit hautverträglichem Desinfektionsmittel (z.B. Betaisodona®) tränken, um einer Infektion vorzubeugen.

18.5.5 Hypospadie

Häufigste Fehlbildung des äußeren männlichen Genitale durch unvollständige Entwicklung der Urethra. Verschluß der Harnröhre ist gestört, Harnröhre mündet an der Penisunterseite oder im Bereich des Skrotums.

Pflegeleitsymptome

- Oft an der Penisunterseite Narbenstrang (ventrale Chorda), der den Penis nach unten krümmt
- Harnentleerungsstörungen
- Neigung zu Harnwegsinfektionen aufgrund gestörter Harnentleerung.

Diagnostik vorbereiten ✍

- Abdomen- und Hodensonographie
- Infusionsurogramm, retrogrades Urethrogramm, Urethrozystographie.

Therapie

- Aus psychologischen Gründen operative Korrektur bis zum 3. Lj., spätestens bis zum Schulalter
- Bei leichten Formen der glandulären Hypospadie ist oft keine Korrektur erforderlich
- Operative Therapie meist in zwei Sitzungen: Korrektur der Penisverkrümmung durch Chordaexzision, ca. 6 Mon. später Harnröhrenplastik aus Penisschaft und Vorhaut mit Verlagerung der äußeren Harnröhrenmündung an die Glans.

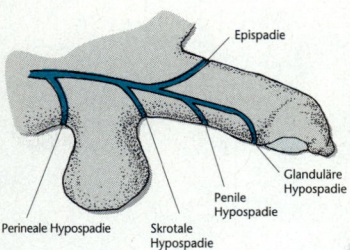

Abb. 18.7: Lokalisationen der Hypospadie [L 157]

Komplikationen: Wundheilungsstörungen durch starke Schwellung und Hämatom-bildung im Weichteilgewebe des Penis. Folgen: Fistelbildung, Meatusenge, Harnröh-renstrikturen.

Spezielle präoperative Pflege
• Präop. Routine-Labor (☞ 2.2), Urikult, Temperatur und RR
• Körpergröße, -gewicht für Anästhesie ermitteln
• Falls erforderlich bei Jugendlichen am Abend vor der OP Genitalbereich atraumatisch rasieren
• Auf Nahrungskarenz ab ca. 8 Std. präop. achten
• Bett mit Bettenbogen vorbereiten, damit Decke nicht auf OP-Wunde aufliegt.

Spezielle postoperative Pflege
Pflege nach Aufrichtungs-OP
• Verband kontrollieren: Penis muß durch Hochbinden aufrecht gehalten werden, um eine Schwellung zu vermeiden. Dafür sorgen, daß am 4. postop. Tag der erste Verband durch den Arzt gewechselt wird

• Komplikationen vermeiden: Bei übermäßigen Schwellungen des Penis, Nachblutun-gen oder Hämatomen den Arzt informieren. Schwellneigung durch kontinuierliches Anfeuchten des Penisverbandes mit NaCl 0,9 % und durch konsequente Einhaltung der Bettruhe verringern, evtl. ist Gabe von Sedativa erforderlich ◊.
• Transurethralen Katheter auf korrekte Lage überprüfen, keinen Zug auf Katheter ausüben, z.B. durch falsch liegende Bettdecke. Katheter am 10.–12 postop. Tag ziehen ◊
• Analgetika und Antibiotika nach Arztanordnung verabreichen.

Pflege nach Harnröhrenplastik
• Penisverband und Wundheilung überprüfen (s.o.), erster VW durch den Arzt
• Schwellneigung, Hämatombildung und Nachblutung ☞ Aufrichtungs-OP
• Operativ angelegten und evtl. an Eichel angenähten Harnröhrensplint (☞ 15.3) auf korrekten Sitz kontrollieren, Splint verbleibt für 9–10 Tage
• Suprapubischen Katheter versorgen (☞ 3.5.1). Auf ausreichende Urinausscheidung achten. Katheter wird ca. 1–2 Tage nach Ziehen des Splints entfernt, zuvor sichergehen, daß beschwerdefreies Wasserlassen über die Harnröhrenplastik möglich ist
• Analgetika und Antibiotika nach Arztanordnung verabreichen.

Abb. 4.12 Exostosen nach ... hypophyse (...)

Komplikationen: ... aufgehoben und Hautatrophie im Wundgebiet, bei Ikon ... Schwellung, Wundgebiet, ...

Spezielle präoperative Pflege
- Puls, Temperatur, ... sowie Temperatur und RR
- ...
- ...
- Auf ... legen
- Bei mit ...

Spezielle postoperative Pflege

Pflege nach Aufnahme vom OP
- ...
- Komplikationen ...
- Ausscheidung ...
- ...
- Flüssigkeit und ...

Pflege nach ...
- ...
- ...
- ...
- ...
- Analgetika und Antibiotika nach Anordnung ...

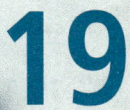

19

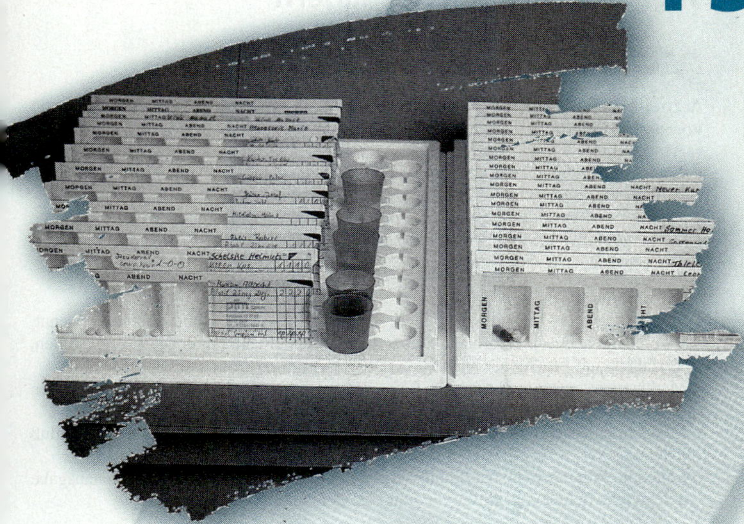

Ulrich Kamphausen

Medikamente

19.1   Medikamente lagern

Dokumentieren ☞ 1.2.3, Betäubungs- und Arzneimittelrecht ☞ 1.5.3.

Arzneimittelschrank
Voraussetzungen
* Abschließbar
* Geeignete Einteilung zur übersichtlichen Anordnung der Medikamente, z.B. variabel aufteilbare Schubfächer
* System zur Bestandskontrolle
* Ggf. integriertes Kühlfach mit einer Temperatur von +2 bis +7 °C, z.B. für Impfseren und angebrochene Stechampullen.

Medikamente einordnen
* Tabletten, Säfte, Tropfen, Ampullen, Suppositorien, Salben und Cremes getrennt, jeweils alphabetisch einordnen. Dabei neue Medikamente hinter die älteren stellen, Verfallsdatum beachten
* Medikament zusammen mit dem Beipackzettel in der Originalverpackung belassen
* Nicht mehr benötigte Medikamente an die Apotheke zurückgeben
* Medikamentenschrank und zur Ausgabe vorbereitete Medikamente unter Verschluß halten
* Leitende Pflegeperson hat Schlüsselgewalt und kann die Medikamentenausgabe delegieren, Betäubungsmittel verwaltet sie persönlich.

Medikamente entsorgen
Medikamente grundsätzlich durch die Apotheke entsorgen lassen
* Die in Farbe, Form oder Konsistenz verändert sind
* Die vom Patienten nicht eingenommen wurden
* Deren Verfallsdatum oder Gewährleistungsfrist abgelaufen ist.

19

19.2   Medikamentenapplikation

19.2.1   Lokaltherapeutika

Indikationen
* Wundbehandlung: z.B. Enzympräparate, Antibiotika, Wunddesinfektionsmittel, granulations- und epithelisationsfördernde Mittel
* Hauterkrankungen: z.B. Teer, Gerbmittel, Kortikoide; Salizylsäure, Harnstoff, Schwefel, Antimykotika
* Traumen und Sportverletzungen: z.B. durchblutungsfördernde, kühlende und schmerzlindernde Salben oder Gele
* Pneumonieprophylaxe: z.B. ätherische Öle oder Salben
* Schleimhautentzündungen: z.B. Virustatika, Antibiotika, Kortikoide, Antimykotika, Sympathomimetika, Inhalate

- Hautpflege: z.B. rückfettende und feuchtigkeitsspendende Mittel wie Wasser-in-Öl Emulsionen.

Anwenden
- Ggf. Anbruchdatum auf Behältnis vermerken
- An der Applikationsstelle Reste alter Lokaltherapeutika entfernen
- Zum Eigenschutz beim Auftragen Applikator benutzen oder Handschuhe tragen
- Bettwäsche und Kleidung vor dem Kontakt mit Lokaltherapeutika schützen
- Gefäße nach Anwendung dicht verschließen. Therapeutika beim Patienten belassen oder Gefäße nach Gebrauch desinfizieren
- Patienten auf allergische Reaktionen beobachten, z.B. Hautjucken, -brennen, Rötung, Ekzem.

Wirkungseintritt bei Lokaltherapeutika
Über die Haut
- Puder, Salben, Cremes: nach Std., Teilwirkung wie Kühlung sofort
- Flüssigkeiten: medikamentöse Wirkung nach ca. 30 Min. bis Std., physikalische Wirkung sofort bis Min.

Über die Schleimhaut
- Bronchial-Spray: Sek.
- Nasenspray, -tropfen, -salbe: Sek.–Min.
- Augentropfen, -salbe: Min.
- Vaginalovula: 20–30 Min.

┃ 19.2.2 Enterale Medikation

Oral verabreichen
Problemlose Applikation. Kontraindikationen, z.B. Schleimhautentzündungen im Verdauungstrakt, Übelkeit, Erbrechen, Bewußtlosigkeit, magensaftempfindliches Medikament.
- Tabletten in Wasser auflösen, zerkauen oder unzerkaut schlucken
- Dragees und Kapseln unzerkaut schlucken
- Pulver in ca. 50–100 ml Wasser auflösen und trinken
- Granulat ungelöst oder in Wasser gelöst schlucken
- Lösungen unverdünnt einnehmen
- Tropfen in Wasser verdünnen mit reichlich Flüssigkeit einnehmen lassen
- ! Bei den oben genannten Medikamenten immer reichlich Flüssigkeit nachtrinken lassen
- Linguette unter der Zunge zergehen lassen
- Pastillen lutschen oder im Mund zergehen lassen.

Rektal verabreichen:
Bei Kontraindikation zur oralen Applikation, absoluter Nahrungskarenz, Desorientierten, Bewußtlosen. Suppositorien 3–4 cm tief ins Rektum einführen, Handschuh und Fingerling verwenden.

Wirkungseintritt bei enteraler Applikation
- Sublingualspray und -zerbeißkapsel: Sek.
- Sublingualtabletten: Sek.–1 Min.
- Tropfen: 5–10 Min.
- Saft: 10–15 Min.

- Tabletten: 20–30 Min.
- Kapseln: 20–30 Min.
- Magensaftresistente Kapseln: ≥ 1 Std.
- Medikamentöser Einlauf: 10–15 Min.
- Suppositorien: 15–20 Min.

| 19.2.3 Parenterale Medikation

Infusionen ☞ 20.1.

Indikationen
- Enterale Applikation kontraindiziert, z.B. schleimhautschädigende, nicht säureresistente Wirkstoffe
- Bei Nahrungskarenz, Schluckstörungen, Bewußtlosigkeit
- Schneller Wirkungseintritt gewünscht, z.B. bei Notfällen.

Wirkungseinritt nach Injektionen
- i.v.- und i.a.-Gabe: Sek.
- i.m.-Gabe: 15–20 Min.
- s.c.-Gabe: 20–30 Min.
- i.c.-Gabe: Min.–Std.

19.3   Schmerzmittel

| Peripher wirkende Analgetika

Peripher wirkende Analgetika gehören zur Gruppe der Nicht-Opioid-Analgetika.

Indikationen: Schmerzen, Fieber, Entzündungen, rheumatische Beschwerden, Thromboseprophylaxe.

Kontraindikationen
- Magen-Darm-Ulzera
- Blutungsneigung
- Letzte Wochen der Schwangerschaft
- Leber-, Nierenschäden.

Wirkstoffe
Azetylsalizylsäure
- Beispiele: Aspirin®, ASS-ratiopharm®, Alka-Seltzer® Brausetabletten, Colfarit®
- Bes. für Erwachsene geeignet, bei leichten bis mäßigen Schmerzen, z.B. Kopf-, Zahn- und Gliederschmerzen
- Wirkt gering fiebersenkend, in hoher Dosierung gegen rheumatische Beschwerden, in niedriger Dosierung prophylaktisch gegen Thrombose
- Nicht geeignet für Kinder vor der Pubertät, Gefahr des Reye-Syndroms.

19

Paracetamol
- Beispiele: ben-u-ron®, Sinpro N®, Octadon®, Contac® Erkältungs-Trunk
- Bes. für Kinder geeignet, wirkt gegen Schmerzen und Fieber, für Erwachene bei leichten und mäßigen Schmerzen
- Wirkt nur gering entzündungshemmend
- Bei andauernder Überdosierung Gefahr der Leber- und Nierenschädigung
- 10–20 g/d sind tödlich: nicht suizidgefährdeten Patienten geben, Medikament könnte gehortet werden.

Metamizol
- Beispiele: Novalgin®, Baralgin M®, Novaminsulfon-ratiopharm®
- Bes. bei spastischen viszeralen Schmerzen, z.B. Nieren-, Gallenkoliken, geeignet
- Bei Langzeittherapie Blutbildkontrollen notwendig, Gefahr der Agranulozytose.

Propyphenazon
- Beispiele: Arantil®, Commotional®, Optalidon N®
- Bes. bei stärkeren Zahn- und Kopfschmerzen geeignet
- Bei Langzeittherapie Blutbildkontrollen notwendig, Gefahr der Agranulozytose.

Zentral wirkende Analgetika

Zentral wirkende Analgetika gehören zur Gruppe der Opioide und unterliegen damit dem Betäubungsmittelrecht (☞ 1.5.3).

Indikationen: Mit anderen Analgetika nicht therapierbare Schmerzen, z.B. postop. Schmerzen, traumatische und Tumorschmerzen.

Kontraindikationen
- Dyspnoe
- Gallenkoliken
- Schwangerschaft und Stillzeit (relative KI)
- Alkoholkrankheit (relative KI).

Wirkstoffe und Präparate		
Substanz, Bsp. Handelsname	BTM	Wirkdauer
Schwache Wirkung		
Dihydrocodein retard, z.B. DHC 60/90/120 Mundipharma®	nein	8–12 Std.
Pentazocin, z.B. Fortral®	ja	2–4 Std.
Pethidin, z.B. Dolantin®	ja	2–4 Std.
Piritramid, z.B. Dipidolor®	ja	4–8 Std.
Tilidin-Naloxon, z.B. Valoron® N	nein	2–4 Std.
Tramadol, z.B. Tramal®	nein	2–4 Std.
Starke Wirkung		
Morphin, z.B. Morphin Merck®	ja	4 Std.
Morphin retard, z.B. MST 10/30/60/100 Mundipharma®	ja	8–13 Std.
Buprenorphin, z.B. Temgesic®	ja	

| 19.3.1   Pflege bei Schmerzmitteltherapie

Verordnung
Ärztliche Verordnung zur Schmerztherapie enthält Medikamentenbezeichnung, Dosierung, Applikationsform, Einnahmezeitpunkt und -intervalle. Das Pflegepersonal bereitet die Medikamente vor und appliziert sie. Ausnahmen: i.v.-, i.a.-, i.c.-Injektionen sind dem Arzt vorbehalten.

Analgetika applizieren
- Einnahmeintervalle einhalten, Unregelmäßigkeiten führen zu Wirkungslücken
- Einnahme sicherstellen, v.a. bei suizidgefährdeten Patienten auf das Horten der Medikamente achten
- Auf Wirkung, Nebenwirkung, Komplikationen achten
- Notwendigkeit der medikamentösen Schmerztherapie regelmäßig hinterfragen, evtl. mit dem Arzt besprechen.

Zentralwirkende Analgetika applizieren
- Kooperationsbereitschaft des Patienten durch Aufklärung fördern (s.u.)
- Puls, Blutdruck und Atmung 2 x tägl. kontrollieren, dokumentieren, bei Abweichung Arzt informieren
- Grad der Sedierung kontinuierlich beobachten, ggf. zu stark sedierte Patienten nicht alleine aufstehen lassen, ihnen Flüssigkeit und Nahrung parenteral zuführen ✍, ATL entsprechend der Bewußtseinslage unterstützen oder übernehmen (☞ 7.11)
- Prophylaxen durchführen: bei eingeschränkter Atmung Pneumonieprophylaxe (☞ 2.5.1), Obstipationsprophylaxe (☞ 7.6.2)
- Auf Blasenentleerungsstörungen achten, ggf. bilanzieren, Blasenfüllung prüfen, z.B. durch Perkussion, Sonographie
- Arzt informieren, wenn Zeichen einer Opiatvergiftung erkennbar sind, ggf. Antidot, z.B. Narcanti®, vorbereiten.

Zeichen einer Opiatvergiftung
- Bewußtseinsstörungen bis Koma
- Zerebrale Krampfanfälle Pupillenverengung
- Übelkeit, Erbrechen, Darmatonie
- Atemdepression mit Zyanose, Anschoppung von Bronchialsekret
- Körpertemperaturen unter 36 °C
- Schocksymptomatik, Pupillenerweiterung durch Sauerstoffmangel und Blutdruckabfall.

Patienten aufklären
- Es besteht keine Gefahr einer Abhängigkeit oder Dosissteigerung wegen Gewöhnung, wenn Dosis und Zeitplan der Applikation eingehalten werden
- Atemdepression nur bei Überdosierung und zusätzlicher Gabe von Sedativa
- Eine Sedierung zu Beginn der Schmerztherapie läßt später nach. Sozialkontakte werden nicht gestört
- Mit der Gabe von Opioiden sind die Möglichkeiten der Schmerzbekämpfung noch nicht erschöpft. Wirkungsverstärkung durch Kombination mit anderen Verfahren ist möglich.

❙ 19.3.2   Schmerzlindernde Pflege

Trotz hochdosierter Analgetika klagen Patienten oft über unzureichende Schmerzausschaltung. So wie es nicht *den* Schmerz gibt, gibt es nicht *die* Schmerztherapie. Vorraussetzung jeder Schmerzbekämpfung ist die Schmerzerfassung.

Individuelles Schmerzerleben erfassen

Eine Einschätzung muß gemeinsam mit dem Patienten erfolgen.

- Bei voraussehbaren Schmerzen, z.B. OP, den Patienten nach Schmerzerwartung, Angst vor den Schmerzen, früheren Schmerzerfahrungen und -bekämpfungsstrategien befragen
- Angaben des Patienten über bestehende Schmerzen akzeptieren. Lokalisation, Art und Umfang der Schmerzen, z.B. mit Hilfe eines Fragebogens ermitteln.

Fragebogen zur Schmerzbeschreibung

- Zeigen (nennen) Sie die Stelle, wo der Schmerz am stärksten ist
- Wie groß ist das Schmerzzentrum?– Punktförmig – handtellergroß?
- Strahlt der Schmerz z.B. in eine bestimmte Richtung oder gleichmäßig in alle Richtungen aus?
- In welcher Tiefe sitzt der Schmerz, z.B. oberflächlich an der Haut, direkt unter der Haut, im Muskel, im Knochen, tief in der Brust, im Bauchraum?
- Wie beschreiben Sie den Schmerz, z.B. als scharf, spitz, schneidend, sägend, ziehend, dumpf, bohrend, klopfend, krampfend, pulsierend, an- und abschwellend, anhaltend?
- Wann tritt der Schmerz auf, z.B. permanent, in regelmäßigen oder unregelmäßigen Abständen, bei bestimmten Bewegungen, beim Husten, Atmen, Pressen, vor, während, nach Mahlzeiten, nach bestimmten Speisen, nachts, tagsüber?
- Wie intensiv ist der Schmerz auf einer Skala zwischen 1 und 10?

Maßnahmen zur Linderung der Schmerzen koordinieren

Neben Analgetika stehen auch andere schmerzstillende Maßnahmen zur Verfügung. Mit ihrer Hilfe kann die Analgetikatherapie unterstützt und ggf. die Dosierung verringert werden.

- Einsatz von Analgetika und unterstützender Schmerzbekämpfung (s. Kasten) z.B. mit Arzt, Masseur, Krankengymnasten abstimmen
- Geplante Maßnahmen mit dem Patienten absprechen, Schmerzerfahrungen des Patienten berücksichtigen
- Ergänzende, nicht-medikamentöse schmerzlindernde Maßnahmen über den Tag verteilt anwenden, bevorzugt zum Ende der Medikamentenwirkung
- Schmerzen verursachende Pflege, z.B. Betten, Lagern, Mobilisieren, erst nach Wirkungseintritt der Analgetika vornehmen.

Ergänzende, nichtmedikamentöse Schmerztherapie

- Begleiten, z.B. da sein, Gespräche führen, um Verstehen bemühen, Schmerzen des Patienten akzeptieren
- Massieren, z.B. klassische Massage, Reflexzonenmassage, Bindegewebsmassage, Unterwassermassage, basalstimulierende Massagen, kinästhetische Streichungen
- Hydrotherapie, z.B. Waschungen, Bäder, Güsse, Dampfbäder
- Elektrotherapie mit Gleichstrom, Nieder-, Mittel- und Hochfrequenz
- Eutonieübungen, z.B. nach G. Alexander: Lösung psychischer und physischer Spannungen durch Änderung des Körpertonus
- Beschäftigungstherapie, z.B. Musik, Malen, Werken
- Bewegungstherapie, z.B. Gymnastik, Tanz, Feldenkraismethode. Funktionelle Bewegung nach Klein-Vogelbach: Schmerzfreiheit durch Ökonomisierung von Bewegungsabläufen. Orthopädische manuelle Therapie: Schmerzfreiheit aller Strukturen am Bewegungsapparat durch Bewegen
- Entspannungstherapie, z.B. Yoga oder Lösungstherapie nach Schaarschuch-Haase: Entspannung durch Erfahren der Körpersituation, Biofeedback
- Akupunktur, Akupressur, Moxibustion.

Literaturverzeichnis für nichtmedikamentöse Schmerztherapie

- Praxisleitfaden Naturheilkunde, M. Augustin/V. Schmiedel, Gustav Fischer Verlag
- Leitfaden Physiotherapie, B. Kolster/Ebelt-Paprotny/M. Hirsch, Gustav Fischer Verlag
- Original Bach-Blütentherapie, M. Scheffer, Gustav Fischer Verlag
- Natürliche Heilkraft durch Atmung, Dr. Gabriele Caspers, Gustav Fischer Verlag.

19.4 Antibiotika

Bakteriostatisch oder bakterizid wirkende Medikamente.

▌ 19.4.1 Wirkstoffgruppen und Präparate

	Handels-name	Indikation (Bsp.)	Wichtige Nebenwirkungen
Penicilline: Gruppe der Benzyl- und Oralpenicilline			
Penicillin G	Penicillin G Hoechst®	Meningokokken-Meningitis	Relativ hohe Anaphylaxiege-fahr, Exanthem, Arzneimittel-fieber
Penicillin V	Isocillin®	Streptokokken-Angina	
Penicilline: Gruppe der Aminobenzylpenicilline			
Ampicillin	Amblosin® Binotal®	Harn- oder Gallenwegs-inf. (z.B. mit Enterokok-ken), Salmonelleninf., (chronische) Bronchitis	Exanthem, Arzneimittelfieber, Geschmacksveränderungen, Mundtrockenheit, Pilzinfek-tionen
Amoxicillin	Amoxypen®		
Penicilline: Gruppe der Staphylokokkenpenicilline			
Oxacillin	Stapenor®	Inf. mit penicillinase-produzierenden Staphy-lokokken (Penicillinase = Bakterienenzym, das ältere Penicilline zerstört)	Venenreizung, Exanthem, Arzneimittelfieber, Geschmacksveränderung, Mundtrockenheit, Larynx-ödem, Blutbildveränderungen
Dicloxacillin	Dichlor-Stapenor ®		
Flucloxacillin	Staphylex®		
Penicilline: Gruppe der Acylamino- und Acylureidopenicilline			
Mezlocillin	Baypen®	Schwere Allgemeininf., Harn- oder Gallenwegs-inf., Pseudomonas-Inf.	Allergie, Transaminasen-anstieg, Venenreizung, Geschmacks-, Gerinnungs-störungen
Piperacillin	Pipril®		
Cephalosporine: Gruppe der Oral-Cephalosporine			
Cefaclor	Panoral®	Vor allem Inf. der Harn- oder Atemwege	Allergie, Blutbildveränderungen
Cefixim	Cephoral®		
Cephalosporine: Gruppe der parenteralen Cephalosporine			
Cefuroxim	Zinacef®	Wie Oralcephalosporine, zusätzlich Gallenwegs-inf. und schwere Allgemeininf.	Wie Oral-Cephalosporine, zusätzl. Venenreizung, evtl. Blutgerinnungsstörungen
Cefotaxim	Claforan®		
Tetrazykline			
Doxycyclin	Supracyclin® Vibramycin®	Vor allem bei Atemwegs-inf. (chron. Bronchitis, atypische Pneumonie, Nasennebenhöhlenent-zündung)	Allergie, Photosensibilisie-rung, Leber- und Nierenschä-digung, Schwindel, revers. Hirndruckerhöhung, Venen-reizung
Aminoglykoside			
Gentamicin	Refobacin®	Schwere Inf., vor allem auch bei Abwehrschwä-che (in Kombination)	Geringe therap. Breite! Aller-gie, Nephro- und Ototoxizität (oft drug monitoring)
Tobramycin	Gernebcin®		

	Handels-name	Indikation (Bsp.)	Wichtige Nebenwirkungen
Gyrasehemmer			
Ciprofloxacin	Ciprobay®	(komplizierte) Harnwegsinf., Reserveantibiotikum	Schwindel, Kopfschmerzen, Unruhe, Allergie, Blutbildveränderungen
Ofloxacin	Tarivid®		
Andere Antibiotika und antimikrobiell wirksame Chemotherapeutika			
Chlor-amphenicol	Paraxin®	Reserveantibiotikum	Fieber, Exanthem, irreversible aplastische Anämie
Clindamycin	Sobelin®	Anaerobier-Inf., z.B. Peritonitis, Abszesse	Allergie, Exanthem, bei i.v.-Gabe Venenreizung
Cotrimoxazol	Eusaprim®	Atemwegsinf., Harnwegs-infekt. durch Darm-bakterien	Allergie, selten Blut-bildveränderungen
Erythromycin	Erythrocin®	Legionellen-Pneumonie und andere Atemwegsinf.	Venenreizung, Erbrechen, Kreislaufstörungen bei i.v.-Gabe
Metronidazol	Clont®	Anaerobier-Inf., Amöben und Trichomonaden	ZNS-Störungen, Venenreizung, mögliche Kanzerogenität

19.4.2 Pflege bei Antibiose

Antibiotika verabreichen

- Patienten nach Penicillinallergie befragen
- Für Antibiogramm ggf. Wund- oder Schleimhautabstrich, Punktat, Drainagensekret oder Blutkultur gewinnen und ins Labor schicken ✍
- Patienten auf Resistenzgefahr hinweisen, deshalb Dosierungsintervalle einhalten, z.B. bedeutet die Verordnung 3 x/Tag, daß das Antibiotikum alle 8 Std. eingenommen werden muß. Einnahme auch nachts gewährleisten, ggf. Patienten wecken
- Bei i.v.-Gabe mit Anaphylaxie rechnen, Venenzugang auf Entzündungszeichen kontrollieren, Venenreizung möglich
- Auf gastrointestinale Beschwerden achten. Erbrechen und Durchfälle vermindern die Resorption oraler Antibiotika
- Infektionen vorbeugen: Pneumonieprophylaxe durchführen, Mundpflege sicherstel-len (☞ 2.5.4), nach Juckreiz und Ausfluß im Genitalbereich fragen, ggf. sorgfältige Katheterpflege.

Einnahmevorschriften beachten

- Auf leeren Magen 1 Std. vor oder 3 Std. nach dem Essen geben: Ampicillin, Dicloxacillin, Flucloxacillin, Erythromycin, Penicillin V, Tetracycline, Ausnahmen: Doxy- und Minocyclin
- Tetracycline nicht mit Milch und Antazida einnehmen
- Nicht mit Fruchtsäften verabreichen: Ampicillin, Erythromycin, Penicillin V
- Zum Essen oder mit Milch einnehmen: Metronidazol, Nitrofurantoin, Tuberkulosta-tika, Erythromycin.

19.5 Immunsuppressiva

Medikamente zur Unterdrückung der körpereigenen Abwehrkraft.

Indikationen: Autoimmunerkrankungen, Organtransplantationen.
Kontraindikationen: Schwangerschaft, schwere Infektionserkrankungen.

19.5.1 Wirkstoffgruppen und Präparate

Antilymphozytenglobuline
Medikament z.B. Pressimmun®.
- Indikation bes. nach Nierentransplantation
- Intrakutan- oder Konjunktivaltest zum Ausschluß einer Allergiebereitschaft durchführen 🕮
- Nebenwirkungen beachten, z.B. allergische Symptome wie Urtikaria, Fieber, anaphylaktische Reaktion, Thrombo- und Erythrozytopenie
- Über ZVK infundieren, auf lokale Thrombophlebitis achten
- Differential-BB bestimmen lassen.

Azathioprin
Medikamente z.B. Imurek®, Zytrim®
- Sowohl nach Organtransplantationen als auch bei Autoimmunkrankheiten
- Nebenwirkungen beachten, z.B. Übelkeit, Erbrechen, Diarrhoe, Gewichtsabnahme, Haarausdünnung, intrahepatische Cholestase
- Bili, alkal. Phosphatasen, LAP, γ-GT, Quick bestimmen lassen.

Ciclosporin
Medikament z.B. Sandimmun®.
- Bes. bei Abstoßungsreaktionen trotz Behandlung mit anderen Immunsuppressiva, bei Graft-versus-Host-Krankheit, bei Uveitis (Entzündung der mittleren Augenhaut)
- Nebenwirkungen beachten, z.B. Tremor, Müdigkeit, Kopfschmerzen, Brennen an Händen und Füßen, Hautrötung, Gesichtsödem, Hypertonie
- Nicht mit anderen Immunsuppressiva kombinieren, Ausnahme: Corticoide
- 1 x/d RR kontrollieren.

Glucocorticoide
Medikamente z.B. Decortin®, Ultracortin®.
- Bes. bei Autoimmunkrankheiten
- Nebenwirkungen bei Dosierung > 7,5 mg und Therapiedauer > 2–3 Wo., z.B. Hypertonie, Stammfettsucht, Vollmondgesicht, Stiernacken, Steroid-Diabetes, Katarakt, Magen-Darm-Ulzera, Euphorie und Depression im Wechsel
- Eiweiß-, kalzium- und kaliumreiche, kochsalzarme Kost anbieten, ggf. Reduktionskost geben ✍
- Stuhl 1 x/Wo. auf okkultes Blut untersuchen
- BZ, E'lyte 1 x/Wo. bestimmen
- Bei Dauerverordnung augenärztliches Konsil veranlassen ✍.

| 19.5.2 Pflege bei Immunsuppression

Pflege bei Stomatitis ☞ 11.4.3, Ernährung bei Stomatitis ☞ 11.3.2, Organtransplantation ☞ 16.

Leidensdruck lindern

- Arzt über Nebenwirkungen beim Patienten informieren, ggf. Verordnungen ausführen, z.B. Dosis reduzieren, Medikamente gegen Nebenwirkungen applizieren, z.B. Paspertin®
- Bei Übelkeit, Erbrechen Hilfestellung geben (☞ 7.6.1). Flüssigkeitsverluste z.B. bei Erbrechen oder Diarrhoe ausgleichen
- Bei Gewichtsabnahme kalorienreiche Wunschkost als kleine Zwischenmahlzeiten anbieten.

Infektionen vorbeugen

Hygienevorschriften beachten ☞ 1.4, Umkehrisolation ☞ 1.4.8

- Besucher mit Infektionen, z.B. Erkältungskrankheiten, fernhalten
- Keimbesiedelte Nahrungsmittel meiden, z.B. rohes Obst, Gemüse und roher Salat
- Bei Agranulozytose (Granulozyten < 800/µl Blut) ggf. Umkehrisolation einrichten ✍
- Darm mit Antibiotika und Antimykotika dekontaminieren ✍
- Patienten auf Infektionszeichen hin überwachen, z.B. Temperaturerhöhung, Husten, Schnupfen
- Bei Fieber Blut- und Urinkultur anlegen (☞ 8.2).

19

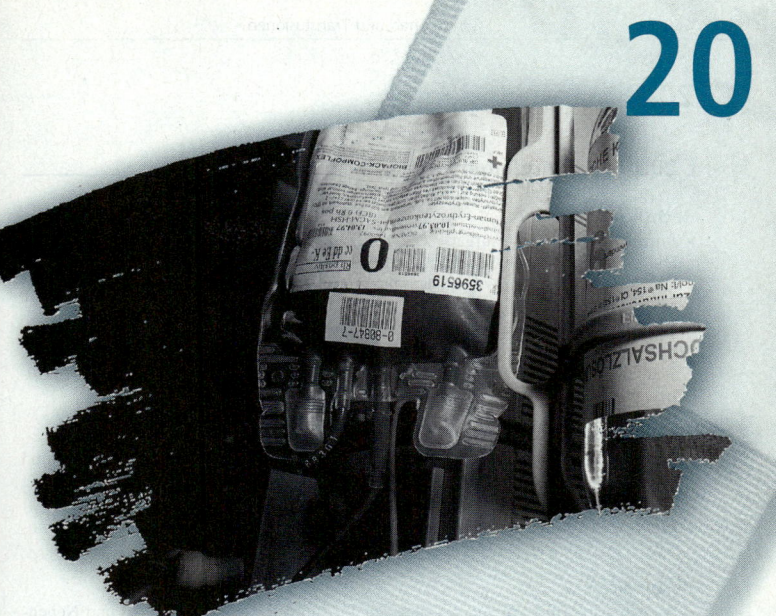

Ulrich Kamphausen

Infusionen und Transfusionen

20.1   Infusionen

| 20.1.1   Grundlagen der Infusionstherapie _____

Rechtliche Situation

- Infusionstherapie ist Aufgabe des Arztes. Er kann die Vorbereitung, praktische Durchführung und Überwachung an Pflegepersonen mit entsprechender Handlungs- kompetenz delegieren (☞ 1.5.4). Die Verordnungen zur Infusionstherapie müssen schriftlich vorliegen
- Krankenpflegepersonal mit Weiterbildung, z.B. Anästhesie- oder Intensivpflege, kann Durchführungsverantwortung übernehmen für Infusionslösungen vorbereiten, Medikamente zumischen, Zu- und Überleitungssysteme auswechseln, Infusionsab- lauf überwachen und steuern.

Ziele der Infusionstherapie

- Homöostase erhalten oder wiederherstellen, z.B. normale Verteilung der intra- und extrazellulären Flüssigkeitsvolumina, physiologische Elektrolytkonzentrationen
- Medikamente applizieren
- Einbringen von Kontrastmittel oder mit Isotopen markierter Flüssigkeit zur Diagno- stik.

Vorbereiten

- Patienten informieren: Ziele, Dauer der Infusionstherapie, Wirkungen und Neben- wirkungen 🕮. Patienten auf Kooperation hinweisen, z.B. Bettruhe einhalten, Besonderheiten melden, z.B. Leerlaufen der Infusionsflasche
- Verordnung überprüfen, z.B. Namen der Patienten, Bezeichnung der Infusionslösung, -menge und -konzentration. Angaben zur Infusionsabfolge, Einlaufgeschwindigkeit und Applikationsart. Bezeichnung von Zusatzmedikamenten. Namenszeichen des verordnenden Arztes.

Hygiene einhalten

- Zum Richten der Infusion und vor jeder Manipulation am Infusionssystem Hände desinfizieren
- Infusion an einem keimarmen Platz vorbereiten, Zugluft vermeiden, Fenster und Türen schließen, regelmäßig die Arbeitsfläche desinfizieren
- Infusionen max. 30 Min. vor der Anwendung vorbereiten. Medikamentenzusätze mit Kanüle steril aufziehen, mit neuer Kanüle durch den desinfizierten Stopfen der Infusionsflasche ohne Luft zuspritzen
- Kontaminierte (z.B. durch Blut) oder leergelaufene Infusionssysteme auswechseln. Infusionssystem nach 24 Std., mit Mikrofilter bis zu 72 Std. (je nach Fabrikat) wechseln. Filter der Tropfkammer nicht feucht werden lassen
- 3-Wegehähne nach Gebrauch, z.B. nach Kurzinfusion, mit sterilem Verschlußkonus verschließen
- Verband des venösen Zugangs auf Verunreinigung, Blut, Feuchtigkeit und sicherer Fixierung überprüfen.

20

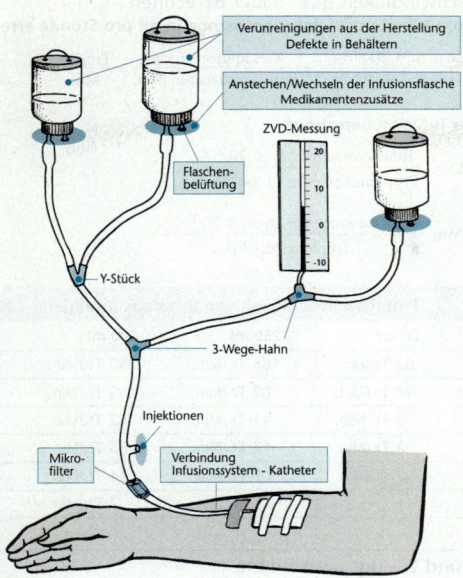

Verunreinigungen aus der Herstellung
Defekte in Behältern

Anstechen/Wechseln der Infusionsflasche
Medikamentenzusätze

ZVD-Messung

Flaschen-
belüftung

Y-Stück

3-Wege-Hahn

Injektionen

Mikro-
filter

Verbindung
Infusionssystem - Katheter

Abb. 20.1: Mögliche Kontaminationsursachen [L 157]

▎ 20.1.2　Schwerkraftinfusion, Infusions- und Spritzenpumpe

▎ Schwerkraftinfusion

Durch Hochhängen der Infusionsflasche über Patientenniveau (Schwerkraft) wird die Infusionslösung gegen den Venendruck infundiert.

Indikationen: periphere Infusionen, Infusion von isotonischen Lösungen ohne Medikamentenzugabe, Kurzzeitinfusionen, z.B. Antibiotika.

Material: Standard-Infusionssystem mit Tropfkammer und Rollklemme, ggf. mechanischer Tropf- oder Durchflußregler.

Durchführen
- Infusion unter Beachtung hygienischer Prinzipien richten
- Tropfgeschwindigkeit berechnen (s.u.)
- Durchflußrate 2 x/Std. kontrollieren
- Ggf. Tropfgeschwindigkeit korrigieren
- Infusionsbedingungen konstant halten: Abstand Patient – Infusionsflasche nicht verändern, z.B. durch Herunterfahren des Bettes.

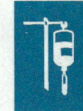

Infusionsgeschwindigkeit und -dauer berechnen
Tropfenzahl pro Minute bzw. Infusionsmenge in ml pro Stunde errechnen

$$\frac{\text{Infusionsmenge in ml x } 20^{\text{ Tr}}\!/_{\text{ml}}}{\text{Infusionsdauer in Std. x } 60^{\text{ Min}}\!/_{\text{Std.}}} = \frac{\text{Gesamttropfenzahl}}{\text{Infusionsdauer in Min.}} = \frac{\text{Tropfen}}{\text{Min.}}$$

Einlaufzeit der Infusion berechnen

$$\text{Einlaufzeit (Std.)} = \frac{\text{Infusionsmenge ml x } 20^{\text{ Tr}}\!/_{\text{ml}}}{\text{Tropfenzahl}/\text{ Min. x } 60^{\text{ Min}}\!/_{\text{Std.}}}$$

$$\text{Einlaufzeit in Min.} = \frac{\text{Infusionsmenge in ml x } 20^{\text{ Tr}}\!/_{\text{ml}}}{\text{Tropfenzahl } / \text{ Min.}}$$

Tropfgeschwindigkeit von Infusionslösungen				
	50 ml	**250 ml**	**500 ml**	**1 000 ml**
30 Min.	33 Tr./Min.	165 Tr./Min.	330 Tr./Min.	660 Tr./Min.
1 Std.	17 Tr./Min.	82 Tr./Min.	165 Tr./Min.	330 Tr./Min.
2 Std.	8 Tr./Min.	41 Tr./Min.	82 Tr./Min.	165 Tr./Min.
5 Std.	3 Tr./Min.	17 Tr./Min.	33 Tr./Min.	66 Tr./Min.
12 Std.	2 Tr./Min.	7 Tr./Min.	14 Tr./Min.	28 Tr./Min.
24 Std.	1 Tr./Min.	3 Tr./Min.	7 Tr./Min.	14 Tr./Min.

Mischungs- und Lösungsberechnung
- Volumenprozent (Vol.%): Angabe der Konzentration in ml eines gelösten Stoffes in 100 ml Lösung.
- Mengenprozent (%): Angabe der Konzentration in Gramm (g) eines gelösten Stoffes in 100 ml Lösung.

Die Berechnung ist für ,,Vol.%" und ,,%" identisch.

Formel für Vol.%: $\dfrac{\% \ \text{x Lösungsmenge}}{100} = \text{Gehalt in g oder ml}$

Beispiel: Eine Infusionslösung enthält 500 ml 20%ige Glukose: $\dfrac{20 \ \text{x } 500}{100} = 100 \text{ g}$ Glukose

Formel für %: $\dfrac{\text{Gehalt in g x 100}}{\text{Lösungsmenge}} = \text{Prozent}$

Beispiel: Eine Infusionslösung enthält in 500 ml 150 g Glukose: $\dfrac{150 \ \text{x } 100}{500} = 30 \ \%$

20

 Tips, Tricks & Fallen
- Exakte Einflußraten sind nur durch Infusionspumpen gewährleistet
- Bei Lösungen mit hochwirksamen Medikamenten wie Kalium, Insulin oder Katecholaminen ausschließlich Infusionspumpe oder Spritzenpumpe verwenden.

❘ Infusionspumpen

Indikationen: parenterale Ernährung, schneller Volumenersatz, konstante Einflußrate erforderlich.
Material: Infusionspumpe mit Zeit- oder Tropfensteuerung, für Aufstehpatienten batteriebetriebene Infusionspumpe, spezielle Infusionssysteme, z.B. Rollpumpen- oder Lichtschrankentechnik.

Durchführen
- Infusion unter Beachtung hygienischer Prinzipien richten
- Infusionsleitung in Rollsystem für zeitgesteuerte Pumpen einlegen. Bei tropfenge-steuerten Pumpen Lichtschranke auf die Tropfkammer gerade aufstecken. Tropf-kammer senkrecht aufstecken und Flüssigkeitsspiegel unterhalb der Lichtschranke halten
- Infusionssystem am Venenzugang anschließen
- Infusionspumpe einschalten, Funktionscheck wird automatisch durchgeführt
- Gewünschte Durchflußrate oder Tropfenzahl am Pumpendisplay einstellen
- Alarmsystem einschalten, Infusion starten
- Befinden des Patienten und Funktion der Infusionspumpe 2 x/Std. kontrollieren.

 Tips, Tricks & Fallen
- Infusionspumpen nur nach Einweisung gemäß Med-GV. bedienen
- Mobilität und Kooperation von Patienten kann durch Einsatz einer portablen Infusionspumpe erhalten und gefördert werden.

❘ Spritzenpumpen

Indikationen: permanente, intravenöse Applikation hochwirksamer Medikamente in gleichbleibender Dosierung, z.B. Normal-Insulin bei Coma diabeticum, Adrenalin bei Herzstillstand, Heparin bei venöser Thrombose.
Material: Spritzenpumpe, passende Einwegspritze, Infusionssystem für Spritzenpum-pe, Trägerlösung wie NaCl 0,9 %, Glucose 5 % sowie verordnetes Medikament.

Durchführen
- Medikament und Trägerlösung in Perfusorspritze aufziehen
- Infusionssystem mit Spritze verbinden, Spritze in Spritzenpumpe einspannen. System entlüften: Spritzenstempel durch Drehen der Spannschraube vorschieben. System mit dem Venenzugang verbinden
- Applikationsrate am Gerät einstellen
- Alarmsystem einschalten, Gerät starten
- Befinden des Patienten und Funktion der Infusionspumpe anfangs 4 x/Std., dann 2 x/Std. kontrollieren.

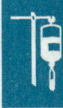

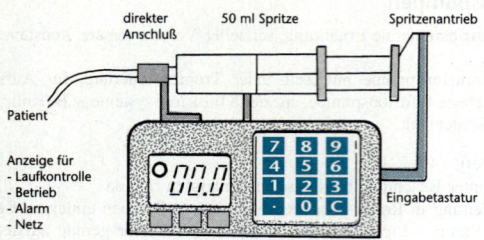

Abb. 20.2: Schema einer Infusionsspritzenpumpe [L 157]

 Tips, Tricks & Fallen

- Zur Bedienung von Infusions- und Spritzenpumpen berechtigte Personen müssen gemäß Med-GV namentlich im Gerätebegleitbuch eingetragen sein (☞ 1.5.10)
- Laufzeiten und aufgetretene Störungen im Gerätebegleitbuch eintragen
- Vorgeschriebene Wartungsintervalle einhalten.

| 20.1.3 Infusionslösungen

Elektrolytlösungen
- Voll-E'lytlösung ($Na^+ > 120$ mmol/l)
- Zweidrittel-E'lytlösung (Na^+ 90–120 mmol/l)
- Halb-E'lytlösung (Na^+ 60–90 mmol/l)
- Eindrittel-E'lytlösung ($Na^+ < 60$ mmol/l).

Indikationen
- Dehydration
- Blutverluste
- Parenterale Ernährung.

Handelsnamen
- Ringer®, Jono-steril®, Thomaeionin®, Tutofusin® Sterofundin®
- Zusatzbezeichng: Zweidrittel = OP, Halb = H, Eindrittel = B.

Pflegeaspekte
- E'lyte kontrollieren lassen (Labor)
- Flüssigkeiten bilanzieren.

Korrigierende Elektrolytlösungen
Kaliumreiche E'lytlösung
- Indikationen: Kaliummangel, Alkalose
- Handelsnamen: z.B. Darrow®-Lösung.

Natriumhydrogencarbonat-Lösung
- Indikationen: Azidose (diabetisch, renal), Hyperkaliämie
- Handelsnamen: Natriumhydrogencarbonat-Fresenius®.

20

Pflegeaspekte
- Tropfgeschwindigkeit überwachen (60 Tr./Min. oder 180 ml/Std.)
- Serum-Kalium-Spiegel kontrollieren lassen (Labor)
- Kreislaufkontrolle, ggf. EKG-Monitoring.

E'lytkonzentrate
Natriumchlorid (NaCl)
- Indikationen: Hyponatriämie, Hypochlorämie, Wasserintoxikation (Überwässerung)
- Handelsnamen: Natriumchlorid-einmolar Fresenius®.

Natriumhydrogencarbonat (Na$_2$HCO$_3$)
- Indikationen: Metabolische Azidose
- Handelsnamen: Natriumhydrogencarbonat-einmolar Fresenius®.

Natriumphosphat (Na$_3$P)
- Indikationen: Natrium-/Phosphatmangel, z.B. parent. Ernährung, nach diabet. Koma
- Handelsnamen: Natriumphosphat-Lösung.

Kaliumchlorid (KCl)
- Indikationen: Hypercalzämie
- Handelsnamen: Kaliumchlorid-einmolar Fresenius®.

Kaliumlactat (K$_4$C$_{11}$H$_{22}$O$_{11}$)
- Indikationen: Kaliummangel, Alkalose
- Handelsnamen: Kaliumlactat-einmolar Fresenius®.

Kalcium (Ca)
- Indikationen: Azidose (metabolisch, renal), Verlust alkalischer Darmsekrete z.B. Dünndarmsonde, Kalziummangel, Tetanie, Allergie, Gerinnungsstörungen, Hyperkaliämie (Antagonismus)
- Handelsnamen: Calcium Fresenius® 10 %.

Pflegeaspekte
- E'lytkonzentrate nur verdünnt verarbeiten, z.B. in Glucose
- Grundsätzlich nicht mit Medikamenten mischen
- Verschiedene E'lytkonzentrate nicht mischen
- Zur Infusion ZVK benutzen
- E'lytbestimmung veranlassen (Labor).

Osmotische Lösungen
Sorbit-/Mannit-Lösung
- Indikationen: Hirnödem, Kardiale/nephrotische Ödeme, Glaukom, Aszites, Drohendes Nierenversagen
- Handelsnamen: Jonosteril®S40, Osmosteril® 10 %/20 %.

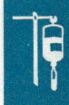

Glycerin-Lösung
- Indikationen: Diurese bei Vergiftung, nur Hirnödem
- Handelsnamen: Glycerosteril® 10%.

Pflegeaspekte
- Flüssigkeit bilanzieren
- Infusionsfilter verwenden (20 %ige Mannit-Lösung)
- E'lyte kontrollieren lassen (Labor).

| 20.1.4   Inkompatibilität

Inkompatibilität (Unverträglichkeit) kann durch Zumischen oder Vermischen von Infusionen, Medikamenten und Zusätzen entstehen. Mikroembolien, Venenreizungen, Veränderungen der Medikamentenwirkungen sind möglich.

Inkompatibilitätsreaktionen

- Sichtbare Inkompatibilitätsreaktionen: schwache, diffuse Trübung (Opaleszenz), Trübung (ggf. ,,Wolkenbildung") bei Zumischung, Bildung eines Niederschlags an der Infusionsflasche, Ausfällung z.B. von Salzen und Arzneistoffen
- Verdeckte Inkompatibilitätsreaktionen: Wirkungsverluste (bis zu 60 %), Adsorption von Arzneistoffen an Oberflächen der Infusionslaschen und -leitungen, chemische Zersetzungs- und Aufspaltungsvorgänge, z.B. durch pH-Verschiebungen oder Lichteinwirkung.

Inkompatibilität: Medikamente, Ursachen, Reaktion	
Medikamente	**Ursachen**
Reaktion: Wirkungsverlust	
Dopamin®, Dobutamin (Dobutrex®), Insulin, Euphyllin®	5-Hydroxymethylfurol in Kohlenhydratlösungen
Aminosäuren (Tryptophan, Methionin), Vitamin B_1	Sulfit-Zusätze in Kohlenhydratlösungen und Aminosäuremischungen
Penizillin G, Ampizillin	Hydrolytische Spaltung in Lösungen mit pH-Wert < 5,5 und > 7,5
Ampizillin, Amoxyzillin	Hydrolytische Spaltung in Kohlenhydratlösungen
Vitamine (B_2,B_6, C, Folsäure)	Zersetzung durch Lichteinwirkung
Reaktion: Wirkungsverlust und Toxizität	
Amphotericin® B, Furadantin® pro Inf., Luminal®, Endoxan®, Trapanal®	Zersetzung durch Lichteinwirkung
Reaktion: Adsorption	
Insulin	Physiol. Kochsalzlösung bis zu 80 % Glukoselösung bis zu 30 %
Diazepam (Valium®), Distraneurin®, Heparin, Isosorbiddinitrat (Isoket®), Lidocain (Xylocain®), Nitroglyzerin	Plastikinfusionsflaschen und Leitungen (bes. PVC)
Reaktion: Trübung, Niederschlag, Ausfällung	
Furosemid (Lasix®), Dusodril®, CaCl	In Tutofusin
Atosil®, Luminal®	In Kochsalzlösung
Kalzium	In phosphathaltigen Lösungen
Tetrazykline	In kalziumhaltigen Lösungen
Lipostabil®	In elektrolythaltigen Lösungen
Elektrolyte	In Mannit-Lösungen
Furosemid (Lasix®)	In Lösungen mit pH-Wert < 7, z.B. Glukoselösung

20

Inkompatibilitätsreaktionen vermeiden
- Medikamente und Infusionslösungen nach Möglichkeit nacheinander applizieren
- Medikamente nicht zumischen, die vor Gebrauch aufgelöst werden müssen
- Parallelgaben im Multilumenkatheter applizieren.

 Tips, Tricks & Fallen
- Verboten ist das Zumischen von Medikamenten zu: Blutprodukten, Aminosäure- und Elektrolytlösungen, Fettemulsionen (ausgenommen fettlösliche Vitamine, E, D, K, A) sowie Osmotherapeutika
- Hersteller von Infusionslösungen stellen Inkompatibilitätslisten zur Verfügung. Über den Apotheker des Hauses sind sie leicht zu beschaffen.

┃ 20.1.5 Überwachung der Infusionstherapie ─────────────

Technischer Ablauf
- Infusionsflaschen entsprechend der verordneten Reihenfolge numerieren
- Infusionsflaschen wechseln, wenn sie leer, der Spiegel in der Tropfkammer aber noch erhalten ist
- Medikamente unmittelbar vor dem Anhängen der Mischinfusion zuspritzen
- Verordnete Einflußrate durch Errechnen der Tropfgeschwindigkeit (☞ 20.1.2) oder Einstellen der Infusionspumpe sicherstellen
- Einflußrate bei Schwerkraftinfusionen 2 x pro Std., bei Parallelinfusionen 4 x pro Std. kontrollieren
- Zustand des Infusionssystems und der -lösung überprüfen (☞ 20.1.4).

Patienten überwachen
- Vitalfunktionen regelmäßig kontrollieren, zusätzlich ZVD bei zentralem Venenkatheter (erhöhte Werte bei Hypervolämie, z.B. durch Überinfusion). Atmung: bei kardial vorbelasteten Patienten Lungenödem möglich, auf brodelndes Atemgeräusch und Zyanose achten
- Täglich Flüssigkeitsbilanz erstellen
- Auf Allergiesymptome achten (☞ 20.1.8)
- Symptome einer Überdosierung beachten
  - Hyperkaliämie: Müdigkeit, Schwäche, Verwirrtheit, Bradykardie, Herzrhythmusstörungen bis zum Herzstillstand, EKG mit erhöhter, spitzer T-Welle, breitem QRS-Komplex. Parästhesien, schlaffe Lähmungen
  - Hyperkalzämie: Polyurie, gesteigertes Durstgefühl, gastrointestinale Beschwerden, Magen-Darm-Atonie, Gedächtnisstörungen. Kalzium > 4 mmol/l, Niereninsuffizienz, Bewußtseinseintrübung bis Koma, Herzstillstand
  - Hypotone Hyperhydratation (Wasservergiftung): postop. neurologische und psychische Störungen, kein Durst, anfangs Polyurie – später Oligurie, Kopfschmerzen (erhöhter Hirndruck), Ödeme, gesteigerte Reflexe
- Regelmäßig Laborkontrollen nach Arztanordnung vornehmen.

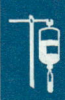

| 20.1.6 Parenterale Ernährung

Eine intravenöse Ernährungstherapie zur Sicherstellung der notwendigen Nährstoffzufuhr.

Indikationen
- Fehlende oder unzureichende orale Nahrungsaufnahme, enterale Ernährung über z.B. nasale Magensonde, PEG, PEJ nicht möglich
- Bei gestörter Nahrungsaufnahme
  - Vor OP bei Kachexie, wenn postop. Nahrungskarenz indiziert ist
  - Nach OP und Verletzung des oberen und unteren Verdauungstrakts
  - Bei Polytrauma, SHT, Verbrennungen, Tumorkachexie, Bewußtseinsstörungen, Koma
- Bei Resorptionsstörungen nach Dünndarmresektion, bei chronischen Enteritiden wie Morbus Crohn, Colitis ulcerosa
- Bei Verdauungsstörungen: Ileus, Erkrankungen des Pankreas und der Leber, Minderproduktion von Verdauungsenzymen.

Stufenplan bei parenteraler Ernährung			
Stufe	**Zeitraum**	**Indikationen**	**Eingesetzte Nährstofflösungen**
1. Stufe	Am Tag des Traumas: Flüssigkeitszufuhr ggf. mit geringer Kohlenhydratgabe	• Kleinere OP bei gutem AZ • Leichtere Intoxikationen • Nahrungskarenz < 2 Tage	Voll-E'lytlösungen (ggf. mit 5 % Kohlenhydraten), z.B. Ringer-Lösung, Sterofundin®/-G5, Tutofusin®, Jonosteril®, Thomaeionin G5®
2. Stufe	2. und 3. Tag: Basisernährung	• Leichte Katabolie • Teilweise erhaltene enterale Ernährung • Nahrungskarenz 2–3 Tage	Kombinationslösungen: • Aminosäuren 2,5–3,5 % • Kohlenhydratlösungen 5–10 % • E'lytlösungen (1/3–2/3), z.B. AKE® 1100 mit Glukose, Periplasmal® mit Glukose, Periamin G® Ggf. Fettemulsionen 10–20 %
3. Stufe	Ab 4. Tag: Vollständige parenterale Ernährung	• Große OP • Polytrauma • Verbrennungen • Nahrungskarenz länger als 3 Tage	Individuell kombinierte Lösungen: • Aminosäuren 7,5–15 % • Kohlenhydratlösungen 20–50 % • Fettemulsionen 10–20 % • E'lyte und Wasser entsprechend akutem Defizit • Vitamine, Spurenelemente alternativ, Komplettlösungen: z.B. Combiplasmal®, Combifusin forte®, AKE 3000®, Aminomix®, Nutriflex®

Prinzipien der parenteralen Ernährung
- Störungen im Wasser-, Elektrolyt- und Säure-Basen-Haushalt (Homöostase) werden vorher ausgeglichen
- Lebensbedrohliche Zustände, wie Schock, Hirnödem, Herzinsuffizienz werden zuvor therapiert und stabilisiert
- Eine langfristige parenterale Ernährung wird nach einem Stufenplan aufgebaut. Das Ernährungskonzept wird tägl. vom Arzt neu bestimmt. Es richtet sich nach dem

20

Ernährungszustand, Grad der Katabolie, Energiebedarf, sowie der wahrscheinlichen Dauer der Nahrungskarenz
- Infusionslösungen < 800 mosm/l können über periphere Venen zugeführt werden, Infusionslösungen > 800 mosm/l über einen zentralvenösen Zugang. Die parenterale Nährstoffgabe wird gleichmäßig über 24 Std. verteilt.

Nährstofflösungen zur parenteralen Ernährung				
Nähr-stoff	Grund-bausteine	Handels-namen, z.B.	Neben-wirkungen	Therapeutische und pflegerische Besonderheiten
Kohlenhydrate	Glukose	Glucosteril® 5–70 %	• Hyperglykämie • Metabol. Azidose • Hypokaliämie • Hyperosmolares Koma • Oberbauch schmerzen • Fieber	In der Postop- und Posttraumaphase erhöhte Gefahr von Komplikationen, ☞ NW • ZVK notwendig • Maximale Infusionsrate 40 ml/Std. • BZ ständig kontrollieren • Bei BZ > 180 mg/dl wird kontinuierliche Insulingabe notwendig (Perfusor) • Bewußtseinseintrübung, Polyurie (spezifisches Gewicht > 1024) Indiz für Hyperosmolarität • Auf Kaliummangelsympto-matik achten
	Fruktose, Sorbit, Xylit	Fructosteril®, Lävulose, Xylit 5 %	• Laktatazidose • Harnsäure-anstieg • Fruktose-intoleranz (Hypoglykämie; akutes Leber-versagen)	• Wegen Dosierungsgrenzen keine ausreichende Kalorien-zufuhr mit der Gabe nur einer Substanz möglich • Obst- oder Zuckerunverträg-lichkeiten sind Kontra-indikationen • Auf Fruktoseintoleranz-zeichen achten: Hypoglyk-ämie, Laktat- und Trans-aminasenanstieg, Bewußtseinseintrübung, Blutungsneigung
	Kombi	Invertosteril®, Combisteril® FGX	s.o.	s.o.

Nährstofflösungen zur parenteralen Ernährung

Nähr-stoff	Grund-bausteine	Handels-namen, z.B.	Neben-wirkungen	Therapeutische und pflegerische Besonderheiten
Aminosäuren	Aminosäure-standard-lösung	Aminoplasmal®, Aminosteril®, Traumasteril®	Harnstoff-erhöhung bei Niereninsuff.	• ZVK notwendig • Langsam infundieren (Unverträglichkeitsreaktionen) • Kombination mit Energie-trägern (Fette, Kohlen-hydrate) notwendig • Nierenfunktion überwachen
	Aminosäurelsg. bei Leber-insuff.	Hepamino-thek®, Aminosteril® N-Hepa	• Magensäure-überproduktion • Streßulkus • Hypokaliämie	• s.o. • Prophylaktische H₂-Antagonisten-Gabe • Auf Hypokaliämiezeichen achten
	Aminosäurelsg. bei Nieren-insuff	Nephrosteril®, Aminosteril® KE kaliumfrei, Aminosteril® KE Nephro	s.o.	• s.o. • Ungeeignet zur parenteralen Ernährung
Fette	Fettemul-sion mit langkettigen Triglyzer-iden	Intralipid®, Lipovenös®	• Frühreaktion: Schüttelfrost, Dyspnoe, Übelkeit, Rücken-schmerzen • Spätreaktion: Hepatospleno-megali, Ikterus, Anämie, Leuko-penie, Thrombo-zytopenie, Gerinnungs-störung	• Gleichmäßig über 24 Std. infundieren (Perfusor) • Keine Medikamente zumischen • Kohlenhydratlösungen laufen parallel • Triglyzeride 2 x wöchentlich kontrollieren • Auf Früh- und Spät-reaktionen achten, ggf. Arzt informieren
	Fettemul-sion mit lang- und mittelketti-genTrigly-zeriden	Lipofundin®	s.o.	• s.o. • Bevorzugte Anwendung nach großen Operationen, Polytraumen, Sepsis, akute Pankreatitis

20

| 20.1.7   Störungen des Wasser-, Elektrolyt- und Säure-Basen-Haushalts

| Störungen des Wasser- und Elektrolythaushalts

Präoperative Störungen

- Durch Nahrungskarenz von ca. 12–16 Std. kommt es zum Wasser- und E'lytdefizit ☞ Kasten
- Bestehende Dysregulationen der Homöostase, z.B. durch Traumen, Blutungen, Erbrechen, werden verstärkt.

Postoperative Störungen

- Infolge der Operationsbelastung kommt es zu einer Umstellung des gesamten Stoffwechsels. Es entsteht eine osmotisch bedingte Hypotonie. Die Urinausscheidung ist nach anfänglicher Steigerung verringert (Oligurie)
- Erst vermehrte Natriumausscheidung dann Natriumretention und Einwanderung von Natrium in den Intrazellularraum
- Kalium wird vermehrt aus den Zellen freigesetzt und ausgeschieden
- Verstärkte Fett- und Eiweißverbrennung mit hoher Wasserproduktion. Der Extrazellularraum überwässert.

Wasser und Elektrolytverluste nach 16 Std. Nahrungskarenz	
Wasser (Niere/Atmung)	ca. 1500 ml
Na^+	ca. 66,6 mval
K^+	ca. 22,4 mval
Ca^{++}	ca. 4,1 mval
Cl^-	ca. 69,7 mval

Diagnostik: Labor: BB, E'lyte, Krea, BGA, AP, CK. Hypokaliämie-EKG.

Therapie: durch Infusionen ☞ 20.1.3.

Überwachen

- Dehydratationszeichen, z.B. verminderter Hautturgor, Oligurie, Tachykardie, RR-Abfall
- Hypokaliämiezeichen, z.B. Müdigkeit, Abgeschlagenheit, Muskelschwäche, Tachykardie, Herzrhythmusstörungen
- Hypokalzämiezeichen, z.B. Kribbeln, „Ameisenlaufen", Herzschmerzen, Unkonzentriertheit, ggf. Tremor, Pfötchenstellung der Hände
- Ausscheidung: Harnausscheidung anfangs vermehrt, später Oligurie, Durchfälle.

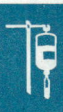

┃ Störungen des Säure-Basen-Gleichgewichts

Blutgasanalyse bei verschiedenen Störungen von Azidose und Alkalose				
Störung	pH*	pCO$_2$	Bikarbonat (mmol/l)	BE (mmol/l)
Normalwerte	7,36–7,44	36–44	22–26	-2 bis +2
Metabolische Azidose	↓ oder ↔	↔ oder ↓	↓	negativ
Metabolische Alkalose	↑ oder ↔	↔ oder ↑	↑	positiv
Respiratorische Azidose	↓ oder ↔	↑	↔ oder ↑	positiv
Respiratorische Alkalose	↑ oder ↔	↓	↔ oder ↓	negativ

* Bei kompensierten Veränderungen ist der pH durch erhöhte oder verringerte Bikarbonatausscheidung bzw. CO$_2$-Abatmung noch im Normbereich; BE bzw. Standardbikarbonat sind jedoch pathologisch.
Faustregel: metabolisch miteinander: bei metabolischen Störungen verändern sich pH, Bikarbonat und pCO$_2$ stets gleichsinnig!
BE: Base excess = Differenz der nachweisbaren gegenüber den normalen Pufferbasen.

Metabolische Azidose
Vermehrter Anfall saurer Stoffwechselprodukte im Blut, z.B. bei diabetischem Koma, Nierenversagen, Durchfällen.

Ursachen
- Gewebshypoxie bei allen Schockformen
- Ketoazidose durch Nahrungskarenz, ggf. durch Vorerkrankung wie Diabetes mellitus
- Akutes oder chronisches Nierenversagen
- Anhaltende Diarrhoe, z.B. nach Darm-OP, Anus praeter naturalis.

Diagnostik: E'lyte, BGA, Laktat, BB, BZ, Krea, Ketonkörper im Urin.

Therapie
- · Es werden primär die Ursachen bekämpft, z.B. Schocktherapie, Nährstoffzufuhr (parenterale Ernährung)
- Bei pH < 7,0 wird mit NaHCO$_3$-Infusionen gepuffert.

Überwachen
- Kreislaufsituation (Schocksymptome)
- Urinausscheidung kontinuierlich mit dem Stundenurimeter, ggf. spezifisches Gewicht messen
- Atmung auf Hyperventilation, Kussmaulsche Atmung
- Laboruntersuchungen vorbereiten (s.o.) ✍
- Während Pufferung mit NaHCO$_3$ mehrmals BGA bestimmen
- Auf Zeichen einer Überkorrektur achten, z.B. Hypokaliämie, Arrhythmie, RR- und ZVD-Anstieg.

Metabolische Alkalose
Übergewicht der Basen durch Verlust von Säuren.

Ursachen: Säureverluste durch Erbrechen oder Magensonde, Hypokaliämie (z.B. bei Diurese) endokrine Erkrankungen, z.B. M. Cushing.

20

Diagnostik: BGA (☞ Tab. oben) E'lyte.

Therapie
- Es werden isotone NaCl-Lösungen und KCl zugeführt
- Ggf. müssen Diuretika abgesetzt werden
- Pufferung mittels Argininhydrochlorid ist selten notwendig.

Überwachen
- Auf Hypokaliämiezeichen achten (s.o.)
- Puls regelmäßig kontrollieren (Rhythmusstörungen).

Respiratorische Azidose
Anstieg des arteriellen Kohlendioxidpartialdrucks.

Ursachen: respiratorische Insuffizienz, z.B. durch Narkoseüberhang, Schonatmung wegen Schmerzen. Schädigung des Atemzemtrums, Lungenerkrankungen, Verlegung der Atemwege.

Diagnostik: E'lyte, BGA, Rö.-Thorax.

Therapie: Ventilation wird verbessert, z.B. durch Schmerzausschaltung, ggf. maschinelle Beatmung (Intensivpflege), medikamentös, z.B. mit Euphyllin®, Diamox® langsam i.v.

Pflege
- Schmerzen lindern, z.B. durch Lagerung, Zuwendung, Ablenkung
- Ventilation verbessern, z.B. durch Lagerung, Atemübungen.

Respiratorische Alkalose
Verminderung des Kohlendioxidpartialdrucks im Blut.

Ursachen: Hypoxie, Lungenembolie, Hyperventilation, z.B. bei Erregungszuständen.

Diagnostik: Kreatinin, E'lyte, BGA, Rö.-Thorax.

Therapie: es werden primär die Ursachen bekämpft, z.B. Sedierung mit Valium® i.v., Behandlung einer Lungenembolie.

Pflege
- Patienten beruhigen, z.B. durch verstärkte Zuwendung
- Ggf. in Plastiktüte aus- und einatmen lassen.

❘ 20.1.8 Plasmaersatzmittel

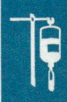

Ausgleich von Wasserverlusten ☞ 20.1.7

Plasmaersatzmittel (Plasmaexpander) sind zellfreie großmolekulare Infusionslösungen, die nach Applikation mehrere Stunden intravasal verbleiben, den onkotischen Druck erhöhen und dadurch eine Volumenvergrößerung durch Wassereinstrom aus dem Interstitium auslösen.

Indikationen: Volumenmangel, Schock, gestörte Mikrozirkulation bei Hörsturz, Apoplex, Durchblutungsstörungen, Thromboseprophylaxe (Wirkung umstritten).

Dextran 40–75
- Handelsnamen: z.B. Makrodex® 6 %, Onkovertin® 6 %, Longasteril®
- Indikationen:
  - Molekulargewicht: 40000: Mikrozirkulationsstörungen, Thromboseprophylaxe, Durchblutungsstörungen
  - 60000 und > : Hypovolämischer Schock, Präop. Hämodilution
- Volumeneffekt: ca. 120 %
- Wirkdauer: 3–8 Std. je nach Molekulargewicht
- Nebenwirkungen: anaphylaktische Reaktion, Hypervolämie, Verlängerung der Blutungszeit.

Anmerkungen
- 20 ml monoval. Dextran (z.B. Promit®) zur Vorinjektion als Anaphylaxieprophylaxe aufziehen
- Bei Patienten mit Herzinsuffizienz und Lungenödem Zustandsverschlechterung durch Hypervolämie möglich
- Erhöhte Blutungsgefahr, z.B. nach SHT
- Veränderungen von Laborwerten sind möglich: BSG, Glukose, Spezifisches Gewicht-Urin kontrollieren lassen.

Hydroxyethylstärke
- Handelsnamen: z.B. HAES-steril® 10 %, Plasmasteril®
- Indikationen:
  - Hypovolämie
  - Schock
  - Blutverdünnung bei Gefäßerkrankungen, z.B. Apoplex
- Volumeneffekt: ca. 100 %
- Wirkdauer: 12 Std.
- Nebenwirkungen: anaphylaktische Reaktionen (selten), Hypervolämie, Verlängerung der Blutungszeit.

Anmerkungen
- Gefahr der Linksherzdekompensation bei Überinfusion
- Veränderung von Laborwerten sind möglich: Glukose, BSG, Spez. Gewicht-Urin kontrollieren lassen.

Gelatine
- Handelsnamen: z.B. Hämaccel®
- Indikationen:
  - Mikrozirkulationsstörungen
  - Durchblutungsstörungen
  - Volumenmangelschock
- Volumeneffekt: ca. 70 %
- Wirkdauer: 4 Std.
- Nebenwirkungen: leichte anaphyl. Reaktion, Hypervolämie, Herzinsuffizienz.

Anmerkungen
- H_1- und H_2- Antagonisten zur Vorbehandlung als Anaphylaxieprophylaxe vorbereiten
- Nicht mit Blutkonserven verabreichen (Rekalzifizierung).

20

Humanalbumin
- Handelsnamen: z.B. Humanalbumin 5 %/20 %
- Indikationen:
  - Als Plasmaexpander: Volumenmangelschock, evtl. kardiogener Schock
  - Zur Eiweißsubstitution: Verbrennungskrankheit, Lebererkrankung, Albuminsturz bei SHT, Plasmaseparation, Nephrot. Syndrom
- Volumeneffekt: ca. 100 %
- Wirkdauer: bis 16 Std.
- Nebenwirkungen: Hypervolämie, Allergische Reaktion (sehr selten).

Anmerkungen
- Zum Volumenersatz 5 %ige Lösungen, sehr teuer.

Pflege
- Plasmaexpander während der ersten 10–15 Min. langsam infundieren, auf Unverträglichkeitsreaktionen und Anaphylaxie-Symptome achten (☞ Kasten)
- Unverträglichkeitsreaktionen oder Anaphylaxie-Symptomen Infusion stoppen, venösen Zugang belassen, Arzt informieren, ggf. Sofortmaßnahmen (☞ 20.2.1 u. 4.2).

Unverträglichkeitsreaktionen
- Unruhe, Juckreiz, Erythem, Nesselsucht (Urtikaria), Hitzewallungen (Flush), RR ↑
- Kopf-, Rücken- und Gelenkschmerzen
- Schwindel, Übelkeit, Erbrechen.

Anaphylaxie-Symptome
- Bronchospasmus, Dyspnoe (allergisches Asthma), Larynxödem
- RR-Abfall, Tachykardie
- Bewußtseinsverlust, Herzstillstand.
- Sofortmaßnahmen ☞ 4.2.

20.2   Transfusionen

Die Transfusion ist die Transplantation eines Organsystems und vom Arzt vorzunehmen. Pflegekräfte übernehmen Vor- und Nachbereitung sowie die Überwachung.

| 20.2.1   Grundlagen der Transfusionstherapie

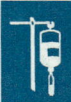

- Indikation: Hb < 11 g/dl Hkt. < 32 %, Blutverlust > 1,5–2 l
- Anordnung trifft der Arzt schriftlich, unter Angabe der Konservenanzahl
- Gleichzeitig werden Verträglichkeitsprüfungen angeordnet: Blutgruppen- und Rh-Faktor-Bestimmung, Kreuzprobe und Coombs-Test
- Verschiedene Leukozytenkonzentrate und Plasma werden blutgruppengleich transfundiert
- In Notfallsituationen mit vitaler Indikation kann nach alleiniger Kontrolle mittels Bedside-Test transfundiert werden. Vor dem Anlegen der Transfusion wird Nativblut abgenommen, um die übrigen Verträglichkeitsprüfungen nachholen zu können
- Bei planbaren Operationen wird die Möglichkeit der Eigenblutspende geprüft.

Durchführen 🖐: Der Patient wird informiert. Blutkonserve und Begleitpapiere werden überprüft, ggf.
wird ein venöser Zugang gelegt. Nach dem Bedside-
Test wird die Transfusion angeschlossen. Ggf. werden
die ersten 50 ml Blut schnell übertragen (Oelecker-
Probe). Die Transfusionsdauer wird verordnet, normal eine Std., bei Herz- oder Niereninsuffizienz
3–4 Std.

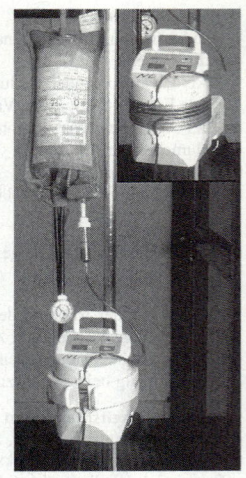

Vorbereiten
- Zur Blutgruppenbestimmung und Kreuzprobe jeweils 5–10 ml zitratfreies Blut in beschriftetem
  Proberöhrchen ins Labor schicken. Kreuzprobe ist
  drei Tage gültig
- Konserve bei Empfang und vor dem Richten
  kontrollieren: Verfallsdatum, Übereinstimmung
  der Angaben von Begleitpapieren und Konserve-
  netikett, Zustand der Konserve und des Blutes auf
  Beschädigung, Kühlung, Hämolyse, Gerinnung
- Transfusion richten: Konserve im Wasserbad oder
  im Durchlauferwärmer (☞ Abb. 20.3), auf maximal 37 °C anwärmen 🖐. Transfusionsbesteck mit
  Blutfilter benutzen. Blutspiegel in der Tropfkammer oberhalb des Blutfilters einrichten, sonst Hä-
  molysegefahr bei Auftreffen der Erys auf den Filter
- Transfusionsprotokoll anlegen.

Abb. 20.3: Blutwärmgerät
nach dem Durchlaufprinzip
[K 183]

Überwachen
- 4 x/Std. während und eine Std. nach der Transfusion: Befinden des Patienten,
  Komplikationen (s.u.)
- Zur Klärung von möglichen Transfusionszwischenfällen leeren Transfusionsbeutel
  für 24 Std. im Kühlschrank aufbewahren
- Venenzugang mit NaCl 0,9 % -Lösung durchspülen. Folgeinfusion anhängen 🖐.

Dokumentieren
- Transfusionsprotokoll führen
- Laborergebnisse, Transfusionsbegleitschein, Transfusionsprotokoll, Bedside-Test-
  Karte in das Dokumentationssystem aufnehmen.

Maßnahmen bei Komplikationen
Bei Unverträglichkeitsreaktionen wie Hitzegefühl, Kopf-, Gelenk- und Gliederschmer-
zen, Übelkeit, Erbrechen, Unruhe:
- Transfusion stoppen, venösen Zugang belassen, ggf. NaCl 0,9 % -Lösung zum
  Offenhalten anhängen
- Arzt sofort informieren, beim Patienten bleiben, RR, Puls, Bewußtsein beobachten
- Patienten beruhigend zusprechen, Hilfestellung geben, z.B. bei Erbrechen.

Bei Panik, Atemnot, Schüttelfrost, Schocksymptomen, zusätzlich:
- Alarm auslösen
- Bei Atemnot Patienten aufsetzen, ggf. Sauerstoff über Nasensonde verabreichen
  (3–4 l/Min.). Bei Kreislaufversagen in Schocklage bringen

20

- Zweite Pflegeperson: Notfallkoffer bereitstellen, ggf. Kortisonpräparat aufziehen, z.B. Solu-Decortin H® 500 mg .

 Tips, Tricks & Fallen
- Keinen Bakterienfilter verwenden, da er zu feinporig ist würde er verstopfen
- Nach unterbrochener Kühlkette Transfusion nicht mehr verwenden, aufgetautes Gefrierplasma (FFP) nicht wieder einfrieren.

20.2.2   Vollblut

Die Transfusion von Vollblutkonserven ist heute praktisch bedeutungslos. An ihre Stelle ist die gezielte Transfusion einzelner Blutbestandteile (s.u.) getreten.

Einzig in Notfallsituationen, wenn geeignete Blutkomponente oder Plasmaersatzmittel (☞ 20.1.8) nicht in ausreichender Menge zur Verfügung stehen, werden Vollblutkonserven in Form von Warmblutkonserven (nicht älter als 6 Std.) oder Frischblutkonserven (nicht älter als 72 Std.) eingesetzt.

20.2.3   Plasma

Frisch gefrorenes Plasma (FFP)
Bei 40° C tiefgefrorenes Blutplasma, das z.B. bei der Herstellung von Erythrozytenkonzentraten gewonnen wird.

Indikationen: Mangel an Gerinnungsfaktoren, Plasmadefizit nach der Gabe mehrerer Ery-Konzentrate, z.B. eine Konserve FFP jeweils nach 4 Ery-Konzentraten.

Humanalbumin
Plasmabestandteil mit Einfluß auf Proteinreserve, Pufferkapazität, onkotischen Druck.

Indikationen: Verbrennungen, Volumenmangelschock, Albuminurie, Eiweissynthesestörungen der Leber.

Humanes Immunglobulin (Hyperimmunserum)
Trockensubstanz aus 90 % IgG (humane Antikörper), zur Unterstützung der humoralen Infektabwehr und zur Bindung pathologischer Antikörper.

Indikationen: Antikörpermangelsyndrom, allergische oder toxische Thrombopenie (z.B. nach Kontrastmittelgabe), Myasthenia gravis, Globulindefizit nach Plasmaseparation.

IgM-angereichertes Immunglobulin
Trockensubstanz humaner Antikörper, angereichert mit IgM-Antikörper zur Unterstützung der humoralen Abwehr. Speziell gegen Problemkeime und Toxine.

Indikationen: schwere bakterielle Infektionen, schweres Antikörpermangelsyndrom.

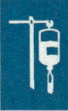

 Tips, Tricks & Fallen
- Gefrorene Plasmabeutel vorsichtig behandeln, sie können brechen. In spezieller Blut-Aufwärmvorrichtung auftauen. Sofort nach dem Auftauen transfundieren

- Blut für serologische Untersuchungen vor Applikation von Eiweißfraktionen abnehmen
- Bei Blutabnahme zur Albuminbestimmung Patienten nicht hinlegen, da Konzentrationsabfall um 5–8 % möglich. Venenstauung kurz halten, da Konzentrationsanstieg um 15 % nach 10 Min.
- Trockensubstanzen mit mitgeliefertem Lösungsmittel vollständig auflösen. Nicht mit anderen Medikamenten mischen, sofort nach Auflösen applizieren
- Auf Anaphylaxiesymptome achten (☞ 20.1.8).

| 20.2.4   Zellkonzentrate

Erythrozytenkonzentrat
Blutkonserve, aus der durch Zentrifugieren weitgehend Plasma und Leukozyten entfernt wurden. Enthält im Durchschnitt 65 g Hämoglobin (Hkt. 50 %), eine Transfusion bewirkt einen Hämoglobinanstieg um ca. 1 g/dl.

Indikationen: akute Blutverluste, Anämien.

Gewaschene, leukozytenarme Erythrozyten
Erythrozytenkonzentrate, die durch dreimaliges Waschen mit jeweils 200 ml 0,9 % NaCl, Zentrifugieren und Abpressen von Plasma und des Buffy-coats (Schicht von Leukozyten und Thrombozyten zwischen Plasma und Erythrozyten) weitgehend von Leukozyten befreit sind.

Indikationen: Langzeit- und Massentransfusionen.

Leukozytenfreie Erythrozyten
Erythrozytenkonzentrate, die über spezielle Filter von Leukozyten befreit wurden. Durch Zwischenschalten eines Leukozytenfilters während der Transfusion können Ery-Konzentrate leukozytenfrei transfundiert werden.

Indikationen: chronische Anämien, Knochenmarktransplantationen, nichthämolytische Transfusionszwischenfälle in der Anamnese, Respiratory Distress Syndrom mit leuko- und thrombozytären Antikörpern.

Tiefgefrorene Erythrozytenkonzentrate
Erythrozytenkonzentrate, die mit Glycerin versetzt und in flüssigem Stickstoff bei 95 °C eingefroren werden.

Indikationen: Bevorratung seltener Blutgruppen und Eigenblutspende.

20

Durchführen 👍 (☞ 20.2.1)
- Mit 100–200 ml 0,9 % NaCl aufschwemmen
- Inhalt vorsichtig durchmischen
- Auf Raumtemperatur erwärmen, dann sofort transfundieren
- Nach der Gabe von 4 Ery-Konzentraten eine Konserve FFP anhängen, Ausgleich des Defizits an Plasma und Gerinnungsfaktoren ✍
- Bei Massentransfusion nach Möglichkeit nur frische Konserven verwenden
- Zellkonzentrate nicht in der Flüssigkeitsbilanzierung berücksichtigen.

Thrombozytenkonzentrat und thrombozytenreiches Plasma
Durch Zellseparator von Einzelspendern hergestellte Einzelspenderkonzentrate oder aus Warmblutkonserven gewonnene plättchenreiche Plasma-Konserve.

Indikationen: Thrombopenie ($< 20000/mm^3$), z.B. im Rahmen einer Leukämietherapie, Knochenmarkinsuffizienz, Zytostatika-Therapie.

Durchführen
- Möglichst sofort nach Lieferung verbrauchen. Nicht kühlen!
- Transfusionssystem benutzen, bei dem die Filterporen mind. 150 Mikrometer groß sind
- Zur vollständigen Gabe Beutel zum Ende der Transfusion mit steriler 0,9 % NaCl durchspülen.

Tips, Tricks & Fallen
- Thrombozytenkonzentrate enthalten einen Rest Erythrozyten und müssen blutgruppengleich transfundiert werden. Kreuzprobe ist jedoch nicht notwendig
- Zwischenlagerung im Kühlschrank ist nicht möglich. Lagerung bei 22 °C unter ständiger Bewegung, kann auf Station nicht gewährleistet werden.

Granulozytenkonzentrat
Durch Zellseparator von Einzelspendern hergestellte granulozytenreiche Konzentrate. Sie enthalten einen größeren Anteil Erythrozyten. Zur Hemmung der Lymphozytenvermehrung werden sie mit Gammastrahlen behandelt. Dient der Transfusion unter Verwandten, wenn die Empfänger Kinder sind.

Indikation: Leukozytopenie, z.B. während oder nach einer Zytostatika-Therapie.

Durchführen: (☞ 20.2.1), Erythrozytenkonzentrate, Blutgruppe und Rh-Faktor bestimmen, Verträglichkeitstests durchführen.

20.2.5 Gerinnungsfaktoren

Mehr- und Einkomponenten-Konzentrate: z.B. Prothrombinkomplex, Fibrinogen, antihämophilie Fraktion, Faktor VIII-Konzentrat, Faktor IX-Konzentrat.

Indikationen: schwere Verbrauchskoagulopathie, Blutungen bei Synthesestörungen der Leber, Blutungen unter Kumarintherapie.

20.2.6 Eigenblutspende

Zur Vermeidung von Transfusionszwischenfällen und besonders von Infektionen wie Hepatits B, C und AIDS wird Blut präop. entnommen und intraop. oder postop. retransfundiert.

Indikationen
- Vorausplanbare OP mit erwartetem Blutverlust > 1000 ml
- Ablehnung von Fremdbluttransfusion, z.B. Zeuge Jehovas
- Seltene Blutgruppe, Beschaffungsschwierigkeiten.

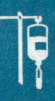

Blutspende
Vorgehen
- Ab ca. 4–6 Wo. präop. wird 1 x/Wo. eine Blutkonserve abgenommen. Letzter Termin drei Tage vor OP
- Es werden Eisenpräparate verordnet, z.B. Eryfer®, Spartocine®. Patienten über mögliche Nebenwirkungen aufklären, z.B. Übelkeit, Diarrhoe oder Obstipation, Magenschmerzen, Schwarzfärbung des Stuhls
- Vor jeder Blutspende werden Hb, Ferritin, Hkt., BB und Kreislaufparameter kontrolliert.

Durchführen
- 300–400 ml Blut abnehmen. Mit Stabilisator präparierten Entnahmebeutel benutzen
- Begleitformular ausfüllen
- Während und nach der Blutspende Kreislauf kontrollieren
- Blut mit Begleitformular sofort ins Blutdepot bringen lassen.

Eigenbluttransfusion
- Zuletzt abgenommenes Blut wird zuerst transfundiert
- Blutbeutel und Begleitpapiere überprüfen
- Eigenblutkonserve erwärmen, z.B. Wasserbad oder Durchlauferwärmer
- Bedside-Test wird durchgeführt ⟲
- Patienten während der Transfusion überwachen, z.B. Vitalwerte, Tropfgeschwindigkeit, Unverträglichkeitsreaktionen
- Transfusionssystem mit Blutrest, ca. 10 ml, für 24 Std. im Kühlschrank aufbewahren.

Akute präoperative Eigenblutspende
Bei nicht vorgeplanter OP können 600–900 ml Blut unmittelbar präop. entnommen werden. Als Volumenersatz wird die gleiche Menge einer kolloidalen Lösung (☞ 20.1.8) verabreicht.

Intra- und postoperative Autotransfusion
Bei OP mit hohen Blutverlusten, z.B. Hüft-TEP, wird Blut intraop. aus dem OP-Gebiet abgesaugt. Nach entsprechender Aufbereitung werden die Erythrozyten retransfundiert.

Postop. wird das Drainageblut in speziellen Drainagen mit integriertem Filtersystem, z.B. Orth-evac®, abgeleitet und retransfundiert.

Voraussetzungen
- Drainageblut nicht älter als 6 Std.
- Aseptische Wundverhältnisse
- Kein Karzinom im Wundbereich.

20

21

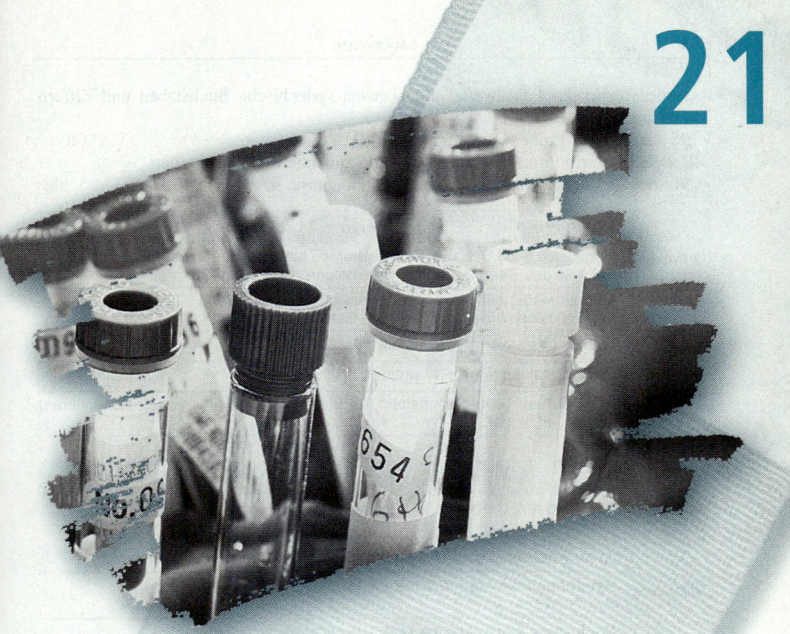

Dr. Nicole Menche
Dr. Arne Schäffler

Labor

- Sortierprinzip der Laborwerte: alphabetisch (griechische Buchstaben und Ziffern ignorierend)
- 𝓣: Angaben zu Probemenge und -transport
  Bei Sammelurin immer 24 Std.-Menge dokumentieren und mitteilen
- Normwerte nach: L. Thomas, Labor und Diagnose, 4. Auflage 1992.

Albumin	
Normwert	Serum: 60,6–68,6 % des Serumeiweißes bzw. 36–50 g/l; Liquor: < 0,7 % des Serumalbumins; Sammelurin: < 16,6 mg/l
Funktion	Mengenmäßig bedeutendstes Bluteiweiß, erzeugt 80 % des kolloidosmotischen Drucks im Gefäßsystem
Stark ↓	Hypoproteinämie (☞ Gesamteiweiß)
Stark ↑	Hyperproteinämie (☞ Gesamteiweiß)
𝓣	2 ml Serum, 10 ml Sammelurin (24 Std.-Menge mitteilen und dokumentieren) oder 1 ml Liquor

Alkalische Phosphatase (AP)	
Normwert	♀ 55–170 IE/l; ♂ 70–175 IE/l. Im Wachstumsalter bis 700 IE/l
Funktion	Enzym für Reaktionen mit organischen Phosphaten, besonders wichtig für Knochen, Leber und Gallenwege sowie Dünndarmschleimhaut
↓ (selten)	**Hypophosphatasie** (erblicher AP-Mangel mit Skelettstörungen), Hypothyreose
↑	**Cholestase** jeder Ursache (z.B. Hepatitis, Verschlußikterus) **Knochenerkr.** (z.B. Knochenmetastasen, Osteosarkom, Hyperparathyreoidismus, Frakturen) **Niereninsuffizienz** (☞ 12.4.5)
𝓣	1–2 ml Serum/Plasma

α-Amylase (Alpha-Amylase)	
Normwert	Stark methodenabhängig, z.B. < 120 IE/l
Funktion	Stärke spaltendes Enzym, das in Mund- und Bauchspeicheldrüse vorkommt
↑	Akuter Schub einer Pankreatitis, Pankreasgangverschluß, penetrierendes Magenulkus, Speicheldrüsenerkrankungen, praktisch alle Ursachen des „akuten Abdomens" (☞ 11.1.1), nach Gastroskopie in 20 %, paraneoplastisch, diab. Ketoazidose (☞ 13.6.5)
𝓣	1–2 ml Serum/Plasma

AT III (Antithrombin III)	
Normwert	70–120 % der Norm = 0,14–0,39 g/l
Funktion	Natürliche gerinnungshemmende Substanz, die Thrombin inaktiviert
↓ (erhöhtes Thromboserisiko)	Familiärer AT III-Mangel, Leberzirrhose, Sepsis, Nephrotisches Syndrom, nach großer OP oder Trauma, zu Beginn der Heparintherapie, „Pille"
↑	Cumarinther., Cholestase
𝓣	3–4 ml Zitratblut

21

Basophile Granulozyten

Normwert	≤ 0,2/nl; ≤ 0,5% der Leukos
Funktion	Leukozytenuntergruppe, die rasch die Blutbahn verläßt und sich im Gewebe als Mastzellen (enthalten große Mengen Histamin) ansiedelt
↓	Nephrotisches Syndrom, Colitis ulcerosa, Hypothyreose, chron. hämolytische Anämie. Leukämie, Streß, Schwangerschaft, nach Splenektomie (Milzentfernung), Fremdeiweißinjektion, „Pille"
🗎	2 ml EDTA-Blut

Bilirubin im Blut

Normwerte	**Direktes Bilirubin:** < 0,3 mg/dl = < 5 μmol/l **Indirektes Bilirubin:** (= Gesamt-Bili – direktes Bili): < 0,8 mg/dl = < 13,8 μmol/l **Gesamt-Bili** (= direktes Bili + indirektes Bili): < 1,1 mg/dl = < 18,8 μmol/l
Funktion	**Direktes Bilirubin** (= konjugiertes Bili): Durch Umwandlung (Konjugation) in der Leber wasserlösliches Abbauprodukt des Hämoglobin, wird sodann mit der Galle in den Darm ausgeschieden **Indirektes Bilirubin** (= unkonjugiertes Bili): Wasserunlösliches Abbauprodukt des Hämoglobin, liegt im Blut an Albumin gebunden vor (bevor es in der Leber konjugiert wird)
☑	Ikterus sichtbar, wenn Gesamt-Bili > 2 mg/dl (34 mol/l)
↑	**Hämolytische Ursachen:** Hämolytische Anämie, Hämatomresorption **Hepatozelluläre Ursachen:** Hepatitis, Zirrhose, toxische Schädigung, schwere Infektion, Rechtsherzinsuffizienz **Cholestatische Ursachen:** Fettleber, Leberabszeß, Lebertumoren, Schwangerschaft, idiopathisch, Verschlußikterus **Medikamentös:** z.B. Östrogene, Glukokortikoide, Rö-Kontrastmittel
🗎	1–2 ml Serum

Bilirubin im Urin

Positiv	Erkrankungen mit erhöhtem (direktem) Serum-Bilirubin Hinweis: Das im Urin nachweisbare Bilirubin ist immer direktes (konjugiertes) Bilirubin, da indirektes Bili nicht nierengängig ist
🗎	5 ml Sammelurin (24 Std.-Menge mitteilen und dokumentieren)

Blutgasanalyse (BGA)

Normwerte	pH	7,36 bis 7,44
	paO_2 (altersabhängig)	≥ 85 mmHg (20 J.) ≥ 70 mmHg (70 J.)
	$paCO_2$	36 bis 44 mmHg
	Bikarbonat (HCO_3^-)	22 bis 26 mmol/l
	BE (Base excess, Basen- überschuß)	–2 bis +2 mmol/l
Diagn. Funktion	Bestimmung von Sauerstoffpartialdruck (paO_2), Kohlendioxidpartial- druck ($paCO_2$) und der Pufferkapazität (Bikarbonat) im arteriellen bzw. arterialisiert-kapillären Blut zur Klärung, ob Störungen der Lungen-, Nieren- und Stoffwechselleistungen vorliegen, ferner zur Kontrolle bei allen maschinell beatmeten Patienten	
🗎	Arterialisiertes Kapillarblut oder 1–2 ml arterielles Blut („blasenfrei" gewonnen!), aufgezogen in zuvor mit Heparin benetzter Spritze	

Blutkörpersenkungsgeschwindigkeit (BSG, BKS, BSR)	
Normwerte	♀ 5–15 mm/1. Std.; ♂ 3–10 mm/1. Std.
Diagn. Funktion	Messung der Sedimentationsgeschwindigkeit von Erythrozyten in einer Zitrat-Vollblutprobe. Basisdiagnostik zur Abklärung, ob (nicht nur lokale) Entzündung im Körper vorliegt
↓	Polyzythämie und Polyglobulie, Herzinsuffizienz, Allergien
↑	Entzündungen, Infektionen (vor allem bakterielle), Nekrosen, Schock, postop., Anämie, Tumoren, Schwangerschaft
Stark ↑	Plasmozytom, Niereninsuffizienz, metastasierende Tumoren, rheumat. Erkrankungen
🗪	2 ml Zitratblut (0,4 ml Zitrat + 1,6 ml Blut), Durchführung auf Station

BZ ☞ Glukose
Calzium ☞ Kalzium

Chlorid (Cl⁻)	
Normwerte	Serum: 97–108 mmol/l (= mval/l); Urin: abhängig von Serumelektrolyten und SBH
Funktion	Mengenelement, häufiges Anion im Extrazellulärraum; entscheidend für die Aufrechterhaltung der Wasserbilanz zwischen den Zellen. Veränderungen meist gleichsinnig mit Natrium
↓	Hyponatriämie
↑	Alle Ursachen der Hypernatriämie
🗪	1–2 ml Serum/Plasma oder 5 ml Sammelurin (24 Std.-Menge mitteilen und dokumentieren)

CK ☞ Kreatinphosphokinase

Cholesterin	
Normwerte	< 6,2 mmol/l = < 240 mg/dl (Normgrenze strittig, von < 200 bis < 260 mg/dl)
Funktion	Eines der Hauptblutfette, v.a. als HDL-Cholesterin und LDL-Cholesterin vorkommend
↑	Primäre Stoffwechselstörungen, falsche Ernährung, Hypothyreose, Diabetes mellitus, Nephrotisches Syndrom
🗪	1–2 ml Serum/Plasma

C-reaktives Protein (CRP)	
Normwerte	< 8,2 mg/l
Funktion	Sog. „Akute-Phase-Protein", bei fast allen systemischen Entzündungen erhöht
Diagn. Funktion	Verlaufskontrolle entzündlicher Erkr. Normaler CRP-Wert schließt systemische bakterielle Infektion praktisch aus
🗪	3–5 ml Serum/Plasma

21

Differentialblutbild (Übersicht)

Normwerte	Zellen/nl	= Prozent
Neutrophile Granulozyten	1,8–7,7	59 % d. Leukos
Lymphozyten	1,0–4,8	20–50 % d. Leukos
Eosinophile Granulozyten	< 0,45	2–4 % d. Leukos
Basophile Granulozyten	< 0,2	< 0,5 % d. Leukos
Monozyten	< 0,8	ca. 4 % d. Leukos
Retikulozyten	18–158	♀ 0,8–4,1 % d. Erys ♂ 0,8–2,5 % d. Erys
Thrombozyten	140–440	

Eisen (Fe^{2+})

Normwerte	♀ 23–165µg/dl = 4,1–29,6µmol/l ♂ 35–168 µg/dl = 6,3–30,1 µmol/l ☞ Zur DD Ferritin und Transferrin
Funktion	Wichtiger O_2-bindender Bestandteil des Hämoglobins im Erythrozyten
↓	Meist chron. Blutverlust. Seltener chron. Entzündungen, Karzinome, erhöhter Bedarf (z.B. Pubertät, Schwangerschaft) oder erniedrigte Aufnahme (z.B. Fehlernährung)
↑	Hepatitis, Leberzirrhose, Hämochromatose (seltene chronische Eisenspeicherkrankheit), Infektion, Bluttransfusionen, verschiedene hämatologische Erkrankungen
⊽	1–2 ml Serum (hämolysefrei)

Eosinophile Granulozyten (Eos)

Normwerte	< 0,45/nl, 2–4% der Leukos
Funktion	Zur Phagozytose befähigte Untergruppe der Leukozyten, die an der Parasitenbekämpfung, chronischen Infektionen und Autoimmunerkrankungen beteiligt sind
↓	Typhus, Masern, Cushing Syndrom, Glukokortikoidtherapie
↑	Allergische Erkr., Parasitenbefall, Scharlach, abklingende Infektionen, akute Sarkoidose, M. Addison, M. Hodgkin
⊽	2 ml EDTA-Blut

Erythrozyten (Erys)

Normwerte	♀ 4,2–5,5/pl; ♂ 4,5–6,0/pl
↓	6 Std. nach akuter Blutung, alle Ursachen der Anämie
Funktion	O_2-transportierende Blutzellen
↑	Dehydratation, chron. respiratorische Insuffizienz, Höhenkrankheit, Androgentherapie, Polyglobulie und Polyzythämie
⊽	2 ml EDTA-Blut

Erythrtozyten-Indizes

Normwerte	**MCV** = mittleres korpuskuläres Volumen: 80–96 fl; **MCH** = mittleres korpuskuläres Hb: 27–33 pg; **MCHC** = mittlere Hb-Konzentration des Erythrozyten: 33–36 g/dl Ery
Diagn. Funktion	Errechnete Größen zur morphologischen Klassifizierung von Anämien: Normozytäre und normochrome Anämie (MCV und MCH normal): Blutverlust und Hämolyse, Knochenmarkhypoplasie Mikrozytäre und hypochrome Anämie (MCV ↓ und MCH ↓): Eisenmangel und -verwertungsstörungen Makrozytäre und hyperchrome Anämie (MCV ↑, MCH ↑): Vit. B12- und Folsäuremangel
🗫	2 ml EDTA-Blut

Ferritin

Normwerte	Stark altersabhängig, z.B. 20–210 µg/l im mittleren Erwachsenenalter
Funktion	Eisenspeicherndes Protein
↓	Eisenmangel
↑	Bei erhöhtem oder normalem Serumeisen: Eisenspeicherkrankheiten, Transfusionen
↑	Trotz Serumeisenmangel: Tumoren, chron. Entzündung
🗫	1–2 ml Serum/Plasma

Fibrinogen

Normwert	2,0–4,0 g/l (stark methodenabhängig)
Funktion	Eiweißstoff, wird in der Gerinnungsreaktion durch Thrombin zu Fibrin umgewandelt
↓	Schwere Lebererkrankungen (verminderte Synthese), Verbrauchskoagulopathie (erhöhter Verbrauch), fibrinolytische Ther. (erhöhter Abbau)
↑	Z.B. postoperativ, nach Trauma, Akute-Phase-Protein
🗫	2–3 ml Zitratblut

Gesamteiweiß

Normwert	Serum: 66–83 g/l; Liquor: 120–500 mg/l; Sammelurin: stark methodenabhängig
↓	Mangelernährung, Malabsorption, Maldigestion, schwere Lebererkr., Nierenerkr. mit Proteinurie (z.B. Nephrotisches Syndrom), Colitis ulcerosa, M. Crohn, starke Blutungen
↑	Chronisch-entzündliche Erkrankungen (γ-Globulinerhöhung), Sarkoidose, Paraproteinämien
🗫	1–2 ml Serum/Plasma oder 2–3 ml frischer Liquor oder 10 ml Sammelurin (24 Std.-Menge mitteilen)

21

α-Globuline

Normwert	α$_1$-Globulin: 1,4–3,4% des Gesamteiweißes im Serum α$_2$-Globulin: 4,2–7,6% des Gesamteiweißes
Funktion	Gemischte Eiweißfraktion; enthält u.a. Akute-Phase-Proteine
↓	α$_1$: Hypoproteinämie, α$_1$-Antitrypsin-Mangel α$_2$: Hypoproteinämie
↑	Akute Entzündung, postop., posttraumatisch, Herzinfarkt, manche Tumoren, Gallenwegsverschluß, Nephrotisches Syndrom
𝑉	1–2 ml Serum/Plasma

β-Globuline

Normwert	7,0–10,4% des Gesamteiweißes im Serum
Funktion	Gemischte Eiweißfraktion; enthält u.a. Transportproteine, Anti-Akute-Phase-Proteine mit Wirkung auf die Blutgerinnung
↓	Chron. Lebererkr., Hypoproteinämie
↑	Paraproteinämien (☞ γ-Globuline), Nephrotisches Syndrom, Hyperlipidämie, Verschlußikterus, Eisenmangelanämie
𝑉	1–2 ml Serum/Plasma

γ-Globuline

Normwert	12,1–17,7% des Gesamteiweißes im Serum
Funktion	Insbesondere Antikörper (IgG, IgM) enthaltene Eiweißfraktion im Serum
↓	Hypoproteinämie (z.B. bei Nephrot. Syndrom), angeborene oder erworbene Antikörpermangelsyndrome
↑	Paraproteinämien (in der E'phorese schmalbasige, spitze γ-Zacke): Plasmozytom. Chronisch-entzündliche Erkr., Tumoren, bestimmte Lebererkr. (breitbasige Erhöhung)
𝑉	1–2 ml Serum/Plasma

Glukose im Blut

Normwert (nüchtern)	55–100 mg/dl = 3,0–5,6 mmol/l
Funktion	Wichtigster Energieträger des Körpers
↓	Hunger, Malabsorption, große Tumoren, Alkohol, Überdosierung von Antidiabetika
↑	Diab. mell. (☞ 13.6), Cushing-Syndrom, Herzinfarkt (☞ 8.4.2), Medikamente (z.B. Diuretika, Glukokortikoide, „Pille")
𝑉	1–2 ml Serum/Plasma oder 0,01–0,1 ml Kapillarblut

Glukose im Urin

Normwert	< 150 mg/dl = < 0,84 mmol/l
Diagn. Funktion	Diagnose und Ther.kontrolle des Diabetes mellitus, Selbstkontrolle des Diabetikers
↑ mit Hyperglykämie	Diab. mell. (☞ 13.6) und andere Hyperglykämien, wenn die Nierenschwelle (ca. 180 mg/dl) überschritten wird
↑ ohne Hyperglykämie	Nierenerkrankungen (z.B. Glomerulonephritis), Schwangerschaft
⊽	5 ml Spontanurin bzw. Urin definierter Sammelperioden

Glutamat-Oxalazetat-Transaminase (GOT, ASAT)

Normwerte	♀ < 15 IE/l; ♂ < 19 IE/l
Funktion	Wichtiges Enzym im Aminosäure- und Kohlenhydratstoffwechsel
↑	Herzinfarkt, nach 4 Std. nachweisbar, Gipfel nach 16–48 Std., Normalisier. nach 3–6 Tagen (☞ 8.4.3), Herzoperation, -massage, Hepatitis, Leberzirrhose, Verschlußikterus, tox. Leberschäden
⊽	1–2 ml Serum/Plasma

Glutamat-Pyruvat-Transaminase (GPT, ALAT)

Normwerte	♀ < 19 IE/l; ♂ < 23 IE/l
Funktion	Wichtiges Enzym im Aminosäurestoffwechsel
↑	Akute und chron. aggressive Hepatitis, Schub einer Leberzirrhose, Verschlußikterus, toxische Leberschäden
⊽	1–2 ml Serum/Plasma

γ-Glutamyl-Transferase (γ-GT)

Normwerte	♀ 4–18 U/l; ♂ 6–28 U/l
Funktion	wichtiges Enzym im Stoffwechsel
↑	Leitenzym bei Cholestase und Alkoholabusus! Mäßige Erhöhung z.B. bei Hepatitis (☞ 16.2.4), Leberzirrhose (☞ 11.7.2) und Lebermetastasen
⊽	1–2 ml Serum/Plasma

Hämatokrit (Hkt)

Normwerte	♀ 36–46 %; ♂ 42–52 %
Funktion	Anteil der festen Bestandteile (Erythro-, Leuko-, Thrombozyten)
↓	Anämien, Hyperhydratation
↑	Dehydratation, Polyglobulie und Polyzythämie
⊽	2 ml EDTA-Blut

21

Hämoglobin (Hb)

Normwerte	♀ 12–16 g/dl; ♂ 14–18 g/dl
Funktion	O_2-bindendes und -transportierendes Protein im Erythrozyten
↓	Anämien, Hyperhydratation
↑	Dehydratation, Polyglobulie und Polyzythämie
∇	2 ml EDTA-Blut

Glykosyliertes Hämoglobin (HbA₁)

Normwerte	HbA₁ 5–8 %, **HbA₁c** 3–6 %
Diagn. Funktion	Maß für die Serumglukosekonzentration der letzten 4–8 Wo.
↑	alle Hyperglykämien. Falsch hoher Wert (methodenabhängig) bei Niereninsuffizienz (☞ 12.4.5) und Hyperlipoproteinämie (☞ 13.7)
∇	2–3 ml EDTA-Blut

Harnsäure

Normwerte	Serum: ♀ 2,3–6,1 mg/dl = 137–363 µmol/l; ♂ 3,6–7,0 mg/dl = 214–416 µmol/l; Urin: < 800 mg/24 Std. = 4,8 mmol/24 Std. (kostabhängig, Beurteilung im Zusammenhang mit Serumwert)
Funktion	Endprodukt des Purinstoffwechsels
↑	Gicht, Leukämien (erhöhter Zellabbau), Niereninsuffizienz (☞ 12.4.5), Diab. mell. (☞ 13.6), Fasten, Alkohol, div. Medikamente
∇	1–2 ml Serum/Plasma oder 1 ml Punktat oder 5 ml Sammelurin (24 Std.-Menge mitteilen und dokumentieren)

Harnstoff (Urea)

Normwert	10–50 mg/dl = 2–8 mmol/l
Funktion	Harnpflichtiges Endprodukt des Eiweißstoffwechsels
↑	Alle Ursachen der Krea-Erhöhung, erhöhter Eiweißabbau
∇	1–2 ml Serum/Plasma

HBDH (Hydroxibutyratdehydrogenase, LDH₁)

Normwert	68–245 IE/l
Funktion	☞ LDH
↑	Herzinfarkt (Beginn der Erhöhung nach 6–12 Std., Normalisierung nach ca. 2 Wo.; ☞ 8.4.2), Myokarditis, akute hämolytische Anämie, Lungenembolie (☞ 10.4.6), Lebererkrankungen
∇	1–2 ml Serum

HDL-Cholesterin	
Normwerte	♀ > 1,68 mmol/l (65 mg/dl); ♂ > 1,45 mmol/l (55 mg/dl)
Funktion	„Guter" Cholesterin-Anteil (etwa 25% des Gesamt-Cholesterins), der von Proteinen mit hoher Dichte (**h**igh **d**ensity **l**ipoproteins) transportiert wird. Hoher HDL-Cholesterin-Anteil hat günstigen Einfluß auf Arteriosklerose-entwicklung
↑	Mäßiges Risiko für Herz-Kreislauferkrankungen: ♀ < 1,68 mmol/l (<65 mg/dl) ♂ < 1,45 mmol/l (<55 mg/dl)
↑	Hohes Risiko: ♀ < 1,15 mmol/l (<45 mg/dl) ♂ < 0,9 mmol/l (<35 mg/dl)
𝑈	1–2 ml Serum/Plasma (Nüchternblut!)

Kalium (K$^+$)	
Normwert	3,6–4,8 mmol/l
Funktion	Häufigstes Mengenelement in den Zellen; wichtigstes Ion bei der Entstehung von Ruhe- und Aktionspotentialen in Nervenzellen, entscheidend bei der Insulinaufnahme in die Zelle
↓	Renale Verluste: Diuretika, Glukokortikoide, Cushing-Syndrom, Hyperaldo-steronismus. Enterale Verluste: Diarrhoe, Erbrechen, Fisteln, Laxantien. Verteilungsstörungen: Alkalose, Initialbehandlung des diabetischen Komas
↑	Verminderte renale Auscheidung: Niereninsuffizienz (☞ 12.4.5), kaliumsparende Diuretika, Nebennierenrinden-Insuffizienz. Verteilungsstörung: Azidose, massive Hämolyse, Zellzerfall
𝑈	1–2 ml Serum/Plasma (hämolysefrei)

Kalzium (Ca^{2+})	
Normwert	Serum: 2,2–2,6 mmol/l = 8,8–10,2 mg/dl; Urin: < 300 mg/24 Std. = 7,5 mmol/24 Std. (auch kostabhängig)
Funktion	Wichtiges Mengenelement, entscheiden des Kation beim Zahn- und Knochenaufbau, Schlüsselstellung bei der neuromuskulären Erregungs-übertragung
↓	Hypoparathyreoidismus, Nephrotisches Syndrom, Leberzirrhose, akute nekrotisierende Pankreatitis, Thiazid-Diuretika, Schleifendiuretika
↑	Endokrin, v.a. primärer Hyperparathyreoidismus, Immobilisation, Sarkoidose, Vit. D- oder Vit. A-Überdosierung, Tumoren
𝑈	Gesamt: 1–2 ml Serum/Plasma oder 5 ml Sammelurin (24 Std.-Menge mitteilen und dokumentieren. Ionisiertes Kalzium: 2–3 ml Heparinblut (eisgekühlt) sofort ins Labor und bestimmen

21

Kreatinin (Krea)

Normwerte (methoden-abhängig)	♀ 0,47–1,17 mg/dl = 42–103 µmol/l; ♂ 0,55–1,36 mg/dl = 49–120 µmol/l
Funktion	Harnpflichtiges Endprodukt des Muskelstoffwechsels
↑	Chron. Niereninsuffizienz, jedoch erst ab 50%iger Reduktion der Nierenleistung (☞ 12.4.5), akutes Nierenversagen, akuter Muskelzerfall (Trauma, Verbrennung)
⑂	1–2 ml Serum/Plasma

Kreatinin-Clearance

Normwerte	Alters- und methodenabhängig, meist: ♀ 75–130 ml/Min./1,73 m² Körperoberfläche; ♂ 80–160 ml/Min./1,73 m² Körperoberfläche (entsprechend ca. 75 kg KG)
Diagn. Funktion	Nierenfunktionstest zur annähernden Bestimmung der glomerulären Filtrationsrate, v.a. zur Erfassung beginnender Nierenfunktionsstörungen
↓	Minderung der glomerulären Filtrationsrate z.B. bei Niereninsuffizienz, auch dann, wenn Serum-Krea noch normal ist. Bei Serum-Kreatinin > 3 mg/dl (260 mmol/l) wenig aussagekräftig
⑂	1–2 ml Serum/Plasma und 5 ml Sammelurin (24 Std.-Urinmenge, Gewicht und Größe des Patienten mitteilen)

Kreatinphosphokinase (Kreatinkinase, CK)

Normwerte	Gesamt: ♂ 10–80 IE/l; ♀ 10–70 IE/l Anteil CK-MM an Gesamt-CK: 96 %
Funktion	Wichtiges Enzym im Muskelstoffwechsel. Mehrere Isoenzyme mit den Untereinheiten „M" und „B": CK-MM (M = muscle; v.a. im Muskel vorkommend); CK-BB (B = brain, v.a. im Gehirn); CK-MB (v.a. im Herzmuskel)
↑	**Herz:** Infarkt (Anstieg nach 48 Std., Anteil Isoenzym CK-MB an Ges.-CK mind. 6 %; ☞ 8.4.2), entzündliche Herzerkrankung, Herzoperation, Herzmassage **Muskulatur:** I.m.-Injektion, schwere körperliche Anstrengung, Operationen und Verletzungen, Muskelkrämpfe, Muskelentzündungen, toxische Muskelschädigungen, Hypothyreose
⑂	1–2 ml Serum/Plasma

Laktat (Milchsäure)

Normwert	< 16 mg/dl = < 1,8 mmol/l
Funktion	Anreicherung bei Gewebshypoxien
↑	Hypoxie, z.B. beim Schock, Biguanidtherapie. Laktaterhöhung ohne Azidose z.B. auch nach körperl. Anstrengung
⑂	2 ml Vollblut (venös oder arteriell) in ein zwei Tropfen Heparin enthaltendes Röhrchen geben und gekühlt ins Labor senden

LDH (Laktatdehydrogenase)

Normwert	120–240 IE/l
Funktion	Wichtiges Enzym der Glykolyse (Energiegewinnung durch Abbau von Glukose). Mehrere Isoenzyme: LDH$_1$ (= HBDH) und LDH$_2$ v.a. in Herzmuskel und Erythrozyten, LDH$_5$ v.a. in Leber und Skelett- muskulatur vorkommend
↑	Herzinfarkt (spezifischer: Erhöhung von LDH$_1$ = HBDH; ☞ 8.4.2), Myokarditis, Muskelerkrankungen, kardiale Leberstauung, Hepatitis, toxische Leberschäden, Tumoren, Lungeninfarkt, perniziöse und hämolytische Anämien
🧪	1–2 ml Serum/Plasma

LDL-Cholesterin

Normwert	< 3,9 mmol/l (< 150 mg/dl)
Funktion	Cholesterin-Anteil, der von Proteinen mit niedriger Dichte (**l**ow **d**ensity **l**ipoproteins) transportiert wird. Großteil des Gesamt-Cholesterins. Beschleunigt Arteriosklerosebildung
↑	**Mäßiges Risiko** für Herz-Kreislauferkrankungen: 3,9–4,9 mmol/l (150–190 mg/dl) **Hohes Risiko** für Herz-Kreislauferkrankungen: > 4,9 mmol/l (>190 mg/dl)
🧪	1–2 ml frisches Serum/Plasma (nüchtern)

Leukozyten (Leukos), neutrophile Granulozyten

Normwerte	**(Gesamt-) Leukozyten:** 4–11/nl **Neutrophile Granulozyten:** 1,8–7,7/nl (ca. 60 % der Gesamtleukos)
Funktion der neutrophilen Granulozyten	v.a. Phagozytose und Vernichtung von Mikroorganismen und Fremd- antigenen, wahrscheinlich auch von entarteten körpereigenen Zellen. Veränderung der Gesamtleukozyten- und der neutrophilen Granulo- zytenzahl in der Regel gleichsinnig
Neutrophile ↓	Virusinfektionen, einige bakterielle Infektionen (z.B. Typhus), Medika- mente, Knochenmarkschädigung (z.B. Tumorinfiltration, Zytostatika- oder Strahlentheraphie)
Neutrophile ↑	Die meisten (bakteriellen) Infektionen, Sepsis, nicht-infektiöse entzünd- liche Erkr. (z.B. rheumat. Erkr.), diabetisches Koma, Leberkoma, Urämie (☞ 12.4.5), Vergiftungen, bestimmte Leukämien
🧪	2 ml EDTA-Blut

21

Lipase

Normwert	(methodenabhängig): < 200 IE/l oder 7,7–56 µg/l
Funktion	Triglyzeride spaltendes Enzym des Pankreas
↑	Pankreatitis, Niereninsuffizienz
🧪	1–2 ml Serum/Plasma

Lymphozyten

Normwert	1,0–4,8/nl bzw. 20–50% der Leukos
Funktion	Zweitgrößte Fraktion der Leukozyten mit Schlüsselstellung bei der spezifischen Abwehr. Viele Teilpopulationen (z.B. T_4-Helferzellen, T_8-Supressorzellen) mit spezifischen Funktionen
↓	Tumoren, HIV-Infektion und AIDS, Strahlenther., Zytostatikather., Glukokortikoidther.
↑	Bestimmte Infektionskrankheiten, z.B. Tuberkulose, Virushepatitis, bestimmte Leukämien
🜕	2 ml EDTA-Blut

Magnesium (Mg^{2+})

Normwert	1,8–2,6 mg/dl = 0,74–1,07 mmol/l
Funktion	Wichtiges Mengenelement, beteiligt an muskulärer Erregungsübertragung
↓	Alkohol, Diarrhoe, Erbrechen, renale Verluste (z.B. bei Diuretikather.), Hyperaldosteronismus
↑	Akute und chronische Niereninsuffizienz, Überdosierung magnesium- haltiger Antazida oder „Substitutionspräparate" v.a. bei Niereninsuffizienz
🜕	1–2 Serum/Plasma

Monozyten

Normwert	0,2–1/nl = 4% der Leukos
Funktion	Phagozytosefähige Teilfraktion der Leukozyten, verlassen Blutbahn und siedeln in verschiedenen Organen (und heißen dann Gewebs- makrophagen)
↑	Sarkoidose, Tbc, bakt. Endokarditis, abklingende Infektion, nach Agranulozytose, Colitis ulcerosa, M. Crohn, bestimmte Leukämien, systemischer Lupus erythematodes
🜕	2 ml EDTA-Blut

Natrium (Na^+)

Normwert	135–145 mmol/l
Funktion	Häufigstes Mengenelement im Extrazellulärraum, entscheidendes Kation für den dort herrschenden osmotischen Druck
↓	Erbrechen, Durchfall, längerdauernde Magensaftabsaugung, Herzinsuffi- zienz (☞ 8.4.3), Leberzirrhose, Niereninsuffizienz (☞ 12.4.5), Nebennie- renrindenunterfunktion, Medikamente (z.B. bestimmte Diuretika)
↑	Diarrhoe, Fieber oder Schwitzen bei zu geringer Wasserzufuhr, Diabetes insipidus, bestimmte Medikamente
🜕	1–2 ml Serum/Plasma

Neutrophile Granulozyten ☞ Leukozyten

Partielle Thromboplastinzeit (PTT)

Normwert	30–45 Sek.
Diagn. Funktion	Maß für das endogene Gerinnungssssystem
↑	Hämophilie A und B, Verbrauchskoagulopathie, schwere Lebererkrankungen. Überwachung der Heparintherapie (bei Vollheparinisierung ca 1,5–2 fache Verlängerung angestrebt), Ther. mit Vit. K-Antagonisten (z.B. Marcumar®, üblicherweise jedoch Kontrolle über Quickwert)
🩸	3–5 ml Zitratblut

Phosphat (anorganisch)

Normwert	2,6–4,5 mg/dl = 0,84–1,45 mmol/l
Funktion	Mengenelement, Baustein von ATP (Adenosintriphosphat), Zellmembran und Knochenmineral, wichtiges pH-stabilisierendes Puffersystem im Blut
↓	Rachitis, Malabsorption, renal-tubuläre Erkr., Hyperparathyreoidismus
↑	Niereninsuffizienz, Hyperparathyreoidismus, Akromegalie, Knochentumoren, Metastasen
🩸	1–2 ml Serum/Plasma

Protein im Urin

Normwert	< 150 (–300) mg/24 Std., methodenabhängig
↑	**Renale Ursachen:** z.B. Glomerulonephritis (☞ 12.4.2), Pyelonephritis, nephrotisches Syndrom (☞ 12.4.3), Erkrankung der Harnwege **Extrarenale Ursachen:** Schwangerschaft, Rechtsherzinsuffizienz (☞ 8.4.3), Fieber, Eiweißerhöhung im Blut (z.B. bei Plasmozytom)
🩸	5 ml Sammelurin

Quick (Prothrombinzeit, Thromboplastinzeit, TPZ)

Normwert	70–120 %
Diagn. Funktion	Maß für das exogene System der Gerinnung
↓	Lebererkrankungen, Verbrauchskoagulopathie, Vit. K-Mangel AT III-Überschuß, Therapie mit Vit. K-Antagonisten (z.B. Marcumar®, therapeutischer Bereich ca. 15–25 %)
🩸	5 ml Zitratblut

Retikulozyten

Normwerte	♀	0,8–4,1% der Erys
	♂	0,8–2,5% der Erys
Funktion		Junge, noch Reste von Zellorganellen tragende Erythrozyten
↓		Aplastische Anämie, Knochenmarkinfiltration, Erythrozytenbildungsstörungen
↑		Erhöhter Ery-Ausstoß aus dem Knochenmark, z.B. bei Blutverlust, Hämolyse, Leberzirrhose
🩸		2 ml EDTA-Blut

21

Sauerstoffsättigung (O$_2$sat)

Normwert	94–98 % im arteriellen Blut
Diagn. Funktion	Meßgröße zur Kontrolle der Arterialisierung des Blutes in der Lunge
↓	**Lungenerkr.:** Entzündung, Ödem, Asthma bronchiale (☞ 10.4.2), Karzinom, Emphysem, Infarkt, Embolie **Zirkulatorische Ursachen:** Schock (☞ 7.4.2), Kreislaufkollaps, Herzinsuffizienz (☞ 8.4.3), Shunt **Behinderung der Atemexkursion:** Rippenfraktur, Pleuraerguß, Pneumothorax (☞ 10.4.7)
🗲	2–3 ml Heparin-Blut (eisgekühlt) sofort ins Labor und bestimmen oder BGA-Röhrchen

Saure Phosphatase (SP)

Normwert	4,8–13,5 IE/l
Funktion	Phosphate spaltendes Ezym. Verschiede Isoenzyme, z.B Prostataspezifische Saure Phosphatase (☞ PAP)
↑	Prostatakarzinom und -hypertrophie, Thrombozytose, Knochenerkrankungen D
🗲	1–2 ml Serum/Plasma

Serumelektrophorese

Fraktion	Prozent
Albumin α$_1$-Globulin α$_2$-Globulin β-Globulin γ-Globulin	60,6 – 68,6% 1,4 – 3,4% 4,2 – 7,6% 7,0 – 10,4% 12,1 – 17,7%
Diagn. Funktion	Elektrochemische Auftrennung der Bluteiweiße mit dem Ziel, durch Anteilsveränderungen (z.B. γ-Globulin-Mangel) oder zusätzliche pathol. Eiweißfraktionen (Paraproteine) differentialdiagnostische Hinweise zu bekommen
🗲	2 ml Serum

Thrombinzeit (Plasmathrombinzeit, PTZ, TZ)

Normwert	17–24 Sek.
Diagn. Funktion	Maß für „gemeinsame Endstrecke" der Gerinnung
↑	Fibrinmangel, Fibrinolysetherapie, Heparintherapie (Ziel: 2–3fach verlängerte TZ)
🗲	3–5 ml Zitratblut

Thrombozyten (Thrombos, Blutplättchen)

Normwert	140–440/nl
Funktion	Leiten Blutgerinnung im endogenen System ein
↓	Leukämie, toxisch (Alkohol, Medikamente, z.B. Zytostatika), Verbrauchskoagulopathie
↑	Myeloproliferative Erkr., nach Infektionen, Blutungen oder Milzentfernung
🗲	2 ml EDTA-Blut

Thyroxin (T$_4$)/Freies Thyroxin (fT$_4$)

Normwert	45–115 µg/l = 55–160 nmol/l **fT$_4$:** 0,8–2 ng/dl = 10–26 pmol/l
Funktion	Schilddrüsenhormon
↓	Hypothyreose (☞ 13.4.4), Z.n. Schilddrüsenresektion, Therapie mit Thyreostatika
↑	Hyperthyreose (☞ 13.4.3)
🗊	1–2 ml Serum/Plasma

Thyreoidea stimulierendes Hormon (TSH)

Normwert	Basal 0,3–3,5 mIE/l
Funktion	Vom Hypophysenvorderlappen ausgeschüttetes Hormon, das die Schilddrüse stimuliert
↓	Primäre Hyperthyreose, sekundäre Hyperthyreose, Schilddrüsenhormonüberdosierung
↑	Primäre Hypothyreose
🗊	1–2 ml Serum/Plasma

Transferrin

Normwert	200–340 mg/dl
Funktion	Transportprotein für freies Eisen im Serum
↓	Infektionen, chron.-entzündl. Erkrankungen, Tumoren, Proteinverluste, Lebererkrankungen
↑	Eisenmangel, Schwangerschaft
🗊	1–2 ml Serum/Plasma

Trijodthyronin (T$_3$)/Freies Trijodthyronin (fT$_3$)

Normwert	0,9–1,8 µg/l = 1,3–2,8 nmol/l **Freies Trijodthyronin** (T$_3$) 2,5–6 pg/ml = 3,8–9,2 pmol/l
Funktion	Schilddrüsenhormon; wird im peripheren Blut aus T$_4$ gebildet; schneller und stärker wirksam als T$_4$
↓	Hypothyreose (☞ 13.4.4), außerdem Umwandlungshemmung von T$_4$ in T$_3$, z.B. bei Schwerkranken oder bestimmten Medikamenten
↑	Hyperthyreose (☞ 13.4.3, in 5–10 % sog. isolierte T$_3$-Hyperthyreose)
🗊	1–2 ml Serum/Plasma

Triglyceride (Neutralfette)

Normwert	< 150 mg/dl = < 1,71 mmol/l (Normgrenze strittig, manchmal < 200 mg/dl)
Funktion	Eines der Hauptblutfette
↑	Primäre Fettstoffwechselstörungen, falsche Ernährung, Leber- und Nierenerkrankungen, Hypothyreose
🗊	1–2 ml Serum/Plasma

21

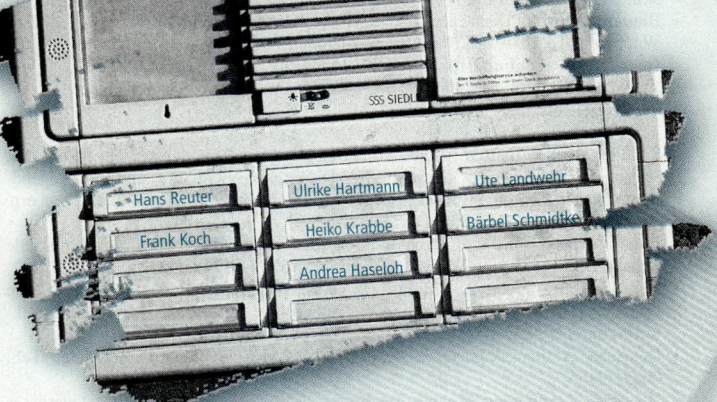

Hans Reuter
Frank Koch
Ulrike Hartmann
Heiko Krabbe
Andrea Haseloh
Ute Landwehr
Bärbel Schmidtke

zusammengetragen und
recherchiert von

Sabine Heinrichs

Adressen

Die Liste ist alphabetisch nach Erkrankung oder Problem geordnet.

- **Anonyme Alkoholiker** Deutschland (AA), Gemeinsames Dienstbüro, Johannes Prußky, Postfach 460227, 80910 München, Tel.: 089/3164343 und 316950-0, Fax: 3165100
- **Blaues Kreuz** in Deutschland e.V., Heinz Klement, Freiligrathstraße 27, 42289 Wuppertal, Tel.: 0202/621098, Fax: 0202/6200-381
- Deutscher **Frauenbund für alkoholfreie Kultur**, Helga Rau, Kurt-Tucholsky-Straße 7, 63329 Egelsbach, Tel./Fax: 06103/42731
- **Schädel-Hirn-Patienten** in Not e.V. (Bundesverband für Schädel-Hirn-Verletzte, Patienten im Wachkoma **„Appallisches Durchgangssyndrom"** und ihre Angehörigen), Armin Nentwig, Bundesgeschäftsstelle Bayreuther Straße 33, 92224 Amberg, Notruftelefon: 09621/64800, Fax: 09621/63663
- Bundesverband für die Rehabilitation der **Aphasiker** e.V., Geschäftsstelle Oberthürstr. 11a, 97070 Würzburg, Tel.: 0931/573749, Fax: 0931/573141
- Bundesarbeitsgruppen der Initiativen gegen **Arbeitslosigkeit und Armut**, c/o Frankfurter Arbeitslosenzentrum e.V., Anna Veit, Solmstraße 1a, 60486 Frankfurt/Main, Tel.: 069/700425
- Deutsche **Arthrosehilfe** e.V., Postfach 110551, 60040 Frankfurt/Main, Tel.: 06831/946677
- Deutsche Vereinigung **Morbus Bechterew** e.V., Ludwig Hammel, Metzgergasse 16, 97421 Schweinfurt, Tel.: 09721/22033, Fax: 09721/22955
- Ansprechstelle für Selbsthilfegruppen der Deutschen Liga zur Bekämpfung des **hohen Blutdruckes** e.V., Berliner Straße 46, 69120 Heidelberg, Tel.: 06221/411774, Fax: 06221/402274, Herz-Kreislauf-Telefon Heidelberg: 06221/474800 (Mo.Fr. 9.00-17.00 Uhr)
- **Colitis ulcerosa/Morbus Crohn**, CED-Hilfe e.V., Hilfe bei chronisch entzündlichen **Darmerkrankungen**, Region Hamburg und Umland, Fuhlsbüttelerstraße 401, 22309 Hamburg, Tel./Fax: 040/6323740 (Mo., Di., Do. 10.00-13.00 Uhr)
- Deutsche **Morbus Crohn/Colitis ulcerosa** Vereinigung (DCCV) e.V., Bundesverband, Paracelsusstraße 15, 51375 Leverkusen, Tel.: 0214/876080, Fax: 0214/8760 888
- Deutscher **Diabetiker**-Bund e.V., Bundesgeschäftsstelle, Danziger Weg 1, 58511 Lüdenscheid, Tel.: 02351/989153
- Deutscher **Diabetiker**-Verband e.V., Dr. Heinz Bürger-Büsing, Hahnbrunner Straße 46, 67659 Kaiserslautern, Tel.: 0631/76488, Fax: 0631/97222
- Bund **diabetischer Kinder und Jugendlicher** e.V., Dr. Heinz Bürger-Büsing, Hahnbrunner Straße 46, 67659 Kaiserslautern, Tel.: 0631/76488, Fax: 0631/97222
- Verein zur Förderung **diabetischer Kinder und Jugendlicher** e.V., Geschäftsstelle, Lynne und Rainer Joachim, Angerstraße 77, 30539 Hannover, Tel.: 0511/526495, Fax: 0511/511161
- **Dialysepatienten** Deutschlands e.V., Anne Vohmann, Weberstraße 2, 55130 Mainz, Tel.: 06131/851 52, Fax: 06131/835198
- **Deutsche Gesellschaft für Ernährung**, Postfach 930201, 60457 Frankfurt/ Main, Tel.: 069/97680 30, Fax: 069/97680399
- Beratungszentrum bei **Eß-Störungen** Dick & Dünn e.V., Katharina Vogel, Innsbrucker Straße 25, 10825 Berlin, Tel.: 030/8544994, Fax: 030/8548442

22

- Selbsthilfegruppe für Patienten mit künstlichen **Herzklappen,** c/o Rudolf Stark, Neidsteiner Straße 11, 90482 Nürnberg, Tel.: 0911/502668, Internet: http: ↑www.me-dizin-forum.de/herzklappen/
- Förderkreis **Herz- und Kreislaufhilfe** e.V., Josef-Lutz-Weg 15, 81371 München, Tel./Fax: 089/7235333
- Deutsche **Herzstiftung**, Vogtstraße 50, 60322 Frankfurt, Tel.: 069/955128-0, Fax: 069/95512813
- Bund deutscher **Hirnbeschädigter** e.V., Bundesleitung, Humboldtstraße 32, 53115 Bonn, Tel.: 0228/651012
- **Ileostomie/Colostomie**, Deutsche ILCO e.V. Bundesgeschäftsstelle, Helga Englert, Kepserstraße 50, 58356 Freising, Tel.: 08161/84911 und 84909, Fax: 08161/85521
- Gesellschaft für **Inkontinenzhilfe** (GIH) e.V., Friedrich-Ebert-Straße 124, 34119 Kassel, Tel.: 0561/780604, Fax: 0561/776770, Informationsmaterial zum Thema Inkontinenz kann kostenlos bestellt werden
- Aktionskomitee **Kind im Krankenhaus** (AKIK) e.V., Bundesverband, Bundesge-schäftsstelle, Kirchstraße 34, 61440 Oberursel, Tel./Fax: 06172/303600
- Hoffnung - Selbsthilfeorganisation **Knochenmarktransplantation**, Hilfe für leukä-mie- und tumorkranke Menschen 1992 e.V., Westerwaldstraße 1, 13589 Berlin, Tel.: 030/8511964
- Bundesverband Selbsthilfe **Körperbehinderter** e.V., Robert Keppner, Postfach 20, 74236 Krautheim/Jagst, Tel.: 06294/68110, Fax: 06294/95383
- Bundesverband für **Körper- und Mehrfachbehinderte** e.V., Stephanie Wilken-Dapper, Brehmstraße 57, 40239 Düsseldorf, Tel.: 0211/640040, Fax: 0211/6400420
- Frauenselbsthilfe nach **Krebs**, Bundesverband e.V.B 6, 10/11, 68159 Mannheim, Tel.: 0621/24434, Fax: 0621/154877
- Gesellschaft für Biologische **Krebsabwehr** e.V., Postfach 10 25 49, 69015 Heidelberg, Tel.: 06221/161525, Fax: 06221/183322
- Deutsche **Krebsgesellschaft**, e.V., Paul-Ehrlich-Straße 41, 60596 Frankfurt/Main, Verwaltung und Psychosoziale Krebsberatungsstelle, Tel.: 069/6300960, Fax: 069/639130
- Deutsche **Krebshilfe** e.V., Thomas-Mann-Straße 40, 53111 Bonn, Tel.: 0228/729900, Fax: 0228/7299011
- **Krebsinformationsdienst** (KID) am Deutschen Krebsforschungszentrum Heidel-berg, Tel.: 06221/410121 (Mo.Fr. 8.0020.00 Uhr)
- Deutsche **Leberhilfe** e.V., Dr. W. Huge, Grönenbergerstraße 42, 49324 Melle, Tel.: 05422/44499, Fax: 04522/6568
- Selbsthilfevereinigung für Menschen mit **Lippen-, Kiefer-, Gaumenfehlbildung**, Wolfgang-Rosenthal-Gesellschaft, 35625 Hüttenberg, Hauptstraße 184, Tel.: 06403/5575
- Bundesverband der **Organtransplantierten** e.V., Monika Kracht, Unter den Ulmen 98, 47137 Duisburg, Tel.: 0203/442010, Fax: 0203/442127
- Verband **Organtransplantierter** Deutschland e.V., Georg F. Gottschalk, Thomas Krüger, Wielandstraße 28a, 32545 Bad Oeynhausen, Tel.: 05731/792181 und 792174, Fax: 05731/792182
- **Patienteninitiative** e.V., Preystraße 8, 22303 Hamburg, Tel.: 040/2796465, Fax: 040/27877718
- Deutsche **Sarkiodose**-Vereinigung gemeinnütziger e.V., Postfach 3043, 40650 Meerbusch, Telefon/Fax: 02150/7360 (Info-Telefon)
- Bundesverband für **Schädel-Hirn-Verletzte**, Patienten im Wachkoma, Appallisches Durchgangssyndrom - und ihre Angehörigen, Bayreuther Straße 33, 92224 Amberg, Tel.: 09621/64800, Fax: 09621/63663

- Deutsche **Schmerzhilfe** e.V., Bundesverband, Rüdiger Fabian, Sietwende 20, 21720 Grünendeich, Tel.: 04142/810434, Fax: 04142/810435
- Deutsche Gesellschaft **Venen** e.V., Generalsekretariat, Christian M. Silinsky, Martin Högerl, Postfach 1810, 90007 Nürnberg, Tel.: 0911/598 8600, Fax: 0911/591219
- Deutsche Interessengemeinschaft für **Verkehrsunfallopfer** (dignitas) e.V., Udo Oidtmann, Sittarder Straße 35A/4a, 41748 Viersen, Tel.: 02162/20032, Fax: 02162/352312

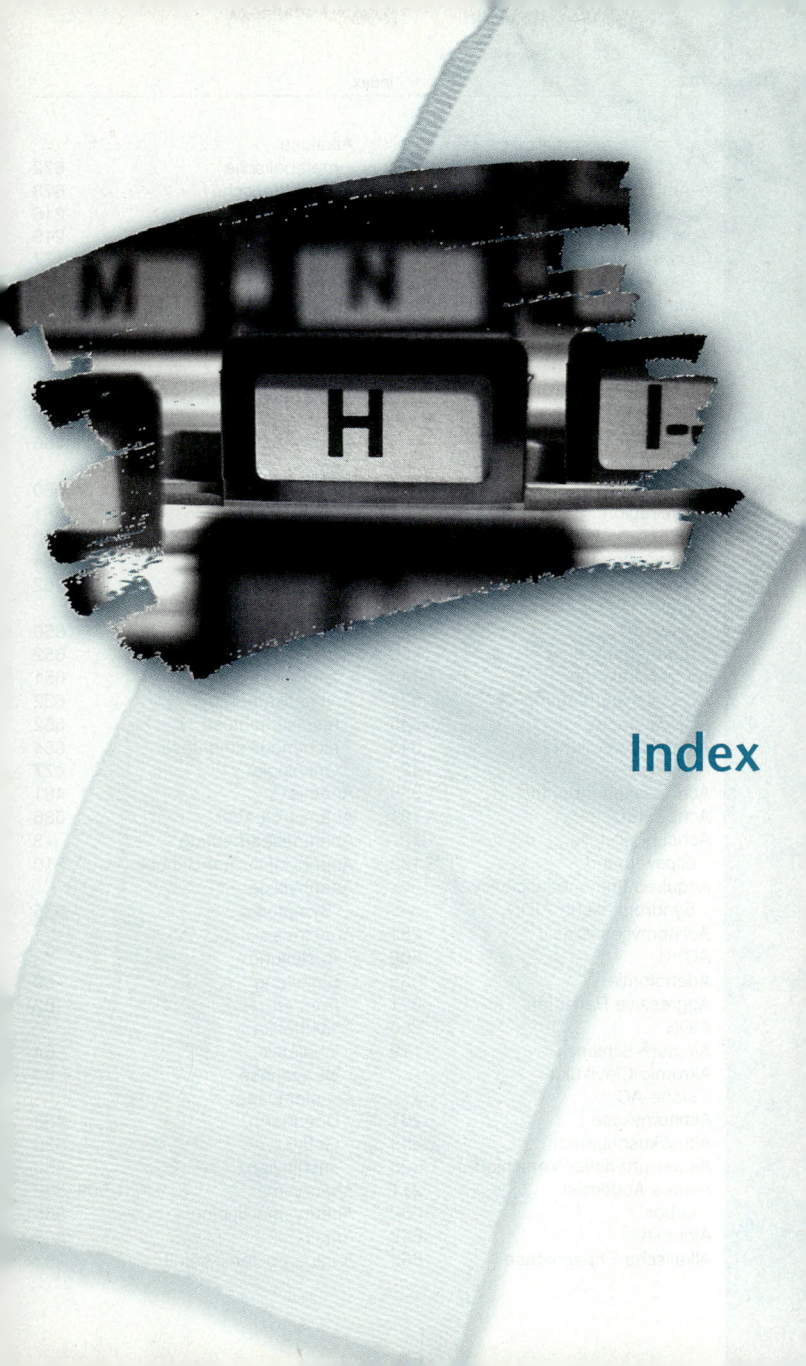

Index

H

Bildquellenverzeichnis

Die eckigen Klammern am Ende des Legendentextes unter den Abbildungen verweisen auf die Abbildungsquelle und die dazugehörigen Urheber.

Abbildungen

A 118 J. Braun/R. Preuss (Hrsg.): Klinikleitfaden Intensivmedizin, 3. Aufl. Gustav Fischer Verlag 1996
B 101 A. Schäffler/S. Schmidt (Hrsg.): Mensch, Körper, Krankheit, 2. Aufl. Jungjohann Verlag 1995
B 113 D. Bergfeld/B. Assmann-Sauerbrey (Hrsg.): Nachtdienstleitfaden, 2. Aufl. Jungjohann Verlag 1995
B 213 P. Müller-Lange/F. M. Hasse (Hrsg.): Klinikleitfaden Chirurgie, Jungjohann Verlag 1995
D 200 M. Vieten/C. Heckrath: Famulatur & PJ. Das Praxislexikon, Antilla Medizin Verlag 1993
K 183 Eckhard Weimer, Aachen
L 157 Susanne Adler, Lübeck
L 190 Gerda Raichle, Ulm
L 191 G. W. Manuschewsky, Leverkusen
L 215 Sabine Weinert-Spieß, Ulm
M 148 C. Ravenschlag, Münster
M 100 A. Schäffler/S. Schmidt, Stuttgart
V 122 Gebr. Martin GmbH & Co.KG, Tuttlingen
V 214 Cook Deutschland GmbH, Mönchengladbach
V 229 Medienkontor Lübeck GmbH, Lübeck
X 211 U. Sulkowski, Münster

Kapitelanfangsseiten

Kap. 1, 8, 11, 19: E. Weimer, Aachen
Kap. 2, 4, 6, 7, 16, 17, 20, 21, 22, Index: DOEHRINGs, Lübeck [K 255]
Kap. 3: Otto Bock, Orthopädische Industrie, Duderstadt [V 164]
Kap. 5: ToBios, Friedrichshafen [M 141]
Kap. 9: R. Bühler, Giengen/Brenz [T 195]
Kap. 10: Gazelle Technologies Inc., USA [V 226]
Kap. 12: P. C. Scriba, Klinikum Innenstadt der Universität München [T 127]
Kap. 13: Prof. Dr. Dr. N. Pallua, RWTH Aachen [T 129]
Kap. 14: U. Augenstein, Singen [T 128]
Kap. 15: R. Boedeker, Solingen [O 161]
Kap. 18: G. Westrich, Leipzig [K 303]

Kurzlehrbuch

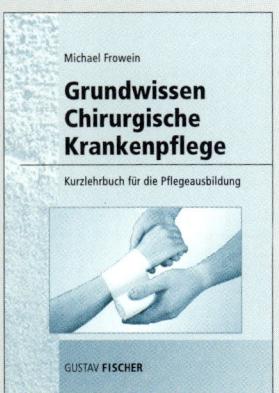

1996, 250 S., 150 Abb. u. Tab., kt.
DM 34,80 / ÖS 254,– / SFr 33,50
ISBN 3-437-00865-X

Erstmals ein chirurgischen Buch, das den pflegerischen Aspekt in den Mittelpunkt stellt. Komprimiert behandelt der Autor die grundsätzlichen Pflegetechniken und die spezielle Krankenpflege bei chirurgischen und unfallchirurgischen Operationen bzw. Erkrankungen.

Ein Kurzlehrbuch mit Checklisten, zahlreichen Fotos, Tabellen und schematischen Darstellungen schwieriger Sachverhalte, das zudem die rechtliche Lage bei der Durchführung von Pflegemaßnahmen berücksichtigt.

Speziell für die Aus-, Fort- und Weiterbildung in der Krankenpflege und zur Vorbereitung auf das Krankenpflegeexamen geeignet.

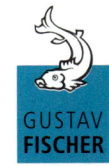

Bücher für die Pflege

Wichtige Rufnummern auf Station

Reanimation	
Notruf	
Pflegedienstleitung	
Aufnahme/Pforte	
Arzt vom Dienst	
Stationsarzt	
Oberarzt	
Chefarzt	
OP	
Krankengymnastik	
Labor	
EKG	
Röntgen	
Sonographie	
CT	
Zentrale	
Dialyse	
Anästhesie	
Personalbüro	
Küche	
Pflegeschule	
Kindergarten	
Apotheke	
Hol- und Bringdienst	
Pfarrer/Seelsorger	
Sozialstation	
Medizintechnik	
Technischer Notdienst	
andere	